儿科心脏病学

主　　编　杜军保
主　　审　李万镇
副 主 编　韩　玲　齐建光　金红芳
主编助理　陈　丽　张凤文

北京大学医学出版社

ERKE XINZANGBING XUE

图书在版编目（CIP）数据

儿科心脏病学/杜军保主编. —北京：北京大学
医学出版社，2013.1
ISBN 978-7-5659-0476-9

Ⅰ．①儿…　Ⅱ．①杜…　Ⅲ．①小儿疾病—心脏病—诊
疗　Ⅳ．①R725.4

中国版本图书馆 CIP 数据核字（2012）第 255479 号

儿科心脏病学

主　　编：杜军保
出版发行：北京大学医学出版社（电话：010-82802230）
地　　址：(100191) 北京市海淀区学院路 38 号　北京大学医学部院内
网　　址：http：//www. pumpress. com. cn
E - mail：booksale@bjmu. edu. cn
印　　刷：北京佳信达欣艺术印刷有限公司
经　　销：新华书店
责任编辑：高　瑾　　责任校对：金彤文　　责任印制：苗　旺
开　　本：889mm×1194mm　1/16　　印张：41　　字数：1181 千字
版　　次：2013 年 1 月第 1 版　2013 年 1 月第 1 次印刷
书　　号：ISBN 978-7-5659-0476-9
定　　价：196.00 元

本书由
北京大学医学部科学出版基金
资助出版

主编简介

　　杜军保，国家长江学者特聘教授、卫生部有突出贡献中青年专家、国家杰出青年科学基金获得者。1989 年于北京医科大学第一医院儿科获得博士学位。现任北京大学第一医院教授、主任医师，博士生导师，担任中华医学会儿科学分会心血管学组组长、亚洲－太平洋地区小儿心脏病学会理事。主要从事儿科心血管专业临床诊治和基础研究工作。发表学术论文五百余篇，其中在国际著名杂志《J Am Coll Cardiol》、《Arterioscler Thromb Vasc Biol》、《Antioxid Redox Signal》、《J Hypertens》等 SCI 刊物发表高水平论著 120 篇，主编《儿童晕厥》、《缺氧性肺动脉高压》、《肺动脉高压》等多部学术著作。以第一完成人荣获教育部提名国家自然科学奖一等奖、中国高等学校科学技术奖一等奖、北京市科技进步奖一等奖等。主持三十余项国家级以及部委级科研项目，包括国家自然科学基金重点项目、国家重点基础研究发展计划（973 项目）课题、国家杰出青年科学基金等。

编者名单（按姓氏笔画排列）

丁文虹	首都医科大学附属北京安贞医院	张凤文	北京大学第一医院
丁燕生	北京大学第一医院	张春雨	北京大学第一医院
马丽娟	首都儿科研究所	张清友	北京大学第一医院
王　成	中南大学湘雅二医院	金　梅	首都医科大学附属北京安贞医院
王荣福	北京大学第一医院	金红芳	北京大学第一医院
王禹川	北京大学第一医院	陈　丽	北京大学第一医院
王霄芳	首都医科大学附属北京安贞医院	郑　可	首都医科大学附属北京安贞医院
石　琳	首都儿科研究所	高　莉	北京大学第一医院
田　宏	复旦大学儿科医院	崇　梅	首都医科大学附属北京安贞医院
朱雪梅	复旦大学儿科医院	郭保静	首都医科大学附属北京安贞医院
齐建光	北京大学第一医院	梁永梅	首都医科大学附属北京安贞医院
闫　辉	北京大学第一医院	韩　玲	首都医科大学附属北京安贞医院
杜军保	北京大学第一医院	葛　薇	郑州大学第一附属医院
杜忠东	首都医科大学附属北京儿童医院	焦　萌	首都医科大学附属北京安贞医院
李万镇	北京大学第一医院	谢振武	中南大学湘雅二医院
李晓惠	首都儿科研究所	蔺　婧	北京大学第一医院
肖燕燕	首都医科大学附属北京安贞医院	戴辰程	首都医科大学附属北京安贞医院
张　欣	北京大学第一医院		

前　言

小儿心血管疾病是儿童时期的常见病症，严重威胁患儿的身心健康，部分患儿有高度的猝死危险性。因此，深入开展小儿心血管疾病的基础与临床研究，不断提高小儿心血管疾病的临床诊治水平，已成为当今全球普遍关注的重大医学问题之一。

值得欣慰的是，近年来我国和世界其他国家一样，小儿心脏病学领域取得了突飞猛进的进展。中华医学会儿科学分会心血管学组以及《中华儿科杂志》编辑委员会联合主持并开展了多项临床研究，取得了重要临床研究成果；我国小儿心脏病学领域的诊疗指南、专家共识以及建议（如《小儿心力衰竭诊断及治疗建议》、《小儿感染性心内膜炎的诊断标准》、《小儿病毒性心肌炎诊断标准》、《儿童晕厥诊断指南》、《儿童青少年血脂异常防治专家共识》及《川崎病冠状动脉病变的临床处理建议》等）相继出台，为规范小儿心脏病学临床实践活动作出了重要贡献；相关基础研究硕果累累，促进了本专业的学术发展，有些研究成果在国际上居领先地位。

为了进一步促进小儿心血管领域相关知识和理论的提高、推进诊治技术的广泛推广与应用，结合国内外该领域的最新进展以及我院的临床与研究体会，由北京大学第一医院牵头，邀请了在基础研究和临床实践中经验丰富的临床专家、博士、硕士等共同撰写了本书。该书对小儿心血管疾病的基本知识、病因学、发病机制、临床表现、诊断方法、鉴别诊断及防治手段等进行了详细的介绍，力争反映国内外在该领域的最新研究进展。该书内容丰富，系统性强，语言精练，通俗易懂，图文并茂，实用性和可读性强。读者范围适合于儿科医护工作者、心血管专科医生、研究生、医学本科生、进修生使用。

本书得到我国著名小儿心血管病专家、北京大学第一医院李万镇教授指导，中南大学湘雅二医院王成教授、北京大学第一医院金红芳副教授及张春雨主治医师整理了附件材料，在此谨致谢意。由于撰稿人员受时间和阅历的限制，书中难免有不当之处，恳请同道斧正。

杜军保

2012 年 10 月 1 日

目　录

第一章　心血管系统的解剖生理学基础

第一节　心脏血管解剖

心脏与动脉、静脉和毛细血管共同组成心血管系统。心脏是心血管系统的动力器官，分为四个腔室，即右心房、右心室、左心房和左心室。我国新生儿心脏的长径为 3～4 cm，宽径为 3～4 cm，前后径为 2～3 cm。两岁时增大 0.5 倍，12 岁时增大 2 倍。新生儿的心脏重为 16～20 g，出生后胎盘的循环切断，心脏的负担顿时减轻，所以心脏在出生 5～6 周内增长很少。6 周以后又渐成长，1 岁时心脏重量增至 2 倍而体重已增至 3 倍；至 5 岁时心脏重量增至 4 倍，9 岁时增至 6 倍，青春期后增至 12～14 倍。男孩的心脏较女孩稍重，但因女孩青春期发育较早，所以女孩青春期的心脏重量可与同年龄男孩相等甚至稍重。

一、心脏的位置、毗邻和心包

心脏位于胸腔的中纵隔内，前方平对胸骨体和第 2～6 肋软骨，后方平对第 5～8 胸椎。心脏前 2/3 居于正中线的左侧，1/3 居于正中线的右侧。心尖一般位于第 5 肋间隙，受体型的影响，心尖位置可上抬或下移。小儿膈肌位置较高，心尖上翘，位于第 4 肋间隙，形成横位心；瘦长体型的人，膈肌位置偏低，心尖下垂，形成悬垂心。心底位于第 3 肋软骨附着于胸骨处的平面上。心脏的前方大部分被肺和胸膜遮盖，仅下部分一小三角区域（心包裸区）借心包与胸骨体和第 4～6 肋软骨相邻。心脏两侧为胸膜腔和肺，后方为食管、神经和胸主动脉，下方为膈肌。

整个心包包绕心脏及大血管的起始部，贴在心脏及大血管表面的心包称为脏层心包，未与心脏及大血管表面直接接触的心包称为壁层心包。脏层与壁层心包之间为心包腔，腔内有少量的积液。心包腔为一密闭的囊腔，囊壁由纤维组织构成。当各种原因引起大量心包积液时，可阻碍心脏搏动，压迫心房和腔静脉，影响静脉血的回流。

二、心腔结构

心脏腔室由右心房、右心室、左心房和左心室四个腔室组成。右心房接受来自体循环上、下腔静脉和心脏冠状窦含氧量低的静脉血，左心房接受来自肺静脉含氧量高的动脉血。右心室将来自右心房的血液泵入肺动脉，左心室将来自左心房的血液泵入主动脉。心房肌薄弱，心室肌肥厚，心房肌和心室肌不相连续，二者附着于心脏纤维支架上。右心房与右心室之间有右心房室瓣（三尖瓣），左心房与左心室之间有左心房室瓣（二尖瓣）。右心房室瓣隔瓣的走行与左心房室瓣并不平行，其前端以心脏纤维支架的中心体与左心房室瓣连接，后端低于左心房室瓣[1-2]。

（一）右心房

呈垂直的卵圆形，以界嵴分为腔静脉窦和固有心房两部分。腔静脉窦位于右心房的后部，由胚胎时期的静脉窦发育融合到固有心房，腔面光滑，有上、下腔静脉口和冠状窦口。下腔静脉瓣附着于下腔静脉口的前缘。在胚胎时期，下腔静脉瓣较大，具有引导血流经卵圆孔流向左心房的作用。冠状窦口位于下腔静脉口和右心房室口之间，大小不定。冠状窦口下缘有冠状窦瓣。固有心房位于右心房的前部，由原始心房发育而来。其因有许多平行的梳状肌而凹凸不平。固有心房的前上部呈角状突起，称为右心耳。下腔静脉入口和右心房之间有冠状窦口，右心房后内侧壁的下部有一浅凹陷称为卵圆窝。新生儿卵圆窝长径为 0.8 cm。卵圆窝的前、后、上缘隆起共同成为卵圆窝缘。卵圆窝和卵圆窝缘是新生儿时期卵圆孔闭锁后的遗迹。卵圆窝是继发房间隔缺损的部位。

（二）右心室

右心室位于右心房的左前下方，为心腔最靠前的部分，呈斜向前下方的锥体形，以室上嵴为界分为窦部（流入道）和漏斗部（流出道）。室上嵴为一弓形肌性隆起，在法洛四联症和双腔右心室等心脏疾病，室上嵴的畸形和肥厚可导致漏斗部狭窄。窦部从右心房室口至右心室尖，窦部凹凸不平，内有三尖瓣、腱索、乳头肌、肉柱和条束等结构。窦部由右心房室瓣环环绕，瓣环附着带有三个三角形的瓣叶，这三个三角形分别称为右心房室瓣前瓣、后瓣和隔瓣。漏斗部又称肺动脉圆锥，靠近心底部，位于窦部左上方，是右心室向左上方延伸的部分，向上逐渐变细，内壁光滑无肉柱。肺动脉圆锥向上与肺动脉延续，肺动脉口的纤维环上有三个袋口，呈半月形，称为肺动脉瓣。肺动脉瓣附着于瓣环，有三个半月形的瓣膜，分别为左瓣、右瓣和后瓣。相邻瓣膜的基部之间形成联合。瓣膜游离缘的中部有一半月瓣小结。心室收缩时，肺动脉瓣开放，血液进入肺动脉。心室舒张时，肺动脉瓣关闭，使血液不能反流入右心室。

（三）左心房

左心房位于右心房的左后方，呈立方形，比右心房小，是心腔中最靠后的部分。左心房向左前方突起的部分称为左心耳，只有左心耳是由原始左心房发育而来的，其余部分由原始肺静脉根部发育而形成。左心耳基底部较细，与左心房相通。左心房后部较大，壁光滑，左右两侧各有两条肺静脉的入口。肺静脉无瓣膜，但左心房壁的肌肉伸展到肺静脉根部 $1\sim2\,cm$，像袖套一样，在一定程度上起到括约肌的作用，能减少心房血液的逆流。左心房的内侧壁为房间隔，在卵圆窝的相应部位有一不明显的浅窝。左心房的前下部为左心房室口，通入左心室。

（四）左心室

左心室位于右心室的左后下方，近似圆锥

形，前壁构成心脏胸肋面的一小部分和膈面的一半左右。流入道由左心房室瓣瓣环环绕，位于左心房室口和左心室之间，内有二尖瓣、腱索、乳头肌等结构，二尖瓣环、二尖瓣、腱索和乳头肌在结构和功能方面有着密切联系，故合称为二尖瓣复合体。流出道是左心室的前内侧部分，呈漏斗状，此处心室内壁光滑无肉柱，缺乏伸展性和收缩性，位于主动脉口下，称为主动脉前庭。主动脉前庭向右后上方经主动脉口通向主动脉。主动脉口处附着有三个半月形的瓣膜，称为主动脉瓣，相邻瓣膜的基底部之间形成联合，瓣膜游离缘尖顶部有一半月瓣小结，起到加固关闭的作用。瓣膜与主动脉之间形成的腔隙称为主动脉窦。其中左、右窦分别有左、右冠状动脉的开口。心室收缩时，主动脉瓣开放，血液进入主动脉。心室舒张时，主动脉瓣关闭，防止血液反流入左心室。

三、心脏的自主神经

支配心脏的传出神经为心交感神经和心迷走神经。

（一）心交感神经及其作用

心交感神经的节前神经元位于脊髓第 $1\sim5$ 胸段的中间外侧柱，其节后神经元位于星状神经节或颈交感神经节内。节后神经元的轴突组成心脏神经丛，支配心脏各个部分，包括窦房结、房室交界部、房室束、心房肌和心室肌。两侧交感神经对心脏的支配有一定的差异，右侧主要支配窦房结和房室结，左侧主要支配心室肌。

心交感节后神经元末梢释放的递质为去甲肾上腺素，与心肌细胞膜上的 β 肾上腺素能受体结合，可导致心率加快，房室交界的传导加快，心房肌和心室肌的收缩能力加强。这些效应分别称为正性变时作用、正性变传导作用和正性变力作用。产生以上效应的主要机制为去甲肾上腺素与心肌细胞膜上的 β 肾上腺素能受体结合后，可使心肌细胞膜上的钙通道激活，Ca^{2+} 内流增加；并使细胞内肌质网释放的 Ca^{2+} 增多，其最终效应使心肌收缩能力增强，每搏作功增加。Ca^{2+} 内流增多，可使慢反应细胞 0 期动作电位的上升幅度增大，除极加快，房室传导时间缩短。另外，去甲肾上腺素能使自律细胞 4 期的内向电流 I_f 加强，使自动除极速率加快，窦房结的自律性变高。

（二）心迷走神经及其作用

支配心脏的副交感神经节前纤维走行于迷走神经干中。这些节前神经元的细胞体位于延髓的迷走神经背核和疑核。在胸腔内，心迷走神经纤维和心交感神经一起组成心脏神经丛，并和交感纤维伴行进入心脏，与心内神经节细胞发生突触联系。心迷走神经的节前和节后神经元都是胆碱能神经元。节后神经纤维支配窦房结、心房肌、房室交界部、房室束及其分支。心室肌也有迷走神经支配，但纤维末梢的数量远较心房肌中为少。两侧心迷走神经对心脏的支配也有差别，右侧迷走神经对窦房结的影响占优势；左侧迷走神经对房室交界的作用占优势。

心迷走神经节后纤维末梢释放的乙酰胆碱（ACh）作用于心肌细胞膜的 M 胆碱能受体，可导致心率减慢，心房肌收缩能力减弱，心房肌不应期缩短，房室传导速度减慢，即具有负性变时、变力和变传导作用。产生以上效应的机制主要为 ACh 与心肌细胞膜上 M 受体结合后，可使肌质网释放 Ca^{2+} 减少，ACh 还能抑制钙通道，使 Ca^{2+} 内流减少，其最终效应使心肌收缩能力减弱。Ca^{2+} 内流减少，使房室交界处慢反应细胞的动作电位幅度减小，导致房室传导速度减慢。另外，ACh 与 M 受体结合后，能激活细胞膜上的一种钾通道（I_{KACh} 通道），K^+ 外流增加，于是膜电位变得更负；加之 ACh 能抑制 4 期的内向电流 I_f，其最终效应使心率减慢。

四、心脏的传导系统

心房和心室持续地进行有顺序的、协调的收缩和舒张交替的活动，是心脏实现泵血功能、推动血液循环的必要条件，而细胞膜的兴奋过程则是触发收缩反应的始动因素。

组成心脏的心肌细胞，根据它们的组织学特点、电生理特性以及功能上的区别，可粗略地将其分为两大类型，两类心肌细胞分别实现一定的功能，互相配合，完成心脏的整体活动。一类是普通的心肌细胞，包括心房肌和心室肌，含有丰富的肌原纤维，实现收缩功能，故又称为工作细胞。工作细胞不能自动地产生节律性兴奋，即不具有自动节律性，但它具有兴奋性，可以在外来刺激作用下产生兴奋。工作细胞也具有传导兴奋的能力，但是，与相应的特殊传导组织相比，传导性较低。另一类是一些特殊分化的心肌细胞，组成心脏的特殊传导系统。其中主要包括 P 细胞和浦肯野细胞，它们除了具有兴奋性和传导性之外，还具有自动产生节律性兴奋的能力，故称为自律细胞，它们所含肌原纤维甚少或完全缺乏，故收缩功能已基本丧失。还有一种细胞位于特殊传导系统的结区，既不具有收缩功能，也没有自律性，只保留了很低的传导性，是传导系统中的非自律细胞。特殊传导系统是心脏内发生兴奋和传播兴奋的组织，起着控制心脏节律性活动的作用。

心脏的传导系统由特殊分化的心肌纤维组成，包括窦房结、房室结、结间束、房室束和浦肯野纤维，其主要功能是产生和传导冲动，从而使心脏有节律地收缩和舒张（见图1-1）。

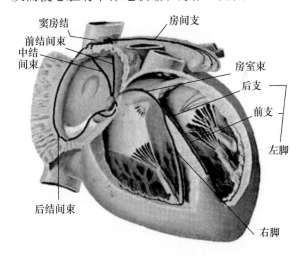

图 1-1　心脏传导系统

（一）窦房结

窦房结位于上腔静脉和右心房交界处心外膜下的界沟中，为一复杂的团块结构，其间分布着多种不同性质的细胞，主要含有 P 细胞和过渡细胞。P 细胞是自律细胞，位于窦房结中心部分；过渡细胞位于周边部分，不具有自律性，其作用是将 P 细胞自动产生的兴奋向外传播到心房肌。同时其间除了胶原纤维形成的支架外，还含有大量的神经纤维末梢和毛细血管。窦房结的血液供给 55% 来自右冠状动脉，45% 来自左冠状动脉。

（二）结间束

结间束分三束，即：①前结间束：起始于窦房结头部，向下经房间隔前峡至房室结上缘，前结间束起始处同时分出一束至左心房壁。②中结间束：起始于窦房结后缘，绕上腔静脉后方进入房间隔，经前峡至房室结后缘。③后结间束：起始于窦房结下端进入界嵴，经下腔静脉瓣至房室结后端，后结间束的一部分纤维可绕过房室结连接于房室束，形成 James 束。

（三）房室结

房室结是心房与心室之间的特殊传导组织，是心房兴奋传入心室的通道。其位于右心房 Koch 三角的顶端、冠状窦开口的前方、右心房室瓣隔瓣附着缘以上，左侧紧靠中心纤维体。房室结主要包括以下三个功能区域：①房结区：位于心房和结区之间，具有传导性和自律性。②结区：相当于光学显微镜所见的房室结，具有传导性，无自律性。③结希区：位于结区和希氏束之间，具有传导性和自律性。房室结前端穿过中心纤维体移行为房室束。窦房结下传的冲动到房室结处明显延缓，有助于协调心肌电活动与收缩功能。当窦房结发放冲动较少时，房室结亦可发放冲动，产生逸搏或逸搏心律。

（四）房室束

房室束起始于房室结的前端，穿过中心纤维体到达室间隔上缘，陆续发出左侧分支，主干向下延伸形成右束支，右束支较细，沿途分支少，分布于右心室。左束支呈带状，分支多，自房室束分出后，在室间隔左侧形成扇形分布。左束支主要由三支组成，即至前乳头肌根部的前组分支、至肌性室间隔中上部的间隔分支和至后乳头肌根部的后组分支，三组均移行于浦肯野纤维。房室束主要含浦肯野细胞。

（五）浦肯野纤维

浦肯野纤维分布于室间隔中下部、心尖、游离心室壁的下部和乳头肌的基底部等处，与心肌细胞形成极为广泛的联系，兴奋由此从心内膜传向心外膜，由心尖部传向心底部。

（杜军保　陈丽）

第二节　循环生理

一、心脏的泵血功能及其调节

（一）心动周期及心脏泵血功能

心血管系统是一个完整、封闭的循环管道，以心脏为中心通过血管与全身各器官、组织相连，血液在其中循环流动。心脏不停地有规律地收缩和舒张，不断地吸入和压出血液，保证血液沿着血管朝一个方向不断地向前流动。血管包括动脉、静脉和毛细血管，动脉自心脏发出，经反复分支，血管口径逐步变小，数目逐渐增多，最后分布到全身各部组织内，形成毛细血管。毛细血管呈网状，血液与组织间的物质交换就在此进行。毛细血管逐渐汇合成为静脉，小静脉汇合成大静脉，最后返回心脏，完成血液循环[3]。

心脏泵血功能是指心脏在收缩与舒张过程中，心脏容积与压力发生有规律的周期变化。每一心动周期分为收缩期与舒张期，收缩期与舒张期又可进一步分为许多时相。以左心为例，收缩期依次分为等容收缩期、快速射血期及慢性射血期，舒张期依次分为舒张早期、等容舒张期、快速充盈期、慢速充盈期以及心房收缩期。在整个射血期中，正常人平均射血量约为 60 ml，临床上常用以下参数作为衡量心脏泵血功能的指标，包括射血分数（EF）、每搏量（SV）及心排血量（CO），正常人的心室射血分数为 60%±9%。

（二）心脏泵血功能的调节因素

健康人的心室功能变化很大，在平静的休息状态，心脏的排血量和作功处于基础即较低的水平。但不同程度的体力活动使机体的需氧量增加，不同的代谢水平也对心脏提出不同程度的供血需求，这些都要求心脏随时改变它的功能状态。机体主要从下面几个方面来调节心脏的供血功能。

1. 前负荷　指心肌收缩前所受的牵拉或负荷的大小，左心室的前负荷用左心室舒张末压（LVEDP）或左心室舒张末容积（LVEDV）表示。在生理条件下 LVEDP 为 0.7～1.6 kPa。

2. 后负荷　指在心脏收缩时心腔内和主动脉内施加给心室肌的压力，但一般来说后负荷主要指主动脉内的压力。心脏后负荷增加时，心室等容收缩时间延长，射血期起始后移，射血分数变小。适当减低主动脉内压力可减轻后负荷，降低心脏氧耗量，可改善衰竭心脏的泵血功能。

3. 心率　在一定范围内，心率增速可使心排血量增加，但当心率过度增加超过 160～180 次/分时（例如一些快速性心律失常发生时），心室舒张期明显缩短，心室充盈减少，心排血量反而下降。

4. 心肌收缩性　是指与心肌前负荷无关的心肌细胞产生张力或缩短的能力。在同样前后负荷的条件下，若心室的射血速度、射血量和射血分数均增加，心腔容积明显缩小，表明心肌收缩性增强，即心肌收缩力增强。

5. 心室收缩的协调性　在生理情况下，心脏收缩是靠各个区域心室肌的协调动作来完成的。若心室壁某一区域的心肌之收缩性减弱、收缩丧失或出现反常的收缩即收缩期膨出（如心肌梗死所致的室壁瘤），则可严重地削弱左心室泵血功能，致使心排血量减少。

6. 心房功能　生理状态下的心房收缩发生在心室收缩之前，其作用是使心室内达到一定程度的舒张末期容积，以便增加心室的收缩强度。当 PR 间期在 0.1～0.2 s 时，心房的有效收缩可使心排血量增加，但当 PR 间期短于 0.1 s 或长于 0.2 s 时，则心排血量减少，特别是心室率过快时，心排血量减少尤为明显。

（三）心脏泵血功能的生理学基础

1. 长度-张力（Frank-Starling）定律　在一定范围内，心肌的收缩力与心肌牵张的程度呈正比，但若心肌牵张超过了一定的长度，心肌收缩力反而会下降。反映心肌收缩力与肌纤维长度的关系的曲线称为 Starling 曲线（图 1-2[4-5]）。

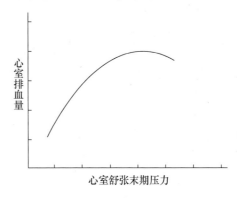

图 1-2　Starling 曲线

正常情况下，心脏在 Starling 曲线的升支上工作，若心脏前负荷增加，则心室收缩所产生的压力升高，其泵血能力则增强。正常左右心室排血量平衡即通过此种方式进行"自我调节"，临床上用静脉输液等扩容方法来改善心脏泵血功能，其机制亦是如此。

2. 压力-容积的关系　心肌收缩时压力和容积间的关系可用压力-容积环表示（图 1-3）。A→B 为心脏每搏量，环的面积即心脏所作的功。

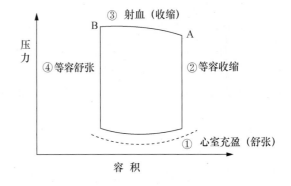

图 1-3　左心室压力-容积环

压力-容积环可显示前负荷、后负荷及心脏收缩力。在动物实验中，在心脏收缩时将主动脉钳夹，使心室不能射血而保持容积不变，可见压力上升，此时改变舒张末容积，可见随着容量增多则收缩力增强，将各最大收缩点连接起来，则可得到一条直线，成为等容压力曲线。以后开放主动脉恢复心室射血，将后负荷固定，再改变前负荷（舒张末期容积），可观察到不同前负荷时压力-容积环的收缩末期终点，均终止于等容压力曲线上，这些不同的压力-容积环反映出Frank-Starling定律，即随着舒张末期容量的增加，心室收缩力及每搏量也相应增加。若前负荷固定，改变后负荷，增加阻抗，则每搏量减少；降低阻抗，则每搏量增加，因此临床上应用血管扩张剂使阻力下降，可增加每搏量。若将前、后负荷均固定不变，增加心肌收缩力，等容压力曲线向左上移动，每搏量增加。因此，在泵衰竭时，将前负荷维持在最佳范围，再应用血管扩张剂减低后负荷，用正性肌力药增强心肌收缩力，可得到相加的效应。

3. 心室功能曲线　临床上常用心室功能曲线来表示其功能。以心室舒张末压为横坐标，反映前负荷，每次心排血量或每搏量为纵坐标，反映心室作功，可定量地反映心室功能。心室功能曲线受多种因素影响：①增强心肌收缩力，使曲线向左上移位，反之则向右下移位；②降低后负荷使曲线向左上移位，增加后负荷则使曲线向右下移位；③增加心室的顺应性，能使曲线稍向左上移位。

4. 左心室顺应性　顺应性或硬度代表容积变化（dv）与压力（dp）变化的关系，用dv/dp来衡量。心室舒张时，左心室的黏滞性、惯性及舒张是否完全，对舒张早期快速充盈的影响较大，而左心室的顺应性或硬度（取决于心肌厚度及心室壁组成成分如心肌、瘢痕、淀粉样变等）对整个舒张期均有影响，尤其是对舒张末期的影响更大。dv/dp值大，即顺应性大或硬度小，dv/dp值小，即顺应性小或硬度大。

5. 压力和张力的关系（Laplace定律）　Laplace定律描述了这种关系，即心室壁的曲率半径与压力和张力的比例关系，其公式为：$T = (P \times R)/h$，其中 $T =$ 张力（dyn/cm），$P =$ 压力（dyn/cm^2），$R =$ 半径，$h =$ 壁的厚度。从上面公式可知，压力恒定时，增加心腔内径和减少室壁厚度，均可使张力增加。因此，心脏代偿性心肌肥厚，其作用不仅是通过增加活动肌节的数量来增强心肌收缩力，而且心脏和负荷可分配到较多的心肌纤维上，从而减轻心肌负荷和降低心肌张力。心力衰竭时常有心脏扩张，根据 Laplace 定律，心室壁张力随心肌纤维的牵张和心室腔半径的增加而增加，致心肌氧耗量随之增加。再者由于室壁张力增加，减慢了心肌纤维缩短的速度，故降低了心室的射血能力。

6. 心包在血流动力学变化中的作用　心包对平衡左、右心室的心排血量极其重要，当左心室突然扩张时，心包内压上升，使右心室充盈阻力增加而限制了其充盈，通过 Frank-Starling 定律，右心室排血量减少，进入肺部的血流也相应减少，从而防止了肺水肿的发生。经过几次心搏后，左心室血液回流亦减少，左心室舒张末容量也相应下降，仍按照 Frank-Starling 定律，左心室排血量减少，这样就需要再调整左、右心室的排血量而使之相等。动物实验结果证明，室间隔膨出在心包平衡两心室功能中发挥重要作用，例如肺源性心脏病导致左心衰竭的作用机制就包括室间隔向左心室膨出，从而降低左心室顺应性及其收缩功能。

二、血压的调节

血压的产生需有两个要素：一是心脏的收缩将血液射入动脉系统内，它是血压的能量来源。二是周围血管（小动脉）的阻力。假如，没有阻力则血液不能保存在血管内，也就不能产生压力。其中，周围循环阻力对血压的调节非常重要。

（一）周围循环阻力

1. 中枢和自主神经系统　这是对血压最主要的调节机制。交感神经末梢纤维广泛地分布于全身的小血管上，它的活动作用于小血管的平滑肌上，使小动脉保持一定的张力。当交感神经兴奋性增强时，小动脉收缩，血压增高；当交感神经兴奋性降低时，小动脉相应地舒张，使血压下降。中枢神经的活动也可以通过自主神经的活动影响血压。

通常，上述的神经调节机制是通过反射途径

而自动调节的，位于颈动脉窦及主动脉弓上的压力感受器是重要的血压调节器官。当血压过高时，牵拉感受器，通过交感神经的传入纤维将信息传至血管运动中枢，使交感神经的活动性降低，交感神经的缩血管纤维受到抑制，从而使血压降低。反之，当血压过低时，也通过这种反射途径，使交感神经兴奋性增强，血压得以恢复。

2. 肾上腺素能物质的分泌　主要是指肾上腺素和去甲肾上腺素，它主要来自肾上腺髓质的分泌，血液中少量去甲肾上腺素来自肾上腺素能神经元。肾上腺髓质分泌儿茶酚胺类物质受交感神经的调节，当交感神经活动性增强时，肾上腺髓质的分泌增加，使更多的肾上腺素和去甲肾上腺素进入血液，作用于小血管壁的受体上，使小血管收缩，提高血压。

（二）肾素-血管紧张素-醛固酮系统

当循环血量减少、血压降低时，肾血流量减少，刺激肾入球小动脉壁细胞分泌肾素进入血液。肾素是一种蛋白水解酶，可将血浆中的血管紧张素原水解成血管紧张素Ⅰ，血管紧张素Ⅰ的缩血管作用很微弱，但当进入肺循环后，在转换酶的作用下转变为血管紧张素Ⅱ，后者是一种很强的缩血管活性分子。血管紧张素可通过以下三种作用参与血压调节：①收缩全身小动脉平滑肌，使周围循环阻力增大；②促使肾上腺皮质释放更多的醛固酮，后者可促使肾小管对 Na^+ 的重吸收，增加循环血量和回心血量；③收缩小静脉，使回心血量增加，对血压的升高也起到一定的作用。

（三）其他体液因素及气体信号分子

随着对血管活性分子的研究深入，越来越多参与血管舒缩调节的活性小分子及其血管调节作用被揭示，例如心钠素、肾上腺髓质素、降钙素基因相关肽（calcitonin gene-related peptide，CGRP）、胰岛素基因超家族、神经肽、激肽释放酶-激肽、尾加压素以及气体信号分子等。气体信号分子是一类机体内源性产生的小分子气体，包括一氧化氮（nitric oxide，NO）、一氧化碳（carbon monoxide，CO）和新近被发现的硫化氢（hydrogen sulfide，H_2S），它们具有分子

量小、持续产生、弥散迅速、作用广泛等特点，在体内的作用方式不同于任何其他经典的介质，其不依赖于第二信使，直接弥散到邻近靶细胞，通过强烈的血管舒张功能和对血管壁细胞增殖与凋亡的调节，发挥对血压的调控作用。近几年来，我们还发现心血管系统可以内源性生成二氧化硫（sulfur dioxide，SO_2），生理剂量的 SO_2 也起到舒张血管及调节血压的作用揭示其为心血管细胞 L 型钙通道的抑制剂，提示它为心血管调节的第 4 个气体信号分子。

（四）心排血量的调节

虽然在正常情况下，作为对血压的调节机制，心排血量不是主要的，但在很多病理生理条件下，心排血量参与血压的调节。

三、肺循环

肺循环的功能是对全身回心的静脉血进行气体交换，右心室是这一循环的血泵。除气体交换之外，肺循环还具有重要的筛滤作用和内分泌作用。

（一）肺循环的解剖生理特点及气体交换功能[6]

在生理状态下，肺内血容量只占全身血容量的 9%～12%，但其单位时间内的流量却与体循环相等。与体循环比较，肺循环的阻力差别较小：正常肺动脉平均压为 15 mmHg（2 kPa），而肺静脉或左心房的平均压约为 6 mmHg（0.8 kPa），二者的压力差不到 10 mmHg（1.3 kPa），即能将右心室全部排出量由肺循环通过；而在体循环，主动脉的平均压在 90 mmHg（12 kPa）左右，而回至腔静脉时压力已几乎为 0，表明体循环的阻力要较肺循环阻力高 8～9 倍之多。综上所述，肺循环是一个压力低、阻力小和流量大的循环，其解剖生理具有一些独特的特点：①肺动脉短粗，距右心室心尖部不到 4 cm 即分为左右两支，分别入肺后迅速分支，肺血管较相应体循环血管为粗，但管壁厚度仅为其一半，顺应性很佳。②其血液仅泵入单一的肺组织，肺微血管密布于肺泡壁上，其管壁很薄，富于弹性，所灌注的皆系肺泡，不像体循环那样需供应

结构和功能各异的许多器官血管床，受各种复杂的血管舒缩调节因素调控。③肺循环局限于负压的胸腔中，不似体循环有很大组织压力所造成的阻力。④肺动脉的搏动可通过微血管而使肺静脉亦有搏动，肺静脉高压可通过肺微血管而使肺动脉压力升高，这些都与体循环迥异。⑤肺血管亦有舒缩的生理活动，但较体循环为弱，其生理和药理的调节与体循环血管亦有不同。肺血管对肺泡缺氧最为敏感，如伴有酸中毒则肺血管收缩更为有力。但是在体循环缺氧时则为血管舒张。⑥参与肺泡气体交换的肺微血管管道不似一般的圆管形，而是夹在两层肺泡壁间的扁平腔道，这样有利于盘形的红细胞两面有更多与肺泡接触换气的表面。血流经过肺泡壁所需时间仅需一秒钟，而在正常情况下，红细胞通过肺微血管的初段 1/3 已完成换气。

（二）肺循环对循环血容量的缓冲作用

肺循环的压力低，微血管容量的顺应性又强，血管床的后备也很丰富，所以左右心室排出量暂时的不平衡，可由肺循环血管床的缓冲而调节。肺内的血容量可减少至正常的一半，而大出血等体循环血容量迅速减少时，肺内的血容量亦可大减以补充体循环的不足。但由于肺循环的血容量远较体循环为小（为其 1/10），如体循环向肺循环血容量累积，很易引起容量增多易产生肺水肿；但如肺循环血向体循环血容量累积，对体循环的血管床影响很小。

（三）肺循环对血流的筛滤作用

全身回心的静脉血必须先经过肺循环的筛滤，方可投入到体循环中，从而保证回心的静脉血中大部分微小的异物、血块、气泡甚至脓毒物质等可在肺中被筛滤。但有右向左分流未经肺滤过时易形成体循环栓塞，而且肺循环中存在着平时关闭的动静脉直接通道，右心出来的微栓子亦有可能未被截留而入体循环。肺有两路血源，一为由右心室肺动脉而来的静脉血，二为由主动脉分出的支气管动脉血。这两支血流在终末毛细支气管壁上可有纵横交通而混同汇入微血管床。这样如有血栓进入肺循环某处，其他通路即开放供血，不致引起肺梗死，而且肺循环有纤维溶解（纤溶）功能，使进入的微栓子消融，还富有抗凝物质如肝素等，促使血管复通。

（四）肺循环的内分泌作用

缺氧时肺组织可分泌很多血管活性物质包括组织胺、血清素、血管紧张素、血管紧张素转化酶、儿茶酚胺、前列腺素及白三烯等，促使肺血管收缩。肺内局部如有炎症等病变时，该处血管收缩，使得血流转向健部灌注取氧。此外，肺部病变时肺组织还可分泌甲状旁腺激素、促肾上腺皮质激素（ACTH）及抗利尿激素样物质等成分。除以上血管活性物质外，肺组织中还可以合成内源性气体信号分子，包括 NO、CO、H_2S 及 SO_2。研究表明，这些气体信号分子不仅参与肺血管的舒缩，而且参与气道及肺泡的通气及换气功能调节。由于肺是气体交换及代谢的主要场所，任何气体成分的变化均可对肺循环产生重要影响，因此内源性气体分子对肺循环的作用与其他器官相比更具有特殊意义，与其他生物活性相比具有重要的调节作用。

（杜军保　金红芳）

第三节　心血管胚胎发育

心脏的发生在胚胎第二至八周，先天性心脏病的形成也主要在此期，因此，先天性心血管的畸形与胚胎发育异常有关。心血管的胚胎演化，从一个纵直的原始心管到具有四个心腔、四组瓣膜，且有左右两套来回循环的线路，仅在 8 周内发育完成。

胎儿心脏于受精后第十八天或十九天在先心区开始发育，细胞密集，成为左右各一条的心索，称为生心索。生心索随着发育出现腔隙，并逐渐形成一对纵行的管道，称为原始心管。原始心脏在人胚第三周近似为一条纵行管道，随着胚胎发育，心管出现几个膨大部，即心球、心房和心室。随着心球与前方的动脉干连接，心房尾侧形成膨大的静脉窦。以后心管进行环转（袢化），使心球一段转向原始心室的右前部（右袢，D-Loop），这种右袢的固定转向过去认为系因其急速成长，受两端的大血管或其心包膜限制所致；Manasek 等认为心管的向右前方袢化是遗传所决定，这一环转奠定了心室正常位置的基础。同时静脉窦向前移动，使原分别位于心管前后两端的动脉总干和静脉窦，渐渐地都汇聚到心脏的前端。血液的回心和射出通道都并列在一端，四组瓣膜的环架也连在一起组成心脏的纤维支架，即中心纤维体。

中心纤维体由致密结缔组织构成，包括纤维环、纤维三角和室间隔膜部等。二尖瓣环、三尖瓣环、肺动脉环和主动脉环分别位于左心房室口、右心房室口、肺动脉口和主动脉口周围。左纤维三角位于二尖瓣环和主动脉环之间，右纤维三角位于二尖瓣环、三尖瓣环和主动脉环之间。瓣膜、心房肌和心室肌附着于心的纤维支架。

心脏的胚胎发育既包括细胞数的增长，也包括解剖结构的不断构造，其增长迅速，有的是原始心管的细胞增殖，但心脏的流出道（包括肺动脉和主动脉的细胞）却来源于神经嵴和鳃弓，在心脏的构建中，约1/3的细胞来源于心外的神经嵴。

神经嵴的起源部位可以追溯到早期原肠胚阶段。在神经板形成的时候，神经嵴细胞位于神经板的边沿，继而隆起为神经褶的主要部分。随着两侧神经褶进一步隆起，相互接近，并自前而后逐渐融合，原来板状的神经板形成管状。神经嵴细胞从神经管背侧壁分离出来，形成一长条略有起伏的细胞带，同神经管及覆盖它的表皮细胞有明显的区别。

神经嵴细胞的迁移可以根据嵴细胞的显著形态学特征进行观察；也可用移植、活体染色和同位素示踪的方法追踪嵴细胞的迁移、定位和最终分化命运。在神经褶形成时或神经管形成之后，头部的嵴细胞向侧腹方迁移，它们在咽囊之间结队而行，形同细胞流。迁移到第一和第二咽囊之间的细胞，形成舌弓；再后的细胞形成1~4鳃弓；眼前方的嵴细胞则参与颅骨的形成。头部的

神经嵴细胞还形成色素细胞和头部间叶细胞，一部分脑神经节（包括 V、VII、VIII、IX、X ）也是由神经嵴细胞和头部外胚层增厚的基板混合组成的。两栖类的齿乳突也由神经嵴细胞发育而成。躯干部的神经嵴细胞主要参与周围神经系统的形成，并发育为色素细胞。神经嵴细胞在明显表达各自的表型之前就广泛地迁移并精确地在胚胎各处定位，这一事实曾引起人们极大的兴趣并提出许多假想。

对于神经嵴的发生，嵴细胞的迁移、定位和正常发育命运已有详细的形态描述和实验分析，并已初步揭示嵴细胞发育的多潜能性以及胚胎环境对嵴细胞迁移、定位和表型表达的影响。

神经嵴分为两部：胸部和干部，干部起自第五体节水平直至尾部，将来演变发展为周围神经节、所有周围神经的施万（Schwann）细胞和支撑细胞、肾上腺髓质和嗜铬细胞。脑部的神经嵴自第五体节向上至间脑的中部，除能演变发展为与干部相同的结构外，且能散发出间叶细胞至头部和胸部组织，这种细胞来自外胚层，所以称之为外胚间叶细胞（ectomesenchymal cell）。外胚间叶细胞组成骨骼，并提供肌肉和腺体的结缔组织。各咽弓分别有弓动脉，它们依次出现，有的仅短暂存在，有的成为永久的动脉。

心房和心室在第四周时表面上已能分辨，但这时房室是相通的，房和室的最早划分是在房室交界的背面和腹面长出心内膜前垫和后垫，最后两垫生长并靠拢愈合使房室管分为左、右两部分。约在胚胎期第一个月末，从原始心房壁的背部上方，从中线生长出第一隔。心内膜垫的上方与心房间隔相连接，下方生长成为心室间隔的膜部，与心室间隔肌部相连接。在房室间隔两侧的心内膜垫组织则生长形成房室瓣组织，右侧为三尖瓣的隔瓣叶，左侧为二尖瓣大瓣叶。第一隔呈马蹄形，向心内膜垫方向生长，它的前、后部分分别与相应的心内膜垫互相连接，而在马蹄的中央部分则仍留有新月形的心房间孔，称为第一孔，右心房血液即经此孔流入左心房。当第一隔的中央部分与心内膜垫互相连接，第一孔即将闭合时，第一隔上部组织又自行吸收形成另一个心房间孔，称为第二孔，以保持两侧心房间的血流通道。继而在第一隔的右侧又从心房壁上生长出

另一个隔组织，称为第二隔。第二隔亦呈马蹄形，它的前下端与腹侧心内膜垫融合后分为两个部分，一部分向后沿第一隔组织的底部生长而与第二隔的后下端相连接，形成卵圆孔的下缘，另一部分则在冠状静脉窦与下腔静脉之间生长，并参与形成下腔静脉瓣。第二隔中部的卵圆形缺口称为卵圆孔。卵圆孔的左侧被第一隔组织（卵圆瓣）所覆盖，由此而形成的浅窝称为卵圆窝。在胚胎期第八周，心房间隔的发育过程已完成。第一隔与第二隔组织互相融合，仅在卵圆窝与卵圆瓣的上部，两侧心房仍留有血流通道。但是，由于卵圆瓣起活门作用，血液仅能从右心房经卵圆窝、第二孔而流入左心房。卵圆孔与卵圆瓣的全部融合则发生在出生之后（图1-4）。但根据病理解剖资料统计，出生时卵圆孔仍持续存在者约占20%～30%。由于胎儿出生后即需靠自己的肺进行呼吸，肺组织扩张，肺血管阻力下降，肺循环血流量显著增多，左心房压力升高并大于右心房，从而使卵圆瓣紧盖卵圆窝。因此，即使卵圆孔在解剖上仍未闭合，然而在正常生理情况下并不产生心房之间的血液分流。但如存在肺动脉狭窄或右心室流出道梗阻等病理情况时，右心房压力升高，即可产生右至左分流，右心房血液经未闭的卵圆孔进入左心房（图1-4）[1-3,7-8]。

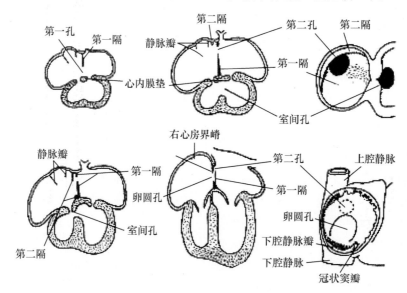

图1-4　心脏房间隔的形成示意图

心室间隔的组成来自三个来源：①肌膈，由原始心室底壁向上生长，将左右二室的一部分分开，所留未分隔部为室间孔；②心内膜垫向下生长与肌膈相合，形成室间隔；③小部分为动脉总干及心球分化成主动脉与肺动脉时的中隔向下延伸的部分。后两部分形成室间隔的膜部。室间隔发育过程中任何部分出现异常即可出现室间隔缺损，其中以室间隔膜周围部缺损最常见。心球为用鳃呼吸的鱼类血流入鳃弓循环的动力缓冲部分，在人类此部的近端组成右心室的主腔，而远端分成主动脉和肺动脉瓣下的圆锥部，以后肺动脉瓣下的圆锥部向前延伸与右心室相接，而主动脉瓣下的圆锥部被消融吸收，使主动脉向后偏移与左心室相连。

心脏的房与室之间、室与室之间的联结基本上都是无肌纤维联结，有房室环结缔组织，保持了各房室的独立，这种组织即为房室瓣。心室与大动脉间有半月瓣。

胚胎的血管系统发生较早，由中胚层的细胞发育而来，胚胎第二周末，原始血管先后由胚外中胚层及胚内中胚层发生，于第三周末形成原始的心血管系统，最早的血液循环即由此开始。

原始的心脏出口是一根动脉总干，在总干的内层对侧各长出一纵嵴，两者在中央轴相连，将总干分为主动脉与肺动脉。由于该纵隔自总干分支处呈螺旋形向心室生长，使肺动脉向前、向右旋转与右心室连接，主动脉向左、向后旋转与左心室连接。如该纵隔发育遇障碍，分隔发生偏差或扭转不全，则可造成主动脉骑跨或大动脉错位等畸形。

胎儿时期，背主动脉和腹主动脉之间曾先后发生6对动脉弓。第一、第二对发生不久即告退化，第五对为向前体循环和向后肺循环的分界段，在此分界部第五对始终未发育成熟即告退化，第六对的近段成为左右肺动脉，远段右侧退化，而左侧成为动脉导管。第三对成为内、外颈动脉的连接段，第四弓左侧成为左颈总动脉与锁骨下动脉的连接段，右侧成为右锁骨下动脉的近段。

在胎儿期，心脏的发育是心肌细胞数目增多和细胞核有丝分裂的过程，细胞的增多只延续至出生后一个短时期，出生后这些细胞核还要经过一次分裂，而完成最后恒定的总数。在临床上，出生后如有极度营养不良，可能会由此而导致成长后心肌纤维的细胞核较正常值为少。

在胚胎时期，原始心脏于第二周开始形成后，约于第四周起到循环作用，至第八周房室间隔已完全长成，即成为完整的四腔心脏。

（杜军保　陈丽）

第四节　胎儿循环和出生后循环调整

一、胎儿循环

（一）胎儿血液循环的过程

胎儿血液循环始于胎盘，胎儿所需的一切能量物质、代谢产物和气体交换均是通过脐血管和胎盘与母体之间以弥散方式进行交换的。正常情况下约20%～80%的胎盘血流经脐静脉进入肝实质，通过肝静脉进入下腔静脉，余下的血流经静脉导管直接进入下腔静脉。

通过肝静脉和静脉导管进入下腔静脉的血流与来自下半身的血流汇合，血氧饱和度降为70%，约2/3通过卵圆孔进入左心房、左心室和升主动脉，此为由胎心排出的含氧最高的血流，其余1/3血流进入右心房、右心室和肺动脉。这一血流特点保证了脑和心脏冠状动脉循环能获得含氧量比下半身含氧量高的血流。

由于左心房中尚有一小部分血液来自尚无功能的肺部，氧含量较低，所以左心房、左心室的血氧饱和度只有65%，进入升主动脉后通过头臂动脉到达上半身和脑，经毛细血管交换后于头臂静脉汇合，再进入上腔静脉，上腔静脉的血氧饱和度已降至40%，进入右心房后与下腔静脉来源的血液混合，右心室中血氧饱和度达到55%，经右心室射入肺动脉主干。

由于胎儿肺无呼吸功能，肺血管阻力高，故只有小部分进入肺动脉，大部分进入右心室的血液经动脉导管流入降主动脉。因主动脉弓有少量氧合程度较高的血流通过主动脉峡部（左锁骨下动脉与动脉导管开口之间的一段主动脉）而入降主动脉，所以降主动脉血氧饱和度约为60%，血流经脐动脉回流入胎盘，重新进行能量物质和代谢产物交换。

综上所述，胎儿循环可概括为两条主流：一为自胎盘到躯体上部氧合程度较高的所谓"左路"，即由胎盘→脐静脉→静脉导管/（门静脉→肝循环→肝静脉）→下腔静脉→经右心房进卵圆孔→左心房→左心室→升主动脉→冠状动脉及头臂的血管；二为自上腔静脉至胎盘氧合程度较低的所谓"右路"，即由上腔静脉→右心房→右心室→肺动脉→动脉导管→降主动脉→脐动脉→胎盘（图1-5）。

（二）胎儿血液循环的特点

胎儿循环途径既照顾到胎内由胎盘取氧的特点，又保证在出生后能立即转化为以肺取氧的循环改道，是一种非常有效，而且启闭灵活的循环途径。与成人相比，胎儿血液循环有许多不同点：①最基本的不同点是气体交换部位不同。成人气体交换的部位在肺，而胎儿气体交换和营养交换的部位在胎盘。成人血液循环不存在分流，而胎儿血液循环存在四处分流，分别为胎盘、静

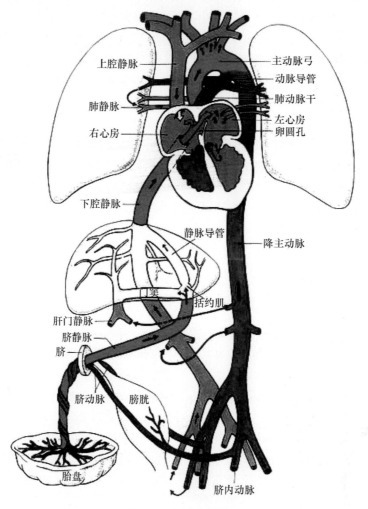

上腔静脉
肺静脉
右心房
下腔静脉

主动脉弓
动脉导管
肺动脉干
左心房
卵圆孔

静脉导管
降主动脉

窦
括约肌

肝门静脉
脐静脉
脐

脐动脉　膀胱

脐内动脉

胎盘

图 1-5　胎儿血液循环

脉导管、卵圆孔和动脉导管。②胎儿时期左、右循环系统都向全身供血，肺无呼吸，故只有体循环而无有效的肺循环。胎儿的体循环和肺循环的血流量是不相等的，妊娠后期胎儿的左、右心室的总排血量分配到全身各部的比例为：肺约占10%，其他胎儿组织约占35%，而胎盘占55%之多，是胎儿储存血液量最大的器官，同时胎盘的血管阻力最低，这样有利于胎儿与母体的物质交流。③胎儿的血氧分压很低［脐静脉 28 mmHg（3.7 kPa），脐动脉 15 mmHg（2 kPa）］，要比成人低很多，但因胎儿血红蛋白的氧离解曲线左移，所以氧饱和度不低，能携带较多的氧。④胎儿各组织器官含氧程度不同：肝含氧量最丰富，心、脑和上肢次之，而腹腔脏器和下肢含氧量最低[1-3,7-9]。

二、出生后血液循环的改变

出生后血液循环最根本的改变是血液气体交换的部位由胎盘转移到肺，即胎盘血液循环终止，肺循环开始建立。

（一）出生后血液循环的改变

1. 肺泡充气导致肺循环的建立　胎儿肺泡内本为液体所填塞，在临产时因产道的挤压将其1/3 左右挤出肺泡，其余亦迅速由血管和淋巴管吸收，顺产者于 5～15 分钟内因啼哭使肺泡充气，肺循环的血管张开，肺血管阻力迅速下降，肺动脉的血流可畅流入肺，不必进入动脉导管的短路通道。

2. 卵圆孔关闭　肺循环建立，肺静脉回心血流增加，左心房血流增多，左心房压力由胎内的 2～4 mmHg（0.27～0.53 kPa）上升至 5～10 mmHg（0.67～1.3 kPa）；脐带结扎致静脉导管关闭，经下腔静脉回右心房的血流大减，右心房压力由胎内的 3～5 mmHg（0.4～0.67 kPa）下降至 2～4 mmHg（0.27～0.53 kPa），这样出生后两房的压力变化，使卵圆孔出现功能性关闭。至 5 岁时约有一半人群的左心房和右心房可以经卵圆孔探通，在成人这一比例约为 20%。

3. 动脉导管关闭　自胎儿出生至生后 10～15 小时，体循环血氧含量和饱和度增加，动脉导管中层平滑肌收缩引起动脉导管功能性关闭。通过血管内膜和内膜下的增生，生后 2～3 周出现动脉导管解剖性关闭。动脉导管关闭有助于出生后右心室血流充分向肺灌注。

4. 脐-胎循环终止，静脉导管关闭　脐带结扎后，脐血管于生后 6～8 周完全闭锁形成韧带，其中脐静脉闭锁成为由脐至肝的肝圆韧带，脐动脉大部分闭锁成为脐外侧韧带，仅近侧段保留成为膀胱上动脉。脐带结扎使来自胎盘的血流消失，静脉导管关闭，进一步闭锁成为静脉韧带。

（二）脐带和胎盘的血循环（脐循环）

脐循环为胎儿循环所特有，包括中央一根较粗的脐静脉和外面的两根脐动脉，其特殊的组织结构为保证出生后的迅速关闭提供了重要的结构基础。

1. 脐动脉　脐动脉壁上从内到外依次为环纹肌、纵直平滑肌以及两层螺旋形平滑肌。其中一种螺距较短，只有 8～10 根肌纤维，收缩时可将脐动脉缩成很多节段，控制其收缩的因素是温度降低至 27℃，另一组为较粗的螺旋式平滑肌，此肌收缩时能将脐带旋绕起来。脐动脉壁上的平滑肌无神经分布，亦无中途分支。这些平滑肌收缩主要由于机械牵拉刺激而促成，而且一定要在有氧的条件下才能收缩。因为所有动物的脐带都较子宫为长，所以在宫内脐带不会被牵拉，但一旦分娩时，脐带必然受到牵拉，而且又暴露于空气中，这样四层平滑肌发生收缩，不但能使脐动脉分成若干节段，而且可使其管腔仅留有狭隘的星状管隙，这样可以保证出生后脐动脉安全阻断。

2. 脐静脉　管壁较薄，主要由环纹的平滑肌所组成，出生后其关闭主要依靠包绕在外的脐动脉紧缩所致。

3. 胎盘　约占胎儿体重的 1/7，无神经分布。进入胎盘面的母血是由子宫螺旋动脉而来，该动脉向胎盘表面的绒毛间隙开放，母血在绒毛间隙流动，直接与绒毛上皮接触。胎盘的胎儿部分起始于胎盘的绒毛，绒毛间隙内母血的养料，由绒毛上皮渗透入绒毛中轴的毛细血管网，再由小静脉汇合入脐静脉进入胎儿体内；同时，胎儿体内的代谢产物沿脐动脉经绒毛上皮向绒毛间隙渗透而出。

（三）肺血管阻力改变和动脉导管关闭的调节因素

1. 肺血管阻力的改变　足月儿和接近足月儿肺循环血管阻力与体循环血管阻力几乎相等。由于肺动脉血管壁有丰富的平滑肌以及肺萎陷，促使肺血管阻力维持在较高水平。随着肺膨胀和肺泡氧张力的增高，肺血管阻力开始出现早期和快速的下降，这种下降是继发于氧对肺血管的扩张效应。在出生后 6～8 周，肺血管阻力和肺动脉压力尚有一个缓慢的下降，这一下降与肺动脉中层平滑肌逐渐变薄有关。2 岁以后，肺血管阻力还将进一步下降，这是由于肺泡的数量和与其相连的血管增加的缘故。

许多新生儿疾病，如低氧、肺部疾病（肺透明膜病）、酸中毒、室间隔缺损和动脉导管未闭引起的肺动脉、左心房和肺静脉压力增高，均会导致肺血流氧合效率降低，干扰肺动脉的正常发育成熟（肺动脉壁变薄）过程，造成持续性肺动脉高压和肺血管阻力下降延迟。持续性肺动脉高压和肺血管阻力下降延迟，常会引起大型室间隔缺损等左向右分流型先天性心脏病患儿发生充血性心力衰竭。

2. 动脉导管关闭

（1）分期：可分为二期。第一期为平滑肌的收缩，管壁增厚，垫块突出管腔和内膜增生，而达到功能性关闭，约于生后 10～15 小时内完成。第二期为内膜的折叠，内膜层下断裂和增生，以及该部分的出血和坏死，继而出现结缔组织增生，逐渐纤维化而形成动脉韧带。

（2）结构基础：为保证出生后按时关闭，动脉导管壁有一些特殊结构：①肌组织：动脉导管虽为肺动脉与主动脉之间交通的管道，但只有主、肺动脉的少数弹力纤维延伸入动脉导管构成其管壁的内弹力纤维层，其他多为平滑肌组织，而且其肌组织的排列方向与其他血管不同，是呈螺旋状排列，这样可以保证在关闭管腔时，导管不会短缩，而且主、肺动脉不会变形。②内膜垫块：管壁的内弹力纤维层在胎内4个月左右局部发生断裂，该处即由垫块形成，局部的平滑肌也增生。人类的内膜垫块最为发达，关闭后其表面有纤维组织增生，使管腔关闭后无缝隙。③中膜锯齿样凹凸：使动脉导管内膜高低不平，有利于关闭。

（3）关闭机制[10]：仍未完全阐明，但研究表明血氧饱和度、前列腺素E水平、新生儿的成熟度以及乙酰胆碱和缓激肽等可参与调节动脉导管关闭。

在胎内通过动脉导管的血氧分压很低，一般在18～28mmHg（2.4～3.7kPa）之间。动物实验发现，关在低氧舱内的新生狗动脉导管闭合延迟，而提高胎羊的血氧分压可使导管在胎内关闭，证实出生后呼吸氧分压提高使动脉导管收缩。高原地区居民的动脉导管未闭发病率较高可能与氧分压较低有关，临床上新生数日内已闭的导管遇缺氧时又重新再开亦证明氧分压的高低与导管的启闭有密切关系。

动脉导管对氧的反应性与新生儿的胎龄有关。胎龄愈小，反应愈差，早产儿导管组织对氧的反应性明显低于足月儿。目前认为，未成熟导管组织对氧的反应性低下与导管组织的发育无关，可能与其他因素有关。

前列腺素在调节动脉导管启闭中发挥重要作用。导管壁本身能产生前列腺素，胎盘也能产生大量的前列腺素，使导管保持开放状态，促进肺血管收缩。出生后胎盘来源的前列腺素消失，前列腺素在肺内降解，肺血流增多后前列腺素灭活增加，两种因素导致血浆前列腺素水平降低，引起动脉导管收缩。未成熟胎儿导管组织对吲哚美辛的收缩血管作用和前列腺素E和I的扩血管作用比成熟胎儿明显。因此，肺动脉闭锁的新生儿和小婴儿静脉注射前列环素E，可以保证其赖以生存的动脉导管持久开放；作为前列腺素抑制剂，吲哚美辛已成功地用于关闭早产儿未闭的动脉导管。

影响未成熟儿的两个重要因素是肺血管阻力下降的速率和动脉导管对氧的反应性。由于早产儿动脉导管平滑肌对氧收缩反应的发育未全部成熟，动脉导管在出生后仍然处于开放状态。另外，未成熟儿由于肺发育未成熟，前列腺素灭活减少，使血浆前列腺素水平持续增高，造成导管组织对前列腺素E的反应性较高。未成熟儿肺血管平滑肌的发育落后于足月儿，因此，肺血管阻力的下降要快于足月儿，这可以解释早产儿左向右分流量大和充血性心力衰竭出现早的原因。此外，乙酰胆碱和缓激肽也可引起动脉导管收缩。

（杜军保　金红芳）

参考文献

1. 王惠玲. 小儿先天性心脏病学. 北京：北京出版社，1998；7-35.
2. 杨思源. 小儿心脏病学. 第3版. 北京：人民卫生出版社，2005：4-19.
3. 杨锡强，易著文主编. 儿科学. 第6版. 北京：人民卫生出版社，2004：319.
4. Shiels HA，White E. The Frank-Starling mechanism in vertebrate cardiac myocytes. J Exp Biol，2008，211（Pt 13）：2005-2013.
5. Solaro RJ. Mechanisms of the Frank-Starling law of the heart：the beat goes on. Biophys J，2007，93（12）：4095-4096.
6. West JB. Thoughts on the pulmonary blood-gas barrier. Am J Physiol Lung Cell Mol Physiol，2003，285（3）：L501-L513.
7. 胡亚美，江载芳主编. 诸福棠实用儿科学（下册）. 第7版. 北京：人民卫生出版社，2002：1410.
8. 曾和平. 现代小儿心脏内科学. 福建：福建科学技术出版社，2002：3-22.
9. Kiserud T，Acharya G. The fetal circulation. Prenat Diagn，2004，24（13）：1049-1059.
10. Clyman RI. Mechanisms regulating the ductus arteriosus. Biol Neonate，2006，89（4）：330-335.

第二章　心血管系统疾病的病史与体格检查

第一节　病史及常见症状

由于孕期疾病可导致患儿畸形，所以在诊断先天性心脏病（congenital heart disease，CHD）时，母孕史往往非常重要。在既往史中患儿出生时的情况往往对诊断患儿心脏疾病非常有用。因有些疾病可能具有遗传背景，因此通过家族史可将患儿的心脏疾病与其他的疾病相联系。表2-1列出了对可能患有心脏疾病的患儿，在病史询问中应当问及的重要问题。

表2-1　病史询问中的重要问题

母孕史与新生儿病史
感染史、用药史、在孕期吸烟史和饮酒史、生后体重
既往史
体重增长情况、发育情况、喂养方式
有无发绀、缺氧发作或蹲踞现象
有无呼吸急促或呼吸困难，有无眼睑水肿
呼吸道感染的频率
运动耐受情况
心脏杂音
胸痛
关节症状
神经系统症状
用药情况
家族史
遗传性疾病史
先天性心脏病史
风湿热病史
猝死史
糖尿病史、动脉粥样硬化性心脏病史、高血压病史等

一、孕期及新生儿期病史[1-3]

感染、用药和饮酒史均可导致CHD，尤其是在孕早期更容易发生这些问题。

（一）感染

在怀孕的前三个月期间如果感染了风疹，可能会导致胎儿多种畸形，包括先天性心血管畸形。如果在孕早期感染了巨细胞病毒、单纯疱疹病毒和科萨奇病毒B都有可能导致胎儿的畸形，同时如果在孕晚期感染这些病毒则会导致胎儿或新生儿心肌炎的发生。

（二）用药、饮酒及吸烟史

一些药物具有致畸作用。苯丙胺与室间隔缺损（ventricular septal defect，VSD）、动脉导管未闭（patent ductus arteriosis，PDA）、房间隔缺损（atrial septal defect，ASD）及大动脉转位（transposition of the great arteries，TGA）的发生有关。一些止惊药物也可导致CHD的发生，苯妥因与肺动脉狭窄（pulmonary stenosis，PS）、主动脉狭窄（aortic stenosis，AS）、主动脉缩窄（coarctation of the aorta，COA）及PDA发生有关。三甲双酮与TGA、法洛四联症（tetralogy of Fallot，TOF）及左心室发育不良综合征（hypoplastic left heart syndrome，HLHS）有关。其他可导致CHD的药物包括黄体酮、雌激素（与VSD、TOF及TGA有关）和酒精（与胎儿酒精综合征有关，最易发生的是PDA、ASD及TOF）。尽管目前还没有发现吸烟可导致胎儿畸形，但可导致胎儿宫内发育迟缓。

表2-2　致畸因素所致心血管畸形

致畸因素	心血管畸形（％）
致畸因子	
酒精（乙醇）	VSD、PDA、ASD（40）
苯丙胺	VSD、PDA、ASD、TGA（10）
锂剂	Ebstein畸形、ASD、TGA（5）
视黄酸	VSD、ASD、PDA（15～20）
性激素	VSD、TGA、TOF（2～4）
反应停（沙利度胺）	TOF、VSD、ASD（5～10）

续表

致畸因素	心血管畸形（%）
感染	
风疹	PS、PDA、VSD、ASD（35）
母体疾病	
糖尿病	椎动脉干畸形、VSD（3～5）
系统性红斑狼疮	房室传导阻滞（40）
苯丙酮尿症	TOF、VSD、ASD（25～100）

（三）母孕期情况

糖尿病母亲的患儿心肌病的发生率非常高，而且这些患儿发生先天性心脏病的概率也很高（如 TGA、VSD 及 PDA）。患红斑狼疮或混合结缔组织病母亲所生的小儿发生先天性房室传导阻滞的概率高。如果患儿的母亲患有 CHD，则患儿发生 CHD 的概率为 15%，而一般人群发生 CHD 的概率只有 1%。

（四）生后体重

生后体重对判断患儿心脏疾病具有重要的意义。如果一个婴儿为小于胎龄儿，提示可能患有宫内感染，如风疹综合征。如果一个婴儿生后为巨大儿，这往往见于糖尿病母儿，其发生心脏畸形的概率非常高。患有 TGA 的婴儿往往为巨大儿，但是这些新生儿往往生后即会出现发绀。

二、既往史

（一）体重增长、发育及喂养情况

患有充血性心力衰竭（congestive heart failure，CHF）或发绀的婴儿及儿童可能会表现出体重增加障碍或发育延迟。体重增加障碍往往比身高增加障碍明显。如果患儿的体重增加严重障碍，医生就应想到患儿有存在其他畸形的可能。一名患婴出现喂养困难，尤其是近期发生的喂养困难，且喂养困难系由于呼吸急促所致的情况，提示患儿存在心力衰竭的相关症状。

（二）发绀及蹲踞现象

如果患儿的父母诉说发现患儿发绀，医生应当询问患儿发绀的具体情况，如患儿的发绀是否出现在给患儿做护理的时候？还是出现在患儿刚

刚放学回家时？发绀出现的严重程度、持续时间、发作的类型等，是否在喂养时患儿发绀加重？

真正的"缺氧发作"最常见于患有 TOF 的患儿，这需要给予足够的重视。医生应当询问发绀发作出现的时间（如在晨起时或喂养后等）、发作持续的时间、发作的频率等。最重要的是要知道患儿发作时是否表现为呼吸增快、呼吸加深或是屏气，这将有助于帮助鉴别真正的缺氧发作还是屏气发作。医生应当询问患儿在疲乏时是否存在蹲踞现象或平素喜欢特定体位如膝胸位。如果存在蹲踞现象或喜欢膝胸体位则提示患儿患有发绀型 CHD，尤其是 TOF。

（三）呼吸急促、呼吸困难及眼睑水肿

呼吸困难、呼吸急促及眼睑水肿都是 CHF 的症状。左心衰竭可出现呼吸急促或呼吸困难。呼吸困难会导致喂养困难，从而出现体重增长障碍。当患儿在睡眠时呼吸频率超过 40 次/分就应当引起重视，如果超过了 60 次/分，即使是新生儿也说明已有明显的异常。夜间出现喘息或持续的咳嗽可能是 CHF 的早期症状。眼睑水肿和会阴部水肿是体静脉淤血的表现，脚踝水肿常见于成人心力衰竭患者，在婴儿则少见。

（四）呼吸道感染的频率

大量左向右分流的先天性心脏病患儿，由于肺血的明显增多使其容易发生下呼吸道感染。

（五）运动不耐受

任何严重的心脏疾病均可导致运动不耐受，包括大的左向右分流型 CHD、发绀型 CHD、瓣膜狭窄或反流性疾病及心律失常。但是肥胖儿童即使没有心脏疾病也可能表现出运动能力下降。

对于尚不会走或跑的婴儿可以通过患儿的喂养情况了解患儿的活动能力。经常有家长说患儿常在吃奶时打瞌睡，而对于健康的婴儿一般会有规律的睡眠，而不会在吃奶时打瞌睡。

（六）心脏杂音

如果患儿是以心脏杂音为主诉，那么作为医生就应当了解患儿发现心脏杂音的时间及在怎样的环境下发现心脏杂音。在生后几小时内发现的心脏杂

音往往提示患儿患有狭窄性疾病如 AS 或 PS 或是比较小的左向右分流性疾病如 VSD 或 PDA。而大的左向右分流性疾病的心脏杂音往往不会生后就出现，因为生后肺血管阻力的下降往往需要时间。而正是由于狭窄性疾病的心脏杂音不受肺血管阻力的影响，因此它们的杂音往往在生后几小时就可听到。一名平素健康的儿童在常规体检时发现的心脏杂音往往是生理性的杂音。此外，一些生理性杂音还往往会在小儿患发热性疾病时出现。

（七）胸痛

如果一名患儿以胸痛为主诉来看病，那么医生应当了解患儿的胸痛是否与运动有关，例如是否胸痛只有活动时出现？在看电视时是否还会感到胸痛？还应该了解患儿胸痛持续的时间是几秒钟还是几分钟、几小时及疼痛的性质是剧痛、针刺样痛还是压榨样痛？疼痛是否放射到颈部、左肩或左手？医生还应当询问疼痛是否伴随着晕厥或心悸症状？心脏病引起的胸痛往往不是剧痛，而是一种深深的、沉重的压榨似的疼痛，并且往往是由运动而诱发的。医生还应该询问患儿，其胸痛在深呼吸时加重还是减轻？心脏病引起的胸痛除了心包炎外，往往与呼吸无关。医生应该了解患儿近期胸部是否受过外伤或参加过剧烈运动导致胸部肌肉痛。此外，医生还应当了解患儿家族中是否有猝死病史。

大多数儿童的胸痛症状不是由于心脏原因引起的。由心脏疾病引起的儿童胸痛非常少见。在儿童中非心脏原因引起的胸痛最常见的三种原因是：肋软骨炎、胸壁或胸部肌肉外伤和呼吸道疾病如气管炎、肺炎或胸膜炎。在儿童中可导致胸痛的心脏疾病包括严重的 AS（经常与活动有关）、肺血管阻塞性病变和二尖瓣脱垂（mitral valve prolapse，MVP）。MVP 导致的胸痛可以与运动无关，但往往伴有心悸的症状。但目前越来越多的学者对于胸痛与 MVP 的相互关系持怀疑态度。其他导致儿童胸痛的少见的心脏疾病包括严重的 PS，各种原因导致的心包炎及川崎病（因为川崎病往往会出现冠状动脉狭窄或冠状动脉瘤）。

（八）心悸

心悸是心率增快时的一种主观症状。有些患儿会将心律的不规律描述成心悸症状。阵发性心动过速和单纯的期前收缩是常见的导致患儿心悸的原因。MVP 患儿的首发症状往往也为心悸。

（九）关节症状

当患儿以关节症状为主诉就诊时，则可能患有风湿性关节炎。因此医生应当询问病变累及几个关节、症状持续的时间及疼痛是游走性的还是固定的。急性风湿热典型的关节症状是累及大关节，同时或连续累及，疼痛具有游走性的特点。如果患儿近期有过咽痛的症状，医生应当询问其是否做过咽拭子培养，询问患儿父母是否发现过患儿皮肤出现过环形红斑，仔细询问患儿是否服用过阿司匹林或类似的药物，以及服用的剂量、时间均非常重要，因为即使是小剂量的水杨酸类药物也可能完全抑制风湿性关节炎的症状。医生应当检查患儿的关节是否红、肿、热、痛。腹痛、胸痛（心包炎）和鼻出血也可见于风湿热，详细的有关风湿热的讨论见后面相关章节。

（十）神经系统症状

伴有红细胞增多症的发绀型 CHD 及感染性心内膜炎的患儿可发生脑血栓或脑栓塞。发绀患儿头痛症状可能是由于发绀导致的脑缺氧，也有可能是严重的红细胞增多症导致的脑缺氧，亦有可能是脑脓肿的表现。尽管高血压在成人患者可导致头痛，但在儿童由于 COA 导致的高血压很少表现出头痛。舞蹈样动作强烈提示患儿患有风湿热。晕厥的病史提示患儿患有心律失常，尤其是室性心律失常，而室性心律失常可能是由于长 QT 间期综合征（包括 Jevell and Lange-Nielsen 综合征和 Romano-Ward 综合征）或 MVP 所导致的。与运动有关的晕厥可能的原因是严重的 AS。但是，应当指出的是没有器质性心脏病的血管迷走性晕厥是导致儿童晕厥的最常见病因。

（十一）用药史

医生应当了解用药的种类、剂量及用药的时间，所用药物是治疗心脏病的药物还是治疗非心脏疾病的药物。一些药物可能会导致短期的不适或异常的表现，比如一些治疗哮喘的药物（如氨茶碱）可导致心动过速和心悸。

三、家族史

（一）遗传性疾病[1,3]

有些遗传病与CHD有关。例如，在马方综合征（Marfan syndrome）中常见主动脉瘤伴或不伴有主动脉或二尖瓣关闭不全。继发于肺动脉瓣发育不良的PS常见于努南（Noonan）综合征。LEOPARD综合征（皮肤雀斑病变）常伴有PS及心肌病。表2-3列出了常伴有心血管病的遗传病。

表 2-3　伴有心血管病的常见遗传性疾病

遗传病	遗传方式	发生心脏病的概率及类型	重要的临床表现
尖头并趾畸形（Apert综合征）	AD	偶伴有：VSD、TOF	不正常的颅缝早闭伴有特殊的头和面部表现，并指（趾）畸形
尖头多趾并趾畸形（Carpenter综合征）	AR	偶伴有：PDA、VSD、PS、TGA	不同程度的颅缝早闭，轻度的面部发育不良，严重的并指畸形（连指掌）
科凯恩（Cockayne）综合征	AR	进行性动脉粥样硬化	侏儒，小头畸形，鼻子隆凸，双眼凹陷，视力障碍
克鲁宗综合征（Crouzon病）	AD	偶伴有：PDA、COA	上睑下垂，眼眶凹陷，颅缝早闭，上颌骨发育不良
皮肤松弛综合征	AR	偶伴有：肺动脉高压、外周肺动脉闭缩	皮肤松弛、下垂，肺气肿
埃勒斯-当洛斯（Ehlers-Danlos）综合征	AD	常伴有：主动脉或颈总动脉瘤	关节过伸、高弹性，皮肤易破及出现淤血和水肿
Ellis-van Creveld综合征	AR	常伴有（50%）：单心房	新生儿有牙齿，远端肢体短，多指（趾）畸形，指（趾）甲发育不良
弗里德赖希（Friedreich）共济失调	AR	常伴有：心肌病	晚发的共济失调，骨骼畸形
糖原贮积症Ⅱ型（Pompe病）	AR	伴有：心肌病	大舌，肌肉松弛，心脏肥大，左心室肥厚和短PR间期，FBS和GTT异常
心手综合征（Holt-Oram综合征）	AD	常伴有：ASD、VSD	拇指或桡骨缺如
同型半胱氨酸尿症	AR	常伴有：主动脉和颈总动脉中膜变性，动脉和（或）静脉血栓	晶状体半脱位，颊部潮红，骨质疏松，指（趾）细长，精神异常
卡塔格内（Kartagener）综合征	AR	右位心	内脏异位，慢性鼻窦炎和中耳炎，支气管扩张症，呼吸道纤毛异常，精子不动症
劳-穆-比（Laurence-Moon-Biedl）综合征	AR	偶伴有：VSD或其他CHD	肥胖，视网膜炎，多指畸形，外生殖器发育不良，糖尿病，肾脏疾病，神经发育倒退
LEOPARD综合征	AD	非常常见：PS、心肌病，心电图上出现长PR间期	皮肤雀斑，心电图异常，肺动脉狭窄，生殖器异常，生长障碍，耳聋
长QT间期综合征 罗马诺-沃德（Romano-Ward）综合征	AR AD	心电图上出现QT间期延长，室性心律失常	先天性耳聋（Jervell and Lang-Nielsen综合征），有室性心律失常造成的晕厥、猝死的家族史
马方综合征	AD	常伴有：主动脉瘤、主动脉和（或）二尖瓣反流	细长指趾，晶状体半脱位

遗传病	遗传方式	发生心脏病的概率及类型	重要的临床表现
尖瓣脱垂	AD	常伴有：MR、心律失常	胸骨畸形（80%）
黏多糖贮积症 　Hurler 综合征（Ⅰ型） 　Hunter 综合征（Ⅱ型） 　Morquio 综合征（Ⅲ型）	 AR XR AR	常伴有：主动脉和（或）二尖瓣反流、冠状动脉疾病	丑陋面容，大舌，鼻梁凹陷，脊柱后凸，生长落后，肝脾肿大，角膜混浊（Hunter 综合征中无），智力发育落后
肌营养不良（Duchenne 型）	XR	常伴有：心肌病	摇摆步态，腓肠肌假性肥大
神经纤维瘤	AD	偶见：PS、COA、嗜铬细胞瘤	咖啡牛奶斑，听神经瘤，各种骨骼病变
努南（Noonan）综合征	AD	常伴有：PS、LVH（或前间隔肥厚）	类似于 Turner 综合征，但是表现为男性表型但没有染色体的异常
奥斯勒-韦伯-朗迪病（Osler-Weber-Rendu）综合征	AD	偶伴有：肺动静脉瘤	肝脏异常，血管瘤或纤维化
骨发育不良	AD/AR	偶伴有：主动脉扩张、主动脉反流、MVP	骨易脆，骨骼畸形，蓝巩膜，关节松弛
早老症	AR	进行性动脉粥样硬化	脱发，皮下脂肪萎缩，骨骼发育不良
Shprintzen 综合征	AD？	非常常见（85%）：VSD、右侧主动脉弓、TOF	传导性耳聋，耳廓畸形，宽鼻根，突鼻，长脸
Smith-Lemli-Opitz 综合征	AR	偶伴有：VSD、PDA	矮身材，小头，上睑下垂，鹰钩鼻，小颌，并趾畸形，智力发育落后
血小板减少-桡骨缺如综合征	AR	偶伴有（33%）：ASD、TOF、右位心	血小板减少性紫癜，桡骨缺如，拇指正常
Treacher Collins 综合征	AD	偶伴有：VSD、PDA、ASD	下颌骨和上颌骨发育不良，下斜眼，耳畸形，腭裂
结节性硬化	AD	常伴有：横纹肌瘤	横纹肌瘤，惊厥，智力缺陷
脑视网膜血管瘤（Von Hippel-Lindau）病	AD	常伴有：血管瘤、嗜铬细胞瘤伴有高血压	直到青少年才出现症状，小脑、视网膜和皮肤血管瘤
William 综合征	AD	常伴有：AS、肺动脉狭窄	智力发育落后，特殊面容，婴儿期高钙血症
脑肝肾（Zellweger）综合征	AR	常伴有：PDA、VSD 或 ASD	肌张力低下，颜面扁平，高额头，肝大，白蛋白血症

　　注：AD：常染色体显性遗传；AR：常染色体隐性遗传；FBS：餐后血糖；GTT：糖耐量试验；LVH：左心室肥厚；MR：二尖瓣反流；XR：性染色体连锁隐性遗传。

（二）先天性心脏病史

　　先天性心脏病在一般人群中发生率是 1%，确切来讲是 1000 个活婴中有 8～12 个发生 CHD。这不包括早产儿中存在的 PDA。遗传性疾病相关的 CHD 或染色体异常相关的 CHD 的再发风险与这些综合征的再发风险有关。

　　大多数的 CHD 的发生是基因和环境因素的共同作用。近亲患有 CHD 会增加患儿患 CHD 的概率。CHD 患儿，其同胞再患 CHD 的概率是 3%，比一般人群高 3 倍。然而，再发风险还与 CHD 的类型有关。一般情况下，常见的心脏畸形（如 VSD）再发的风险比较高，而少见的心脏畸形（如三尖瓣闭锁）再发的风险也比较小。最近，在一些家族中发现了细胞质遗传的重要性，根据观察发现如果父母中母亲患 CHD，其子女发生 CHD 的概率会比其父亲患 CHD 者更高。

（三）风湿热

　　风湿热往往会影响家族中多位成员。在风湿热患儿的近亲中发生风湿热的概率会明显增高。尽管目前关于风湿热发生的遗传因素尚未完全明了，但是一般认为风湿热的发生存在遗传易感性。一个简单的常染色体隐性遗传基因可能与风湿热的发生有关。

（四）高血压和动脉粥样硬化

原发性高血压和冠心病表现出明显的家族性。因此，当一名医生怀疑一名患儿患有高血压，就应当充分了解其家族史。动脉粥样硬化是遗传因素和环境因素相互作用造成的。发生动脉粥样硬化重要的危险因素之一是患儿的父亲或祖父有 55 岁前发生冠心病的病史或其母亲或祖母在 60 岁前发生冠心病的病史。

第二节　体格检查

对于任何疑有心脏病的患儿，都要进行细致的体检，并注意体检顺序。对于患儿刺激小的检查如视诊应当先完成，然后再进行对患儿刺激性较大的检查。

无论任何年龄的儿童，平卧位是最好的检查体位。然而，如果年龄稍大的婴儿或 1~3 岁的小儿检查时拒绝躺下，可以先让他们坐在其母亲的腿上开始检查。

通过大体估计患儿的身高和体重可以看出患儿的生长曲线，但对于有严重心脏病的患儿应当在患儿最初就诊时就准确地描记其生长曲线。

一、望诊

在患儿安静状态下，通过视诊能够获取到很多患儿的疾病信息。视诊包括以下内容：一般的外部表现；颜色（如发绀、发白、黄疸）；杵状指；呼吸频率；呼吸困难的程度和有无三凹征；前额有无出汗及胸部视诊[1-2]。

（一）一般外观及营养状态

应当注意患儿是否非常痛苦，是否健壮。应当注意是否肥胖，因为肥胖不仅与其他心血管疾病的危险因素如脂代谢障碍、高血压和高胰岛素血症有关，而且其本身就是冠心病的一个独立的危险因素。

（二）染色体异常的症状[1-3]

众所周知一些染色体的异常与先天性心脏病有关，因此医生应当注意患儿是否具有染色体异常的症状。如大约有 50% 唐氏综合征的患儿患

有 CHD，其中最常见的是心内膜垫缺损（endocardial cushion defect，ECD）和 VSD。18-三体综合征的患儿也往往患有 CHD。表 2-4 列举了一些常见染色体异常常伴有的 CHD 的情况。

表 2-4　染色体异常与先天性心脏病

染色体异常	CHD 发生概率（%）	常见的 CHD 类型（降序排列）
5p-（Cri chat 综合征）	25	VSD、PDA、ASD
13-三体综合征（Patau 综合征）	90	VSD、PDA、右位心
18-三体综合征（Edward 综合征）	99	VSD、PDA、PS
21-三体综合征（Down 综合征）	50	ECD、VSD
Turner 综合征（XO）	35	COA、AS、ASD
Klinefelter 变异型（XXXXY）	15	PDA、ASD

（三）遗传性的或非遗传性的综合征及其他系统的畸形[1]

我们知道一些先天性心血管畸形与一些遗传性的或非遗传性的综合征及其他系统的畸形有关联。例如：一名患儿拇指缺如或前臂畸形，那么他就可能患有 ASD 或 VSD，这时便是 Holt-Oram 综合征（心脏 - 肢体综合征）。患有 CHARGE 综合征的患儿往往会患有动脉干畸形如 TOF、右心室双出口、永存大动脉干等。在前面的表 2-3 中列举了常见的遗传性疾病伴有的心脏畸形，而表 2-5 列出了常伴有先天性心脏畸形的非遗传性综合征，表 2-6 则列出了其他器官先天畸形常伴有的先天性心脏畸形的情况。

表 2-5　具有心脏畸形的常见的非遗传性综合征

综合征	发生心血管畸形的类型及概率	综合征重要的临床特征
先天性膈疝	偶伴有（25%）；VSD、TOF	膈疝，肺发育不良
酒精胎儿综合征	常伴有（25%～30%）：VSD、PDA、ASD、TOF	胎儿发育迟缓，小头，睑裂短，智力缺陷，易激惹
乙内酰脲胎儿综合征	偶伴有（<5%）：PS、AS、COA、PDA、VSD、ASD	胎儿发育迟缓，轻度智力障碍，眼距过宽，塌鼻梁，指骨和甲发育不良
Trimethadione 胎儿综合征	常见（15%～45%）：TGA、VSD、TOF	耳畸形，面部发育不良，眉毛外形不正常，智力缺陷，语言障碍
华法林胎儿综合征	偶伴有（15%～45%）：TOF、VSD	面部发育不良或不对称，耳廓发育不良，耳赘，唇或腭裂，表皮皮样囊肿，脊椎发育不良
糖尿病母儿	先天性心脏病（3%～5%）：TGA、VSD、COA；心肌病（10%～20%）：PPHN	巨大儿，低血糖及低血钙，红细胞增多症，高胆红素血症，其他先天畸形
Pierre Robin 综合征	偶伴有（29%）：VSD、PDA；少见的情况：ASD、COA、TOF	耳聋，白内障，CHD，智力障碍，肝脾大，黄疸，血小板减少性紫癜，贫血
VATER 综合征	常伴有（>50%）：ASD 或其他缺损	椎骨缺损，肛门闭锁，CHD，气管食管瘘，肾发育不良，肢体畸形（如桡骨发育不良）

PPHN，persistent pulmonary hypertension of the newborn，持续胎儿循环。

表 2-6　其他系统畸形伴发的先天性心脏病

其他系统的畸形	发生概率（%）	心脏病的类型
中枢神经系统		
脑积水	6（范围 4.5～14.9）	VSD、ECD、TOF
Dandy-Walker 综合征	3（范围 2.5～4.3）	VSD
扣带回发育不良	15	CHD
Meckel-Gruber 综合征	14	CHD
胸腔		
气管-食管瘘或食管闭锁	21（范围 15～39）	VSD、ASD、TOF
膈疝	11（范围 9.6～22.9）	CHD
消化系统		
十二指肠闭锁	17	CHD
空肠闭锁	5	CHD
肛门直肠畸形	22	CHD
先天性无肛	12	TOF、VSD
腹壁		
脐膨出	21（范围 19～32）	CHD
腹裂	3（范围 0～7.7）	CHD
泌尿生殖系统		
肾发育不全		
双侧	43	CHD
单侧	17	CHD
马蹄肾	39	CHD
肾发育不良	5	CHD

（四）颜色

医生应当注意患儿的颜色是否发绀、发白还是发黄。一旦发现患儿发绀，就应当注意发绀的程度及分布情况（如遍及全身的，只在身体的上半部分或下半部分等）。轻度的发绀往往会被忽略。在血红蛋白处于正常水平时，动脉血氧饱和度一般在 85% 以下时才会被发现。在自然光线下比在灯光下容易发现患儿发绀。新生儿仅仅是嘴唇发绀往往是一种正常现象，尤其对于本身皮肤颜色较深的患儿，这时医生还应当注意患儿是否还存在舌、甲床和结膜的发绀。如果仍有疑问，应当借助于脉搏血氧仪来检查。发绀并不意味着患儿一定患有发绀型先天性心脏病。发绀也可能是呼吸道疾病或中枢神经系统疾病所致。发绀伴有动脉氧饱和度的降低称为中心型发绀，发绀伴有正常的动脉血氧饱和度称为外周型发绀。即使新生儿具有轻度的发绀，也应当彻底检查寻找原因。

如果新生儿暴露于寒冷的环境中或是由于红细胞增多症导致外周血液循环迟缓及充血性心力衰竭（congestive heart failure，CHF）时往往会表现出外周型发绀。口周发绀可见于正常的肤色较重的新生儿或患有发绀型 CHD 的患儿。仅有口周发绀并无病理意义。肢端发绀是指手指或脚趾发青或呈暗红色但伴有正常的血氧饱和度。正常新生儿常表现出肢端发绀。检查发绀时应当注意血细胞比容的影响，红细胞增多症的新生儿往往看上去存在发绀，但其血氧饱和度正常。

苍白常见于心力衰竭或心源性休克所导致的外周血管收缩，也可见于严重贫血。发生严重 CHF 的新生儿或患有先天性甲状腺功能减退的新生儿往往会出现黄疸持续不退。在先天性甲状腺功能减退的患儿往往还会伴有 PDA 和 PS。伴有黄疸的肝脏疾病也会导致血氧饱和度的下降而使患儿发绀，因为有些肝脏疾病会发生肺动静脉瘘，如肝动脉发育不良。

（五）杵状指

典型的杵状指（趾）表现为在指趾末端明显的增厚、增宽，同时指趾末端外凸，失去指甲和甲床之间的角度（如图 2-1）。在杵状指趾形成早期可以见到指趾骨末端发红、发亮。杵状指（趾）最易发生于拇指。杵状指（趾）也可见于肺病（如肺脓肿）、肝硬化和感染性心内膜炎。偶尔杵状指（趾）患者有家族遗传性，可见于家族性杵状指（趾）。

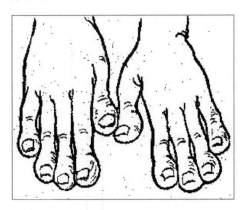

图 2-1　杵状指（趾）示意图

（六）呼吸频率、呼吸困难和三凹征

应当注意儿童或婴儿的呼吸频率。如果婴儿的呼吸节律不规则，应当测量患儿在一分钟内的呼吸次数。当患儿在哭闹、焦虑、进食或发热时，呼吸频率会增快。最可靠的观察患儿呼吸频率的时间是否在患儿睡眠时。当一名婴儿吃完奶时，患儿的呼吸频率会在吃完的 5～10 分钟内较

正常时增快。在休息时患儿的呼吸频率大于 40 次/分不常见，如果是大于 60 次/分，对于任何年龄的小儿都是不正常的。呼吸困难，伴随心率增快是左心衰竭的最早期的临床表现。如果患儿具有明显的呼吸困难伴有明显的三凹征，应考虑到是否患有严重的左心衰竭。

（七）前额出汗

CHF 的婴儿往往在前额部会出冷汗，这是心排血量降低时代偿性交感神经活性增高的表现。

（八）观察患儿胸部

心前区隆起，伴有或不伴有明显的心尖搏动增强，都提示患儿具有慢性的心脏增大。急性的心脏扩张不会出现心前区的隆起。但鸡胸是指胸骨在中线部位异常隆起，一般不是心脏肥大的表现。

胸骨凹陷非常少见，但是一旦出现，会引起心脏受压，从而会导致肺动脉收缩期杂音或在胸部后前位的 X 线片上表现出心胸比例增大，这是对胸廓前后径的减少所产生的代偿作用。

Harrison 沟，就是连接膈肌的肋骨下缘因牵拉造成下陷而形成的一条沟，长时间会造成肺的顺应性降低，这可见于分流量较大的左向右分流型先天性心脏病。

二、触诊

触诊的内容包括：触诊脉搏，包括脉搏是否存在，脉搏的频率、强度等；触诊心前区，包括是否存在震颤、心尖搏动的位置、心尖搏动是否增强、弥散等。

（一）外周脉搏

1. 脉搏的次数、节律及其强度　患儿脉搏的频率会随患儿的年龄及状态的变化而变化，年龄越小的患儿脉搏越快。脉搏增快见于患儿激动、发热、患 CHF 或心律失常时。脉搏减慢则见于心脏传导阻滞、地高辛中毒等。脉搏不规律则见于心律失常。但是在儿童中出现窦性心律失常（如在吸气时心率增快）往往是正常的。

2. 左右手及上肢和下肢脉搏强度的对比

任何一名患者都应当能触到足背动脉或胫骨后动脉的搏动。一般情况下，足背动脉比股动脉容易触到，尤其对于睡眠中的婴儿。如果足背动脉能很好地触到，而且患儿血压也正常，则可以排除 COA。

如果下肢脉搏弱，而上肢脉搏强则提示可能存在 COA。如果同时存在右侧桡动脉的搏动比左侧桡动脉的搏动强，则提示 COA 的位置在左锁骨下动脉的近端或靠近左锁骨下动脉的起始部位，或可能存在瓣膜上的主动脉狭窄（aortic stenosis，AS）。

3. 水冲脉　见于主动脉分流性疾病如 PDA、主动脉反流（aortic regurgitation，AR）、大的体循环动静脉瘘或永存动脉干（较少见）。早产儿常可触到水冲脉，是因为早产儿的手腕缺乏皮下组织，而且早产儿往往存在 PDA。

4. 弱脉或细脉　常见于心力衰竭、循环休克或 COA 患儿的下肢。体肺动脉分流术（即经典的 Blalock-Taussing 分流术或 Gore-Tex 分流术）或者用来治疗 COA 而进行的锁骨下皮瓣成形术会导致进行手术的上臂脉搏减弱或消失。由于心脏导管术导致的血管损伤也可出现相应的肢体脉搏减弱。

5. 奇脉（paradoxical pulse，矛盾脉）　见于在呼吸周期中动脉内血容量变化非常大的疾病。"矛盾脉"并不是指与正常的脉搏阶段完全相反，而是在吸气时正常应下降的收缩压进一步降低。通过在动脉内放置导管来监测动脉血压的变化，可以很容易探测到奇脉，在吸气和呼气时血压相差超过 10 mmHg，则说明奇脉存在。在儿童没有应用导管术监测的情况下，需要应用血压计来准确地进行评价。奇脉可能是继发于急性心包炎或缩窄性心包炎的心脏压塞的体征之一。但是在严重的哮喘或肺炎所产生的严重呼吸困难时也可出现奇脉。奇脉还可见于高压力的机械通气时，当通气时血压也会升高。

应用血压计通过下面的方法可证实奇脉的存在：①将血压计的压力升高到比收缩压高 20 mmHg；②然后将血压计的压力慢慢降低至 Korotkoff 第一音出现时，然后停止放气，这时注意观察血压计的数值 A。③然后继续放气至整个心动周期中心脏收缩的声音消失时，注意这时的血压数值 B。④如果 A 和 B 数值之差超过 10 mmHg，则说明奇脉存在。

（二）胸部触诊

胸部触诊的内容包括：心尖搏动、最强的搏动点（point of maximal impulse，PMI）、心前区搏动增强和震颤。

1. 心尖搏动　触诊心尖搏动往往比叩诊心界更能发现心脏肥大。对心尖搏动的位置及弥散程度应当注意观察。在婴儿和儿童叩诊心界往往是不准确的，而且往往较实际的心界增大。正常的心尖搏动在 7 岁后的儿童位于第五肋间的锁骨中线上。在 7 岁前，心尖搏动在第四肋间锁骨中线的左侧。心尖搏动的位置向下向侧移动往往提示心脏肥大。

2. 最强的搏动点（PMI）　PMI 对判断小儿的心脏是右心室（right ventricle，RV）占优势还是左心室（left ventricle，LV）占优势非常有意义。当 RV 占优势时，PMI 位于胸骨左侧边缘的下部或在剑突下，而当 LV 占优势时，PMI 位于心尖部。正常新生儿和婴儿都是 RV 占优势，因此与较大的儿童相比，PMI 多位于 RV 为主的部位。如果 PMI 比较弥散且抬举非常缓慢，这叫做抬举式搏动（heave）。如果 PMI 表现为迅速的抬举且位置固定，则称为敲打式搏动（tap）。抬举式搏动常见于心脏容量负荷增加时，而敲打式搏动常见于心脏压力负荷增加时。

3. 震颤　震颤是一种震动的感觉，它代表一种可以触到的响亮的粗糙的心脏杂音。触及震颤一般就有诊断价值。在胸部用手掌触诊震颤要比用指尖敏感；指尖往往用来感觉锁骨上窝或颈动脉的震颤。

（1）在胸骨左缘上部触及的震颤往往来源于肺动脉瓣或肺动脉，提示存在肺动脉狭窄或 PDA（比较少见）。

（2）震颤位于胸骨上部的右缘时往往说明震颤来源于主动脉，多见于 AS。

（3）震颤位于胸骨下部的左缘一般是 VSD 的体征。

（4）在胸骨上窝触及震颤一般见于 AS，但是在 PS、PDA 或 COA 也可见到。

（5）在颈总动脉上触及震颤或在动脉上及胸

骨上窝同时触及震颤时往往说明疾病存在于主动脉或主动脉瓣（如 COA 或 AS）。但当存在颈总动脉瘤时则仅在颈总动脉上触及震颤而在胸骨上窝不能触及震颤。

（6）在患有严重 COA 的年龄较大儿童的肋间往往可触及震颤，是肋间动脉过度代偿的结果。

（三）血压的测量

患儿的血压测量应作为患儿体格检查常规的一部分。然而关于儿童血压测量的方法及正常值的确定尚未完全统一。传统的方法是，在测量儿童的血压时，血压的袖带的宽度根据儿童的上臂的长度来确定，这与测量成人的血压不同。1987年，美国国家健康研究院（the Task Force of the National Institutes of Health）推荐血压袖带的宽度为上臂长度的 3/4，并且提供了正常血压的百分曲线。但是单纯根据上臂的长度来决定血压袖带的宽度其科学性是值得怀疑的。研究表明，这种间接测量血压的方法与直接动脉内测量血压的结果并不相符。当血压袖带太窄时会高于实际的血压，而当袖带过宽时则会低于实际的血压。

美国心脏病协会和美国国家高血压教育计划委员会都推荐选择血压袖带的宽度应当以患儿的上臂围为标准。这种选择袖带的方法已经在成人的血压测量中应用了十几年。袖带的宽度应该是所测肢体的周长的 40%～50%（或者是其直径的 125%～155%）。这个建议的科学性非常强。因为在多项的研究（包括在婴儿、儿童和成人的多项研究）中都证实了其可靠性。而且这种方法也保证了从儿童到成人测量血压的一致性。袖带的长度应该至少能环绕所测肢体一周。在测量血压时患儿应该处于坐位，并且上肢置于与心脏位置在同一水平。两个委员会推荐不管是成人还是儿童都将 Korotkoff 第五音所对的血压值为患者的舒张压。两个委员会还推荐患者的血压值应当是至少 2 次或 2 次以上测量的平均值。

但是这两个委员会都没有根据他们推荐的测量血压的方法来提供有关儿童血压正常值。美国心脏病协会根本没有提供任何人的血压正常值。国家高血压教育计划委员会提供了一个制成表的

血压正常值，但是他们的表主要来源于 1987 年美国国家健康研究院所测定的数字，他们的表中没有提供血压的平均值或第 50 百分位数，而仅仅提供了第 90 百分位数和第 95 百分位数。另外一个问题是，他们提供的血压数字是根据儿童的年龄和身高进行分层的，但据 San Antonio 儿童血压研究结果发现，血压与体重的关系比与身高的关系更加密切。他们发现在年龄和体重一定的情况下，身高对血压的影响是可以忽略的。

无论是针对儿童还是成人，目前关于血压的测量的正确方法都要求应该是测量 2 次或 2 次以上的平均值。这样才会更加接近所测人血压的实际值并且具有更好的重复性。第一次测量的血压值往往会高于多次测量出来的平均值。在儿童一般推荐应当至少测量 3 次血压来算出其平均值作为所测儿童的血压值。测量小儿的血压有时准备工作非常麻烦，因为小儿对其有恐惧感。但是当小儿意识到这个过程并不会使他疼痛时，再测量另外两次就会很简单了。

最近出现了另外一种更加精确的采用示波器测量仪（Dinamap）测量血压的方法。采用示波测量仪来测量血压不仅精确而且弥补了由于听诊引起的测量误差。这种方法已经成功地应用于婴儿和幼儿，而且该仪器还同时提供平均压的数值和心率。应用 Dinamap（1846SX 型）的方法，表 2-7 提供了从新生儿到 5 岁儿童的血压的正常参考值。

表 2-7　应用 Dinamap 监护仪测量的 5 岁和 5 岁以下小儿血压正常值

年龄	血压平均值（mmHg）	第 90 百分位（mmHg）	第 95 百分位（mmHg）
1～3 天	64/41（50）	75/49（50）	78/52（62）
1 个月至 2 岁	65/58（72）	106/68（83）	110/71（86）
2～5 岁	101/57（74）	112/66（82）	115/68（85）

注：应用 1846SX 型号 Dinamap 测量。血压的表示均是收缩压/舒张压，括号内为平均压。

根据 Park MK, Menard SM. Normative oscillometric blood pressure values in the first 5-years in an office setting. Am J Dis Child, 1989, 143：860. 修改。

同样的选择血压袖带的标准（下肢周长的

40%～50%或下肢直径的 125%～155%）适用于下肢血压的测量。这样有时测量大腿的血压时要选择非常宽的袖带。应用听诊的方法测量下肢大腿的血压一般收缩压要比上肢的血压高 10～20 mmHg。应用 Dinamap 方法测量，下肢大腿或小腿的收缩压比上肢要高 5～10 mmHg。因此如果应用了合适的血压袖带，下肢大腿的收缩压应当至少要与上肢的收缩压相等。如果下肢的血压反而比上肢的血压低，提示可能存在 COA。如果患儿上肢的血压增高，则必须测量患儿的下肢血压，因为即使存在足背动脉搏动也不能排除存在 COA 的可能。

三、听诊

尽管心脏听诊需要很多的技巧，但是听诊比其他的检查方法能获取更多的诊断信息。钟型听诊器听取低频率的声音比较好，而膜型听诊器听取高频率的声音敏感。当用钟型听诊器紧紧地压在胸壁上时，它也可像膜型听诊器一样过滤掉低频率的声音或杂音而仅留下高频率的声音。尽管用钟型听诊器可以完成两种听诊器的功能（尤其对于熟睡的婴儿），医生还是应该常规备有这两种听诊器胸件。如果仅用膜型听诊器往往会漏掉一些重要的低频率的心音或杂音，如舒张中期杂音、肺动脉瓣反流杂音和比较弱的 Still 生理性杂音。儿科医生不能在听诊时仅仅局限于固定的 4 个听诊区。整个心前区（包括胸部边缘）和背部都应该进行听诊[1]。

在听诊时应该有顺序地注意以下几点：①心率和心律：应该注意每一位儿童的心率和心律。心率过快或过慢或心律不规则时都应该进一步做心电图（ECG）检查或做长程的心电监护检查。②心音：心音的强度和性质，尤其是第二心音，应该仔细进行评价。应该注意第一心音的异常、第三心音情况和是否存在第四心音，是否存在奔马律等。此外，还应注意是否存在心音低钝。③收缩或舒张时的心音：收缩或舒张时的心音尤其是收缩早期的喷射性喀喇音和收缩中期的喀喇音能够提供非常重要的诊断线索。还应当注意是否存在开瓣音，但是这种情况在儿童非常少见。④心脏杂音：应该注意心脏杂音的强度、出现时期（收缩期还是舒张期）、位置、是否传导及性质。

（一）心音[1]

在分析和识别心脏杂音时应当首先能够判定心音。心脏摩擦音和心音遥远是心包积液和心力衰竭的征象。

1. 第一心音（S_1） 第一心音与二尖瓣和三尖瓣的关闭有关。最佳的听诊位置在心尖部和胸骨左缘下部。S_1 分裂可见于正常的儿童，但是这种情况并不常见。异常的 S_1 的宽的分裂见于右束支传导阻滞（right bundle branch block，RBBB）或 Ebstein 畸形。S_1 分裂应该与以下情况进行鉴别：

（1）喷射性喀喇音：在 PS 存在时该喀喇音在上部胸骨左缘非常容易听到；在二瓣主动脉瓣存在时喀喇音可能在下部胸骨左缘或心尖部比在上部胸骨右缘更加响亮。

（2）第四心音：在儿童很少能听到。

2. 第二心音（S_2） 第二心音在上部胸骨左缘（肺动脉瓣听诊区）最容易听到，它的听诊对于儿科心脏病医生来说非常重要。应该仔细听诊 S_2 分裂的程度及肺动脉瓣成分（P_2）的强度和主动脉瓣成分（A_2）的强度。尽管用膜型听诊器听诊 S_2 最好，但是用钟型听诊器也很容易听到 S_2。出现异常的 S_2 分裂和 P_2 的情况都列在表 2-8 中。

表 2-8 异常的第二心音

异常分裂
**　固定并且宽的分裂**
　　容量负荷增加：如 ASD、部分肺静脉畸形引流（partial anomalous pulmonary venous return，PAPVR）
　　压力负荷增加：如 PS
　　心电延迟：如 RBBB
　　主动脉过早关闭：如 MR
　　偶见于正常儿童
**　窄的第二心音分裂**
　　肺动脉高压
　　AS
　　偶见于正常儿童
单一的 S_2
　　肺动脉高压
　　单个半月瓣：如肺动脉闭锁、主动脉闭锁、永存动脉干
　　听不到 P_2：如 TGA、TOF、严重的 PS
　　严重的 AS

续表

偶见于正常儿童
S₂ 矛盾分裂
严重的 AS
左束支传导阻滞、预激综合征
P₂ 强度异常
P₂ 增强：肺动脉高压
P₂ 减弱：如严重的 PS、TOF、三尖瓣狭窄

（1）S_2 分裂：除了少数新生儿外，正常的儿童应该在上部胸骨左缘能够听到 S_2 的两个成分：第一个成分是 A_2，第二个成分是 P_2。

1）正常的 S_2 分裂：S_2 分裂随着呼吸而变化，在吸气时增强而在呼气时减弱或变为单一的第二心音。

尽管目前新的关于第二心音分裂的解释是根据体肺循环阻力的不同而进行的，但是传统的解释一般是根据主动脉瓣和肺动脉瓣关闭进行的。在吸气时由于胸腔负压增大，这样使体静脉回流入右心的血量增加，进而右心的血容量增加导致右心射血时间延长，从而出现肺动脉瓣关闭延迟，出现宽的第二心音分裂。S_2 分裂消失（单调的第二心音）或 S_2 分裂增宽都提示存在异常。

2）异常的 S_2 分裂：异常的分裂包括分裂增宽、分裂变窄、S_2 心音单一（分裂消失）及 S_2 矛盾分裂（少见）。

①宽的固定的 S_2 分裂见于右心室射血时间延长或左心室射血时间缩短，因此常见于以下情况：a. ASD 或 PAPVR（右心室的射血量增加，存在右心室容量负荷增加）。b. PS（由于瓣膜狭窄导致右心室射血时间延长，存在压力负荷增加）。c. RBBB（右心室存在电激活时间延长）。d. MR（由于左心室血容量减少导致左心室射血时间缩短，主动脉瓣关闭比正常早）。e. 偶见于正常儿童，包括见于特发性肺动脉扩张的儿童由于血液在肺动脉"存留时间延长"而出现的 S_2 分裂。在扩张的 PA，由于肺动脉的容量增加导致反冲的血量减少，从而肺动脉瓣关闭延迟。

②S_2 分裂变窄见于肺动脉瓣关闭提前（如肺动脉高压）或主动脉瓣关闭延迟（如 AS）。也偶见于正常儿童。

③S_2 单一见于只存在一组半月瓣的畸形（如主动脉闭锁或肺动脉闭锁，或永存动脉总干）

或见于不能听到 P_2 音的情况（如 TGA、TOF、严重的 PS），还见于主动脉瓣关闭延迟（如 AS）或者肺动脉瓣过早关闭（如严重的肺动脉高压），也偶见于正常儿童。

④S_2 矛盾分裂是指主动脉瓣的关闭晚于肺动脉瓣关闭，这见于左心室射血时间明显延迟（如严重的 AS、左束支传导阻滞，偶见于预激综合征）。

（2）P_2 强度：对每位儿童的 P_2 与 A_2 的相对强度必须进行评价。在肺动脉瓣区 A_2 往往比 P_2 要响。A_2 并不意味着就是 S_2 在主动脉瓣区的主要成分，而是指它是 S_2 在肺动脉瓣区（上部胸骨左缘）听到的第一个成分。P_2 强度异常往往提示心脏存在异常。与 A_2 相比，P_2 强度增加可见于肺动脉高压。P_2 减弱见于肺动脉舒张压降低如严重的 PS、TOF 或三尖瓣闭锁。

3. 第三心音（S_3） 第三心音是一种较弱的出现在舒张早期的低频率心音，它是心室快速充盈产生的。它在心尖或在胸骨左缘的下部容易听到。在正常儿童和年轻人一般都能听到 S_3。响亮的 S_3 则是不正常的，S_3 增强常见于心室扩张或心室的顺应性降低（如大的 VSD 或 CHF）。当存在心动过速时，它是组成奔马律的一个成分。

4. 第四心音或心房音（S_4） S_4 也是相当低频率的一种心音，出现在舒张晚期（或收缩早期），在正常婴儿和儿童非常少见。当出现 S_4 时，一般都是病理性的，其常见于心室顺应性降低或 CHF。当存在心动过速时，其为奔马律的组成部分。

5. 奔马律 奔马律是一种快的三联律，由 S_1、S_2 和增强的 S_3 组成，可伴有或不伴有 S_4。奔马律都是病理性的，一般常见于 CHF。总之，出现奔马律代表存在心动过速并存在 S_3 和 S_4 的重叠。

（二）收缩期和舒张期的异常心音

1. 喷射性喀喇音（或叫喷射音） 是紧跟在 S_1 后出现在心室射血期的心音。因此其与第一心音分裂非常相似。然而，它一般是在心脏基底部最容易听到（胸骨上部的任何一边）。而 S_1 分裂一般在胸骨下部左缘容易听到（除了主动脉瓣喀喇音外）。如果在胸骨上部边缘听到类似于 S_1 分裂的声音，那听到的很可能就是喷射性喀喇音。

肺动脉瓣喀喇音在胸骨左缘第三肋间可以听到并且其可随呼吸而改变其强度，在呼气时增强。主动脉瓣喀喇音在胸骨右缘第二肋间最明显但是有时在心尖或胸骨左缘中间也较明显。主动脉瓣喀喇音不会随呼吸而改变其强度。

喷射性喀喇音最常见于以下情况：①半月瓣狭窄（如 PS 或 AS）。②大动脉扩张，一般见于体循环或肺循环高血压时，也可见于特发性肺动脉扩张、TOF 或永存大动脉干。

2. 在心尖部听到收缩中期喀喇音伴有或不伴有收缩晚期杂音是二尖瓣脱垂的典型表现。

3. 舒张期开瓣音在儿童非常少见，一般在心尖部或在胸骨左缘下部听到。它出现在舒张期 S_3 的前面，主要见于房室瓣的狭窄病变，如二尖瓣狭窄（mitral stenosis，MS）。

（三）额外心音

1. 心包摩擦音　指心脏的脏层和壁层摩擦产生的一种刺耳的来回的声音，这种声音类似于砂纸摩擦木头的声音，主要见于心包炎。在一个心动周期中其强度会发生改变，而与呼吸周期无关。当病人前倾时，该声音会增强。大量心包积液时心包摩擦音会消失。

2. 心脏杂音　每个心脏杂音都要分析其强度（1～6级）、时间（收缩期还是舒张期）、位置、性质。

（1）强度：杂音的强度被习惯性地分为 6 级：

1 级：几乎听不到；

2 级：弱，但容易听到；

3 级：中等响亮，但不伴有震颤；

4 级：杂音响亮，伴有震颤；

5 级：杂音很响，但是听诊器离开胸壁即听不到；

6 级：杂音震耳，听诊器离开胸壁也能听到。

2 级和 3 级杂音的区别和 5 级与 6 级杂音的区别往往依靠主观判断。杂音的强度受心排血量的影响，因此凡是能增加心排血量的因素（如发热、贫血、紧张、运动等）都能使原来存在的杂音增强，或者使原来听不到的杂音能够听到。

（2）心脏杂音的分类：根据心脏杂音出现的时间和与 S_1、S_2 的关系将其分为 3 种类型：

①收缩期杂音，进一步分为喷射性或反流性杂音；

②舒张期杂音，进一步分为舒张早期、舒张中期或收缩前期杂音；

③连续性杂音。

（3）收缩期杂音[1]：

1）类型：大部分的心脏杂音都出现在收缩期，也就是说出现在 S_1 和 S_2 之间。根据与 S_1 的关系和出现的时间，将收缩期杂音分为喷射性和反流性杂音。

喷射性杂音（也叫狭窄性、菱形或增强-减弱性杂音），其发生与 S_1 有一定间隔。这些杂音都是与血液通过半月瓣喷射而出同时发生。该种杂音都是先增强然后减弱，呈菱形表现。并且该杂音一般在 S_2 前消失（图 2-2）。该杂音持续时间可长可短。喷射性杂音都是血流通过狭窄的或变形的半月瓣或由于通过正常的半月瓣的血流增多而引起的。因此喷射性杂音都可在胸骨左缘第二肋间或胸骨右缘第二肋间听到。一种经常让人迷惑的情况是，在一个弱的 S_1 后跟着一个喷射性喀喇音，这往往会与喷射性杂音相混淆，但是后者往往紧跟在 S_1 后，而喷射性杂音一般与 S_1 有一定间隔。

反流性杂音开始于 S_1，在与 S_1 之间没有间隔，反流性杂音常常持续整个收缩期（全收缩期杂音）。因此分析杂音与 S_1 之间有无间隔及杂音发生的时间非常重要。而杂音持续时间和杂音与 S_2 之间的关系并不重要（图 2-2）。反流性杂音的强度一般是在整个阶段内没有改变或是在结束前减弱，而不像喷射性杂音那样先增强然后减弱。反流性杂音往往是在收缩时血流从高压力的心腔进入低压力的心腔而产生的，并且往往发生在半月瓣关闭时。这些杂音仅与以下三种情况有关：VSD、MR 和三尖瓣反流（tricuspid regurgitation，TR）。以上情况没有一种发生在心底部（第二、三肋间）。

2）位置：除了有关杂音的类型（喷射性或是反流性）外，在判断杂音的来源时确定杂音最

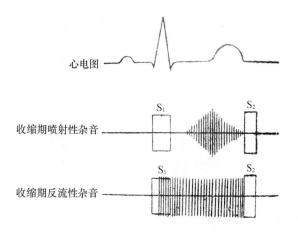

图 2-2　收缩期喷射性杂音和反流性杂音形态示意图
S$_1$，第一心音；S$_2$，第二心音。

响的位置也是非常重要的。例如，反流性收缩期杂音最响的位置在胸骨左缘第三、四肋间就是VSD 的典型杂音。收缩期的喷射性杂音在胸骨左缘第二肋间最响往往是肺动脉来源的杂音。杂音的位置也可以帮助判断杂音是喷射性的还是反流性的，例如，一个持续时间较长的肺动脉狭窄的杂音与 VSD 收缩期反流性杂音类似，但是，由于 PS 的杂音位于胸骨左缘的上部，这一点就

不支持杂音是由 VSD 造成的。当然，一种非常少见的情况是当 VSD 为主动脉瓣下漏斗部缺损时，其产生的反流性杂音也可位于胸骨左缘上部（表 2-8）[1]。

3）传导：检查收缩期杂音从其最强的部位传导到其他的部位的方向可以帮助判断杂音的起源。例如，一个心尖部的杂音可以传导到左侧腋下及后背部则是二尖瓣反流典型的特征。然而一个放射到胸骨右缘上部和颈部的杂音往往来源于主动脉瓣；心底部的收缩期喷射性杂音传导到颈部往往来源于主动脉；而如果传导到背部往往来源于肺动脉或肺动脉瓣。

4）性质：杂音的性质也可帮助诊断心脏疾病。二尖瓣反流（mitral regurgitation，MR）和 VSD 的收缩期杂音是一种不变的、高调性质的杂音，往往被描述为吹风样杂音。常见的儿童生理性杂音往往出现在心尖部与胸骨左缘下部之间，具有"震动性"或呈叹气样。

5）各种位置的杂音的鉴别诊断：表 2-9 到表 2-12 列出了各种需鉴别的疾病的体检特征、ECG 和 X 线表现。

表 2-9　肺动脉瓣听诊区收缩期杂音的鉴别诊断

疾病情况	重要的体检特征	胸部 X 线表现	ECG 表现
肺动脉瓣狭窄	收缩期喷射性杂音：2～5/6 级；*震颤（±）；轻度病变时 S$_2$ 可能存在宽的分裂；*在胸骨左缘第二肋间可存在喷射性喀喇音（±）；杂音可传导至背部。	*MPA 明显（狭窄后扩张）；PVM 正常。	正常或电轴轻度右偏。*RVH，严重情况下存在 RAH。
房间隔缺损	SEM，2～3/6 级；*宽的、固定的 S$_2$ 分裂。	PVM 增加；RAE，RVE。	RAD，RVH，*RBBB（rsR′）。
新生儿肺血流杂音	SEM，1～2/6 级；无震颤；*向腋部和背部传导。	正常。	正常。
年长儿肺血流杂音	SEM，2～3/6 级；无震颤。	正常，或有时存在直背或胸骨下陷。	正常。
肺动脉狭窄	SEM，2～3/6 级；有时为连续性杂音；P$_2$ 有时较响；*向背部和整个肺野传导。	肺门突出（±）。	RVH 或正常。
主动脉狭窄	SEM，2～5/6 级；*也可在 2RICS 处听到；*在 2RICS 或 SSN 处可触及震颤（±）；在心尖部、3LICS 或 2RICS 可闻及喷射性喀喇音；严重时可出现矛盾性 S$_2$ 分裂。	没有明显的 MPA；主动脉扩张。	正常或 LVH。

续表

疾病情况	重要的体检特征	胸部 X 线表现	ECG 表现
法洛四联症	*SEM，2～4/6 级，在 MLSB 最响，可有震颤（±）；响亮的单调的 S$_2$；发绀；杵状指。	*PVM 减少；*心脏大小正常；靴形心；右侧主动脉弓（25%）。	RAD；*RVH 或 CVH；RAH（±）。
主动脉缩窄	SEM，1～3/6 级；*最响部位位于肩胛间区（背部）；*股动脉减弱或消失；上肢高血压；常伴有 AS、MR。	*胸部 X-线片表现为典型的"3"字形或在食管钡餐片上表现为"E"字形。肋骨压迹（±）。	在儿童存在 LVH；在婴儿存在 RVH 或 RBBB。
动脉导管未闭	*连续性杂音位于左侧锁骨下区；偶仅有增强的收缩期杂音 2～4/6 级；震颤（±）；水冲脉。	*PVM 增加；*LAE，LVE。	正常或 LVH 或 CVH。
完全肺静脉畸形引流	SEM，2～3/6 级；S$_2$ 固定的、宽的分裂（±）；*四联律或五联律；*位于 LLSB 的舒张期隆隆样杂音；轻度的发绀（PO$_2$ 下降）和杵状指（±）。	*PVM 增加；RAE 和 RVE；MPA 突出；"雪人"征。	RAD；RAH；*RVH。
部分肺静脉畸形引流	体检的特征与 ASD 相似；*但是如果不伴有 ASD 时 S$_2$ 不固定。	*PVM 增加；*RAE 和 RVE；"半月"征（±）。	与 ASD 相似。

*表示是该种情况的特征性表现。

CVH：双室增大；LAE：左心房大；2LICS：左侧第二肋间；LLSB：下部左侧胸骨边缘；3LICS：左侧第三肋间；LVE：左心室增大；LVH：左心室肥厚；MLSB：胸骨左侧中部边缘；MPA：主肺动脉；MR：二尖瓣反流；PA：肺动脉；PVM：肺血管纹理；RAD：电轴右偏；RAE：右心房大；RAH：右心房肥大；2RICS：右侧第二肋间；RVE：右心室增大；RVH：右心室肥厚；SEM：收缩期喷射性杂音；SSN：胸骨上窝。±：可能存在也可能不存在。

表 2-10　主动脉瓣听诊区收缩期杂音的鉴别诊断

疾病情况	特征	胸部 X 线表现	ECG 表现
主动脉瓣狭窄	SEM，（2～5）/6 级，在 2RICS 或 3LICS 最响；*震颤（±）；URSB、SSN 和颈动脉处；*喷射性咯喇音；*杂音传导至颈部；S$_2$ 较单调。	轻度的 LVE（±）；降主动脉突出或主动脉节突出。	正常或 LVH。
主动脉瓣下狭窄	SEM，2～4/6 级；*节段性狭窄的病例几乎都存在主动脉反流性杂音；无喷射性咯喇音。	常表现为正常。	正常或 LVH。
主动脉瓣上狭窄	SEM，2～3/6 级；震颤（±）；无喷射性咯喇音；*右上肢脉搏或血压可能比左上肢强或高；*怪异面容和神经发育落后（±）；杂音可能传导至后背（存在肺动脉狭窄时）。	改变不明显。	正常；LVH 或 CVH。

*表示是该种情况的特征性表现；SEM：收缩期喷射性杂音；2RICS：左侧第二肋间；URSB：胸骨右缘上部；3LICS：左侧第三肋间；SSN：胸骨上窝；LVE：左心室增大；LVH：左心室肥厚；CVH：双室增大。

表 2-11　胸骨左缘下部收缩期杂音的鉴别诊断

疾病情况	特征	胸部 X 线表现	ECG 表现
室间隔缺损	*收缩期反流性杂音，2～5/6 级；可能在整个收缩期都存在；在 LLSB 处最明显；*常可触及震颤；P$_2$ 亢进。	*肺纹理增加；*左心房和左心室增大（心脏增大）。	正常或左心室肥厚或双室肥厚。

续表

疾病情况	特征	胸部 X 线表现	ECG 表现
心内膜垫缺损（完全性）	体检特征与室间隔缺损类似；* 在 LLSB 处可闻及舒张期隆隆样杂音；* 在婴儿常闻及奔马律。	与室间隔缺损类似。	* QRS 电轴上移；左心室肥厚或双室肥厚。
振动性无害性杂音（Still 杂音）	SEM，2～3/6 级；* 在收缩中期呈音乐性或振动性并逐渐增强的杂音；* 最响亮处位于 LLSB 与心尖之间。	正常。	正常。
肥厚型阻塞性心肌病或特发性肥厚型主动脉瓣下狭窄	SEM，2～4/6 级；中调；最响的部位位于心尖部或 LLSB；震颤（±）；* 桡动脉搏动明显增强；可能伴有 MR 的杂音。	正常或呈球状的左心室增大。	左心室肥厚；在 V_5 和 V_6 导联存在异常的深的 Q 波。
三尖瓣反流	收缩期反流性杂音，2～3/6 级；三联或四联节律（在爱波斯坦畸形时）；轻度发绀（±）；肝大，严重时颈静脉扩张。	肺纹理正常；严重时右心房增大。	右束支传导阻滞，右心房肥厚。
法洛四联症	杂音在 ULSB 处最明显（见表 2-5）。		

LLSB：下部左侧胸骨边缘；SEM：收缩期喷射性杂音；ULSB，胸骨右缘上部。

表 2-12　心尖部收缩期杂音的鉴别诊断

疾病情况	特征	胸部 X 线表现	ECG 表现
二尖瓣反流	* 收缩期反流性杂音，2～3/6 级；可传导至左侧腋窝（在儿童不常见）；在心前区中部最响亮。	左心房增大和左心室增大。	左心房肥厚和左心室肥厚。
二尖瓣脱垂	* 收缩中期喀喇音伴有或不伴有收缩晚期杂音；* 胸部骨骼畸形发生频率非常高（85% 有胸骨凹陷）。	正常。	aVF 导联 T 波倒置。

①胸骨左缘上部或肺动脉瓣区：在胸骨左缘上部可以听到很多收缩期杂音，包括病理性的和生理性的杂音（无害性杂音）。在这个位置上听到的杂音往往是喷射性，一般见于下列情况：PS、ASD、无害性肺血流杂音、PA 狭窄、AS、TOF、COA、PDA 伴肺动脉高压（PDA 连续性杂音往往在左侧锁骨下区最响）、TAPVR、PAPVR。其中前 3 种情况最常见；表 2-9 还列出了其他可供鉴别诊断的临床特征。

②胸骨右缘上部或主动脉瓣区：在胸骨右缘上部的杂音大多数也都是喷射性杂音。它们都是由于主动脉瓣或邻近组织狭窄造成的。杂音可以传导至颈部，震颤也经常传导至颈动脉。AS 的喷射性杂音有时在胸骨左缘上部或心尖部也可像在胸骨右缘上部一样清楚（肺动脉瓣区）。然而，如果是 PS 的杂音则不会传导至颈部或胸骨右缘上部，但是它可以传导至背部和侧胸壁。胸骨右缘上部的杂音一般可见于以下情况：AS、主动脉瓣下狭窄、主动脉瓣上狭窄。表 2-10 列出了可以帮助鉴别诊断的体检特征、ECG 及 X 线胸片的特征。

③胸骨左缘下部：在这个部位听到的最响亮的收缩期杂音可以是反流性的也可以是喷射性的，主要见于以下情况：VSD（小的肌型 VSD 的心脏杂音在胸骨左缘下部与心尖部之间最明显），无害性杂音（如 Still 杂音，这种杂音也可能在靠近心尖部或在心尖部最响亮，也可能在心前区中部最响亮），肥厚型阻塞性心肌病（HOCM，也称为特发性肥厚型主动脉瓣下狭窄），TR 以及 TOF。表 2-11 列出了可以帮助鉴别诊断的体检特征、ECG 及 X 线胸片的特征。

④心尖部：在这个部位听到的最响亮的收缩

期杂音可以是反流性的也可以是喷射性的，主要见于以下情况：MR、MVP、AS、HOCM、无害性杂音。表 2-12 列出了可以帮助鉴别诊断的体检特征、ECG 及 X 线胸片的特征。

（4）舒张期杂音：舒张期杂音出现在 S_2 和 S_1 之间。根据发生的时间和与心音的关系分为以下三种类型：舒张早期杂音、舒张中期杂音和舒张晚期杂音。

舒张早期逐渐减弱的杂音出现在舒张早期、紧跟在 S_2 后，并且一般是由主动脉瓣或肺动脉瓣关闭不全造成的。

因为主动脉是高压力的血管，因此，AR 的杂音是高调的并且用膜型听诊器在胸骨左缘第三肋间听诊最清楚。AR 反流杂音可以放射至心尖部。当 AR 严重时，可能存在水冲脉。AR 的杂音一般见于先天性二瓣主动脉瓣、主动脉瓣下狭窄、术后 AS（如主动脉瓣成形术后）和风湿性 AR。有时，主动脉瓣下漏斗部 VSD 伴有主动脉瓣脱垂者也可出现 AR 杂音。

肺动脉反流性杂音也出现在舒张早期。它一般为中调杂音，但如果存在肺动脉高压，也可以为高调杂音。该杂音在胸骨左缘第三肋间最响亮，可沿胸骨左缘传导。这种杂音多见于 TOF 术后（因为往往会产生术后肺动脉瓣关闭不全）、肺动脉高压、肺动脉狭窄的肺动脉成形术后和轻度的肺动脉瓣畸形。

舒张中期（心室充盈或流入）杂音，开始于一响亮的 S_3 并且可在舒张中期或早期听到，但是一般不会贯穿整个舒张期。这种杂音一般是低调的，用钟型听诊器听诊较清楚，并且听诊时最好将听诊器轻轻地放在胸壁上而不要使劲按在胸壁上。这种杂音一般都是由于二尖瓣或三尖瓣狭窄或相对狭窄造成的血液涡流而形成的。

二尖瓣舒张中期杂音在心尖部听诊最清楚并且往往被称为心尖杂音，但是该种杂音听起来更像"嗡嗡样声音"而不是"隆隆样杂音"。该种杂音与 MS 有关或与大的左向右分流的 VSD 或 PDA 造成的相对性 MS 有关。

三尖瓣舒张中期杂音的最佳听诊位置位于胸骨左缘下部。这种杂音与 ASD、PAPVR、TAPVR 和 ECD 有关，因为这些疾病均可导致相对性的三尖瓣狭窄。当然，三尖瓣自身的解剖

性狭窄也可产生这种杂音，但是这种情况非常少见。

舒张晚期（或称为收缩前期）杂音也是血流在心室舒张期通过房室瓣而产生的，是由于主动的心房收缩射血进入心室而造成的。这种杂音出现在舒张晚期收缩期前，一般是低频率的杂音，主要见于二尖瓣或三尖瓣的解剖性狭窄。

（5）连续性杂音：连续性杂音开始于收缩期，连续不断地经过 S_2 进入舒张期，并且持续部分或整个舒张期。连续性杂音是由以下情况造成：

①主肺动脉连接或动静脉连接时（如 PDA、在体肺动脉分流术后或永存动脉干）。

②血流在静脉内产生涡流（如静脉嗡嗡音）。

③血流在动脉内产生涡流（如 COA、肺动脉狭窄）。

PDA 的杂音具有机器样的性质，在收缩期逐渐增强，在 S_2 时达到最强，然后在舒张期逐渐减弱。这种杂音最佳听诊位置在左侧的锁骨下区或胸骨左缘上部。当出现肺动脉高压时，可能仅能听到收缩期杂音，但是此时收缩期杂音仍然是逐渐增强的。

静脉嗡嗡音是常见的无害性杂音，它可在直立体位时于锁骨下区听到，可以是单侧的也可以是双侧的。这种杂音的强度可随颈部的位置而发生改变。当小儿平躺时该杂音往往会消失。该杂音往往在右侧容易听到。

少见的连续性杂音见于严重的 COA 时，可在肋间听到侧支循环造成的连续性杂音。肺动脉狭窄造成的连续性杂音可在左侧或右侧的前胸部、侧胸部或背部听到。

同时存在收缩期杂音（如 VSD 或 PS）和舒张期杂音（如 AR 或肺动脉反流）时，这种情况称为来回性杂音（to-and-fro murmur），以区别于机器样的连续性杂音。

（6）无害性心脏杂音：无害性杂音也称为功能性杂音，其来源于心脏但没有心脏解剖异常。无害性杂音在儿童中非常常见，通常在 3～4 岁时出现。所有的无害性杂音在心排血量增加时都会增强（如在发热性疾病时）。在具有无害性杂音的儿童或成人中常发现有左心室假腱索存在。

所有的无害性杂音的心电图和胸部 X 线表

现都是正常的。当一种心脏杂音具有以下一点或几点表现时，往往提示该杂音不是无害性杂音，应当请小儿心脏病专家进一步检查：①具有症状；②在胸部 X 线上发现心脏大小异常、心脏阴影异常或肺血管影异常；③心电图（ECG）异常；④舒张期杂音；⑤收缩期杂音但是响亮（如 3/6 级杂音或伴有震颤），持续时间长，并且可传导至身体的其他部位；⑥伴有发绀；⑦伴有脉搏的异常增强或减弱；⑧伴有心音异常。

1）经典的振动性杂音（Still 杂音）：尽管有时在婴儿可听到该杂音，但是在 2 岁前，该杂音并不常见。大多数的振动性杂音出现在 3～6 岁。该杂音最响亮的部位位于胸骨左缘中部，或者位于心前区的中部（即位于胸骨左缘下部与心尖之间的部位）。该杂音出现在收缩中期，强度 2/6～3/6 级，该杂音的性质非常特殊，往往被描述为拨弦声、叹气样、尖叫音、嗡嗡声、乐声或振动声。它一般是低频率的，最好在平卧体位时用钟型听诊器听诊。当听诊器在胸壁上压紧时，该杂音可能会减弱或消失。该杂音不会伴有震颤和喷射性喀喇音。在儿童发热、激动、运动后或贫血时该杂音会增强。当做 Valsalva 动作时，该杂音可短暂性消失。仅有该杂音的儿童 ECG 和胸部 X 线均正常。

没有经验的检查者往往会将该杂音与 VSD 的杂音相混淆。但是 VSD 的杂音往往比较粗糙、高于 2/6～3/6 级、呈反流性，开始于 S_1 后，并且常常伴有震颤，而且 ECG 和 X 线胸片也往往存在异常。

2）肺动脉喷射性（肺血流）杂音：在 8～14 岁的儿童这种杂音很常见，但是该杂音最常见于青少年。该杂音在胸骨左缘上部最响亮，该喷射性杂音出现在收缩中期的前面，具有轻轻的摩擦声的性质，可轻度传导。杂音的强度一般为 1/6～3/6 级。同时 S_2 正常，并且不伴有震颤和喷射性喀喇音（见表 2-13）[1]。

表 2-13　常见的无害性心脏杂音

类型（发生时间）	杂音的描述	发生年龄
经典的振动性杂音（Still 杂音）（收缩期）	在 MLSB 或 LLSB 与心尖部之间最响亮；2/6～3/6 级；低频率振动性，拨弦声、叹气样或乐声的性质	3～6 岁，偶见于婴儿
肺动脉喷射性杂音（收缩期）	在 ULSB 最响亮；发生在收缩中期之前；1/6～3/6 级；吹风样性质	8～14 岁
肺血流杂音（收缩期）	在 ULSB 最响亮，能很好地传导至左侧和右侧胸部、腋窝及后背部	早产儿和足月新生儿
静脉嗡嗡音（连续性）	在右侧或左侧的锁骨上或锁骨下区域；1/6～3/6 级；在平卧位时消失；在压迫颈静脉或转动头部时杂音的强度会发生改变	3～6 岁
颈动脉杂音（收缩期）	右侧锁骨上区域或颈动脉上；2/6～3/6 级；在颈动脉上偶可触及震颤	任何年龄

LLSB：胸骨左缘下部；MLSB：胸骨左缘中部；ULSB：胸骨左缘上部。

这种杂音容易与肺动脉瓣狭窄和 ASD 的杂音相混淆。在肺动脉狭窄，可能还存在喷射性喀喇音、收缩期震颤、宽的 S_2 分裂、ECG 上存在 RVH 及在胸部 X 线片上可见到主肺动脉的狭窄后扩张。和 ASD 的重要鉴别点是，在 ASD 存在宽的固定的 S_2 分裂，当分流量较大时，还可以在胸骨左缘下部听到由于相对的三尖瓣狭窄形成的舒张中期杂音，在 ECG 上可出现 RBBB 或轻度的 RVH，表现为在 V_1 导联上呈 rsR'，并且在 X 线胸片上可以看到肺血增多的表现和右心房、右心室和主肺动脉增大增宽。

3）肺血流杂音：这种杂音常见于新生儿，尤其是低出生体重儿。这种杂音在 3～6 个月时往往会消失。如果超过这个年龄仍然听到该种杂音时，应当考虑是否存在肺动脉结构性的狭窄。该杂音在胸骨左缘上部最容易听到。尽管该种杂音强度仅有 1/6～2/6 级，但是它可以传导至右侧或左侧的胸壁，包括腋窝和后背。不存在喷射性喀喇音，并且 ECG 和 X 线胸片也表现正常。

（见表 2-13）。

这种杂音是由出生后右肺动脉和左肺动脉相对发育不良造成的。这种相对的发育不良导致在胎儿期较少的血流通过这些血管（仅有 15％的两侧心室的血流通过这些血管）。在这些小血管分叉处产生的涡流能够沿着肺动脉的小分支传导，因此这种杂音能沿着胸壁很好地听到。

该杂音与来源于肺动脉狭窄（可见于风疹综合征和 Williams 综合征）的杂音类似，但是这些综合征还具有较多的心脏外的特征性表现，而且器质性的肺动脉狭窄往往还伴有其他心脏畸形如 VSD 和肺动脉瓣狭窄，仅偶尔会单独存在。如果狭窄较重时，在 ECG 上还可出现 RVH 的表现。

4）静脉嗡嗡音：该种杂音常见于年龄在 3～6 岁的儿童。其来源于颈静脉系统血管内产生的涡流。这是一种连续性杂音，并且舒张期的成分比收缩期的成分响亮。该杂音在右侧或左侧的锁骨上下区最响亮（见表 2-13）。静脉嗡嗡音仅在直立体位时能听到，在平卧时消失。该杂音在头转动时或用手指轻轻挤压颈静脉时会减弱或消失。

将该杂音与 PDA 的连续性杂音鉴别非常重要。PDA 的杂音在胸骨左缘上部或左侧锁骨下区听诊最响亮，并且如果分流量较大，时常伴有水冲脉和脉压增大，其收缩期的成分也比舒张期成分要响亮。在 X 线胸片上可看到肺血增多和左心室肥厚或双室肥厚。

5）颈动脉杂音（carotid bruit）：这是一种收缩期喷射性杂音，在锁骨上窝处或在颈动脉上最响亮（见表 2-13）。该杂音是在颈总动脉或颈动脉内血液涡流而产生的。该杂音一般是 2/6～3/6 级。尽管出现得非常少，但是在颈动脉上可触及轻微的震颤。该杂音可见于任何年龄的儿童。AS 的杂音能很好地传导至颈动脉并且可触及震颤，应该与该杂音相鉴别。在 AS，杂音最响亮处位于胸骨右缘的上部，并且除了在颈动脉上外，在胸骨右缘上部和胸骨上窝可触及收缩期震颤。在主动脉瓣狭窄时还常伴有喷射性喀喇音，ECG 和 X 线胸片上也可出现异常。

（杜军保　张清友）

参考文献

1. Park MK. Pediatric cardiology for practitioners. 4th edition. NewYork：Mosby/Elsevie，2002：10-33.

2. 杨思源. 小儿心脏病学. 第 3 版. 北京：人民卫生出版社，2005：1-23.

3. Behrman RE, Kliegman RM, Jenson HB. Nelson textbook of Pediatrics. 17th edition. NewYork：W. B. Saunders，2004：1337-1343.

第三章　心血管疾病的辅助检查方法

第一节　心电图学

小儿心电图包括新生儿、婴儿、儿童及少年儿童心电图。小儿在生长发育阶段，心脏解剖生理随年龄增长不断变化，心电图也发生相应变化。小儿心电图变化及其诊断标准不仅与成人心电图存在差异，而且在小儿本身因其发育的不同年龄阶段特点亦存在显著差异。成人心电图虽也有年龄差异，但不及小儿心电图年龄间的差异显著。临床工作者加深对小儿心电图特点的重视和理解，能避免误用标准，减少诊断错误。

常规体表心电图频率<100 Hz，属低频心电图，对心律失常的诊断具有特异性，对房室肥大、传导阻滞、电解质紊乱及药物中毒等也具有明显的提示作用。

同步12导联心电图已逐步取代3导联或单导联心电图。其优越性在于：①可同时在12导联上描记同一心动周期的心电信号，对单源或多源期前收缩的识别和定位、心律失常分型、预激综合征分型定位、宽QRS波心动过速的鉴别诊断、室内传导阻滞的鉴别等较单纯心电图有显著优越性。②可同步整体观察12导联同一心动周期的波形，大大提高测量的准确性，降低了目前存在的心电图测量的变异性。③可促进P波、QRS波、T波时限及P-R间期、Q-T间期等基本测量参数标准化的建立。

与成人比较，小儿心电图具有以下特点：①心率相对较快，与小儿自主神经功能不稳定、交感神经兴奋占优势有关。②各时间间期相对较短，随年龄增大而逐渐延长，直至达到成人水平。③电压特别是反映右心室优势的QRS电压在胸前导联较高，与婴幼儿心脏解剖生理特点如右心室优势、胸壁薄、右心室壁距胸壁近、心电传导损失较少等有关。④心律失常以窦性心律失常多见[1]。

一、小儿心电图史

1903年Einthoven创建弦线电流计，5年后，Nicolai及Funaro首次用标准导联Ⅰ描记了婴儿和儿童心电图。1913年，Hecht用三个标准导联研究了早产儿、婴儿、儿童心电图和心脏病儿童的心电图。自20世纪50年代以来，我国先后发表了一些小儿心电图的文章，北京、上海、湖南等学者出版了有关小儿临床方面的心电图专著。心电图临床应用极为广泛，除诊断心血管疾病外，还可反映各类疾病、电解质、药物等对心脏的影响，特别是对心律失常的诊断已成为唯一不可缺少的重要手段。近年来国内外对心脏电生理及临床心电学的研究不少，但涉及小儿心电学的研究远不如成人心电学研究深入[2]。

二、小儿心电图描记注意事项

小儿心电图的描记方法与成年基本相同，但根据小儿的生理特点和配合程度，特别是婴幼儿，在描记心电图时应注意以下几点[1]：

1. 婴幼儿右心室占优势，胸导联可加做V_{3R}和（或）V_{4R}心电图。现代自动分析同步描记12导联心电图仪往往将V_3电极改放在V_{4R}部位，以记录心脏向右胸扩散的电流。

2. 电极大小要适于婴幼儿，如果不用一次性粘贴电极，四肢的金属电极面积的大小应适合于婴幼儿手腕和踝部。婴儿胸廓小，肋间窄，胸电极宜小，电极不可相互重叠。如果用金属钟形吸附电极，吸力要适中，避免吸力过大或吸附时间过长引起皮肤出血。若用粘贴电极，去除电极前适当使用生理盐水浸湿电极局部，撕除时用力不可过猛，以防损伤皮肤。

3. 婴幼儿心电图力求在安静状态下描记，

朦胧入睡时最佳。亦可用哄逗方式获得短暂的片刻安静，或在喂奶过程中捕捉短暂平静瞬间描记心电图。

4. 描记婴幼儿心电图也应保持肌肉松弛和仰卧状态，避免因躯体扭曲而导致心电导联轴线改变，使心电图失去准确性。

5. 描记心电图时尽量不使用仪器上的滤波装置，为保持图形清晰非用不可时，应配合未使用滤波的心电图进行比较分析，避免使用滤波后因电压衰减影响诊断结果。

三、小儿正常心电图

以往的小儿心电图正常值多采用国外资料，因心电图正常标准存在年龄、性别和种族差异，这些差异往往对临床诊断带来明显影响。本节全部采用国内儿童心电图研究资料（$n=4322$），阐述小儿心电图的年龄特点及其变化趋势，为适合国人的诊断提供帮助[3-5]。

（一）心率

小儿心率随年龄增长而减慢，新生儿、婴儿、1～6岁及7～17岁心率分别为（132±17）次/分、（129±17）次/分、（103±15）次/分及（81±12）次/分。1岁后各年龄女童较男童平均约快3次/分。正常婴幼儿为窦性心律，3岁后窦性心律不齐多见。

（二）P-R间期

P-R间期随年龄和心率而变化，与年龄呈正比，与心率呈反比。新生儿及婴儿P-R间期<120 ms者占50%以上，成人仅占0.9%。P-R间期校正公式：P-R间期（s）＝0.153＋0.000 477×年龄（岁）－0.000 316×心率（次/分）。P-R间期延长见于风湿热或其他疾病所致的心肌炎、房间隔缺损、洋地黄中毒等，P-R间期缩短见于预激综合征、交界性期前收缩等。

（三）QT间期

QT间期受多种因素影响，主要为心率影响。多因素逐步回归分析表明，RR间期、年龄和性别与QT间期的标准偏回归系数分别为0.7591、0.1809、0.0402。经运算和分析提示，除必须校正心率（RR间期）对QT的影响外，年龄和性别的影响可忽略不计。目前用于临床的校正公式有两种，一种为Bazett的平方根校正公式（$QT_C = QT/\sqrt{R-R}$），另一种为国内研究的线性校正公式［$QT_{LC} = QT + 0.2162 \times (1 - RR)$］。比较这两个公式，前者（$QT_C$公式）当心率过快时使$QT_C$值增大，心率过慢时使$QT_C$值减小，失去校正心率的准确性，后者（$QT_{LC}$公式）则消除了此现象。再者，新生儿心室复极较成年缓慢，动作电位时程较成年长，因而QT_C也较成人大，故婴儿不能与成人用同样的QT_C标准值，而QT_{LC}公式可用于任何年龄。Q-T间期延长见于低钾血症、低钙血症、心肌炎，以及奎尼丁、胺碘酮、普罗帕酮、普鲁卡因等药物影响及长Q-T间期综合征，Q-T间期缩短见于高钙血症、洋地黄作用等。

（四）P波

P波为心房除极波，在Ⅱ导联最清楚，呈直立、圆弧形，偶见平坦或双相，但无完全负相图形。新生儿电压随日龄增高，且高于新生儿期后各年龄组。$P_Ⅱ$振幅平均为（0.09±0.04）mV，新生儿较高为（0.11±0.04）mV。$P_Ⅱ$最大振幅新生儿为0.26 mV，儿童<0.20 mV。若P波高尖，电压≥0.25 mV提示右心房肥大。P波前半部分主要由右心房电势支配，后半部分主要由左心房电势支配。P波时间婴儿≤0.08 s，儿童≤0.09 s。P波时间延长或出现双峰为左心房肥大。P/PR段比值（麦氏指数）有助于判断心房肥大，<1.0示右心房肥大，≥1.6示左心房肥大。V_1导联P波终末电势（Ptf_{V_1}）在婴儿和儿童出现率为20.5%，最小值为－0.036 mm·s，第97.5百分位值为－0.010 mm·s。临床应用时，Ptf_{V_1}<－0.02 mm·s可视为异常。

（五）QRS波

小儿心电图图形分析较定量分析更有意义。心前区导联QRS图形最富年龄特征。年长儿与成人右胸前区导联S波占优势，左胸前区导联R波占优势，婴幼儿则恰恰相反。婴幼儿右胸前区导联可表现为单相R波而无S波，QRS波易发生粗钝或顿挫，健康小儿右胸前区导联出现

RSR′图形常常属正常变异。从右胸前区导联到左胸前区导联随年龄增长R波电压逐渐递减，S波电压逐渐递增。$R_{V1}+S_{V5}\leqslant2.0\,mV$，$R_{V5}+S_{V1}\leqslant4.5\,mV$（<3岁）或$5.0\,mV$（>3岁）。QRS波低电压标准是标准肢体导联R波+S波电压在1岁内$<0.4\,mV$，1岁后$<0.5\,mV$。

1. 心电轴　心电轴在常态曲线两端较分散，变异大，下列数值可供临床应用参考：婴儿心电轴>+140°，1～17岁>120°可考虑为不正常心电轴右偏；婴儿<+10°，儿童<0°可能为异常左偏。新生儿心电轴右偏不易确定，心电轴<40°可视为异常（左偏）。

2. QRS波时间　QRS波时间随年龄增长逐渐延长。0～17岁为$(0.058\pm0.012)\,s$。第97.5百分位值（$P_{97.5}$值）新生儿为$0.070\,s$，其他年龄为$0.080\,s$，实测值最长$0.100\,s$。

3. R波峰值时间（即室壁激动时间）　代表空间QRS向量环在该导联轴投影从0点到极向折返所经历的时间。新生儿出生早期右心室占优势，围产儿V_1导联R波峰值时间长于V_5导联，7天至3个月婴儿V_1导联与V_5导联R波峰值时间近似，以后左心室即V_5导联R波峰值时间超过V_1导联，V_1导联R波峰值时间$P_{97.5}$值在新生儿及婴儿期为$0.03\,s$，2～17岁为$0.02\,s$。V_5导联R波峰值时间$P_{97.5}$值在新生儿期为$0.02\,s$，1个月至4岁为$0.03\,s$，5～17岁为$0.04\,s$。V_1和V_5导联R波峰值时间对诊断右心室肥大、左心室肥大有重要参考价值。

4. Q波　Q波为空间向量环初始向量在相关导联轴负侧的投影。Ⅲ及aVF导联的Q波出现率随年龄增加而减少，Ⅰ导联Q波出现率随年龄增加而增多。新生儿Q波出现率Ⅰ导联为13.1%，Ⅲ导联为86.6%，10～17岁小儿上述导联出现率分别为45.3%和56.4%。胸前导联由右向左出现率逐渐增多，0～17岁V_4、V_5、V_6导联Q波出现率分别为33.8%、55.3%和62.2%，正常婴儿V_1导联亦可出现Q波，此可能由于经室间隔由左心室侧向右心室侧除极面电力不平衡，即前间隔旁区除极力相对占优势，改变了QRS初始综合向量方位，使心室除极的初始向量指向左前方，导致右胸前导联出现Q波。Ⅲ导联Q波振幅较大，婴儿最高可达$1.0\,mV$，

儿童最高达$0.50\,mV$。Ⅲ导联Q波时间最大为$0.03\,s$。婴幼儿右胸前导联出现Q波是肺动脉高压表现，并非心肌梗死。Ⅰ、aVL导联及左胸前导联Q波缺如是健康儿童心电图的特征，成人则常见于室间隔纤维化、前间壁心肌梗死、左心室肥大、不完全性左束支传导阻滞。

5. R波和S波　足月胎儿及刚出生的新生儿，心脏重量右心室>左心室，肺动脉压较高，除极电势右心室>左心室，心电图呈高度右心室优势。出生时QRS电轴高度右偏，Ⅰ导联R波振幅低，甚至无R波，而呈QS型；aVR导联R波常>$0.5\,mV$，有时可超过$1\,mV$，Q/R比值<1，V_5、V_6导联S波深，S波振幅>R波振幅；右胸前区V_{4R}、V_{3R}及V_1导联R波振幅增高，少数超过$3\,mV$，或呈高振幅单相R波。出生时V_1导联可出现深的S波。

小儿心电图动态变化的特点是随年龄增加由右心室优势逐渐向左心室优势过渡。

随年龄增加，新生儿到婴幼儿期，肺循环阻力下降和体循环阻力增加，心脏由右心室优势逐渐过渡到左心室优势，左、右心室除极电势的对比关系亦随之发生改变。新生儿期过后心电轴右偏现象逐渐消失；Ⅰ、V_5及V_6导联R波振幅增高，S波振幅降低，R波振幅>S波振幅；右胸前区导联，R波在出生7天后、S波在出生3天后进行性降低，S波较R波下降迅速。在5岁前，V_1导联基本还保持着R波振幅>S波振幅，即R/S比值>1。aVR导联R波振幅逐渐降低，在儿童阶段仅有少数超过$0.5\,mV$，由新生儿期的Q/R比值<1变为以后的Q/R比值>1。心电图由新生儿期的右心室优势逐渐过渡为左心室优势。

R波和S波变化受年龄和性别的显著影响。各导联R波和S波振幅随年龄增加呈倾斜式或波浪式变化，在青春期男女R、S波振幅变化不同步。在不同年龄阶段，左、右心室发育及内分泌和体质变化差异，影响空间QRS环运行时相和方向、最大向量方位和振幅，从而改变对各导联轴的投影。在新生儿期，出生2天内胸前各导联S波振幅及出生6天内右胸前导联（V_{4R}至V_2）R波振幅明显增高，此阶段右胸前导联S波振幅女性>男性（$P<0.05$）。7～9岁儿童胸

前 V_4、V_5 及 V_6 导联 R 波振幅在各年龄段中显示最高，且倾向为女性＞男性。而在 10 岁后，女性 R 波振幅进行性迅速降低，而男性 R 波振幅基本无改变，同时额面下部导联（Ⅱ、Ⅲ、aVF）在 14 岁后（至 30 岁前）女性 R 波振幅进行性下降，而男性 R 波振幅却显著增高，形成青春期男性和女性（男性＞女性）R 波振幅的显著差异。故此阶段的心电图诊断应分别依据不同年龄和性别的诊断标准。

6. V_1 导联 R/S 比值　小儿 V_1 导联 R/S 比值一般都＞1，但如果 QRS 波振幅很小，其比值无诊断意义。如 R_{V1}＞1 mV，同时 R/S 比值＞1 则提示右心室肥大，但该值对新生儿及婴儿诊断价值不大。婴儿 R/S 比值较新生儿大，是由于 V_1 导联 R 波和 S 波振幅随年龄增加而降低时，振幅下降幅度 S 波＞R 波的缘故。

7. R 波和 S 波的综合振幅　心电图振幅单项或综合指标用于临床诊断，后者一般是从不同方位同时表达心室除极电势，故以其判断心室是否肥大往往具有更好的效果。临床常用于心电图诊断的几个心室除极综合振幅指标，不仅有年龄差异，而且有显著的性别差异。新生儿期全部为女婴＞男婴，婴幼儿则有变化，10 岁后各年龄 R 波和 S 波综合振幅全部表现为男性＞女性。新生儿早期，部分 S_{V1} 可能来自右心室流出道的除极电势，故新生儿 $R_{V5}+S_{V1}$ 综合振幅不宜作为判断左心室肥大的标准。

8. QRS 总振幅　QRS 总振幅是指常规 12 导联心电图 R 波与 S 波（或 Q 波，以振幅大者计）振幅总和（ΣQRS 振幅），为近年来提出的诊断左心室肥大的指标。ΣQRS 振幅在女性随年龄增长而递减，在男性则随年龄增长存在波动，在新生儿期女婴＞男婴，在其他年龄段为男性＞女性，在青春期尤为显著。ΣQRS 振幅诊断左心室肥大的理论是基于正常人以左心室占优势，高于 ΣQRS 振幅的电势即为心室肥大所增加的电势，据此以判断左心室肥大的程度。新生儿正常为右心室占优势，根据此理论可提示新生儿 ΣQRS 振幅可作为诊断右心室肥大的指标。

（六）ST 段

心电图测量 QRS 波、J 点、ST 段和 T 波振幅统一采用 QRS 波起始部作为参考水平。在 J 点后 40～80 ms 处测量。1 岁后小儿肢体导联Ⅱ、Ⅲ、aVF 及胸前导联 V_3～V_6 常见 ST 段上移。一般肢体导联上移不超过 0.1 mV，胸前导联不超过 0.2 mV，但胸前导联偶有达 0.4 mV 者。婴儿特别是新生儿右胸前导联常见 ST 段下移。新生儿、1～12 个月及 1～4 岁小儿 V_1 导联 ST 段下移出现率分别为 46.7%、51.4% 及 36.9%，一般都不超过 0.05 mV，最高可达 0.25 mV。理论上正常 ST 段不应发生偏移，因为在心室复极 2 相平台期无明显的电位差。但实际上在最早和最后去极化的心肌纤维之间，在去极化开始至复极化的平台时相内都存在一定的电位差，即形成 J 点和 ST 段的偏移。

婴幼儿右胸前区导联常常向下偏移，但向下偏移程度随年龄增加而减少，多＞0.5 mV，上抬≤0.1 mV。ST 段上抬≥0.15 mV 见于急性心包炎、早期复极综合征、心室肥大、洋地黄作用及高钾血症、低温状态、心房颤动复律后等，ST 段压低见于心内膜下心肌缺血、低钾血症、某些药物作用及技术误差等。ST 段延长见于低钙血症。

新生儿及婴儿 ST 段偏移除上述机制外，可能还有其他内在因素和外在因素。

1. 内在因素　动物研究证明，在出生时心肌细胞内向电流（钙内流 I_{Ca}，内向整流钾电流 I_{Ki}）及外向电流（瞬时外向电流 I_{to1} 及 I_{to2}、延迟整流钾电流 I_K）都较成年低，此后随年龄增加逐渐增加，渐达成年水平。这些变化对动作电位 2 相形态不无影响，必然会反映在体表心电图 ST 段上。

2. 外在因素　①新生儿及婴儿心率快，使动作电位 2 相平台期缩短，单位时间内电流强度大，复极化 2 相平台期斜率增加，在复极化全过程或大部分时程内都存在电位差，从而引起更明显的 ST 段下移。②新生儿及婴儿右胸前导联 P 波振幅大，因而与其极性相反的心房复极波（Ta 波）振幅也增大。心房复极缓慢，STa 段及 Ta 波可延伸到 QRS 波和心室 ST 段早期，而形成假性 ST 段下移，此类图形表现为倾斜的 PR 段与 ST 段呈同心圆的弧形，由此可与病理性 ST 段偏移区别。③右胸前导联 U 波出现率高，振幅较大，当心率增快时，P 波和 QRS 波往往重叠在其前面的 U 波上，使测量 ST 段的参考点提高，而形成假性 ST 段下移。心率减慢时此现象消失，据此可鉴别。上述一种或几种因素重叠在一起会引起显著 ST 段下移表现。

（七）T 波

T 波代表心室复极过程，对应于跨膜动作电位 3 相，是心电图诊断的重要组成部分。T 波形态变化具有年龄特征。T 波振幅增高见于心肌梗死超急性期、肥厚型心肌病、早期复极综合征、脑血管意外、急性心包炎及高钾血症等。T 波倒置见于心肌缺血、过度换气、早期复极综合征、脑血管意外、阿-斯综合征、低钾血症及技术误差等。T 波电交替指在起搏位置不变时 T 波出现周期性振幅或形态改变，是人类及动物心肌缺血的内在特征，是预测恶性心律失常与心脏性猝死独立且具有统计学意义的指标，具有与电生理检查等同的预测价值。

1. T 波形态　儿童和成人正常心电图 T 波比较单一，面对左心室导联的 T 波一般都与 R 波同相。T 波升支与降支不对称，前肢接 ST 段徐缓升高，后肢下降比较陡峻。T 波峰端稍微圆隆。在Ⅰ、Ⅱ、V_5 及 V_6 导联 T 波直立，aVR 导联 T 波倒置，Ⅲ、aVL 及 aVF 导联极性不定，少数可呈负相或双相。出生 7 天内右心前区导联 T 波直立、左胸前区导联和Ⅰ导联倒置或双相，7 天后 T 波形态则恰恰相反，T 波倒置发生率随年龄增加而减少。如 7 天后右胸前区导联 T 波仍直立为病理性右心室肥大的表现。部分小儿胸前区 V_1 至 V_3 或 V_4 导联长期保持倒置 T 波称为童稚性 T 波。如右胸前区导联已出现直立 T 波，同时左胸前区导联出现倒置或双相 T 波则视为异常。V_2 至 V_4 导联 T 波可直立、倒置或双相，但随年龄增长负相 T 波渐减少。

新生儿 T 波变化较多，在出生 1～2 天内 T 波低平，升支和降支往往对称。V_1 导联 T 波多数直立，Ⅰ、V_5 及 V_6 导联 T 波可呈负相或双相，aVR 导联 T 波可呈平坦或双相。在出生最初几小时 T 波电轴可出现忽然性变化，V_5、V_6 导联 T 波于出生时直立，几小时后变为负相，以后又直立。

2. T 波振幅　新生儿 T 波低平，新生儿期判断心室复极功能，T 波形态较 T 波振幅更为重要。出生后至 10 岁前，T 波振幅随年龄增加而增加，10～17 岁阶段 T 波振幅变化不大。5 岁后各年龄 T 波振幅平均值男性＞女性，差异有统计学意义。在新生儿期额面下部导联（Ⅱ及 aVF）及左胸前区导联（V_5、V_6）T 波振幅亦表现为男性＞女性。

T 波振幅因导联而异。T 波与同导联 R 波振幅之比可作为估计 T 波振幅是否正常的参考。除新生儿外，各年龄组Ⅰ、Ⅱ、Ⅲ、aVF、V_5 及 V_6 导联 T/R 振幅比值的第 5 百分位值（P_5 值）分别为 0.22～0.27、0.14～0.20、0.02～0.05、0.06～0.11、0.11～0.18 及 0.15～0.20。低于其中最低值，表示 T 波振幅偏低。

3. 小儿心电图 T 波的生理影响因素　小儿心电图 T 波有许多特点，诸如新生儿出生早期 T 波振幅低平，$T_Ⅰ$、T_{V_5}、T_{V_6} 倒置，T_{V_1} 直立以及自新生儿期后至 7 岁前 T_{V1} 呈负相，其发生机制与新生儿及婴幼儿心脏电生理、自主神经功能及血流动力学特点相关。

（1）与心室复极相关的心脏电生理：心室外膜下心肌细胞除极晚而先复极，使 T 波直立与 R 波同相，是由于心外膜下心肌细胞动作电位时程（APD）较心内膜下动作电位时程短，心外膜下心肌细胞较心内膜下有更占优势的非 Ca^{2+} 敏感的瞬时外向电流（I_{to1}）。人类心外膜下心肌细胞 APD 为（424±29.0）ms，心内膜下为（486.2±32.6）ms；心外膜下心肌细胞 I_{to1} 的电流密度为（10.6±1.08）PA/PF，而心内膜下为（2.63±0.31）PA/PF，后者 I_{to1} 的电流密度仅为心外膜下的 1/4。而且，I_{to1} 在心外膜下和心内膜下电流密度的跨壁性差异与心外膜下动作电位（AP）的 1 相切迹（或称为尖峰-圆顶形）密切相关。此切迹仅见于心外膜下及 M 区心肌细胞，且可被 4-氨基吡啶抑制。

参与心室复极的多种离子电流共同形成动作电位，每个离子流的变化都会引起动作电位的形态差异，动作电位的变化必然反映在心电图 T 波上。影响心室复极有三种重要 K^+ 电流，即瞬时外向 K^+ 电流（I_{to}）、延迟整流 K^+ 电流（I_k）和内向整流 K^+ 电流（I_{k1}）。动物研究证明，出生时这些电流密度均较成年动物低，外向电流密度仅为成年动物的 1/2，而且心室外膜下心肌细胞不表现为成年动物 100％ 出现的且对 4-氨基嘧啶敏感的 I_{tol}。从出生至 3 岁犬的研究证明，实验犬在出生后 48～64 天时心外膜下心肌细胞开始出现动作电位 1 相切迹。此切迹随年龄增长而加深。人类心肌细胞 I_{to} 研究，亦证明 I_{to} 电流密度随年龄增加而增加，婴儿（＜10 个月）心肌细胞 I_{to} 的电流密度仅为成人的 1/2，2 岁后逐渐接近成人水平。动作电位 1 相切迹的出现与 I_{to} 电流密度的增加相平行。人类心房肌细胞研究发现，成人心肌细胞动作电位均出现 1 相切迹，而婴儿组［＜（10±7）个月］则缺如，后者的动作电位呈三角形，伴以短的而接近 0 电位的平台。在 4 岁儿童的心房肌纤维中则出现成人型和婴儿型的两种动作电位形态。心肌细胞 I_{tol} 电流密度的增加和动作电位 1 相切迹的出现可作为小儿心电生理成熟程度的指征。同时也表明，与年龄相关的 I_{to} 特性可能为形成小儿心电图 T 波特点的主要始因。

（2）自主神经作用：自主神经是影响心室复极的重要因素之一。新生儿出生时迷走神经发育和功能已臻完善，而交感神经发育远未成熟，结合和储存去甲肾上腺素（交感神经递质）的能力不完全。交感神经影响心室肌的复极作用远较迷走神经复杂，刺激交感神经使心肌细胞有效不应期缩短，刺激迷走神经使心肌细胞的有效不应期增加，而且只有在交感神经功能正常情况下，迷走神经才可使不应期发生显著作用。

心肌去甲肾上腺素几乎全部局限于交感神经末梢，出生时心肌去甲肾上腺素含量很低，随日龄增长，含量逐渐增加。心肌去甲肾上腺素在羊和兔出生后 3～4 周达到成年水平，在犬出生后 2 个月达成年水平。用酪氨酸羟化酶免疫化学方法研究新生及成年犬心脏交感神经的个体发育和解剖分布证明，交感神经组织在妊娠中期首先出现在心房和心室外膜，其范围进行性增大，在出生后 2 个月达成年水平。

分别刺激新生犬左、右星状神经节及多个颈胸部交感心神经，观测心室不同部位心肌不应期缩短程度，以确定交感神经在心脏不同部位的分布和功能差异。在出生第 1 周，心室各部位对刺激交感神经的反应极微或无反应，第 2 周时，左、右心室心外膜对相关的星状神经节及颈胸交感神经刺激几乎都出现显著反应，即心肌不应期出现明显的不同程度缩短，以后各周，心室不同部位对各交感神经刺激出现不同的效果，即不应期缩短程度间歇地出现或大、或小、或无反应。实验结论表明，新生犬心脏交感神经功能的发育呈不均匀性。

刺激新生犬左侧星状神经节及（左）前侧心神经能使纵向体表心电图导联 T 波变得更直立；刺激右侧星状神经节、（右）心返神经及（左）前中心神经使上述导联 T 波振幅负相加深。在人类新生儿出生最初几天，心电图 T 电轴发生忽然性变化，如心向量图 T 环最大向量方位（平均方位）在出生后 1 小时内指向左前（69°），1～5 小时指向右前（93°），随后在 6～11 小时又指向左前（62°），继而进行性左偏：1～2 天时为 ＋15°，5～6 天时为 －25°，1～2 个月时为 －27°，6～12 个月时为 －32°。出生后如此大的变化，可能与心室不同部位交感神经发育过程的时间差异和功能差异相关。

T 波方向的变化与局部心脏神经分布相关，无论是成年犬或新生犬，刺激前侧心神经能引起不应期显著缩短［（8.6±1.1）ms］和 T 波振幅增加。而此作用正好定位于左心室后壁，特别是近冠状沟侧的广泛区域，而刺激其他心交感神经并无如此反应。前侧心交感神经作用于左心室后壁的现象可解释从围产新生儿期后至 9 岁前 V_1 导联 T 波几乎全部呈负相的原因。因可能在该年龄阶段，前侧心神经占优势，使心室后壁不应期缩短，优先复极，使 T 向量指向左后方，即全部指向 V_1 导联的负电侧，故 V_1 导联 T 波持续倒置。

（3）血流动力学影响：经脐动脉逆行插管研究，新生儿肺动脉压不是在建立呼吸后就立即下降。在出生最初 1 小时平均肺动脉压≥平均体循环动脉压，其后逐渐降低，而主要发生在最初 24 小时内，到第 3 天时，平均肺动脉压低于体循环动脉压的 50％ 以下。在出生后 15 小时内，85％ 的新生儿有通过动脉导管的左向右分流，其结果导致左心负荷加重。出生后 1～27 小时新生儿肺动脉压与心电图关系显示，右胸前区导联直立 T 波（$T_{V_{3R}}$、T_{V_1}）与增高的平均肺动脉压（38 mmHg）明显相关，小于 10 小时的新生儿大多数为负相 T 波（T_{V_6}），而伴有通过动脉导管的左向右分流。心电图 T 波改变提示出生后 1～2 小时新生儿由于右心室长期负荷过重，导致右心室肥厚，出生后 10 小时内的新生儿左心室接受全身体循环血流量，又接受通过动脉导管的左向右分流的额外血流，由于负荷过重，引起心电图呈左心室缺血样改变。

（八）U 波

U 波为 T 波后 20～40 ms 出现的宽而低的小波，以 V_3 导联最清楚，振幅 0.2～0.3 mV，宽度 0.1～0.3 s。除 aVR 导联外，不论 T 波方向如何，各导联 U 波总为直立。U 波形状为升支较快速，降支较缓慢，恰与 T 波外形相反。各导联心电图 U 波出现率存在显著的年龄差异，也与心率有关，心率快时出现率低，心率慢时出现率高，且随年龄增加而递减。由于 U 波异常改变可见于许多疾病，故其临床意义日益引起重视。U 波电压增高见于低钾血症，降低则反映对应的心室负荷过重。

关于 U 波的成因虽有许多推测，但都未得到公认。目前较多学者认为 U 波起源是机械电耦联引起的后电位，即机械电反馈作用所形成。此外，近年来在心外膜下深层发现广泛分布的 M 细胞，由于其动作电位时程较心室内膜下及心室外膜下心肌细胞都显著延长，故也有学者认为 U 波成因很可能与 M 细胞有关。

新生儿和婴儿体表心电学在临床诊断上有重要价值，其心电图具有如下特点：①出生后第 1 天 S_{V_1} 振幅甚高，同时约 45% 新生儿横面最大 QRS 向量指向右后象限，此指向右后的综合向量是反映负荷过重的右心室流出道除极电势，与成人的 S_{V_1} 代表左心室除极电势不一样。因此在新生儿早期不宜用 R_{V_5} ＋ S_{V_1} 综合电压判定左心室除极优势。②最大 QRS 向量总指向心室除极电势优势方，出生后最初 3 个月，横面 QRS 环无论环体运行方向如何，其最大向量绝不指向左后象限，如指向左后方，则表示病理性左心室肥大。③出生 48 小时后，如缺血性复极 T 波（环）持续存在，则应考虑围产损伤导致的缺氧

性心肌损害。④新生儿出生后 QRS-T 演变规律和时间是否正常是反映新生儿出生后血流动力学是否正常的客观标准。

四、小儿异常心电图

（一）心房肥大

右心房和左心房激动开始的时间和传导方向不同，因而有利于右心房肥大和左心房肥大的心电图评价。心房除极开始为右心房，中间为右心房和左心房，最后为左心房。右心房较左心房除极先完毕，因此右心房肥大时总除极时间不延长，而 P 波高耸，Ta 波明显，致 PR 段下降。左心房肥大时，除极时间延长，故 P 波增宽而有切迹。右心房除极时，P 波向量朝前下方，故右心房肥大时，Ⅱ、Ⅲ、aVF 导联反应明显；左心房肥大时，除极向量朝左后，V_1 导联 P 波终末负相成分加深、增宽。儿童正常 Ptf_{V_1} 绝对值一般不超过 0.02 mm·s[6-8]。

1. 左心房肥大的心电图诊断

（1）P 波时间增宽，婴儿 ≥0.08 s，儿童 ≥0.10 s，P 波有切迹，切迹间距离，婴儿 ≥0.03 s，儿童 ≥0.04 s。

（2）V_1 导联 P 波呈双相，先正后负，负相振幅 ≥1 mm（即 0.1 mV），或时间 ≥0.04 s，或 V_1 导联 P 波终末电势（或称 Morris 指数）绝对值 >0.02 mm·s（即 Ptf_{V_1} <−0.02 mm·s）。

（3）Ⅱ 导联 P 波时间/PR 段比值（称为 Ⅱ 导联 Macruz 指数）增大，正常 95% 概率上限值，儿童为 2.0，成人为 2.5（一般以 1.6 为上限值，此值偏低，易致假阳性）。

2. 右心房肥大的心电图诊断

（1）P 波高耸，以 Ⅱ、Ⅲ、aVF 及 V_1 导联最明显，儿童振幅 >0.2 mV，新生儿 >0.25 mV。

（2）Ⅱ、Ⅲ、aVF 导联 P 波呈尖峰型，P 波电轴 >+80°。

（3）PR 段下降，Ⅱ、Ⅲ、aVF 导联较明显，Ta 波明显，时常将 PR 段后部压低，且使 J 点下移。

（4）肢体导联 QRS 波低电压时，P 波电压大于同导联 R 波振幅的 1/2，呈尖峰型，且 P 波电轴 >+80°。

3. 双侧心房肥大的心电图诊断

临床上有引起双侧心房肥大的病因。兼有左心房和右心房肥大的综合表现，即 P 波振幅增大（见右心房肥大）和 P 波时间延长（见左心房肥大）。

（二）心室肥大

心室肥大可由两种因素引起，即心腔血容量增加，或由于射出血流阻力增加引起，前者称容量负荷过重，或舒张期负荷过重；后者称为压力负荷过重，或收缩期负荷过重。一般而言，心房壁薄，对这二种负荷的反应都是扩张。但心室不同，心室壁较厚，在舒张期因容量负荷过重而扩张，在收缩期则因压力负荷过重而肥厚，后者是一种代偿机制。左心室或右心室肥大通常伴有相应心房肥大，故心房肥大时常提示可能有心室肥大。

1. 左心室肥大的心电图诊断

除新生儿外，儿童左心室壁厚于右心室。左心室肥大时，左心室除极程序并无改变，而只是使左心室除极所形成的综合向量增大。容量负荷增大引起左心室扩张，左心室表面积增加，并使心肌更靠近胸前区导联电极，而增加向左和向后的 QRS 向量，故 V_2、V_3 导联 S 波振幅增大，V_5、V_6 导联 R 波振幅增大，部分病例室间隔肥厚，使向右前的初始向量增大，V_5、V_6 导联 Q 波振幅增加。

左心室异常肥大可发生在压力负荷过重的情况下，引起反映左心室优势导联的波形增大。电激动从心内膜到心外膜时间延长，QRS 波时间延长。压力负荷过重可导致左心室复极持续延缓，从而引起向左和向后的导联 ST 段下移和 T 波倒置，此称为左心室劳损。

儿童左心室肥大的心电图诊断要点：

（1）胸前导联：①R_{V_5}、R_{V_6} 振幅增高，3 岁以下 R 波振幅＞3.0 mV，3～13 岁＞3.5 mV，13 岁以后女性≥3.0 mV，男性仍≥3.5 mV。R_{V_6}＞R_{V_5} 对诊断左心室肥大有意义。②S_{V_1} 振幅增大，5 岁以下 S_{V_1}＞2.0 mV，5 岁以后 S_{V_1}＞3.0 mV。S_{V_1} 不用于新生儿左心室肥大的诊断。③R_{V_5}＋S_{V_1} 振幅 5 岁以下＞4.5 mV，5 岁以上＞5.5 mV，13 岁以后女性≥4.0 mV，男性仍≥5.5 mV。④V_5、V_6 导联 Q 波振幅≥0.5 mV。⑤左心前区导联 ST 段下移和 T 波倒置。⑥V_5 导联 R 波峰值时间（即 VAT）≥0.04 s。

（2）肢体导联：①R_{aVL}≥1.5 mV，R_{aVF}≥2.5 mV。②R_{II}＋R_{III}＞4.5 mV，R_I＋S_{III}＞2.5 mV。③R_{aVL}＋S_{V_3}（亦称为 Cornell 电压标准）除新生儿外，男童≥3.0 mV，女童≥2.5 mV，13 岁后≥2.0 mV。④婴儿心电轴＜＋30°，儿童心电轴＜0，一般不超过−30°。

（3）ΣQRS 振幅：除新生儿外，男童＞30.0 mV，女童＞27.0 mV，13 岁以上女性＞20.0 mV。ΣQRS 振幅标准不用于新生儿诊断左心室肥大。

2. 右心室肥大的心电图诊断

右心室扩张可发生在容量负荷过重的代偿期和在右心室肥大之后最终因压力负荷过重的失代偿期。右心室肥厚可发生在压力负荷过重的代偿期。与左心室肥大不同，右心室肥大主要表现在右/左心室除极电势比例上的改变。轻度右心室肥大在心电图上往往不易表现出来。V_1 导联是观察两心室电势优势对比的最佳导联，V_1 导联如原表现为小 R 大 S（即 rS）型，当压力负荷过重出现右心室肥大时，此负相优势可消失。轻度右心室肥大时，负相波之后可出现正相 R' 波，即 rSr' 波型；中度右心室肥大时，QRS 初始向量前移，V_1 导联 R 波振幅增高，QRS 终末向量右移，Ⅰ 导联 S 波振幅增大，心电轴右偏；显著右心室肥大时，V_1 导联 QRS 波可变成以正相波为主，严重压力负荷过重，可引起右心室心肌复极持续延缓，产生 ST 段下移和 T 波倒置，称为右心室劳损。

儿童右心室肥大心电图诊断要点（新生儿不用此标准）：

（1）胸前导联：①V_1、V_{3R} 导联呈 qR、qRs 或 R 波型，R 波电压不限（纠正型大血管转位除外）。②V_1 或 V_{3R} 导联为 Rs、RS 波型，1 个月至 4 岁 R 波＞2.5 mV，5～17 岁 R 波＞2.0 mV。③V_1 导联 R/S 比值超过相应年龄的 $P_{97.5}$ 值。④V_5 导联 S/R＞1.0。⑤出生后 5 天至 6 岁 T_{V_1} 波直立。⑥年长儿童右心前区导联 ST 段下移，T 波倒置。⑦V_1 导联 R 波峰值时间（VAT）＞0.03 s。

（2）肢体导联：①心电轴右偏＞120°。②aVR导联R/Q比值＞1.0，或R波＞0.5mV。③P_{II}、P_{V_1}高尖，提示可能为右心室肥大所致的右心房扩大（三尖瓣狭窄和三尖瓣闭锁除外）。④S_I、S_{II}、S_{III}＞同导联R波振幅。

3. 双侧心室肥大的心电图诊断

双侧心室肥大有时因电压互相抵消而无心室肥大表现，或仅表现一侧（肥厚优势侧）心室肥大。下列任何一条均提示双侧心室肥大：

（1）左及右侧胸前导联分别出现左心室肥大及右心室肥大的心电图变化。

（2）胸前导联有左心室肥大的表现，但额面QRS波电轴右偏（＞120°）。

（3）有左心室肥大的明显表现，但V_5导联S波＞R波，aVR导联R波＞Q波。

（4）心电图有确切右心室肥大表现，但左心前区导联仍表现为正常儿童的高R波振幅。

（5）心电图有明显右心室肥大表现，但在中间心前区导联和（或）两个以上肢体导联有大的双相QRS波（Kate-Wachtel征），或在左心前区导联和（或）II、III、aVF导联出现窄而深的Q波。

（6）有右心室肥大心电图表现，但V_1导联P波终末电势增大（Ptf_{V_1}＜－0.03mm·s）（应除外二尖瓣狭窄）。

（三）窦性心律失常

1. **窦性心动过速** 指窦房结发放冲动超过正常心率范围。小儿心率易受生理和病理因素影响，1岁后小儿心率与年龄密切相关，年龄越小，心率越快，1～14岁不同年龄心率回归方程：心率（次/分）＝114－2.6×年龄（岁）。安静时心率1岁内≥150次/分、1～4岁≥130次/分、5～9岁≥110次/分、10～17岁≥100次/分可诊断为窦性心动过速。心电图表现：①窦性P波，心率超过正常范围。②P-R间期≥0.10～0.12s。③同一导联PP间期相差＜0.12s。④可能出现ST段上斜型下移及T波倒置。

2. **窦性心动过缓** 指窦房结发放冲动频率低于正常范围，主要为迷走神经张力过高引起。窦性心率在1岁内＜100次/分、1～4岁＜80次/分、5～9岁＜70次/分、10～17岁＜60次/分可

诊断为窦性心动过缓。心电图表现：①窦性P波，心率低于正常范围。②PR间期≥0.10～0.12s。③常出现窦性心律不齐。

3. **窦性心律不齐** 窦房结发出的冲动不匀齐，在同一导联心电图中最长PP间期与最短PP间期相差＞0.12s时称窦性心律不齐，多见于3岁以上的儿童。心电图表现：①窦性P波。②PR间期≥0.12s。③同一导联PP间期相差＞0.12s。④QRS波群正常。⑤常合并窦性心动过缓。

4. **病态窦房结综合征** 由于窦房结及其周围的组织病变导致窦房结起搏功能及激动传出功能障碍引起的综合征，常见于窦性停搏、窦房传导阻滞、持久的心动过缓，并出现逸搏心律或异位心动过速，又称为心动过缓-心动过速综合征。发病率随年龄增长而增加。非手术所致窦房结损伤者具有慢性、间歇性、多样性特点。①病程一般较长，短者数月到1～2年，窦房结功能从开始受损至功能完全丧失，往往需要10年或更长时间，因此症状进展缓慢。②窦房结功能可表现为正常与异常交替出现，故症状呈间歇性。③窦房结病变在不同阶段对心、脑、肾等重要脏器血流灌注影响不同，故症状又具有多样性，如头昏、晕厥、心悸、胸痛、心力衰竭等。由手术造成的窦房结损伤可引起急性或短暂窦房结功能低下或衰竭。

5. **窦性游走节律** 起搏点在窦房结、房室结或窦房结与房室结之间移动时称窦性游走节律。主要根据心电图来诊断，心率、P波形态、PR间期三者出现相关变化。依节律点游走部位不同，可将游走节律分为三类：

（1）窦房结内游走节律：①窦性P波，但P波形态出现小量变化。②PR间期均＞0.12s，但可长短变化。③PP间期长短不一，P波越显著，PP间期越短；P波越小，PP间期越长。④QRS波群规则出现，与P波频率一致。

（2）窦房结与房室结之间游走节律：①P波形态互异，II导联可有直立、平坦、倒置的过程。②PR间期互异，PR间期与起搏点到房室结距离呈平行变化，距离短则PR间期短，距离长则PR间期长。③PP间期互异，P波越明显，则PP间期越短，P波越不明显，则PP

间期越长。

（3）房室结内游走节律：①逆行 P 波（P′波）形态不一。②P′R 间期<0.12 s。③PP 间期长短不一。④P′波可交替出现于 QRS 波群的前面、中间或后面。

6. 窦性停搏　窦房结在某一段时间内停止发放冲动，使心房和心室出现暂时停顿的现象称为窦性停搏，亦称为窦性静止。心电图表现：①在较正常 PP 间期显著延长的时间内，无 P-QRS-T 波出现，呈现水平基线。②P 波暂停的时间长短与平时 PP 间距不呈倍数关系。③较长时间窦性停搏时，常出现交界性或室性逸搏。

（四）期前收缩

期前收缩是一种最常见的自发性异位心律，根据异位起搏点来源不同分为窦性、房性、交界性、室性期前收缩。较长时间出现 1 个期前收缩称为偶发性期前收缩，若发作>6 次/分称为频发（多发）期前收缩，同一导联上出现形态不一致的期前收缩称为多源性期前收缩，如兼有频发和多源者称为多发多源性期前收缩。若在 2 个正常搏动之间存在 1 个期前收缩称为插入性或间位性期前收缩。如在正常搏动之后有规律地、间隔地发生则形成二联律、三联律等（见图 3-1），期前收缩出现后，往往代替了一个正常搏动，其后出现一个较正常窦性心律的心动周期长的间歇称为代偿间歇。偶发的期前收缩多无病理意义，多发多源性期前收缩常提示器质性心脏病的存在。如原有器质性心脏病，期前收缩会对心脏功能带来不利影响[5]。

1. 窦性期前收缩　指窦房结内正常起搏点附近提早发生激动引起的期前收缩。发病罕见。心电图表现：①提早出现的 P-QRS-T 波群与窦性相同。②偶联间期固定。③代偿间歇不完全。

2. 房性期前收缩　由心房内异位节律点主动、提前发出激动而引起的期前收缩称为房性期前收缩。心电图表现：①P 波提早出现，形态与窦性 P 波不同，称为 P′波，其形态可直立或倒置。②P′R 间期≥0.10～0.12 s，若房性期前收缩后无 QRS 波群，示房性期前收缩未下传。

③QRS 波形呈室上性，伴有室内差异性传导者 QRS 波形态或多或少出现变异。④代偿间歇不完全。

3. 房室交界性期前收缩　起源于房室交界区异位节律点的提早发生的心脏搏动称为房室交界性期前收缩。心电图表现：①提早出现的 QRS 波群呈室上性。②提前的 QRS 波群前后可以无 P′波，也可出现逆性 P′波，其中 P′R 间期<0.10 s，RP′间期<0.20 s。③代偿间歇多完全。

4. 室性期前收缩　起源于心室内异位节律点而提早发生的心脏搏动称为室性期前收缩。无器质性心脏病中 74% 室性期前收缩由自主神经功能失衡引起。心电图表现：①提早出现的宽大畸形的 QRS 波群，其前面无提前的 P′波。②QRS 波时限增宽，平均≥0.12 s。③复极化异常，T 波方向与 QRS 波反向。④多数代偿间歇完全。

（1）室性期前收缩的表现形式：①间位性室性期前收缩：指室性期前收缩在两个相邻的窦性心搏之间，其特点为期前收缩后无代偿间歇，期前收缩并不取代一次窦性激动对心室的控制，多见于窦性心动过缓。②多源性室性期前收缩：同导联 QRS 波群有两种或两种以上，且偶联间期不固定，常见于器质性心脏病与洋地黄中毒。③多形性室性期前收缩：同导联出现两种或两种以上形态 QRS 波群，但偶联间期固定，见于器质性心脏病。④室性并行心律：室性期前收缩与前面的 QRS 波群无固定关系，但期前收缩之间有一定规律，期前收缩间的距离为某一间期的倍数，见于器质性心脏病。⑤室性融合波：发生较晚的室性期前收缩，常与窦性冲动共同激动心室形成室性融合波，QRS 波表现介于窦性 QRS 波群与室性期前收缩 QRS 波群之间。

（2）室性期前收缩的定位诊断：室性期前收缩从起搏点发出后，经起搏点周围心肌纤维逐渐以较慢的速度向对侧除极，产生背离起搏点的除极向量。根据这个异常向量在各导联轴上的投影可对室性期前收缩进行定位诊断，见表 3-1。

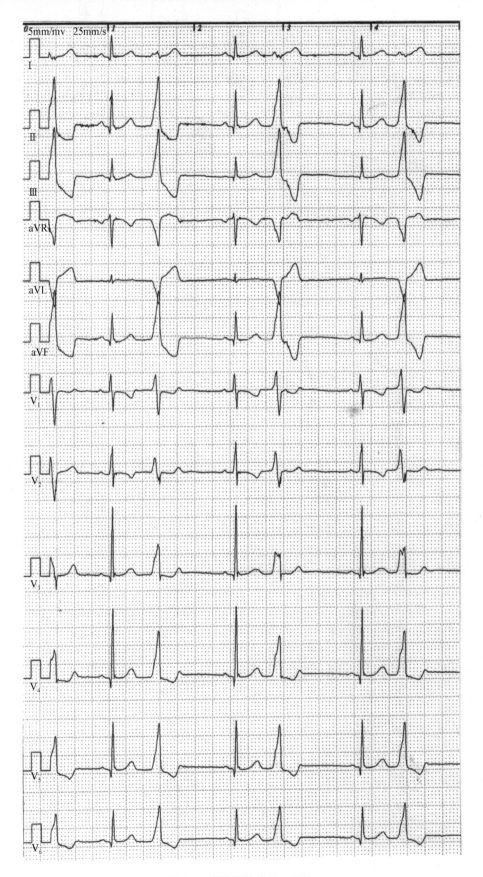

图 3-1　室性期前收缩二联律

表 3-1　室性期前收缩定位诊断

部位	QRS综合向量	主波图形
右心室	由右向左	表现为左束支传导阻滞图形
左心室	由左向右	表现为右束支传导阻滞图形
左心室后壁	由后向前	心前区导联表现为右束支传导阻滞图形，肢体导联表现为左前分支传导阻滞图形
左心室前壁	由前向后	心前区导联表现为右束支传导阻滞图形，肢体导联表现为左后分支传导阻滞图形
心尖部	由下向上	V_1 导联呈右束支传导阻滞图形，V_5、V_6 导联 QRS 主波向下
心底部	由上向下	V_1 导联呈右束支传导阻滞图形，V_5、V_6 导联 QRS 主波向上

（五）异位心动过速

异位起搏点期前收缩连续出现 3 次或 3 次以上称为异位心动过速。按异位起搏点的部位分房性、交界性、室性心动过速（室速），前二者从临床和心电图上往往难以区分，统称为室上性心动过速，如能辨认出房性 P 波则称为房性心动过速。

1. 阵发性室上性心动过速　阵发性室上性心动过速（PSVT）是小儿较为常见的快速性心律失常，常伴发心力衰竭或心源性休克。心电图表现：①心动过速突发突止，RR 间期绝对匀齐。②心房率为 160～300 次/分。③QRS 波为室上性，少数合并室内差异性传导时可出现 QRS 波增宽。④可有 ST 段下移、T 波平坦或倒置。若可见 P′波且 P′R 间期＞0.12 s 考虑为房性心动过速，若 QRS 波前后无 P′波或有逆性 P′波且 P′R 间期＜0.10 s 或 RP′间期＜0.20 s 时考虑为交界性心动过速，若 P′波不能辨认统称为阵发性室上性心动过速，不必严格区分（见图 3-2）。

目前认为 PSVT 发生机制为激动折返、心脏异位自律性增高、触发活动，其中以激动折返最常见。按照心脏电生理学发生机制，PSVT 可分以下几型：

（1）房室结内折返性心动过速：儿童期占 PSVT 的 60%，房室结双径路存在是其产生的前提，75% 的 PSVT 电生理检查时可见房室结双径路存在。冲动沿着房室结内的快通道和慢通道折返。食管心房调搏表现为房室传导时间（SR）跳跃式延长，SR 曲线突然中断，S_1S_1 反扫每减少 10 ms 时 SR 相差＞60 ms。

（2）旁路折返性心动过速：儿童期占 PSVT 的 30%，冲动沿着房室旁路折返引起心动过速。食管心房调搏诱发室上性心动过速（SVT）的心搏无 SR 跳跃现象，SVT 发作时 P 波在 QRS 波之后。

（3）窦房结折返性心动过速：较少见，因窦房结病变引起。窦房结折返要求心房的有效不应期短，使其易于反复应激，窦房结的相对不应期要长，激动在窦房结中要经过较长时间的缓慢传导，才从窦房结传出至心房，保证心房有充分时间恢复应激性。食管心房调搏发生折返激动时心率突然增加，且比较恒定，约 80～210 次/分，P 波形态及电轴与正常窦性 P 波一致，心动过速常由房性期前收缩引起，诱发心搏的 SR 不延长。期前收缩后的窦性 PP 距离＜SVT 前的 PP 距离，发作时 P 波在 QRS 波之前，P′R/RP′＜1，RP′＞110 ms，可诱发和终止 SVT。SVT 时常伴房室传导阻滞，压迫颈动脉窦可终止 SVT。

（4）心房内折返性心动过速：多见于心房内有病变者，心动过速发作与心房内传导及不应期不一致有关。食管心房调搏诱发时 SR 不延长，SVT 发作时 P 波形态不同于窦性 P 波，具有形状多变特点。QRS 波形态正常，可诱发和终止 SVT。SVT 时可伴房室传导阻滞，压迫颈动脉窦不能终止 SVT。发作时 P′R/RP′＜1，RP′＞110 ms，QRS 波呈室上性。

（5）心房自律性心动过速：为心房异位节律点自律性增高引起。食管心房调搏发作 SVT 无需期前收缩诱发，QRS 波呈室上性，P′R/RP′＜1，RP′＞110 ms。不能通过诱发而终止 SVT，压迫颈动脉窦亦不能终止 SVT。SVT 可伴房室传导阻滞。

2. 阵发性室性心动过速

阵发性室性心动过速可导致严重的血流动力学紊乱而危及生命。心电图表现：①连续 3 个或 3 个以上宽大畸形的 QRS 波，QRS 波宽度＞0.10 s，心室率为 100～270 次/分，或大于正常平均窦性心率的 25%，节律稍不齐。②P 波频率较

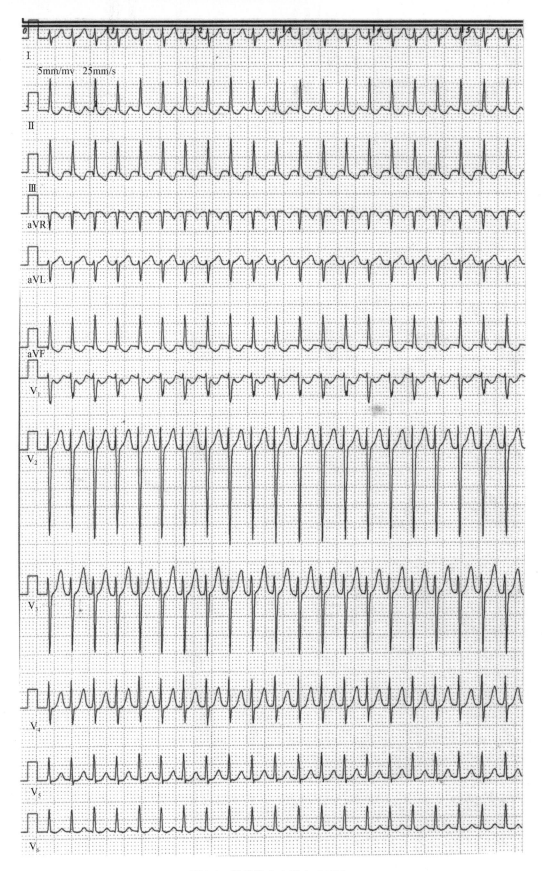

图 3-2　阵发性室上性心动过速

慢，P-P匀齐，P波与QRS波无关。③可见心室夺获或室性融合波。

心电图QRS波群与P波关系可呈现4种形式：①房室分离：指心房与心室自成节律，彼此无关，心房受窦房结或异位心房节律控制，心室受心室节律控制。一般情况下心房率＜心室率，当心房的异位节律表现为心房颤动、心房扑动或房性心动过速时，心房率＞心室率。②1∶1室房逆传：占室性心动过速病例的25%～30%。在室性心动过速中每个QRS波群之后伴随1个P波，在Ⅱ、Ⅲ、aVF导联倒置，此P波是心室激动逆传激动心房形成的逆P波。③心室夺获与室性融合波：见于5%的室性心动过速病例，特别是频率较慢的室性心动过速（＜180次/分）。室性心动过速时可有窦性或房性激动下传激动心室，呈现正常QRS波群，称为心室夺获；或呈现部分夺获心室，形成室性融合波。④部分室房逆传：室性心动过速时部分室性冲动经房室传导系统逆传，部分出现不同程度的室房传导阻滞，P′波时有时无。

根据心电图畸形QRS波形态分类：

（1）期前收缩型单形性室性心动过速：占室性心动过速（室速）的70%以上，多见于器质性心脏病，突发突止，称为短阵性室速，分三个亚型：①恒速型：RR间距恒定不变，75%转为心室颤动。②减速型：RR间距逐渐延长，都自动转为窦性心律，常不发生心室颤动。③加速型：RR间距逐渐缩短，100%转为心室颤动，需要立即治疗。

（2）多源性室性心动过速：畸形QRS波有多种形态，QT间期正常，可见于心肌病、二尖瓣脱垂等。

（3）双向型室性心动过速：交替出现两种不同形态宽大畸形的QRS波群，方向相反，同轴相和异轴相RR间距相等，室速频率140～200次/分。若仅见QRS波群幅度的交替性变化，称为交替性心动过速。在PSVT时若心率＜180次/分出现QRS电交替，旁路折返性心动过速可能性为90%。双向型室速由洋地黄中毒及严重心肌损伤引起。

（4）反复性阵发性室性心动过速：常见3～15个室性期前收缩与窦性心律交替出现，心室

率100～150次/分，见于无器质性心脏病人群，预后较好。

（5）并行心律型室性心动过速：心脏同时存在两个起搏点，一个是窦房结，另一个为心室异位起搏点，周围存在传入阻滞而不受窦性激动的干扰，但按时发放冲动至周围心肌，只要周围心肌脱离有效不应期即可除极心肌。心电图表现常间歇出现心动过速，频率为70～140次/分，诱发的室性期前收缩的偶联间期不等，心动过速之间的间歇期为心动过速时RR间期的整数倍，经常出现融合波。

（6）尖端扭转型室性心动过速（TdP）：QRS波群振幅与形态多变，每隔3～20个心搏，QRS波的方向围绕基线扭转，心室率150～300次/分，发作前数小时到数天频发多源性室性期前收缩或晚期室性期前收缩二联律，或"R on T"现象而诱发心动过速。QT间期或QU间期明显延长，同时心前区导联T波宽大畸形、平坦、高大或深倒置，U波明显。TdP因QT间期延长、心室复极离散度增加发生折返所致，或与早期后除极有关。临床见间歇依赖型与肾上腺素依赖型两种。前者由于低钾、低钙、低镁、严重心动过缓、药物中毒或广泛心肌损害等引起。后者见于先天性长QT间期综合征，伴有耳聋或不伴有耳聋，多在惊恐、运动、激动等交感神经兴奋或静脉滴注异丙肾上腺素时诱发，窦性心律时心电图出现特征性的T波交替性变化。

（7）特发型室性心动过速：常见于无器质性心脏病的患者，不引起血流动力学变化，预后好。分两型：①特发型左心室速：异位激动多起源于左心室心尖部，较多见，与浦肯野纤维折返或触发激动有关。表现为右束支传导阻滞型室速合并电轴左偏，常为持续性室速，不易被运动、异丙肾上腺素诱发，多被情绪诱发，发作后常不能自行转换为窦性心律。②特发型右心室性心动过速：异位激动起源于右心室流出道，较少见。表现为左束支传导阻滞型室速合并电轴右偏，在非发作期存在同形态的期前收缩或成对期前收缩，多由运动、异丙肾上腺素诱发，常见起源于期前收缩的短阵室速，形态与期前收缩一致，室速持续时间短，可自行终止。

（六）扑动与颤动

扑动与颤动是较异位心动过速更快的快速性心律失常，异位兴奋点起源于心房者称为心房扑动与心房颤动，起源于心室者称为心室扑动与心室颤动。

1. 心房扑动　心电图表现：①P 波消失，代之以 300 次/分以上（婴儿可达 400～450 次/分）的大小形状相同、匀齐、连续快速的锯齿状"F"波，在 Ⅱ、Ⅲ、aVF 及右胸导联 V_{3R}、V_1 中最明显，F 波之间无等电位线。②FR 间期相等。③心室率依房室间的传导而定，可呈 4∶1、3∶1 或 2∶1 房室传导。④QRS 波呈室上性。

2. 心房颤动　心电图表现：①P 波消失，代之以纤细、快速和形态各异的颤动波（f 波），频率为 400～700 次/分，V_{3R}、V_1 导联较明显。②心室节律不规则，RR 间期绝对不等，心室率＞130 次/分时称快速性心房颤动。③QRS 波呈室上性。

3. 心室扑动与心室颤动　心室扑动与心室颤动是最严重的心律失常，起源于心室内单个或多个异位节律点，引起局灶性折返，心室肌不协调地收缩，不能有效泵血。心室扑动心电图表现：①QRS 波与 T 波相连但无法区分，呈现规则、快速、连续的大幅度正弦曲线波。②频率150～250 次/分。心室颤动心电图表现：①QRS波与 T 波完全消失，呈现不规则、形状各异的颤动波。②频率250～500 次/分。

（七）心脏传导阻滞

心脏传导阻滞指心脏传导组织的不应期病理性延长，产生激动传导延迟或中断。传导阻滞可发生于传导系统的任何一段，根据部位不同分为：窦房传导阻滞、房内传导阻滞、房室传导阻滞、束支传导阻滞。根据激动通过阻滞区的程度差异，分一度、二度、三度传导阻滞。一度指全部冲动下传到心室，但速度减慢；二度指部分冲动不能下传到心室；三度指全部冲动不能下传到心室。二度传导阻滞又分莫氏Ⅰ型传导阻滞（简称二度Ⅰ型房室传导阻滞，文氏现象）和莫氏Ⅱ型（简称二度Ⅱ型房室传导阻滞）。房室传导阻滞可为暂时性、间歇性、阵发性、永久性（持续阻滞＞1 个月）。一度和二度Ⅰ型传导阻滞常见，但无重要意义，出现二度Ⅱ型及三度传导阻滞预示严重心律失常[9]。

1. 窦房传导阻滞　指窦房结与周围心房交界区的传导障碍。

（1）一度窦房传导阻滞：普通心电图无法显示。

（2）二度窦房传导阻滞

莫氏Ⅰ型：①窦性 P 波。②PP 间距逐渐缩短，直至出现长 PP 间歇，然后 PP 间距又逐渐缩短，周而复始。③长 PP 间距小于短 PP 间距的 2 倍。

莫氏Ⅱ型：①窦性 P 波。②周期性数个 P 波之后有 1 次 P 波脱漏，形成长 PP 间期。③长 PP 间期与短 PP 间期成倍数关系。

（3）三度窦房传导阻滞：窦性 P 波消失，继以缓慢的逸搏心律。

2. 房内传导阻滞　心房局部区域与心房其余部分之间的完全性房内传导阻滞称为房内传导阻滞。激动在右心房与左心房之间的传导延缓称为不完全性房内传导阻滞。

（1）不完全性房内传导阻滞：①P 波时间≥0.11 s，振幅增高。②P 波可出现切迹、双峰、双相，峰间距离≥0.04 s。

（2）完全性房内传导阻滞：①两种 P 波并存，即窦性 P 波与异位 P′波。②窦性 P 波后有QRS 波，P′波后无 QRS 波。③P 波与 P′波互不干扰，P′-P 间距可不相等。

3. 房室传导阻滞　在没有生理性干扰的情况下，窦房结的激动在房室结或房室束内传导发生阻滞或延缓称为房室传导阻滞。

（1）一度房室传导阻滞：心电图显示 PR 间期超过相应年龄 PR 间期正常值上限；或 PR 间期虽未超过正常上限，但心率未变或增快时，PR 间期较前延长 0.04 s 以上（见图 3-3）。

（2）二度房室传导阻滞：莫氏Ⅰ型（文氏现象）：①窦性 P 波，PR 间期逐渐延长，直至QRS 波脱落，周而复始，呈现规律性变化。②PR间期逐渐延长的同时 RR 间期逐渐缩短，直至QRS 波脱落。③伴有 QRS 波脱落的 RR 间期短于 2 个窦性 PP 间期（见图 3-4）。

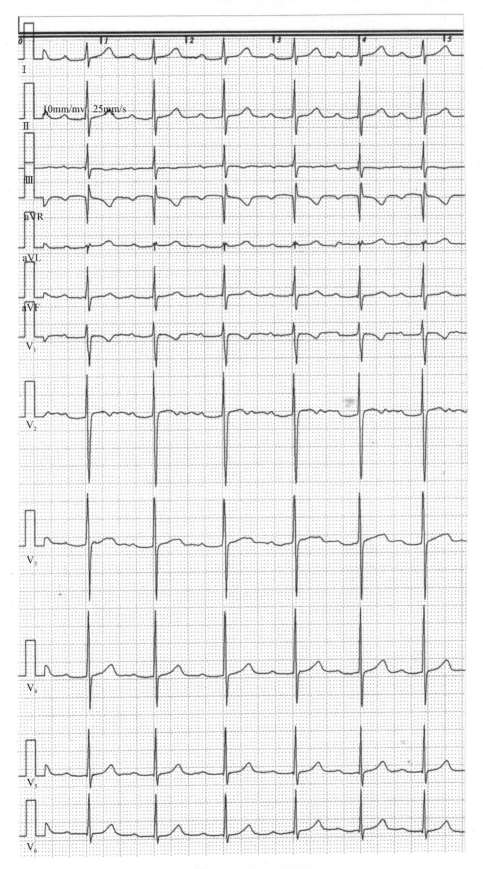

图 3-3　一度房室传导阻滞

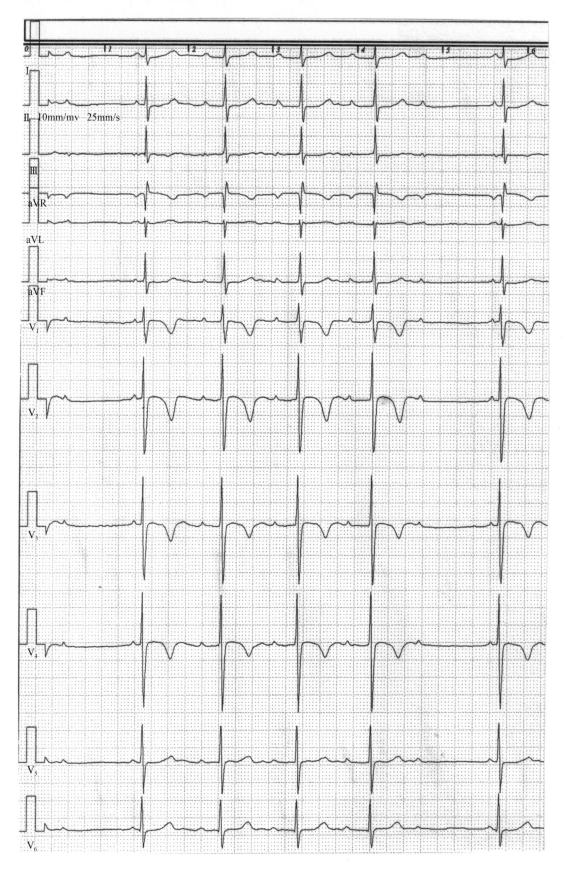

图 3-4　二度Ⅰ型房室传导阻滞

莫氏Ⅱ型：①窦性 P 波，PR 间期固定不变。②部分 P 波后 QRS 波脱落，脱落的 RR 间期为窦性 PP 间期的倍数。③房室传导阻滞比例多为 2∶1 或 3∶1。

（3）三度房室传导阻滞：先天性完全性房室传导阻滞（CCAVB）：发生率 0.5%，见于房室结纤维化或房室结缺如，或与先天性心脏病房间隔缺损、大动脉错位等并存。表现为：①妊娠后期发现胎儿持续性心动过缓而无胎儿窘迫表现。胎儿超声心动图观察胎儿房室收缩不协调。②出生后婴儿心室率持续<80 次/分，儿童<50 次/分。③心电图 PP 间期与 RR 间期各有固定频率，PR 间期无固定关系，心房率>心室率（见图 3-5）。获得性完全性房室传导阻滞（CAVB）：心内手术后获得性完全性房室传导阻滞发生率为 0.85%。心电图同先天性房室传导阻滞，阻滞部位在希氏束分支以上者 QRS 波时间及形态正常，在希氏束分支以下者 QRS 波宽大畸形。

4. 室内传导阻滞　指希氏束以下分支发生传导阻滞。根据阻滞部位的不同又分希氏束主干阻滞、右束支传导阻滞、左束支传导阻滞、左前分支阻滞、左后分支阻滞、间隔分支阻滞、双束支阻滞、三束支阻滞等。

（1）右束支传导阻滞与左束支传导阻滞的诊断：右束支传导阻滞心电图图形为 QRS 波在 V_1、V_2 导联主波为 R 波（或 rsR′型），V_5、V_6 导联 S 波粗钝，常有心电轴右偏。左束支传导阻滞时 V_5 导联 QRS 波顶端粗钝或挫折，V_1 导联呈宽大粗钝且较深的 S 波，电轴可以左偏。左束支传导阻滞的临床意义比右束支传导阻滞大，多表明心脏病变范围较广。

（2）左前分支阻滞与左后分支阻滞的诊断：左前分支阻滞心电图特征有：①QRS 电轴重度左偏-90°～-30°。②Ⅰ、aVL 导联 QRS 波呈 qR 型，R_{aVL}>R_I，Ⅱ、Ⅲ、aVF 导联呈 rS 型，$S_Ⅲ$>$S_Ⅱ$。③QRS 波时间轻度延长。左后分支阻滞心电图特征有：QRS 电轴右偏，可大于 120°。Ⅰ、aVL 导联呈 rS 型，Ⅱ、Ⅲ、aVF 导联呈 qR 型。

（3）间隔分支阻滞：见于正常人或心肌炎患者。心电图表现：①V_1、V_2 导联 R 波高大。②左心前区导联和Ⅰ导联无 q 波，电轴左偏，R_{V_2}≥R_{v_6}，V_1 导联 R/S 比值>1。③QRS 时间

稍延长。心电向量图表现：横面 QRS 环起始于左前，环体呈逆钟向运行，2/3 面积位于左前，终末向量及 ST-T 无明显改变。

（4）双束支阻滞：常见类型有：①右束支传导阻滞合并左前分支阻滞：胸导联呈右束支传导阻滞图形，肢体导联呈左前分支阻滞图形。②右束支传导阻滞合并左后分支阻滞：胸导联呈右束支传导阻滞图形，肢体导联呈左后分支阻滞图形。③一侧束支传导阻滞合并 PR 间期延长。④右束支传导阻滞合并左束支传导阻滞。

（5）三束支阻滞：指右束支、左前分支或左后分支先后或同时出现阻滞，心电图呈现相应图形。

（八）预激综合征

指窦房结发出的冲动除经正常房室通道下传激动心室外，还通过另一条或多条旁路以短路方式预先激动一部分心室，称预激综合征，又称 Wolff-Parkinson-White 综合征。发病率占小儿心律失常的 1.2‰，儿童期无性别差异，随着年龄增加，显性预激综合征的男性发病率增加，成年男性可达 69%，而隐匿性预激综合征则无此现象。临床上已确认的旁路有 Kent 束、James 束及 Mahaim 束（见图 3-6）。Kent 束、James 束及 Mahaim 束等不仅可以单独存在，也可以不同的组合形式同时存在，造成临床和电生理诊断上的困难。

1. Kent 束　Kent 束是从心房直接连至心室的肌束，多位于右心房室环处的外侧，有时左右心房室环外侧缘可同时见到。

心电图：①PR 间期缩短，婴幼儿≤0.08 s，年长儿≤0.10 s。②QRS 时间增宽，婴幼儿≥0.08 s，年长儿≥0.10 s。③QRS 波起始部粗钝，形成预激波（δ波）。④PJ 间期正常，婴幼儿≤0.20 s，年长儿≤0.24 s。⑤继发性 ST 段、T 波改变，T 波与预激波反向。

2. James 束　James 束是由前、中结间束分出少部分纤维和后结间束分出的大部分纤维绕过房室结主体而止于房室结下端或房室束而形成的，由 James 束所致的预激综合征称短 PR 综合征。

心电图：①PR 间期缩短，婴幼儿≤0.08 s，

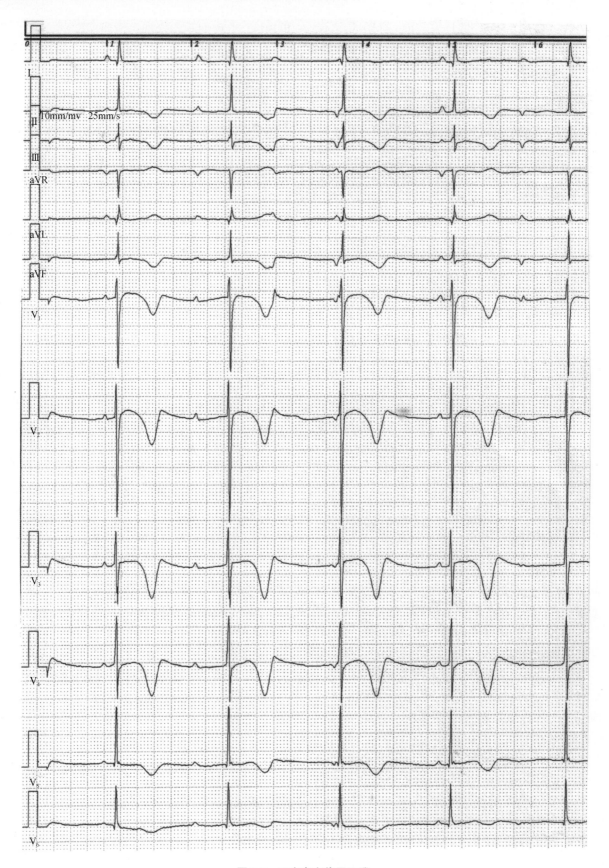

图 3-5　三度房室传导阻滞

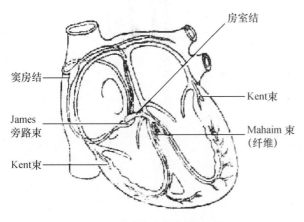

图 3-6　预激综合征旁路示意图

年长儿≤0.10 s。②QRS 波时限正常（伴有束支传导阻滞者例外）。③QRS 波起始部无 δ 波。

3. Mahaim 束　Mahaim 束从房室结、房室束或左/右束支发出，直接连接室间隔心肌。

心电图：①PR 间期正常。②QRS 波时限增宽，婴幼儿≥0.08 s，年长儿≥0.10 s。③QRS 波起始部有 δ 波。④继发性 S-T 段、T 波改变。

临床上，根据心电图表现预激综合征可分为隐匿性、潜在性、间歇性。隐匿性预激综合征多见于无心脏病的健康人，部分为二尖瓣脱垂、Ebstein 畸形或肥厚型心肌病患者，指房室间的旁路前传功能受阻，仅有单向室-房逆传功能。隐匿性旁路大多位于左侧游离壁，其次位于前间隔部或右侧游离壁。隐性预激综合征房室传导时

间短于显性预激综合征患者。心电图显示：①静息、心动过速及左、右心房起搏时心电图上无预激波图形。②心动过速时发生的第 1 个 PR 间期无突然延长。③心动过速时 QRS 波后有逆向 P′波，P′R＜RP′，即室房传导比房室传导快。④无创性心房激动顺序标测有助于隐匿性旁路的定位。心内电生理检查显示：①心室起搏时产生 1∶1 心房回波。②心室递增性起搏时，因旁路逆向有效不应期恒定，VA 间期恒定不变。潜在性预激综合征指心电图正常而在心房调搏时可诱发出经旁路前向传导的典型预激图形，心房调搏时显示旁路传导特征，房室传导时间恒定。随着 S_1S_1 时距缩短，PR 间期缩短，QRS 波逐渐发生畸形，出现 δ 波。希氏束电图：AH 间期延长，HV 间期缩短，H 波位于 V 波之内或之后。间歇性预激综合征指部分阵发性室上性心动过速患者间歇出现预激波形，原因有：①促使预激图形正常化的因素：凡能抑制旁路传导性、加速正常房室结通道传导速度的神经体液、病理、药理以及物理因素都能使预激图形正常化，常见的原因就是旁路不应期延长；②促使预激图形重现的因素：凡能抑制正常房室通道传导性，或在时间上为旁路前传的冲动提供预激区，均能使预激图形重现。

（王　成　谢振武）

第二节　动态心电图监测

常规心电图只记录数十个心动周期，对于非固定的心电异常信息，特别是短暂、一过性、阵发性的心律失常以及 ST-T 变化等可通过动态心电图（Holter）检测获得。1957 年美国物理学博士、实验物理学家 Holter 发明了动态心电图。动态心电图一次连续记录，可获得大量连续性心电资料，从中检出异常改变的可能性远较普通心电图高。但动态心电图的双通道、三通道记录不足以完整地观察心电活动异常，限制了其在临床上的进一步应用。1992 年第一代 12 导联动态心电图问世，开创了动态心电图领域中的新纪元，

已在多方面显示其具有全面、准确、可靠特性。动态心电图技术正逐渐向长时间、多导联、大容量及高度智能化方向发展。动态心电图主要由记录器和回放与分析系统两部分构成。记录器把动态心电图信号经心电放大器放大后，由模拟-数字变换器变成计算机可以接收的数字信号，经回放由计算机软件进行分析和处理[10]。

Holter 一般可以记录自然状态下连续 24 小时或更长时间内数万次至数十万次的心电信息，可发现并记录受检者在各种状态（如活动、服药、出现症状等）下通常在短暂心电图检查时难

以捕捉到的心电变化,为临床诊断和治疗提供重要依据。Holter 监测时新生儿心率 85～250 次/分,10～13 岁为 45～200 次/分,室性期前收缩一般 <5 次/分或出现概率<1‰或<100 次/24 小时,睡眠时心率<醒时心率。

小儿正常窦性心律下的频率与成年人有所不同,不仅各年龄组之间心率变异较大,而且具有明显的昼夜规律,即白天快,夜间慢,尤其哭闹及剧烈运动时变化极大。最高心率变动范围较大,一般最高心率临床意义不太大,但全天心搏总数、全天平均心率以及昼夜间最大、最小心率变化有明显的临床意义。心率如超过正常最高值,可视为窦性心动过速;如低于最低值可视为窦性心动过缓。

动态心电图与普通心电图比较各有特点。普通心电图仅能记录受检者处于静态的且为时较短的心电资料,相对间歇性显示的心电活动记录常常有遗漏,影响诊断的正确性。动态心电图是随身携带的小型记录器,在受检者不受限制的日常活动中,连续记录长时间的心电资料,经回放系统回放分析,并由电子计算机处理而获得分析结果。普通心电图适于检测持续存在或频繁出现的心电图异常,尤其适于作出心脏急症的心电图诊断。动态心电图既不同于普通心电图,亦不能取代普通心电图,两者互相补充。

一、动态心电图描记发生伪差和误判的原因及对策

(一)外界原因所致。患者检查时不穿易产生静电的化纤内衣,不进入高频电场和强磁场,避免交流电干扰使心电波形失真,避免手机通话及理疗器械工作,避开汽车发动机、电焊等以免干扰动态心电图图形。

(二)粘贴放置监测电极前,要特别注意对皮肤的清洁和电极位置的选定。如皮肤处理不够或一次性电极与皮肤接触不良,易发生电极松动、移位、脱落,产生干扰波、基线不稳定或心电波形消失等现象,应重新处理和放置电极。病人上肢活动过度易造成肌电伪差,应嘱病人在心电监护期间避免过度活动。左侧卧位时,易引起 V_5、V_6 导联干扰,应嘱病人最好取仰卧位或右

侧卧位。

(三)所有导线、电缆接头必须紧密,防止松动,每次使用前都应检查导联完好程度。

(四)自 Holter 应用于临床以来,其功能与抗干扰性能已有较大改进,但动态心电图分析系统软件设计仍存在一定局限性,尚不可能将所有心律失常检出程序编入计算机软件,是造成误判的主要原因。动态心电图对一些较复杂的心律失常,往往缺乏足够的识别和分析能力。为此,要求对动态心电图的 12 个导联都要认真阅读,分辨伪差,掌握诊断标准,必须时要对照常规心电图全面分析。同时需进一步完善计算机分析系统软件,从而进一步提高动态心电图分析系统的精确性[11]。

二、动态心电图诊断心律失常、ST 段改变的标准

(一)心律失常诊断评价标准

(1)正常人室性期前收缩≤100 次/24 小时,或 5 次/小时,超过此数只能说明有心脏电活动异常,是否属病理性应综合临床资料判断。

(2)窦房结功能不全诊断标准

窦性心动过缓≤40 次/分持续 1 min;二度 Ⅱ型窦房传导阻滞;窦性停搏>3.0 s,窦性心动过缓伴短阵心房颤动、心房扑动或室上性心动过速,发作停止时窦性搏动恢复时间>2 s。但要注意排除药物引起的一过性窦房结功能异常。

(二)心肌缺血诊断及评价标准

(1)缺血性 ST 段下移需符合三个"1"标准:ST 段呈水平型或下斜型下移≥0.1 mV;缺血改变至少持续 1 min 以上;两次缺血发作至少间隔 1 min 以上。

(2)持续性 T 波、U 波倒置。

(3)变异型心绞痛,其 ST 段抬高≥0.15 mV,并持续 12 s。

(4)心肌缺血负荷=ST 段下降幅度×发作阵次×持续时间。

根据心肌缺血及缺血负荷检测,可评价心肌缺血情况及疗效。

三、动态心电图临床应用

（一）评定与心律失常有关的症状

短暂的心悸、眩晕、晕厥、呼吸困难、深吸气、叹气、胸痛等是临床常见症状，但其病因复杂，12 导联动态心电图能捕捉到一过性症状发作时的心电图变化，为诊断提供客观依据，50% 病人在动态心电图检测时可再现相关症状。儿童期特别是青春期易出现自主神经功能紊乱而引发这些症状，应引起儿科医师重视[12]。

（二）对心律失常进行定量与定性分析

动态心电图是诊断心律失常最有效的手段，不仅对各种心律失常能进行准确定性与定量诊断，还可明确心律失常发作情况与患者情绪、活动等一般情况及接受各种治疗的关系。临床医师可根据检测结果评价心律失常严重程度、估测预后、制订防治方案。如无症状患者出现较长时间心脏停搏则易发生意外，有心脏病特别是心律失常患者如心律失常出现率增加或级别增高，提示病情加重。12 导联同步动态心电图对室性期前收缩起源部位进行定位诊断具有重要意义，起自右心室流出道的特点是 II、III、aVF 导联呈单相高大 "R" 波，电轴正常，V_1 导联 QRS 波主波向下，V_5、V_6 导联 QRS 波主波向上。I 导联呈 "R" 型者，期前收缩源自游离壁流出道[13]。

（三）评价抗心律失常药物的疗效

Holter 监测抗心律失常药物疗效有效标准：室性期前收缩减少 70% 以上，成对室性期前收缩减少 80% 以上，短暂阵发性室性心动过速 90% 消失。心律失常恶化标准：与对照 Holter 比较，室性期前收缩数目增加 4 倍，成对室性期前收缩、室性心动过速数目增加 10 倍，发生持续性室性心动过速。

（四）确定心肌缺血

通过观察 ST-T 改变对一过性心肌缺血进行定性分析，了解心肌缺血的次数及持续时间等，为临床诊断急性心肌缺血部位、频度、缺血总负荷等提供客观证据。一般 ST 段水平或下垂型下移 $\geq 0.1\,mV$ 且持续时间 $>1\,min$，两次发作间隔时间 $>1\,min$ 才有临床意义。

（五）评价起搏器功能

选择安装起搏器的适应证、观察起搏器的工作状态及引起的心律失常等。

（六）评定心脏病患者生活能力

日常活动、情绪波动等易使一些心脏病患者出现心肌缺血或心律失常，及时了解 Holter 资料以便对心脏病患者日常生活方式作出正确指导。

（七）流行病学调查

可作为一种简单可靠的方法以研究某些药物对特定人群心电图的影响，不宜用于人体某些疾病初筛及某病患病率的大规模人群普查。

（王　成）

第三节　胸部 X 线检查

X 线是一种以光速直线传播且波长很短的电磁波，能穿透可见光不能穿透的人体组织。X 线诊断学是应用 X 线特性，通过人体后在透视荧光屏或照片上显示正常和异常影像，结合基础医学和临床医学知识，分析、归纳并作出诊断的一门科学。心脏夹在两肺之间，在 X 线投照下心肺能够形成鲜明对比，以此了解心脏形态和搏动，已在临床得到普及应用。常用的心脏 X 线检查方法有透视及心脏摄片，后者 X 线剂量小，对人体损害更小。

良好的心脏 X 线片对临床诊断能提供有价值的信息，其技术条件要求具备适当的密度、良好的清晰度、鲜明的对比及微小的失真。正常胸片范围包括全部胸部及横膈，可见上4个胸椎，其下方的胸椎轮廓透过心影隐约可见，肺纹理清晰，两侧胸锁关节对称、等高、与身体正中线等距。胸部摄片一般应在平静吸气下屏气投照，避免深吸气或呼气状态下投照，保证横膈边缘清晰。按照患儿年龄不同可采用仰卧位投照和立位投照。婴幼儿采用仰卧前后位，由于X线管移动受限，投照距离较近，一般为0.9米。立位后前位胸片用于年龄较大患儿，X线管至胶片的距离为2米。右前斜位及左前斜位照片需立位投照，在较大患儿应用。右前斜位投照时患儿身体冠状面与X线胶片呈45°，左前斜位投照患儿身体冠状面与X线胶片呈60°。

透视是小儿心血管疾病X线检查中的一种重要方法。其优点如下：可动态观察心脏和大血管搏动；随意转动体位，便于从不同角度全面观察心脏各房室大小；可核对和校正因胸廓畸形、体位不正或吸气不足等造成的X线胸片上心脏及大血管影像的失真。小儿心脏平片难免发生体位不正和吸气不足，导致判断心脏大小和肺血困难，透视有助于弥补胸片的不足[14]。

一、心脏及大血管正常影像

心脏是一个立体结构，必须经过多个位置投影才能显示出较完整的轮廓，各种体位下心脏大血管正常X线解剖投影如下。

（一）后前位

亦称正位。右心缘分上下两段，以右心缘切迹为界，切迹以上至主动脉弓顶部称为右上心缘，切迹以下至右心膈角顶点称为右下心缘。儿童右上心缘由上腔静脉构成，向上一直到胸锁关节高度，升主动脉阴影隐于其中，此段较直。右下心缘由右心房构成，右下心缘与膈肌形成右侧心膈角，可见肝静脉或下腔静脉进入右心房的斜形阴影。儿童心脏因右心室占优势，右下心缘略大于右上心缘，右心缘高度与血管阴影高度基本相等，随年龄增长，血管阴影高度可超过右心缘。正常左心缘自上向下依次分为3个弧：第1弧为主动脉结，由主动脉弓及降主动脉起始部构成；第2弧为肺动脉段，是肺动脉主干及左肺动

脉起始段的综合投影，儿童较平直或稍凸；第3弧为左心室，为左心缘最凸出的一段，由左心室前壁构成。由于左心室外突，肺动脉段显得比较凹陷，称为心腰。透视见左心室搏动与大血管相反，在心腰构成反向搏动点。心尖在第3弧的外下端，由左心室与右心室邻接部构成，正常时居横膈平面附近（图3-7）。婴儿及幼儿心脏各弓分界不清楚。

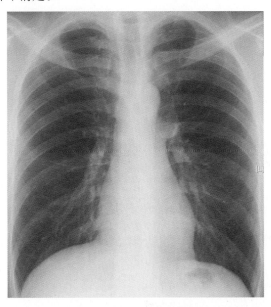

图3-7　胸部X线后前位片

熟悉后前位心脏瓣膜的解剖投影，对准确判断心导管介入位置十分必要。三尖瓣在右心房中、下1/3交界处与脊柱中线的交点，二尖瓣为左第5前肋距脊柱左缘0.5～2.0 cm处，主动脉瓣为自右心缘切迹沿心脏长径向下约2.5 cm处，肺动脉瓣为肺动脉段下缘向下引垂线与右心房上、中1/3交界点引出的水平线相交点。

一般生后随着体格生长发育、成熟，心脏形态轮廓、大小发生相应演化，X线表现也随之改变，由最初右心室优势型，过渡到左、右心室均势型，最后成为左心室型结构。

出生后头3天内新生儿由于动脉导管尚未关闭，在主动脉结略下方可见圆形密度增高影，为导管结阴影，随动脉导管闭合阴影消失。

婴儿期由于胸腺掩盖了主动脉，加之主动脉尚未完全发育，主动脉结构显示不清楚，只能通过气管偏移来确定主动脉结的位置。正常主动脉结左位，充填左上纵隔，气管偏右侧。当左上纵

隔较空虚，气管向左偏，则应考虑右位主动脉结。当然主动脉结的位置也可通过胸降主动脉近侧位于脊柱的哪一侧来决定。左位主动脉结，胸降主动脉近侧位于脊柱左侧，而右位主动脉结，胸降主动脉位于脊柱右侧。其次，心脏的形态也可因胸腺重叠而显示球形，或形态轮廓古怪，此时必须仔细辨认"心脏"边缘有无胸腺波浪状特征、胸腺与心脏交界处的切迹，如仍不能清楚，加摄左侧位胸片极有价值，因为胸腺总是占据前上纵隔。胸部透视时，胸腺形态、大小随呼吸发生变化，这也是鉴别的一种方法。因此，为了正确判断心脏形态、大小，对婴儿必须除外胸腺影的重叠，以免将增大的胸腺影误诊为心脏增大。婴儿右心室占优势，肺动脉段较凸出，肺动脉的凸度大于主动脉结的凸度。左下心缘圆隆，心尖位置较高，心影多呈二尖瓣型，心膈角呈锐角，有时右心房凸度亦较大，以吸气片显示较明显。

3～4岁后随着主动脉发育，主动脉结逐渐具有较清楚的轮廓。心脏形态轮廓由右心室优势型逐渐向左心室优势型过渡，心尖不再位置偏高且圆隆，心脏长径逐渐延长，肺动脉段虽仍较饱满但凸度较婴儿明显减少。透过心脏阴影，清晰可见胸降主动脉的左缘几乎与脊柱平行，在椎体左侧呈连续性下行。主动脉结光整与之相连。

青少年心脏形态已基本同成人期，肺动脉凸度变得不明显，但有时仍较饱满。因此，虽然心脏已呈左心室型结构，但肺动脉段不像成人左心室型结构那样凹陷。左下心缘向下延伸，心尖位置较低，心膈角呈钝角。胸降主动脉自弓降部开始逐渐内收，沿脊柱左侧下降，边缘光整不迂曲。

老年人升主动脉常常凸向右上缘，推移或掩盖上腔静脉影。主动脉结周缘可显示钙化，胸降主动脉明显迂曲，但即使如此，胸主动脉边缘仍然光滑清晰，左心室结构更明显。

心脏大小常用心胸比率表示，心胸比率是心脏横径与胸廓横径之比。心脏横径为胸部中线分别至心影右缘和心影左缘最大距离之和，胸廓横径为通过右侧膈顶的胸廓内径。心胸比率的测量受体位和呼吸等因素影响，在卧位时比立位时大，呼气时比吸气时大。正常心胸比率在新生儿<0.6，婴儿<0.55，年长儿<0.5，

成人平均0.45。儿童心脏横径（mm）=36.013+234.3×身高（cm）/体重（kg）。小儿心脏预测面积（cm^2）=0.18×身高（cm）+1.045×体重（kg）+13.7，病理心脏实际面积（cm^2）=（纵径×横径）×0.7+2.0，若实际面积＞预测面积10%认为心脏增大[5]。

肺血管纹理是指肺动脉和肺静脉的分支而言，右肺动脉从右心缘的上下两弓之间向外，左肺动脉的位置较右侧高。两侧的肺动脉反复分支，逐渐变细。下肺野肺动脉横行向左心房走行。在右上纵隔有时可见圆形或半弧形的奇静脉阴影。

（二）右前斜位

人体向左旋转45°投照。此位置主要观察左心房、肺总动脉等。心影后缘与脊柱完全分开，前缘自上而下为升主动脉、肺动脉段、肺动脉圆锥，右心室或左心室位置视投照角度而定。肺动脉圆锥亦称为右心室圆锥，是右心室接近肺动脉瓣的部分，亦即右心室漏斗部，心脏与前胸壁之间的倒置三角形透光区称为心前间隙。后缘自上而下为左心房、右心房及下腔静脉，心脏与脊柱之间的透明区为心后间隙，食管为心后间隙内的主要结构，紧靠左心房后方。食管与主动脉弓、左主支气管、左心房、降主动脉经过横膈部紧密邻接形成食管的4个生理压迹，上面3个均从左前方压向后方，下面1个是自左后方压向右前方。食管下端及胃泡偏居前方，为识别右前斜位的标志（图3-8）。

（三）左前斜位

人体向右旋转60°投照。此位置主要观察左心房、左心室、右心房及大血管等。前缘自上而下为升主动脉、右心房及右心室。后缘上为左心房，下为左心室。正常左心室一般不与脊柱重叠或重叠不超过椎体的1/3，旋转角度如超过60°，则左心室与脊柱阴影分开。室间沟为室间隔的下界，透视下病人深吸气时可显示为浅压迹。心影上方的弓形影是主动脉弓，向前上行为升主动脉，向后下行为降主动脉。主动脉弓的下方与心影之间的透明区称为主动脉窗，其间有气管、支气管和肺动脉阴影。食管下端及胃泡偏居后部，为识别左前斜位的标志（图3-9）。

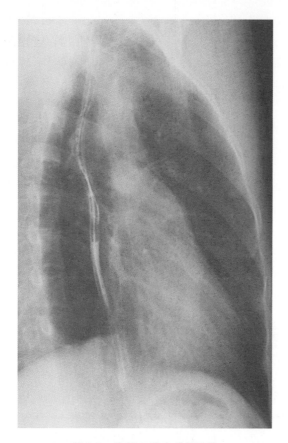

图 3-8　胸部 X 线右前斜位片

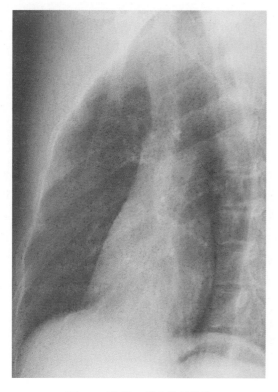

图 3-9　胸部 X 线左前斜位片

（四）左侧位

人体向右旋转 90°投照。心影纵轴从后上方斜向前下，心前缘与胸骨阴影紧密相邻，下缘为右心室，其漏斗部和肺动脉主干前缘略向后上方延伸，形成凸向前上方的弧形，升主动脉位于肺动脉主干上方，心前缘与前胸壁之间形成尖端向上的三角形透明区（胸骨后间隙），心后缘与脊柱之间存在狭长的心后间隙，心后缘主要由左心房构成，左心室仅占一小段，心后缘最下段与食管之间的三角形间隙称为心后食管前间隙，该间隙消失标志左心室流入道扩大（图 3-10）。

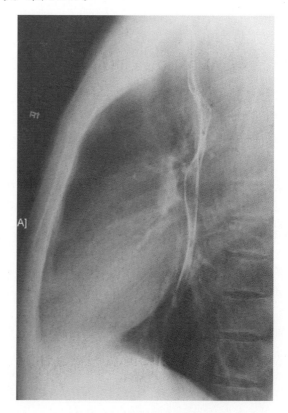

图 3-10　胸部 X 线左侧位片

一般情况下，标准的后前位及左侧位心脏摄片大致可反映心脏房室大小，右前斜位与左前斜位一般不作为心脏常规摄片，原因是存在心脏血管位置个体差异或调整身体旋转角度困难。

（五）影响心脏及大血管外形的生理因素

1. 年龄　婴儿左心发育不够，右心相对较大，故心脏为球形，位于中央，稍偏左。随着年龄增长，左心发育完全，心脏位置偏居左胸，3～8岁时才接近成人心脏形态。

2. **体型**　瘦长人胸部纵径长，心脏狭长，横膈低，心脏下缘可与膈面分离，称为悬垂心。矮胖者胸部纵径短，横膈高，心脏横位，心下缘与横膈接触面大，称为横位心。

3. **体位**　卧位时膈肌升高，心脏横径较立位时增大。

4. **呼吸运动**　吸气时膈肌下降，心脏呈狭长形，横径减小；反之，呼气时膈肌上升，心脏横位，心横径加大。

二、心脏及大血管基本病变的 X线表现

心脏及大血管病变通过X线检查，多不能直接显示病变本身。常根据心脏轮廓的改变，借以推测某些房室和大血管增大或变小、搏动增强或减弱以及肺循环改变。

（一）心脏外形变化

心脏增大是心脏病的重要征象，包括心壁肥厚和心腔扩张，常两者并存。心壁肥厚可单独存在，主要由肺循环或体循环阻力增加所致。单纯肥厚，心脏横径无明显增加。心腔扩张由血容量增加引起，主要来自分流如间隔缺损或反流，瓣膜关闭不全一般较快引起心腔普遍扩张。负担过重的或最早受损害的心腔首先扩张。心房与心室不同，房壁薄弱，在阻力增加或容量增加时，常以房腔扩张为主，一般不表现为单纯代偿性肥厚。此外，心肌本身的损害如中毒性心肌炎、甲状腺功能亢进、黏液性水肿等也可使心脏增大。

当心脏处于病理状态出现心脏增大时，正常心脏各弓的关系发生改变，使心影外形发生异常。常见异常心影形态有以下几种：

1. **二尖瓣型**　主要特征为心腰部凸出，心形似梨，由右心室增大或同时伴有左心房增大所致。常见心脏畸形为房间隔缺损、肺动脉狭窄及二尖瓣狭窄。

2. **主动脉型**　表现为左心缘向左下方膨隆，心腰部凹陷，主动脉结突出显著或正常，此为左心室增大的心脏形态。常见于主动脉瓣病变、动脉导管未闭等。

3. **普大型**　表现为心脏较对称地向两侧增大，外形如球形或烧瓶状，由左、右心脏都增大及心包积液等引起，心脏形态随体位变化。

4. **移行型**　心影外形介于上述三种类型之间。

X线检查对某些先心病诊断能提供较大帮助，少数情况可根据X线心脏形态来估计心脏畸形。如右位心，大血管错位时表现为蛋形心，法洛四联症时表现为靴形心，完全性肺静脉畸形引流表现为"8"字形心等。

（二）心脏增大

1. **左心室增大**　左心室流出道增大在后前位片表现为心脏长径增加，左心缘向左下扩大，心尖向左下移位伸入膈下，搏动点上移，肺动脉段相对凹陷，于左前斜位表现为心后下缘向后凸出，心后间隙缩小至消失（图3-11）。左心室流入道增大在左侧位片食管吞钡造影时表现为食管前间隙消失，后前位片无明显改变。正位片显示心影横径增大，心尖向左向下移位，左心室弓延长、膨隆、肺动脉段平直或凹陷。左前斜位显示心影向后下方增大，室间沟向前移位。当仅有心脏形态异常而心脏横径无明显增大时表示以心肌肥厚为主。

2. **右心室增大**　后前位片肺动脉段饱满平直，主动脉结相对缩小，流出道增大时心影横径无显著改变。流入道增大时心脏横径增大，右下心缘向左凸出。流入道与流出道同时增大时右心缘凸度增加，右心室参与右心房投影，最凸点在右下，右心膈角由钝角变为直角。左前斜位时心前间隙缩小、消失，下段延长。左侧位时心前缘与前胸壁接触面加大，心后缘向上凸出，下腔静脉位于心影之外。在正位片上心尖圆隆、抬高，肺动脉段平直或突隆，并可使心影向两侧增大（图3-12）。右前斜位显示心前间隙变窄或消失，肺动脉段隆起。左前斜位心影呈球形，心影前缘膨隆，室间沟向后移位。

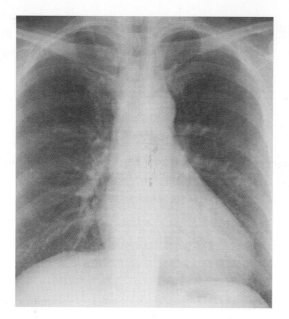
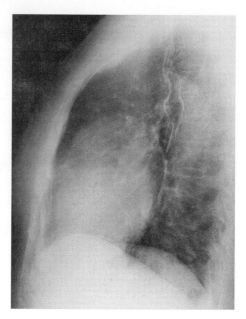

图 3-11　左心室增大（后前位与左侧位片）

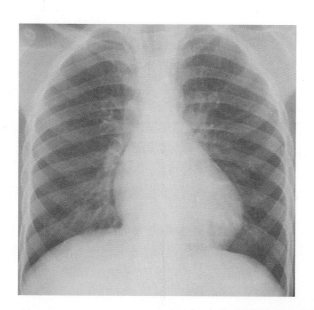
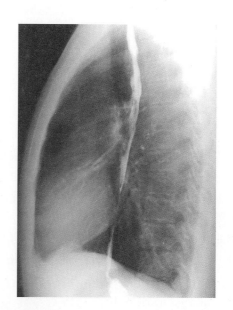

图 3-12　右心室增大（后前位与左侧位片）

3. 左心房增大　左心房增大顺序一般为后→右→上→左。后前位：向后扩大时出现双重密度影，向右扩大时食管压迹越过垂线向右凸，右心缘可见双心房影，向上扩大时左主支气管抬高，向左扩大时左心耳凸出，食管可向左凸。右前斜位：向右后扩大时食管明显受压，可见吞钡食管压迹，左侧位观察较右前斜位更明显。左前斜位：向左后扩大时食管后压明显，左主支气管抬高，与总支气管之间夹角＞45°。在后前位片

由于左心耳增大，使左心缘第 3 号显著，故左心缘出现明显的 4 个号。左心房向右侧增大在左心房上方形成高密度的软组织阴影，并常与右心房在右心缘共同形成双弧阴影，上弧为增大的左心房（图 3-13）。在小儿左心房增大容易使气管分叉角增大、分叉部抬高，左主支气管可受压变窄，甚至引起左下叶肺不张。在右前斜位食管钡餐显影示食管的左心房压迹增深，可使食管向后移位。此法可确定早期左心房增大。左前斜位显

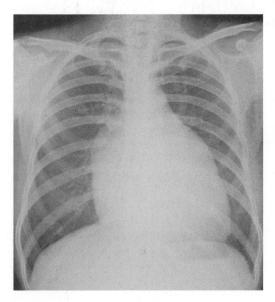
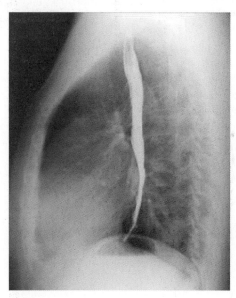

图 3-13　左心房增大（后前位与左侧位片）

示左主支气管抬高。

4. 右心房增大　后前位表现为右下心缘凸度增加，弧度升高，最凸点向右上方移位。右心房轻度增大时不易识别。增大较明显的右心房在正位片上表现为心影向右侧增大，主要是右心缘下弓延长，向右膨出。在右前斜位右心房显著增大时心后缘下部向后凸隆，心后间隙下部变窄。在左前斜位，心脏前缘上部膨隆，右心房段延长超过心前缘长度一半以上（图 3-14）。

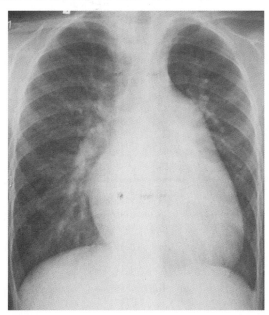

图 3-14　右心房增大（后前位片）

5. 心脏普大　心脏病导致多个心腔增大，根据各个房室增大程度在 X 线上呈现对应表现。

（三）肺血管病变

肺血管病变在儿童较为常见。肺循环由肺动脉、肺毛细血管和肺静脉组成，通过肺循环沟通左、右心腔。肺动脉和肺静脉是正常肺纹理的主要组成部分。

1. 肺充血　肺充血是指肺动脉内血流量增多。后前位表现为肺动脉段膨隆，两侧肺门影增大，血管粗而扭曲，常见血管断面观，左肺门部分为心影遮盖，右下肺动脉宽度常＞15 mm（图 3-15）。透视下，可见肺动脉段和两侧肺门血管搏动增强，即所谓"肺门舞蹈征"。肺野内的肺动脉分支向外周伸展，成比例地增粗，边缘清楚、锐利。长期肺充血，可促使肺小动脉痉挛、收缩，从而产生血管内膜增生，管腔变窄，最后引起肺动脉高压。肺充血常见于左向右分流的先天性心脏病如房间隔缺损、室间隔缺损、动脉导管未闭等，亦见于循环血量增加如甲状腺功能亢进和严重贫血等。

2. 肺淤血　肺淤血是指肺静脉回流受阻，血液淤滞于肺内。长期肺静脉压升高，肺小动脉发生痉挛、收缩和狭窄，久之肺动脉压亦升高，右心室负担加重，引起肥厚和扩张。在后前位，主要表现为肺静脉普遍扩张，呈模糊条纹状影，

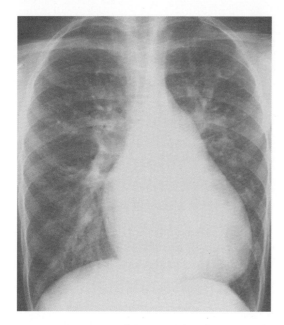

图 3-15　肺充血（后前位片）

一般以中、下肺野显著，有时可呈网状或圆点状，肺野透明度显著减低，两肺门影增大，肺门血管边缘模糊，结构不清，在出现反射性血管痉挛时，下肺静脉收缩变细，上肺静脉扩张增粗。透视时，肺门影无搏动。肺淤血严重时，在肋膈角附近可见到与外侧胸壁垂直的间隔线（Kerley B线），长约 2～3 cm，宽约 1 mm，为肺静脉压升高引起渗出液存留在小叶间隔内所致（图 3-16）。肺淤血常见原因为二尖瓣狭窄和左心衰竭等。

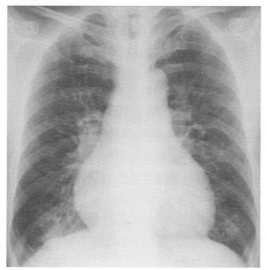

图 3-16　肺淤血（后前位片）

3. 肺缺血　肺缺血指肺血流量减少，由右心排血受阻引起。X 线上肺门血管细，肺门影缩小，右下肺动脉变细，肺纹理普遍细小、稀疏。肺野透明、清晰。正常肺动脉分支和其伴行支气管横断面基本相等，但在肺血减少时，肺动脉分支管径可明显小于支气管管径。严重肺血减少时，可由支气管动脉建立侧支循环，在肺野内显示为很多细小、扭曲而紊乱的网状血管影（图 3-17）。肺血减少主要见于肺动脉狭窄、三尖瓣狭窄和其他右心排血受阻的先天性心脏病。

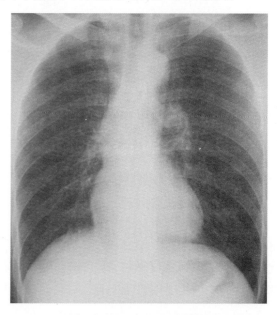

图 3-17　肺缺血（后前位片）

4. 肺水肿　肺水肿由毛细血管内液体大量渗入肺间质和肺泡所致。主要原因为毛细血管压和血浆渗透压之间失去平衡、毛细血管通透性发生改变。毛细血管压增高常见于肺静脉回流受阻。低氧血症、贫血、低蛋白症、菌血症的毒素和药物过敏反应等均可成为损害毛细血管壁的因素。肺水肿分间质性和肺泡性两种（图 3-18）。①间质性肺水肿：多为慢性，是左心衰竭引起肺静脉和毛细血管高压所致，也是肺淤血的进一步发展，常无特殊症状。X 线表现为肺门模糊、增大，肺纹理模糊，中下肺野有网状影，肺野透明度减低。肋膈角区常见 Kerley B 线。还可出现少见的间隔线（即 Kerley A 线），表现为细长的线条影，多出现于肺野中央区，斜向肺门。常有少量胸腔积液。治疗后肺淤血和肺水肿可于短期

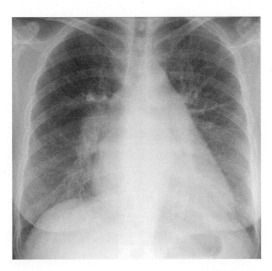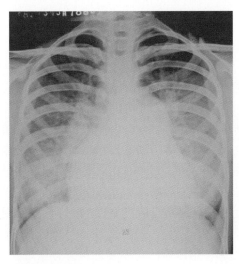

图 3-18　间质性肺水肿（左）与肺泡性肺水肿（右）

内消退。②肺泡性肺水肿：常与间质性肺水肿并存。渗出液主要储集于肺泡内。急性期可表现为呼吸困难和大量泡沫痰；慢性期症状不明显。X线表现为一侧或两侧肺野有片状模糊影，以内、中带多见。典型表现是肺野呈蝶翼状，见于尿毒症和心脏病伴有左心衰竭患者。

5. 肺栓塞及肺梗死　大多是周围静脉血栓或右心附壁血栓脱落进入肺动脉而引起。肺动脉大分支栓塞，危及患者生命。临床上表现为呼吸困难、心动过速、休克，甚至很快死亡。肺栓塞多涉及肺段动脉，可多发，好发于下肺和肺底部。常见症状为胸痛、少量咯血和低热。一般需要 2～4 天才能形成典型的出血性坏死实变。典型 X 线表现为肺野外围出现密度均匀增高的楔形或三角形影，长 3～5 cm，底边朝向胸膜，尖指向肺门。大片梗死可长达 10 cm。有时病变边缘模糊，并常出现少量胸腔积液。肺组织缺血性坏死后可继发感染形成空洞。患侧膈可升高，运动受限。病变机化后，残留条索状瘢痕影。一般病变吸收缓慢，平均需要 3 周左右。

6. 肺循环高压　由于肺血流量增加或肺循环阻力增高引起。肺充血、肺血流量增加引起者称为高流量性肺动脉高压。肺小血管和毛细血管痉挛、狭窄所致肺循环阻力增高者称为阻塞性肺动脉高压。这两类肺动脉高压均属于毛细血管前肺循环高压。肺静脉回流受阻引起的肺静脉压力升高属于毛细血管后肺循环高压（即肺静脉高压）。肺静脉高压后期，可继发肺动脉高压。

（1）肺动脉高压：正常主肺动脉收缩压为 15～30 mmHg（2～4 kPa），平均压在 20 mmHg 以下。收缩压超过 30 mmHg、平均压超过 25 mmHg 即为肺动脉高压。X 线表现：①肺动脉段突出。②肺门肺动脉及其大分支扩张，肺野中、外带分支收缩变细，与肺动脉大分支之间有一突然分界，称为肺门截断现象，见于阻塞性肺动脉高压。而高流量性肺动脉高压，从肺门至肺野外带，肺动脉各级分支均有增粗，但保持大小比例。③肺门肺动脉搏动增强。④右心室增大，肺动脉压愈高，增大愈显著。

（2）肺静脉高压：肺静脉压超过 10 mmHg（1.3 kPa）即为肺静脉高压。一般肺静脉压超过 25 mmHg（3.3 kPa）时则毛细血管内液体外渗而引起肺水肿。

（王　成）

第四节　超声心动图

超声心动图（echocardiography）是一种应用超声回波的原理显示心脏的结构、功能和血流的无创伤性检查方法，自20世纪60年代应用于医学临床以来，技术逐渐完善和提高，已发展成为一门独立的学科。超声心动图既可动态、实时地探查心脏及大血管的结构、功能和血流，又可对数字化图像信号进行脱机分析、长期保存，受检者无痛苦、无创伤，经济简便，可反复检查，是现代心血管病诊断的重要辅助检查方法之一。与其他心血管检查方法不同，超声心动图对小儿心血管系统的检查较成人有明显的优势，首先，由于小儿胸壁薄，可以用高频率探头获得高清晰度图像，图像质量好；其次，超声心动图对心脏的解剖结构诊断准确率高，对小儿先天性心脏病的复杂结构异常诊断价值更明显；再次，多普勒超声心动图对小儿的诊断准确性也优于成人。因而，超声心动图对小儿心脏病学的价值就显得更为重要。本节首先简单介绍超声心动图的基本原理和方法，然后分别讨论超声心动图对心脏及大血管结构、功能检查的临床应用，最后简述超声心动图学近年的进展。

一、超声心动图的发展简史

1942年奥地利医生 Dussik 应用超声波原理，使用振幅调制的 A 型超声仪探查人体的颅脑结构，为超声在医学上的首次应用，到20世纪50年代，A 型超声诊断法正式应用于临床。

1953年 Edler 和 Hertz 两位医生首次将超声技术用于心脏[15]，应用 M 型超声心动图诊断了心脏畸形，建立了心脏超声的检查方法，现多认为 Edler 和 Hertz 是超声心动图的奠基人。尽管 M 型超声心动图存在很大的缺陷，但当时被广泛用于先天性心脏病心脏结构异常的诊断，甚至可以利用 M 型超声心动图诊断心脏复杂畸形，如完全性肺静脉异位引流、心内膜垫缺损、三尖瓣闭锁、大动脉转位、左心发育不良、单心室畸形等，为现代超声心动图检查奠定了基础。

20世纪70年代中、晚期，二维超声心动图应用于临床。二维超声心动图可以实时动态地观察心脏的二维解剖结构，开创了超声心动图检查的新纪元。早期的二维超声心动图仪器比较笨重，图像欠清晰；随着超声传感器和图像处理技术的进展，二维超声心动图图像清晰度、分辨率显著提高，尤其是近年图像数字化处理技术的发展，使模拟图像技术不能达到的像素平均技术得以实现，图像质量进一步提高。目前二维超声心动图仍是超声心动图检查的主要手段。

1982年多普勒超声心动图仪问世。早期 Hatle 和 Angelsen 单独应用连续多普勒诊断某些血流异常，后来结合于二维超声心动图的多普勒血流诊断技术使心腔及血管内血流的检查水平进一步提高。现在，多普勒超声心动图主要用于心脏瓣膜反流、房间隔或室间隔缺损、动脉导管未闭等分流的血流检测，对大血管血流量进行定量估测，评价狭窄处血流的压差及估测某些心腔的压力等。

1992年，英国爱丁堡大学的 Sutherland 和 MacDicken 两位研究者成功地将以往用于探测血液中红细胞流速的多普勒技术改进，使其能显示心室壁的成像，并记录出心室壁心肌的收缩和舒张速度，发展为目前应用于心室整体和局部功能测定的组织多普勒成像（tissue Doppler imaging，TDI）技术。该技术的应用增加了超声心动图定量或半定量测定心肌功能的可能，延伸了超声心动图的临床应用价值。

三维超声心动图的概念虽然早在1961年就被提出，但直到20世纪90年代才逐渐应用于临床，最早的三维超声心动图是对连续采集的二维超声心动图图像以空间和时间为参照系，应用计算机技术进行重建，以体元模型法应用最多。1992年三维超声心动图应用于临床，但因为计算机重建过程耗时较长，临床应用受到限制。21世纪初，美国杜克大学研制了实时三维超声心动图技术，后经 Philips 公司进一步开发成目前的实时三维超声心动图系统。该系统不经过二维图像的重建，利用其由 3000 多个阵元组成的特殊矩阵排列换能器，可实时探查心脏的三维解剖结构，是超声心动图发展历史上的一个重要进步[15]。

目前，一般的超声心动图检查仪器都具有 M 型、二维及多普勒超声心动图检查技术，部分机器还配备了超声三维实时重建功能，对先天性或后天性心脏或大血管疾病的结构、血流和功能异常诊断有重要意义。

二、超声心动图的原理

超声波与我们日常生活中的声波相似，是一种疏密相间的振动。当振动的频率在 20～20 000 Hz 时，人的耳朵可以听到，称为声波。当频率超出了声波的范围（>20 000 Hz）即为超声波。医学应用的是介于 $2×10^4～2×10^8$ Hz 的超声波。它具有明显的方向性和传导性，超声心动图机通过探头内的特殊晶体可发放和接收不同频率的超声波。超声波的频率与其分辨率和穿透性有关，频率越高，分辨率越高，图像更清晰，但组织穿透力低，不能探及深层组织；频率低，穿透力高，但分辨率降低。儿科超声心动图检查主要应用 3.75 mHz、5 mHz 探头，新生儿可用 7.5 mHz 探头。目前很多超声心动图仪器配备多频探头，同一探头可以发射一定范围内不同频率的声波，扩大了探头的应用范围，方便检查者使用。

人体心脏和大血管结构复杂，但对超声波的反射强弱有一定的规律。按对超声波反射强弱的不同，通常将人体组织分成四种反射类型：①无反射型，如心腔和大血管内流动的血液；②少反射型，如心室壁、室间隔的心肌组织等；③多反射型，如心内膜、心脏瓣膜及大血管壁等与血液间声阻差较大的界面；④全反射型，如心脏与肺组织的界面等。这些交错出现的不同反射类型的组织对超声波的反射被超声机接收后，通过计算机处理显示于荧光屏上，即为超声心动图。

三、超声心动图的分类

超声心动图按照其成像技术分为五类，即 A 型、M 型、B 型（也称二维）、多普勒和三维超声心动图。A 型属振幅调制型，它以组织界面的回声用脉冲波的振幅形式来显示反射波信号的强弱，主要用于测量界面的深度，现应用很少，不详细介绍。M 型、B 型、多普勒及三维超声心动图是当今常用的超声心动图类型，以下分别说明。

（一）M 型超声心动图

M 型 超 声 心 动 图 （M-mode echocardiography）是最早应用的超声心动图，它通过辉度调制扫描出体内位于扫描线上的结构随时间的运动曲线。光点的亮度代表超声回波的强度，光点在垂直线上的距离反映反射结构离探头的距离。因为心脏在不停地跳动，扫描的光点随之在水平线上移动，显示出心脏各层运动的曲线。因此，M 型超声心动图只显示心脏在一条线上的结构随时间不同的变化轨迹，它具有两个优点：①由于扫描时声束方向固定，单位时间内位于扫描线上的信息量大，如瓣膜因血流冲击产生的高速颤动等，M 型超声心动图较易观察；②扫描图像以时间作为横轴，可以准确判断在某一具体时刻某一结构的运动状况、腔室的大小等，利于心血管测量的标准化。结合同时记录的心电图、心音图等可计算多项心功能参数。

但是，M 型超声心动图对切面轮廓、结构空间方位及其周围邻近关系的认识及判断存在局限性。目前，M 型超声心动图只作为一种测量腔室或大血管内径改变、观测室壁及瓣膜运动等的辅助性方法。传统 M 型超声心动图检查包括胸骨旁、剑突下及胸骨上窝三个部位，胸骨旁图像又分成 1、2、3、4、5 区（图 3-19）及三尖瓣、肺动脉瓣曲线七组，但实际上目前儿科常用的只有胸骨旁 2、3、4 和 5 区四组曲线。5 区曲线为主动脉根部曲线，由前至后分别为右心室流入道、主动脉根部和左心房（图 3-20），主要用于测量主动脉和左心房内径；4 区用于测量左心室流出道；3 区观察二尖瓣前后瓣的运动曲线，测量 EF 斜率；2 区观察室间隔与左心室后壁的运动形式，测量左、右心室内径，室间隔和左心室壁厚度及运动幅度，计算左心室短轴缩短率（left ventricular shortening fraction，SF）

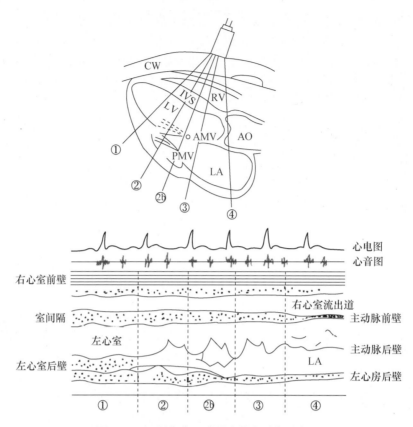

图 3-19 M 型超声心动图胸骨旁图像示意图

CW：胸壁；IVS：室间隔；RV：右心室；LV：左心室；AMV：二尖瓣
前瓣；PMV：二尖瓣后瓣；AO：主动脉；LA：左心房。

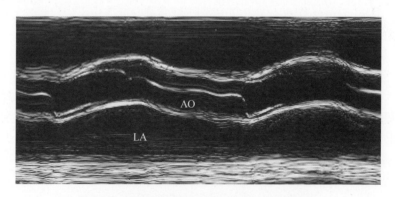

图 3-20 正常主动脉根部 M 型超声心动图图像

AO：主动脉，LA：左心房。

（图 3-21），通过某些左心室容积的计算公式还可
以估测左心室功能（详见后面章节）。

（二）B 型超声心动图

　　B 型超声心动图属辉度调制型超声成像，又
称二维超声心动图（two-dimensional echocar-
diography）或切面超声心动图（cross-sectional
echocardiography）。由于超声探头发出的超声束
方向与位置按一定的规律不断地变化，声束扫描
过的组织平面即显示成由光点组成的切面图像。
当超声束重复扫描的频率在 16 次/秒以上时，即
能实时地显示心脏在不同切面的活动情况，犹如
对心脏的活体解剖切面，对心脏的结构和功能是
一个更直接的显示。它改变了 M 型一维图像的

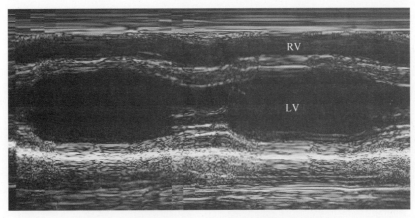

图 3-21　正常心室 M 型超声心动图图像（2 区）
RV：右心室，LV：左心室。

局限性，实时、直观地显示心脏、大血管的结构及活动情况，对多数心血管疾病的诊断和病情判断有重要的意义。

由于心脏的大部分被胸骨和肺组织覆盖，而超声波在骨组织和肺内气体中的穿透力极差，因此超声心动图探查心脏必须避开胸骨和肺组织。常用的二维超声心动图探查部位及切面如下。

1. 胸骨左缘区　探头置于胸骨左缘第二、三肋间，可以观察与心脏长轴平行的切面（长轴切面）及垂直的切面（短轴切面）。

（1）左心室长轴切面：超声束与心脏的长轴平行，可显示从心尖到心底的长轴切面，观测左心房室、二尖瓣及腱索、室间隔、主动脉根部、主动脉瓣的右冠瓣和无冠瓣、右心室流出道等结构（图 3-22），是最常用的心脏切面。

（2）右心室流入道长轴切面：探头在探查左心室长轴位置上声束向内下倾斜，可显示右心室流入道长轴切面（图 3-23），该切面可以观察下腔静脉、右心房、三尖瓣前瓣、三尖瓣后瓣、右心室等结构。

（3）胸骨旁主动脉短轴切面：该切面是显示主动脉根部的横切面（图 3-24），主动脉根部为一圆圈位于图像中央，圆圈内可见主动脉的三叶瓣，通常右上为左冠瓣，左上为右冠瓣，下面为无冠瓣。主动脉前面为右心室流出道，向右延续为肺动脉根部、主肺动脉及左右分支的长轴切面。后面为左心房，向右为房间隔和右心房，右心房通过三尖瓣与右心室相通。轻微校正探头可

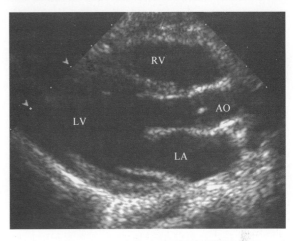

图 3-22　正常左心室长轴切面图像
V：右心室，LV：左心室，AO：主动脉，LA：左心房。

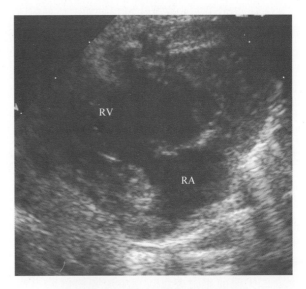

图 3-23　正常右心室流入道长轴切面
RA：右心房，RV：右心室。

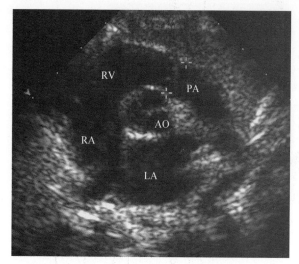

图3-24 正常胸骨旁主动脉短轴切面

RA：右心房，RV：右心室，PA：肺动脉，AO：主动脉，LA：左心房。

以观察到左右冠状动脉分别起自主动脉根部的左冠窦和右冠窦，对观察川崎病并发的冠状动脉瘤或扩张，判断先天性心脏病复杂畸形的冠状动脉起源意义较大。

（4）胸骨旁二尖瓣口水平短轴切面：探头垂直向后，显示二尖瓣口水平处左心室的短轴断面。左心室腔呈圆形，二尖瓣口位于圆圈内，随心动周期活动，舒张期呈鱼口状，关闭时前后瓣合拢。右心室位于左心室的左前方，如右心室扩大，可看到三尖瓣的短轴切面。

（5）胸骨旁左心室乳头肌短轴切面：平行于胸骨旁二尖瓣口短轴切面，更移近心尖部。显示左心室在乳头肌水平的横断切面，左心室呈圆形，前外侧乳头肌位于左心室腔内3～4点水平，后内侧乳头肌位于7～8点水平。右心室呈月牙形位于左上方，左右心室间为室间隔。

2. 心尖部区 探头置于心尖区，主要探查以下三个切面：

（1）心尖四腔心切面：超声平面平行于胸廓的胸、背面，探头方向指向右肩。显示左右心房、左右心室、二尖瓣、三尖瓣、房室间隔等结构（图3-25）。二尖瓣、三尖瓣关闭时呈水平线，垂直于房室间隔，并与房室间隔形成"十"字交叉。二尖瓣前瓣附着点较三尖瓣隔瓣附着点高0.5～1.0 cm，是鉴别左右心室的重要依据。心尖部四腔心切面可用于Simpson法测量左心室

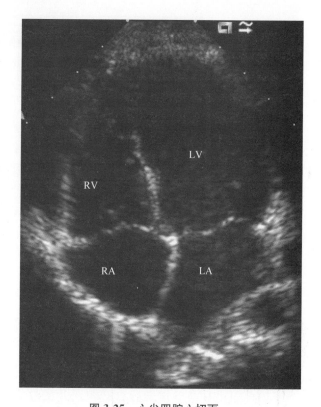

图3-25 心尖四腔心切面

RA：右心房，RV：右心室，LA：左心房，LV：左心室。

容积、每搏量、射血分数等心功能参数，对心室结构有改变的心脏功能测定意义较大。国内通常习惯将左右心房置于图像的底部显示，而欧美小儿心血管医生则常将左右心室置于图像底部，主要因为后者符合心脏的自然解剖位置类型，便于非超声医生理解各房室方位，尤其是心脏复杂畸形时各房室的定位。

（2）心尖五腔心切面：在四腔心的基础上探头向上倾斜，即可看到左心室流出道及主动脉根部，主动脉前壁与室间隔相连，后壁与二尖瓣前瓣相连。主要用于观察室间隔缺损、左心室流出道及主动脉瓣病变。

（3）心尖左心室两腔心切面：在心尖四腔心切面将探头旋转90°并偏外即可显示左心房、左心室的长轴。主要用于左心室容量的测量及左心室、二尖瓣的形态、活动的探查。

3. 剑下区 探头置于剑突下，指向右肩方向。剑下区探查同样可以得到心脏四腔心、五腔心、主动脉及左心室短轴等切面。以往认为剑下区切面主要用于胸骨旁和心尖部切面的补充，对常规超声心动图检查起辅助作用，但近来发现与

成人不同，剑下区切面对小儿超声心动图检查非常重要，实际上国外甚至认为超声检查时首先应该探查剑下区切面。主要原因为：第一，剑下区切面对先天性心脏病，尤其是复杂畸形的分段定位至关重要；第二，剑下区切面不受肺、胸骨等因素影响，几乎可以探查到心脏的任何解剖部位，对小儿先天性心脏病的诊断非常重要；第三，剑下区切面的超声声束可以与房间隔垂直，较少出现假阳性的房间隔回声中断，对房间隔缺损的诊断及位置测量颇为重要。剑下区切面主要包括以下几个。

（1）剑下四腔心切面：超声束平面与胸、背平面平行，探头方向倾斜向上指向左肩。图像类似心尖部四腔心切面，但如前所述，此切面对房间隔显示非常清楚，主要用于房间隔缺损的诊断和定位。由于此切面显示左心室大于右心室，故不宜作为测量心室内径的切面。探头向心房侧倾斜可仅显示左右心房，有人称之为剑下双心房切面（图3-26），显示房间隔的长轴，可以定位房间隔缺损位置，测量其长径及上下边缘大小，对于经导管介入堵闭房间隔缺损病人的选择及监测有重要意义。

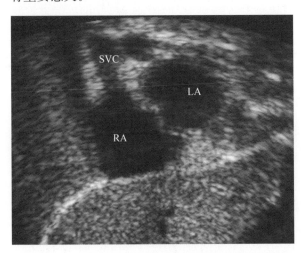

图3-26　剑下双心房切面

RA：右心房，LA：左心房，SVC：上腔静脉。

（2）剑突下五腔心切面：此切面类似胸骨旁的左心室长轴图像，但三尖瓣、右心室流入道、主肺动脉能完全显示，对右心室畸形诊断帮助较大。

（3）剑下上、下腔静脉长轴切面：探头置于剑下偏右侧，呈矢状面探查。可显示肝左叶的一部分，下腔静脉呈水平走向进入右心房，对于下腔静脉瓣及左肝静脉汇入下腔静脉处也可清晰显示。探头轻度逆钟向转动并调整还可探查到上腔静脉入右心房的图像（图3-27），对判断上、下腔静脉血回流入右心房及是否有体循环淤血有帮助。调整探头还可显示房间隔的上下径，可以测量房间隔缺损离上腔静脉入口或下腔静脉入口的距离，指导经导管介入性堵塞治疗。

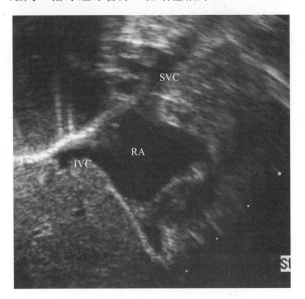

图3-27　剑下上、下腔静脉长轴切面

SVC：上腔静脉，IVC：下腔静脉，RA：右心房。

（4）剑下主动脉短轴切面：探头位置与剑下下腔静脉长轴切面相同，探头顺钟向转动，向上倾斜，探及与胸骨旁大动脉短轴相似的图像，可显示下腔静脉入右心房，经三尖瓣入右心室，经右心室流出道入肺动脉及左右肺动脉分支的图像（图3-28）。

4.胸骨上区　探头置于胸骨上窝，主要有以下切面：

（1）胸骨上主动脉长轴切面：可以显示升主动脉、主动脉弓、降主动脉近端，还可见到无名动脉、左颈总动脉、左锁骨下动脉从主动脉弓的起源。主动脉弓下面是右肺动脉的横断面，再向下是左心房。对主动脉缩窄、主动脉弓离断等畸形的诊断有重要意义。

（2）胸骨上主动脉短轴切面：图像中央为主动脉弓的横断面，呈圆形，其远方为右肺动脉，

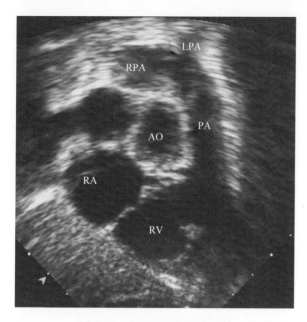

图 3-28 剑下主动脉短轴切面

RA：右心房，RV：右心室，AO：主动脉，PA：主肺动脉，RPA：右肺动脉，LPA：左肺动脉。

为水平走向。主动脉弓的左侧为左、右无名静脉和上腔静脉。

（三）多普勒超声心动图

多普勒超声心动图是 20 世纪 70 年代末开始应用于临床的超声心动图检查方法。它是基于多普勒效应（Doppler effect）的原理，用于检测心脏及血管内的血流的速度、方向和性质的超声检查，对心血管疾病的狭窄、分流、反流及心功能判断有重要意义。近年，随超声技术及仪器的进步，利用多普勒超声心动图也可检测心肌组织的运动速度和方向，称为"组织多普勒（tissue Doppler）"。

1. 多普勒效应　1842 年奥地利科学家 Christain Johann Doppler 首次发现当光源与接收器之间发生相对运动时，光波的频率升高或降低，这种由于相对运动引起的接收频率和反射频率之间差别称为多普勒频移（Doppler shift），又叫做多普勒效应。声波与光波相同，声源运动时，接收器接收到的声音频率与声源发出的频率也不同，即发生了多普勒频移。在日常生活中，多普勒效应是可以感受到的，如火车鸣笛由远而近时，其笛声逐渐变尖；而火车由近驶向远方

时，笛声则变粗。

2. 应用多普勒效应测量血流速度　多普勒超声心动图探测血流时，主要是探测心脏或血管内的红细胞流动。流动的红细胞对入射声波发生反射，其反射波频率因红细胞与探头间的相对运动发生频移（Fd），即返回频率（F0）与入射频率间有一频率差值。如果测定频移的大小，即可根据多普勒方程推算出血流的速度（V）。

$$V = \frac{Fd \times C}{2F0 \times \cos\theta}$$

式中 C 为超声波在人体的传导速度，约 154 m/s；θ 为超声声束与血流方向的夹角，θ＝0 时，V 最大，当夹角较大时常常低估血流速度，一般认为夹角应＜20°。根据简化的伯努力方程还可以估测此处的血流压差 ΔP：

$$\Delta P = 4V^2$$

3. 多普勒超声心动图的种类　多普勒超声心动图通常分成脉冲、连续和彩色多普勒三类。三种类型各有不同的优缺点，应用时多互相结合。

（1）脉冲多普勒（pulsed-wave Doppler）：采用单一的换能器，发射与接收的超声波为间断的脉冲式。其优点是有距离选择功能，可定点测量不同部位、不同深度的血流频谱，主要用于心脏及大血管内低速血流的定位、定性和定量分析；缺点是受脉冲重复频率的限制不能测量高速血流。脉冲多普勒血流频谱为中空图像，通常测量的心脏瓣膜及大血管血流频谱包括：①二尖瓣血流频谱：在二维超声心动图的心尖四腔和两腔心切面，多普勒血流取样容积置于二尖瓣瓣尖位置，即可得到二尖瓣血流频谱。二尖瓣血流频谱于舒张期呈双峰状，第一峰较高，位于左心室快速充盈期，称为 E 峰；第二峰较低，位于心房收缩期，称为 A 峰（图 3-29）。正常二尖瓣血流 E 峰速度约为（0.91±0.11）m/s，A 峰速度为（0.49±0.08）m/s，E、A 峰速及 E/A 比值与年龄相关。胎儿、新生儿及老年人可能出现 A 峰速度较高，E/A＜1，可能因为在此期间左心室顺应性较低。E 峰速度受二尖瓣开启时左心房压、房室压力阶差、最低左心室舒张压、左心房顺应性以及左心室主动舒张速率诸因素影响。A 峰速度是左心房收缩时二尖瓣口的血流速度，由

于左心房收缩通常发生在心室舒张完全之后，其峰值既取决于左心室顺应性，又取决于左心房容积和左心房收缩性。②三尖瓣血流频谱：在心尖四腔切面，将多普勒血流取样容积置于三尖瓣瓣尖位置可得到三尖瓣血流频谱。三尖瓣血流频谱与二尖瓣类似，也为双峰形，但速度较慢，E 峰速度峰值为 0.6～0.8 m/s，平均为 0.6 m/s；A 峰为 0.2～0.6 m/s，平均为 0.4 m/s；E/A 比值为 0.6～2.6，平均为 1.6。正常胎儿、新生儿可能出现 A 峰高于 E 峰。三尖瓣血流受呼吸的影响较大，测量时应注意。③主动脉血流频谱：在心尖五腔心或两腔心位置，将取样容积置于主动脉瓣上，即可得到主动脉血流频谱。主动脉血流频谱为收缩期单峰状，上升支速率略大于下降支速率。正常小儿主动脉血流峰速为 0.7～1.2 m/s，平均为 1.0 m/s。④肺动脉血流频谱：在胸骨旁大动脉短轴切面或剑下大动脉短轴切面，将多普勒取样容积置于肺动脉瓣上主肺动脉内即可得到肺动脉血流频谱。肺动脉血流于收缩期呈单峰状（图 3-30）。正常小儿肺动脉血流峰速为 0.7～1.0 m/s，平均为 0.9 m/s。⑤腔静脉血流频谱：下腔静脉在剑下下腔静脉长轴切面探查，上腔静

脉在剑下主动脉短轴切面或胸骨上窝主动脉弓短轴切面探查，取样容积需置于下腔静脉或上腔静脉内。上、下腔静脉的血流频谱类似，均为连续型，呈双峰形态，第一峰处于收缩期，称为 S 峰，第二峰处于舒张期，称为 D 峰。腔静脉血流受呼吸影响较大。⑥肺静脉血流频谱：在心尖四腔心或剑下四腔心切面，将取样容积置于右肺静脉入口处，即可得到肺动脉血流频谱。肺静脉血流频谱与腔静脉相似，第一峰也为 S 峰，峰值速度较高；第二峰为 D 峰，处于舒张期，峰值流速较低；D 峰之后有些小儿可看到一个与 S 峰和 D 峰方向相反的较小的峰，位于心电图 P 波之后，为心房收缩峰，称为 a 波（图 3-31）。肺静脉血流受呼吸影响较小。正常小儿 S/D＞1，新生儿出生后 24 小时内血流呈连续型，可出现 S/D＜1。

（2）连续性多普勒（continuous wave Doppler）：采用两个换能器，连续性地发射和接收超声波信号。优点是可测量高速血流，没有理论上的速度限制，但由于仪器实际性能的限制，在应用中连续多普勒实际可测的最大血流速度是 7 m/s，这已足够临床应用的需要。连续多普勒

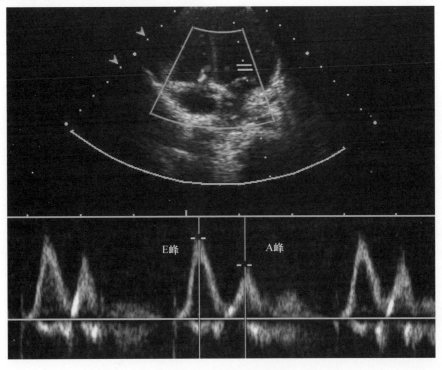

图 3-29　二尖瓣血流频谱

E 峰：左心室快速充盈期，A 峰：心房收缩期。

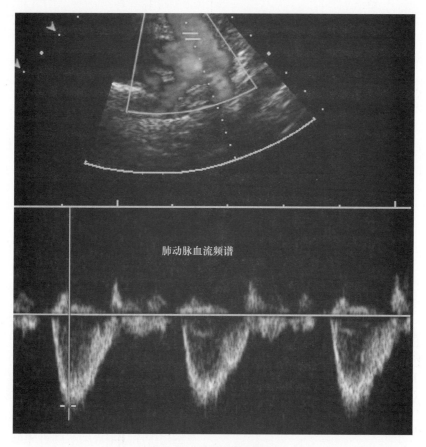

肺动脉血流频谱

图 3-30　肺动脉血流频谱

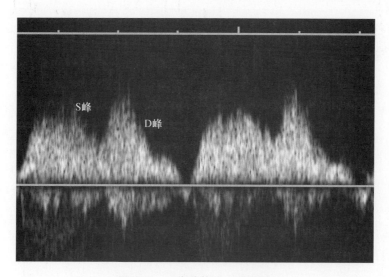

S峰　D峰

图 3-31　正常肺静脉血流频谱

的缺点是所测血流为测量线上的最快血流，不能确定最快血流所在的位置。因此，在实际应用时往往先用脉冲和彩色多普勒探查异常部位，再用连续多普勒进行定量分析。连续多普勒主要用于狭窄、分流及反流时高速血流的测量。

（3）彩色多普勒超声心动图（color Doppler flow image）：在二维超声心动图和脉冲多普勒技术的基础上发展起来的一种较新的超声诊断技术。它的原理是在二维超声切面的每帧图像上设立 32～128 条扫描线，每条扫描线上再设 250～

500个脉冲多普勒的取样点，以探查到所规定范围内的全部血流信息，然后通过自相关技术对大量的血流信息进行处理，计算出各个部位的血流速度，再通过彩色编码技术，将血流信号表达在二维图像上，即我们看到的二维彩色血流动态显像。

血液正常流动时，其以血管中心为轴心，血流的各层血流速度相等，分层排列，称为层流。当血流通过某处狭窄时，红细胞各个方向移动，血流方向紊乱，速度增快，变成涡流。层流时血流速度相等，彩色多普勒显像颜色均一，一般彩色多普勒超声仪器都将血流颜色规定为朝向探头方向为红色，背离探头方向为蓝色；颜色的亮度反映血流的速度和性质，流速低，色彩暗淡，流速高，色彩明亮。如出现湍流，因血流方向不一致，表达为五彩镶嵌，也有人称之为花彩状。

彩色多普勒血流显像有速度、方差和功率三种输出方式，速度方式（velocity mode）用于显示血流速度的大小和方向，与超声束方向平行的血流显示，而与超声束垂直方向的血流不显示。如血流速度超出了规定的速度显示范围或血流方向发生紊乱时，此部分血流将被通过方差显示（variance mode）技术显示为绿色，速度方差越大，绿色亮度越强。这样在超声心动图检查时利用彩色多普勒可很容易地探查到高速或紊乱血流。

功率显示（power mode）是显示多普勒频移功率的大小，血流速度显示同速度显示方式，但显示不受超声束和血流夹角的影响，对高速和低速血流均能充分显示，此方式主要用于小血管的血流显示，如冠状动脉血流等。

（4）组织多普勒成像：组织多普勒成像（TDI）技术是近年发展起来的一种新型多普勒检测方法。以往的多普勒检查主要检测血流中移动的红细胞，其信号是低振幅、高流速信号，而组织多普勒是检测移动的心肌组织反射的超声波信号。不同于红细胞，组织的运动是高振幅、低流速。超声心动图仪器通过高通滤波器及降低增益滤掉红细胞的血流信号，即可显示心室壁的多普勒信号。

TDI通常可以通过5种多普勒形式显像，包括多普勒组织速度图（Doppler tissue velocity，DTV）、多普勒组织能量图（doppler tissue en-ergy，DTE）、多普勒组织加速度图（dopper tissue acceleration，DTA）、多普勒组织M型模式及多普勒组织脉冲频谱模式。不同显像模式侧重于描述不同的心室壁组织运动状况，通过检测组织的多普勒信号可以反映心肌组织的运动和心脏功能。

（四）三维超声心动图

二维超声心动图是一个面切割心脏或大血管，显示其二维结构。医师需要对这些二维图像在脑中重构建立三维心脏立体图像。原理上讲三维超声心动图可以省去了从二维图像在人脑中重建的过程，利用计算机直接重建，减少了操作者的主观因素，提供一个不但超声医生，其他医生也能一目了然的心脏"解剖"图像。但限于目前超声及计算机技术的限制，达到这一步尚需要进一步开发。目前三维超声心动图技术主要包括三维重建技术和实时三维成像两种方法。

1. 三维重建　三维超声重建是利用二维超声探头，获得一系列的心脏或大血管的二维超声图像。将这些二维图像按照其空间定位，利用计算机技术合成心脏或大血管的三维静态图像，静态图像依次按心动周期的时间顺序回放，形成动态三维超声心动图[16]。因此三维超声重建必须经过超声图像的图像采集、图像处理、图像重建、图像提取四个步骤，其中图像采集是三维重建最关键的步骤，除采集的方法有关外，与本身心脏或大血管的二维图像质量密切相关，没有高质量的二维图像，很难达到理想的三维重建的目的。

超声图像采集可以经胸壁或经食管途径获得，经食管超声获得的图像质量较高，三维重建效果更佳。但儿童胸壁较成人薄，经胸或剑突下获得的图像重建效果也非常理想。截至目前，图像采集的方法包括：

（1）经胸壁平行移动法：将探头固定在特定支架，通过计算机控制探头在某一轴线上平行移动，获得在该轴线上多个二维切面，每个切面间距离0.5～1.0mm。

（2）旋转法：探头固定在特定支架，位置不动，通过计算机控制以轴心为中心，旋转180°，获得不同角度的多个二维切面，一般平均每个切面角度为 0.8°～5°。

（3）扇形扫描法：探头固定在胸壁某一点，沿心脏长轴方向对心脏进行一系列横切面扇形扫描，如 TomTec 公司的 Freehand 技术。

采集的二维超声图像经过处理、重建、提取，以三维动态或静态图像的方式显示，观察的方法主要包括五种，即从心底至心尖方向观察、从心尖向心底方向观察、从心底向心尖方向斜视、从心尖向心底方向斜视及在任何一个切面上前后或左右两侧探查。

2. 实时三维成像方法　采用矩阵排列的特殊三维换能器（探头）直接探查心脏或大血管的三维结构。探头由 3000 多个阵元组成，呈纵向、横向矩阵排列，阵元经过 10 000 多条通道与成像部件连接。探头超声发射时每个阵元产生一个小的点状声源，全部点状声源在传播过程中形成共同的波阵面。与二维超声扫描不同，实时三维超声扫描是一个面进行扫描，可以得到实时的心脏或大血管的三维图像。

由于实时三维是三度空间成像，超声扫描线约 28 800 条或更多。为了使扫描密度高，成像分辨率高，超声探查深度能达到 18 cm 以上，实时三维探头发射超声束不同于二维超声，每次并行发射 16 条扫描线以便于构成三维图像，而二维超声只发射一条扫描线。

实时三维超声心动图分成窄角和宽角两种图像显示方式，显示图像形状类似西瓜切口的瓜瓣形，有人称为金字塔形。窄角形显示是超声扫描线在 Y 轴上作 60°、Z 轴上作 30° 的转向，显示体积较小，但可一次完成，是真正意义的实时三维成像。宽角形成像则用心电触发，分别采集第 1、3、5、7 个心动周期在 0～15°、15°～30°、30°～45° 时的窄角图像数据，由计算机组化成 60°×60° 的宽角三维图像，图像体积大，更像解剖的形状，但信号采集需要 5～7 s 时间，不是真正意义上的实时三维显像。宽角显像要求在 5～7 s 采集过程中受检者屏气，不能屏气或心律失常可使图像失真。

四、M 型、二维及三维超声心动图诊断心脏结构异常

超声心动图诊断心脏结构异常主要通过 M

型、二维和三维超声心动图，而临床上主要利用二维超声心动图，实际上经过详细的多切面探查，绝大多数心脏结构异常都可以通过二维超声心动图进行诊断，三维超声心动图可以更直观显示心脏的某些结构，尤其对结构的定位有帮助。传统超声检查从胸骨旁左心室长轴切面开始，系统地分别在胸骨旁、心尖部、剑突下及胸骨上窝等部位对心脏各腔室、房室瓣、半月瓣及大血管的长轴、短轴进行多切面探查，国外有作者认为剑下切面对确定房室定位等意义更大，故推荐先从剑下切面探查开始。但根据笔者经验，对清醒儿童剑下探查往往引起一定的不适、哭闹，影响进一步的检查，可先从胸骨旁或其他切面开始探查；而经镇静处理后患儿无此问题，可先从剑下开始探查。无论从哪个部位开始，一定要对心脏的各个部位进行全面的探查，尤其是那些不定的或异常的部位或结构，从多个方位探查，必要时用彩色多普勒血流显示协助，有条件时，还可以使用实时三维超声心动图。完成心脏完整的多部位、多切面探查后，检查者应对心脏的结构进行综合分析，作出准确诊断。

国外学者根据病理解剖，提出先天性心脏病的分段诊断概念，包括心房位置、房室连接及大血管与心室连接的关系等，对先天性心脏病复杂畸形的描述统一有重要意义，实际上对单发的简单畸形的超声心动图诊断也不应忽视这种心脏分段顺序诊断。以下按照心脏分段顺序诊断的步骤分别介绍各段的超声诊断特点及检查时应注意的问题。

（一）心房位置及心房结构异常的诊断

正常心脏左、右心房解剖结构不同，右心房位于右前，内壁欠光滑，房间隔面上有卵圆窝边缘，右心耳呈三角形，与上下腔静脉连接；左心房位于左后，内壁光滑，左心耳呈月牙状，与肺静脉连接。另外，病理解剖资料证明，内脏位置通常与左右心房的位置有关，肝一般和右心房在同侧，肝静脉汇入下腔静脉后入右心房，因此于剑下区探查肝的位置可协助心房位置的诊断。正常心脏或简单心脏畸形时左右心房不难区分，但在复杂心脏畸形时需多个切面仔细探查方能确定心房的位置。三维超声心动图可以协助对四条肺

静脉入口等结构的探查。

心房位置通常包括四类：①心房正位：解剖右心房位于右侧，左心房位于左侧，是心房的正常位置；②心房反位：解剖右心房位于左侧，而解剖左心房位于右侧，此种情况多伴内脏镜像性转位，下腔静脉位于锥体的左前方，降主动脉位于右前方；③对称右心房：双侧心房均为右心房结构，此时下腔静脉与腹主动脉均位于同侧，多半无脾，故又称"无脾综合征"；④对称左心房：双侧心房均为左心房结构，可伴下腔静脉缺如，患儿多数为多脾，又称"多脾综合征"。

探查左心房时有时可观察到左心房后壁处扩张的冠状静脉窦，此时多合并永存左上腔静脉或肺静脉畸形引流。

（二）心室位置及心室结构异常的诊断

解剖左心室和右心室的位置诊断主要依靠其解剖形态学特点。解剖左心室呈椭圆形，心内膜较光滑，与二尖瓣相连，瓣口呈鱼嘴状，二尖瓣与室间隔的附着点离心尖更远，与主动脉前壁为纤维性连接；解剖右心室呈三角形，心内膜粗糙，与三尖瓣连接，三尖瓣与室间隔的附着点离心尖部更近，与肺动脉间为漏斗部肌性连接。心室位置的确定在诊断先天性心脏病复杂畸形中非常重要，正常解剖左心室位于左后，右心室位于右前，心室位置异常常见于大动脉转位、右心室双出口等畸形，在单心室畸形中，依靠单心室的形态及残留心室的位置可以诊断左心室型单心室或右心室型单心室。有时单凭心室的解剖形态很难确定心室到底为解剖左心室还是右心室。

（三）心室与大血管连接及大血管结构　　　异常的诊断

如能探查到大血管的主要结构及分支，主动脉和肺动脉在超声检查时比较容易鉴别。正常主动脉位于左后，起始部可见到冠状动脉的起源，在主动脉弓处发出无名动脉、左颈总动脉、左锁骨下动脉三个分支，分支处较远。肺动脉位于右前，离开心室后很快分成左右两个分叉，分别为左肺动脉和右肺动脉。简单心脏畸形大血管关系不难诊断，但在大动脉转位、右心室双出口等心脏复杂畸形时确定心室与大血管的关系直接影响

到诊断的准确性。心室与大血管的关系包括以下几种：

1. 心室与大血管连接一致　主动脉起源于解剖左心室，位于左后位；肺动脉起源于解剖右心室，位于右前位，两条大血管呈交叉状态。见于正常心脏及绝大多数简单心脏畸形。

2. 心室与大血管连接不一致　主动脉起源于解剖右心室，肺动脉起源于解剖左心室，两条大血管多为平行状态，主动脉可位于肺动脉的右前、平行或左后位置。主要见于大动脉转位。

3. 右心室双出口　两条大血管均起源于右心室。主动脉和肺动脉的关系可以为正常关系、平行关系或主动脉位于右前位。

4. 单一流出道　包括永存动脉干、主动脉闭锁或肺动脉闭锁。

（四）房、室间隔异常的诊断

房、室间隔异常主要包括房间隔缺损、室间隔缺损和心内膜垫缺损。房间隔缺损的直接征象为房间隔局部回声中断或脱失，间接征象为右心房、右心室扩大，室间隔与左心室后壁呈同向运动，右心室流出道及肺动脉扩张。房间隔缺损是超声诊断假阳性率较高的先天性心脏病（先心病）之一，特别当左、右心房压力相近时，诊断较困难。另外，房间隔卵圆窝处很薄，当超声束与房间隔平行时，如在心尖四腔心位置，容易发生超声连续中断的假象，引起假阳性判断。剑下探查时超声束与房间隔切面垂直，假阳性的可能性低，是诊断房间隔缺损的比较可靠的位置，另外剑下探查还可以分别测量房间隔缺损的上下及前后边缘的长度，对介入性房间隔堵塞术前病人选择有重要意义。新生儿及小婴儿卵圆孔可以未闭，哭闹或深呼吸时可见到通过卵圆孔的分流，二维超声探查可见卵圆孔的膜被推向右侧，多数患儿卵圆孔在6个月内功能闭合。少数患儿或正常儿超声检查时可探查到房间隔卵圆窝处明显凸向右心房，形成房间隔瘤。

室间隔自右心室面看呈三角形，分成膜部和肌部两部分。室间隔缺损按缺损的部位分成：①膜周部缺损，位于膜部室间隔或其周围，最常见；②肌部缺损，又分为中部、流入道、流出道缺损三个亚类[17]；③漏斗部缺损，肺动脉瓣下、

室上嵴之上缺损，亚洲人多见，多伴有主动脉瓣反流。超声诊断室间隔缺损的直接征象为室间隔局部回声脱失或连续性中断，间接征象为左心房、左心室扩大，室间隔、左心室后壁运动幅度增大，右心室流出道及肺动脉扩张等。二维超声心动图可以检测室间隔缺损的部位、大小及缺损周围组织情况，对临床治疗的选择及估测是否能够自然愈合有重要意义[18-19]。

心内膜垫缺损包括原发型房间隔缺损和高位室间隔缺损。通常分为不完全型（部分型）和完全型两类，不完全型包括单纯性原发孔房间隔缺损和原发孔房间隔缺损合并二尖瓣裂，其超声诊断特点为：①房间隔原发孔处回声中断；②二尖瓣前叶断裂呈三角形；③左心室流出道狭窄；④右心房室扩大，呈右心室负荷增高表现。

完全型心内膜垫缺损时，房间隔缺损和室间隔缺损融合成大的房室间隔缺损，又称房室间隔缺损、房室通道。超声诊断除部分型心内膜垫缺损的特征外，尚有：①上部或膜周部室间隔回声中断，房室交界处"十"字交叉消失；②心室短轴可观察房室瓣情况，注意是否为共同瓣，其腱索与室间隔、右心室等部位的连接等。

（五）瓣膜结构异常的诊断

瓣膜结构异常包括房室瓣和半月瓣的异常。新生儿或小婴儿以先天性瓣膜畸形为主，年长儿应注意后天性心脏疾患引起的瓣膜结构异常，如风湿性心脏病等。房室瓣结构异常多种多样，通常见到的包括发育不良、闭锁、狭窄、关闭不全、脱垂、下移及裂等。多数先天性房室瓣畸形合并其他畸形，检查时除探查瓣膜的形态、活动外，还要仔细检查瓣膜的辅助结构，如：乳头肌、腱索等的异常。

单发的半月瓣结构异常主要包括：肺动脉瓣狭窄、主动脉瓣狭窄、主动脉瓣二瓣化或多瓣化畸形等情况。

（六）静脉与心房连接异常的诊断

上、下腔静脉回流入右心房，在剑下切面可以清楚显示两条腔静脉入右心房的入口，胸骨上窝切面可探查到左、右无名静脉和上腔静脉。通常下腔静脉异常多合并其他畸形，如下腔静脉中

断合并对称性左心房。上腔静脉畸形主要见于永存左上腔静脉，为胎儿时期的左上腔静脉没有退化。永存左上腔静脉并非罕见，在先天性心脏病中发病率达8%，其开口多数在冠状窦，超声探查时在左心室长轴切面可见到冠状窦扩张；少数可回流入右心房，检查时应予注意。

肺静脉与左心房连接异常主要见于肺静脉畸形引流。异位引流静脉可以是一支、多支或四支，后者又称为完全型肺静脉畸形引流。异位的肺静脉可以引流至冠状窦或右心房，称为心内型；可以通过垂直静脉、无名静脉引流入上腔静脉再入右心房，称为心上型；也可以通过左垂直静脉入肝静脉、下腔静脉再入右心房，称为心下型。超声心动图对完全型肺静脉畸形引流诊断的敏感性和特异性均很高，但对部分型肺静脉畸形引流有时诊断较困难，于剑下切面仔细探查有助于其诊断。通常肺静脉畸形引流多合并房间隔缺损。

（七）冠状动脉异常的诊断

以前冠状动脉异常主要见于先天性畸形，包括冠状动脉起源异常、冠状动静脉瘘等，近年随川崎病发病率及临床诊断水平的升高，由川崎病遗留的冠状动脉瘤或冠状动脉扩张患儿明显增加，成为超声心动图检查时引起冠状动脉异常的重要部分。探查冠状动脉常在大动脉短轴切面，通过仔细调节探头的方向可以探查到左冠状动脉主干、前降支和回旋支，右冠状动脉主干。在胸骨旁左心室长轴、心尖四腔心、心室短轴及剑下大动脉短轴等切面可以探查冠状动脉的局部或其横断面。在先天性心脏病观察冠状动脉主要注意其起源和内径，而对川崎病患儿则主要测量冠状动脉内径，观察血管内壁的回声等。正常5岁以下小儿冠状动脉内径应小于3 mm，5岁以上小儿应小于4 mm。但国外学者发现只用此正常范围评价川崎病冠状动脉内径改变可出现假阴性。

（八）心腔内占位性病变

心腔内占位性病变主要包括心内肿瘤、心内附壁血栓及赘生物。心内肿瘤在儿科主要为原发性，最常见的为心脏黏液瘤，以左心房发病率最

高，也见于左心室、右心房及右心室。超声表现为轮廓清晰、边缘规整、中等强度回声均匀、随心动周期活动的长圆形占位性病变，多数黏液瘤有蒂与心壁连接。左心房黏液瘤在舒张期二尖瓣开放时可脱入二尖瓣口甚至左心室。有规律的活动是黏液瘤的重要特征。其他肿瘤包括心室横纹肌瘤、纤维瘤、畸胎瘤、间皮瘤等。

心内附壁血栓主要见于心力衰竭患儿，扩张型心肌病患儿可见左心室内附壁血栓，多提示预后不良。风湿性心脏病二尖瓣狭窄患儿可有左心房血栓形成，血栓常见于左心房后、侧壁及左心耳。经食管超声对左心耳的血栓诊断敏感性优于经胸超声心动图。

心内赘生物多见于亚急性心内膜炎，依原发病不同，赘生物的发生部位不同，如室间隔缺损合并的亚急性心内膜炎心内赘生物多见于室间隔缺损的右心室面、三尖瓣膈瓣下等。超声心动图对心内占位性病变有诊断意义。

（九）心包疾病的诊断

心包疾病主要指心包积液，多发生于较大小儿，但某些先天性遗传代谢病如糖原贮积症可于小婴儿时出现大量心包积液。正常小儿心脏胸骨旁左心室长轴切面的左心室后壁处心包腔在舒张末不应探查到液性暗区，如见到液性暗区即可诊断心包积液。通过测量不同部位心包积液的厚度可以估测心包积液的量，对治疗有重要意义。

（十）主动脉弓异常的诊断

在胸骨上窝切面探查主动脉弓的异常。主动脉弓检查包括主动脉弓是否为左位主动脉弓或右位主动脉弓、主动脉弓的分支、是否有主动脉弓离断或狭窄。正常情况主动脉弓是左弓左降，即左位主动脉弓。如果正常胸骨上窝切面探查不到主动脉弓，探头顺钟向旋转 60°～90° 后可见主动脉弓者应怀疑右位主动脉弓畸形。这种情况主要见于先天性心脏病复杂畸形，如右心室双出口、大动脉转位等情况。主动脉弓中间离断表示主动脉弓离断畸形，主动脉弓局部或管状狭窄，说明主动脉弓缩窄。

五、多普勒超声心动图诊断心脏及大血管血流异常

超声心动图诊断心脏或血管的血流异常主要通过多普勒超声心动图。正常小儿心脏四组瓣膜血流前面已经详细介绍，如果心内或大血管出现正常血流范围以外的血流即心内或大血管血流异常。主要表现为房、室或大血管水平分流，瓣膜反流及瓣膜、大血管或流出道狭窄导致的湍流，以下分别介绍。

（一）分流（shunt）

通过彩色多普勒血流显像可探查到通过房间隔缺损、新生儿的卵圆孔未闭、室间隔缺损、心内膜垫缺损、左心室右心房通道、动脉导管未闭、主肺动脉窗等畸形时分流的方向、速度及直径大小。分流量的大小与缺损或异常导管的大小及两侧的压差有关。房间隔缺损引起的心房水平分流因为左右心房间压差小，在收缩末、舒张期出现左向右的低速分流，彩色血流显像为红色穿隔血流，穿隔处的宽度与缺损大小近似，用脉冲多普勒可测量分流的速度，对房间隔缺损的诊断、定位及大小的测量有重要意义。新生儿卵圆孔未闭在患儿哭闹或深呼吸时可探查到少量的分流，通常为左向右，随年龄长大，分流逐渐消失。

心室水平分流因为左、右心室间压力差很大，分流速度很高，通常 >2 m/s，多数情况下因为左心室压显著高于右心室，故呈左向右方向的收缩期分流，当肺动脉压升高或合并其他心脏畸形时，分流左、右侧压力差降低甚至相等或右侧高于左侧，出现双向分流或右向左分流。用彩色多普勒显像可清楚显示分流的部位、大小及血流方向，穿间隔处的分流宽度与室间隔缺损的内径非常接近。用连续多普勒可测量分流的最大速度，用以估测肺动脉压力。探测心室水平的分流对小型、多发型及肌部室间隔缺损的诊断有更重要的意义，小型室间隔缺损，尤其在室间隔肌部常常因为心室内肌束的覆盖或缺损太小，二维超声心动图很难看到。彩色多普勒显像可探查到异常分流，再用连续多普勒在怀疑缺损部位的右心

室面探查到异常的快速分流，即可确诊小室间隔缺损。本人的经验是对于新生儿高发病率的肌部室间隔缺损约 23% 患儿单纯用二维超声心动图探查不到室间隔回声中断。

大血管水平的分流多见于动脉导管未闭和主肺动脉窗。因主动脉内压力在心动周期中总是高于肺动脉压力，故分流为连续型左向右分流，收缩期分流速度高于舒张期，用连续型多普勒探查的血流频谱呈锯齿状。病程晚期或新生儿期肺动脉压较高时，主动脉和肺动脉间只在收缩期才有压差，故只探查到收缩期的左向右分流，甚至出现右向左分流。二维超声心动图检查时少数患儿可探查不到降主动脉和肺动脉间的异常连接，此时彩色多普勒血流显像和连续型或脉冲多普勒可以协助疾病的诊断。主肺动脉窗患者的血流动力学改变与动脉导管未闭时相似，只是位置不同，不再赘述。

应用多普勒技术测量血流量的公式还可以估测分流量（Qp/Qs）的大小。按多普勒公式

血流量（L/min）＝Vmean（平均速度，cm/s）×

A（测量部位的横断面积，cm²）×

60（s/min）/1000（ml/L）

分别测量体循环血流量（Qs）及肺循环血流量（Qp），对公式进行进一步简化可得到如下计算分流量的公式：

Qp/Qs＝（Vmean pa/Vmean ao）×（A pa×A ao）

式中 Vmean pa 和 Vmean ao 分别为肺动脉和主动脉的平均血流速度，A pa 和 A ao 是肺动脉和主动脉的横断面积。横断面积通常按 $\pi(D/2)^2$ 计算（D 为直径）。故 Qp/Qs 估测受测量的血管内径的平方的影响，受测量技术的影响较大。

（二）反流（regurgitation）

反流指与心脏瓣膜正常血流方向相反的血流。二、三尖瓣反流为收缩期由心室向心房的血流，主、肺动脉瓣反流则是舒张期由主动脉或肺动脉向左心室或右心室流出道方向的血流。左心瓣膜的反流因为左心室与左心房间或舒张期主动脉与心室流出道间的压力差大，反流速度很快，而右心瓣膜的反流因为右心房室或舒张期肺动脉与右心室流出道间的压差较小，反流速度可以较慢。为便于与干扰或伪差鉴别，有学者将反流定

义为速度＞1.2 m/s，时间＞100 ms 的反向血流。应用多普勒彩色显像可清楚地观察到各个瓣膜反流的方向、反流束面积的大小，而应用连续或脉冲多普勒技术可以测量反流的速度，对反流量及心腔内压力的估测有重要意义。

1. 瓣膜反流程度的估测　瓣膜反流程度的估测有多种方法，且不同瓣膜其反流程度估测的方法也不尽相同。二、三尖瓣反流估测通常利用彩色多普勒血流显像时反流束达到的范围估测。将左心房或右心房按其长轴均等地分成四段，反流束达到房室瓣近侧的 1/4 范围时为微量反流（trivial regurgitation），达到长轴的一半范围为轻度反流（mild regurgitation），超过长轴的一半范围达到 3/4 范围时为中度反流（moderate regurgitation），反流束超过 3/4 范围达到心房的顶部时定义为重度反流（severe regurgitation）。

也有学者通过测量瓣膜反流的面积与心房面积的比值估测。当反流面积与心房面积之比＜20% 时为轻度反流，介于 20%～40% 时为中度，＞40% 为重度反流。

主动脉瓣反流程度的估测主要通过观测反流束达到的位置。反流束局限在主动脉瓣周围为微度；轻度反流信号限于左心室流出道，低于二尖瓣水平；中度反流达到二尖瓣瓣尖至乳头肌水平；重度反流信号超过乳头肌水平。

肺动脉瓣反流通过观测反流束的长度估测。当反流束长度＜1.5 cm 时反流定义为轻度反流，当反流束长度＞1.5 cm 则反流定义为中、重度。

以上估测瓣膜反流程度的各种方法都是基于彩色多普勒血流显像的方法。反流束的长度及面积可能受超声仪器彩色增益的影响，估测时通常要求统一机器的条件方可进行比较。另外反向血流的长度和面积也受房室或主动脉瓣、肺动脉瓣两侧压差、心排血量及瓣孔面积的影响，因而要求多个切面估测。近期有学者提出了一些新的评价瓣膜反流程度的方法，如 PISA、Vena Contracta、肺静脉血流逆转等。这些方法从原理上及报道的资料来看，对房室瓣、主动脉瓣反流程度的评价更准确，与心血管造影的反流分级更一致，但测量方法复杂，费时间，因而在临床上应用较少。

2. 瓣膜反流的位置及方向　瓣膜反流除对

其程度进行准确评价外，有时还需要准确检测其位置和方向。三尖瓣和肺动脉瓣反流位置通过超声心动图很难观测，但对二尖瓣和主动脉瓣反流位置和方向的观察有利于准确判断病变瓣膜的位置，对预后观测和治疗方法的选择，如手术时机的选择有重要意义。有学者在二尖瓣瓣口水平将其分成6个区和2个连接。超声心动图检查时按与主动脉瓣膜，尤其是冠状动脉的位置，将二尖瓣后瓣分成P1、P2、P3三个区，P1在左前侧，与左冠状动脉同侧，与后瓣对应的前壁再分成相应的A1、A2和A3区。P1和A1连接处为前外侧联合（antero-lateral commissure），P3和A3连接处为后内侧联合（postero-medial commissure）。瓣膜反流按其所在位置进行了进一步的分类。

3. 正常小儿的心脏瓣膜反流 新生儿因为出生时心血管系统的突然改变，心脏瓣膜可有不同程度的生理性反流，有一组或一组以上瓣膜反流的发生率达37.8%，以三尖瓣反流最常见[20]。随年龄增长，一个月左右多数自行消失，因而1个月至1岁各瓣膜反流的发生率较低。1岁以后三尖瓣、肺动脉瓣反流的发生率逐渐增高，8~9岁达最高峰，发生率分别为71%和43%，随后逐渐降低，12岁以后改变不大。二尖瓣和主动脉瓣反流非常少见，1~14岁小儿发生率仅为1.3%和0.5%。绝大多数反流为微量至轻度反流，中度反流仅见于三尖瓣、肺动脉瓣和二尖瓣，占反流总数的1.6%，未见重度反流。瓣膜反流的发生对小儿心脏结构、功能和血流状态均无明显影响，提示右心瓣膜反流可能是一种生理现象。左心瓣膜反流在正常小儿非常少见，临床上对超声心动图发现的主动脉瓣和二尖瓣反流应予注意[21]。

（三）狭窄引起的湍流

瓣膜或血管狭窄引起血流速度加快，超过一定的范围后形成涡流，或称"湍流"。多普勒超声可直接测量狭窄处血流的最大速度，通过简化的伯努力方程计算狭窄处的压力阶差（pressure gradient），反映狭窄的程度。多普勒超声测量的压力阶差为瞬间压力差，与心导管直接测量的峰值压差有一定的差别。多数情况下瞬间压差与峰值压差相关性很好，但有时多普勒测得的瞬间压差显著大于峰值压差，尤其在轻度、中度狭窄时差别明显，临床应用时应加以区分。用简化伯努力方程测量狭窄部位压差时在有些情况下应予注意：①管状狭窄时不宜用伯努力方程估算压差；②轻度狭窄，尤其是狭窄部位近端血流速度较快，>1 m/s时，不宜应用简化伯努力方程计算压差，应减去狭窄前部分的速度因素，即用 $P = 4(V2^2 - V1^2)$；③严重狭窄瓣口面积<0.1 cm^{2}时会低估压差。

二尖瓣狭窄时根据血流频谱还可以推算二尖瓣瓣口的面积。首先用连续多普勒记录二尖瓣血流的完整频谱，测量压力减半时间，即血流峰值降至一半的时间。通过以下公式计算二尖瓣瓣口面积：

二尖瓣面积（cm^2）=220/压力减半时间（ms）

（四）估测肺动脉压力

估测肺动脉压力的高低对先天性心脏病的治疗选择及先天性心脏病或心肌病的预后估测都有重要意义。通常应用以下几种方法估测肺动脉压力。

1. 测量三尖瓣反流的最大速度 绝大多数肺动脉高压患儿合并三尖瓣反流，用连续多普勒测量三尖瓣的最大反流速度，通过简化伯努力方程计算出右心房、室的压差，加上右心房压力即右心室收缩压。右心房压力在新生儿为零；1个月以上的小儿无右心房压力增高时，右心房压可估算为5~10 mmHg。也可通过测量下腔静脉内径的呼吸性萎陷率［（最大径-最小径）/最小径］估测，深呼吸时，下腔静脉内径的萎陷率≥50%时右心房压估算为5 mmHg，如果<50%则右心房压估算为15 mmHg。在无肺动脉瓣狭窄的情况下，右心室收缩压等于肺动脉收缩压。正常肺动脉收缩压<30 mmHg。实践及研究均证明由三尖瓣反流估测的肺动脉收缩压与心导管直接测得值有非常满意的相关性，是临床上常用的无创性肺动脉压测量方法[22]。

2. 测量肺动脉瓣反流最大速度 多数小儿伴有肺动脉瓣反流，用连续多普勒测量肺动脉瓣反流的最大速度，根据简化伯努力方程计算肺动脉瓣舒张期跨瓣压。如果右心室舒张期压力为零,所测量的肺动脉瓣舒张压即为肺动脉舒张压。已证明通过肺动脉瓣反流估测的肺动脉舒张压与心导管方法测量的肺动脉舒张压相关性良好(r=0.94)。

3. 肺动脉瓣血流频谱 用脉冲多普勒记录肺动脉瓣血流频谱,肺动脉高压时,虽肺动脉瓣血流速度不变,但加速时间(accelerating time, AT)缩短,加速度增加。通过直接测量AT(血流开始至峰值的时间),计算AT与右心室射血时间(血流开始至结束的时间,right ventricular ejection time,RVET)比值(AT/RVET)估测肺动脉压的高低。据报道正常人AT/RVET为0.45±0.05,肺动脉高压者为0.30±0.06。应用肺动脉血流频谱估测肺动脉压时应注意肺动脉血流频谱除受肺动脉压的影响外,还受右心室功能、心率、年龄等多方面因素影响,评价结果时应结合其他方法综合估测。

4. 测量室间隔缺损分流的最大速度 用连续多普勒测量室间隔缺损的分流速度,通过简化伯努力方程计算左右心室间的压差,如果用收缩血压代替左心室压,则右心室收缩压等于收缩血压减去左右心室的压差。通过此方法测量的右心室收缩压与心导管测量值间相关性很好(r=0.93~0.95)。

5. 测量动脉导管未闭分流的最大速度 与测量室间隔缺损时肺动脉压方法类似,首先测量动脉导管未闭左向右分流的收缩晚期和舒张末速度,通过伯努力方程分别计算主动脉和肺动脉间的收缩晚期和舒张末的压差,用动脉收缩压减去收缩晚期压差即代表肺动脉收缩压,动脉舒张压减去舒张末期压差即为肺动脉舒张压。

六、超声心动图测量心功能

心功能测定对心血管疾病的诊断、治疗及预后估测都有非常重要的意义。既往心功能检查主要依靠心导管等有创性方法,1968年Feigenbaum首次应用M型超声心动图测定心功能,近20年以来,M型、二维及多普勒超声心动图技术已经成为临床最常用的无创性心功能检测手段。本节简单介绍常用的左心室心功能指标的测量和临床意义,右心室、左心房功能也可通过超声心动图测量[23],但测量方法尚未完全统一,

临床应用较少,在此不多描述。

(一)收缩功能指标

1. 左心室短轴缩短率 在M型超声心动图的左心室腱索水平切面分别测量左心室舒张末径(LVEDD)和左心室收缩末径(LVESD),通过如下公式计算:

$$SF=(LVEDD-LVESD)/LVEDD$$

SF指标的基础是多数情况下左心室形态类似椭圆,其短轴和长轴内径的改变均与心室容积的改变有关,即与左心室的泵血功能有关。大量研究已经证明SF与左心室射血分数密切相关,在一定的条件下是一个可靠的心室功能指标。

临床应用SF时应注意左心室必须是椭圆体结构,在如下情况时心室的形态可能会发生变化:①右心室容量负荷过重,如房间隔缺损、完全型肺静脉畸形引流等;②右心室压力负荷过重,如肺动脉高压;③左心室局部运动异常,如冠心病等。另外新生儿期由于肺动脉压较高,室间隔平坦,左心室形态也非椭圆体结构,此种情况下SF不能准确反映心功能状态,用于评价心功能时应予注意。

SF的正常值各实验室应当自己建立,通常采用的正常范围为28%~34%。SF是左心室功能综合指标,它受心脏前负荷、后负荷、心肌收缩性及心率影响。

2. 左心室周径纤维平均缩短速度 左心室周径纤维平均缩短速度(mean velocity of fiber shortening,Mvcf)反映左心室短轴周长在收缩期纤维缩短程度及缩短时间的改变,即缩短的速度。它由M型超声心动图测量的LVEDD和LVESD及用主动脉瓣多普勒血流频谱或M型超声心动图测量的左心室射血时间(LVET)按以下公式计算:

$$Mvcf(周/秒)=(LVEDD-LVESD)/$$
$$(LVEDD \cdot LVET)$$
$$=SF/LVET$$

有些学者提出应用校正的LVET可以减小心率的影响,用LVET除以RR间期的平方根即校正LVETc。由于Mvcf同样受心室形态的影响,应用时注意情况同SF。Mvcf的周长值不小于0.9周/秒。

3. 室壁收缩期增厚率　左心室壁及室间隔舒张末厚度（Td）与收缩末厚度（Ts）之差除以 Td 即室壁增厚率。此指标反映心肌收缩性。室壁肥厚、心肌病时室壁增厚率明显下降。正常值为 35％以上。

4. 室壁运动幅度　指室壁或室间隔收缩末及舒张末的运动幅度，是左心室心肌收缩性的直观指标，正常值与年龄等有关。

5. 左心室容积　指左心室的舒张末和收缩末容积及推算出的每搏量（stroke volume，SV）、射血分数（ejection fraction，EF）、心排血量（cardiac output，CO）等。

左心室容量可以用多种方法测量，主要包括如下几种：

（1）椭圆体公式法：如前所述，左心室形态类似椭圆体，在心血管造影推算左心室容积中已经证实了用椭圆体模型计算左心室容积的可靠性。按椭圆体体积的计算公式，长椭圆体有两个短轴 D1 和 D2，一个长径（L），则其体积：

容量（V）$=4\pi/3 \cdot (D1/2)(D2/2)(L/2)$

在计算左心室容积时可假设两个短轴径相等（D1＝D2），长轴是短轴的 2 倍，则左心室容积公式可简化成：

$V=4\pi/3 \cdot (D1/2)^2 (2D1/2)=1.047 D^3$

（2）回归公式法：基于 M 型超声心动图只能测量一个内径，且左心室舒张时，其短轴扩大大于长轴，长轴并不等于短轴径的 2 倍，用椭圆体公式会高估实际容积。为此，有学者提出了用来校正的几个回归公式：

Teichholz 公式：$V=[7.0/(2.4+D)] \cdot D^3$

此公式是最常用的用 M 型超声心动图测量左心室容积的方法，对规则、对称的左心室，用 Teichholz 法估测的左心室容积与造影测得值相关性很好，但对心肌阶段性运动异常、室间隔同向运动等情况，此法准确性较差。

Gibson 公式：舒张末内径（Ld）$=5.90+0.98 Dd$
　　　　　　　收缩末内径（Ls）$=4.18+1.14 Ds$

Fortin 公式：舒张末容积（Vd）$=59 Dd-153$
　　　　　　　收缩末容积（Vs）$=47 Ds-120$

以上两种方法在临床应用较少，其中 Dd 为舒张末内径；Ds 为收缩末内径。

（3）Simpson 法：该法的基础是一个大容积被分割成一系列较小容积的总和。如将左心室腔沿长轴均匀地分成若干连续的圆柱体，每一个圆柱体的体积为 A（面积）×H（高），则左心室的容积等于各个小圆柱体体积的和，即：

$$V=(A1+A2+A3+\cdots\cdots)\times H$$

Simpson 法不受左心室形态的影响，只要测定的切面数目足够多，测量结果与心室造影法相关性非常好，但测量比较复杂，现多用简化的 Simpson 法（simplified Simpson method）测量左心室容积。简化 Simpson 法在二尖瓣水平、乳头肌上缘和下缘水平作切面，将左心室分成四个部分，每部分的面积为 A，高度为 h＝L/4（左心室长轴为 L），椭圆体左心室的容积为：

$$V=(A1+A2+A3) h+A4 h/2+\pi h^3/6$$

简化的 Simpson 法测量较 Simpson 法简单，适用于形态不规则的心室容积测量。实践证明简化 Simpson 法测得的左心室容积与造影法所测结果近似，相关性良好，是临床上对不规则心室常用的容积测量方法。

（4）复合几何图形法：此法将左心室的结构划分成几个形态不同的部分，分别计算体积后再将各部分体积相加即得左心室总容积，主要有以下两种方法：

①圆柱-截头圆锥-圆锥体法：将左心室自基底部至二尖瓣叶水平视为圆柱体，自二尖瓣水平至乳头肌水平看做截头圆锥体，心尖看做圆锥体。假设短轴切面将心室分成三等分，左心室长轴为 L，各段高度为 L/3，各段的面积分别为 Am 和 Ap，则左心室总容积为：

$$V=L/3 (Am)+L/3 [(Am+Ap)/2]+L/3 (Ap/3)$$

此法测量的左心室容积与平面心血管造影所测值相关性良好。

②圆柱-椭圆体法：将左心室在乳头肌水平分成两半，每段高度为 L/2，乳头肌水平切面的面积为 A，则左心室容积为：

$$V=A (L/2)+2A/3 (L/2)=5/6 AL$$

离体心室模型研究证明用此公式测量的心室容积与心室的真实容积之间相关性良好。本公式适用于左心室腔规则、无阶段性运动异常的病人。国外报道此方法在小儿左心室容积测量中结果比较可靠，是常用的心室容积测量法。

（5）三维超声心动图直接测量：以上二维或M型超声测量心室容积需要对心腔进行几何学假设，但事实上心腔是不规则形，尤其是右心室及心腔扩大或合并室壁瘤时。三维超声无需对心腔进行几何学假设，运用各种技术可以直接测量舒张末期及收缩期的左心室或右心室容积，评估心室功能。

心室容积测量多用 Voxel 体元模型法，直接测量心室容积。

6. 每搏量（stroke volume，SV）　每搏量可由多种方法测得，主要包括如下两种。

（1）自以上方法测得的左心室舒张末容积（Vd）减去收缩末容积（Vs）：SV＝Vd－Vs

（2）主动脉血流频谱计算：将脉冲多普勒取样容积置于主动脉瓣上，记录升主动脉血流频谱，测量其血流速度时间积分（velocity time integral，VTI）。使用二维超声测量同一平面的收缩末期主动脉内径（D），计算其切面面积 A〔A＝π（D/2)²〕。则升主动脉血流的每搏量为：SV＝A×VTI。

为了避免误差，通常测量 3～5 个心动周期的 VTI 计算其平均值代入公式。主动脉多普勒方法测量 SV 方法简单，不受心室形态或室壁局部运动异常的影响，但因主动脉本身有一定的弹性，且用其测量值的平方代入公式，对计算得出的 SV 影响较大，测得值较实际有一定误差。用同样的方法还可以测量肺动脉血流频谱，计算右心室 SV，此处不赘述。

7. 心排血量（cardiac output，CO）和心脏指数（cardiac index，CI）

$$CO＝SV×HR　　　（L/min）$$
$$CI＝CO/BSA　　　（L/min/m^2）$$

式中，HR 为心率，BSA 为体表面积。

8. 射血分数　每搏量占舒张末容积的比值为 EF，反映左心室纤维缩短的程度，也即心室的射血功能。计算公式为：

$$EF＝SV/Vd＝（Vd－Vs）/Vd$$

EF 不受心率影响，而受心室前、后负荷的影响。是临床最常用的心功能指标，正常值 50%～75%，安静平卧时不能小于 50%。

9. 收缩时间间期（systolic time intervals，STI）　用主动脉血流频谱与心电图同步描计，可以测量左心室射血前期（pre-ejection period，PEP）和射血时间（left ventricular ejection time，LVET）。PEP 反映左心室心肌的收缩性，PEP/LVET 反映左心室的整体功能，与心导管法测得的左心室 EF 密切相关，也是一个较常用的心功能指标。PEP 不受血流影响，正常范围与年龄有关，通常不＞90 ms。用同样的方法测量肺动脉血流频谱可以测量右心室 STI，反映右心室功能。

（二）左心室舒张功能指标

通常所指的心功能不全主要指收缩功能不全，近二十多年的研究表明舒张功能不全也是临床心力衰竭的病理机制之一，约 30%～40% 充血性心力衰竭病例左心室收缩功能正常，且舒张功能异常可发生在收缩功能异常之前，因而舒张功能异常已成为心力衰竭的研究热点。到目前为止，超声心动图仍然是最常用的左心室舒张功能异常的检测方法。用超声心动图检测左心室舒张功能主要应用二尖瓣血流频谱、肺静脉血流频谱估测，近年有学者提出用组织多普勒、彩色 M 型多普勒、彩色室壁运动（CK）等检测左心室舒张功能可以提高单用二尖瓣或肺静脉瓣血流频谱曲线评价左心室舒张功能的敏感性和特异性。

1. 等容舒张时间（isovolumic relaxation time，IVRT）　同步记录左心室流入道和流出道血流频谱，测量主动脉瓣关闭（左心室流出道血流频谱的终点）至二尖瓣开放（左心室流出道血流频谱的起始点）的时间。IVRT 延长通常代表左心室主动舒张和心肌顺应性异常。

2. 二尖瓣血流频谱　用脉冲多普勒记录二尖瓣瓣尖的血流频谱，分别测量 E 峰、A 峰峰速，E 峰减速时间（DT）等指标，根据不同小儿年龄或体表面积的正常值评价左心室舒张功能。通常将二尖瓣血流频谱分成四类：

（1）正常型：E/A＞1，DT 正常，IVRT 正常。见于正常小儿及成人。

（2）主动舒张异常型：E/A＜1，DT 和 IVRT 延长。代表左心室主动舒张异常，见于心肌病、心肌缺血等疾病，正常新生儿及老年人可以出现此种改变。有人称此型为"延迟松弛型"。

（3）伪正常型：E/A＞1，但 DT 仍缩短。

原因可能是由于左心室功能减低，虽左心室舒张末压升高，但左心房压升高以代偿减低的主动舒张。

（4）限制型：E/A升高，超过不同年龄或面积的正常范围，DT缩短，IVRT可表现为"伪正常"。E/A通常＞2.0。

3. 肺静脉血流频谱　除新生儿外，正常小儿肺静脉血流S/D＞1。左心房压升高、左心室顺应性降低时S/D＜1，并出现明显的心房收缩期逆向血流（a波）。肺静脉血流主要用于鉴别二尖瓣血流频谱中的伪正常型左心室舒张功能降低。当二尖瓣血流示E/A＞1，DT缩短时，如肺静脉血流频谱S/D＜1，代表左心室主动舒张异常并进一步向限制型异常发展。

4. M型超声心动图测量的舒张功能指标在多普勒超声广泛应用之前，主要应用M型超声心动图估测左心室舒张功能异常。主要指标包括：

（1）左心室快速充盈分数（FRF）：在M型超声心动图上测量左心室后壁曲线F点时的左心室内径，即快速充盈末期内径（Df），按以下公式计算：

$$FRF=(Df^3-Ds^3)/(Dd^3-Ds^3)$$

FRF正常值约0.65 ± 0.07，即快速充盈期左心室充盈量约占总充盈量的2/3。

（2）二尖瓣前瓣EF斜率：测量二尖瓣前瓣的E、F两点间的斜率，在无二尖瓣狭窄或低排血量状态下，EF斜率下降表示左心室顺应性降低，早期充盈减少。

（3）舒张晚期心室内径变化指数（VAW%）：在同步描计的心电图P波起始处测量左心室舒张晚期初始内径（D1），按以下公式计算VAW%：

$$VAW\%=(Dd-D1)/D1$$

5. 彩色M型多普勒超声心动图　用M型超声扫描线显示心尖四腔心时左心室内的彩色血流从二尖瓣至心尖部充盈的图像，即彩色M型多普勒超声心动图（CMDE）。通常脉冲多普勒提供的是某一局部的血流速度，而CMDE显示的是M型扫描线上血流速度在时间和空间上的分布。通常测量血流在左心室内推进的速度（Vp）代表左心室舒张功能。Vp来自彩色波振面的斜率。正常人Vp＞55 cm/s。目前CDME测量左心室舒张功能应用仍不十分广泛，原因可能是Vp测量的方法学仍需统一。

6. 组织多普勒超声心动图　组织多普勒可以用脉冲多普勒、彩色多普勒及M型或二维超声心动图的形式显示，为减少超声束与心脏位置及心肌运动方向间夹角的影响，通常将多普勒取样线置于接近二尖瓣环的位置。典型的左心室组织多普勒频谱包括朝向左心室腔中心的收缩波（Sm）、背离左心室腔方向的早期波（Em）和晚期舒张波（Am）[24]。正常人左心室舒张期心肌运动呈二尖瓣血流的镜像图像。已经证明在二尖瓣血流频谱的"伪正常"或限制型舒张功能异常时，左心室组织多普勒Em均减低，Em/Am＜1，可资鉴别。另外，二尖瓣血流的E峰与瓣环运动的Em的比值E/Em与导管测定的肺毛细血管楔压（PCWP）相关，可以作为评价左心室充盈的无创指标。

7. 彩色室壁运动（CK）　彩色室壁运动可提供心内膜运动的位移，通常将心内膜位移以不同色彩表示，同一时间的位移用相同颜色表示，色彩的宽度表示位移的幅度或距离。检测心内膜位移的改变可以反映心室的收缩和舒张功能。CK可以用二维超声心动图表示，也可以用直方图表示。舒张功能指标包括峰1/峰2（峰1指早期充盈，峰2指心房收缩期充盈）及平均充盈时间。CK还可以检测心肌的局部舒张功能障碍[25]。

（三）心室整体功能

由日本学者Tei首次提出，又称Tei指数，或心肌工作指数（index of myocardial performance），计算公式为：

$$Tei指数=(IVCT+IVRT)/ET$$

公式中，IVCT为等容收缩时间，IVRT为等容舒张时间，ET为射血时间。

但实际超声心动图测量时，多用脉冲多普勒测量，测定左心室Tei指数时将取样容积置于左心室流入道与流出道之间，同时记录二尖瓣和主动脉血流频谱，测定Tei的方法如图3-32，分别测量a和b时间，则Tei指数=(a-b)/b。

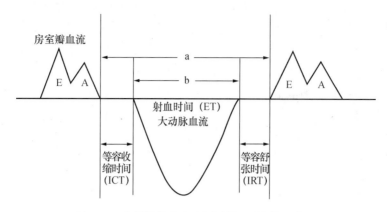

图 3-32　多普勒超声心动图测量 Tei 指数示意图

Tei 指数是一种综合评价心脏整体功能的指标，因为心脏的收缩和舒张功能异常常同时发生，因此，综合评价心脏整体功能更加合理。Tei 指数随年龄变化幅度小，且不受心率、心室几何形态、心室收缩压和舒张压的影响，测量简便，方法易于掌握、重复性强，在临床应用中逐渐增多。

（四）心室局部功能异常

应变（strain，ε）及应变率（strain rate，SR）是最近提出的评价局部心肌功能的新的心功能指标。应变是物理学名词，指物体的相对变性，心肌细胞的应变为心肌细胞在长轴上的伸长或短轴方向的增厚。$\varepsilon = \Delta L / L0$，其中 ΔL 为长度的改变，L0 为初始长度。SR 指单位时间的应变，所以 $SR = \varepsilon / \Delta t$，其中 Δt 为时间的改变[26]。

应变和 SR 不受周围心肌细胞及心脏整体运动的干扰，从理论上讲应该比组织多普勒速度测定更能反映心肌的局部运动特性，其测量更有价值，但实际运用中应变和 SR 都存在一定的缺陷，如测量受超声声束的角度的影响、有噪声干扰、重复性差等，目前主要应用于成人的冠心病研究。另外如果将心脏各个部位的 SR 利用计算机进行彩色编码显示，即应变率显像（strain rate imaging，SRI），SRI 可以通过不同的颜色直观地显示运动中心室各个部位的 SR，对心肌局部缺血的判断有重要意义。

七、其他特殊心脏超声检查

（一）心脏超声声学造影

超声声学造影自 1968 年由 Gramiak 和 Shah 首次应用于临床，主要用于常规超声检查不能确定的心血管疾病的诊断[27]。正常人体心脏与大血管中的血液是无反射区，即无回声区。当通过外周静脉或导管注入某些能产生小气泡而改变血液均质性的物质时，就可在该物质流经的部位出现浓密的云雾样超声回声反射。对这些回声出现的部位、次序及流动方向等进行分析，可对心脏或大血管的分流性与反流性疾病作出判断，这种技术就称为心血管超声声学造影。用于注射的能产生小气泡的对比物质称为声学造影剂。

超声声学造影的临床应用指征包括：

1. 检测先天性心脏病右向左分流，经周围静脉注射声学造影剂后，如左心出现云雾状回声，提示存在右向左分流。心房水平的右向左分流见于重度肺动脉高压、三尖瓣下移畸形；心室水平的右向左分流主要见于法洛四联症、心内膜垫缺损、右心室双出口、永存动脉干及室间隔缺损合并肺动脉闭锁或并发肺动脉高压等。

2. 观察左向右分流时的负性显影，即右心内的造影剂被由左心房或左心室分流来的不含造影剂的血流冲淡而造成的显像缺失现象。常用于房间隔缺损的诊断、肺静脉畸形引流与永存左上腔静脉的鉴别等。

3. 协助心脏瓣膜反流的诊断及分度。轻度房室瓣或半月瓣分流有时用连续多普勒不能记录到完整的反流频谱，影响反流最大速度的测量及压差的估测，尤其是三尖瓣反流最大压差的测量直接影响到肺动脉收缩压的估测。经周围静脉注射声学造影剂后可提高完整记录反流频谱的可能性。

4. 诊断大静脉的回流异常，包括永存左上腔静脉、肺静脉异位引流等的鉴别，还可协助右上腔静脉缺如或上腔静脉闭塞等的诊断。

5. 诊断肺内的右向左分流，如肺动静脉瘘。

常用静脉造影剂包括：靛青蓝绿溶液、过氧化氢、二氧化碳等，前者价格昂贵，而过氧化氢、二氧化碳价格低廉、应用方便，常用于临床。二氧化碳可用5％的碳酸氢钠与1％的稀盐酸于注射前临时配制，也可用碳酸氢钠加酸性的维生素C临时配制。

上述声学造影剂通过静脉注射，在右心系统显影，称右心造影。最近，造影剂技术的提高可以使微泡的直径与红细胞相近，这种造影剂静脉注射后可以通过肺循环进入左心，使左心显影，尤其是超声二次谐波技术的使用，使左心室及心肌造影成为可能，进一步扩大了超声声学造影的应用范围。

（二）经食管超声心动图

常规经胸超声检查中常常因肺气肿、肥胖、胸壁畸形等情况影响超声检查的质量，尤其是成人，部分患者甚至不能获得满意的图像，致使超声诊断受到一定的限制。1971 年 Guy 医学院的 Side 和 Gosling 首次将超声探头应用的压电晶片镶嵌于胃窥镜的顶端，插入食管，获得了主动脉的多普勒血流图像，为经食管超声进行了首次尝试。20 世纪 80 年代经食管超声技术逐渐成熟，临床应用增加，经食管探头由单平面、双平面已发展到多平面及经食管三维重建专用探头。美国芝加哥大学首次报管了经食管实时三维超声探头的临床应用经验，是经食管超声技术的又一次进步。

小儿经食管超声的应用主要从 20 世纪 80 年代中期开始，1988 年日本 Aloka 公司首次推出了儿童专用食管超声探头，为小儿经食管超声的应用提供了方便。但因小儿食管超声检查需要全身麻醉，且绝大多数经胸超声图像非常满意，尤

其在婴幼儿期，因而经食管超声在儿科的适应证相对比较局限。

小儿经食管超声检查的适应证为：

1. 先天性心脏病，包括体静脉系统的异常如左位上腔静脉、肺静脉异位引流、房间隔缺损、心内膜垫缺损等。

2. 心脏手术时的术中监测及术后随访，在先天性心脏病介入治疗时尤其有用。

3. 感染性心内膜炎。

4. 心脏瓣膜疾病，如二尖瓣、三尖瓣及主动脉瓣病变，Ebstein 畸形等。

5. 左心室流出道异常，如主动脉瓣下狭窄、非对称性肥厚型心肌病。

6. 冠状动静脉瘘或冠状动脉瘤。

7. 心腔内肿瘤或血栓。

8. 心房心耳异常与解剖位置的评定。

食管超声心动图的图像与经胸超声的图像呈上下颠倒位，因食管探头频率较高，其超声图像较经胸或剑下区图像清晰，分辨率高。

（三）胎儿超声心动图

利用超声心动图通过母亲腹壁或产道对胎儿心脏的结构、功能、血流及心律进行检查，诊断胎儿心脏疾病的方法称为胎儿超声心动图。它是自 20 世纪 70 年代末发展起来的一种超声检查方法，可以提前诊断某些严重心脏畸形，评价胎儿心功能，诊断某些心律失常，及时采取必要的治疗或其他措施，减少母亲及家庭的身心创伤，也利于我国的优生优育政策。另外，胎儿心脏畸形的经导管介入或外科手术治疗需要超声心动图作出非常正确的诊断，并在干预后定期随诊治疗效果。

胎儿心脏在胸腔中的位置与出生后不同，由于胎儿肝较大，使心脏呈横位，右心室贴近胸壁；另外，胎儿肺尚未充气，对心脏无阻挡作用，因而超声束可以很容易地通过胸腔对心脏的各个切面进行探查，有时较生后能探查的切面还要多。但因为胎动，而且检查者并不能完全按照自己的意图在相应的探查方向扫描，有时胎儿超声心动图检查比出生后超声检查需要更长的时间。胎儿超声心动图检查的最佳时间为妊娠16～24 周，22～24 周最容易获得理想的图

像[28]。完整的胎儿超声心动图检查应包括心脏二维超声、M型超声及多普勒超声三种方法。胎儿超声心动图检查的适应证包括：

1. 母亲方面因素　母亲患有糖尿病、结缔组织病、病毒或弓形虫等感染，孕早期用药，慢性酒精中毒，高龄或有不正常妊娠史等情况者。

2. 胎儿方面的因素　常规产科超声检查"四腔心异常"、胎儿心律失常、胎儿其他器官畸形、染色体异常、胎儿水肿、胎儿宫内发育迟缓、胎儿羊水过多或过少等。

3. 其他因素　包括先天性心脏病家族史，有先天性心脏病家族史者胎儿先天心脏畸形的发生率为3%～5%，以左心畸形如左心发育不良、主动脉狭窄等更明显。另外既往不正常妊娠史，如死胎、自然流产等也增加患有先天性心脏畸形

的危险。

多数先天性心脏病均能通过胎儿超声心动图于产前诊断，如右心系统的右心室发育不全、三尖瓣或肺动脉瓣狭窄或闭锁，左心系统的左心室发育不全、二尖瓣或主动脉瓣狭窄或闭锁，心脏分隔异常引起的异常分流包括室间隔缺损、心内膜垫缺损、永存动脉干，大血管异常包括大动脉转位、右心室双出口、法洛四联症等。但是某些生后的心脏畸形如动脉导管未闭在胎儿是正常循环，不能诊断为疾病，另外有些心脏畸形如主动脉弓缩窄、小型房间隔缺损在胎儿超声心动图上诊断的可靠性较低，必要时应定期随诊，进一步明确。

（杜忠东）

第五节　心脏多排螺旋 CT 和磁共振成像

心脏血管疾病的影像学检查是心脏病的诊断基础，影像检查可以提供给临床医生心血管的解剖学异常和生理学改变的必要信息，以协助临床确定治疗方案、进行治疗后随访和评价预后。传统上，临床儿科医生依靠超声心动图检查和心血管造影来了解心脏疾病，但这两种技术都有自身的局限性。超声心动图检查对操作者依赖性较强，但是，超声诊断又受到超声窗的限制，特别是在年龄较大的儿童。如果合并肺部疾病，则会进一步降低超声的图像质量。常规的心血管造影检查是一种有创的检查方法，但是有着潜在的危险性，而且血管造影是一种重叠的 X 线影像，对于复杂先心病的解剖关系不易识别。儿科医生一直以来都希望找到一种无创而又有高分辨率的检查方法。磁共振成像（MRI）和多排螺旋 CT（MDCT）的问世为小儿心脏疾病影像检查带来了重大的技术突破。

一、小儿心脏疾病的影像学检查方法

常用的小儿心脏疾病的影像检查方法包括超声心动图检查、心血管造影检查、MRI 检查和近几年快速发展的 MDCT 检查。上述的几种检查方法各有自身的优缺点。

（一）超声心动图检查

超声心动图检查是心脏疾病的常用检查方法，它的优势在于便捷、无创，可以较准确地评价心脏的解剖和功能，而三维技术的发展可以进一步评价心脏内解剖结构，特别有助于更加精确地测量心脏的容积。但是，这种技术由于受到超声窗的限制，对于较远的大血管显示不良，同时超声还受到操作者依赖性的影响，也限制了它的应用。

（二）心脏大血管造影

心血管造影是评价先天性心脏病心血管形态和功能改变的重要手段。对于年长的儿童以及进行多次手术的患儿，心血管造影依然是评价心脏解剖和功能的常用检查方法。临床医生在选择这项检查时必须斟酌这种有创检查带来的危险，还要考虑患儿在检查中所接受到的射线辐射。同时，这种技术所形成的影像是 X 线透视图像，

即重叠影像，不易识别复杂的心脏三维形态。MRI 和多排螺旋 CT 的发展，使其成为越来越多的临床医生诊断心脏大血管疾病的新选择，心血管造影将逐渐作为治疗手段。

（三）心脏大血管磁共振检查

相对于超声和血管造影检查而言，MRI 有较高空间分辨率和软组织分辨率，可清晰地显示心脏外结构，还可以多个方向显示心脏内结构，同时评价心脏功能。但是一次成功的心脏检查耗时较长，大约需要 40～50 min，患者需要配合指令屏住呼吸，而且在检查过程中患者必须静止不动直至检查完成。对于年幼的患儿很难实现上述要求，通常需要镇静患儿来完成检查。

（四）多排螺旋 CT 检查

近几年，多排螺旋 CT 技术快速发展，尤其是 64 排螺旋 CT，可以提供高空间和时间分辨率的图像，在极短的时间内获取心脏的三维数据，进行心脏及大血管的三维重建，了解心脏结构的细节，甚至是冠状动脉的成像。但是 CT 扫描有射线危害，而且在检查过程中需要注射造影剂，而这有可能引起造影剂过敏反应和（或）加重肾负担。

二、MDCT 和 MRI 心脏大血管检查技术

（一）MDCT 扫描技术

多排螺旋 CT（MDCT），尤其是 64 排螺旋 CT 的发展使得在一次屏气的情况下，就可获取造影剂首过强化的心脏大血管 CT 血管造影（CTA）图像。CTA 扫描获取的是造影剂充盈心脏和大血管腔时的轴位图像，以轴位图像为基础，可以进行斜位、矢状位和冠状位的二维重建和三维的容积重建，三维的容积图像可以更好地显示复杂先天性心脏病中血管与心腔间的解剖关系（图 3-33）。如果在心电门控技术的基础上进行 CTA 成像，就可获取重建的冠状动脉图像和心脏电影图像（图 3-34），评价冠状动脉的形态、起源、走行以及心脏的功能（室壁运动、心室射血分数和瓣膜运动）。心电门控技术分为两种——前心电门控和后心电门控。在前心电门控技术中，CT 扫描时间设置在心电图的每个 R 波后的特定的时间点进行，通常是在心脏收缩期心脏运动幅度最小的时间点，这种技术大幅降低了扫

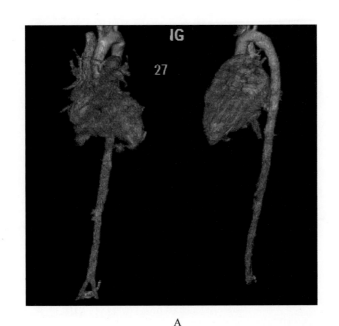
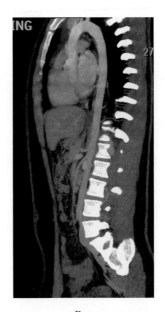

A   B

图 3-33　心脏大血管的 CTA 成像

A. 心脏大血管的 3D 容积重建成像，可以多角度显示心脏和大血管的解剖关系；B. 心脏大血管的 2D 斜矢状成像，显示了心脏大血管的解剖关系及大血管的分布。

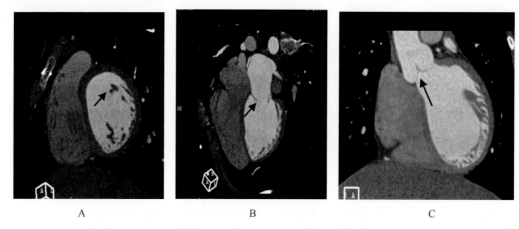

图 3-34 心电门控技术的心脏 CT 扫描

A. 心脏的心室短轴重建，黑箭头所指为乳头肌；B. 心室水平长轴的心脏四腔心重建，黑箭头所指为二尖瓣瓣膜；C. 冠状位的左心室流出道重建，可见主动脉的瓣膜（黑箭头）。

描的射线剂量，但这种技术要求患儿心率小于75次/分，并且在扫描过程中屏气时间较长，这就大大限制了它的应用。而后心电门控扫描技术是心脏运动过程中进行的连续螺旋扫描，是时时扫描，即扫描数据包括了心脏跳动过程中每个时刻的内容，因而可以重建心动周期不同时相的三维图像，也可以进行心脏电影成像。后心电门控的 MDCT 在实际应用中存在一些问题，特别是患者在这种检查中接受了大量的射线辐射，而且它的图像质量与心率密切相关，即心率越快，图像质量越差。

（二）磁共振扫描技术

心脏大血管 MR 技术包括"黑血"和"白血"技术，速率编码的相位对比 MR 成像以及钆（Gd）离子造影剂强化的增强 MR 血管造影和心肌延迟强化扫描，可以全面地评价心脏大血管的解剖、功能改变和心肌的活性。为了显示心脏和瓣膜的解剖细节，可以进行任意层面的成像，例如，垂直或水平左心室长轴成像、心室流出道层面成像等。

"黑血"技术是心电门控的快速自旋回波序列，顾名思义这一序列中流动的血液是黑色的，是在心电门控的基础上一次屏气获取任意方向的多层面心脏图像，很好地显示心脏和大血管的解剖结构及心包和纵隔的异常（图 3-35）。"白血"技术是心电门控的梯度回波序列，流动的血液是

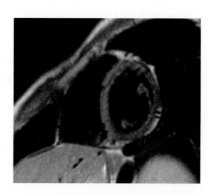

图 3-35 心脏 MRI 的"黑血"技术扫描

显示心腔内的血液信号为低信号（黑色）。心室短轴层面成像，可见左心室内的乳头肌为等信号。

白色的，在心电门控基础上，经过多次屏气获取一个心动周期内多个时相的心脏图像（图 3-36），因而可重建出心脏电影图像，动态地评价心脏的结构，了解所有心腔的运动、心肌的收缩和瓣膜开放等功能情况。由心底至心尖的连续层面的心室短轴扫描可以通过三维的心室重建方式提供心室功能的定量信息，包括心室容积（收缩末、舒张末）、每搏量、每分排血量、射血分数以及心肌质量（图 3-37），进行心功能评价，而这一方法被认为是目前最准确的心室功能的定量评价方法。速率编码的相位对比 MR 技术的作用类似于多普勒超声技术，但与多普勒不同的是扫描的层面应当垂直于血管腔，对血管的横断面和流经此断面的血流成像，计算断面血管腔的血流，可以获得血流量的信息，因而可以评价心排血量、

肺循环/体循环血流量比值以及狭窄血管两侧和瓣膜反流的血流梯度差，这种技术已被证实优于超声心动技术。Gd-增强的 MR 血管造影（MRA）是在血管腔内注入 Gd 离子造影剂，使得心腔和血管腔在 T1WI 图像上增强而获取三维图像，此种技术无需心电门控，主要用于评价胸腔内的大血管病变，如主动脉和肺动脉等病变。心肌延迟增强扫描是在静脉注射造影剂后 8～30 min 内进行心肌的成像，了解心肌有无坏死和纤维化改变。尽管 Gd 离子造影剂在绝大多数情况下是安全的，但可能使得肾功能不良患儿的肾功能进一步恶化。

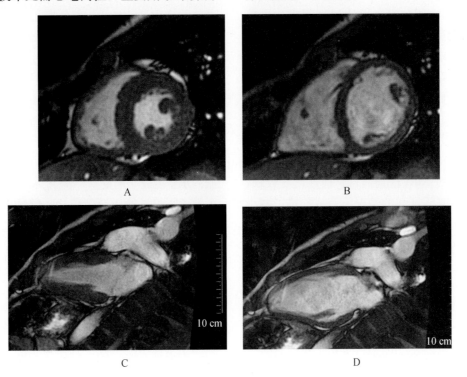

图 3-36　心脏 MR "白血" 技术

心腔内的血液为高信号。A 和 B 为心脏短轴层面成像，C 和 D 为心脏左心室垂直长轴成像，A 和 C 为心室收缩末期成像，B 和 D 为心室舒张末期成像。

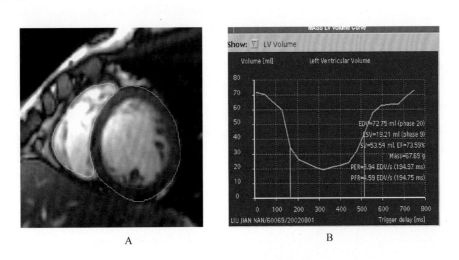

图 3-37　心脏 MRI 对心脏功能的评价

A 为应用计算机软件技术勾勒连续层面的心脏短轴心室腔的内、外轮廓，并将数据叠加，生成 B 的心脏功能曲线图，定量评价心脏的每搏量、每分排血量、射血分数以及心肌质量。

（三）MDCT 和 MRI 检查的对比

MRI 相对 MDCT 检查而言，无射线危害，也无需注射碘离子造影剂，因而不会产生造影剂引起的过敏反应和继发的肾损害。同时 MRI 有较好的软组织分辨率，可以更好地评价心脏内结构。但 MRI 的空间分辨率相对 MDCT 差，不能实现对冠状动脉的成像，而且 MRI 检查时间较长，简单病例中单纯显示胸部的血管，扫描时间为 10 min；复杂病例需要进行多个层面的心脏电影成像和多个血管流量的测量，扫描时间平均为 45 min。同时在检查过程中需要患儿配合屏气，对于年龄小的患儿需要进行检查前的镇静或麻醉，这就限制了 MRI 检查在小龄儿童中的应用。

MDCT 相对 MRI 检查而言，检查速度较快，可以在一次短时间屏气的情况下完成扫描，减小了对年龄较小患儿进行检查前镇静的必要性。但是相对于 MRI 而言，MDCT 有两个主要的劣势：其一，射线危害，可以通过降低 Kv 和 mAs，以扫描范围最小化的方式将射线剂量降至最低，但即使这样，MDCT 检查的剂量也相当于 60 次胸片拍摄的剂量；其二，同时获取心脏功能和血流速度定量信息的能力较心电门控的 MRI 差。

原则上小于 7 岁的患儿，要了解心脏及大血管解剖时，进行 CT 检查。但如果同时要了解心室功能和血管内流速时，行 MRI 检查。对于较大年龄的患儿，可以配合检查而无 MRI 检查禁忌证时，选用心脏 MRI 检查，对于 MRI 检查有禁忌证的患儿，进行心脏的 MDCT 检查。

三、检查中患儿的镇静问题

小儿心脏检查面临着比成人更多的困难，儿童的正常解剖结构小于成人，而且小儿的血流速度、脉搏和呼吸频率均高于成人，新生儿的正常心率可达到 140 次/分，呼吸频率为 40 次/分，这些生理因素均可能造成心脏成像的障碍，需要有更高空间分辨率和时间分辨率的检查方法来克服这些小儿心脏检查中所面临的问题。

我们在上述的 MDCT 和 MRI 检查技术中介绍，这两项影像技术均有较高的空间和时间分辨率，成为小儿心血管成像的技术基础，但为了获取良好的 MDCT 和 MRI 图像还需要患儿很好地

配合，包括制动和呼吸配合。通常学龄儿童可以很好地配合检查完成扫描。但对于年幼的患儿，要实现检查较为困难，需要镇静，这项工作由麻醉科医生完成。MRI 因需要多个序列的扫描，检查时间较长。因而麻醉医生在 MRI 检查过程中，应监测患儿的安全，建立有效的静脉通道以及在检查中制动患儿，避免患儿因 MRI 检查的噪声和静脉注射而活动，影响检查。相对而言，MDCT 扫描时间较短，麻醉医生可以选用短时效的麻醉药物来制动患儿，减弱呼吸，而无需气管插管。这项工作在国内因诸多因素开展较为困难。

目前，对于年幼患儿在检查中的镇静，我们采取的原则如下：对于新生儿，通常无需镇静。对于小婴儿或年纪小的幼儿，在检查前，给予口服的水合氯醛（剂量 0.5 ml/kg），如服用水合氯醛无效，则静脉给予镇静药物。学龄期及年长的儿童，因可以配合检查完成，不需要检查前的镇静。

四、MDCT 和 MRI 检查在小儿心脏疾病诊断中的应用

（一）先天性心脏病和大血管病变

先天性心脏病的治疗依赖于准确显示心脏的形态学改变和血流动力学改变。尽管超声和心血管造影仍是先天性心脏病的主要诊断方法，但因超声的局限性和心血管造影的有创性，使得心脏 MRI 和 MDCT 血管造影成为极具价值的无创检查方法。心脏 MRI 和 MDCT 血管造影可以有效地显示先天性心脏病的复杂解剖关系，特别是胸腔大血管的异常。

通常应用 MRA 评价主动脉缩窄，显示病变的位置、程度和范围以及相应的侧支循环形成。对于血管环、双主动脉弓以及肺动脉吊带，CTA 和心脏 MRI 有相同的诊断价值，但 CT 可以更好地显示气管狭窄的程度和范围（图 3-38，图 3-39，图 3-40），有助于外科医生决定术中需要修补的气管的长度。心脏 MRI 和 CTA 均可以评价法洛四联症、大动脉转位、肺动脉狭窄、肺动脉闭锁和永存动脉干等复杂的先天性心脏病，显示所有出入心脏的血管走行、大小和位置，以及供血肺部的动脉大小和主肺动脉的侧支

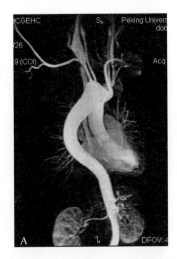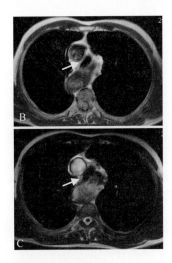

图 3-38　心脏大血管 MRI（右位主动脉）

A. MRA 显像，显示了主动脉的走行和分支；B，C. 分别为"黑血"和"白血"技术，白箭头所指为主动脉弓下层面升主动脉和降主动脉之间受压变窄的主支气管。

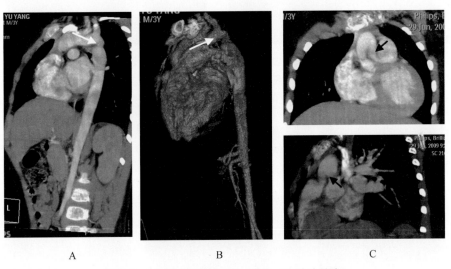

图 3-39　心脏大血管的 CTA 成像（主动脉缩窄）

A，B. 白箭头所指为主动脉缩窄处，位于降主动脉起始处；C. 2D 多平面重建多角度显示了患儿在升主动脉和肺动脉起始处之间可见管状交通血管（黑箭头），患儿的动脉导管未闭（图中未显示）。

循环及动脉导管开放情况（图 3-40），但 CT 因具有更高的空间分辨率，可以更好地显示细小的肺动脉，同 MR 比较，可以更清晰地显示主动脉和肺动脉之间的侧支循环形成。CTA 和心脏 MRI 均可以诊断肺静脉的畸形，包括完全性肺静脉畸形引流和肺静脉狭窄。

心脏 MRI 的软组织分辨率较高，同时可以进行心脏功能和血流量的评价，因而主要用于评价心脏内病变（图 3-41）。连续层面的心脏电影还可以动态评价局部的房间隔和室间隔的缺损情况，同时评价心脏的负荷功能；速率编码的相位对比

MRI 还可以定量评价左向右分流的程度，辅助临床决定进行手术治疗的时间。此外，多平面的重建可以多角度显示病变，用于临床指导介入手术治疗的方式。而 CT 对于间隔缺损的诊断作用有限。

MRI 在先天性心脏病的诊断应用中还包括显示肺动脉反流和右心室扩张。心脏 MRI 可以较超声心动更准确地评价右心室的形态和功能改变，而清晰地显示右心室和肺动脉的形态异常和功能改变对于许多先天性心脏病的诊断和治疗都十分重要。MRI 的另一重要作用是评价先天性心脏病的术后改变，术后瘢痕的纤维化和结构扭曲干扰了超声和常

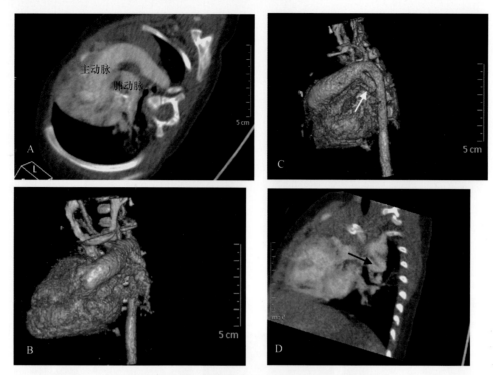

图 3-40　心脏大血管的 CTA 成像（完全性大动脉转位）

A. 可见主动脉起源于右心室，肺动脉起源于左心室；B. 右心房和右心室位于右上方，左心房和左心室位于左下方；C, D. 主动脉和左肺动脉之间可见大量的侧支循环，箭头所指为粗大迂曲的侧支循环。

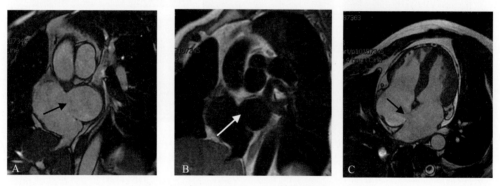

图 3-41　心脏 MRI 显示房间隔缺损

A，B. 心房短轴层面的"白血"和"黑血"扫描；C. 心脏水平长轴的四腔心层面"白血"扫描，箭头所指为房间隔缺损处。

规血管造影图像，而 MRI 不受上述因素的影响。

MDCT 除了可以显示大血管病变，特别是与气管和支气管相关的大血管病变，还可以用于大动脉转位以及法洛四联症术后的随访，评价术后的血管旁路以及支架情况。

MDCT 和 MRI 均可用于先天性心脏病的诊断。MDCT 的空间分辨率较高，可以更好地显示细小的结构。如果合并肺部的实质病变和外周血管病变，MDCT 是较 MRI 更好的选择。同时，如果患儿病情较重，MDCT 扫描时间较短，因而也更安全。对于有 MRI 禁忌证（体内金属物置入）的患者也应选择 MDCT 检查。

相对而言，MRI 有较好的软组织分辨率，可以更好地显示运动的结构，例如瓣膜和心肌的运动。此外，MRI 的定量心功能评价能力较强，而且可应用速率编码的相位对比 MRI 定量分析血流量，也是 MRI 较 MDCT 的独特之处。另外，MRI 也无射线的危害。

（二）心肌病变

目前，超声心动图仍是诊断心肌病变的首选方法，但超声检查除了受到超声窗的限制外，对于心尖部位和右心室的评价较难，而且超声心动图的组织分辨率较低。MRI 所具有的高组织分辨率、多平面成像及对心功能的准确评价能有效克服超声心动图检查所面临的困难。

心脏 MRI 的电影成像不仅可以显示心肌疾病中心肌的变薄和增厚（图 3-42，图 3-43），还可以评价心肌的收缩能力和运动能力，由心底至心尖的连续层面的心室短轴扫描可以通过三维的心室重建方式提供心室功能的定量信息，包括心室容积（收缩末、舒张末）、每搏量、每分排血量、射血分数以及心肌质量。延迟增强 MRI 还可以评价心肌病中心肌坏死和纤维化的程度和范围。右心室发育不良是 MRI 的主要适应证，MRI 可以显示右心室心肌内的脂肪浸润，心脏电影成像可以显示心室的弥漫或局部的心肌变薄和局部的室壁瘤形成。限制型心肌病在儿童中的发病较为少见，在临床上它和缩窄性心包炎不易区分，但 MRI 心脏电影成像可以显示心肌间质纤维化、心脏舒张受限以及继发的心房扩张的表现。

在心肌炎的诊断中，心脏 MRI 是准确的无创检查方法，可以用于指导穿刺和病变的随诊。急性期的心肌炎，因心肌水肿，在 T2 加权图像上可以显示心肌高信号改变，延迟增强扫描显示心肌内局灶和弥漫的强化。

尽管超声心动图和心脏 MRI 可以诊断大多数的心肌疾病，但 MDCT 在心肌病的诊断中有以下几点优势：①扫描时间短，对于心力衰竭的患者可在短时间内完成检查；②可用于 MRI 禁忌患者，如体内金属置入患者；③可以同时获取冠状动脉的影像，除外冠状动脉疾病继发的心肌病变。心电门控 MDCT 血管成像的二维和三维重建可以显示心肌的形态改变和进行心脏功能评

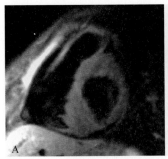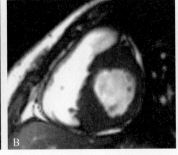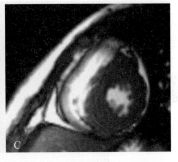

图 3-42　心脏 MRI 显示肥厚型心肌病

A. "黑血"技术扫描；B，C. 分别为"白血"技术扫描的舒张末期图像和收缩末期图像。图中显示左心室间隔壁的下部和左心室前壁不对称肥厚，心脏电影成像显示肥厚的心肌在收缩期未见显著的室壁增厚，表明肥厚心肌的收缩力下降。

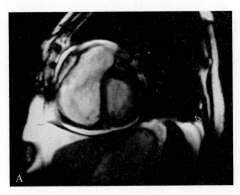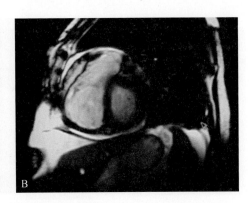

图 3-43　心脏 MRI 显示扩张型心肌病

A. "白血"技术扫描的舒张末期图像；B. "白血"技术扫描的收缩末期图像。图中显示心肌变薄，收缩末期心肌未见显著增厚，心室腔未见显著缩小，表明心肌的收缩力受损。

价。因而，MDCT 应当是其他诊断心肌病变影像方法的补充手段。

（三）瓣膜病变

MRI 的空间分辨率有限，不能直观地显示瓣膜的病变，但心脏电影成像可以显示瓣膜的狭窄和反流以及评价继发的心室和心房腔的形态学改变和功能改变（图 3-44），速率编码的相位对比 MRI 可以定量评价瓣膜两侧的血流量和百分比。

MDCT 可以直观地显示瓣膜的形态和数量，因而可以诊断多种先天性瓣膜疾病，包括瓣膜的发育不良和数量的异常，例如二尖瓣或三尖瓣的闭锁、二叶式主动脉瓣等。MDCT 也可以显示不同程度的瓣膜狭窄和反流以及继发的心房、心室扩张性改变。

（四）先天性的冠状动脉畸形

冠状动脉畸形是有潜在生命危险的冠状动脉先天发育异常，发病率约为 1%。常规而言应用冠状

动脉血管造影来评价冠状动脉的发育异常，但这种方法不能精确地显示异常冠状动脉的走行。MRI 可以用来评价冠状动脉近段的发育异常，但是由于空间分辨率的限制，对于冠状动脉远段的显示能力较差。近期，MDCT 的发展使之成为评价冠状动脉的更好选择（图 3-45）。

先天性冠状动脉异常包括冠状动脉起源、走行和结构的异常（图 3-46）。心电门控 MDCT 除了

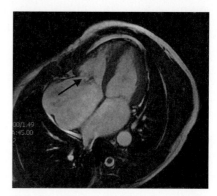

图 3-44　心脏 MRI 的"白血"技术扫描瓣膜病变
箭头所指的黑色条状信号为经三尖瓣向右心房反流的血液，同时可见右心房增大。

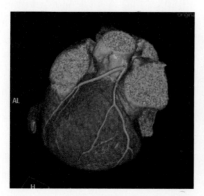 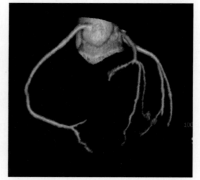

图 3-45　心电门控的心脏 CTA 扫描的 3D 容积重建显示正常的心脏和冠状动脉结构

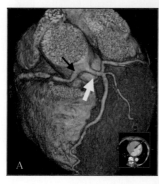 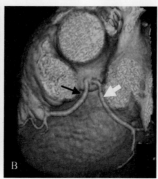 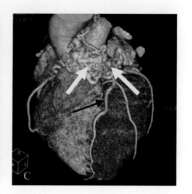

图 3-46　心电门控的心脏 CTA 扫描的容积重建显示冠状动脉的先天异常
A. 右冠状动脉（黑箭头）起源于左冠状窦，白箭头所指为左主干；B. 左主干未发育，前降支（黑箭头）和左回旋支（白箭头）均直接起源于左冠状窦；C. 显示前降支（黑箭头）和肺动脉的动脉瘘（白箭头）形成。

用于评价冠状动脉的发育异常外，还可以评价冠状动脉的血管炎性病变，显示血管的狭窄和扩张，以及用于评价冠状动脉血管重建术后的改变，其诊断价值与冠状动脉血管造影相同。

（五）心脏肿瘤

小儿的原发心脏肿瘤极为罕见，发病率为0.0017%～0.027%。尽管大多数原发肿瘤不是恶性的，但因为肿瘤可以引起血流阻塞、心室功能不良以及心律失常，因而可以导致很高的死亡率。小儿最常见的良性肿瘤是横纹肌瘤，其次为纤维瘤、血管瘤和心包畸胎瘤。因为典型的横纹肌瘤容易被超声诊断，MRI的主要诊断作用是识别超声中不典型的横纹肌瘤。MRI除了可以显示肿瘤的位置、大小、数量以及和邻近结构的关系外，还可以显示部分肿瘤的组织特性（图3-47，图3-48）。纤维瘤在MRI上表现为T1和T2均为低信号的肿瘤。血管瘤在MRI上表现为T1和T2均为高信号的肿瘤，并且内部可见流空的血管信号。含脂肪的肿瘤，如畸胎瘤、脂肪瘤在MRI上可见肿瘤内部的脂肪信号。CT诊断心脏肿瘤的主要作用同样是显示肿瘤的位置、大小、数量以及评价肿瘤与邻近组织的关系，而且需要进行增强的CT扫描（图3-49A），即便如此，增强CT识别肿瘤组织特性的能力远不如MRI。

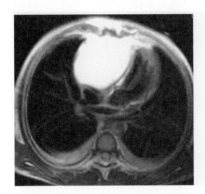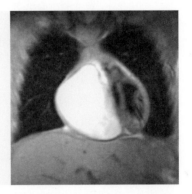

图3-47　心脏MRI扫描显示心脏右侧巨大的囊肿，将心脏向左侧推移

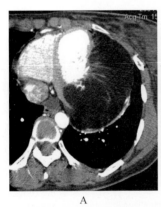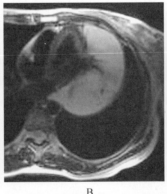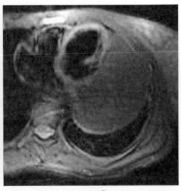

A　　　　　　　　　　　B　　　　　　　　　　　C

图3-48　增强CT和MRI显示左心室外侧壁的巨大脂肪瘤

脂肪瘤累及了左心室外侧壁，局部心肌变薄，被脂肪组织取代。A. 增强CT扫描，脂肪瘤显示为低密度占位；B. MRI的T2序列图像，脂肪瘤显示为高信号，同皮下脂肪信号相同；C. T1"压脂"序列图像，脂肪瘤显示为低信号，与皮下脂肪信号相同。

（六）心包疾病

因心包有大量的纤维成分，在心脏MRI的T1加权像上，心包表现为线样的低信号，周围环绕着高信号的心包下和心包外脂肪。MRI心包的厚度大于4mm被认为是异常（图3-49）。CT可以较MRI更好地显示心包的改变，还可以显示心包的钙化。心包在CT中显示为厚度小于

2mm 的低密度线条结构。心脏 MRI 和 CT 可以用于诊断先天性心包缺损、心包肿瘤、积液以及缩窄性心包炎，也可以显示局限的心包增厚和心包积液。MRI 和 CT 还可以依据信号和密度的不同识别不同性质的心包积液，包括漏出液、渗出液和血性积液。

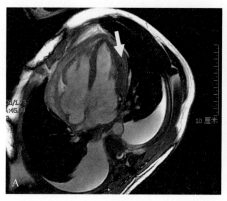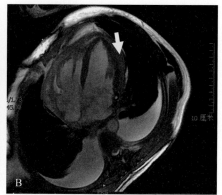

图 3-49　心脏 MRI 的心室水平长轴扫描

A. 收缩末期；B. 舒张末期。图中显示心包显著增厚（白箭头），最厚处大于 1cm，
心脏舒张受限。同时还可见双侧的胸腔积液。

总之，超声心动图检查依然是小儿心脏疾病的首选检查方法，对于复杂的先天性心脏疾病以及超声心动图不能明确诊断的疾病，MDCT 和 MRI 因具有良好的空间和组织分辨率，可为小儿心脏疾病的诊断提供有效的影像补充，避免有创检查带来的危险。但 MDCT 和 MRI 在诊断作用上各有优、缺点，深入了解这一点，可以更好地选择适应证以满足临床的需要。

（高　莉）

第六节　心脏核素检查

核心脏病学是将放射性核素及其标记化合物通过一定方式引入体内并经血循环通道、体腔和心肌细胞摄取实现并获得心血管核素示踪影像，进而对心血管和（或）心肌形态、功能及生理生化变化的过程作出判断，供心血管疾病诊断时参考，为疾病的诊断和治疗决策提供客观依据的一门新的学科分支。心脏核素检查在心血管疾病中的应用具有独特的临床价值，越来越受到人们的重视和广泛应用。

一、概述

（一）放射性核素及放射性核素显像

放射性核素（radionuclide）是指凡原子核处于不稳定状态并在核衰变过程中发出射线的一类核素。其化学物理性质以及生物学性能与一般天然元素一样，因此它在人体内的吸收、分布、代谢和排泄与天然元素相同。鉴于它们能够选择性聚集在某一脏器、组织和病变部位，并发射能穿透组织的核射线或核辐射，用特殊的放射性探测器就可以在体外灵敏地、定量地探测到病变与周围邻近组织之间的放射性浓度差及其在体内的动力学过程信息，经计算机技术处理获得各种参数和脏器影像而称为放射性核素显像（radionuclide imaging），这是放射性核素示踪技术（radionuclide tracing technique）中的一种方法。据此可对心脏的形态、心肌的功能以及代谢状态作出判断。

（二）具备的基本条件

放射性药物（radiopharmaceuticals）和核射线探测仪器是放射性核素显像或核素示踪技术最主要的基石。放射性药物系指含有放射性核素及其标记化合物供医学诊断和治疗用的一类特殊药物，诊断用放射性药物通过一定途径引入体内获得靶器官或组织的影像或功能参数，亦称为显像剂（imaging agent）或示踪剂（tracer），近年来也有学者将其表述为分子探针（molecular probe），它是实现心脏核素显像的重要前提之一[29]。核射线探测仪器主要有用于平面和动态显像的γ相机、用于局部或全身的动态或静态断层显像的单光子发射计算机断层仪（single photon emission computed tomography，SPECT）和尤其近年来引进并广泛用于临床的正电子发射计算机断层仪（positron emission computed tomography，PET）[30]。PET利用人体组织天然的放射性核素氮（^{13}N）、氧（^{15}O）、碳（^{11}C）和氢类似物氟（^{18}F）等正电子核素或标记特定的示踪物，最能准确反映人体生理条件状况和显示受检脏器内示踪剂浓度所提供的代谢影像和各种定量生理参数。PET是当今核医学领域中最先进显像仪器，是进行心肌代谢显像的重要设备，它能提供CT和MRI未能在组织结构发生改变之前所提供的生理、生化代谢信息，有助于疾病的早期诊断[31]。近年引进并在临床运行的SEPET/CT[32]或PET/CT[33-34]，是指将高性能的SPECT、PET与CT有机地结合在同一设备上，同时提供在同一条件下的解剖结构与功能代谢相融合图像的一种先进的新型医学影像技术。其能从分子水平反映人体组织的生理、病理、生化、代谢等功能性变化和体内受体的分布情况，故也被称做"生化显像"（biochemical imaging）或"分子显像"（molecular imaging）。

（三）特点

放射性核素显像反映了脏器、组织或病变中显像剂的聚集量，聚集量的多少又与血流量、细胞功能、细胞数量、代谢率及受体密度和亲和力等因素有关，因此其影像不仅反映脏器和组织的病变解剖形态、结构变化，更重要的是提供了脏器和组织病变的功能、血流、代谢和受体方面的信息。近年来融合成像（fusion imaging）技术可将反映形态解剖结构的CT、MRI影像与反映功能代谢的核医学SPECT[35]和PET影像进行配准，即SEPCT/CT、PET/CT和PET/MRI[36]的问世和推广应用，一次检查可同时提供病变的精细解剖和功能代谢信息，有利于病变的定位和定性诊断。

放射性核素检查是无创的，所用的放射性核素半衰期$t_{1/2}$短，显像剂的化学量极微，患儿所接受的辐射吸收剂量远低于X射线或CT检查，且一般不会发生毒副作用。因此本法简便、安全、无创、便于重复，不仅有助于疾病的诊断和治疗，还适用于疗效评价和预后判断。

二、心肌灌注显像

（一）原理

正常心肌细胞具有摄取铊（^{201}Tl）或锝（^{99m}Tc）-MIBI等放射性正一价阳离子的功能，静脉注射显像剂一定时间后用γ相机或SPECT进行平面或断层显像，心肌显像剂引入体内后能被心肌细胞摄取而使心肌显像，局部心肌聚集放射性物质的量和随后被清除的速度都与冠状动脉血流量呈正相关性。

（二）正常影像所见

平面影像正常左心室心肌呈"U"字形或卵圆形，影像清晰，放射性分布大致均匀，中央放射性空白区为左心室腔，心尖放射性分布稍稀疏（图3-50）。断层影像上除心尖部与室间壁的膜部可出现放射性减低外，其余各壁放射性分布基本均匀。婴幼儿左心室各壁放射性分布与成人明显不同，间隔放射性摄取量最高，下壁次之，前壁放射性摄取量最低（图3-51）。

（三）临床应用

1. 心肌炎　病毒性心肌炎是小儿常见的心脏病之一，其临床诊断常缺乏特异性客观依据，研究表明放射性核素心肌灌注显像对小儿病毒性心肌炎有着较高的灵敏性和特异性。病毒性心肌炎时由于心肌坏死、损伤以及纤维化，使局部病变心肌对^{201}Tl或^{99m}Tc-MIBI的摄取减少，由于这一改变多呈灶性分布，与正常心肌相间存在，因此在心肌平面或断层显像时可见放射性分布呈"花斑"样改变（图3-52）。北京大学第一医院王荣福等报道[37]^{99m}Tc-MIBI显像时心肌放射性分布呈"花斑"样改变作为病毒性心肌炎心肌灌注显像的阳性诊断标准，该方法的灵敏性为68.5%，

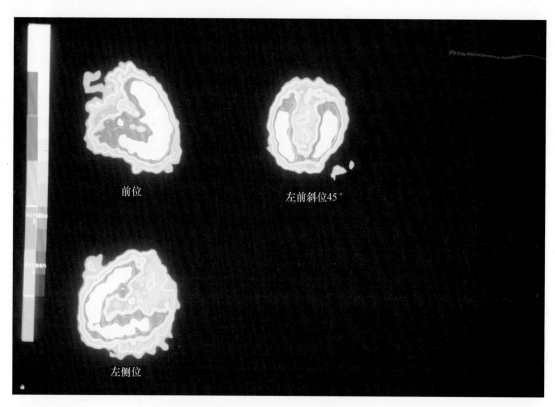

前位 左前斜位45°

左侧位

图 3-50 正常平面心肌影像

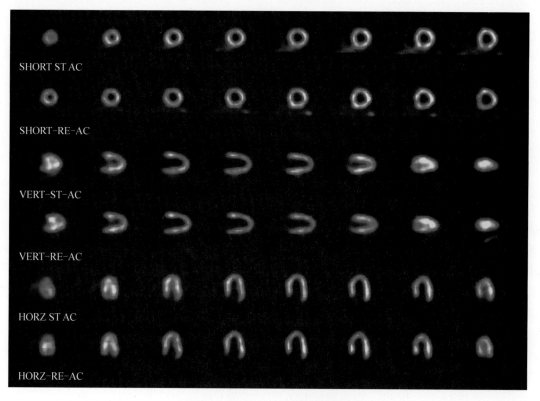

SHORT ST AC

SHORT-RE-AC

VERT-ST-AC

VERT-RE-AC

HORZ ST AC

HORZ-RE-AC

图 3-51 正常 SPECT 心肌断层影像

特异性为 86.2%，诊断符合率为 76.3%，断层显像优于平面显像。

2. 心肌缺血及心肌坏死　小儿川崎病致冠状动脉狭窄或闭塞时可引起心肌缺血或心肌梗死，本法可明确是否有心肌缺血或心肌梗死的存在，以及其范围、大小、程度等，并可根据病变所在部位估计是哪支冠状动脉受累（图 3-53）。

3. 评价先天性心脏病右心室负荷过重　正常心脏右心室心肌薄，血流灌注较左心室低，因此心肌灌注显像时右心室显影淡或不显影。先天

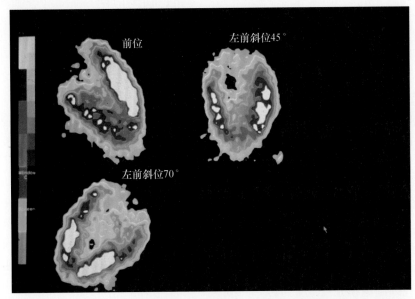

图 3-52　前位、左前斜位 70°和左前斜位 45°可见多处各壁心肌放射性分布呈"花斑"样改变

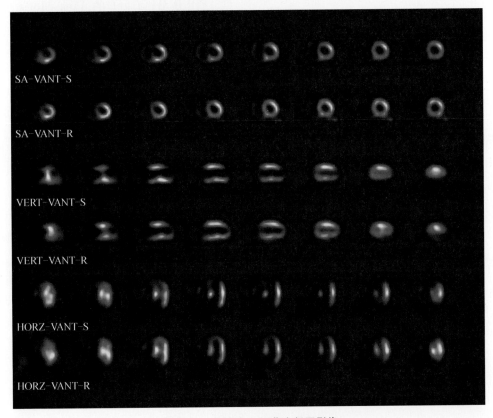

图 3-53　川崎病心肌灌注断层影像
见前壁、前壁近心尖和前侧壁近心尖放射性减淡缺损区，为左前降支（LAD）病变。

性心脏病引起的右心室容量负荷或压力负荷过重，将使右心室心肌增厚，血流量增加，因此在心肌灌注显像时右心室明显显影。

三、心肌损伤及炎症显像

（一）原理

1. ^{99m}Tc-焦磷酸盐（^{99m}Tc-PYP）显像　心肌细胞坏死后，钙离子迅速进入，在线粒体内形成羟基磷灰石结晶，其对磷酸化合物有吸附作用，静脉注射 185～555 MBq ^{99m}Tc-PYP 2～3 h 后显像剂被吸附在这些羟基磷灰石结晶上，从而使坏死心肌显影。^{99m}Tc-PYP 在坏死心肌内的浓聚程度与局部血流量、坏死后的时间，以及坏死心肌的数量有关，一般在坏死后 12 h 开始显影，48～72 h 影像最清晰，一周后逐渐减低，两周后转阴。

2. 抗肌凝蛋白抗体显像　肌凝蛋白是心肌纤维蛋白中的重要组成部分，由重链和轻链组成。心肌细胞坏死使细胞膜完整性遭到破坏，小分子量的轻链被释放入血循环中，而分子量较大的重链仍留在细胞内。静脉注射 37～64 MBq ^{111}In-Am 后 24 h，48 h 分别显像，铟（^{111}In）或 ^{99m}Tc 标记的抗肌凝蛋白抗体（^{111}In-Am 或 ^{99m}Tc-DTPA-Am）可同坏死心肌细胞内的残留重链特异结合，从而使心肌坏死灶显影。

3. 镓（^{67}Ga）显像　^{67}Ga 的生物学特性与 3 价铁离子相类似，静脉注射 74～185 MBq 后 24 h、48 h、72 h 分别显像，90% 与体内的转铁蛋白和乳铁蛋白结合。^{67}Ga 进入白细胞后与细胞内的乳铁蛋白结合，并随白细胞迁移到炎症部位，浓集于病灶处；同时由于炎症部位血管通透性增加，^{67}Ga 可以离子或转铁蛋白的形式进入病灶，从而使病灶显影。

4. 标记白细胞（WBC）显像　静脉注射 185～370 MBq ^{99m}Tc-HMPAO-WBC 后 3～4 h 分别显像，^{99m}Tc-HMPAO-WBC 被炎症因子趋化，由血循环进入到炎症部位，并且不再返回血循环，从而使炎症病灶显影。

上述几种显像方法一般采用平面显像，分别取前位、左前斜位 45°、左侧位，必要时加做断层显像。

（二）正常影像所见

左心室显影，心肌各壁放射性分布未见异常，病变部位呈不同程度的异常放射性聚集影。

（三）临床应用

1. 病毒性心肌炎　由于病毒直接作用及免疫损伤造成心肌破坏及炎症，从而引起上述显像剂在心肌聚集而显影。^{67}Ga 影像以心脏部位放射性浓聚高于或等于胸骨处为阳性诊断标准，心肌炎患者的阳性显像率为 68%。一组 35 例临床诊断为心肌炎患者用 ^{99m}Tc-HMPAO-WBC 进行心肌显像，有 13 例为阳性（35.1%），其中 11 例经内膜活检确诊为心肌炎，7 例显像阳性，两者符合率为 63.6%。活动性心肌炎可见心肌内有弥漫性或局限性的 ^{111}In-Am 摄取，经心肌活检诊断为心肌炎的 8 例病人中，5 例 ^{111}In-Am 心肌显像阳性（63%）。

2. 急性心肌坏死　急性心肌坏死心肌大于 1 g 时，^{99m}Tc-PYP 心肌断层显像即可发现，大于 3 g 时平面显像也能发现。本法多用于临床表现不典型、心电图分析有困难的可疑心肌梗死患者。有报道心肌淀粉样变时，左右心室可同时有 ^{99m}Tc-PYP 浓聚显影。临床上用多柔比星、柔红霉素等化疗药物以及三环类抗抑郁药物如阿米替林等所致的心肌损害，可引起 ^{99m}Tc-PYP、^{111}In-Am 在心肌内弥散性聚集，因此可用来监测药物的心肌毒性。

四、心肌代谢显像

（一）原理

在正常情况下，心脏的主要能量代谢底物为脂肪酸，用 ^{123}I 标记的短链脂肪酸（^{123}I-BMIPP）和 ^{11}C 标记的棕榈酸（^{11}C-palmitic，^{11}C-PA）作为游离脂肪酸的示踪物，静脉注射后可被心肌细胞吸收，很快经过 β 氧化，再被清除出去随血流离开心肌。但当各种原因导致血浆脂肪酸浓度降低时，葡萄糖的氧化利用则成为心脏的主要能量来源。用 ^{18}F 标记的氟化-脱氧葡萄糖（^{18}F-fluorodeoxyglucose，^{18}F-FDG）是葡萄糖的类似物，能被己糖激酶催化变成 6-磷酸 ^{18}F-FDG，6-磷酸 ^{18}F-FDG 不是糖酵解的底物而不参与进一步代谢，其陷落在心肌细胞内而成像。静脉注射 185～370 MBq（5～

10 mCi) ^{18}F-FDG 后 1 h 用 PET 或符合线路 SPECT 并经衰减校正（attenuation correction，AC）可获得心肌 ^{18}F-FDG 分布断层影像，进而根据葡萄糖代谢生理数学模型计算出心肌各个局部的葡萄糖代谢率（local myocardial metabolism rate of glucose，LMMRGlu），以参数影像方式显示。

（二）正常影像所见

正常人禁食状态下由于血浆葡萄糖水平下降，正常心肌能够自动调控减少利用甚至停用葡萄糖，转而增加利用游离脂肪酸进行氧化以维持能量的需要，因此，心肌摄取 ^{18}F-FDG 减少，显像不清，而脂肪酸代谢显像则清晰可见；在葡萄糖负荷下，血浆葡萄糖和胰岛素水平上升，血浆脂肪酸水平降低，则心脏主要利用葡萄糖作为能量物质来源，因此，此时心肌葡萄糖代谢影像清晰。

（三）临床应用

代谢显像主要用于检测川崎病和（或）心肌坏死区有无存活心肌、治疗前准确预测心肌血流灌注减低区及室壁活动消失区心肌细胞是否存活，是关系到治疗后局部心室功能能否恢复的重要依据，因此，心肌代谢显像成为心血管介入治疗适应证及其疗效和预后判断的重要客观依据。[123]I-BMIPP 心肌脂肪酸显像是使用 SPECT 判断心肌细胞存活的可靠方法。扩张型心肌病患者的心肌对 ^{11}C-PA 摄取不均一。目前心肌 ^{18}F-FDG 显像是判断心肌存活的金标准。如存活心肌为严重缺血的心肌，且心肌收缩功能减低，其血流灌注虽降低，但仍保存完整的细胞膜而具有代谢功能，因此能摄取 ^{18}F-FDG。临床上将 ^{99m}Tc-MIBI（或 [201]Tl）心肌血流灌注与 ^{18}F-FDG 心肌代谢两次影像进行比较分析，凡血流灌注缺损区有 ^{18}F-FDG 摄取，与血流代谢"不匹配"，表明为存活心肌；血流灌注缺损区无 ^{18}F-FDG 摄取，与血流代谢"匹配"，表明为坏死或瘢痕组织（图 3-54）。应用心肌灌注-代谢显像"血流-代谢不匹配"的证据，预测介入治疗后左心室功能改

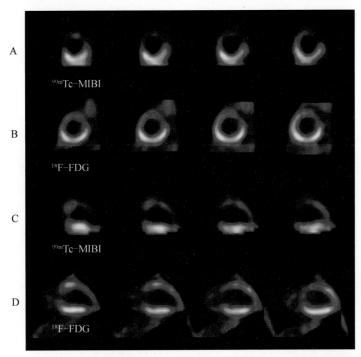

图 3-54　心肌葡萄糖代谢影像

短轴断层影像：

A. ^{99m}Tc-MIBI 灌注影像：前壁及前壁近心尖呈现放射性缺损；

B. ^{18}F-FDG 代谢影像：上述缺损区可见放射性填充，示心肌存活。

垂直长轴断层影像：

C. ^{99m}Tc-MIBI 灌注影像：前壁及前壁近心尖呈现放射性缺损；

D. ^{18}F-FDG 代谢影像：上述缺损区可见放射性填充，示心肌存活。

善的平均阳性预测率、阴性预测率分别为 83% 和 84%。

此外，^{11}C-乙酸盐用于心肌有氧代谢显像，用 PET 进行动态显像测定^{11}C-乙酸盐的组织清除曲线，可直接用于评估心肌的有氧代谢。^{11}C-乙酸盐心肌代谢影像示扩张型心肌病患者的心肌耗氧量高于正常人，但经左心室负荷校正后，扩张型心肌病患者的^{11}C 清除常数又低于正常参考值，表明扩张型心肌病患者收缩时的有氧代谢减低，可能反映收缩功能受损。^{13}N-谷氨酸是常用的氨基酸代谢显像剂。静脉注射后心肌首次提取 40%～60%，有相当一部分重新返回静脉血流，被代谢的^{13}N-谷氨酸只有 7%～23%。静脉注射^{13}N-谷氨酸后行 PET 显像可以显示其在心肌内的分布，并可定量测定^{13}N-谷氨酸被心肌摄取及清除情况。心肌缺血患者^{13}N-谷氨酸的心肌清除比正常人快，而且心肌对^{13}N-谷氨酸的提取是不均匀的。心肌肥厚或瓣膜病患者^{13}N-谷氨酸的总体摄取量增加。

五、心脏神经受体显像

(一) 原理

用碘（^{123}I）标记的去甲肾上腺素类似物如间碘苄胍（^{123}I-MIBG）或^{11}C 和^{18}F 标记的拟交感神经药如羟基麻黄碱（^{11}C-HED，^{18}F-HED）、间羟麻黄碱（^{11}C-MHED），可通过交感神经末梢突触前膜的摄取进入心脏的交感神经；经放射性核素标记的 β_1 受体或 M 受体的配基，可通过特异性的受体-配体结合反应与这些受体结合。根据不同类型的显像剂及其作用特点可分别在其注射后不同的时间用 SPECT 或 PET 进行平面或断层、静态或动态显像，即可得到心脏神经、受体的分布影像[38]，并可通过定量分析获得受体密度（B_{max}）和亲和常数（K_d）等参数，从而为观察各种原因引起的心脏交感或副交感神经的完整性、受体数目及分布的变化提供手段。

(二) 临床应用

心肌炎患者的心肌^{123}I-MIBG 摄取减少（图 3-55），其^{123}I-MIBG 的摄取量与左心室射血分数（LVEF）呈显著相关性（$r = 0.72$）。扩张型心肌病患者的心肌^{123}I-MIBG 的浓聚量显著降低，且清除加快，提示心脏交感神经末梢对神经递质的摄取功能降低，合成功能受损；β_1 受体显像图上心脏放射性分布明显稀疏，提示 β_1 受体密度及亲和力下降。长效应用血管紧张素转化酶抑制剂可逆转这种改变，提示其对充血性心力衰竭病人的心肌保护作用与提高 β_1 受体密度有关。

^{11}C-HED 或^{18}F-MER PET 心肌神经递质或受体显像与心肌血流灌注显像相比，能较早发现心肌在去神经元区的放射性分布明显减少（图 3-56），是 PET 评价心脏神经支配及其病理生理变化的有力手段，可客观、无创性地评价糖尿病、肥厚型

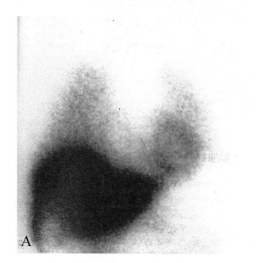
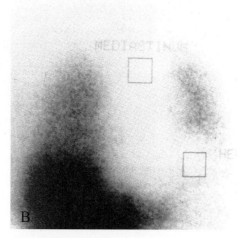

图 3-55 ^{123}I-MIBG 心脏肾上腺素能受体显像

A. 正常；B. 心肌炎。

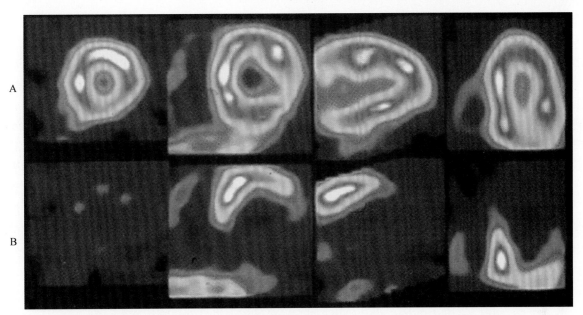

图 3-56 ^{13}N-NH$_3$·H$_2$O PET 心肌血流灌注显像和 ^{11}C-HED PET 心肌神经递质或受体显像比较

A. ^{13}N-NH$_3$·H$_2$O PET 心肌血流灌注显像见各断面室壁心肌放射性分布正常；B. ^{11}C-HED PET 心肌神经递质或受体显像见前壁、心尖、下壁和后壁多处放射性分布明显减低缺损。

心肌病、心脏移植中的交感神经支配情况，观察病情变化、监测疗效、判断预后[39]。

六、其他心脏核素显像

放射性核素心血管显像可用于先天性心脏病的诊断。"弹丸"式静脉注射新鲜 ^{99m}TcO$_4^-$ 洗脱液后即刻用 γ 相机在心前区以 1～2 帧/秒的速度连续动态采集，记录示踪剂随血流依次通过上腔静脉、右心房、右心室、肺动脉、肺、左心房、左心室、升主动脉、降主动脉和腹主动脉的全过程，以了解放射性物质在心血管的路径、在各部位的流通速度，以及各部位的影像形态、大小和位置。室间隔缺损的特点是右心室持续显影和"脏污"肺，房间隔缺损除"脏污"肺和右心轻度扩大等一般性异常外，还有右心室和右心房重复持续显影（图 3-57）。动脉导管未闭仅出现

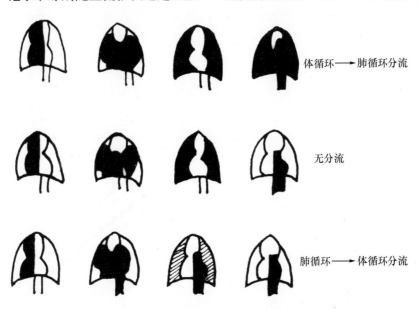

体循环 —→ 肺循环分流

无分流

肺循环 —→ 体循环分流

图 3-57 放射性核素心血管显像

"脏污"肺，而右心房和右心室在第一次显影后不再显影。法洛四联症有心室部位的右向左分流表现，右心室影像扩大，右心室流出道和肺动脉干（"U"字形影像左支）充盈不良，主动脉和腹主动脉极早显影，右心室放射性程度下降极快等表现。近年来，随着超声心动技术、CTA 和 MRA 技术发展迅速，本法的临床应用比过去明显减少。

七、前景与展望

放射性核素示踪技术用于生物医学基础和临床应用研究历史悠久，尤其是核素心肌显像在心血管疾病诊治的临床应用价值已得到充分肯定。近年来新型分子影像设备，如 SPECT/CT、PET/CT 迅速推出，并广泛用于临床；PET/MRI 问世并在国内外进行临床应用研究。研究者们分别利用单光子、正电子核素，并借助 CT 和 MRI 的功能，一次显像同时提供脏器、组织精细的形态解剖和功能代谢信息。这无疑弥补和克服了以往受到仪器的空间分辨率限制的单纯 SPECT、PET 核素示踪技术的不足，且为心血管疾病诊治、疗效评价和预后判断提供了客观依据，具有重要的临床应用价值。

目前，核心脏病学正在迈进分子时代，单克隆抗体或基因工程抗体放射免疫和心脏干细胞治疗决策等领域研究活跃，显示出分子核心脏病学的勃勃生机，如利用放射性核素示踪技术开展心肌代谢、心肌乏氧显像检测和（或）判断存活心肌；用放射性核素标记的反义寡核苷酸测定细胞内核糖核酸表达来早期探测心血管系统疾病；抗血栓基因工程抗体的血栓显像及动脉粥样硬化斑块显像等也已处在临床研究阶段。

（王荣福）

第七节　心导管术和心血管造影

伴随着医学进展的脚步，目前的心导管术已不仅是诊断先天性心脏病的重要手段，而且已成为某些先天性心脏病的治疗措施甚至是首选的方法。虽然医学影像学的进步尤其是超声心动图、多排螺旋 CT、磁共振这些无创技术的发展可以确立大多数先天性心脏病的解剖诊断，但对于血流动力学状态的了解仍然依赖于心导管术。

一、诊断性心导管术

目前，诊断性心导管术主要用于复杂性先天性心脏病或简单性畸形及并发症（如室间隔缺损、重度肺动脉高压）的诊断和病情程度的评价。根据导管的走行途径、心脏各腔室压力和血氧含量的采样，通过计算血流量、血管阻力，结合心血管造影获得心血管畸形的解剖诊断和病理生理学状态。根据导管入路和导管进入的心血管部位分为右心导管术和左心导管术，由于先天性心脏病的复杂性，有时两者在同一患者身上并没有明确的界限。

（一）生理参数的获取

其他检查手段如超声心动图可以评价诸如心腔压力等，但心导管得到的资料最为直接、准确，是目前不可替代的方法。

1. 心腔及血管压力测定

（1）常规压力测定：右心导管术时测定上下腔静脉、右心房、右心室、主肺动脉、左右肺动脉压力。根据具体病情有时需要同步测定右心室和左心室、左心室和主动脉、肺动脉和主动脉压力，比如对于肺动脉高压，为了解肺动脉高压的程度需要测量肺动脉压力与主动脉压力的比值。正常各心腔压力见表 3-2。

表 3-2　正常各心腔压力

部位	收缩压/舒张压（mmHg）	平均压（mmHg）
右心房	4～6/－2～2	2～4
右心室	15～30/2～5 35～80/1～5（新生儿）	

续表

部位	收缩压/舒张压（mmHg）	平均压（mmHg）
肺动脉	15～30/5～10 35～80/20～40（新生儿）	10～20 25～40（新生儿）
肺小动脉楔压		5～12
左心房		5～10
左心室	80～130/5～10	
主动脉	80～130/60～90	70～95

不同年龄段儿童的心腔压力数值不尽相同，评价病情时需要结合年龄特点。

（2）特殊压力测定：

①肺小动脉楔压：对于评价肺动脉高压病人的肺血管床状态，左心房压力、左心室功能有一定意义。

②连续压力曲线：应用于评价梗阻性病变的部位、程度。如左、右心室流出道狭窄，肺动脉瓣、主动脉瓣狭窄，房室瓣狭窄，血管狭窄；连续压力曲线测定能够明确狭窄所造成的压力差。

2. 血氧测定

在各相应心腔分别取血样，测定其血氧含量。血氧含量有两种表示方法，一种以容量百分比表示的绝对值，即每 100 ml 血中所含氧量（ml），另一种以血氧饱和度表示，目前以测定血氧饱和度常用。血氧含量的差异可以反映血流分流的方向、分流量大小，通过计算可以获得具体的生理参数如心排血量、分流量数值。正常小儿各心腔的血氧饱和度正常值见表3-3。

表 3-3　正常小儿各心腔的血氧饱和度

部位	血氧饱和度（%）
上腔静脉	67～87
下腔静脉	77～89
右心房	74～86
右心室	71～87
肺动脉	73～83
左心室/主动脉	95～100

正常情况下，右心系统依血流方向：下一心腔或大血管的血氧较前一处心腔或大血管的血氧

有一定的差值，见表 3-4。

表 3-4　心腔内的血氧含量差值

部位	血氧饱和度（%）差值	血氧含量（容积%）
右心房-上腔静脉	8	<1.9
右心室-右心房	4	<0.9～1.0
肺动脉-右心室	2～3	<0.5

3. 氧消耗量　人体单位时间内的氧消耗量与机体的状态如年龄、运动、发热、进食等诸多因素直接相关，并非是一个固定值。对于氧消耗量的直接测定需要一定的设备和严格的操作程序，目前除了用于科研外，国内大多数医疗机构的心导管术后计算心排血量所用的氧消耗量值一般通过间接法得出。通过体表面积基础热卡推算，由表 3-5 查出基础代谢热量（cal），乘以 209（换算成氧耗量）除以 60（每分钟），乘以体表面积（m²）所得为每分钟氧消耗量（ml），计算公式为：

$$氧消耗量（ml/min）=\frac{基础代谢热量（cal）\times 209}{60}\times$$

$$体表面积（m^2）$$

表 3-5　体表面积基础热量表（cal/m²·h）

年龄（岁）	男	女	年龄（岁）	男	女
2	54.3	52.6	10	44.7	41.6
3	53.1	51.2	11	43.5	40.2
4	51.9	49.8	12	42.3	38.8
5	50.7	48.5	13	41.4	37.4
6	49.5	47.1			
7	48.3	45.7			
8	47.1	44.3			
9	45.9	43.0			

（二）血流动力学评价

根据心导管获得的血氧和压力数据，依照 Fick 公式可计算心排血量、体循环及肺循环血流量、左向右或右向左分流量、血管阻力，从而评价血流动力学状态，为手术适应证的评价和术式的选择提供依据。

1. 心脏血流量的计算

（1）心排血量的计算

$$体循环血流量（L/min）=\frac{氧消耗量（ml/min）}{[主动脉血氧含量（ml/dl）-混合静脉血氧含量（ml/dl）]\times 10}$$

$$肺循环血流量（L/min）=\frac{氧消耗量（ml/min）}{[肺静脉血氧含量（ml/dl）-肺动脉血氧含量（ml/dl）]×10}$$

$$血氧含量（ml\%）=血红蛋白浓度（g/dl）×1.36×血氧饱和度（\%）$$

如肺静脉血不能取到，如无右向左分流时可用主动脉血氧含量代替，如存在右向左分流则以最大血氧含量［血红蛋白浓度（g/dl）×1.36］的95％代替。

（2）分流量的计算：通过血氧含量可大致反映出心内分流方向。当右心房血氧含量大于上腔静脉血氧含量、血氧饱和度达到8％或1.9容积（％）以上时，提示心房水平有左向右分流，当右心室血氧含量大于右心房血氧含量、血氧饱和度达到4％或0.9容积（％）以上时，提示心室水平有左向右分流，当肺动脉血氧含量大于右心室血氧含量、血氧饱和度达到2％～3％或0.5

容积（％）以上时，提示肺动脉水平有左向右分流。如主动脉血氧饱和度<95％或左心房（左心室）与主动脉血氧饱和度相差2％以上，提示右向左分流。

不存在心内分流时体循环血流量与肺循环血流量相等，而当存在心内分流时两者不相等，这时需计算出有效肺循环血流量。有效肺循环血流量指体静脉血流经肺循环与肺泡内的氧结合后回流到左心而后分布至全身的血流。

$$左向右分流量（L/min）=肺循环血流量（L/min）-体循环血流量（L/min）$$

存在双向分流时分流量的计算：

$$有效肺循环血流量（L/min）=\frac{氧消耗量（ml/min）}{[肺静脉血氧含量（ml/dl）-混合静脉血氧含量（ml/dl）]×10}$$

$$左向右分流量（L/min）=肺循环血流量（L/min）-有效肺循环血流量（L/min）$$

$$右向左分流量（L/min）=体循环血流量（L/min）-有效肺循环血流量（L/min）$$

2. 血管阻力的计算　血流经过血管床时所遇到的阻力依部位分为肺血管阻力和系统血管阻力。血管阻力是反映血管床状况的重要指标，比如大量左向右分流心脏病继发的肺动脉高压，如果肺动脉高压是肺循环血流量过大造成的，这时计算出的肺血管阻力就不会太高而具备手术条件。如果肺血管阻力增高明显，则提示肺血管床破坏严重，临床上的艾森门格综合征就是这种情况。对于肺血减少性疾病比如重度肺动脉瓣狭窄病例，因为肺血流量减少，虽然肺动脉压力低于正常，但肺血管阻力可以明显增高，反映出肺血管床发育不良。对于需要采用单心室修复术式的先天性心脏病而言，肺血管阻力是术前评价能否进行Fontan手术的重要依据，当然还需结合其他因素如肺动脉指数。

（1）肺血管阻力：指血流流经肺部血管所遇的阻力。肺血管阻力有两种表示方法即全肺阻力和肺小动脉阻力。阻力单位有两种即 Wood 和 $dyn·s/cm^5$，换算关系为 $1 Wood=80 dyn·s/cm^5$。

①全肺阻力：指右心血液由右心室流经肺动脉及其分支回流至左心房、左心室的阻力。

$$全肺阻力（Wood）=\frac{肺动脉平均压（mmHg）}{肺循环血流量（L/min）}$$

正常的全肺阻力 2.5～3.7 Wood（200～300 $dyn·s/cm^5$）。

②肺小动脉阻力：指肺循环血流经过肺血管床的阻力。

$$肺小动脉阻力（Wood）=\frac{肺动脉平均压（mmHg）-肺毛细血管平均压（mmHg）}{肺循环血流量（L/min）}$$

正常的肺小动脉阻力为0.6～2.0 Wood（48～160 $dyn·s/cm^5$）。

（2）系统血管阻力：指血流经主动脉而后流经小动脉、毛细血管床回到右心房的阻力。

$$系统血管阻力（Wood）=\frac{主动脉平均压（mmHg）-右心房平均压（mmHg）}{体循环血流量（L/min）}$$

系统血管阻力正常为 15～20 Wood（1200～1600 $dyn·s/cm^5$）。

需要注意的是对于儿童，不同年龄体重和体表面积变化较大，计算血管阻力时常用心脏指数（心排血量/体表面积）代替循环血流量，得出的经过体表面积校正的血管阻力即阻力指数。

$$经过体表面积校正的血管阻力=计算的血管阻力×体表面积（m^2）$$

二、心导管术附加试验

对于某些先天性心脏病，在心导管术过程中除了常规的心导管术项目外还需要一些附加试验以进一步评价病情[39]。

（一）肺小动脉扩张试验

肺动脉高压是左向右分流性先天性心脏病常见的并发症，肺动脉高压的性质即动力性还是梗阻性的确定有时需要肺小动脉扩张试验。先天性心脏病肺动脉高压的肺血管扩张试验有别于其他类型的肺动脉高压的血管扩张试验，因此不能完全参照后者标准。目前对先天性心脏病肺动脉高压的血管扩张试验尚无统一评价标准。综合国内外多个心脏中心所采用的标准，一般推荐以下标准作为参考：①肺动脉压力和肺血管阻力下降20%以上，心排血量不变或升高。②肺血管阻力（PVR）<7 Wood 单位，肺血管阻力/体循环阻力（Rp/Rs）<0.3。若吸氧或使用血管扩张药物后达到以上标准，考虑血管扩张试验阳性；若在吸氧或使用肺血管扩张药物后未达以上标准，考虑试验阴性。

1. 吸氧试验　吸入纯氧可使处于痉挛状态的肺小动脉扩张，但已经发生不可逆病理改变的肺小动脉对吸氧没有反应，正是基于这一机制应用吸氧试验评价肺动脉高压的性质。

（1）吸氧试验的适应证：主要用于重度肺动脉高压。此类患者肺动脉压力接近主动脉压力或两者比值大于0.75，肺血管阻力大于9～10 Wood 单位，动脉血氧饱和度正常或轻度下降，安静时动脉血氧饱和度正常而活动后下降。目前临床应用的6分钟步行试验对吸氧试验适应证的选择也有帮助。

（2）方法：在完成常规右心导管术后应用头罩或面罩吸入纯氧15～20 min，重复测定肺动脉压、肺小动脉压、体循环压力、血氧，计算肺循环和体循环阻力、心排血量、分流量。

在吸氧试验过程中一定要注意同步记录肺动脉压力和主动脉压力，因为在肺动脉压力改变的同时可能主动脉压力也发生了变化，同时肺动脉压力与主动脉压力的比值能客观表示肺动脉高压的程度。

2. 一氧化氮吸入试验　一氧化氮（NO）为高选择性肺血管扩张剂，扩张肺血管的同时对体循环血管无作用，故不影响血压，而且 NO 的半衰期很短只有6 s，停止吸入后数分钟肺动脉压即可恢复至原来水平。NO 吸入需要专用设备，临床上尚不能普遍推广。

（1）NO 吸入试验的适应证：同吸氧试验，主要用于重度肺动脉高压的评价。

（2）方法：在完成常规右心导管术后应用低浓度 NO（20～80 ppm），同时吸入氧气，测定肺动脉和主动脉压力、阻力、心排血量、分流量。

3. 肺小动脉药物扩张试验

（1）前列腺素 E（PGE）扩张试验：PGE 具有较强的选择性扩张肺血管特性，对体循环有影响但作用较小。

方法：在完成常规右心导管术后将 PGE_1 用微量泵输注，起始速度 $0.1\ \mu g/(kg \cdot min)$，5 min 后加量至 $0.15\ \mu g/(kg \cdot min)$，10 min 后加量至 $0.2\ \mu g/(kg \cdot min)$。术后、术前5 min 及术后10 min 记录肺动脉压和主动脉压，15 min 测定术前、术后生理参数。

（2）伊洛前列素扩张试验：在完成常规右心导管术后吸入纯伊洛前列素 $20\ \mu g$，测定肺动脉和主动脉压力、阻力、心排血量、分流量。

（二）动脉导管或体肺侧支循环堵闭试验

对于一些粗大动脉导管未闭伴重度肺动脉高压病例，为了评价闭合动脉导管对肺动脉压力的影响，采用球囊或封堵装置暂时封闭动脉导管，观察封闭动脉导管后肺动脉压力、动脉血氧饱和度变化情况，如封闭动脉导管后肺动脉压力明显下降则为手术或介入封堵动脉导管适应证。

右心室流出道或肺动脉发育不良的病例往往合并主动脉至肺部的侧支循环，对于较粗的侧支可采用类似封堵动脉导管的方法观察阻塞侧支循环后血流动力学的变化，如血流动力学变化明显提示在封堵侧支循环后应紧接着进行外科手术，反之可间隔适当时间后进行外科手术。

三、先天性心脏病心血管造影术

随着超声心动图、CT 等无创检查技术的发展，对于简单先天性心脏病已极少应用心血管造影作为诊断手段，但对于复杂性先天性心脏病心血管造影依然是重要的检查方法。

心血管造影是通过导管将造影剂注入相应的心脏腔室和血管腔，将显影过程记录下来，通过观察心脏位置、形态、血流方向以了解心腔间和大血管的连接关系，了解有无异常分流、瓣膜反流等情况，了解各瓣膜活动、心脏腔室收缩舒张情况。以前的记录方式采用电影胶片，现在已经为数字式记录取代，数字式记录在后处理方面具有很大优势[40]。

（一）造影部位

1. 于所要观察心腔内直接造影　为显示某心腔室的形态结构，比如要观察右心室的发育情况、心室腔大小、收缩舒张情况就可以在右心室内造影。

2. 高压心腔内造影　在高压心腔内造影是最常用的造影部位。造影剂注入高压心腔后，造影剂沿着血流方向顺序显影。比如投照角度合适的左心室造影可以清楚地显示室间隔缺损的位置、大小并显示出左心室与大血管的连接关系即左心室连接的是主动脉或肺动脉。

3. 上游部位造影　循血流方向，要显示某部位，通常在上游部位造影。比如主动脉瓣狭窄和主动脉缩窄时采取左心室造影、肺动脉狭窄时采取右心室造影、三尖瓣闭锁采取上腔静脉或右心房造影。有时为显示肺静脉，在房间隔完整时于主肺动脉造影，造影剂在经过毛细血管网后回流至肺静脉显影。

4. 下游部位造影　为了解瓣膜关闭不全情况，在相应下游部位造影。如主动脉瓣反流取升主动脉造影，肺动脉瓣反流取主肺动脉造影，二尖瓣、三尖瓣反流分别取左心室和右心室造影。

（二）造影导管的选择

为了获取清楚的造影影像，造影时需要快速注入足够量的造影剂，这就要求导管具有腔大壁薄、结实耐压的特性。不同规格型号的导管针对不同的造影部位和用途而设计。常用的心血管造影导管有以下几种。

1. 猪尾巴导管（pigtail）是最常用的高流量、薄壁导管，因为其头端呈卷曲的猪尾巴形状容易通过主动脉瓣口且对心室刺激性小常用于左心室造影，也常用于血管腔内如主动脉、腔静脉内造影。有时对于一些成角明显的部位，比如导管需要经主动脉入左心室然后导管经室间隔缺损入右心室的情况，可以把猪尾巴导管头端环祥切去一部分以作为导向作用，但需要注意的是要将切过的导管头端修饰光滑以免损伤心内膜。

2. 侧孔造影导管（NIH）为常用的高流量薄壁造影导管，用于右心房、右心室、肺动脉、腔静脉造影。

3. 端侧孔造影导管（Gensini）导丝可通过导管的端孔导引导管到达相应部位。

4. Berman漂浮球囊造影导管　导管头端的充气球囊使得推送导管时导管可沿血流方向前进到达所需部位，充盈的球囊还可减少导管对心脏腔室的刺激。在儿童常用于右心室、肺动脉造影。需要注意的是充盈球囊不能使用空气，需要采用CO_2以免球囊破裂造成空气栓塞。

（三）造影剂量和速率

足够的造影剂剂量和相应的较快注射速度才能获得满意的显影效果。造影剂剂量依心脏腔室容量、有无异常交通和瓣膜关闭不全而定，通常造影剂剂量为心腔容量的1/8。儿童体表面积和体重与心脏大小相关，通常参考体重决定造影剂剂量。参考剂量见表3-6。

表3-6　先天性心脏病造影剂量

造影部位	正常心脏（ml/kg）	容量增加而血流量正常（ml/kg）	容量增加且血流量增加（ml/kg）
主动脉	1.0	1.5	1.8
左心室	1.2	2.0	2.5
左心房	1.0	1.5	2.0
肺动脉	1.0	1.2	2.0
右心室	1.2	2.0	2.5
右心房	1.0	1.5	1.5

造影剂注射速度过低显影不佳，速度过高则可引起导管破裂。参考速率见表3-7。

表 3-7　造影导管最大速率

导管	导管直径 （F）	导管长度 （cm）	最大速率 （ml/s）
猪尾巴导管	5	100	16
	6	100	24
	7	100	30
漂浮球囊造影导管	5	50	15
	5	80	12
	6	60	20
	6	90	17
	7	40	22
侧孔造影导管	5	50	11
	6	80	20
	7	100	30

（四）心血管造影的成角投照

造影图像是平面的，而心脏为立体结构，要通过造影清楚显示心血管的某部位需要采取 X 线成角投照的方法，使得原本相互重叠的心内结构得以分开，从而将病变以平面方式显现清楚。

1. 左、右心房成角投照　右心房与左心房的空间位置为右前、左后关系，大多数人房间隔与矢状面大致呈 40°～45°，常规正位和侧位投影左、右心房重叠，将投照角度左斜 40°～45°角，X 线与房间隔相切可使得左右心房分开。因为心房位置比心室偏后，心房与心室也有部分重叠，所以在左斜 40°～45°的基础上再向头成角 40°使得位置偏后的心房投影向头端，而位置偏前的心室投影在相对偏足侧，这样可以将四个心腔分开显示，故称四腔位。由于这一投照位时 X 线经肝射入，经锁骨射出也称为肝锁位。该投照位常用于观察房间隔、后部室间隔病变如房间隔缺损、房室通道畸形，房室瓣病变如三尖瓣闭锁、三尖瓣狭窄、三尖瓣骑跨、二尖瓣骑跨，也用于观察冠状动脉瘘等。

2. 左、右心室成角投照　左、右心室的空间位置与左、右心房相似，右心室在右前方，左心室在左后方，但室间隔与房间隔走行方向不同，室间隔呈向右突起的弧形形态，前部室间隔与矢状面夹角较大，后部室间隔与矢状面夹角较小。后部室间隔与矢状面的夹角和房间隔相似，为 40°～45°，前部室间隔与矢状面夹角呈 60°～75°。左前斜 60°～75°时 X 线与前部室间隔相切，左、右心室互不重叠，再复合 20°～30°向头成角可使得室间隔拉长，对病变显示更清楚，这一投照位称为长轴斜位。长轴斜位投照时左、右心室分开比肝锁位更好，常用于观察前部室间隔病变如膜部室间隔缺损、肌部室间隔缺损、法洛四联症的室间隔缺损和主动脉骑跨。长轴斜位投照还常用于观察心室大动脉连接关系的病变如完全性大动脉转位、右心室双出口、左心室双出口、共同动脉干等，由于长轴斜位能较好显示主动脉瓣下区域，常用于主动脉瓣、瓣下病变，如主动脉瓣狭窄、瓣下狭窄等。

3. 肺动脉干和左右分支的成角投照　同超声心动图相比，对于肺动脉系统而言心血管造影能够更清楚显示肺动脉结构，尤其外周肺血管床发育情况。主肺动脉自前下向后上走行，正位投照时主肺动脉明显重叠缩短，左、右肺动脉分叉部也被主肺动脉遮挡，侧位投照时左、右肺动脉以及主肺动脉与右肺动脉均有重叠。采用向头成角 25°～40°时主肺动脉及其分叉部与 X 线垂直，可以清楚显示肺动脉瓣、主肺动脉和左右肺动脉分叉部。这一投照位称为坐位观。有时为更好显示一侧肺动脉的起始部，可在向头成角基础上复合向左、右成角，即观察左肺动脉取左斜 5°～10°，观察右肺动脉取右斜 5°～10°。

4. 其他投照位　先天性心脏病心血管造影的常见体位还有常规正位、侧位和右前斜位，无论采用何种投照体位，其目的都是清楚显示病变部位。

正位对肺静脉、腔静脉显示较好，常用于肺静脉异位回流、腔静脉异常回流、肺动静脉瘘、主动脉弓离断、主动脉缩窄等。有些情况应用正位投照直观方便，如室间隔完整的肺动脉闭锁，还有的先天性心脏病患者，因为病变特点，使原来需要用斜位显示的结构直接用正位就可以显示清楚，如纠正型大动脉转位。

侧位投照对肺动脉瓣、主动脉弓和动脉导管显示良好，常用于肺动脉瓣狭窄、主动脉缩窄和动脉导管未闭。侧位投照对于大动脉前后关系显示最为直观，常用于需观察两大动脉相互位置的情况如完全性大动脉转位、右心室双出口、单心室等。

右前斜 30°左右时漏斗部室间隔、房室瓣与 X 线相切，显示良好，常用于漏斗部室间隔缺损、室间隔缺损伴主动脉瓣脱垂、主动脉-肺动脉间隔缺损、乏氏窦瘤破裂、二尖瓣病变等。

对于心脏位置变异的情况，应根据具体情况灵活应用成角投照，如镜面右位心的心血管造影角度与正常位置时也呈镜面关系。

5. 常用成角投照角度 先天性心脏病常用投照角度见表3-8。

表3-8 先天性心脏病常用投照角度

病种	造影部位	投照角度
室间隔缺损		
膜部、肌部	左心室	长轴斜位
漏斗部	左心室	右前斜位
乏氏窦瘤	升主动脉	右前斜位或侧位
房间隔缺损	右上肺静脉或左心房	肝锁位
动脉导管未闭	主动脉	侧位
房室通道	左心室	肝锁位
冠状动脉瘘	升主动脉	肝锁位
主动脉-肺动脉间隔缺损	升主动脉	右前斜位
左心室流出道狭窄	左心室	长轴斜位
主动脉缩窄	升主动脉	左侧位或长轴斜位
主动脉弓离断	左心室或升主动脉	正位
肺动脉瓣狭窄	右心室	坐位观、左侧位
肺动静脉瘘	肺动脉	正位
完全性肺静脉异位引流	肺动脉	正位
三房心	肺动脉	正位、右前斜位
腔静脉畸形	腔静脉	正位
法洛四联症	右心室	坐位观、左侧位
	左心室	长轴斜位、左侧位
三尖瓣闭锁	左心室	肝锁位
右心室双出口	左心室	长轴斜位、左侧位
	右心室	正位、坐位观
完全性大动脉转位	左心室	正位、长轴斜位
	右心室	左侧位
纠正型大动脉转位	左心室	坐位观
	右心室	正位
共同动脉干	左心室或右心室	长轴斜位
	主动脉	正位、坐位观
单心室	心室主腔	坐位观、侧位

四、心导管术并发症

心导管术属于介入性检查，不仅有血管损伤，操作中有出现各种并发症的可能，婴幼儿和一些复杂、重症患者出现并发症的风险相对较大。

（一）血管并发症

1. 血栓形成、栓塞 此种并发症多发生于婴幼儿、动脉插管。发生原因与血管管径细、反复穿刺某血管部位、压迫止血方法不当等因素有关。预防方法为穿刺动脉后及时给予肝素抗凝，剂量100 U/kg，每1小时追加半量。选择合适大小型号的鞘管以预防血管过度损伤，压迫止血时力度合适。

2. 出血和血肿 反复多次血管穿刺及器械插入均可引起血液外渗，拔除导管后压迫不当都可引起出血。穿刺股动脉时位置不宜过高，否则会引起后腹膜出血，难以压迫止血。

3. 动静脉瘘、假性动脉瘤 穿刺血管时贯通动静脉造成动静脉瘘，如拔管后给予足够压迫可使瘘口闭塞，如瘘口持续开放则持续的脉冲血流可促使形成假性动脉瘤。如假性动脉瘤形成需要进行外科修补术。

（二）心律失常

心律失常是心导管术常见并发症，严重的心律失常可危及生命。心律失常的原因主要有导管刺激、造影压力和造影剂刺激、患者心脏病本身并发的心律失常等。

常见的心律失常主要表现有期前收缩、心动过速、心动过缓、房室传导阻滞、心搏骤停。术前对病情要有预测，采取预防措施和准备。

（三）心脏及大血管穿孔

这是心导管术中最为严重的并发症，选用合适器械，避免粗暴操作尤为重要，对于婴幼儿尤其如此。

（四）缺氧发作

肺血明显减少型先天性心脏病如法洛四联症、肺动脉闭锁等，由于术中右心室流出道痉挛、体动脉血压下降、呼吸抑制造成缺氧，从而出现酸中毒。表现为发绀加重、呼吸困难、心动过缓甚至意识障碍，严重者可造成死亡。

（五）肺动脉高压危象

为了评价重度肺动脉高压的病变程度和手术条件往往需要心导管术，但导管术中可能出现肺动脉高压危象。临床表现为肺动脉压力进一步升高，体动脉压力下降，血氧下降，需要紧急抢救，如气管插管、高浓度吸氧、应用选择性肺血管扩张药物等。

（六）造影剂反应

1. 过敏反应　术前常规进行造影剂过敏试验，尽管如此个别患者在术中快速大量注射造影剂后依然可出现轻重不等的不良反应。

2. 肺动脉高压　重度肺动脉高压病例在右心室或肺动脉造影时可能引起肺小动脉痉挛，使肺阻力增高，发生肺动脉高压危象，处理方法前面已有述及。

3. 急性肺水肿　过量高张造影剂进入肺循环可引起肺间质性水肿，出现呼吸困难、咳嗽等，现在所使用的非离子化造影剂使此种不良反应减少。

（郭保静）

第八节　动态血压监测

动态血压监测（ambulatory blood pressure monitoring, ABPM）是应用动态血压记录仪，在特定的时间里（经常是 24 h），定时进行血压测量和记录（一般测量频率白昼为每 20～30 分钟 1 次，夜间 30～60 分钟 1 次），从而了解一段时间内血压的总体情况。ABPM 可全面反映昼夜血压波动情况并可避免测量人员和环境造成的误差。

一、监测方法

（一）监测仪的选择

动态血压监测技术包括直接（动脉内）和间接（无创性）动态血压记录两种。动脉内直接测压需经皮穿刺，于肱动脉内留置 5 cm 长的导管，直接与传感器相连，测压后记录在 Oxford 仪内，最后加以还原。该方法准确度高，受外界干扰少。但具有价格贵、有创性、需肝素持续抗凝、难以多次重复进行和偶有正中神经麻痹等缺点。

目前临床上最常用的是无创性测压方法。自从上世纪 60 年代发明无创性动态血压监测仪以来，ABPM 在临床已经得到了广泛的应用。目前动态血压检测仪中的检测方法有脉搏传递时间法、柯氏音法及振荡法 3 种，其中以振荡法较好。振荡法是通过振荡器，从肱动脉搏动中记录收缩压和舒张压，其优点为不受操作者主观因素的影响，也不受环境噪声的干扰，便于电脑自动处理，而且它可以给出精确的动脉平均压。而柯氏音法是通过装有传感器的听诊器获取 Korotkoff 音，经换能器转换成血压，用数字显示，只能用近似公式估计平均压。1989 年美国 Sunteck 公司制造了一种 Accutracker Ⅱ 型动态血压仪，利用与心前区心电导联同步原理，充分利用 R 波的阈值及复杂的后信号处理，消除噪声，较为精确。

ABPM 应使用符合国际公认标准的仪器。美国医疗器械联合会标准为：在同一上臂，ABPM 与汞柱血压计测量的血压值平均差应＜5 mmHg，每次使用 ABPM 时应与汞柱血压计进行校对。

（二）监测频率

应根据病人的情况和监测的目的而定。考虑到血管长时间频繁受压时会有反抗效应，一般白昼 2 次邻近的测量间隔应大于 15 min，多为每 20～30 分钟 1 次，夜间考虑到对睡眠的影响，一般 30～60 分钟 1 次。监测期间鼓励病人记录生活日记，有助于分析血压变化的原因。

（三）注意事项

首先测量两上臂血压，若收缩压差＜10mmHg，选用非优势手（一般为左侧），若收缩压差≥10mmHg，选用血压较高侧安装监测袖带。袖带固定要适宜，袖带下缘应位于肘窝上2.5cm处，应与上臂紧贴，不得过松或过紧。测压的压力感知探头应准确地固定在上肢动脉明显搏动处。监测过程中不要随意移动袖带，以免袖带松动或脱落。在任何位置都不可使压力管弯曲，睡眠时尽量保持平卧位，动态血压监测仪应于身体一侧，以避免弯曲压力管。白天活动时尽量保持上肢自由下垂，以利于测量准确。

在计算各种参数之前，应对个别可信度较差的原始数据进行舍弃。有效血压读数标准：收缩压70～260mmHg，舒张压40～150mmHg，脉压20～150mmHg，心率20～250次/分。有效血压读数次数应达到监测次数的80%以上。

二、监测参数

ABPM参数一般由电脑对原始血压读数进行计算和统计得出[41]。常用的ABPM参数包括：

（一）24h平均血压、白昼血压平均值、夜间血压平均值、最高血压值和最低血压值

一般规定6:00～22:00为白昼，22:00～6:00为夜间。动态血压均值不仅是诊断高血压的指标，而且是高血压预后的一个重要决定因素，与心、脑、肾血管并发症的相关性比偶测值更好，与靶器官损害程度呈正相关[42]。

（二）血压负荷

即在监测过程中收缩压或者舒张压大于正常参数值次数的百分比。多数学者认为正常人24小时血压负荷值小于10%。研究表明血压负荷比动态血压监测的平均血压值与心血管病死亡率的相关性更好，动态血压监测所得的血压负荷是诊断高血压和预测其靶器官损害的重要信息。血压负荷＞40%时，约有60%～90%的患者出现左心室肥厚或舒张功能减退。故有学者认为血压负荷超过40%是高血压心脏受累的警报，应考虑治疗。

（三）昼夜血压波动曲线

即连续24h测试的每个血压测量值所形成的曲线。正常夜间血压下降，2:00～3:00处于最低谷，清晨血压开始上升，白昼血压处于高水平，多数人有双峰期（8:00～9:00和16:00～18:00），从18:00起开始缓慢下降，呈双峰单谷现象。曲线呈勺型。但有部分表现为"双峰双谷"（12:00～14:00时呈现午间谷），估计与睡眠习惯有关。这种昼夜变异对适应机体的活动、保护心脑血管起着重要作用。正常人血压波动具有生理变化的规律，呈明显昼夜波动性，夜间血压下降率＞10%，曲线呈长柄勺状而被称为"勺型"。当夜间血压下降率≤10%时其曲线称为"非勺型"。

（四）夜间血压下降率

它可以判断昼夜血压变化状况。夜间血压下降率＝（白昼平均血压－夜间平均血压）/白昼平均血压×100%。一般以≤10%提示昼夜节律减弱或消失。

（五）血压变异系数

又称血压变异性，即个体在单位时间内血压波动程度。通常以24h动态血压监测的均值标准差反映血压变异的幅度，以频谱分析反映变异的速度。一般24h血压变异＞白天血压变异＞夜间血压变异；收缩压变异＞舒张压变异。血压变异性增大具有预后价值。血压变异性大者不仅易发生靶器官损害，变异性越大其靶器官损害程度也越严重。血压变异还可能是心肌缺血的一个触发因素。如血压多在清晨升高，该时段心肌缺血或心肌梗死的发生率也较高。多数降压药能预防脑卒中而不能预防心肌梗死的发生，其原因主要在于多数降压药仅能降低血压而不能影响血压的变异性。

血压变异的正常值，目前尚无统一标准。国内有研究者以标准差为指标，获得的血压变异正常参照值分别为：①24h收缩压变异＜15.1mmHg；②24h舒张压变异＜13.6mmHg；

③白天收缩压变异＜13.3 mmHg；④白天舒张压变异＜12.6 mmHg；⑤夜间收缩压变异＜12.5 mmHg；⑥夜间舒张压变异＜9.7 mmHg；⑦静止状态下短时血压变异＜4.8 mmHg；⑧握力运动时短时血压变异＜6.8 mmHg；⑨踏车运动时短时血压变异＜13.7 mmHg。

（六）谷峰比值

是目前评价降压药物疗效的一个重要指标。它的定义为服用降压药物后最小和最大降压效应的比值，反映药物作用的维持时间和平稳程度。一种长效降压药物，谷峰比值不应少于50%。

（七）平滑指数

使用降压药物后每小时的降压幅度的平均值与每小时降压幅度的标准差的比值，是反映降压药物平稳降压作用的指标。

（八）动态心率

可以反映患者心脏活动状况，已有一些临床研究发现静息下的心率和高血压的心血管事件的发生率明显相关。夜间心率较白天下降＜10%则更易发生高血压并发症。

三、正常参考值

目前尚无统一公认的动态血压监测正常值标准。动态血压值常低于诊所血压值。在成人，国内张维忠通过与7个医疗单位协作研究，推荐以下指标作为暂时的动态血压正常参照标准，即：①24小时动态血压均值＜130/80 mmHg；②日间动态血压均值＜135/85 mmHg；③夜间动态血压均值＜125/75 mmHg；④夜间血压下降率≥10%（计算方法为日间血压均值减去夜间血压均值，而后除以日间血压均值）[43]。美国最新公布的《高血压预防与治疗指南》指出患者清醒时血压≥135/85 mmHg，睡眠时≥120/75 mmHg，即诊断为高血压。

目前儿童ABPM正常参考值尚无完整的大样本流行病学资料，现有正常参考值均针对6岁以上小儿[44]。依据现有资料，24小时平均收缩压随年龄而递增，而24小时平均舒张压各年龄组基本不变。1997年德国多中心协作组对1141例身高为120~180 cm的健康白种青少年进行了ABPM测定，得出了性别身高的ABPM正常参考值，见表3-9。

表3-9　健康儿童动态血压监测正常值

身高（cm）	24小时平均血压（mmHg）		白天平均血压（mmHg）		夜间平均血压（mmHg）	
	50th	95th	50th	95th	50th	95th
男孩						
120	105/65	113/72	112/73	123/85	95/55	104/63
130	105/65	117/75	113/73	125/85	96/55	107/65
140	107/65	121/77	114/73	127/85	97/55	110/67
150	109/66	124/78	115/73	129/85	99/56	113/67
160	112/66	126/78	118/73	132/85	102/56	116/67
170	115/67	128/77	121/73	135/85	104/56	119/67
180	120/67	130/77	124/71	137/85	107/56	122/67
女孩						
120	103/65	113/73	111/72	120/84	96/55	107/66
130	105/66	117/75	112/72	124/84	97/55	109/66
140	108/66	120/76	114/72	127/84	98/55	111/66
150	110/66	122/76	115/73	129/84	99/55	112/66

身高（cm）	24 小时平均血压（mmHg）		白天平均血压（mmHg）		夜间平均血压（mmHg）	
	50th	95th	50th	95th	50th	95th
160	111/66	124/76	116/73	131/84	100/55	113/66
170	112/66	124/76	118/74	131/84	101/55	113/66
180	113/66	124/76	120/74	131/84	103/55	114/66

50th：第 50 百分位；95th：第 95 百分位。

四、临床应用

（一）高血压的诊断

ABPM 记录 24 小时或更长时间血压的动态变化，全面反映昼夜血压波动情况，并可避免测量人员和环境造成的误差，对于高血压的诊断很有意义[45]。尤其对于以下情况意义更大。

1. 白大衣高血压　白大衣高血压（white coat hypertension）又称"单独诊室高血压（isolated clinics hypertension）"，是指在诊室或者医院内由医师或护士测量的血压始终增高，而在诊室以外环境和 ABPM 监测的血压正常[46]。第一个证实儿童中有白大衣高血压的研究发表于 1991 年，入选 159 例有高血压阳性家族史的儿童，基于诊室测量血压诊断的高血压患儿中，44%ABPM 血压正常。随后大量的研究资料发现白大衣高血压发病率大约为 10%～60%。并且发现，白大衣高血压在诊室血压轻度升高者中较严重升高者更为常见。对于儿童的研究也发现，白大衣高血压多发生于偶测血压诊断的临界高血压和轻度高血压儿童中，而中度和严重高血压患儿中白大衣高血压少见，与成人结论相同。白大衣高血压可能是高血压的前期状态，成人白大衣高血压患者随访 0.5～6 年有 37%发展为持续性高血压。ABPM 有助于准确诊断白大衣高血压并可区别白大衣高血压与持续性高血压，这不仅避免了不必要的诊断性检查，而且可给予早期干预，防止发展为持续性高血压。对于白大衣高血压患儿应该评估其靶器官损害情况，多数研究发现白大衣高血压儿童和正常血压儿童左心室质量没有差别，提示其不容易合并靶器官损害。对于没有靶器官损害证据的儿童应该随诊诊室血压和诊室外血压，并调整生活方式。随着 AB-PM 的应用，目前已把 ABPM 作为诊断白大衣高血压的首选方法，通过 ABPM 的监测可以明确诊断，从而解除就诊人员的心理负担，避免抗高血压药物的不合理应用。

2. 隐匿性高血压　还有一种情况与白大衣高血压正相反，在诊室以传统血压测量方法测定的血压正常，而 ABPM 监测下白天血压或者清醒血压升高，称为隐匿性高血压（masked hypertension）或者单独监测高血压（isolated ambulatory hypertension）[47]。成人的研究显示，与白大衣高血压不同，隐匿性高血压发生靶器官损害和心血管疾病的危险性显著增加，隐匿性高血压患者的左心室质量增加，并且以后容易发生心血管疾病。第一个研究儿童隐匿性高血压的资料发表于 2004 年。对 136 例 6～25 岁正常血压儿童，测定诊室血压和 ABPM 血压，发现隐匿性高血压发生率为 11%，男孩比女孩更常见，但是无年龄差异[48]。大约有一半隐匿性高血压患者 1 年后 ABMP 血压正常。新近 Rucki 等研究了 592 例 6～18 岁诊室血压正常的儿童，其中 45 例有隐匿性高血压（7.6%），这些儿童相对更肥胖，心率更快，父母患有高血压的更多。对其中 34 例随诊平均 37 个月，18 例血压正常，13 例仍为隐匿性高血压，3 例发展为持续性高血压，后 16 例左心室质量指数高于前 18 例。提示隐匿性高血压容易发生持续高血压和左心室肥厚。大量的临床资料表明 ABPM 是该类高血压的理想检测方法。

3. 低血压　直立性低血压患者的血压水平常与其体位改变有关，平卧后尤其在夜间血压高，长时间站立、从平卧位转为直立位时血压会下降，常引起患者眩晕和晕厥。ABPM 能测量患者日常活动时不同体位的血压变化，明确对这类患者的诊断，使患者避免在低血压时活动而加重重要器官血流灌注不良，并且避免在血压低时服用降压药，从而选择适合的药物和方案治疗，将血压控制在合理的水平，防止高血压患者在降血压的同时出现低血压现象。

（二）鉴别原发性高血压和继发性高血压

经 ABPM 发现，原发性高血压和继发性高血压具有不同的昼夜节律，原发性高血压与正常人相似，98.5%的患者夜间血压下降大于 10%，而继发性高血压患者大多（68%）无明显昼夜节律变化，夜间收缩压和舒张压的下降幅度减小。ABPM 可为二者的鉴别诊断提供某些依据。对轻度高血压且高度考虑为原发性高血压的患者进行大量排除检查，不仅浪费资源，而且会给儿童带来身心痛苦。ABPM 将有助于确定初诊为高血压的儿童是否为继发性高血压，从而决定下一步的检查计划。

（三）了解靶器官受损的程度

成人研究已证实，与偶测血压相比，ABPM 与高血压伴随的靶器官损害相关性更大。有研究发现儿童也存在这种关联性。左心室质量指数与 24 h 收缩压、睡眠收缩压、24 h 收缩压指数（平均收缩压/ABPM 95 百分位数）相关，而与年龄、体重、偶测血压或动态舒张压不相关。另有研究显示夜间血压升高以及昼夜节律消失，使心血管系统长时间负荷过重，容易导致和加重左心室肥厚的发生和发展，导致靶器官的损害。提示 ABPM 比偶测血压能预测左心室肥厚等靶器官损伤，有助于对高血压合并器官损伤的高危儿童作出临床评价[49]。

（四）指导和评价降压治疗

动态血压监测可显示 24～48 h 内的降压疗效，证实在剂量相关的一定时间内药物的有效性，避免了诊所测压的随意性，所测血压趋向均值，反映患者真实的血压变化情况，可排除白大衣性高血压和安慰剂的降压作用，并能发现潜在的过度降压，从而指导临床医生更全面地掌握病情，进行合理的降压治疗。

研究表明谷峰比是评价降压药物降压的平稳性和持续性的重要指标，1988 年由美国食品与药物管理局（FDA）心肾药物顾问委员会首次提出。降压峰值即抗高血压药物的最大降压效应，降压谷值即降压药物在再次用药前的最低降压效应，谷峰比率＝谷值/峰值×100%。降压药物应在各时段保持大部分峰效应，应至少保留峰效应的 50%～66%。一般认为，谷峰比值≥50%（最好>60%）的降压药物具有平稳的 24 h 血压控制，并能保持机体自然的 24 h 血压节律。动态血压监测可以较准确地反映降压药物的谷峰比。

动态血压监测可区分不同降压药物的抗高血压效应，尚可区分各种不同抗高血压药物及同一种降压药的不同剂型对血压昼夜节律的不同影响。一般认为，短效降压药增加血压变异，长效降压药则可达到 24 h 内平稳降压和减少血压变异。因此，目前趋向于选用长效制剂，即使用高降压谷峰比的制剂，通过降低 24 h 的血压水平，而减少血压变异性。较高的谷峰比值（≥50%）可避免在峰作用时血压过度下降，而在谷作用时仍保持大部分峰值效应，使血压在 24 h 内维持稳定水平。良好的降压药是每天 1 次给药而可以在 24 h 内稳定降压，恢复正常的勺形曲线，降低血压的变异性。同时应注意给药时间，以防止早晨血压过度升高及夜间血压过低，从而有效地保护靶器官。减少高血压的并发症和死亡率。只有在血压最高峰时亦能将其降至正常，血压最低谷时不出现低血压，方能有效地预防心血管并发症的发生。

目前，动态血压监测已被美国 FDA 批准为评价降压药物疗效和指导用药的必不可少的手段。ABPM 对评价抗高血压治疗的疗效尽管目前尚无统一的标准，但大量的临床研究表明 ABPM 可以客观真实地反映降压药物的降压效果，了解各种情况下血压的波动，从而指导平稳降压、更好地预防心血管事件的发生。

（五）临床应用适应证

临界性高血压伴靶器官损伤者；顽固性高血压对联合降压无效者；"白大衣高血压"偶测血压升高，而自测正常者；降压治疗出现低血压者；阵发性高血压偶测难以发现者，如嗜铬细胞瘤和睡眠呼吸暂停综合征等；晕厥的鉴别诊断和起搏综合征；夜间出现心绞痛和肺充血、肺水肿者；自主神经功能紊乱者。

五、临床应用优缺点

与偶测血压相比，ABPM 有许多的优点：①ABPM 能够更真实地反映血压变化，能及时发现高血压患者，可以严密监测诊室外血压变化情况，从而避免白大衣高血压和隐匿性高血压。②可提高对无症状的轻型高血压、临界高血压的检出率，并及时予以相应的合理治疗。③ABPM 能更好地评价高血压靶器官损害，与高血压导致的左心室肥大、微量蛋白尿、动脉粥样硬化以及心血管事件的相关性较好。④ABPM 能客观地反映 24 h 血压波动情况，能更好地评价抗高血压药物治疗的昼夜血压情况，利于指导药物治疗，便于调整用药。

但 ABPM 本身还很不完善，存在很大的局限性：①ABPM 不能获得 24 小时全部的血压波动资料，还不是严格意义上的动态监测。ABPM 设备种类繁多，应用软件不统一。②目前的 AB-PM 仪均不适用于心房颤动病人的血压监测，因为心房颤动病人用 ABPM 测血压常会引起较大的血压测量误差。③缺乏多中心大规模试验研究，正常值尚无统一标准。④剧烈活动或运动会导致较大的血压误差。动态血压监测过程中的仪器噪声虽已得到显著改善，但对病人的日常生活，尤其是夜间睡眠仍有影响，从而影响血压水平。因此，测量的准确性和重复性还有待于提高[50]。

（齐建光）

第九节　直立倾斜试验

正确的诊断将使患儿尽早得到有效的治疗，最终使其身心受到的损害达到最小化。直立倾斜试验（head-up tilt test，HUT）作为一种临床诊断试验，目前已广泛用于自主神经介导性晕厥中不同血流动力学类型的诊断，是晕厥诊断中的重要客观检查手段。

HUT 包括基础直立倾斜试验（baseline head-up tilt test，BHUT）和药物激发直立倾斜试验，如舌下含化硝酸甘油激发直立倾斜试验（sublingual nitroglycerin-provoked head-up tilt test，SNHUT）。

一、试验方法

（一）基础直立倾斜试验（BHUT）

试验前 3 天停用一切影响自主神经功能的药物，试验前禁食，试验环境要求安静、光线黯淡、温度适宜。应用多导生理监护仪监测心电图及血压变化。首先，患儿仰卧 10 min，记录基础血压、心率及心电图，然后再站立于倾斜床上，倾斜 60°，动态记录血压、心率及心电图，直至

出现阳性反应或完成 45 min 的全过程。

（二）药物激发直立倾斜试验（SNHUT）

在基础直立倾斜试验基础上，若完成 45 min 试验时，患儿的反应仍为阴性则令患儿保持在同一倾斜角度下站立在倾斜床上并舌下含化硝酸甘油 4~6 μg/kg（最大量不超过 300 μg），再持续观察至出现阳性反应或含药后 20 min，含药后动态监测动脉血压、心率，并动态描记心电图。

二、判断标准

（一）体位性心动过速综合征阳性反应的判断标准

在直立倾斜试验的 10 min 内心率增加≥30 次/分或心率最大值≥120 次/分，同时伴有直立后头晕或眩晕、胸闷、头痛、心悸、面色改变、视物模糊、倦怠、晨起不适，严重时可出现晕厥等症状。

（二）直立性低血压阳性反应的判断标准

在直立倾斜试验的 3 min 内血压下降，收缩压下降＞20 mmHg，或舒张压下降＞10 mmHg，心率无明显变化。

（三）血管迷走性晕厥阳性反应的判断标准

当患儿在 HUT 中出现晕厥或晕厥先兆伴下述情况之一者为阳性[51-52]：①血压下降；②心率下降；③出现窦性停搏代之交界性逸搏心律；④一过性二度或二度以上房室传导阻滞及长达 3 s 的心脏停搏。其中血压下降标准为收缩压≤80 mmHg（10.7 kPa，1 mmHg＝0.133 kPa）或舒张压≤50 mmHg 或平均血压下降≥25％。心率减慢是指：4～6 岁心率＜75 次/分；7～8 岁心率＜65 次/分；大于 8 岁心率＜60 次/分。若血压明显下降、心率无明显下降者称为血管迷走性晕厥-血管抑制型，以心率骤降为主、收缩压无明显下降者称为血管迷走性晕厥-心脏抑制型，心率与血压均有明显下降者称为血管迷走性晕厥-混合型。

三、适应证及禁忌证

在临床中，还应注意 HUT 的适应证和禁忌证，对于具有禁忌证表现的患儿应禁止采用 HUT 进行诊断。

（一）明确适应证

1. 反复晕厥或接近晕厥者。
2. 虽基本病因已明确，如窦性停搏、房室传导阻滞，但尚不能排除自主神经介导性晕厥时，需进一步确认以确定相应的治疗方案。
3. 运动诱发或与运动相伴的晕厥。

（二）相对适应证

1. 晕厥时伴有搐搦症状的鉴别诊断。
2. 患儿有不可解释的反复摔倒，经慎重准备可进行检查。
3. 晕厥者具有外周神经疾患。
4. 自主神经介导性晕厥治疗随访中，为了评定疗效。

（三）非适应证

1. 诊断已明确的自主神经介导性晕厥。
2. 晕厥的病因已查清，尚有可疑自主神经介导性晕厥的可能，但原定治疗方案已明确。

（四）禁忌证

1. 主动脉瓣狭窄或左心室流出道狭窄所致晕厥患儿。
2. 重度二尖瓣狭窄伴晕厥患儿。
3. 已知有冠状动脉近端严重狭窄的晕厥患儿。
4. 严重脑血管疾病的晕厥患儿。

四、基础直立倾斜试验的临床应用评价

关于 BHUT 的临床研究，1994 年，Hachul D 等[53]对 22 例自主神经介导性晕厥患儿进行重复 HUT，研究 HUT 阳性再现率，他们对 22 例初次 HUT 阳性的患儿一周后再次进行 HUT，首先使患儿平卧 20 min，再倾斜至 60°至 40 min，整个过程中连续记录血压和心率的变化，阳性标准为患儿出现了晕厥或晕厥先兆并伴随收缩压下降＞30 mmHg。最终 82％的患儿复查 HUT 仍为阳性，说明 HUT 在诊断不明原因晕厥中具有非常好的阳性再现率。2003 年，Alehan D 等[54]对血管迷走性晕厥（VVS）儿童进行 HUT 阳性再现率研究，发现 HUT 的阳性再现率可以达到 77.6％，说明无药物激发 HUT 同样具有较高的阳性再现率。1996 年，Alehan D 等对 20 例神经介导性晕厥儿童进行 HUT 研究，最终发现 HUT 的敏感度和特异度分别为 75％和 90％[55]，说明它作为一种无创性检查手段对于诊断儿童不明原因晕厥具有较高的诊断敏感度和特异度。1997 年，Lewis DA 等研究了不同角度的 HUT 对于儿童不明原因晕厥诊断的特异度[56]。他们对 69 例正常儿童进行研究，结果在倾斜 80°组中，60％的儿童出现晕厥先兆，在 70°组和 60°组中，分别有 29％和 32％的儿童出现晕厥先兆，80°、70°和 60°组中出现阳性反应的时间分别为 10.5 min、14.2 min 和 13.2 min。在 80°组中，

40%的儿童在 10 min 之内出现阳性反应，而在 70°和 60°组中，10 min 之内出现阳性反应的百分率分别为 10%和 7.1%，最终说明儿童相比成人更易在 HUT 中出现阳性症状，倾斜 60°或 70°的 HUT 对儿童诊断的特异度均可超过 85%，所以在临床上可以采用这些倾斜角度对不明原因晕厥患儿实施 HUT。

在国内，作者所在课题组在 1997 年首先将基础直立倾斜试验用于儿童不明原因晕厥的诊断[57]。我们对 42 例不明原因晕厥患儿进行诊断学研究，具体操作步骤为：试验前 3 日，停用一切影响自主神经功能的药物，试验前 12 h 禁食。患儿仰卧 5 min，记录动脉血压、心率及心电图，然后站立于倾斜板床（倾斜角度 60°）上，直至出现阳性反应或完成 45 min 的全程。在试验过程中，从试验开始即刻动态测量血压、心率及 II 导联心电图，若患儿有不适症状，可随时监测。对于阳性反应患儿立即终止试验，并置患儿于仰卧位，直至阳性反应表现消失，并准备好急救药物。最终发现 BHUT 对不明原因晕厥患儿的诊断阳性率为 67%，对照组阳性率为 0，诊断敏感度、特异度分别为 67%、100%，阳性反应诱发时间为（22±12）min。在 28 例阳性反应患儿中，15 例为血管抑制型反应，表现为血压明显下降，心率增快；3 例为心脏抑制型反应，表现为心率明显下降，血压不变；10 例为混合型反应，其血压、心率均明显下降。说明基础直立倾斜试验可较好地、客观地对血管迷走性晕厥进行诊断。

五、药物激发直立倾斜试验临床应用评价

BHUT 对自主神经介导性晕厥诊断敏感度较低。国内外研究者研究发现，药物激发直立倾斜试验相比 BHUT 具有较高的诊断敏感度及特异度。关于药物激发直立倾斜试验，主要包括异丙肾上腺素激发直立倾斜试验和 SNHUT。

1991 年 Thilenius 等首先将异丙肾上腺素激发 HUT 用于儿童不明原因晕厥的诊断，他们对不明原因晕厥患儿进行诊断学研究，在此研究中，他们所采用的具体操作步骤为：①先使患儿平躺 10 min；②倾斜 60°，10 min，并记录患儿在此期间出现的症状；③将患儿放回平卧位，2～3 min 后开始静脉注射（静注）异丙肾上腺素 1 μg/min，当异丙肾上腺素连续起效时再将患儿倾斜至 60°；④倾斜 60° 5～10 min，如果未出现症状，增加异丙肾上腺素至 2 μg/min，共静注 2～3 min，然后逐渐加大异丙肾上腺素的量（3 μg/min、4 μg/min、5 μg/min）直至心率达到 150～170 次/分；⑤如果症状已出现，停止静注异丙肾上腺素并将患儿放至平卧位；⑥当患儿平卧 3～5 min 后再次记录其心率和血压。整个过程中均是每隔 2 min 记录一次心率和血压。同时，只要患儿症状出现，就要及时终止试验。同时，他们针对儿童所采用的判断 HUT 阳性与否的标准是：①阴性标准：受检儿童平卧位心率为 60～70 次/分，血压为 110/70 mmHg；当倾斜 60°时，心率将增加至 80～90 次/分伴随血压一过性下降；回复至平卧位后，心率和血压又恢复至基线水平。静注 1 μg/min 异丙肾上腺素时，儿童的心率将增加至 100～110 次/分，当静注的异丙肾上腺素的量更大时，儿童的心率增加至 140～160 次/分，但当停止静注异丙肾上腺素后，儿童的心率也将回到基线水平。在整个过程中，其血压只有微小的波动。②阳性标准：在倾斜 60°后，心率迅速增加，同时在倾斜 3～10 min 时，均可见到晕厥先兆，同时出现心动过缓，这些症状在患儿恢复至平卧位后均会消失。③诊断边界标准：所谓边界标准是指血压和心率每分钟分别增加>15 mmHg 和>15 次/分，患儿出现头晕，但并未出现明显的血管迷走性反应的症状。根据以上诊断步骤和判断标准，本研究 26 例患儿诊断阳性，3 例患儿结果处于边界，其余 7 例患儿阴性，异丙肾上腺素激发 HUT 的诊断阳性率达到 74.2%，说明异丙肾上腺素激发 HUT 具有较高的诊断阳性率。同年，Lerman Sagie T 等对 15 例不明原因晕厥患儿及 10 例正常儿童进行 HUT，15 例患儿中 6 例出现症状，4 例出现经典的血管迷走性反应，2 例出现过度通气，而正常儿童在 HUT 中均未出现阳性症状，说明 HUT 作为一种简单无创性检查方法可以较好地评价儿童晕厥。

1997 年，Alehan D 等又比较了 BHUT 和异

丙肾上腺素激发直立倾斜试验的诊断敏感度和特异度，发现 BHUT 的诊断敏感度和特异度分别为 48.5% 和 93.4%，异丙肾上腺素激发直立倾斜试验的诊断敏感度和特异度分别为 76.6% 和 86.7%，说明异丙肾上腺素可以提高诊断的敏感度，同时也未明显降低其特异度。2004 年，Udani V 等对神经介导性晕厥患儿进行回顾性研究，发现 HUT 对于诊断儿童不明原因晕厥具有较高的敏感度，并且非常安全且易实施。

1997 年，Noh CI 等对 12 例具有复杂临床特征的自主神经介导性晕厥患儿进行 HUT 研究，12 例患儿中，3 例患儿为先天性心脏病术后，8 例患儿伴随心律失常。经过 HUT 检查，2 例 BHUT 阳性，6 例异丙肾上腺素激发直立倾斜试验阳性。说明异丙肾上腺素激发 HUT 对于诊断具有复杂临床症状的自主神经介导性晕厥患儿具有较高的价值，同时如果患儿具有晕厥病史且临床症状类似神经源性晕厥，可以将 HUT 作为首要检查手段。

异丙肾上腺素激发直立倾斜试验相比 BHUT 虽具有较高的诊断特异度，但应用异丙肾上腺素后患者可有心律失常等副作用，且可提高潜在的并发症发生，并有部分患者因不能耐受试验而中断。硝酸甘油相比异丙肾上腺素具有更安全和容易耐受的特点，因此，SNHUT 相比异丙肾上腺素激发直立倾斜试验具有较好的临床实用性。

关于 SNHUT 对不明原因晕厥的诊断研究，Raviele A 等在 1995 年首先将 SNHUT 用于成人不明原因晕厥的诊断，他们对 235 例不明原因晕厥患者及 35 例正常人进行诊断学研究，具体操作步骤是先使患者倾斜 60° 45 min，接着给予舌下含化硝酸甘油 300 μg，结果 25% 的患者 BHUT 阳性，所有正常人 BHUT 阴性，经过舌下含化硝酸甘油后，又有 26% 的患者诊断阳性，6% 的正常人诊断阳性，最终 SNHUT 的诊断阳性率是 BHUT 的两倍（51% *vs.* 25%），并且特异度达到 94%，所以 SNHUT 可以作为有效的诊断试验用于诊断不明原因晕厥。1999 年，Manzillo GF 等研究了 SNHUT 对于诊断自主神经介导性晕厥的阳性再现率，他们对 48 例神经介导性晕厥患者在进行第一次 SNHUT 后间隔 1~28

天进行第二次 SNHUT，在第一次进行 HUT 后，BHUT 的诊断阳性率为 19%，SNHUT 的诊断阳性率为 71%；第二次进行 HUT 后，BHUT 的诊断阳性率为 25%，SNHUT 的诊断阳性率为 83%，说明 SNHUT 对于诊断神经介导性晕厥具有较高的阳性再现率。但由于以上研究主要是针对成人，所以研究 SNHUT 对儿童自主神经介导性晕厥的诊断价值将是我们亟待解决的问题。

2004 年我们课题组在国内外首先报道 SNHUT 对儿童不明原因晕厥的诊断价值[58]。我们对 25 例不明原因晕厥患儿及 10 例正常儿童先行 BHUT，阴性者再行 SNHUT（4~6 μg/kg，最大量不超过 300 μg），所采用的具体操作步骤为：患儿试验前 3 天停用一切影响自主神经功能的药物，试验前 12 h 禁食，试验时要求安静、光线黯淡、温度适宜。应用美国 Dash2000 多导生理监护仪持续监测心电图、血压的变化，并定时记录。患儿仰卧 10 min，记录基础动脉血压、心率及心电图，然后站立 10 min 重新记录血压、心率及心电图，以除外直立性低血压等疾病。然后再站立于倾斜床上，倾斜 60°，直至出现阳性反应或完成 45 min 的全过程。对于 BHUT 阴性者站立在倾斜床上并舌下含化硝酸甘油 4~6 μg/kg，最大量不超过 300 μg，再持续观察至出现阳性反应或含药后 20 min，含药后每 1 min 记录 1 次动脉血压、心率的变化。结果发现基础直立倾斜试验在晕厥组的阳性率为 48%（12/25），对照组为 0；舌下含化硝酸甘油直立倾斜试验在晕厥组阳性率为 80%（20/25），对照组为 20%（2/10）；舌下含化硝酸甘油直立倾斜试验诊断的敏感度、特异度均为 80%，说明舌下含化硝酸甘油直立倾斜试验对诊断儿童血管迷走性晕厥具有良好的敏感性和特异性，且具有操作简便、不良反应小的特点，值得推广应用。随后，2005 年，王成等进一步研究了 SNHUT 对不明原因晕厥儿童的诊断价值，得到类似的重要结果[59]。

2006 年，我们课题组对 208 例不明原因晕厥进行诊断学研究，发现 BHUT 的诊断阳性率达 50.48%（105/208），舌下含化硝酸甘油激发直立倾斜试验 SNHUT 的阳性率为 74.52%

（155/208）结果提示 SNHUT 可以提高 BHUT 的诊断阳性率。

2007 年，Vlahos AP 等[60] 对异丙肾上腺素激发直立倾斜试验和 SNHUT 在儿童不明原因晕厥中的诊断敏感度和特异度进行对比分析，发现异丙肾上腺素激发直立倾斜试验和 SNHUT 的诊断敏感度无显著性差异（78% vs. 79%，$P >$ 0.05），但异丙肾上腺素激发直立倾斜试验的特异度明显高于 SNHUT，且儿童经过异丙肾上腺素激发直立倾斜试验后，恢复至正常状态所需时间明显短于 SNHUT。说明两者具有相似的诊断敏感度，但 SNHUT 的假阳性率较高，所以他们不推荐在儿童中使用 SNHUT，这与我们的研究结果矛盾，这可能与样本量较少有关。

由于以上针对儿童自主神经介导性晕厥（NMS）进行的诊断学研究中纳入的样本量均较小，且均不是多中心的研究，因此，为了明确 SNHUT 对儿童 NMS 的诊断价值，亟待进行多中心、大样本的临床研究。

关于 HUT 与临床表型的关联，2004 年，我们课题组首先分析了不明原因晕厥儿童的临床表型和 HUT 的关联，发现女孩 HUT 的阳性率明显高于男孩；大于 12 岁的患儿 HUT 的阳性率明显高于小于 12 岁者；HUT 阳性组的患儿经常在特殊环境下发生晕厥（例如持久站立、精神刺激或晨起锻炼等），并且他们经常在晕厥前出现晕厥先兆，例如面色苍白、头晕、恶心等，通过 Logistic 回归分析发现诱发因素、晕厥先兆和年龄是影响 HUT 结果的主要因素。

目前，有关 HUT 诊断价值的研究均是小样本的病例分析，为了获得 BHUT 及 SNHUT 更加确切的诊断价值，亟待进行大样本、多中心的病例对照研究。

（陈　丽　杜军保）

第十节　运动负荷试验

运动是生命的基本功能之一，许多疾病均可不同程度地影响机体的运动能力。运动试验又称心电图运动负荷试验，是一种精确可重复的辅助诊断方法。通过运动后增加心脏排血量，引起心肌耗氧量及心率增加，使原来冠状动脉狭窄患者产生心肌缺血，出现具有临床诊断意义的心律失常和缺血性心电图改变。运动的主要类型有动态运动（又称等张运动）与静态运动（又称等长运动），其中动态运动最常用于评价心血管储备功能。小儿登梯、踏车、活动平板等运动方式较临床常规体检使用的跑、跳或蹲立运动能更准确地计量运动量，同时能监测心电图变化，为临床提供重要的辅助诊断依据。

健康儿童运动心电图改变与成人相比其特点为：①T 波异常发生率低。②J 点下移伴 ST 段斜形上抬较多。③可达较高的最大心率。④运动中平均血压反应较成人小。⑤窦性心律失常伴房性心律失常多见。⑥室性期前收缩伴明显 ST 段下移（>0.15 mV）较少，ST 段上抬相对较多。

一、适应证

（一）评价窦房结功能

病态窦房结综合征患者运动最大窦性心率：成人<90 次/分，小儿<100 次/分。若心率在运动后与运动前之差<20 次/分有意义。在运动试验中或后出现窦房传导阻滞、窦性停搏、异位快速心律（如房室交界性心律、心房扑动或颤动、室性心动过速等）意义更大。

（二）评价心律失常

运动中出现频发、多源、成对室性期前收缩或室性心动过速则多有病理意义。健康儿童若有一度或文氏房室传导阻滞，随着运动量的加大传导阻滞消失，心率减慢时又复出现，考虑为自主神经张力改变引起，如属器质性则传导阻滞不随运动改变。

（三）缺血性心脏病

川崎病合并冠状动脉瘤或狭窄、先天性冠状动脉异常起源等引起的心肌缺血，运动后可诱发静息时不典型的心绞痛、缺血性 ST 段及 T 波改变、心律失常。

（四）先天性心脏病

先天性心脏病手术前、后运动试验可评价心脏功能，术后出现缺血性 ST-T 改变加重者应长期随访，运动后发生心律失常应进行抗心律失常治疗。

（五）其他

运动试验过程中，肥厚型心肌病可伴随潜在心律失常；部分长 QT 间期综合征患儿可有 QT 间期明显延长及 T 波改变，并诱发出室性心律失常；有高血压家族史儿童于运动后血压可能异常增高，有发展成高血压病倾向。

二、禁忌证

（一）绝对禁忌证

1. 心脏炎　中毒性心肌炎、病毒性心肌炎、感染性心内膜炎、急性心包炎等。
2. 未控制的心力衰竭。
3. 严重高血压、直立性低血压。
4. 严重心律失常　如室性心动过速。
5. 急性心肌梗死、心绞痛。
6. 运动障碍。
7. 已证实的预激综合征。
8. 其他系统疾病　肺炎、哮喘发作、急性肾炎、氮质血症、严重贫血、严重肝炎等。

（二）相对禁忌证

1. 静息心电图 ST 段、T 波明显异常。
2. 严重主动脉缩窄、肥厚型心肌病。
3. 完全性房室传导阻滞。

三、方法学

（一）Master 二级梯运动试验

患儿空腹或进餐后 2 小时开始试验。令患儿在 23 cm 的二级梯上按运动表（表 3-10）的登梯次数进行上下往返运动，运动时间 3 min。运动前描记卧位 12 导联心电图及运动后即刻、2 min、4 min、6 min 心电图，进行运动前、后对照[5]。

表 3-10　Master 二级梯运动试验登梯次数表

体重（kg）	5～9 岁		10～14 岁	
	男	女	男	女
18～22	35	35	36	35
23～27	33	33	35	33
28～31	31	31	33	32
32～36	28	28	32	30
37～40	26	26	30	29
41～45	24	24	29	27
46～49	22	22	27	25
50～54	20	20	26	23
55～59	18	18	24	22
60～63	16	16	23	20
64～68			21	18
69～72			20	17
73～77			18	15
78～81				13

1. 阳性标准

（1）运动中出现典型心绞痛。

（2）运动后心电图改变符合下列条件之一者：R 波占优势的导联 ST 段呈典型缺血型下移，其下移持续时间＞QT 间期的 50%，且超过 0.05 mV，持续 2 min；R 波占优势的导联 ST 段抬高超过 0.2 mV，持续＞2 min；R 波占优势的导联 T 波由直立变倒置，持续 2 min；U 波倒置；出现严重心律失常（如阵发性心动过速、多形性室性期前收缩、心房扑动或颤动、窦房传导阻滞、窦性停搏、房室传导阻滞等）[61]。

2. 可疑阳性标准

（1）R 波占优势的导联出现下列表现之一并持续＞2 min 者：ST 段呈缺血型下移达到或接近 0.05 mV，下移持续时间＞QT 间期的 50%；近似缺血型 ST 段下移超过 0.075 mV，下移持续时间＞QT 间期的 50%。

（2）T 波由直立变平坦、切迹或双向，持续 2 min 者。

（3）出现频发室性期前收缩。

（4）J 点下降＞0.2 mV，持续时间＞2 min。

（二）多级动态运动试验

临床常用的动态运动方案包括踏车运动试验和平板运动试验，两者各有优劣。两者最大心率、最大每分通气量与最大乳酸值相似，但前者的最大氧耗量和无氧阈值较后者低，且代谢需求量与受试者的体重呈负相关，而后者的代谢需求量则与体重相对无关。

两种试验方式均按规定步骤逐渐增加运动负荷量，连续监测心电图及血压，直至达到目标心率为止。心肌耗氧量与心率、心率-血压乘积呈线性关系，最大极限运动负荷能力可用各年龄组最大心率表示。小儿最大运动负荷能力随年龄增长而增加，10 岁时最大心率可达 210 次/分，然后稳定下降。

1. 运动试验类型

（1）极量运动试验：指运动水平达到生理极限，此时最大心率一般为 190～200 次/分。用于病人随访、药物疗效评价、运动员的训练和筛选。

（2）亚极量运动试验：指运动的预测最高心率达极量心率的 85%～90%。用于评价心功能。不同年龄亚极量预计心率可简单计算为 200（或 190）减去年龄（岁）。

2. 多级运动试验阳性标准

（1）运动中出现典型心绞痛。

（2）运动试验中或后出现缺血型 ST 段下移≥0.1 mV。

（3）运动试验中或后出现严重心律失常，如室性心动过速、心房颤动、房室传导阻滞、束支传导阻滞等。

3. 终止多级运动试验的指征

（1）达到预测最高心率。

（2）未达到预测最高心率以前终止的指征：①运动中 ST 段进行性下移达 0.2 mV 或上抬≥0.3 mV，同时伴有胸痛、头晕、心绞痛等症状。②运动诱发或出现恶化心律失常（如频发室性心律失常）。③出现异常 Q 波。④运动诱发心脏传

导阻滞。⑤血压过度升高（收缩压≥230 mmHg，舒张压≥120 mmHg）。⑥血压下降≥10 mmHg，心率不随运动负荷的增加及时间的延长而增加，反而减少，出现头晕、胸痛、呼吸困难、步态不稳、面色苍白等症状。⑦心电图已出现阳性结果。⑧心电监护系统故障。

4. 运动试验

（1）踏车运动试验：适合于 4 岁以上小儿，坐位运动较为安全，体重不影响运动量，躯干运动少，肌肉干扰及心电图伪差小，易于分析。通过调节脚踏车的阻力增加运动负荷量。根据患儿体重或体表面积决定起始功量及每级递增的功量（见表 3-11 及表 3-12）。通常小儿从 25（kg·m）/min 起始，踏车速度 60～70 转/分，每 3 min 为一级，每级增加功量 25（kg·m）/min，逐渐递增达到预计心率为止。记录卧位、踏车上坐位、每级末 5 s 及运动停止即刻、2 min、4 min、6 min、8 min、10 min 心电图，并进行比较。

表 3-11　儿童踏车运动试验功量选择试行方案
[功量单位：（kg·m）/min]

体表面积（m²）	＜1	1～1.19	＞1.2
1 级	200	200	200
2 级	300	400	500
3 级	500	600	800
4 级	600	700	1000
5 级	700	800	1200
6 级	800	900	1400
7 级	900	1000	1600
8 级	1000	1100	1800
9 级	1100	1200	2000
10 级	1200	1300	2200

表 3-12　儿童踏车运动功量选择标准
[功量单位：（kg·m）/min]

体重（kg）	≤30	31～40	41～50	51～60	＞60	预计心率（次/分）
1 级	50	50	100	100	100	120
2 级	100	100	200	200	200	150
3 级	150	200	300	300	400	160
4 级	200	350	400	500	600	170
5 级	300	500	600	700	800	190—年龄

（2）平板运动试验：适合2岁以上会走路的小儿，符合生理性运动，克服了踏车运动所包括的部分静态运动。因跑步中参加运动的肌肉较多，耗氧量略高于踏车运动。血压测量不易准确。通过调节平板移动的速度和坡度，受检者从行走到跑步不停地运动，并不断增加运动负荷量。当达到预计心率或患儿不能继续运动时，减慢速度，降低坡度，继续减慢行走2min后停止。描记运动前卧位及直立位、运动中每级末、达到预计心率时及终止运动后即刻、2 min、4 min、6 min、8 min、10 min的心电图和血压。目前多采用Bruce方案，分级连续递增为每3 min增加1级。改良的Bruce方案速度固定［5.47 km/h（3.4英里/小时）］，坡度从0开始每分钟递增2%，或每2分钟连续递增（见表3-13）。

表3-13　Bruce改良分级平板运动试验方案

级别	速度 （英里/小时）	坡度 （%）	时间 （min）	总时间 （min）
静息		0	0	
1级	1.7	0	3	3
2级	1.7	5	3	6
3级	1.7	10.0	4.5	9
4级	2.5	12.0	7.0	12
5级	3.4	14.0	10.1	15
6级	3.4	16.0	12.6	18
7级	3.4	18	15.0	21
8级	3.4	20.0	16.9	24
9级	3.4	22.0	19.1	27

注：1英里/小时=1.609 km/h。

四、运动时的生理反应

健康儿童进行极量运动试验时，运动耐量随年龄增长逐步增加，多表现为男性＞女性。运动耐量与身高/体重比无明显相关性。收缩压随运动强度增加而增加，运动停止后6 min血压恢复静息水平。舒张压可升高、下降或不变[62]。

（一）氧消耗量

氧消耗量随运动负荷量的增加而增加，达到最大运动极限时氧消耗量也达最大值。正常小儿最大氧消耗量：男性40～60 ml/(kg·min)，女性35～50 ml/(kg·min)，均随年龄而增加。根据Fick公式，氧耗量是心排血量和动静脉氧差的乘积。运动早期心排血量增加主要通过Frank-Starling机制使心排血量增多和心率增快。在30%～40%极量运动水平时，每搏量逐渐增加达一平台期后，心排血量进一步增加主要依靠心率增快。

（二）心排血量、心率

运动时心排血量明显增加，主要源于心率增加。运动试验开始前，由于交感神经兴奋，循环中儿茶酚胺水平增高，心率开始增快。随着运动开始和负荷量的逐步增大，心率进一步加快，正常学龄儿童最高心率达193～206次/分。最大心率受性别、健康状况、运动器械、运动方案、体位及环境因素影响。心率在运动后第1分钟增加最快，极量运动时心率可增加2～3倍，与年龄和性别无关。停止运动后1 min心率减慢最显著。运动停止后最初30 s心率恢复取决于运动强度，而其后心率恢复主要与副交感神经兴奋性有关。

（三）血压

正常运动血压随运动负荷量增加，收缩压呈线性增高。收缩压升高主要是心排血量增加的结果。运动停止后，收缩压一般在8 min内恢复至静息水平。运动后收缩压无明显增高，甚至反而下降者，提示异常的运动血压反应，常与心肌缺血、心肌病、心律失常、血管迷走神经反射、左心室流出道梗阻、循环血容量减少或长时间剧烈运动等因素有关。

（四）心电图

极量运动时部分健康儿童心电图出现PR间期缩短，P波和T波电压增高，J点下降，胸前导联R波振幅减低，ST段斜率增加，ST段一般无抬高或压低，无明显心律失常。J点下降≥2 mm和ST段水平或下斜型压低＞1 mm，持续时间超过60 ms应视为异常。T波改变、ST段压低、J点下移，主要见于Ⅱ、Ⅲ、aVF、V_5导联。胸前导联可见R波振幅减低、S波振幅增加、ST段斜率明显增加。以上表现多见于达到极量运动时和恢复期早期，在停止运动后10 min时心电图均能恢复，一般不出现心律失常。

某些药物会影响运动时心电图变化，如 β 受体阻滞剂可减少 ST 段压低的程度；钙通道阻滞剂则会延缓 ST 段压低出现的时间；服用洋地黄类药物后虽可诱发或加重 ST 段压低的程度，但 ST 段压低＞2 mm 仍提示心肌缺血。QT 间期正常者其 ST 段改变系洋地黄诱发，而 QT 间期延长的 ST 段改变往往与缺血有关。洋地黄诱发的 ST 段变化于停药后仍可维持 2 周。

冠状动脉病变狭窄程度与 ST 段变化程度明显相关。可通过运动心电图 ST 段下移情况初步预测和评估冠状动脉病变程度。

（五）左心室功能

踏车运动试验时左心室舒张末期内径及收缩末期内径变化很小，射血分数稍增加。

五、运动试验并发症

小儿踏车运动试验并发症发生率为 1.79%，表现为胸痛、头晕、晕厥、低血压、严重心律失常（室性心动过速、室上性心动过速、多源性室性期前收缩）等。

六、临床应用

（一）心脏储备功能的检查

作功能力是综合反映心脏功能的一种指标。在极量、亚极量运动时，运动负荷量、运动试验耐受时间、氧消耗量、心率、血压反应等均能反映作功能力。氧消耗量为最可靠的指标，心率与氧消耗量的增加呈线性关系，因仪器设备及小儿欠合作等原因，临床上常用心率来推算氧消耗量，该法较直接测定的氧消耗量低 15%。左心室周径纤维缩短率/心率比值是反映心脏病患者左心室储备功能的敏感指标[63]。

先天性心脏病患儿运动试验常用于评价某些瓣膜病是否具有手术指征。一般而言，具有明显症状的重度主动脉瓣狭窄是手术的绝对指征，此类病人不宜进行运动试验。跨主动脉瓣压力阶差为轻至中度的无症状患者，运动试验中如果出现 ST 段异常改变，血压不能随着运动强度增大而进行性增高，甚至反而下降，出现心律失常，提示

主动脉瓣狭窄已导致血流动力学改变，需要通过外科手术或球囊扩张术解除左心室流出道梗阻。

机体耐受运动负荷量的能力与心泵功能有关，因此可以作为衡量心功能的一项指标。目前临床医生和家长对先天性心脏病患儿活动量的制订普遍缺乏客观依据，与患儿的实际运动能力不符。如大部分法洛四联症根治术后患儿缺乏主诉症状，自觉运动耐力良好，静息心率也正常，但运动试验显示其最大心率、运动耐受力、心排血量等多项指标均明显低于正常。右心室舒张功能、右心室流出道残余梗阻和肺动脉瓣反流的程度对术后运动能力影响最大，外科矫正肺动脉反流后可见运动能力明显改善。

可见，先天性心脏病患儿手术前后运动试验比较，可客观反映心脏功能改善程度，作功能力可作为指导先心病患儿活动、学习与生活的客观指标。

（二）心律失常的诊断及预后的估计

运动试验可激发或改变某些心律失常，协助心律失常的诊断及药物效果的判断。

1. 窦房结功能　窦房结功能不良包括窦性心动过缓、窦性静止、窦房传导阻滞、心房扑动、心动过缓-心动过速综合征等心律失常。运动试验常作为窦房结功能激发试验诊断窦房结功能不良及评价疾病的严重程度，比电生理检查更敏感。尽力运动后最大心率低于 180 次/分，或运动后心率过度下降并伴有症状者均提示窦房结功能不良。窦房结功能不良伴有明显症状，或心动过速-心动过缓综合征需长期应用抗心律失常药物者，均需要安装永久人工起搏器。

2. 期前收缩　运动试验能协助诊断"良性"与病理性期前收缩。当运动心率＞150 次/分、期前收缩消失且无心电图异常者多属"良性"。若随心率加快期前收缩频繁或出现多源性或成对出现期前收缩则多属病理性。运动诱发或加重室性期前收缩被认为可能存在心脏基础疾病，可能是运动性晕厥与猝死的原因；室性心动过速患者运动中频率≥150 次/分，有潜在结构性心脏病，提示预后不良。无心脏病儿童运动诱发的室性心动过速预后良好[64]。

3. 室上性心动过速　运动试验有可能发现静

息心电图与 Holter 均未明确的室上性心动过速。预激综合征患儿在竞技运动前均应进行运动试验。

4. 完全性房室传导阻滞　QRS 波增宽患者于运动后出现期前收缩的机会较多，一般 10 岁以下儿童多不引起期前收缩，随年龄增长期前收缩加重。运动后出现严重室性期前收缩者发生突然死亡危险性增大。先天性完全性房室传导阻滞患儿（CCAVB）占活产婴儿的 1/25 000～1/10 000，室性心律失常和严重心动过缓是导致猝死的主要原因。CCAVB 合并 QRS 波增宽的逸搏心律或心室率＜50～55 次/分，或先天性心脏病心室率＜70 次/分是安装起搏器的指征。少部分 CCAVB 患儿合并窦房结病变，表现为心脏变时性功能障碍。CCAVB 患者安装起搏器前进行运动试验评价窦房结功能，有助于选择起搏器装置、导联系统及起搏器的工作方式。

5. 长 QT 间期综合征　运动可使 QT 间期延长、T 波增高。有晕厥、眩晕病史特别是与活动或精神影响有关者应密切观察运动试验时的 QT 间期。

6. 先天性心脏病术后心律失常　法洛四联症术后运动试验有 21%～25% 可引起室性心律失常、6%～8% 可引起房性心律失常，即使手术纠治效果满意者也可发生严重室性心律失常。完全型大血管错位、室间隔缺损术后运动试验也能引起室性和房性心律失常。运动试验能作为心律失常的激发试验，并能评价控制心律失常的效果。

（王　成）

参考文献

1. 张乾忠，马沛然，于宪一，等. 心电图监测技术新进展及心电图在儿科临床应用中的若干实际问题. 中国实用儿科杂志，2011，26（2）：81-96.

2. 谢振武，王颂，严淑芳，等. 健康婴儿及儿童心电图研究. 上海：上海科技出版社，1980：39-76.

3. 谢振武. 中国人心电图研究及临床应用. 长沙：湖南科学技术出版社，2002：1-423.

4. 杨思源，陈树宝. 小儿心脏病学. 第 4 版. 北京：人民卫生出版社，2012：49-57.

5. 王成. 小儿心血管病手册. 北京：人民军医出版社，2002：18-56.

6. 谢振武. 小儿和胎儿心电图. //郭继鸿. 心电图学. 北京：人民卫生出版社，2002：307-331.

7. 梁翊常，王乃坤. 实用小儿心电图学. 第 2 版. 北京：人民卫生出版社，1998：20-75.

8. 谢振武. 中国健康婴儿、儿童及成人心电向量图. 长沙：湖南科学技术出版社，1993：61-229.

9. 李为民，傅世英. 马里奥特实用心电图学. 第 9 版. 哈尔滨：黑龙江科技出版社，1995：1-70.

10. 马建新，郭丹杰. 12 导联动态心电图的临床应用现状. 国外医学心血管疾病分册，2004，31（5）：286-288.

11. 卢喜烈，卢亦伟，石亚君，等. 12 导联同步动态心电图 1058 例分析. 实用心电学杂志，2007，16（1）：5-6.

12. 石曼君. 128 例健康儿童动态心电图窦性心率分析. 临床心电学杂志，2005，14（3）：193-194.

13. 中华医学会心电生理与起搏分会. 动态心电图工作指南. 中华心律失常学杂志，1998，2（2）：125-127.

14. 冯平勇，贾丽英，刘军. 放射诊断. 北京：中国医药科技出版社，2007：363-337.

15. Weyman AE. The year in echocardiography. J Am Coll Cardiol, 2008, 51 (12): 1221-1229.

16. Xie MX, Wang XF, Cheng TO, et al. Real-Time 3-dimensional echocardiography: a review of the development of the technology and its clinical application. Prog Cardiovasc Dis, 2005, 48 (3): 209-225.

17. Du Z-D, Roguin N, Wu X-J. Spontaneous closure of muscular ventricular septal defects identified by echocardiography in neonates. Cardiol Young, 1998, 8 (4): 500-505.

18. Roguin N, Du Z-D, Barak M, et al. The high prevalence of muscular ventricular septal defect in neonates. J Am Coll Cardiol, 1995, 26: 1545-1548.

19. Du Z-D, Roguin N, Barak M, et al. The

high prevalence of muscular ventricular septal defect in preterm neonates. Am J Cardiol, 1996，78：1183-1185.

20. 杜忠东，李竞，吴进，等. 用彩色多普勒超声检测正常小儿心脏瓣膜反流的研究. 中华儿科杂志，1998，36：425-427.

21. Du ZD，Roguin N，Barak M，et al. The prevalence of valvar regurgitation by color Doppler echocardiography in neonates with normal hearts. Cardiol Young，1996，6：216-221.

22. Du Z-D，Roguin N，Milgram E，et al. Pulmonary hypertension in patients with thalassemia major. Am Heart J，1997，134：532-537.

23. Greil GF，Beerbaum P，Razavi R，et al. Imaging the right ventricle：non-invasive imaging. Heart，2008，94（6）：803-808.

24. Picano E，Molinaro S，Pasanisi E. The diagnostic accuracy of pharmacological stress echocardiography for the assessment of coronary artery disease：a meta-analysis. Cardiovasc Ultrasound，2008，19（6）：30.

25. Becher H，Chambers J，Fox K，et al. BSE procedure guidelines for the clinical application of stress echocardiography，recommendations for performance and interpretation of stress echocardiography. Heart，2004，90（Suppl VI）：vi23-vi30.

26. Pislaru C，Abraham TP，Belohlavek M，et al. Strain and strain rate echocardiography. Curr Opin Cardiol，2002，17（5）：443-454.

27. Bhatia VK，Senior R. Contrast echocardiography：evidence for clinical use. J Am Soc Echocardiogr，2008，21（5）：409-416.

28. Allan L. Congenital heart disease：antenatal diagnosis of heart disease. Heart，2000，83：367-370.

29. 王荣福. 核医学教师用书. 北京：人民卫生出版社，2008：1-9.

30. 王荣福. 分子核医学应用进展. 中国临床影像杂志，2008，19：585-590.

31. 王荣福. 核医学. 第二版. 北京：北京大学医学出版社，2009：1-21.

32. Ferro-Flores G，de Murphy CA. Current developments in SPECT/CT systems using ^{99m}Tc-radiopharmaceuticals. Rev Invest Clin，2007，59：373-381.

33. Weber WA，Grosu AL，Czernin J. Technology Insight：advances in molecular imaging and an appraisal of PET/CT scanning. Nat Clin Pract Oncol，2008，5：160-170.

34. 王荣福，李险峰，张春丽. PET/CT的新进展及临床应用. 中国医疗器械信息，2007，13：1-4.

35. 王荣福. 符合线路探测正电子成像与临床. 北京：北京大学医学出版社，2004，202-220.

36. Judenhofer MS，Wehrl HF，Newport DF，et al. Simultaneous PET-MRI：a new approach for functional and morphological imaging. Nat Med，2008，14：459-465.

37. 王荣福，朱玖，张春丽，等. ^{99m}Tc-MIBI心肌灌注显像诊断小儿病毒性心肌炎的临床价值. 中国医学影像学杂志，2000，8（2）：124-126.

38. 付占立，王荣福. 心脏神经显像. 中华核医学杂志，2005，25：314-317.

39. 周爱卿. 心导管术：先天性心脏病诊断与治疗. 济南：山东科学技术出版社，1997：40-171.

40. 王慧玲. 小儿先天性心脏病学. 北京：北京出版社，1998：348-411.

41. O'Shea JC，Califf RM. 24-hour ambulatory blood pressure monitoring. Am Heart J，2006，151（5）：962-968.

42. Stabouli S，Kotsis V，Zakopoulos N. Ambulatory blood pressure monitoring and target organ damage in pediatrics. J Hypertens，2007，25（10）：1979-1986.

43. 郭皓，袁勇，王玮. 动态血压监测临床应用现状与进展. 医学综述，2008，14（1）：105-107.

44. Urbina E，Alpert B，Flynn J，et al. Am-

bulatory blood pressure monitoring in children and adolescents：recommendations for standard assessment：a scientific statement from the American Heart Association Atherosclerosis，Hypertension，and Obesity in Youth Committee of the council on cardiovascular disease in the young and the council for high blood pressure research. Hypertension，2008，52（3）：433-451.

45. Floriańczyk T，Werner B. Usefulness of ambulatory blood pressure monitoring in diagnosis of arterial hypertension in children and adolescents. Kardiol Pol，2008，66（1）：12-17.

46. Stergiou GS，Yiannes NJ，Rarra VC，et al. White-coat hypertension and masked hypertension in children. Blood Pressure Monitoring，2005，10：297-300.

47. Matsuoka S，Awazu M. Masked hypertension in children and young adults. Pediatr Nephrol，2004，19：651-654.

48. Lurbe E，TorroI，Alvarez V，et al. Prevalence，persistence，and clinical significance of masked hypertension in youth. Hypertension，2005，45：493-498.

49. Karen L，McNiece，Ronald J. Ambulatory blood pressure monitoring：what a pediatrician should know. Portman Curr Opin Pediatr，2005，19：178-182.

50. Pickering TG，Shimbo D，Haas D. Ambulatory blood-pressure monitoring. N Engl J Med，2006，355（8）：850.

51. 杜军保. 儿童血管迷走性晕厥发病机制与临床诊断. 中国医刊，2002，37（6）：8-10.

52. D JB，M Z，L WZ，et al. A study on head-up tilt test for the diagnosis of unexplained syncope in children. Cardiovasc Eng，1999，4（1）：8-10.

53. Hachul D，Sosa EA，Consolim F，et al. Reproducibility of head-up tilt test in patients with neurocardiogenic syncope. Arq Bras Cardiol，1994，62：297-299.

54. Alehan D，Uner A，Ayabakan C，et al. Reproducibility of the head-up tilt test results in children with vasovagal syncope. Int J Cardiol，2003，88：19-25.

55. Alehan D，Celiker A，Ozme S. Head-up tilt test：a highly sensitive，specific test for children with unexplained syncope. Pediatr Cardiol，1996，17（2）：88-90.

56. Lewis DA，Zlotocha J，Henke L，et al. Specificity of head-up tilt testing in adolescents：effect of various degrees of tilt challenge in normal control subjects. J Am Coll Cardiol，1997，30：1057-1060.

57. 杜军保，李万镇，陈建军. 基础直立倾斜试验对儿童不明原因晕厥的诊断研究. 中华儿科杂志，1997，35（6）：309-312.

58. 张清友，杜军保，李万镇. 舌下含化硝酸甘油直立倾斜试验对儿童不明原因晕厥的诊断研究. 中华儿科杂志，2004，42（5）：371-374.

59. 王成，何芝香，李茗香，等. 直立倾斜试验对血管迷走性晕厥反复发作的预测价值. 中国中西医结合急救杂志，2007，14：275-277.

60. Vlahos AP，Tzoufi M，Katsouras CS，et al. Provocation of neurocardiogenic syncope during head-up tilt testing in children：comparison between isoproterenol and nitroglycerin. Pediatrics，2007，119：419-425.

61. 林立，吴杰，陆再英. 2002 年 ACC/AHA 运动试验指南修订纲要：ACC/AHA 行医指南工作组报告（运动试验专题委员会）. 临床心血管病杂志，2003，19（9）：568-571.

62. 郭颖，周爱卿. 小儿运动试验的生理变化及临床应用. 临床儿科杂志，2002，20（9）：568-569.

63. 李小明，王成，谢振武，等. 极量踏车运动负荷试验对心脏病患儿心脏贮备功能的评价. 中国实用儿科杂志，2004，19（9）：558-560.

64. 陆国平，刘像阳，盛锋，等. 负荷试验及动态心电图评价儿童室性早搏的运动风险. 实用儿科临床杂志，2002，17（6）：619-621.

第四章　先天性心脏病

第一节　先天性心脏病总论

一、心脏的胚胎发育及出生后的变化

（一）心脏的胚胎发育

原始心脏于胚胎第 2 周开始形成，约于第 2 周起到循环作用，至第 8 周房室间隔完全长成，形成四腔心。所以心脏胚胎发育的关键时期是在 2～8 周，先天性心脏病的形成主要在这一时期。

1. 早期心脏的发生　最早期的原始心脏组织是排列在胚胎中轴两侧的血管形成的细胞簇，这些细胞在胚胎 18 天左右形成 2 条成对的管道，以后在胚胎 22 天时，这两条管道在胚胎的腹侧正中线相融合形成原始的心管。以后原始的心肌细胞及一些来源于神经嵴的细胞迁移至原始心管中，到胚胎的 22～24 天时心管开始搏动。外表的收缩环将其分为三部分：由后向前为心房、心室和心球，以后在遗传基因的控制下由于胚胎左右侧控制生长的关键信号分子如肿瘤坏死因子家族、生长因子肽 β 家族等分布不同，使心管发生环转，心室的扩展和伸张较快，因此向腹面突出，这样使出自心管前后端的动脉总干和静脉窦，都位于心脏前端。胚胎第 5 周，房室管道之间形成一条狭窄的通道，称房室管。房室管背侧和腹侧的中线上，心内膜增厚并向管腔突出，形成两个心内膜垫，心内膜垫相对生长并相互靠拢融合，将房室管分成左右两个，在各自的房室孔处，心内膜增厚突起，形成左右心房室瓣。

2. 房间隔的形成　当心管的环转完成以后，心脏的流入和流出道并列在一端，四组瓣膜也连在一起，组成纤维支架。在外表上此时的心脏类似于成熟的心脏，但内部的结构仍为一管道，此时房室仍是共腔的。房和室的最早划分是在房室交界的背面和腹面各长出一心内膜垫。然后两垫相连使房室腔的血流有左右之分。心房的分隔大约在胚胎的 30 天，在心房腔的内上背部先长出一镰状隔，称为第一隔，其下的镰状缘向心内膜垫生长时，暂不长合，留一孔洞名为原发孔。当原发孔与心内膜垫相结合最后关闭之前，第一隔的上背部又撕裂成一孔，并迅速扩大，称为继发孔；这样使心房保持左右交通。至第五六周，于第一隔右侧长出一镰状隔，称为第二隔，向下腔静脉开口延伸，其游离缘留下一孔洞，称为卵圆孔。此孔与继发孔并非叠合而为上下相对。心脏继续生长时第一隔与第二隔逐渐黏合在一起，继发孔被第二隔所遮盖，而卵圆孔也有第一隔作为其帘膜，以后形成卵圆窝。在胎内，右心房的压力超过左心房，这样卵圆孔对准下腔静脉的开口，借其缘口的导流作用使由脐静脉来的氧合程度较高的下腔血大多通过卵圆孔进入左心房。如左心房的压力增高时帘膜可将卵圆孔覆盖，不使左心房血进入右心房。

3. 室间隔的形成　在胚胎的第 4 周，从心室底部向心内膜垫形成一半月形的肌性室间隔，其游离缘与心内膜之间有一孔，称为室间孔。胚胎第 2 个月，当此孔由肌性室间隔、心内膜垫底部向上生长及动脉球嵴分化成主动脉和肺动脉时，其间隔向下延伸的部分三者的结缔组织共同封闭，形成膜性室间隔。

4. 大动脉的形成　原始心脏的出口是一根动脉主干，在胚胎的第 5 周，动脉干内背腹两侧内膜增厚，形成两条相对生长的动脉嵴，两者在中央轴相连，将总干分为主动脉与肺动脉。由于该嵴自总干分支处呈螺旋形向心室生长，使肺动脉向前、右旋转与右心室连接，主动脉向左、后旋转与左心室连接。如该纵隔发育遇到障碍，分

割发生偏差或扭转不全，则可造成主动脉骑跨或大动脉错位等畸形。主动脉和肺动脉根部的心内膜局部增生，形成半月瓣。

5. 心脏的分化 除心脏结构的发育外，还同时存在心脏的分化（cardiac differentiation），如心肌细胞的分化是心腔特异性的。在早期阶段，心肌细胞可同时表达心室和心房蛋白异构体（isoform），如心房利钠肽和肌球蛋白轻链（myosin light chain，MLC）。而成熟的心室肌细胞则不能表达心房利钠肽而只能表达心室特异性的MLC-2v异构体，然而，成熟的心房细胞则可以表达心房利钠肽和心房特异性的 MLC-2a 异构体。在许多心脏病理条件下，如心力衰竭、容量或压力负荷过重时，成熟的心肌细胞可重新表达胎儿时期的蛋白。由于不同的异构体具有不同的收缩功能，表达不同的异构体就具有不同的功能改变。如肌浆网（sarcoplasmic reticulum，SR），是一系列环绕肌纤维的管道结构，它控制着心肌细胞内钙的浓度。肌浆网上的钙泵调节钙释放，使心肌收缩，亦控制钙的再摄取，使心肌舒张。在未成熟的心脏中，SR 的钙泵转运系统尚未发育成熟，导致心肌细胞内钙的升高，使心肌收缩的作用主要依赖于细胞外钙的转运，而在成熟的心脏中，激活心肌收缩的钙主要来源于 SR 的释放。这种发育现象就可解释婴儿心脏为什么对钙通道阻滞剂（如维拉帕米）特别敏感，经常导致心脏收缩力的明显降低甚至心脏停搏[1-5]。

（二）胎儿循环

1. 胎儿循环总论 胎儿时期的营养和气体代谢是通过脐血管和胎盘与母体之间以弥散的方式进行交换的。在胎儿循环中，右心室和左心室存在于一个单一单行的环路中，与新生儿和成人的两条完全并行独立的通路不同。在胎儿中，气体和代谢产物的交换是由胎盘完成的，肺并不参与气体的交换，肺循环的血管处于紧缩状态。有三种独特的心血管结构对维持胎儿的循环非常重要：静脉导管、卵圆孔和动脉导管（图 4-1）。

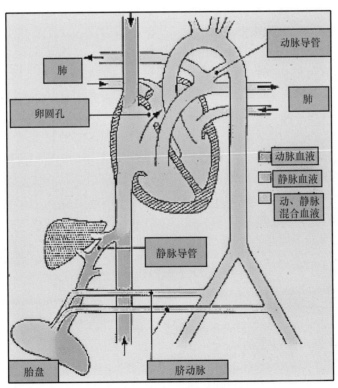

图 4-1 胎儿循环示意图

2. 胎儿循环过程 从胎盘回流的氧和血通过脐静脉流向胎儿，PO₂ 为 30～35 mmHg。大约有 50% 的脐静脉血进入肝循环，而剩余的血则绕过肝经过静脉导管与来自胎儿身体下部的下腔静脉血发生部分混合。这种混合血 PO_2 为 26～28 mmHg，进入右心房，并优先直接通过卵圆孔进入左心房，并通过二尖瓣进入左心室，射血入主动脉。而胎儿的上腔静脉血氧含量较低，PO_2 为 12～14 mmHg，其进入右心房后优先通过三尖瓣进入右心室，而不通过卵圆孔进入左心房。

进入右心室的血液射入肺动脉。由于此时的肺循环的血管处于关闭状态，所以只有大约 10% 的右心室的血液进入肺，其余的大部分血液通过动脉导管进入降主动脉，以灌注胎儿的身体下部并通过两条脐动脉返回胎盘。因此，胎儿身体上部包括冠状动脉、脑动脉和上肢动脉是由来自左心室血液灌注的，这些血液的血氧高于灌注胎儿身体下部的血液，后者大部分来自右心室。升主动脉的血仅有少量（占胎儿心排血量的 10%）通过主动脉狭部进入降主动脉。

3. 胎儿心脏功能 胎儿的全部心排血量——左、右心室的联合排血量约为 450 ml/(kg·min)。降主动脉的血液有 65% 返回胎盘，其余的 35% 灌注胎儿的器官和组织。在人类的胎儿中，由于较多的血液流入脑部，所以在胎儿期间右心室的排血量可能接近左心室排血量的 1.3 倍。因而在胎儿期间右心室不仅承受体循环的血压，而且还承担了比左心室更大的工作量。这就是在新生儿的心电图上表现出右心室优势的原因。

此外，胎儿心脏不同于成人。成人心脏在心率下降时可通过增加每搏量来维持输出量，但胎儿在心率下降时不能增加每搏量，因此胎儿的心排血量是心率依赖性的，所以当胎儿心率下降时，胎儿的心排血量会明显下降[1-5]。

（三）出生后血循环的变化

出生后血循环的变化主要包括解剖学上的变化和功能上的变化。

1. 出生后血循环系统解剖学上的变化 在出生时，由于将空气吸入两肺，导致肺的机械性扩张，及肺血管突然置于空气中，动脉 PO_2 迅速增高，这两者导致肺血管阻力很快下降。同时，低阻力的胎盘循环的终止使体循环阻力立即增高。此时右心室的排血量全部进入肺循环，并由于体循环阻力高于肺循环，因此经动脉导管的

分流转变为左向右；数天后，由于肺部呼吸的建立，动脉的 PO_2 增高，使局部的前列腺素发生变化，导致动脉导管发生收缩而发生功能上的关闭。此后还因血氧的增高，致使导管壁平滑肌收缩，血管内膜逐渐增生、纤维化，最终导致解剖上关闭，约 80% 婴儿于生后 3 个月、95% 的婴儿于生后 1 年内形成解剖上关闭。同时由于肺循环血量的增多，导致由肺回流到左心房的血量亦增加，使左心房的容量和压力均增加，从而使卵圆孔发生功能上的关闭，到出生后的 5～7 个月大多数解剖上关闭。但多年内仍能容许探针通过。随着胎盘循环的终止也引起静脉导管的关闭。因此几天之内，从并行的胎儿循环到连续的成人循环即可完成。

2. 出生后心脏功能的改变 出生后随着循环系统解剖学的改变，左心室与高阻力的体循环相连，导致其壁层厚度和大小开始增加。与此相反，右心室与低阻力的肺循环相连，其壁层厚度和大小则减少。在胎儿期仅向身体上部和脑部供血的左心室，现在必须承担全部体循环的心排血量，由于新生儿血中胎儿血红蛋白的比例较高，影响了向组织供氧的能力。所以此时的心排血量很大，约为 350 ml/(kg·min)，这比在胎儿期增加了约 2 倍，比成人［心排血量约为 75 ml/(kg·min)］大 4～5 倍，左心室这种功能方面的显著增强是通过激素和代谢信号共同作用实现的。这包括循环中儿茶酚胺的含量增高和心肌 β 肾上腺素能受体水平的升高。

随着通气的开始，由于主动性的（与 PO_2 有关）和被动性的（与机械性有关）血管扩张，肺血管阻力明显下降。胎儿出生后，动脉导管的关闭和肺血管阻力的下降使肺动脉和右心室的压力下降。在海平面水平出生的婴儿，肺循环阻力从较高水平降至较低成人水平这一过程主要发生在出生后的 2～3 天内，但可以延长至 7 天或更久。在生后最初几周之后，肺血管阻力由肺血管系统的重构而进一步降低，这种重构包括血管平滑肌变薄和新血管的增生。肺血管阻力这种变化显著影响许多依赖于体、肺循环间相对血管阻力的先天性心脏病出现临床表现的时间，例如：在生后一周内当肺血管阻力仍高时，通过室间隔缺损的左向右分流量就可能较少。在随后的 1 周或

2 周内，当肺血管阻力降低时，通过室间隔缺损的左向右分流量就会增大，最终会引起充血性心力衰竭的症状[1-6]。

二、小儿循环系统解剖生理特点

（一）小儿心脏的大小和位置

小儿 4 个心腔的容积在出生时约为 20 ml 左右，1 岁时达出生时的 2 倍；2 岁时增大到 3 倍；近 7 岁时增至 5 倍，达 100～110 ml；其后增长缓慢，青春初期，其容积为 140 ml，以后增长又加快，至 18～20 岁时达 240～250 ml。

小儿心脏的形态与位置随年龄而改变，从新生儿到 2 岁的幼儿其心脏多为横位，以后随小儿 1 周岁后的直立行走及胸廓的发育等因素的影响，心脏逐渐转为横位。

（二）房室增长速率

小儿的心脏和体重增长平行，但左、右心室的增长不平衡。胎儿的右心室负荷大，左心室的负荷小，在新生儿时期两侧心室壁厚度几乎相等，为 4～5 mm。出生后，随小儿的增长，体循环量增大，左心室负荷明显增加，肺循环的阻力在生后明显下降，故左心室较右心室增厚快，6 岁时左心室壁厚度达 10 mm，但右心室壁尚不及 6 mm；15 岁时左心室厚度达出生时的 2.5 倍，右心室增加原厚度的 1/3。

（三）小儿血管特点

动脉内径与静脉内径之比在新生儿为 1∶1，而成人为 1∶2。在大动脉方面，10 岁以前肺动脉直径较主动脉宽，到青春期其主动脉直径超过肺动脉。在婴儿期，毛细血管粗大，肺、肾、肠及皮肤的微血管口径较成人期粗大，因而对这些器官的发育和代谢起良好的作用。

（四）心率

小儿的心率较快，主要因为小儿的新陈代谢旺盛，身体组织需要较多的血液供给，而小儿的每搏量有限，只有增加心率满足需要。同时，婴幼儿的交感神经兴奋占优势，所以心搏容易加速。各年龄组儿童的心率范围不同。新生儿的心率变化较大，通过 24 h 的心电监护发现足月新生儿心率最快可达 230 次/分，最慢可达 55 次/分，一般范围为 70～190 次/分，平均为 125 次/分左右；1 岁以内的婴儿心率范围为 80～160 次/分，平均为 120 次/分；1～2 岁为 80～130 次/分，平均为 110 次/分；2～4 岁为 80～120 次/分，平均为 100 次/分；4～6 岁为 75～115 次/分，平均为 100 次/分；6～10 岁为 70～110 次/分，平均为 90 次/分；12～14 岁女孩的心率范围较男孩快，为 70～110 次/分，平均为 90 次/分，而男孩为 65～105 次/分，平均为 85 次/分；14～16 岁女孩的心率范围为 65～105 次/分，平均为 85 次/分，男孩的心率范围为 60～100 次/分，平均为 80 次/分。

（五）血压

新生儿及婴儿时期应至少测量一次上下肢的血压和脉搏，而强调后者是以免忽略了主动脉缩窄这一心脏畸形。3 岁以上的小儿至少每年测量一次血压。在测量时应使患儿保持安静，因为哭闹可明显升高患儿的收缩压，比在安静时血压增高达 40～50 mmHg。应选择合适宽度的袖带，一般应为患儿上臂长度的 2/3，新生儿一般为 2.5～4.0 cm。并且要选择合适的测量方法，年长儿童一般应用水银血压计听诊法，而新生儿却很难采用该方法，一般多采用超声多普勒或示波器法，而目前较多应用的是电子血压仪测量法。小儿的血压随年龄变化而变化，并且与患儿的体重及身高密切相关。正常的新生儿出生后 1 周内应用超声多普勒的方法测血压的正常值为（65±8）/（41±6）mmHg，4～6 周时血压为（92±8）/（59±7）mmHg。1 岁时血压约为 85/50 mmHg，4 岁时约为 90/50 mmHg，6 岁时为 94/60 mmHg，7～9 岁一般为 100/65 mmHg。亦可采用下列公式：收缩压 =（年龄 × 2）+ 80 mmHg，此数值的 2/3 为舒张压。收缩压高于此标准 20 mmHg 为高血压；低于此标准 20 mmHg 为低血压。正常情况下，下肢收缩压比上肢高约 20 mmHg，舒张压相近。

静脉压的高低与心功能、血管功能及循环血容量有关。尤其是观察患儿的颈静脉的搏动可了解患儿的中心静脉压和右心房压。正常儿童仰卧于床上，背部垫高成 45°，颈外静脉在胸骨上窝水平应隐蔽不见。如颈静脉饱满，超过此水平，表示静脉压增高[2-6]。

三、先天性心脏病的病因和流行病学

（一）先天性心脏病的病因

大部分先天性心脏病的发病原因尚未清楚。但通过多年的研究，现在一般将先天性心脏病的病因分为三大类。一是遗传因素，包括染色体畸变、单基因突变和线粒体异常。此类病因约占所有患儿的 8% 左右。二是环境因素，包括宫内感染尤其是风疹病毒感染、药物、放射线及代谢紊乱如糖尿病等，此类病因约占所有病因的 2% 左右。三是最多见的因素，为遗传和环境因素相互作用造成先天性心脏病的发生。它包括三种成分：①患者个人具有心血管发育障碍的遗传趋势；②有对环境致畸因素发生不利反应的遗传趋势；③环境因素的损害发生于妊娠早期胎儿心脏发育极易受损的时间。

近年来随着心血管分子生物学、分子细胞遗传学的发展，约有 3% 的先天性心脏病可确定为单基因遗传病，如 CATCH22 综合征［心脏畸形（cardiac anomaly）、异常面容（abnormal face）、胸腺发育不良（thymic hypoplasia）、腭裂（cleft palate）、低钙血症（hypocalcemia）］，此综合征为 22 号染色体长臂 q11.2 的微缺失引起，常见的心血管畸形为主动脉弓离断、圆锥动脉干畸形等；Williams 综合征为 7q11.23 的缺失，常见的心血管畸形为主动脉弓瓣上狭窄。此外努南（Noonan）综合征、马方综合征等的发病机制均已从细胞和分子水平上得以阐明。此外还有大约 5% 的先天性心脏病与染色体异常有关。如 21 三体综合征有 40% 的患儿发生完全性心内膜垫缺损，特纳（Turner）综合征有 50% 发生主动脉缩窄等。

（二）先天性心脏病的流行病学

先天性心脏病是胎儿时期心脏发育异常而致的畸形，是小儿最常见的心脏病。据国外最新的流行病学调查发现，先天性心脏病在 1000 次活产中有 4.05～12.3 例。国内的调查发现，先天性心脏病在生后第 1 年的发病率为 0.69%。约有 2%～3% 的婴儿在生后第一年出现临床症状。随诊疗水平的提高，50%～60% 的患儿生后一个月可明确诊断。各种常见的先天性心脏病所占的比例如表 4-1。

表 4-1　常见先天性心脏病的构成情况

先天性心脏病	占所有病变的构成比范围（%）
室间隔缺损	25～50
房间隔缺损	20～30
动脉导管未闭*	12～15
主动脉缩窄	5～7
法洛四联症	10～15
肺动脉狭窄	10～15
完全型大动脉转位	3～5

* 不包括早产儿的动脉导管未闭。

（三）先天性心脏病的分类

虽然对先天性心脏病临床上有许多分类方法，但目前主要根据血流动力学和临床表现分类。根据血流动力学分类，可将先天性心脏病分为左向右分流、右向左分流和无分流型心脏病。根据临床表现分类，可分为潜伏发绀型、发绀型和非发绀型心脏病。

1. 左向右分流型（潜伏发绀型）　左右心房、心室之间或体循环与肺循环之间有异常通道，血液自左心房、左心室分流到右心房、右心室或直接从体循环分流到肺循环。左向右分流型先天性心脏病正常情况下因左心室和体循环压力高于右心室和肺循环，血液由左向右分流，易造成肺循环充血而无发绀出现。当在哭闹和屏气等情况下致右心室和肺动脉压力增高或肺动脉高压形成时，血液出现右向左分流，临床上可出现发绀。因此左向右分流先天性心脏病的共同特点包括：①潜伏发绀；②由于体循环血量减少而导致的生长发育障碍；③由于肺循环血量增多而导致的肺部淤血，从而容易反复发生肺部感染；肺血增多还可导致早期肺血管的痉挛，随后逐渐出现肺部血管结构重建而形成肺动脉高压，最后会出现肺循环压力超过体循环，出现持续发绀，该种现象称为艾森门格综合征；④一般存在胸骨左缘的心脏杂音。常见的左向右分流型先天性心脏病包括室间隔缺损、房间隔缺损和动脉导管未闭等。

2. 右向左分流型（发绀型）　右向左分流型多见于复杂性先天性心脏病，由于正常情况下，左心压力高于右心，因此如果出现右向左分流，必然存在右心结构的异常，导致右心压力增高并超过左心，或大血管发生转位才可能出现右向左的分流。因此右向左分流型先天性心脏病是由于

右心系统发育的异常如肺动脉发育异常、肺动脉狭窄或闭锁、右心室流出道狭窄、三尖瓣闭锁以及大血管转位等，导致大量的回心静脉血液进入体循环，引起全身持续青紫。常见的右向左分流型先天性心脏病包括法洛四联症和大动脉转位等。

3. 无分流型（非发绀型）　即心脏左右两侧或动静脉之间无异常通路或分流，临床上无发绀出现。常见无分流型先天性心脏病有肺动脉狭窄和主动脉缩窄等[1,5-6]。

（张清友）

第二节　室间隔缺损

室间隔缺损（ventricular septal defect，VSD）是最常见的先天性心脏病，可占全部先天性心脏病的 25%～50% 左右。

一、病理学

室间隔从右心室面可分为较小的膜部和较大的肌部两部分。肌部又由三部分组成：流入道、肌小梁部和流出道（漏斗部）。肌小梁部又可分为中央部、边缘部和心尖部。室间隔缺损根据此可分为膜周部缺损、流出部缺损、流入部缺损及肌小梁部缺损（图 4-2）。

1. 膜周部缺损　是紧靠主动脉下方的一个非常小的部分，此部的缺损往往向周边的肌部发展，

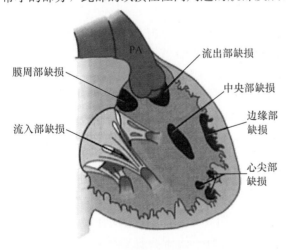

膜周部缺损

流入部缺损

PA

流出部缺损

中央部缺损

边缘部缺损

心尖部缺损

图 4-2　室间隔缺损的病理类型

故称为膜周部缺损。根据其延及的部位不同又可分为膜周流入道部、膜周肌小梁部及膜周流出道部缺损。膜周部缺损最常见，约占所有室间隔缺损的 70%。

2. 流出道漏斗部缺损　在西方国家约占所有室间隔缺损的 5%～7%，而在东方人中比较常见，约占 20%～30%。缺损位于主动脉瓣和肺动脉瓣环邻接部之下，亦被称为干下型缺损，或嵴上、肺动脉瓣下、双动脉瓣下等缺损，易发生主动脉瓣脱垂、反流及主动脉窦瘤穿孔等。

3. 流入部缺损　约占所有室间隔缺损的 5%～8%。缺损位于三尖瓣隔瓣的底下，膜部的后下方、圆锥乳头肌的下部，介于二尖瓣和三尖瓣之间。

4. 肌小梁部缺损　约占所有室间隔缺损的 5%～20%。从右心室面观察，此部的缺损往往为多孔型的。根据部位不同又可分为心尖部缺损、中央部缺损及边缘部缺损，由于缺损往往为多孔型的，手术关闭缺损一般较难。

缺损的大小变化较大，从较小的一般不会产生血流动力学改变的缺损，到大的缺损伴有明显的心力衰竭和肺动脉高压都可存在。在膜周部缺损，房室束位于缺口的后下缘；流出部缺损，房室束由缺口的前上缘通过。此两部位缺损在手术时可能损伤房室束，导致完全性房室传导阻滞。其他部位的缺损远离房室束，一

般不会伤及。在流出部缺损（干下型）中往往会发生主动脉的右冠瓣向下塌陷脱垂，陷入缺损部位，这将导致主动脉瓣关闭不全和右心室流出道梗阻。在膜周部缺损时，偶有发生右瓣或无冠瓣脱垂的相似情况。

二、病理生理学

VSD患儿的血液分流方向为左向右分流，分流量取决于缺损的大小。左心血量减少，体循环血量减少，而肺循环血量则增加。对于小的缺损，分流的阻力较大，且分流量不取决于肺血管阻力（PVR），故分流量不大；对于较大的缺损，缺损造成的阻力较小，而分流量则依赖于PVR，PVR越小，则左向右的分流量越大，这种分流称为依赖性分流（dependent shunt）。

由于患儿在平常状态下，血氧含量正常，因此平素没有发绀，但是当患儿哭闹或患有肺部疾病时导致肺循环压力明显增高，当超过体循环压力时，患儿就会出现一过性的右向左分流，导致体循环血氧含量减少，患儿出现发绀，这种现象称为潜伏发绀。

对于中等大小的VSD，主肺动脉、左心室和左心房增大，肺血增多。在VSD，左心室的容量负荷增加，左心室增大。这是由于VSD的分流主要是在收缩期发生，这时右心室亦在收缩，所以分流的血液直接进入了肺动脉，而没有停留在右心室，因此右心室没有明显的容量负荷的增加，所以右心室无增大。注意VSD与房间隔缺损（ASD）的不同是VSD存在左心房增大。VSD和动脉导管未闭（PDA）相同之处在于均存在左心房和左心室的增大。

中等大小的VSD，由左心室分流到主肺动脉的血流较多，使左心房、左心室的血容量增加，导致心脏明显增大，主要为左心房、左心室和主肺动脉增大。由于左心室的容量负荷明显增加，在ECG上表现为左心室肥大（left ventricular hypertrophy，LVH）的容量负荷增加型表现。尽管分流量较大，但右心室仍无明显扩大，压力仅有轻度的增加。也就是说，在中等大小的VSD，右心室无明显的压力和容量负荷增加的表现，因此在ECG上无右心室肥厚的表现。和小的VSD一样，中等大小的VSD的血液分流产生收缩期的反流性杂音，由于由左心房到左心室的血量增加，使正常的二尖瓣产生相对性狭窄，因此在心尖部可听到舒张中期充盈性杂音。

对于较大的VSD，整个心脏都较中等大小的VSD增大，因为分流量较大，产生肺动脉高压，并且存在左心室的压力通过室间隔缺损直接传递给右心室，导致右心室增大和肥大。ECG上表现为双心室肥厚和左心房增大。大的VSD往往有充血性心力衰竭。若大型VSD不治疗，肺动脉高压不断加重，肺动脉发生不可逆的变化，将逐渐发展为肺血管阻塞性病变（pulmonary vascular obstructive disease，PVOD）或艾森门格综合征（Eisenmenger's syndrome）。由于双向分流或右向左分流的出现，所以临床上有发绀的表现。

三、临床表现

缺损的大小为决定临床症状的重要因素，而缺损的部位与临床表现关系不大。

1. 小型缺损　即缺损小于0.5 cm的患者，亦称为Roger病，多发生于室间隔肌部，可无明显症状。临床上多为体检时发现心脏杂音。典型的表现是在胸骨左缘下部易闻及响亮、粗糙的全收缩期反流性杂音，并常伴有震颤。新生儿患者，由于右心压力较高，所以出生后几天内可能听不到杂音。但对于早产儿，其肺血管阻力下降较快，可能早期就能听到这一杂音。

2. 大型缺损　缺损较大时左向右分流增多，体循环血流量减少，则影响生长发育。患儿呼吸急促、吮乳困难、苍白、多汗，并易并发肺部感染，导致心力衰竭。患儿体重不增，是由于喂养不足，而且用力呼吸消耗大量能量所致；多汗是由于代谢率增高而需散热，但皮肤的血流量太少不能有效散热，只有靠出汗来散热；再者体循环血流量减少交感神经兴奋，也使汗腺分泌增加。皮肤因血流量减少而苍白，因此即使氧分压降低，有时发绀亦不明显。体格检查，由于心脏增大，常见左心前区隆起。在胸骨旁可能触及抬举性搏动，并可触及收缩期震颤。在胸骨左缘第三、四肋间仍可闻及Ⅲ～Ⅳ级全收缩期杂音，并向四周广泛传导。此杂音在新生儿期不易听到，因此时患儿的肺循环阻力仍未下降，分流量较少。肺动脉瓣第二心音亢进，表明有肺动脉高压。干下型合并主动脉瓣关闭不全时，于主动脉瓣第二听诊区可听到高调的舒张期杂音。心尖部舒张中期低调的隆隆样杂音是由于通过二尖瓣的血流量增多所致，常提示左向右分流量接近2∶1或更大，这一杂音宜用钟型听诊器听取。

四、实验室及辅助检查

（一）胸部X线检查

小型室间隔缺损心肺X线检查无明显改变，或只出现轻度左心室增大或肺充血。大型室间隔缺损时心脏外形中度以上增大，肺动脉段明显突出，肺血管影增粗，搏动强烈，左、右心室增大，左心房亦增大，主动脉弓影较小（图4-3）。当发生肺血管病变时，主肺动脉和肺动脉段明显突出，但是外周肺野血管减少。心脏大小可正常。

（二）心电图

小型室间隔缺损心电图可表现为正常。中型室间隔缺损心电图表现为左心室肥大，亦可

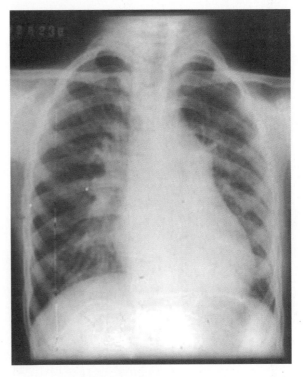

图4-3　室间隔缺损的胸部X线（后、前位）：心脏中度增大，肺动脉段明显突出，肺血管影增粗

出现左心房肥大。大型室间隔缺损心电图表现为双心室肥大，在心前区导联的中部有电压较高的双向QRS波（大于4.5mV），在2岁以内大约有半数心电图表现为双心室增大，伴或不伴左心房增大（图4-4）。

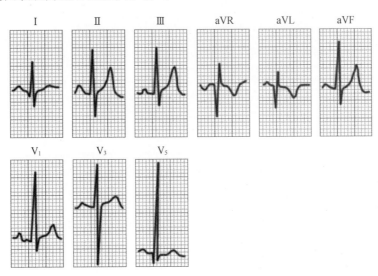

图4-4　心电图示双心室肥大，可见 V_3 导联电压较高的双向QRS波（大于4.5mV）

（三）超声心动图

二维超声心动图和彩色多普勒可显示缺损的位置、大小和数量，并可估测肺动脉的压力，显示联合缺损及估计分流量的大小。二维超声可直接显示室间隔的回声中断。由于缺损的位置不同，显示的切面不尽相同。如果可能应尽量从不同的切面来显示缺损（图 4-5，图 4-6，图 4-7）。

膜周部室间隔缺损在心尖四腔和胸骨旁五腔切面最容易显示，在主动脉右冠瓣下方，室间隔

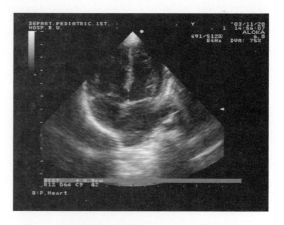

图 4-5　室间隔与主动脉根部前壁连续中断

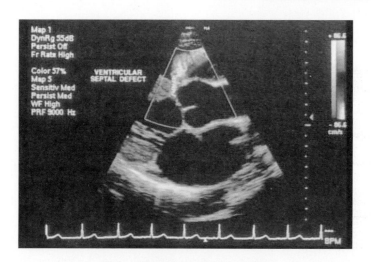

图 4-6　室间隔水平的左向右分流

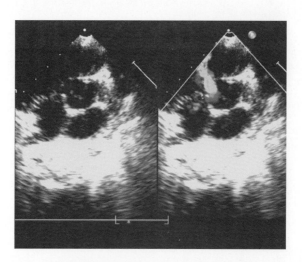

图 4-7　膜周部室间隔缺损位于 9～11 点处右冠瓣的右前方

与主动脉根部前壁连续中断，在主动脉根部短轴切面观察，则位于 9～11 点处右冠瓣的右前方。流入道缺损可由心尖或肋下的四腔看到。大的肌小梁部缺损可于四腔位或短轴面显示。流出道缺损可由胸骨旁长轴或剑下切面探查，漏斗部缺损采取右心室流出道长轴切面及主动脉根部水平切

面观察，其中嵴上型缺损在主动脉根部短轴切面1点处显示。漏斗部缺损易引起主动脉瓣向右心室流出道脱垂，脱垂严重时，可导致主动脉瓣关闭不全。如间隔肌部缺损位于中央部至心尖部位，则可于心尖或剑下四腔切面看到。

彩色多普勒超声可显示室间隔水平的左向右分流，大的缺损也容易引起肺动脉高压而形成双向或右向左的分流，并且分流束的大小与缺损孔以及分流量的大小密切相关。而且，对于一些小的缺损，尤其是室间隔肌部者，有时仅能通过彩色多普勒检查发现。

频谱多普勒超声检查可测定分流波形，并能计算出缺损的压力阶差。

超声心动图检查还可反映室间隔缺损的血流动力学变化，了解左心房、左心室容量负荷过重的程度，用于估测分流量的大小，左心房、左心室增大的程度反映左向右分流的大小。右心室流出道及主肺动脉可增宽，右心室一般不大，只有在肺动脉压力增高时，右心室才会增大。

（四）心导管检查

心导管检查能证实室间隔缺损的血流动力学改变，但在大多数病例并不需要进行诊断性心导管术，通常在全面的临床评价仍不能确定分流的大小时，或在实验室资料与临床表现不能很好吻合时才进行心导管术检查。心导管术也可探测伴随的心脏畸形。进行心导管术检查时，取自右心室血样的氧含量要比取自右心房的高。由于有些缺损将血液几乎直接射入肺动脉，因此有时这种氧含量升高的表现仅在肺动脉血样中才明显。小量分流所引起的右心室血氧饱和度轻度增高可能探测不到。小的限制性缺损者右心压力和肺血管阻力均正常。大的非限制性缺损者肺循环与体循环的收缩压相等或几乎相等。肺血流量可能是体循环血流量的2～4倍。因为阻力等于压力除以血流量，所以这些病人的肺血管阻力可能仅轻度增大。如果发生艾森门格综合征，肺动脉的收缩压和舒张压都会升高，左向右分流量会减少，并可发现左心室的血氧饱和度下降。室间隔缺损的大小、部位和数目可通过左心室造影术来证实。造影剂可通过缺损时，右心室和肺动脉显影。

（五）自然转归与预后

室间隔缺损（室缺）的自然病程主要取决于缺损的大小。相当数量（30%～40%）的小缺损会自然闭合，这多发生在2岁左右。小的肌部室间隔缺损（可达80%）比膜部室间隔缺损（可达35%）更容易自然闭合。大部分的缺损自然闭合发生在7岁之前。流入部和流出部室间隔缺损一般不会变小或自然闭合。

大型室间隔缺损的婴儿可发生心力衰竭。大型室间隔缺损可早在6～12个月时就发生肺血管阻塞性疾病（PVOD），但要发生右向左分流一般要在十多岁时才会发生。

室间隔缺损患儿中少数可发生获得性肺动脉漏斗部狭窄，这样会减少左向右的分流，保护肺循环。但在少数情况下会产生右向左分流。室间隔缺损可发生感染性心内膜炎。

（六）治疗

了解室间隔缺损的自然病程对指导治疗非常重要。

1. 内科治疗

如果发生心力衰竭（心衰），则要应用利尿剂和地高辛抗心力衰竭治疗2～4个月，以观察患儿的生长落后能否纠正。通过鼻饲管或经口多次喂哺高热量食物对患儿非常有利。如果存在贫血，服用铁剂纠正是必要的。如果无明显的肺动脉高压一般不用限制运动。保持口腔卫生，在就诊牙科（包括洗牙）、扁桃体摘除术、腺样体切除术或其他口咽部手术操作时，预防性应用抗生素以预防感染性心内膜炎是非常重要的。

2. 外科治疗

（1）手术指征和手术时机：具有大型室间隔缺损的小婴幼儿早期就会出现心力衰竭的表现，最初应用地高辛和利尿剂抗心力衰竭治疗后，患儿的生长落后如仍不能纠正，则应在6个月内对患儿进行手术治疗。而对于治疗后生长发育改善的患儿应当尽量推迟手术时间；对于1岁以后的患儿，如果有明显的左向右分流，当肺循环血流量（Qp）：体循环血流量（Qs）至少大于2时，不管肺动脉的压力如何，都应行手术治疗；对于具有肺动脉高压表现而无心力衰竭和生长障碍的婴儿，应在 6~12 个月时行心导管检查，在心导管检查后考虑手术治疗。对于具有大室间隔缺损的幼儿，如果有肺血管阻力增加的表现应当尽早手术治疗；小的室间隔缺损婴儿到了 6 个月时如果无心力衰竭和肺动脉高压的表现，则不需要手术治疗。对于 Qp：Qs<1.5 的小型缺损无需手术。对于肺血管阻力/体循环阻力≥0.5 的患儿和发生了肺血管阻塞性病变伴有明显的右向左分流的患儿禁忌手术治疗。

（2）手术方法：肺动脉束扎术作为减症手术，目前仅用于那些复杂的病例。另外，室间隔肌部缺损特别是心尖区缺损和多发性缺损的手术危险性较高，如果这些病人有症状，则可能需作肺动脉束扎术。在体外循环和深低温的条件下，通过心房的手术途径方法优于通过右心室的手术途径。

（3）死亡率：6 个月后手术死亡率为 2%~5%。2 个月以前的婴儿、伴随畸形的室间隔缺损及多发性缺损的患者手术死亡率较高。

（4）手术并发症：通过右心室切开的手术途径往往并发右束支传导阻滞。右束支传导阻滞和左前分支同时阻滞的发生概率小于 10%，但可能导致猝死。完全性房室传导阻滞的发生率小于 5%，残余分流的发生率约为 20%，脑血管意外的发生率非常少见。

（5）特殊情况下的手术治疗：

①VSD＋PDA：如果 PDA 较大，在生后的 6~8 周可先关闭 PDA，以期望 VSD 能够缩小。如果 VSD 不能够缩小，则在应用内科治疗后可择期手术。

②VSD＋COA：这两种心脏畸形在治疗上存在矛盾。一种方法是先治疗主动脉缩窄，可同时进行或不进行肺动脉束扎术。对于 VSD，可根据情况进行二期手术。

③VSD＋AR 综合征：主动脉瓣脱垂（AR）导致的主动脉瓣反流往往出现在漏斗部 VSD 或偶尔出现在膜周部 VSD。其发生概率大约占室间隔缺损的 5%。邻近缺损的瓣膜（如右冠瓣或无冠瓣）通过缺损脱垂进入右心室流出道。一旦出现主动脉瓣反流，往往会进行性加重。因此，即使肺动脉血流/主动脉血流小于 2，一旦主动脉脱垂出现就应当及时手术治疗，以使主动脉瓣反流停止进展或被纠正。当主动脉瓣反流较轻时，可仅关闭室间隔缺损。当主动脉瓣反流较严重时，应同时修补主动脉瓣或置换瓣膜。但是并非每例 VSD＋AR 患儿均为主动脉瓣的脱垂，还可为 VSD 伴随二瓣主动脉瓣的情况。

④VSD＋主动脉瓣下狭窄：膜周部的室间隔缺损有时会出现阶段性的纤维性或纤维肌性主动脉瓣下狭窄，也可见于 COA＋VSD 行肺动脉束扎术后。发生这种情况的原因不清楚。但是由于这种病变呈进展性及可能破坏主动脉瓣，因此，当主动脉瓣前后的压力阶差大于 30 mmHg 时，应当早期行手术切除治疗，并且应当长期随诊，因为这种狭窄可复发。

（6）术后的随诊：每隔 1~2 年必须随访一次。除非出现手术并发症，一般不用限制活动。手术 6 个月后就可不用再预防感染性心内膜炎。但如果仍有残余分流，仍应在必要时预防感染性心内膜炎的发生。

3. 介入治疗

自 1988 年 Lock 等首次报道经导管室间隔缺损封堵术（transcatheter closure of ventricular septal defects，TCVSD）以来，这项技术近年来获得较大发展。国内外均有较多的报道。但该技术目前尚处于发展阶段，还不是非常成熟，临床应用还需积累经验。目前应用的封堵装置主要有 Rashkind 双面伞封堵器、Lock 蛤壳式封堵器、Sederis 纽扣补片式封堵器、可控弹簧圈及 Amplatzer 封堵器。前四种封堵装置由于有较多并发症等原因均没有在临床上得到广泛推广应用。Amplatzer 室间隔缺损封堵器由于操作方法简单、输送系统较以往封堵装置细，对血管损伤小，封堵装置易于回收及释放，封堵器的腰部嵌入室间隔缺损内，术后残余分流少，因此该法在国内外近年来得到了大量的临床应用，并取得了一定的临床效果。但在膜周部室间隔缺损的介入治疗中也暴露出了一些问题，如完全性房室传导阻滞发生率为 1.4%~3%。此外还可发生主动脉瓣反流、三尖瓣反流、左心室功能不全、冠状动脉损伤等并发症。因此室间隔缺损的介入治疗应当严格掌握适应证及规范操作，并对已经进行介入治疗的病例进行中长期随访。根据我国制定的《小儿先天性心脏病经导管介入治疗指南》，进行室间隔缺损封堵术的主要适应证为：1）膜周部 VSD：①年龄：通常≥3 岁；②对心脏有血流动力学影响的单纯性 VSD；③VSD 上缘距主动脉右冠瓣≥2 mm，无主动脉右冠瓣脱入 VSD 及主动脉瓣反流。2）肌部室间隔缺损，通常≥5 mm。3）外科手术后残余分流[5-13]。

（张清友）

第三节　房间隔缺损

房间隔缺损（atrial septal defect，ASD）在先天性心脏病中常见，是在胚胎发育期心房间隔上残留未闭的缺损。房间隔缺损（房缺）不包括卵圆孔未闭（patent foramen ovale，PFO），因为 PFO 一般不存在心房水平的左向右分流。国外报道单纯的 ASD（继发孔型，ostium secundum defect）占所有先天性心脏病的 20%～30%。女孩多见，男女之比为 1∶2。

一、病理学

ASD 可分为下述四种类型：

1. 继发孔型（ostium secundum defect） 是最常见的 ASD，占所有 ASD 的 50%～70%。缺损位于卵圆窝处，血液可通过缺损处从左心房进入右心房，此型中大约有 10% 的病例伴有肺静脉畸形引流。

2. 原发孔型（ostium primum defect） 单纯的原发孔缺损占所有 ASD 的 15%，缺损位于心房间隔的下部，呈半月形，缺损往往较大，常伴有二尖瓣或三尖瓣的裂孔而形成关闭不全，多见于二尖瓣。

3. 静脉窦型（sinus venosus defect） 约占所有 ASD 的 10% 左右，最常见于上腔静脉入右心房处（上腔型），缺损位于下腔静脉入口处较少见（下腔型），此型可伴有右肺静脉畸形引流到右心房。

4. 无顶冠状静脉窦（an unroofed coronary sinus） 是指冠状静脉窦与左心房之间无间隔壁，所以左心房血液可由冠状静脉窦的开口与右心房相通。此时房间隔是完整的，但临床表现与其他类型的房间隔缺损相同，因此有人将此畸形归为 ASD 的一种类型，称为冠状静脉窦型。

继发孔型或静脉窦型 ASD 中大约有 20% 的

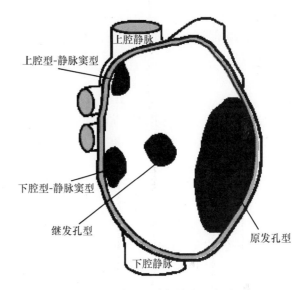

图 4-8　房间隔缺损的病理分型

患儿伴有二尖瓣脱垂。

二、病理生理学

在房间隔缺损中，左向右分流量主要决定于缺损的大小和左右心房的顺应性。由于左心房的压力高于右心房，右心房的顺应性大于左心房，因此在心房水平存在左向右分流。左心血量减少，体循环血量减少，而肺循环血量则增加，可出现肺动脉高压。若分流量大，肺动脉压力持续升高，可出现右向左分流，形成艾森门格综合征。左心房不大，这是因为增加的肺静脉血并不停留在左心房，而是又分流至右心房。由于患儿于平常状态下血氧含量正常，因此平素没有发绀，但是当患儿哭闹或患有肺部疾病导致肺循环压力明显增高时，如超过体循环压力，患儿就会出现一过性的右向左分流，导致体循环血氧含量减少，患儿出现发绀，这种现象称为潜伏发绀。

分流量较大的 ASD 患者在儿童期可发生心力衰竭。

三、临床表现

（一）症状

症状出现的迟早和轻重决定于缺损的大小。缺损小者可终身无症状，仅在体检时发现心脏杂音。缺损大者出现症状早，由于体循环血量不足而影响生长发育，患儿体格较小、消瘦、乏力、多汗和活动后气促；可因肺循环充血而易患肺炎。

（二）体征

患儿多瘦长，无发绀。心前区饱满，搏动活跃，剑突下最明显。胸骨左缘第二、三肋间可听到喷射性收缩期柔和杂音，（2～3）/6级。此杂音在婴幼儿期可不出现或很轻；此杂音并非直接由房间隔的缺损产生，而是肺动脉相对狭窄所致。由于三尖瓣关闭音增强，所以在胸骨左缘的下部第一心音响亮。由于肺动脉压力增高，有时可闻及肺动脉喷射性喀喇音。但最为特征性的是肺动脉瓣区第二心音存在宽的固定性分裂，年龄越大越明显。正常情况下右心室射血时间随呼吸发生变化，在吸气时由于胸腔负压增大导致静脉回流增加，从而使右心室容量增加，肺动脉瓣关闭延迟，产生第二心音分裂，而呼气时上述作用消失，第二心音分裂亦消失。这样第二心音分裂随呼吸周期而变化。而在房间隔缺损时，在呼气时，虽然上述作用消失，但由左心房向右心房分流量增加，结果导致右心室容量负荷在呼吸周期内都是增加的，右心室的射血时间总是延长的，所以第二心音产生固定的分裂。此外，通过三尖瓣口的血流量增多所产生的舒张中期短时的充盈性杂音可在胸骨左缘下部听到，这一表现可能轻微，并最好用钟型听诊器听取，但这是一个极具价值的体征，并通常表示其分流量比率至少为 2:1。

四、实验室及辅助检查

（一）X 线检查

右心室和右心房都有不同程度的增大，这取决于分流量的大小；左心室和主动脉大小正常。但原发孔缺损伴有二尖瓣关闭不全者，左心室亦可增大。肺动脉扩张，肺动脉段突出，肺血流量增多。但这些征象所出现的程度可能并不一致，在分流量较小时可能并不明显（图4-9）。

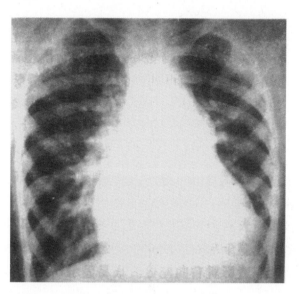

图 4-9 继发孔房间隔缺损的胸部后前位片：右心室增大，肺动脉段突出

（二）心电图

典型的心电图表现为电轴右偏和不完全性右束支传导阻滞，V_1 导联上呈 rsR′ 样图形。部分病例可有右心房和右心室肥大的表现（图 4-10）。静脉窦型房间隔缺损，P 波电轴可朝向左上，即 P 波在 Ⅱ、Ⅲ、aVF 导联上倒置。

（三）超声心动图

二维超声可确定诊断。二维超声可显示缺损的位置和大小，在剑下四腔切面最容易看到，因为此时超声方向与房间隔垂直。在继发孔型房间隔缺损可以看到房间隔中部的回声脱失，并伴有特征性的缺损边缘的强回声点；原发孔型房间隔缺损可看到房间隔下部的回声脱失，而上腔型房间隔缺损可看到缺损位于房间隔的上后部，接近上腔静脉入口处（图 4-11）。

间接征象主要显示左向右分流的表现。这些包括右心室和右心房增大，肺动脉扩张，并伴有

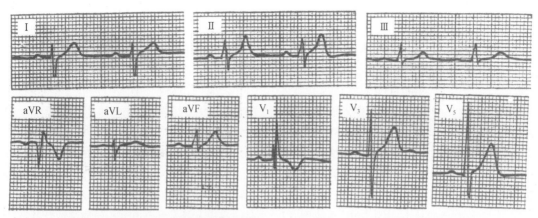

图 4-10　继发孔房间隔缺损的心电图改变：电轴右偏，不完全性右束支传导阻滞

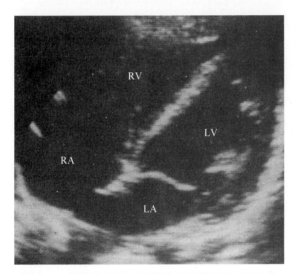

图 4-11　超声心动图（胸骨旁四腔切面）：近心底部可见房间隔回声中断

RA：右心房；RV：右心室；LA：左心房；LV：左心室。

肺血流速增快。

多普勒超声心动图可显示特征性的房间隔缺损处的多普勒频谱，可显示舒张期 1～3 个正向波群和一个收缩早期的负向波，并可发现最大流速出现在舒张期。彩色多普勒可进一步确定和评价房间隔缺损的血流动力学改变。多普勒检查还可估计右心室和肺动脉的压力。

M 型超声可显示右心室增大和室间隔的矛盾运动，这是右心室容量负荷增加的特征性表现。正常时室间隔在收缩期向后运动，在舒张期向前运动，而在房间隔缺损时，收缩期室间隔向前运动，舒张期向后运动，与左心室后壁运动相一致。

在较大儿童和青少年，通过常规的超声检查常常不能得到满意的房间隔图像，此时往往需通过食管超声来诊断。

（四）心导管及心血管造影

如临床典型，X 线、心电图检查结果相符，经超声心动图检查确诊者术前可不用行心导管检查。当这些检查不能确定诊断时，可行右心导管检查，可发现右心房的血氧含量高于上腔静脉平均血氧含量，但这一特点并不具有特殊的诊断意义，因为这种情况还可出现在部分性肺静脉畸形引流、室间隔缺损合并三尖瓣关闭不全、房室间隔缺损及主动脉右心房交通（Valsalva 窦瘤破裂）的情况，后三者与房间隔缺损所产生的体征有明显不同，通常可采用选择性心血管造影来确定诊断。通常导管较易通过房间隔缺损进入左心房，但这不能排除导管是推开卵圆孔而进入左心房的可能。如导管确是通过房间隔缺损进入左心房，则右心房与上腔静脉必须有明显的氧差，左右心房压差缩小或消失方有意义。小儿时期肺动脉压往往不高，肺循环阻力亦不大。右心室造影或肺动脉造影可显示肺动脉的解剖及肺静脉的回流情况。

五、治疗

（一）内科治疗

不必限制运动。有感染性心内膜炎时，给予治疗。有心力衰竭时应积极治疗，因其治疗效果往往较好。合并肺部感染时亦应积极控制。

（二）介入导管术治疗

自 1972 年即有房间隔缺损的导管介入性关闭的临床报道，此后有 Sideris 纽扣式补片装置、蚌状伞式闭合器、Rashkind 双伞型房间隔闭合器等多种封闭器械出世，由于采用导管大多较粗，不适宜儿科应用，尤其不适宜幼儿应用，另外残余分流发生率高，术后有封堵器易移位等并发症难以在儿科推广。Amplatzer 房间隔缺损闭合器于 1997 年开始于临床应用，应用此装置关闭房间隔缺损，易操作、成功率高、安全性好、封堵效果好，取得了良好的临床效果。其适应证为：①继发孔型 ASD，左向右分流。②年龄一般应≥2 岁，体重应≥10 kg。③缺损边缘至冠状静脉窦、上下腔静脉及右上肺静脉之间的距离≥4 mm；与房室瓣的距离≥7 mm。④缺损最大伸展径≥5 mm 而≤40 mm。⑤房间隔长径大于所选用封堵器左心房盘的直径。⑥卵圆孔未闭合并房间隔瘤或有脑卒中及曾经合并脑栓塞者。⑦外科手术后的残余分流等。在筛选病例和操作时要采用食管超声心动图指导。

（三）外科治疗

1. **适应证**　左向右分流量比 Qp：Qs≥1.5

是手术的适应证，但有人认为即使房间隔缺损较小亦应行手术治疗，因为有发生矛盾性血栓和脑血管意外的危险性。重度肺动脉高压，肺血管阻力≥10 Wood 单位是手术的禁忌证。

2. **手术时间**　手术一般在 3～4 岁时进行，因为少数房间隔缺损有自然闭合的可能。但是如果房间隔缺损婴儿发生难治性心力衰竭，手术治疗不受年龄限制可早期进行。

3. **手术方法**　手术治疗房间隔缺损均在体外循环条件下进行。用涤纶线间断或连续缝合缺损，对缺损较大者，可用自体心包或涤纶片修补。

4. **手术效果**　手术治疗房间隔缺损效果满意，死亡率小于 1%。但对于小婴儿和肺血管阻力增高者则手术的危险性较大。

5. **手术并发症**　在术后早期可发生脑血管意外，主要是空气栓塞。亦可发生术后心律失常。

6. **术后随访**　X 线上心脏增大和超声心动图显示右心室增大及第二心音的固定分裂可持续至术后 1～2 年。术后大约有 7%～20% 的患者出现房性或交界性心律失常。有时，修补静脉窦型房间隔缺损时可出现病态窦房结综合征，则需服用抗心律失常药物或进行心脏起搏治疗。有些患儿可出现二尖瓣脱垂的症状[14-19]。

（张清友）

第四节　动脉导管未闭

动脉导管未闭（patent ductus arteriosus, PDA）占所有先天性心脏病的 12%～15%（早产儿除外）。女性发病多于男性，女：男为 3：1。

一、病理学

动脉导管是在左肺动脉与降主动脉之间持续开放的正常的胎儿结构，也就是位于左锁骨下动脉远端 5～10 mm 处。

动脉导管一般为管型，它能够限制分流量，其他的类型尚有漏斗型、哑铃型、动脉瘤型及窗型等。此外，导管也可能较长或较短，亦可能为直的或扭曲的（图 4-12）。

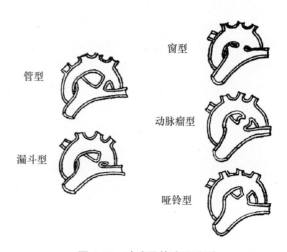

图 4-12　动脉导管病理分型

二、病理生理学

左向右分流的多少取决于导管所提供的阻力大小，如导管的直径、长度和扭曲度等，对于小导管，使分流的阻力较大，且分流量不取决于PVR，故分流量不大；对于较大导管，造成的阻力较小，分流量则依赖于PVR，PVR越小，则左向右的分流量越大。

左心房、左心室、主肺动脉及升主动脉增大，肺血增多。对于分流量小的PDA，左心室增大较小，肺动脉的压力正常；对于中等量分流的PDA，心脏中等程度的增大伴有肺血量增多。增大的心腔有左心房、左心室和主肺动脉段；对于较大的PDA，心脏明显增大，肺血明显增多，左心室和左心房的容量负荷明显增加，从而产生左心室肥厚和左心房肥大。由于肺血量增多，可出现肺动脉高压。若分流量大肺动脉高压可持续升高，少数可出现右向左分流，形成艾森门格综合征。

未治疗的PDA同样可产生肺血管阻塞性病变，在导管水平存在双向分流。双向分流只产生下部身体的发绀，称为差异性发绀。

三、临床表现

（一）症状

当导管较小时，患儿一般无任何症状。较大分流的PDA患者容易患下呼吸道感染、肺不张和充血性心力衰竭（伴有心动过速和发育迟缓）。

（二）体征

对于较大分流的PDA婴儿可出现明显的心动过速和呼吸困难。对于已发生肺血管阻塞性病变的患儿，可出现差异性发绀（发绀仅出现在身体下部）。心尖搏动强。在胸骨左缘第二、三肋间可闻及连续性杂音。脉压增宽导致脉搏洪大，有明显的收缩压增高和舒张压降低的特征。肺动脉第2心音一般正常。但是如果肺动脉压力增高则会出现肺动脉第2心音增强。当PDA分流量较大时，心尖部可能听到舒张期杂音。

四、实验室及辅助检查

（一）心电图

PDA的心电图表现和VSD的心电图表现类似。小到中等大小的PDA心电图可表现为正常或左心室肥厚（图4-13）。

（二）胸部X线检查

X线检查结果亦与VSD相类似。对于分流较小的PDA胸片表现可为正常。左心房、左心室和降主动脉可表现为不同程度的增大和肺血增多。当发生肺血管阻塞性病变时，心脏大小正常，但肺动脉段明显突出和肺门血管增多（图4-14）。

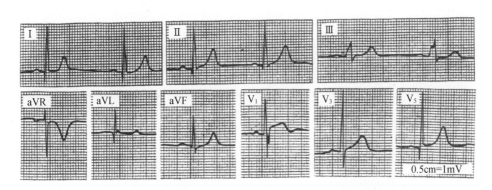

图4-13 PDA的心电图：R_{V5}高尖，Q_{V5}深窄，ST段抬高

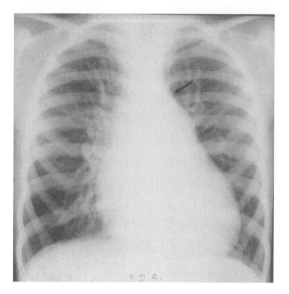

图 4-14　PDA 的胸片表现：左心房、左心室和降主动脉可表现为不同程度的增大和肺血增多

（三）超声心动图

超声心动图可直接显示大多数的 PDA。PDA 的大小能够在大血管短轴切面或胸骨上窝切面上测量（图 4-15）。将取样容积放在肺动脉的动脉导管开口处的近端，应用多普勒超声技术可获得重要的信息。左心房和左心室的大小可直接评价通过 PDA 的左向右分流量的大小。分流量越大，左心房和左心室的扩大越明显。

（四）心导管和造影检查

典型病例不需心导管检查，但如果存在肺动脉高压或伴有其他畸形征象者，可行心导管检查。如果右心导管在主肺动脉经过动脉导管到达降主动脉，提示动脉导管异常交通开放。肺动脉平均血氧含量较右心室平均血氧含量增高 0.5vol%，提示肺动脉水平有左向右分流。

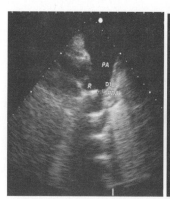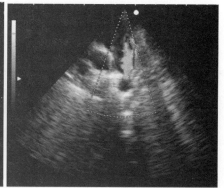

图 4-15　心脏大动脉短轴切面显示未闭的动脉导管

五、自然病程及并发症

除了早产儿，动脉导管未闭一般不会自然关闭。这是因为足月儿的动脉导管未闭是由于导管的平滑肌结构的异常所致。

如果分流量较大可出现充血性心力衰竭和反复发生肺炎。如果大的 PDA 并发肺动脉高压而未及时治疗则会发生肺血管阻塞性病变。小的动脉导管未闭比大的动脉导管未闭更容易发生感染性心内膜炎。PDA 可发生动脉瘤，并可能发生破裂，但很少见。

六、鉴别诊断

下列情况可出现连续性杂音伴或不伴脉压增大，需与 PDA 鉴别：

1. 冠状动静脉瘘　连续性杂音一般在胸骨右缘最响亮，而非 PDA 的连续性杂音在胸骨左缘第二、三肋间听得最清楚。

2. 体循环动静脉瘘　可能会出现脉压增宽和出现心力衰竭，但是在心前区不会听到连续性杂音。连续性杂音只会出现在瘘所在部位如头或肝等。

3. 肺循环动静脉瘘　在背部可听到连续性杂音。可出现发绀和杵状指但无心脏增大。

4. 主肺动脉间隔缺损　脉压增宽可以出现，但是心脏杂音类似于 VSD。在早期婴儿可出现心力衰竭。

七、治疗

（一）介入导管治疗

在 20 世纪 90 年代之前，经导管堵塞 PDA 的各种装置均未获得推广应用。1992 年 Combier 等首先报告弹簧圈堵塞 PDA 获得成功，但仅适用于小型及中型 PDA，直至 1997 年 Masura 等成功应用自膨式蘑菇伞堵塞装置关闭中到大型 PDA，才使 PDA 经导管治疗获得了突破性进展。目前，大部分 PDA 均能有效经导管治疗。弹簧圈主要应用于≤2.5 mm 的 PDA，目前常用 Cook 及弹簧圈，后者由于按 PDA 的解剖形状设计，因此释放后较稳定，较少残余分流及漂移。对于中等以上的 PDA，来自 Masura 报告应用 Amplatzer 堵塞装置治疗以来，即刻及中期效果良好，直径大于 2.0 mm 的大部分 PDA 均可应用（图 4-16），通常接受治疗的患儿年龄≥6 个月，体重≥4 kg。

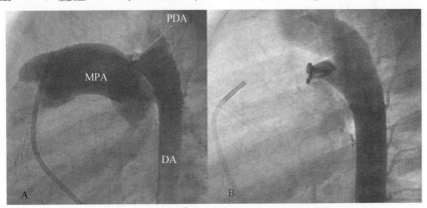

图 4-16　动脉导管未闭的 Amplatzer 封堵术

MPA：主肺动脉；PDA：动脉导管未闭；DA：动脉导管。

（二）外科治疗

1. 适应证　PDA 一旦确诊存在，不管其大小，均是手术治疗的指征。但如果出现了 PVOD，则禁忌手术治疗。

2. 手术时机　手术可在 6 个月到 2 岁之间的任何合适的时机进行，或较大儿童一旦诊断即应手术治疗。对于发生心力衰竭、肺动脉高压或反复肺炎的 PDA 婴儿，应考虑急诊手术治疗。

3. 手术方法　通过左后侧胸骨切开行导管结扎术，不需体外循环。

4. 死亡率　小于 1%。

5. 并发症　并发症非常少见。可能损伤喉返神经、左侧膈神经或胸导管，出现声音嘶哑、左侧膈麻痹或乳糜胸等。

6. 手术后随访　除非发生术后并发症，否则在 PDA 结扎术后无需定期随访。除非发生了肺动脉高压，否则无需限制活动。在术后 6 个月后不需再预防感染性心内膜炎[20-22]。

（张清友）

第五节　房室间隔缺损

由于三尖瓣和二尖瓣附于室间隔的部位不在同一水平上，正常情况下，三尖瓣环附着部位低于二尖瓣环，所以在右心房和左心室之间就有一部分间隔，此即为房室隔。房室间隔缺损（atrioventricular septal defects，AVSD）就是该部分缺损形成的心脏畸形。由于此部分包含的心脏结构复杂，既包括房间隔部分，又包含室间隔部分，还包含2组房室瓣的发育，因此形成的心脏畸形在病理上比较复杂。但是心脏这部分结构从胚胎发育学上基本是由心内膜垫发育形成的部分，因此本病又有多种名称，如心内膜垫缺损（endocardial cushion defect，ECD）、房室管缺损（atrioventricular canal defect）及房室共同通道等。

AVSD的分类方法不统一。一般根据其房室间存在异常通道的水平将其分为部分性和完全性AVSD。部分性AVSD（partial AVSD）一般是指房室间隔缺损仅存在心房之间的异常交通，而心室之间无异常交通，也就是指原发孔型房间隔缺损（ostium primum ASD）。而完全性AVSD（complete AVSD）就是指既存在原发孔型房间隔缺损又同时存在流入道室间隔缺损，并且房和室的缺口相连。无论是部分性还是完全性AVSD均可伴有房室瓣的畸形，部分性AVSD时，二尖瓣和三尖瓣环往往是分开的，往往伴有二尖瓣前瓣裂。完全性AVSD时，两侧的房室瓣环融合成共环，房室瓣口两侧联合形成共口，此时房室瓣两侧相连形成共同房室瓣，跨越房室缺口，似高架桥梁，称为"桥瓣"。

一、病因学和病理学

如前所述，本病为心内膜垫的发育异常。正常胚胎在第5周左右心内膜垫开始发育连接，将房室共同通道分成左右两部分，如上下垫未能连接，原发的房间隔向下不能与心内膜垫结合，就会在原发房间隔的下部留一孔洞称为原发性房间隔缺损。此时房室瓣的位置往往偏低，而主动脉瓣的位置偏高，左心室流出道长，形成鹅颈样改变。二尖瓣的前瓣形成主要靠心内膜垫的上下垫结合，因此在存在房室间隔缺损时，二尖瓣前瓣往往也分成了前后两部分，形成二尖瓣前瓣裂。

心内膜垫还有形成瓣膜的功能，如果心内膜垫上下发育均异常，则可形成原发孔型房间隔缺损、流入道室间隔缺损，这些畸形的存在就会导致心房间、心室间分流，左心室至右心房的分流和房室瓣反流。

在完全性AVSD时，共同房室瓣常具有5个瓣叶：前桥瓣叶、后桥瓣叶、左右壁瓣（mural leaflets）及右前上瓣叶。同时左心室乳头肌的发育也不正常，它们或者紧密排列在一起或仅存在一组乳头肌，这都会使手术的难度增加。Rastelli根据前桥瓣的畸形将完全性AVSD分为三型，对手术具有重要意义。A型：前桥瓣分为二尖瓣和三尖瓣，各瓣分别有腱索连到室间隔缺口的上嵴，先天愚型伴发的AVSD多为此型。B型：前桥瓣也分为两部分，但是其腱索不附于室间隔，而是与右心室异常的乳头肌相连。C型：前桥瓣不分开，中央不连于室间隔，而是漂浮在室间隔上，两侧瓣叶连附于前乳头肌上，此型多见于无脾综合征。

左心室流出道常较狭长，但是无梗阻。传导系统往往表现为房室结的位置偏后靠近冠状静脉窦开口，房室束的分支缩短，左束支较早分出，左前分支发育不良，心电图上表现为电轴左偏。

可伴随PDA和法洛四联症等心脏其他畸形，占所有AVSD患者的10%左右。但在先天愚型患者往往无其他伴随畸形。

二、病理生理学

在胎儿期心内膜垫组织形成房间隔的下部（关闭原发孔）和室间隔的上部，此外还可形成二尖瓣和三尖瓣。该组织的发育障碍可以是完全性的或部分性的。最简单的关于完全性AVSD的理解就是心脏的中心部分缺失，导致VSD、原发孔ASD及二尖瓣和三尖瓣裂开。对于部分性缺损，只有原发性ASD，常常伴有二尖瓣裂开。

原发孔ASD的血流动力学异常与继发孔ASD相似，右心房、右心室扩大和肺血流量增多，这些改变可在X线胸片上表现出来。二尖瓣裂开造成的血流动力学改变往往并不明显，因为反流到左心房的血液立即分流到右心房，从而减轻了左心房的负荷。

完全性AVSD的血流动力学改变是ASD和VSD变化的总合，在ASD和VSD中左向右分流的程度主要取决于肺血管阻力。这造成与VSD相似的左心房和左心室的容量负荷增加，二尖瓣的反流加重这种变化。同时，与ASD相似，右心房和右心室的容量负荷亦增加。这些存活的婴儿可发展为PVOD，如在VSD和PDA中讨论的一样。

左心室和右心房的直接交通可出现在AVSD中，亦可为一单独的心脏畸形。分流由压力高的左心室直接到压力较低的右心房，这种分流的量主要取决于缺损的大小，而与肺血管阻力无关。分流到右心房的血液无论肺血管阻力的大小如何必然要进入肺循环；这种与肺血管阻力无关的分流称为被动性分流（obligatory shunt）。充血性心力衰竭在出生后几周内即可出现，比 VSD 要早得多。心腔的扩大与完全性 AVSD 相同（图 4-17）。

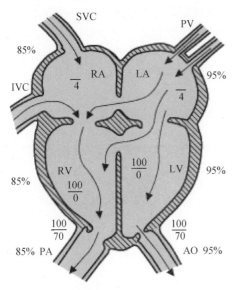

图 4-17　AVSD 患者的血流动力学改变示意图
AO：主动脉；IVC：上腔静脉；LA：左心房；LV：左心室；PA：肺动脉；PV：肺静脉；RA：右心房；RV：右心室；SVC：下腔静脉。

三、临床表现

AVSD 占所有先天性心脏病的 5%～8%。42%～48% 的先天愚型患儿可发生先天性心脏病，其中 45% 的患儿为 AVSD。AVSD 的临床表现按病变类型、左至右分流量的大小、房室瓣反流的轻重程度和肺血管阻力升高的情况而异。单纯原发孔型房间隔缺损的临床表现与一般房间隔缺损相似，大多数病人在出生后早年可不呈现临床症状，长大后由于肺动脉高压引致肺血管阻塞性病变即可出现劳累后心悸、气急，运动耐量降低，呼吸道感染和右心衰竭等症状。完全性 AVSD 患儿体格生长较差且较早发生肺动脉高压，早年即可呈现前述临床症状和心力衰竭并持续加重。完全性 AVSD 在出生后 1 年甚至 1 个月内即可呈现肺动脉高压、心力衰竭并进行性加重，同时呼吸快速，周围循环灌注不良，心脏增大并可出现发绀，常在早年死亡。约半数病人伴有先天痴呆。

体格检查：多数患儿生长发育迟缓。前胸廓饱满隆起，心尖搏动强烈，心浊音界扩大。单纯原发孔型房间隔缺损的胸部体征与继发孔型房间隔缺损相似。伴有房室瓣裂缺和完全性 AVSD 的患儿心前区可听到粗糙的全收缩期杂音，心尖区最为响亮，并可扪及震颤。肺动脉高压病例肺动脉瓣区第 2 音加强，呈固定分裂。胸骨旁左下方和心尖区尚可能听到舒张期反流性杂音。心力衰竭病例则肝大，有时出现发绀。

四、辅助检查

（一）心电图

额面心电向量向上和电轴左偏是本病特征性的心电图改变，这种改变主要与房室结及房室束位置偏后下有关，而与心脏大小无关。PR 间期延长，也是由于房内激动延迟，而非传导阻滞。可存在心房肥大表现，表现为 P 波增宽和增高。右心室肥厚往往提示为完全性 AVSD。右心导联（V_1、V_2）常为 rsR′ 型；当房室瓣反流量大时，可出现双心室大的表现。

（二）胸部 X 线检查

主要表现为心脏增大，尤其是右心房和右心室增大明显。此外，还可表现为肺血增多，肺动脉扩张等表现（图 4-18）。

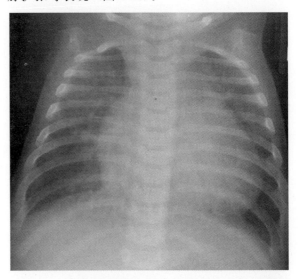

图 4-18　完全性房室间隔缺损的胸部 X 线（后前位）：心脏增大，以右心房、右心室大为主，肺血增多，肺动脉段突出

（三）超声心动图

二维超声心动图和多普勒超声可明确诊断AVSD，不仅可清楚显示 AVSD 畸形的严重程度，而且还可提供对手术治疗非常重要的信息：如 ASD 和 VSD 的大小，房室瓣孔的大小，房室瓣叶的解剖结构，腱索的连接，左右心室的相对及绝对大小，左心室乳头肌的结构等。

心尖和剑突下四腔切面是评价 AVSD 的缺损程度和功能改变的最佳切面，在该切面可清楚显示原发孔房间隔缺损和流入道的室间隔缺损（图 4-19）。该切面还可显示前桥瓣跨越在室间隔上还是左右房室瓣位于室间隔的顶部。当共同的前瓣叶在心脏收缩期关闭时，可清楚显示出 ASD 和 VSD 的大小。

通过剑突下扫描（与标准的四腔切面顺时针旋转 45°）及胸骨旁短轴切面可显示二尖瓣裂，是否存在桥瓣、房室孔的数量及房室瓣叶情况（图 4-19）。该位置还可显示前侧位置的乳头肌，并且可显示乳头肌的数量。

通过剑突下五腔切面还可显示左心室"鹅颈样"流出道畸形，这是心脏造影检查时的典型改变之一。

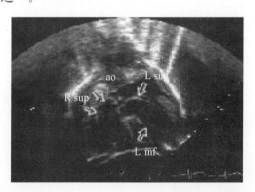

图 4-19　剑突下二维超声扫描可见 Rastelli A 型房室瓣
共同房室瓣分为 3 个瓣叶：右上（R sup），左上（L sup）和左下（L inf），前 2 组瓣叶与右心室的圆锥乳头肌相连，后下瓣叶与室间隔顶部相连。ao，降主动脉。

多普勒超声还可评价房室瓣反流情况及心房间、心室间及房室间的分流情况（图 4-20）。通过该检查还可估测右心室和肺动脉压力。并且通过超声检查还可对术后患儿进行随访。

在有些中心还可进行三维超声心动图检查，可三维重建以评价房室瓣的畸形，较传统的二维超声检查显著增加检查的准确性。

（四）心导管和心血管造影检查

典型的 AVSD 患儿无需进行心导管和心血管造影就可明确诊断。当非侵入性检查存在疑点或要了解患者的肺动脉压力情况及有无伴随畸形时要进行心导管和心血管造影检查。选择性左心室造影可显示左心室流出道很长，左心房室瓣位置较低，构成 AVSD 的特征性"鹅颈样"改变。此外通过造影检查还可了解有无动脉导管未闭、主动脉缩窄等伴随畸形。

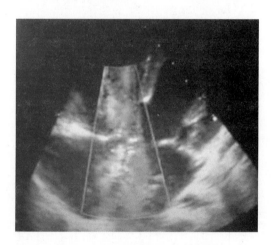

图 4-20　AVSD 的心尖四腔切面

五、自然病程

原发孔型房间隔缺损发生心力衰竭的时间早于继发孔型房间隔缺损，心力衰竭的发生主要与其二尖瓣反流和合并畸形有关。如不进行手术治疗，其死亡数与年俱增，最小死亡年龄可为 2 周，最大可为 50 多岁，成人患者往往合并肺动脉高压，有 20% 的患者可合并心律失常，往往为病情恶化的原因。而对于完全性 AVSD 患者，生后 1～2 个月就会出现心力衰竭表现，并会发生反复肺部感染，如果不进行手术治疗，大多数患者在 2～3 岁时死亡。而存活者则会发生肺血管阻塞性病变最终导致死亡。而如果为 21-三体综合征患者，则更容易发生肺血管阻塞性病变，因此对于该类患者应早期进行手术治疗。

六、治疗

（一）内科治疗

尽管下列治疗的有效性受到质疑，但是如果患儿出现明显的心力衰竭表现，应当给予地高辛、利尿剂及血管紧张素转化酶抑制剂以改善患儿的呼吸困难和生长发育障碍。如果合并肺炎（细菌性），应当给予患儿抗生素治疗，并且在有指征时，预防感染性心内膜炎。由于目前大多数的心脏中心对年龄在 2~3 个月的该病患儿进行手术治疗时发生手术相关的死亡率均小于 5％，因此经上述治疗后，除非患儿的症状有显著改善，否则均应对患儿进行根治手术。

（二）手术治疗

对于确诊为 AVSD 的患儿均应进行手术治疗，虽然有人对于原发孔型房间隔缺损不伴有房室瓣反流的患儿是否进行手术治疗有争议，但是由于原发孔型房间隔缺损不像继发孔型房间隔缺损可自然闭合，因此对此也应当早期进行手术。大多数中心均主张在患儿 3~8 个月时进行手术。尤其对于具有完全性 AVSD 的 21-三体综合征患者，因为其更容易发生阻塞性肺血管病变，因此对于这类患儿更应早期进行手术。

对于既往对左向右分流量大的患儿进行肺动脉束扎术的减征手术，目前多不再采用，除非其合并有其他难以根治的畸形。因为该手术的失败率本身可高达 15％。

根治手术既要修补房室的缺损，又要行二尖瓣成形术。手术的难度要远超过继发孔型房间隔缺损合并膜周部室间隔缺损。尤其是二尖瓣成形术是否成功，收缩时能否密闭，舒张时能否通畅，是影响手术长期效果的关键。在长期随访过程中需要进行换瓣术的患者不在少数，但是该手术应当尽量推后，以便使成人大小的人工瓣膜能够植入。

手术的死亡率较低。有研究报道了 363 例 AVSD 患者手术治疗的效果发现，患者手术早期死亡率为 10.3％，患者的 10 年生存率为 83％。Ten Harkel 报道 AVSD 患者手术治疗后中期随访结果发现，在患者手术后平均 66 个月时，有 19％的患者发生了严重的二尖瓣反流，9％的患者需要再次手术治疗。同时其还发现有 13％的患者在手术早期发生严重的二尖瓣反流，在此后的随访过程中均有显著改善。是否合并 21-三体综合征对于患者的预后有人认为关系不大，但也有研究发现 21-三体综合征患者的预后更好。增加患者手术风险的因素主要包括年龄小、严重的房室瓣反流、左心室发育不良、肺血管阻力明显增加及术前患者症状严重。其他合并畸形也增加手术风险。

特殊情况下的手术治疗：因为 21-三体综合征患儿合并完全性 AVSD 时很容易发生肺血管阻塞性病变，因此对于该类患儿应当在其 3 个月前进行心导管检查，并尽快行手术治疗。21-三体综合征本身不会增加手术风险；合并严重左心室发育不良的患者，应当进行 Fontan 手术。合并法洛四联症的患者，手术的年龄可推迟至 2~4 岁，以利于肺动脉的发育。

手术并发症：约 10％的患者会发生二尖瓣反流并会进行性加重；有少数患者（＜5％）会发生完全性房室传导阻滞，如不能恢复需要安装起搏器治疗；手术后部分患者会发生室上性心律失常。

手术后的随访：手术患者需要每 6 个月至 1 年随访 1 次；如果患者仍存在血流动力学异常，需要长期服用地高辛、利尿剂和卡托普利等；手术后仍要预防感染性心内膜炎的发生。对于存在明显二尖瓣反流或其他并发症的患者需要限制运动[23-27]。

（张清友）

第六节　主肺动脉间隔缺损

主动脉与肺动脉在胎儿时期由一根动脉总干分隔而成,如果分隔不全即成为主肺动脉间隔缺损(aorta pulmonary septal defect,APSD),但2根动脉的半月瓣和室间隔仍完整,因此可与总动脉干相区别。缺损距主动脉瓣0.5～1.5 cm。大小一般在1.5～2.5 cm。Mori将本病分为三型:Ⅰ型为主肺动脉间隔近端缺损;Ⅱ型为间隔远端缺损;Ⅲ型为间隔完全缺损。该病常合并其他心脏畸形,如动脉导管未闭、室间隔缺损、右心室双出口等。其中约3/4的患儿合并动脉导管未闭。A型主动脉弓离断和严重的主动脉缩窄可见于10%～15%的患者,当主动脉弓离断没有合并室间隔缺损时,则常合并主肺动脉间隔缺损。法洛四联症和冠状动脉起源于肺动脉可见于5%的患者。其他合并畸形包括室间隔缺损、大动脉转位等。

一、病理生理学

此病的病理生理和临床表现与动脉导管未闭极为相似,但由于缺损和分流量较大,因此婴儿期即可表现为反复呼吸道感染、充血性心力衰竭,甚至偶尔出现轻度发绀。如果不给予治疗,很可能发生不可逆的肺血管阻塞性病变。也有部分患儿,由于生后肺血管阻力下降不明显,患者心力衰竭的表现不显著,但这些患者仍可发展为不可逆性的肺血管阻塞性病变。

二、临床表现

主肺动脉间隔缺损是少见的先天性心脏病,占先天性心脏病的0.1%～0.3%。根据一项来自印度的该病的最大规模报道,主肺动脉间隔缺损可占先天性心脏病手术患者的0.6%,男:女为1.8:1。

(一)症状

临床症状与动脉导管未闭类似,但较严重,患儿生长发育受限,反复上呼吸道感染,心力衰竭。肺动脉高压出现较早,可并发感染性心内膜炎,晚期可出现发绀。患儿的症状往往出现在生后的第2～8周。如果患儿合并主动脉弓离断或严重的缩窄,可在新生儿期就出现休克的表现。还有大约10%的患儿由于缺损较小,分流量不大,可仅在生后数周到数月内表现出无症状性心脏杂音。还有部分患儿,虽然缺损很大,但是患儿的肺血管阻力在生后下降不明显,该类患儿就不会表现出心力衰竭,因此患儿可无任何症状,但是不幸的是,该类患儿虽然缺乏临床症状,不可逆性肺血管阻塞性病变仍可随着时间的延长而发生,而一旦到了该阶段,患儿会出现疲乏、活动不耐受和发绀。由于临床上肺血管阻力持续不下降的情况非常难以发现,因此该类患儿往往在发生了不可逆性严重心脏疾病时才会被发现。

(二)体征

胸骨左缘第二、三肋间可扪及震颤,并可听到连续性杂音,由于常伴有严重肺动脉高压,杂音常不典型,可为双期或收缩期杂音,临床上与动脉导管未闭的鉴别主要在于其杂音位置稍低,且偏向内侧,在第三、四肋间最响。肺动脉瓣区第二心音亢进,并有脉压增大、水冲脉及甲床下毛细血管搏动等体征。此外还可发现肝淤血肿大、生长发育障碍等心力衰竭的体征。如果患儿的肺血管阻力于出生后下降不明显,患儿的体征也很轻微,此类型患儿可表现出第2心音比较单调,没有心脏杂音或仅有轻微的收缩期杂音,无水冲脉。当体肺循环阻力相似时,患儿可由于轻度的右向左分流而表现出轻微的发绀,而当发生不可逆的肺血管阻塞性病变时,患儿则表现出持续发绀。当合并其他发绀型先天性心脏病时,如法洛四联症、完全大动脉转位时,患儿也可出现持续的发绀。当缺损较小时,持续性心脏杂音可能是患儿唯一的体征。

三、辅助检查

（一）胸部 X 线检查

可见心外形增大、肺动脉增粗、肺门充血，与大型动脉导管未闭相同。但主动脉弓不增大，而动脉导管未闭患者的主动脉弓常扩大。

（二）心电图

表现为左心室肥厚或双心室肥厚。

（三）超声心动图

二维超声在大动脉短轴切面可显示缺损位置，可发现主动脉和主肺动脉之间的管壁消失（图 4-21），彩色多普勒可示左向右分流。当发现存在主肺动脉间隔缺损时，一定要详细地探查是否合并其他心脏畸形，如室间隔的完整性、是否存在动脉导管未闭、主动脉弓的情况、冠状动脉起源等，50％的该病患儿可合并其他畸形。

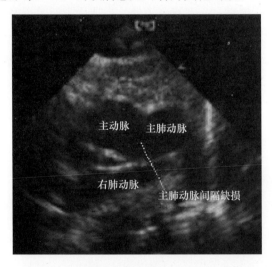

图 4-21 主肺动脉间隔缺损的二维超声心动图

（四）心导管检查

如果通过无创性的检查可清楚了解患儿的解剖异常，无需进行心导管检查。心导管检查可证实肺动脉水平有左向右分流，多伴有不同程度的肺动脉高压。导管的走向可能对诊断具有决定意义。动脉导管未闭时，导管容易自肺动脉通过畸形进入降主动脉，主、肺动脉间隔缺损时，则导管可能通过缺损而进入升主动脉，但不如动脉导管易于通过。逆行主动脉造影可见显影剂由升主动脉根部进入肺总动脉而主动脉的弓部和降部则完全正常。

四、治疗

由于症状重，病情发展快，极易并发心力衰竭或肺部感染，预后不佳，因此，一旦明确诊断应及早进行手术治疗。但如出现发绀或以右向左分流为主者，为手术禁忌证。

（一）内科治疗

在对该病进行手术治疗前，可应用药物来减轻患儿症状，可应用地高辛和利尿剂改善患儿心力衰竭症状。血管活性药物包括血管紧张素转化酶抑制剂、硝酸酯类药物等的疗效不确切，因为这些药物对体肺血管阻力均有影响。对于肺血流明显增多、发生呼吸衰竭的婴儿应当给予气管插管，采用低氧（氧浓度 21％）吸入，高碳酸血症时的正压通气治疗可限制肺部血流增多。对于极重症患儿可考虑吸入低浓度（15％～19％）氧的方法提高肺血管阻力。既往对于出现严重心力衰竭的小婴儿，主张先给予药物控制心力衰竭，改善患儿一般状况，体重增加后再采用手术治疗，目前认为这种方法往往不能奏效，因为由于该病引起的心力衰竭患儿的能量需求远大于其能摄入的营养物质量，因此对于该类患儿还是应当积极进行手术治疗。

（二）手术治疗

本病预后不良，确诊后应立即手术治疗。手术应在体外循环下进行，建立体外循环后，应阻断升主动脉，以防止大量血液经缺损进入肺循环，造成灌注肺的不良后果。缺损修补可经主动脉、缺损前壁或肺动脉路径，经主动脉路径更容易看清缺损距冠状动脉开口及主动脉瓣的距离，可防止误伤。对于较大的缺损或距冠状动脉开口较近者，应用补片修补，以免张力过大牵拉冠状动脉口，影响心肌供血。国内曾报道了 11 例主肺动脉间隔缺损患者的手术治疗效果，患者年龄 1.5～13 岁，平均（5.9±4.1）岁。其中Ⅰ型 APSD 7 例，Ⅱ型 4 例。合并右心室双出口、主动脉瓣下隔膜、二尖瓣关闭不全、室间隔缺损、法洛四联症和主动脉右弓右降、主动脉弓中断和动脉导管未闭各一例。3例入院前曾误诊为动脉导管未闭，有左后外侧开胸史。8例采用补片修补缺损，3例直接缝合。10例经主动脉切口修补，1例经肺动脉切口修补。结果术后早、晚期死亡者共3例，分别为合并法洛四联症、主动脉弓中断和动脉导管未闭的患者。8例随访1～78个月，平均43.2个月，疗效满意。

此外目前有少数主肺动脉间隔缺损患儿采用介入封堵术治疗，选择的封堵器包括Rashkind双面伞封堵器、Amplatzer系列封堵器等，但是采用这些装置治疗的患儿仅限于缺损小并且缺损

存在边缘组织的患儿。

五、预后

目前单纯的主肺动脉间隔缺损患儿手术预后良好，可恢复正常的心功能和生活。预后不良的患者主要包括年龄较大、肺血管阻力在术前超过 8 Wood U/m² 及伴随其他复杂畸形的患者，对于这类患者其预后主要取决于其伴随的复杂畸形而非主肺动脉间隔缺损。只有极少数患者于术后因发生大血管的狭窄需要再次进行干预[28]。

（张清友）

第七节　法洛四联症

一、流行病学

法洛四联症（tetralogy of Fallot，TOF）占先天性心脏病的10％～15％左右，是儿童时期最常见的发绀型先天性心脏病。

二、病理学[29-31]

经典的法洛四联症包括下列四种畸形：

1. 肺动脉狭窄（PS）多表现为右心室流出道漏斗部狭窄（45％），梗阻部位很少位于肺动脉瓣水平（10％）。严重法洛四联症患者可表现为肺动脉瓣闭锁（15％），另外一些患者肺动脉瓣闭锁随时间发展逐渐形成。

2. 高位室间隔缺损（VSD）多为大型缺损，且多为膜周型，延伸至肺动脉下部区域。

3. 右心室肥厚　继发于右心室流出道梗阻与室间隔缺损。

4. 主动脉骑跨　形式多样。

实际上只有两种畸形是必不可少的——能够均衡左右心室压力的大型室间隔缺损及肺动脉狭窄。大多数法洛四联症患儿伴有肺动脉瓣环及主肺动脉发育不良。肺动脉分支多偏小，具有不同程度的狭窄。左肺动脉起始部梗阻多见。可见到从体动脉系统供给肺动脉血液的血管，特别见于严重法洛四联症的患者。右侧主动脉弓见于

25％的患者。冠状动脉异常见于约5％的法洛四联症患者，最常见者为冠状动脉前降支、右冠状动脉横贯右心室流出道处，造成手术时难以在该部位取切口。

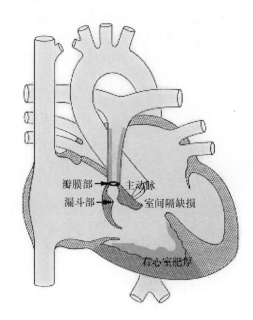

瓣膜部　　主动脉
漏斗部　　室间隔缺损
右心室肥厚

图4-22　法洛四联症病理示意图

三、病理生理学

经典的TOF包括以下四种畸形：室间隔缺损（VSD）、肺动脉狭窄（PS）、右心室肥厚和

主动脉骑跨。但从病理的观点来看，TOF 只要求两种畸形即可——一个足够大的 VSD 能使两心室及主动脉的收缩压相等，另一个为右心室流出道狭窄，可为漏斗部或瓣膜的狭窄或两者同时存在。右心室肥厚继发于 PS，而主动脉骑跨并非必需的畸形。RV 流出道狭窄的程度决定通过 VSD 的分流的方向及分流量。当狭窄较轻时，分流方向是从左向右，临床表现类似于单纯的 VSD，这种情况称为非发绀型或粉色 TOF（acyanotic or pink TOF）。当狭窄程度较重时，分流方向为由右向左，表现为发绀型 TOF。在极端的情况下，肺动脉闭锁，整个体静脉回流来的血液均经 VSD 由右心室分流到左心室。肺血流通过 PDA 来提供。在 TOF，不管心室水平分流的方向如何，右心室的收缩压与左心室和主动脉相等。仅有一较小的 VSD 和 PS 不是 TOF；VSD 的大小必须达到和主动脉瓣环相等才能使右心室和左心室的压力相等。

在非发绀型 TOF，有一小到中等量的左向右心室水平的分流，并且右心室和左心室及主动脉的收缩压相等，在肺动脉和右心室间有一中等度的压力阶差。由于存在 PS 减少了左向右分流，在胸片上心脏的大小和肺血管影是轻到中度增多，这种改变与小到中度 VSD 无法鉴别。非发绀型 TOF 随时间的延长可发生发绀，一般在出生后的 1~2 年出现，并且出现呼吸困难和蹲踞现象。

对于典型的 TOF，由于存在严重的 PS，可产生心室水平右向左的分流和肺血减少。肺动脉一般较细，左心房和左心室一般较正常小。右向左的分流一般不会产生杂音，因此心脏杂音一般来源于 PS，其产生的喷射性杂音一般在胸骨左缘的中部（狭窄存在于漏斗部时）或上部（狭窄位于肺动脉瓣时）最响亮。杂音的强度和持续时间与通过狭窄处的血流量呈正比。当 PS 较轻时，相当多的血流通过狭窄的瓣膜，从而产生一种响亮的长时间的收缩期杂音。相反，当 PS 较重时，只有少量的血流通过 PS，从而只产生一种较轻的短暂的收缩期杂音。因此，TOF 的杂音强度和持续时间与肺动脉狭窄的程度呈反比，这种表现与单纯的 PS 正相反。由于肺动脉血流量往往较低，所以肺动脉瓣第 2 心音往往音量较低甚至听不到，导致第 2 心音单调。另外很重要的一点是，TOF 患儿不发生充血性心力衰竭。这是因为 4 个心腔均无容量负荷增加，只有右心室具有压力负荷的增高，但一般右心室可较好地耐受，右心室的压力不会超过主动脉，这仍在压力感受器可调节的范围之内。

TOF 的一个极端的情况是存在肺动脉闭锁，此时肺血流的唯一来源是通过 PDA 分流而来的。所有体静脉回流的血液在心室水平由右侧分流到左侧，导致体循环的血氧饱和度非常低。但是导致重度发绀的原因更为重要的是由于肺血流极度减少使通过肺静脉回流到左心的氧合血很少。除非动脉导管持续开放，否则患儿不能存活。对于此类依赖动脉导管开放生存的患儿静脉输注前列腺素 E_1 是必需的和有效的方法。该病的患儿一般无心脏杂音，或有比较轻的 PDA 杂音。在 ECG 上具有和其他类型 TOF 相同的 RVH 表现。胸部 X 线表现为心影较小，因为肺血明显减少。

理解控制 TOF 患儿的发绀程度及肺血多少的机制对理解和治疗 TOF 患儿的缺氧发作非常重要。由于 TOF 患儿的 VSD 非常大，使两心室的收缩压相等，这样可以将左右心室看做一个心室射血到体肺循环。体肺循环的血流比例取决于右心室流出道阻塞的程度和体循环阻力（SVR）。任何增加右心室流出道阻塞程度和减少 SVR 的因素均可增加右向左的分流量。同样，当 SVR 增高和右心室流出道阻塞程度减轻时，通过右心室流出道的血流就会增多。尽管有争论，但一般认为右心室流出道的阻塞程度是固定的，因为无论是肺动脉瓣狭窄还是漏斗部狭窄，其组织结构均是由排列紊乱的肌肉组织和一些纤维组织组成的，一般对外部刺激不会产生反应。因此，右向左分流程度和通过肺的血流多少主要由 SVR 控制。当 SVR 降低时导致右向左分流增多、肺血流减少，发绀加重。相反，SVR 增加时会导致右向左分流减少而迫使更多的血液通过狭窄的右心室流出道使肺血流增加，从而提高了动脉血的氧含量。

同样道理，心动过速和低血容量可增加右向左的分流导致体循环的氧分压降低、发绀加重，这可诱发缺氧发作。右心室流出道狭窄的进一步加重和 SVR 的降低都是心动过速或低血容量诱发缺氧发作的可能机制。减慢心率、增宽右心室流出道（通过应用 β 受体阻滞剂）、扩充血容量或提高 SVR 都可用来终止缺氧发作。

四、临床表现

（一）症状

出生时即可闻及心脏杂音。多数患儿于出生时即可表现出发绀，发绀程度较轻的患儿可随病程发展出现用力后呼吸困难、缺氧发作及蹲踞现象。非发绀型法洛四联症婴儿可无症状或表现为心室大量左向右分流导致的心力衰竭。法洛四联症合并肺动脉瓣闭锁的患儿可于出生后立即出现严重发绀。

缺氧发作（hypoxic spell 或 cyanotic spell），主要表现为呼吸困难、发绀明显加重和心脏杂音消失，往往会导致中枢神经系统并发症，甚至可导致死亡。哭闹、排便或剧烈活动可降低 SVR 或增加心室水平的右向左分流而诱发缺氧发作，缺氧发作导致低氧和酸中毒，又进一步加重缺氧发作，从而导致恶性循环。突然发作的心动过速和低血容量也可诱发缺氧发作。这将导致动脉氧分压降低和二氧化碳分压升高及酸中毒，这些变化均可刺激呼吸中枢产生呼吸急促。而这样

可使胸腔的负压增加，导致体静脉的回流增加，由于右心室流出道狭窄，所以肺循环阻力相对固定，因此当体静脉回流增加时，只能会使进入主动脉的血液增加，这样就进一步降低了动脉的氧分压，导致发绀加重，从而形成恶性循环。

（二）体格检查

患儿表现为不同程度的青紫、呼吸急促及杵状指；于胸骨左缘上、中部可闻及收缩期吹风样杂音（50%）；可闻及来源于主动脉的喷射性咯喇音，S_2 多为单一心音，有时在重度青紫的新生儿患者甚至可闻及 PDA 所致的连续性杂音（特别是法洛四联症合并肺动脉瓣闭锁的患儿）。在非发绀型患儿，可于胸骨左缘闻及室间隔缺损及漏斗部狭窄造成的收缩期杂音。

五、辅助检查

（一）心电图

电轴右偏（120°～150°）多见于发绀型法洛四联症患者（图 4-23）；非发绀型法洛四联症患者电轴多正常；右心室肥厚多见。双侧心室肥厚多见于非发绀型患儿。

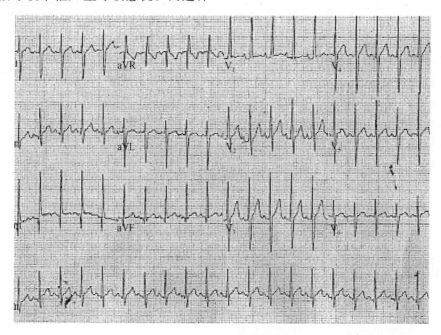

图 4-23　TOF 患儿的心电图表现：V_1 导联 R 波高尖，V_1～V_3 导联 T 波直立

（二）X线检查

发绀型法洛四联症患儿心脏大小正常或小于正常，肺血管影减少。伴有肺动脉瓣闭锁的患儿双肺野透光性增强，呈黑色；肺动脉段凹陷，心尖上翘，呈典型的靴形心（图4-24）；可出现右心房大（25％）及主动脉右弓（25％）。

非发绀型法洛四联症患儿的X线表现很难与轻到中度室间隔缺损患者区别，但法洛四联症患者的心电图表现为右心室肥厚而非左心室肥厚。

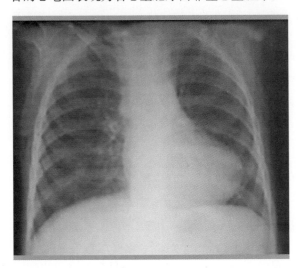

图4-24　典型法洛四联症患儿的胸部X线表现：肺动脉段凹陷，心尖上翘，呈典型的靴形心

（三）超声心动图检查

二维超声及多普勒超声有助于明确法洛四联症的严重程度。胸骨周围长轴切面可显示漏斗部膜周型室间隔缺损及主动脉骑跨（图4-25）。胸骨周围短轴切面可显示右心室流出道、肺动脉瓣、肺动脉瓣环、主肺动脉及其分支的解剖结构。多普勒超声可评估梗阻的部位及严重程度。对于合并肺动脉瓣闭锁的患者，可见垂直的动脉导管中血流自主动脉流入肺动脉。可显示冠状动脉畸形的存在；发现同时合并的其他畸形如房间隔缺损及永存左上腔静脉。

（四）心导管和心血管造影

典型的法洛四联症患儿的左心室、主动脉血氧均降低，右心室血氧不高。左右心室和主动脉压力相等，而肺动脉压力下降，右心房的压力往

往正常，连续压力曲线可帮助判断肺动脉狭窄的类型。心导管可经右心室到升主动脉显示主动脉右移或骑跨。此外，导管还可经右心室到达左心室提示存在室间隔缺损。

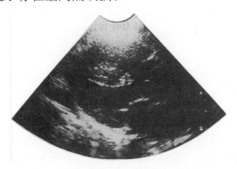

图4-25　法洛四联症患儿胸骨周围长轴切面

右心室造影可见造影剂通过室间隔缺损到达左心室，并且造影剂通过狭窄的漏斗部，显影狭窄纤细。另外，还需观察左右肺动脉的发育情况及左心室的发育情况及冠状动脉的走向（图4-26）。

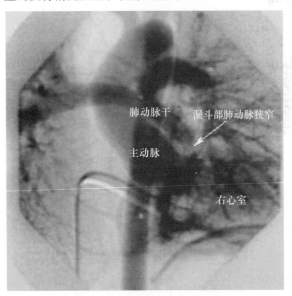

图4-26　法洛四联症的血管造影

六、自然病程及合并症

非发绀型患者可随病情发展逐渐出现发绀。发绀型患者会由于漏斗部狭窄的加重及红细胞增多症的出现使得发绀进一步加重。婴儿患者可出现发绀发作。严重患者可出现主动脉瓣关闭不全。若发绀程度较重，可出现生长发育迟滞。脑脓肿与脑血管意外时有发生。感染性心内膜炎亦是并发症之一。发绀可继发红细胞增多症。医生

必须关注患者可能会出现缺铁性（低色素性）贫血；凝血功能障碍可成为长期发绀的合并症。

七、缺氧发作

法洛四联症患者所合并的缺氧发作必须给予及时处理，因其可导致严重的中枢神经系统并发症。

缺氧发作的典型特征系阵发性呼吸急促（快速而深的呼吸），易激惹及持续性哭闹，伴发绀程度加重及心脏杂音减轻。缺氧发作主要发生于婴幼儿患者，生后2～4月为发病高峰，常常发生于清晨哭闹后、喂养或排便后。严重缺氧发作可造成四肢瘫软、惊厥、脑血管意外甚至猝死。安静状态下发绀的程度与发生缺氧发作的可能性无关。

治疗的目的在于阻断缺氧发作的恶性循环。处理方法：①立即将患儿抱起放置于肩上或使患儿处于膝胸位，将患儿前臂置于膝盖上。②立即吸氧，但对于提高血氧饱和度效果不佳。③普萘洛尔0.1mg/kg缓慢静脉注射，可减慢心率，缓解缺氧发作。④硫酸吗啡0.2mg/kg皮下或肌内注射，可抑制呼吸中枢，消除呼吸急促。⑤应用碳酸氢钠纠正酸中毒，用量为1mmol/kg，静脉注射，10～15分钟后可以重复应用；碳酸氢钠可减轻酸中毒对于呼吸中枢的刺激。⑥亦可给予血管收缩药物如去氧肾上腺素（盐酸苯福林），静脉注射。应用上述疗法后患儿的发绀程度多会减轻，心脏杂音变响亮，提示肺血流量增加。

对频繁发作者口服普萘洛尔2～6mg/(kg·d)，分3～4次口服，可预防缺氧发作，可延缓高危患者的手术时间。

八、治疗方法

（一）药物治疗

医生必须准确识别缺氧发作，并教会患儿家长识别缺氧发作并及时处理。右心室流出道及肺动脉瓣球囊扩张手术虽然不常用，但可以延缓手术时间数个月。保持口腔清洁，按照指征应用抗生素预防感染性心内膜炎非常重要。应当及时确诊并治疗患者并发的缺铁性贫血，贫血患者更容易并发脑血管意外。

（二）外科治疗

1. 修复性分流手术 分流手术的目的在于提高肺血流量。各个医院的指征不尽相同：①合并肺动脉闭锁的新生儿法洛四联症患者；②伴有肺动脉瓣环发育不良的婴儿患者，需要跨瓣环补片来进行彻底根治；③合并肺动脉狭窄的患儿；④≤3个月的严重发绀患儿；⑤药物难以控制缺氧发作的年龄＜3～4个月患儿。

2. 传统修复手术 有症状同时右心室流出道解剖情况良好而合并肺动脉狭窄的患儿可于出生3～4个月后任何年龄进行手术。一些医学中心对于年龄偏小的患儿甚至新生儿亦进行根治手术。早期进行根治手术的优势在于减少右心室肥厚及发生纤维化的危险，保证狭窄肺动脉的正常发育并使手术后室性异位搏动及猝死发生率下降。

无症状及发绀程度轻微的患者可于3～24个月之间进行手术，依赖于肺动脉及其瓣环发育不全的程度。无症状的非发绀型患儿可于1～2岁进行根治手术。无症状但伴有冠状动脉畸形的患儿可于3～4岁进行手术，而且这类患者必须在右心室与肺动脉之间安置通道。

既往曾经进行分流手术的轻度发绀患儿可于分流手术后1～2年进行根治手术。

3. 手术方法 根治手术必须在心脏停搏联合体外循环的情况下进行，具体包括室间隔缺损的修复、切除漏斗部肥厚心肌组织以扩大右心室流出道并安置纤维补片。

4. 死亡率 对于未合并其他畸形的法洛四联症患者，手术后2年中死亡率约为2%～5%。高危患者包括年龄＜3个月的手术或合并肺动脉瓣环/肺动脉瓣严重发育不良的患者。其他危险因素包括多发室间隔缺损、主肺动脉分支扩大及合并唐氏综合征。对于同时合并肺动脉闭锁或其他合并畸形的法洛四联症患者，死亡率常会更高（5%～20%）。

5. 并发症

（1）出血：特别是年龄偏大及合并红细胞增多症的患儿。

（2）肺动脉瓣关闭不全：可耐受。

（3）心力衰竭：虽然大多数为一过性，仍需要抗心力衰竭治疗。

（4）心律失常：心电图显示右束支传导阻滞，原因是右心室切口，发生于＞90%的患者，能够耐受良好；完全性房室传导阻滞，发生率＜1%，或室性心律失常，或二者兼有。

6. 手术后随访　手术后每 6～12 个月随访一次，特别是那些手术后残存室间隔分流、右心室流出道梗阻及肺动脉阻塞、心律失常或心脏传导异常的患儿。

一些患者晚期并发心律失常，特别是室性心动过速，可以导致猝死。心律失常的发生与手术效果不理想导致的持续性右心室肥厚有关。患者主诉头晕、晕厥及心悸，往往提示心律失常的发生，对于这类患者应当进行 24 小时心电图监护与运动试验以协助诊断。

应当不同程度地限制患者的运动。对于已经接受法洛四联症根治手术的患者应当密切预防感染性心内膜炎；对于出现窦房结功能不良的患者应安装心脏起搏器；对于因手术导致完全性房室传导阻滞或窦房结功能不良而安装起搏器的患儿应密切随访其起搏器功能[32-35]。

（张清友）

第八节　完全性大动脉转位

一、流行病学

完全性大动脉转位（complete transposition of the arteries，D-TGA）占所有先天性心脏病的 3%～5%，男性发病率高于女性（男：女＝3：1）。

二、病理学

1. D-TGA 患者主动脉位置靠前，起自右心室，携带静脉血到机体各个部位，而肺静脉位置靠后，携带氧合的动脉血至肺部，肺动脉与二尖瓣之间有纤维组织连接，可见主动脉圆锥（在结构正常心脏，主动脉起自左心室，位于肺动脉瓣右侧偏后部位，可见主动脉与二尖瓣之间的纤维连接及肺动脉圆锥）。D-TGA 造成的直接后果是体循环与肺循环的分离，低氧的血液只在体循环内循环，而含氧丰富的血液则只在肺循环内循环，因此对于能够使体肺循环的血液混合的缺损（如 ASD、VSD 与 PDA）对于患者的存活非常重要。

2. 约 1/2 的 D-TGA 患者除卵圆孔未闭（PFO）或小 PDA 外（如单纯 TGA），没有合并能使体肺循环混合的合并畸形，约 20% 的 D-TGA 患儿可见右心室压力升高造成室间隔向左心室凸出而致左心室流出道梗阻（如肺动脉瓣下梗阻）。而肺动脉瓣下的解剖学狭窄或二尖瓣腱索连接畸形很少造成左心室流出道梗阻。

3. 30%～40% 的 D-TGA 患者同时合并室间隔缺损，这些缺损可位于室间隔的任何部位。室间隔缺损合并左心室流出道梗阻见于约 10% 的 D-TGA 患儿。D-TGA 同时合并室间隔缺损患者更容易同时合并其他心脏畸形，最常见者包括 COA、主动脉弓中断、肺动脉闭锁、房室瓣环骑跨及房室瓣开叉。

4. 典型 TGA 又称为 D-转位，主动脉位于肺动脉的右前方（图 4-27）。若主动脉位于肺动脉的左前方则称为 L-转位。

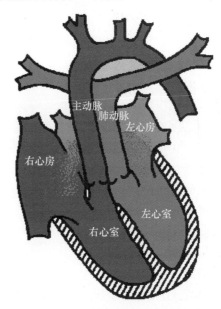

图 4-27　完全性大动脉转位示意图

三、病理生理学

D-TGA 是新生儿期最常见的发绀型先天性心脏病。在该畸形，主动脉起源于右心室，PA

起源于左心室。因此，正常的大动脉的前后位关系发生颠倒，主动脉位于肺动脉前方，但是主动脉仍位于肺动脉的右侧，因此前缀-D 表示右位。在 L-大动脉转位（levo-transposition of the great arteries，L-TGA）又称矫正型大动脉转位，主动脉位于肺动脉的前方和左侧，因此前缀 L 表示左位。心房和心室关系正常。冠状动脉亦起源于主动脉。从体循环回流的静脉血进入右心房，又从右心房通过右心室射血入主动脉，没有经过在肺内的氧合。因此，身体组织包括重要的脑和心脏都由含氧量低的静脉血灌注。同样，从肺内氧合较好的血回流到左心房，经过左心室又进入肺动脉然后又回到左心房，这样就形成两条分离的通道。它们是并行的而非循环的通道。出现这种心脏畸形时患儿不能存活，除非这两条通道间能够提供足够的交通给身体提供足够的氧合血。这种交通通路可出现在心房水平、心室水平或动脉导管水平。在大多数的 D-TGA，只存在心房水平的较小的交通，往往为卵圆孔未闭。新生儿时患儿往往青紫明显，动脉氧饱和度往往为30%～50%，氧分压为 20～30 mmHg，从而产生无氧代谢导致代谢性酸中毒。明显的低氧和代谢性酸中毒直接损害心脏功能。正常的新生儿于出生后肺血管阻力降低导致肺血流明显增多，增加了左心房和左心室的容量负荷。在出生后的最初几周时间内，严重的低氧和酸中毒损害了心脏功能再加上容量负荷的增加，导致心力衰竭的发生。因此，胸片上表现为心脏增大和肺血增多。除非低氧和酸中毒被解除，否则患儿的一般情况会很快恶化。低氧和酸中毒刺激了颈动脉和脑血管的化学感受器，导致患儿过度通气，血的二氧化碳分压降低。其他的代谢问题还有低血糖，这是由于继发的胰岛细胞肥大产生高胰岛素血症的原因。此外该种患儿还易出现低体温。

对于 D-TGA 患儿最好的情形是合并一个较大的 ASD。但是在一般自然的情况下 D-TGA 合并大 ASD 的概率较小。如果合并较大的 ASD，因为血液得到较好的混合，所以动脉血氧饱和度可达80%～90%，因此患儿不存在严重的低氧和酸中毒。事实上，对 D-TGA 行球囊房间隔造口术的思想就来源于 D-TGA 合并大 ASD 时所

具有的良好的自然病程。在生后随着肺血管阻力的下降，肺血流的增多导致左心房和左心室增大。尽管这种患儿无明显的低氧和酸中毒，但是由于左心容量负荷增加，所以心力衰竭仍能发生。由于右心室承担体循环的压力，所以表现为右心室肥厚（图 4-28）。

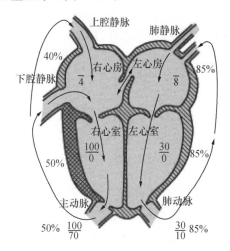

图 4-28 完全性大动脉转位的病理生理改变模式图

当 D-TGA 合并较大的 VSD 时，动脉氧分压仅轻度降低，因此患儿可能发绀不明显，代谢性酸中毒亦可能不存在。但是左心衰竭仍可因为肺血管阻力下降、肺血增多在出生后几周内发生。当 VSD 较大时可表现为双心室肥厚。右心室肥厚是因为右心室承担体循环，而左心室肥厚是因为左心室的容量负荷明显增加。存在 VSD 时，第 2 心音单调，因为肺动脉的第 2 心音听不到。

尽管 VSD 可很好地混合血液，但同时存在肺动脉狭窄时，从肺回流的含氧量高的动脉血可经左心室通过室间隔缺损进入右心室，从而进入体循环。但是由于存在肺动脉狭窄，造成含氧血量较少，所以即使当这类患儿进行了房间隔撕裂术后，动脉氧分压仍不能提高。这种患儿仍可存在严重的低氧血症和酸中毒，甚至患儿可早期死亡。但是由于肺血流量无增多，所以左心室无容量负荷的增加，不会出现心脏的增大和心力衰竭。

四、临床表现与病史

出生即出现发绀。新生儿时期即出现呼吸困

难、心力衰竭与喂养困难。合并较大室间隔缺损时症状出现相对较晚，一般在2～3个月后发绀明显，并合并心力衰竭。而同时合并较大室间隔缺损及左心室流出道狭窄者，症状出现较晚，临床表现类似法洛四联症。

五、体格检查

轻至重度发绀，特别多见于体重大的男婴。这些患儿常有呼吸困难。

第2心音系单音，响亮。心室结构正常患儿无杂音。对于发绀不甚严重、同时合并室间隔缺损患者，可闻及收缩期反流性杂音。肺动脉瓣区可闻及柔和的收缩期喷射性杂音。

如果心力衰竭持续存在，将出现肝大与呼吸困难。

六、实验室检查及辅助检查

（一）实验室检查

可表现为严重低氧血症，可伴或不伴酸中毒，低氧血症难以应用吸氧缓解。有时可见低血糖与低血钙。

（二）心电图

1. 电轴右偏（＋90°～＋200°）。

2. 生后数天即可出现右心室肥厚。生后3天，V_1导联T波直立是右心室肥厚的心电图表现。

3. 双心室肥厚可见于TGA患者同时合并大的室间隔缺损、PDA或PVOD，因为这些畸形可以同时造成左心室肥厚。

4. 有时可见右心房增大。

（三）胸部X线检查

常见心脏增大伴肺血增多；心脏外形呈"蛋形"，上纵隔狭窄（图4-29）。

（四）超声心动图

1. 胸骨旁长轴可见位于后部的动脉与肺组织之间存在一个锐角，提示该动脉系肺动脉。不同于正常情况下主肺动脉相互缠绕的表现，TGA患者主肺动脉近端相互平行（图4-30）。

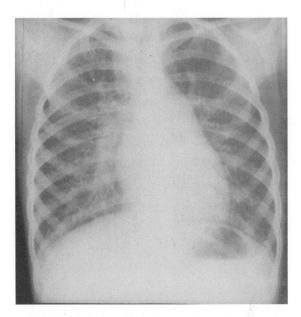

图4-29　完全性大动脉转位的X线表现：心脏呈"蛋形"，肺血增多

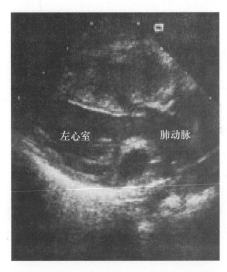

图4-30　完全性大动脉转位合并室间隔缺损的胸骨旁长轴切面

2. 从胸骨旁短轴看，不能见到正常主肺动脉的典型"环状伴腊肠样"表现。取而代之的是"双环"表现。肺动脉位于心脏的中部，冠状动脉不是自主动脉发出。主动脉常位于肺动脉的右前部位（图4-31）。

3. 心尖部五腔心可见肺动脉起源自左心室，而主动脉起源自右心室（图4-32）。

4. 无论在房间隔球囊造口手术前或手术后，利用五腔心图像评价心房之间位置关系都是最好

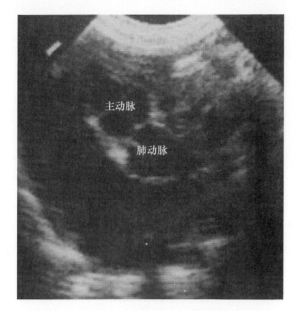

图 4-31　完全性大动脉转位的胸骨旁短轴切面示"双环"征

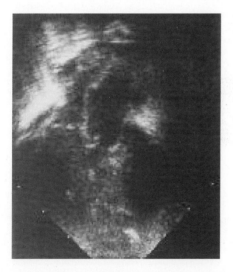

图 4-32　完全性大动脉转位合并室间隔缺损的心尖部五腔心可见肺动脉起源自左心室

的。多普勒超声与彩色血流量测定可以帮助评价心房之间分流。

5. 可应用超声心动图评价患者同时合并的其他心脏畸形包括室间隔缺损、左心室流出道梗阻、肺动脉瓣狭窄。同时合并主动脉瓣下狭窄及 COA 者少见。

6. 冠状动脉畸形可以应用胸骨周围长轴图像或心尖部平面图像进行分析。

（五）心导管和心血管造影检查

心导管和心血管造影检查只有在超声心动图检查不能详细了解患儿的解剖结构、怀疑患儿同时合并冠状动脉畸形或合并心脏其他畸形、需要进行球囊房间隔造口术增加分流时才需要进行。

七、自然病程

1. 除非体循环系统与肺循环系统的血液能够有效地混合，否则患儿将出现进行性的低氧血症及代谢性酸中毒，最终导致死亡。患儿出生后数周即可出现心力衰竭，若不及时手术，90％的患儿将在出生后 6 个月以内死亡。

2. 室间隔完整的患儿表现得最严重，但经 Rashkind 房间隔球囊造口术后患者症状会出现戏剧性的好转。这类患儿较合并其他类型心脏畸形的患儿更容易在年龄很小时发生 PVOD，使得婴儿早期进行手术显得非常重要。

3. 伴有室间隔缺损的 TGA 患儿发绀程度最轻，但最容易发生心力衰竭与 PVOD。大多数伴有大型室间隔缺损的患儿于出生后 3～4 个月发生中度 PVOD，故在这个年龄段之前进行手术治疗较好。

4. 伴有 PDA 的 TGA 患儿与伴有大型室间隔缺损患者近似，亦容易发生心力衰竭与 PVOD。

5. 伴有 PDA 或室间隔缺损的患者即使不接受手术，亦能存活较长的时间，但这种患儿手术的风险较大。

八、治疗

（一）内科治疗

1. 在进行急诊心导管检查或手术治疗之前应当完善下列项目：

（1）动脉血气分析及 pH 值测定，另外应当进行高氧试验来明确发绀型先天性心脏病的存在。

（2）重度代谢性酸中毒应及时纠正，低血糖与低血钙亦应及时处理。

（3）应持续静脉输注前列腺素 E_1，以通过重新开放动脉导管来提高动脉血氧饱和度。这种疗法应贯穿至心导管检查过程中，直至手术之前。

（4）对于严重低氧血症患儿应进行氧疗。氧气可以协助降低肺血管阻力，提高肺血流量，亦能提高体动脉血氧饱和度。

2. 在进行手术之前，常常进行心导管检查及房间隔球囊造口手术（如 Rashkind 手术）以使得医生能够拥有足够的时间对手术进行计划。如果超声心动图已证实患儿存在心房间的交通，则可以立即手术而不必行心导管检查及房间隔球囊造口手术。在房间隔球囊造口手术中，将一根尖端带有球囊的导管由卵圆孔进入左心房，向球囊注射造影剂使得球囊膨胀，然后于 X 线下将导管与球囊猛力撤入右心房，这种方法可以造成房间隔中较大的缺损，使得体循环与肺循环互相混合。这种手术并发症少，并可以确切有效地提高血氧饱和度。手术成功的标志是血氧饱和度提高≥10%及双侧心房中压差减至最小。

3. 对于年龄偏大的患儿及房间隔球囊造口手术失败或仅有暂时性效果的患儿应进行房间隔开窗手术。这种手术的机制为扩大心房之间的交通，在导管前端安置刀片来切除部分房间隔组织，然后再重复房间隔球囊造口手术。

4. 并发心力衰竭患者可以应用地高辛与利尿剂。

（二）外科治疗

1. 姑息手术　　Blalock-Hanlon 手术的主要方法为切除房间隔后部组织，但目前已很少应用。这种手术只在 Rashkind 房间隔球囊造口手术及房间隔导管切除手术不能提高血氧饱和度时应用。这种手术死亡率高（10%～25%），限制

了其应用。

2. 根治手术　　TGA 根治手术的主要目的是在三个水平将左心与右心的血液位置调换。这三个水平分别为：心房水平（包括心房内修复手术，如 Senning 与 Mustard 手术），心室水平及大动脉水平（如动脉转位手术或 Jatene 手术）。Damus-Kaye-Stansel 手术与 Rastelli 手术联合应用可用于治疗伴有室间隔缺损及主动脉瓣下狭窄的 TGA 患者。目前动脉转位术是治疗 TGA 的首选术式。

3. 手术后随访

（1）Senning/Mustard 手术后：手术后每 6～12 个月随访一次，以早期发现并发症如心律失常、病态窦房结综合征、三尖瓣关闭不全及右心室功能低下等。①房性心律失常很常见（发生率＞50%），但很少导致晚期猝死（发生率 3%～5%）。心律失常的类型包括异位性房性心动过速、病态窦房结综合征（多数表现为窦性心动过缓）、房室传导异常等。多需要安装永久性心脏起搏器或服用抗心律失常药物。②三尖瓣关闭不全随时间发展逐渐加重，须应用可以减轻后负荷的药物。③手术后数年会发生运动后右心室功能不全，故限制运动非常重要。一些患者需应用强心、利尿及抗心律失常药物治疗。

（2）动脉转位手术后：虽然手术后并发症的发生率不及心房内修复手术，但仍需定期随访以早期发现手术并发症如主肺动脉瓣上狭窄、冠状动脉阻塞、心肌缺血或梗死、心律失常、主动脉瓣关闭不全等。这些并发症所导致的血流动力学变化并不明显，而且发生率高[36-38]。

（张清友）

第九节　肺静脉畸形引流

正常人有四条肺静脉，在肺内经过氧合的血经肺静脉回流到左心房，再进入左心室经主动脉供应全身，肺静脉畸形引流是一种先天性心血管畸形，也可称为肺静脉异位连接。此病是指肺静脉未能正常地与左心房相连接，而与右心房或体静脉系统连接。肺静脉畸形引流分完全性与部分性两类。

一、完全性肺静脉畸形引流

完全性肺静脉畸形引流（total anomalous

pulmonary venous return，TAPVR）是一种少见的先天性心脏病，发病率约占先心病的 1.5%～3%。1798 年，Wilson 第一次描述此病。1942 年，Brody 对 37 例此畸形的尸体解剖进行深入研究。1957 年，Darling 对完全性肺静脉异位连接进行分类，其分类方法一直沿用至今，目前绝大部分文献仍采用此种分类方法。1980 年，汪曾炜在我国首次报道手术治疗完全性肺静脉异位连接，效果满意。其特点是左、右肺静脉不与左心房直接连接，而是直接或间接通过体循环的静脉系统回到右心房，同时必须存在卵圆孔未闭、房间隔缺损，这样病人得以存活下来。临床上病情的严重程度主要取决于肺静脉有无梗阻及阻塞的程度，严重者生后即夭折。血流动力学较为稳定者，可存活下来，随后逐渐发生肺血管阻力及肺动脉压力的变化，临床上产生一系列症状和体征。一旦诊断患有此种先天性心脏畸形，应尽早手术[39]。

（一）病理学及病理生理学

按 Darling 分类法，将 TAPVR 分为心上型、心内型、心下型和混合型四种。其中心上型最常见，根据文献报道，心上型约占 50% 左右，其次为心内型，约占 25%～30% 左右，心下型约占 12.5%～25% 左右，混合型最少见，约占 5% 左右。

心上型：左、右肺静脉汇合后形成肺总静脉，与垂直静脉连接，经无名静脉汇入上腔静脉。肺总静脉通常在心包的后面，长轴通常是横位的，左肺静脉形成它的左端，右肺静脉形成右端，垂直静脉位于心包外、左侧膈神经的前方。很少一部分病人肺总静脉与上腔静脉近心段连接，往往开口于上腔静脉与右心房连接处的后壁上。更为罕见的是肺总静脉与奇静脉连接，后进入上腔静脉。

心内型：此种类型通常引流入冠状静脉窦，两侧肺静脉在左心房后面连接到扩大的冠状静脉窦开口。另一种情况是两侧肺静脉分别或共同与右心房连接，肺静脉开口于右心房的肺静脉窦部。

心下型：肺总静脉经垂直静脉在管前下降；通过膈肌后到门静脉，再到下腔静脉进入右心房。据报道该型中约有 65% 的病人属于此种类型。还可通过其他静脉，借一管状静脉与胃网膜静脉及肝左、右静脉相连，再入下腔静脉，后入右心房。

混合型：全部肺静脉异位连接于两个不同的异常部位就称为混合型。最为常见的是左肺静脉（多为左肺上叶）引流到垂直静脉，其余两个肺的剩余静脉引流入冠状静脉窦内。一侧肺静脉与体循环静脉连接，另一侧则与右心房或冠状静脉窦连接。

完全性肺静脉畸形引流的病情取决于有无肺静脉狭窄及狭窄程度，在心上型病例中，狭窄可发生在垂直静脉与无名静脉的连接处，也可发生在肺静脉与肺总静脉干和（或）上腔静脉结合处。垂直静脉通过左肺动脉后面，走行于左支气管之间而受压也可形成狭窄。心内型时，总肺静脉干与冠状静脉窦连接处可形成狭窄；或者冠状静脉窦开口处本身狭窄。心下型异位连接时，垂直静脉穿过膈肌处或入门静脉处均可形成狭窄而造成不同程度的梗阻。

有人统计左右肺静脉直接连接上腔静脉时，约有 65% 的病例在开口处形成狭窄；通过垂直静脉连接左无名静脉时可有 40% 的病例形成狭窄；在异常连接心下型病人和右静脉的病人均有明显的狭窄。据统计心内型的病例发生狭窄的概率较低，汇入冠状静脉窦的病人约有 20% 发生狭窄。

异位引流到右心房或体静脉的氧合血，在右心房内与体静脉血混合，一部分混合血经房间隔缺损到左心房，另一部分混合血经三尖瓣到右心室，其特点为双向分流。异常连接的肺静脉有无狭窄及狭窄的程度、房间隔缺损的大小及有无合并其他心脏畸形都是影响双向分流的因素。大量的左向右分流使肺静脉血循环量明显增多，可达体循环血流量的 2～4 倍，从而使右心和肺动脉容量负荷和压力负荷明显加重，进行性肺动脉高压逐渐使病情恶化。右心房的混合血经房间隔缺损或卵圆孔未闭进入左心房，体循环血氧含量降低，因此多数病人有发绀，左心室排血量低于正常，若房间隔缺损较小，左心室发育不良。

（二）临床表现及辅助检查

症状随血流动力学的改变而异。

1.肺静脉回流无梗阻

（1）症状：患儿出生后数日可无症状，但一个月左右，即有呼吸急促，喂养困难，体重不增，反复呼吸道感染。逐渐扩张的肺动脉和垂直静脉可压迫左喉返神经而使患儿哭声变音或嘶哑。至半岁左右时出现心力衰竭加重，但发绀并不严重。肺血增多但体循环血流匮乏，患儿75%～85%于一岁以内死亡，大多数于3个月内死亡。

（2）体格检查：患婴往往营养不良，有轻度发绀。还可发现明显的心衰体征，包括心率增快、呼吸困难、肝大等。往往存在由于右心室过度活动而出现心前区抬举样搏动。杂音可有可无，在肺动脉瓣区可有Ⅱ级收缩期杂音；在胸骨左缘及剑突下附近，可有三尖瓣反流性杂音，由于通过三尖瓣口的血流量很大，因此可在此部位听到三尖瓣舒张期杂音；可闻固定的第二心音分裂。心尖区可有第三心音，年长儿可能听到第四心音。

（3）心电图表现：右心房增大及右心室肥厚，呈容量负荷增加型，V_1导联呈rsR′型。

（4）胸部X线检查：如果有明显肺静脉狭窄的患者心脏近似正常；如肺循环血量明显增多，右心明显增大，肺动脉段突出，主动脉结偏小。如果是心上型者，由于左垂直静脉存在及右上腔静脉扩张，X线片上显示为"8"字征，或称做"雪人"征（图4-33）。

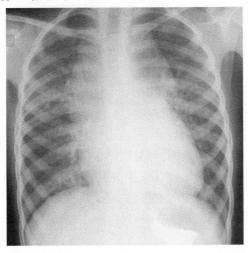

图4-33　TAPVR的X线显示为"8"字征（"雪人"征）。

（5）超声心动图检查：左心房后壁的异常回声，是共同肺静脉干扩张的表现。胸骨旁长轴示：右心室增大、主动脉、左腔内径缩小，室间隔与左心室后壁呈矛盾运动，有扩张的冠状静脉窦。心尖四腔位，可见数支肺静脉在左心房外侧汇合成一个无回声腔，再开口于右心房（心内型），并见房间隔回声中断。大动脉短轴切面发现上腔静脉明显增粗为心上型，在剑下四腔位发现下腔静脉增粗为心下型。彩色多普勒超声心动图可探及右心房与左心房之间的五彩分流束，证实连接的部位及血流方向。

（6）心导管检查及心血管造影：右心导管自右心房直接多次进入肺静脉，或自腔静脉进入肺静脉，但不能从左心房进入肺静脉。导管同时可通过卵圆孔未闭或房间隔缺损进入左心房。导管可测得右心房血氧含量高于腔静脉，心房、心室、肺动脉及主动脉的血氧含量相似，均为混合血，动脉血氧饱和度降低。右心房、右心室及肺动脉压力升高，右心房压力大于左心房。

肺动脉造影最为常用。造影后见肺静脉于心脏后上方形成共同肺静脉干，与腔静脉、右心房或冠状静脉窦相连，显示出异常血流的路径及连接的类型。心上型者显示出肺静脉与腔静脉之间有左向右的分流，左、右上腔静脉与无名静脉高度扩张。如肺静脉充盈时右心房或通过冠状静脉窦显影早于左心房，则为心内型的征象。造影其他征象是右向左分流，右心腔增大，左心腔偏小，左心房不与肺静脉相连。

2.肺静脉回流有梗阻

（1）症状：肺静脉回流有梗阻的后果总是肺静脉、肺内淤血，肺水肿必然存在。患婴出生后一、二日即有青紫及呼吸困难、喂养困难及不断加重的心力衰竭，多于数日内死亡。如异位连接至膈肌以下的静脉，则吞咽、啼哭、使劲排便等可使发绀和气促加重。

（2）体格检查：可见患儿在新生儿期就可出现中到重度的发绀并且存在明显的呼吸困难表现。心脏方面的体征可能很轻微。由于血流都阻于肺部，因此心脏不大。可听到响亮而单调的第2心音及奔马律。往往没有心脏杂音，即使存在常表现为位于胸骨左缘第二、三肋间的轻度的收缩期杂音。肺部可听到湿啰音，肝大。

（3）心电图：右心室肥大，这是由于回流入右心房血量不很多，但右心室所面临的肺循环阻力很大。

（4）胸部 X 线检查：心脏大小正常或轻度增大。肺野内可见弥漫的斑点网状阴影，右肺门向周围放射，心缘常被肺野浓密的阴影遮盖；肺野上部的静脉影增粗，下部外围可见淋巴管扩张形成的 Kerley B 线。这些肺部表现往往被误诊为重症肺炎或肺透明膜病（图 4-34）。

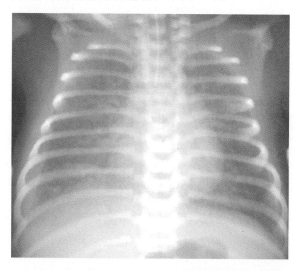

图 4-34 TAPVR（心下型），肺静脉回流受阻，肺野内可见弥漫的斑点网状阴影，右侧可见胸腔积液。

（5）超声心动图：共同特征包括①显著增大的右心室和发育不良的左心室是最容易发现的超声表现。增大的右心房及左心房较小，伴有房间隔明显偏向左侧及扩张的肺动脉也很常见。②通常可发现心房间的交通。卵圆孔未闭的患者占 70％左右，继发孔房间隔缺损占 30％左右。③在胸骨旁长轴切面可在左心房后面发现扩张的大的共同肺静脉窦。④M 型超声可发现右心室容量负荷增加的表现，包括室间隔的矛盾运动。⑤多普勒超声可发现肺动脉血流速度增快及肺动脉高压的改变。而心上型的 TAPVR 最常见的连接类型是肺静脉通过肺总静脉，与垂直静脉连接，经无名静脉汇入上腔静脉。这种异常连接在胸骨上窝端轴切面最容易发现，彩色多普勒有助于发现血流方向及引流的位置；心内型 TAPVR 最常见的肺静脉入口位于冠状静脉窦，可占患者的 15％。通过胸骨旁长轴切面及心尖四腔切面可发现扩张的冠状静脉窦，有时这是发现 TAPVR 的重要线索。心下型的 TAPVR 可通过肋骨下矢状及横向扫描发现扩张的静脉通过横膈下降到腹腔，并且可在胸骨上窝长轴切面发现四条肺静脉形成的肺静脉干。混合型 TAPVR 最常见类型是左肺上叶静脉引流到左上腔静脉，其他的肺静脉引流到冠状静脉窦。

（6）心导管检查：所取各段静脉血氧值可提示异位连接的部位。肺动脉造影可显示连接的部位和因梗阻而致的造影剂淤积。

（三）自然病史

所有的 TAPVR 均可发生心力衰竭、生长发育障碍及反复肺炎，如果不进行手术治疗，2/3 的无梗阻的 TAPVR 患儿在 1 岁前死亡，最常见的死亡原因是反复的肺炎。心下型的患儿不进行手术治疗很少能活到几周时间，大多数在 2 个月内死亡。有作者报道了 193 例患有完全性肺静脉异位连接的死亡患者，尸体解剖资料表明：年龄从生后 1 天至 49 岁，90％的病人死于 1 岁之内。肺静脉梗阻是造成死亡的重要原因，有明显肺静脉梗阻者平均存活 3 周，无明显肺静脉梗阻者平均存活 2.5 个月。心上型和心内型 TAPVR 预后相似，平均存活时间为 3 周。

（四）治疗

1. 内科治疗 ①对于无肺静脉梗阻的婴儿，应当给予地高辛和利尿剂等积极改善心功能；②如果婴儿存在代谢性酸中毒应当积极纠正，如果存在肺水肿应当给予吸氧和利尿剂；③如果是心下型或其他存在静脉回流梗阻的患婴会出现严重肺水肿，在进行心导管检查及手术前，需要进行气管插管接受机械通气以供应氧气及给予呼吸末正压通气；④如果患婴的心房间交通很小，而又无法立即手术，应当进行房间隔球囊撕脱术扩大房间交通。还有人报道可应用前列腺素扩张静脉导管，以使静脉回流通畅。

2. 手术治疗 完全性肺静脉异位连接的病人预后极差。80％的病儿死于 1 岁之内，其中大部分死于 3 个月之内，因此治疗原则为早期诊断、早期手术。

凡肺静脉发生梗阻的，一经诊断应立即手术。肺静脉梗阻的症状和体征为高度肺淤血、肺间质水肿等。完全性肺静脉异位连接不伴有房间隔缺损而仅有卵圆孔未闭者也应立即施行根治手术。心力衰竭的患儿经内科治疗后，应在6个月之内考虑手术治疗。若伴有肺动脉高压，一旦确诊，即应手术。如拖延下去就有可能失去手术机会。

术前应行心导管检查，测试肺血管阻力，如果肺血管阻力＞8 Wood单位，应视为手术禁忌证。如果检查期间从心导管内注射药物，肺血管阻力≤7 Wood单位，可考虑手术。少部分病人既无肺静脉梗阻，也无肺动脉高压，也应该尽早手术，不应该延误手术时机。患儿临床上发绀的轻重不能说明此病的严重程度，只能说明心房水平右向左分流量的大小，应排除重度肺动脉高压的存在。针对此病只有根治术，而无减症性手术。

尽管由于肺静脉引流位置不同，手术的方法不同，但是手术的根本目标都是将肺静脉回流至左心房。如异位肺静脉直接开口至右心房，可改造房间隔以使肺静脉开口于房间隔的左侧。如回流到冠状静脉窦，可将窦与左心房之间的隔壁打通，并修补房间隔缺损。如回流至无名静脉、上腔静脉或膈肌以下者，原则上都将左心房与其后的肺静脉干打通，并将异位管道阻断，同时修补房间隔缺损。

手术死亡率：对于无梗阻类型的婴儿手术的死亡率为5%～10%。心下型的婴儿死亡率可高达20%。手术后导致死亡的原因主要是术后严重的肺动脉高压和肺静脉梗阻。

并发症：①由于左心室较小及发育不良会导致严重的肺动脉高压、心力衰竭和肺水肿，往往需要较长时间的呼吸支持。②术后心律失常往往为房性心律失常。③吻合口阻塞或肺静脉狭窄的发生不多见。

术后随访：①患儿术后应当每6～12个月进行详细的随访，监测患者术后晚期并发症如肺静脉狭窄和房性心律失常。②在吻合口发生肺静脉梗阻或晚期发生肺静脉狭窄的发生率约为10%，这些患者需要再次手术治疗。这些并发症在术后6～12个月时往往表现出来。有些肺静脉狭窄患者需要心导管血管介入治疗。但是，这些并发症往往很难纠正。③有些患者可发生房性心律失常，其他还包括病态窦房结综合征，这往往需要进行药物或起搏器治疗。④除非发生肺静脉的梗阻，否则不需要严格限制活动。⑤除非发生肺静脉梗阻，否则无需进行心内膜炎的预防治疗。

二、部分性肺静脉畸形引流

部分性肺静脉畸形引流（partial anomalous pulmonary venous return，PAPVR）指部分的肺静脉不进入左心房而引流入体循环的静脉系统如右心房和上、下腔静脉等处。在先天性心脏病中其发生率＜1%。本病常与房间隔缺损伴发，在所有房间隔缺损中约有9%～15%伴肺静脉畸形引流。

（一）病理及病理生理学

1. 一根或多根但不是全部的肺静脉引流至右心房或上腔静脉、下腔静脉、冠状静脉窦或左无名静脉。右侧肺静脉畸形引流的发生率是左侧肺静脉的2倍。

2. 右肺静脉引流至上腔静脉，这种畸形往往伴有静脉窦型房间隔缺损，也可引流至下腔静脉，这种畸形往往伴有房间隔缺损和支气管肺隔离症，由于右肺门有右肺静脉的干道下行，所以在X线上类似弯刀样，又称为弯刀综合征（scimitar syndrome），本病还常伴其他畸形如右肺发育不良、心脏右位、右肺动脉起源于主动脉等（见图4-35）。

3. 左肺静脉可畸形引流至左无名静脉或引流至冠状窦。左肺静脉畸形引流往往伴有房间隔缺损。

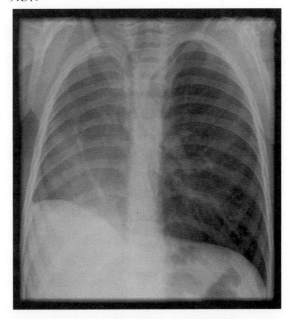

图4-35　胸片后前位：弯刀综合征

如仅 1 根肺静脉畸形引流时，约 20% 的肺静脉血分流到右心房或腔静脉，不引起明显的血流动力学改变，一般无症状。2 根以上肺静脉畸形引流，使 65% 的肺静脉血分流到右侧心脏时，可引起类似完全性肺静脉畸形引流的血流动力学改变。如无房间隔缺损，左心的血液全部来源于正常的肺静脉所属肺叶，此肺叶如有疾病或行外科手术切除时，可发生意外死亡。

（二）临床表现及辅助检查

PAPVR 患儿往往没有症状。体格检查时心脏体征与房间隔缺损类似。当合并房间隔缺损时，可出现第 2 心音固定分裂。当房间隔完整时，第 2 心音往往正常。在胸骨左缘第二肋间可闻及（2~3）/6 级喷射性杂音。右心血流量过多，三尖瓣口可听到舒张期杂音。

心电图、X 线表现和超声心动图与完全性肺静脉畸形引流类似，但程度较轻。

心电图可表现为右心室肥厚、右束支传导阻滞或正常。

胸部 X 线表现类似于继发孔型房间隔缺损：心脏增大主要表现为右心房和右心室增大，肺动脉段突出，肺血增多；有时可见到扩张的上腔静脉。

超声心动图在诊断 PAPVR 时关键在于需要对该病有充分的认识。在每次常规超声心动图检查时应当尽量系统地扫描四条肺静脉及其回流部位。超声心动图检查不能在正常位置发现四条肺静脉，并且存在轻度右心房和右心室扩大时，要高度怀疑可能存在 PAPVR，尤其同时存在房间隔缺损时；PAPVR 也常见于各种类型房间隔缺损合并永存左上腔静脉时；对于静脉窦性房间隔缺损，常合并右上肺静脉的畸形引流（图 4-36）。

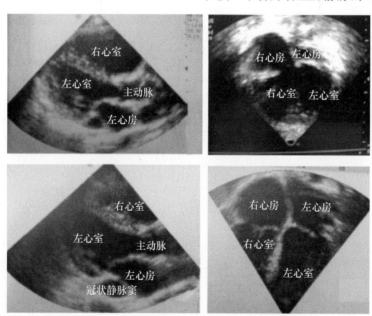

图 4-36　部分肺静脉畸形引流，超声心动图可发现右心房、右心室轻度增大，冠状静脉窦增大

心导管检查时心导管可从右心房或腔静脉进入畸形引流的肺静脉而达肺野。向有畸形引流肺静脉一侧的肺动脉注入造影剂后，可显影该侧肺静脉的畸形引流情况。

（三）自然病史

如果不给予治疗，患者可在 30~40 岁时发生严重肺动脉高压和肺血管病变而导致出现发绀和呼吸困难表现。当右肺静脉畸形引流至下腔静脉时患者会发生反复的肺部感染。

（四）治疗

对患者的治疗主要是在学龄前后施行肺静脉改道手术，使其能回流到左心房。手术的死亡率小于 1%。术后要注意对腔静脉梗阻和心律失常的随访观察[39-41]。

（张清友）

第十节　右心室双出口

一、概述

右心室双出口（double outlet right ventricle，DORV）即为主动脉和肺动脉均起源于右心室，或一根大动脉和另一根大动脉的大部分起源于右心室，而室间隔缺损（VSD）为左心室的唯一出口。DORV在先天性心脏病中所占概率＜1％，占出生婴儿的0.032％。经典的DORV应符合以下3个条件：①主动脉和肺动脉完全或主要开口于右心室，两组半月瓣基本位于同一水平；②半月瓣与房室瓣间无纤维连接而代之以肌性连接；③VSD为左心室的唯一出口。

二、病理学及病理生理学[42]

DORV分型方法较多，从外科治疗角度提出最常应用的并且被广泛接受的分型方法是，根据VSD的位置DORV分为四种类型：①主动脉瓣下VSD；②肺动脉瓣下VSD；③与两大动脉开口相关的VSD；④与两大动脉开口无关的VSD。

室间隔缺损通常比主动脉口径大，仅10％的病例室间隔缺损的口径比主动脉开口小，室间隔缺损约60％位于主动脉瓣下方（图4-37A），30％位于肺动脉瓣下方（图4-37B），少数病例室间隔缺损的位置在主动脉和肺动脉开口下方的中间部位（图4-37C），此型在所有病例中＜5％，极少数病例心室间隔缺损位于心室间隔的中下部，与大动脉开口相距较远。

大动脉：常见的是主动脉与肺动脉开口并排于同一平面，主动脉位于右侧；其次是主动脉开口位于肺动脉开口的右后方，主动脉开口位于肺动脉开口的右前方。主动脉开口位于肺动脉开口的左前方这种情况较常见于房室不一致的右心室双出口病例。

房室关系：90％的病例房室关系一致，右心房与右心室连接，左心房和左心室连接，房室关系不一致者仅占10％左右。其他畸形有肺动脉瓣或漏斗部狭窄、主动脉瓣下狭窄、房室瓣畸形、心室发育不良、心房间隔缺损、冠状动脉开口异常等。

右心室双出口的血流动力学变化主要取决于室间隔缺损的位置和大小，以及是否合并肺动脉狭窄及其程度，在室间隔缺损位于主动脉瓣下而无肺动脉狭窄时，左心室血流大部分经缺损直接进入主动脉，而右心室血液主要进入肺动脉，肺血流量增多，临床与单纯性室间隔缺损合并肺动脉高压相似。在室间隔缺损位于肺动脉瓣下而无肺动脉狭窄时，左心室血液主要经缺损直接进入肺动脉，而右心室血液主要进入主动脉，临床与完全性大动脉转位合并室间隔缺损相似，有肺充血和严重发绀。室间隔缺损大，左心室排血无阻碍，左、右心室内压力相等。室间隔缺损小，左心室排血受阻，左、右心室间存在压力阶差，左心室压力高于右心室。无论室间隔缺损位置和大小，若有肺动脉狭窄，由于低氧血液进入主动脉及肺血减少，临床表现类似严重的法洛四联症，有肺缺血和严重发绀。

三、临床表现及辅助检查

右心室双出口临床表现多样，取决于病变类型、室间隔缺损的大小及其与主动脉、肺动脉的关系、通过室间隔缺损的血流方向、肺循环血流量以及是否伴有其他心脏畸形。但无论病变属于何种类型，病儿在出生后早期（1天～4岁，平均2个月）即呈现症状，最常见的是发绀和充血性心力衰竭。病情严重的新生儿未经治疗常早期死亡，出生后2个月以内施行根治术，手术死亡率曾高达50％，因此常需先施行姑息性手术，如肺动脉环扎术或体肺循环分流术以延长生命。近年来2岁左右幼儿根治术的手术死亡率已降至10％左右。胸部X线检查、心电图检查和心导管检查按不同类型的病变有颇多变异。超声心动图和心脏血管造影是最可靠的诊断方法，两者均能显示主动脉前移与肺动脉共同起源于右心室，二尖瓣前瓣叶基部与主动脉半月瓣之间不连接，

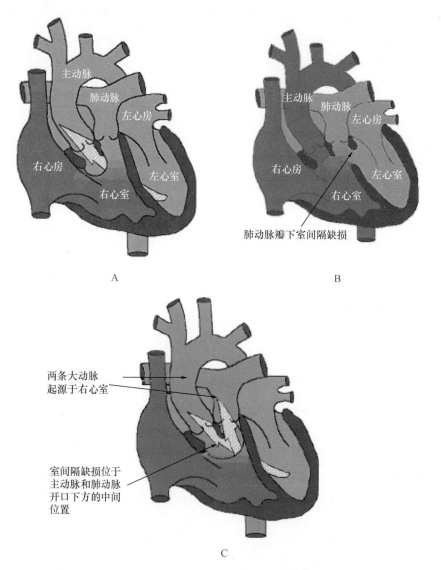

图 4-37　右心室双出口的常见分型示意图

A. 主动脉瓣下室间隔缺损；B. 肺动脉瓣下室间隔缺损（Taussig-Bing 畸形）；C. 双动脉下室间隔缺损。

并可显示主动脉、肺动脉开口的互相位置，心室间隔缺损的位置及大小，以及合并心脏畸形如肺动脉口狭窄、二尖瓣前叶裂等。

1. 右心室双出口，房室一致，右位主动脉伴主动脉瓣下室间隔缺损不伴肺动脉狭窄（为最常见类型）

（1）临床表现：与大型室间隔缺损伴肺动脉高压相似，常呈现肺血流量增多而引致的反复下呼吸道感染、发育迟缓和心功能不全。

（2）胸片：心影增大和肺充血。

（3）心电图检查：右心室肥大，常见室内传导阻滞。

（4）右心导管检查：左、右心室压力及主、

肺动脉压力相似为其特征，肺血管阻力增高，因左心室射血经室间隔缺损入右心室及主动脉，故动脉血氧饱和度增高。

（5）选择性右心室造影：主、肺动脉同时显影。

2. 右心室双出口，房室一致，右位主动脉，主动脉瓣下室间隔缺损，伴肺动脉狭窄

（1）临床表现：与严重的法洛四联症相似，又称为法洛四联症型右心室双出口（Fallot type DORV），表现为发绀，蹲踞，杵状指（趾）和缺氧性发作。

（2）胸部 X 线检查：肺缺血。

（3）心电图检查：左、右心房及右心室

肥大。

（4）右心导管检查：其特征为因左心室射血经室间隔缺损到右心室后再入主动脉，故右心室血氧饱和度高于右心房。

（5）选择性右心室造影：右心室、主动脉、肺动脉同时显影，并见右心室漏斗部和（或）肺动脉狭窄。

3. 右心室双出口，房室一致，右位主动脉伴肺动脉瓣下室间隔缺损，有或无肺动脉狭窄（Taussig-Bing 畸形）

（1）临床表现：由于高氧的血直接由左心室射入肺动脉，而来源于体循环静脉的低氧血进入主动脉，导致患儿出现严重的发绀，临床表现与完全大动脉转位类似。婴儿期出现发绀，呼吸困难及心力衰竭，生长发育迟缓，杵状指（趾）。

（2）胸部 X 线检查：肺充血和心影扩大。

（3）心电图检查：右心室肥大。

（4）右心导管检查：左、右心室压力与主、肺动脉压力相似，右心房、右心室及肺动脉血氧饱和度递增。

（5）选择性右心室造影：右心室、主动脉、肺动脉同时显影。

4. 右心室双出口，房室一致伴与两根大动脉开口相关的室间隔缺损，主动脉与肺动脉开口并列，室间隔缺损较大，位于两根大动脉开口之下（双动脉下 VSD）

（1）临床表现：与主动脉瓣下室间隔缺损相似，分流量大，轻度发绀或心力衰竭。

（2）胸部 X 线检查：肺血流量增多，心影扩大。

（3）心电图检查：双室肥大。

（4）右心导管检查：右心室压力与体循环动脉压力相似，右心室内血氧饱和度增高。

（5）选择性右心室造影：主动脉与肺动脉同时显影，室间隔缺损位于两根大动脉之下。

5. 右心室双出口，房室一致伴与两根大动脉开口无关的室间隔缺损，主动脉和肺动脉开口并列，室间隔缺损位于圆锥下，三尖瓣隔瓣下的房室共同通道或位于心尖部肉柱间

（1）临床表现：表现为大型室间隔缺损及肺动脉高压的症状。

（2）胸部 X 线检查：肺充血，心影增大。

（3）心电图检查：左、右心室肥大。

（4）右心导管检查：右心室血氧饱和度增高。

（5）选择性右心室造影：显示两根大动脉同时显影和显示室间隔缺损的位置。

6. 右心室双出口，房室不一致，常伴肺动脉狭窄和右位心，室间隔缺损多位于肺动脉瓣下方

（1）临床表现：在婴儿期即出现发绀。

（2）胸片：心脏与内脏呈正位或逆位。

（3）心电图检查：左、右心室肥大。

（4）右心导管检查及右心室造影：左、右心室压力相似，导管不易插入肺动脉，但肺动脉血氧饱和度增高而压力降低。造影见两根大动脉起源于右心室，室间隔缺损位于室上嵴下方，有肺动脉瓣狭窄。

四、诊断

两大动脉完全或几乎完全起自右心室即可诊断 DORV，而主动脉-二尖瓣或二尖瓣-肺动脉之间是否存在纤维连接并不重要。除传统意义上的 DORV 外，它还涵盖了一部分骑跨率很高的法洛四联症病例。这类病例如果采用常规方法的 Decron 补片修补 VSD，可能会因为左心室流出道狭窄而致低心排血量，重者可能因此而致手术失败。唯有采用 DORV 的矫治方法，用"内隧道"形式修补 VSD 方能奏效。因此从治疗角度出发将其归入 DORV 是适宜的。目前对 DORV 的定义普遍接受 50% 规则，即一条大动脉的全部和另一条大动脉开口的 50% 以上起源于形态右心室者即称为 DORV。

超声心动图检查因其无创、简便、可重复等优点，成为诊断 DORV 的主要技术。近年来仅靠超声心动图检查即可明确诊断。超声心动图诊断 DORV 有 3 个主要特征，即主动脉和肺动脉完全或主要开口于右心室，两组半月瓣基本位于同一水平；半月瓣与房室瓣间无纤维连接；VSD 为左心室的唯一出口。在胸骨左缘长轴切面可发现这 3 个特征性的表现，对大部分患儿来说，典型的主动脉瓣下和肺动脉瓣下的 VSD 均可明显显示。后面的心室无相关大动脉发出，2 条大动

脉均平行来自于前面的心室。此外，在二尖瓣环和半月瓣环之间可看到一条5 mm以上的强回声组织，提示二尖瓣和半月瓣之间无纤维连接代之为肌肉组织。在胸骨旁短轴切面，正常的"环状香肠样（circle and sausage）"结构消失，代之为"双环样（double circle）"结构。在胸骨旁四腔切面，可见到主动脉下VSD位于主动脉瓣下右侧的圆锥间隔部，肺动脉瓣下VSD位于肺动脉瓣下左侧的圆锥间隔部。双动脉下VSD可在胸骨旁或心尖长轴切面看到。在心尖四腔切面可显示远离型室间隔缺损，其可为心内膜垫型缺损或心尖肌部缺损。超声心动图还要注意其他伴随畸形如是否合并肺动脉瓣或肺动脉瓣下狭窄，是否合并左向右分流疾病如房间隔缺损、动脉导管未闭等。

但对于严重肺动脉发育不良或合并肺动脉闭锁或合并其他复杂畸形的病例，仍需进一步行高速CT检查或心血管造影检查。

75%的DORV患者有不同程度的肺动脉狭窄甚至闭锁，多数为圆锥部的肺动脉瓣下狭窄。这与法洛四联症非常难以区分，从理论上讲，大动脉和房室瓣间是否存在漏斗部肌性分割可作为二者的鉴别点，尽管把那些合并主动脉瓣/肺动脉瓣-二尖瓣纤维连续的病例可排除出DORV，但是在病理学上发现，正常的主动脉瓣-二尖瓣间纤维连续是逐渐缩小范围直至完全消失，而不是非此即彼的关系。因此合并主动脉瓣下VSD和肺动脉流出道梗阻的法洛四联症与DORV之间的区别可能并不是那么明显。同样，当DORV伴肺动脉瓣下VSD造成左心室血液直接进入肺动脉时，无论从血流动力学或解剖学上均与完全性大动脉转位相似，其鉴别点也是二尖瓣和肺动脉瓣之间的纤维连接，如果存在纤维连接而无漏斗部肌性分隔，即为完全性大动脉转位。

五、自然病程

若不合并肺动脉狭窄，则婴儿早期就可发生严重心力衰竭，如果不治疗，进一步出现肺血管阻塞性病变。如果发生VSD的自然闭合对患儿将是致命的。当肺动脉狭窄存在时，发绀型先天性心脏病的并发症如红细胞增多症、脑

血管意外等均可发生。Taussig-Bing畸形患儿，可在患儿早期就发生肺血管阻塞性病变。如果同时存在其他畸形如主动脉缩窄，往往预后很差。

六、治疗[43]

（一）内科治疗

如出现心力衰竭可应用地高辛和利尿剂；必要时要应用抗生素预防感染性心内膜炎的发生。

（二）外科治疗

如果DORV一经确诊，则均需手术治疗。由于目前DORV诊断的概念趋向于广义，因此在手术治疗过程中要根据病例的不同特点设计不同的手术方式，以期达到最佳疗效。一般情况下，VSD修补要采用"内隧道"形式，如为肺动脉瓣下或远离两大动脉的VSD可采用"内管道"形式。对于一些较小的VSD（VSD直径小于主动脉口径）需要扩大VSD后修补，但要注意切除的部位，避免损伤传导束。对于右心室流出道的处理要根据情况作补片加宽或作"外管道"连接，而连接的"外管道"又要根据主-肺动脉的位置关系来确定其位置走向。明确DORV的病理解剖关系，根据不同病变采取不同的手术方式予以矫治，是取得良好治疗效果的保证。

术后随访非常重要。每6～12个月进行规律随访有利于发现和治疗术后远期并发症。一般来讲，主动脉下VSD，不伴有肺动脉狭窄的患儿远期预后良好，在远期随访中如发现患儿出现室性心律失常应给予积极治疗，因其可导致患儿猝死。大约有20%的存在室内管道的患儿需要再次手术；即使术后，患儿也应当进行感染性心内膜炎的预防治疗。

预后：右心室双出口手术治疗死亡率仍较高，主要问题是由于严重的肺血管阻塞性病变，肺动脉狭窄解除不满意，以及有严重影响血流动力学的合并畸形，未能得到满意的纠正或纠正不善，和并发完全性房室传导阻滞等因素所致的低心排血量综合征。故认为在右心室双出口病人中，如肺血管阻力超过800 dyn·s/cm⁵和肺循环

血流与体循环血流的比例低于 1∶3，以及肺动脉狭窄病人，在手术结束时测定右心室压力与左心室压力之比，若二者压力之比大于 0.75，则手术死亡率高。常见的死亡原因为心力衰竭、低

心排血量综合征、出血性肺水肿、心律失常、完全性房室传导阻滞、呼吸衰竭和感染等。

（张清友）

第十一节　心脏瓣膜畸形

儿童心脏瓣膜畸形包括二尖瓣、三尖瓣、主动脉瓣及肺动脉瓣畸形。后两者另有章节介绍，本章重点介绍二尖瓣和三尖瓣畸形。

一、二尖瓣梗阻性畸形

二尖瓣梗阻性畸形的特征为二尖瓣复合体发生广泛病变，如瓣环狭小、瓣叶卷曲增厚或融合、腱索增粗缩短和乳头肌功能异常等，从而妨碍左心房和肺静脉的血流在舒张期流向左心室。先天性二尖瓣畸形约占先心病的 0.21% ～ 0.42%，常与其他心血管畸形，特别是左心畸形并存[44]。

（一）病理学

1. 二尖瓣发育不良　二尖瓣瓣环狭小，瓣叶增厚，腱索间隙狭小或闭锁，瓣口既狭窄又有反流。严重者可表现为二尖瓣闭锁，常见于左心发育不良综合征。

2. 二尖瓣瓣上狭窄环　为二尖瓣瓣上左心房内膜折叠的环状或膜状结构，其根部附着于二尖瓣与左心房连接部，大者可阻挡血流，使左心房和肺静脉淤血。手术切除效果好。

3. 拱形二尖瓣　因瓣叶游离缘增厚卷曲，腱索粗端融合，瓣叶直接连于乳头肌，两组乳头肌在前瓣缘相连，形成拱顶样结构。如由左心房看，腱索粗短，与增粗的乳头肌相连，宛如吊床。由于前瓣短小，后瓣相对较长，二者对合不良，除引起二尖瓣狭窄外，常合并严重的二尖瓣关闭不全。

4. 降落伞二尖瓣　仅有一组乳头肌，或虽有两组乳头肌，但其中一组明显退化。来自二尖瓣前叶和后叶的腱索均附于同一组乳头肌，宛如降落伞，腱索常缩短增粗，造成瓣口水平和腱索

水平的双重梗阻。

5. 吊床型二尖瓣　乳头肌正常结构消失，被较多的肌束和纤维带所代替，后者直接插入左心室后壁较高位置上，瓣叶活动受限，在腱索之间存在多余的瓣膜组织，导致瓣口和瓣下狭窄以及瓣膜关闭不良。

（二）病理生理学

由于二尖瓣口狭窄，左心房血流不能顺畅地流入左心室，左心房扩张，肺静脉回流障碍，肺静脉与肺毛细血管压升高，造成慢性肺淤血、间质水肿、呼吸困难，乃至左心衰竭，若持续存在最终会引起肺动脉高压，从而导致右心衰竭。另一方面，左心室因充盈不足，负荷减轻，故左心室正常或缩小；左心容量下降引起心排血量减少，全身血流灌注不足，从而导致代谢性酸中毒、肾功能减退和电解质紊乱。

（三）临床表现

临床症状与二尖瓣狭窄的程度、是否合并其他畸形、营养状况和生长速度等因素有关。患者常在婴儿期出现症状，有明显的肺淤血表现，如呼吸困难、咳嗽、喂养困难，严重时出现夜间阵发性呼吸困难或端坐呼吸。由于肺水肿影响肺循环的气体交换，动脉血氧饱和度往往下降。患儿体重不增加，常合并肺部感染，严重者于生后不久出现症状。如未经治疗，常于 2 岁内死亡。

患者常有呼吸急促，心动过速，心前区搏动明显，发生肺动脉高压时右心室搏动强烈，肺动脉瓣区第 2 心音增强。心尖区可闻及轻度柔和的舒张期隆隆样杂音，病变严重时因通过二尖瓣口的血流量较少可不出现舒张期杂音。一般无开放拍击音，这点与风湿性二尖瓣狭窄不同。肺水肿

者可闻及肺部啰音。出现右心衰竭者可以表现为肝大、水肿及颈静脉怒张。

（四）实验室及辅助检查

1. 心电图　左心房明显扩大，表现为Ⅱ导联P波宽大，有切迹。后期肺动脉高压时表现为右心房、右心室肥大。可有房性快速性心律失常。

2. X线胸片　左心房扩大，可有双心房影，肺纹理增粗、模糊，可出现肺动脉段突出和右心扩大。

3. 超声心动图　对本病有重要的诊断价值，通过二维超声心动图可了解瓣上狭窄环、瓣环瓣叶狭窄程度及瓣叶厚度、活动度，还可了解腱索情况和乳头肌的位置、大小，左心房、左心室大小和功能情况以及是否合并其他畸形。由于二尖瓣位于心脏四组瓣叶的最后方，距食管最近，因此经食管超声可清晰显示二尖瓣的细微改变，明显优于经胸超声。

4. 心导管检查和心血管造影　选择性左心室造影在舒张期可见二尖瓣呈圆顶状或裂隙状充盈缺损。如为降落伞二尖瓣，即可见舒张期左心房内造影剂通过瓣口进入左心室时，其形态犹如计时玻璃器的沙子从上格漏向下格。心导管检查和造影常用于二尖瓣梗阻性畸形合并的肺动脉高压性质的判断，并了解有无其他合并心脏畸形。

（五）治疗

二尖瓣梗阻性畸形的治疗原则是在取得良好疗效的同时尽可能地保留二尖瓣的功能。一般认为，轻中度狭窄应先予内科治疗，处理心力衰竭、肺炎、感染性心内膜炎、心律失常和栓塞等。需要注意的是洋地黄对这一类心力衰竭治疗效果欠佳；而利尿剂在减轻肺水肿的同时，常常可导致血容量不足。一般建议患儿年龄较大时再施行手术。因为在婴儿期施行手术瓣膜成形较困难，换瓣死亡率高且抗凝困难。内科治疗期间应不断复查，患者病情严重或出现重度肺动脉高压时应立即施行手术。

外科手术是根本的治疗方法。也可试用球囊扩张，但尚缺乏足够的经验。手术方法大致分为两种，即瓣膜成形术和瓣膜置换术。由于小儿处于生长发育这一特点，一般主张尽可能将换瓣手术推迟至10岁以后，在此之前可先选择二尖瓣成形术帮助患儿度过危险期。二尖瓣成形术的疗效优于瓣膜置换术的疗效，因此对所有先天性二尖瓣梗阻性畸形患儿如能施行成形术均应先成形。部分瓣膜成形者仍可能需要换瓣。小儿换瓣后，人工瓣不能随儿童生长而扩大，故常需要再次换瓣。一般4岁以下小儿行换瓣术后，当体重增加3～4倍时需要再次换瓣[45]。

二、二尖瓣关闭不全

任何原因引起二尖瓣瓣叶、瓣环、腱索、乳头肌及其邻近的左心室心肌的解剖结构异常或功能失调，均可导致二尖瓣前叶与后叶收缩期对合不良，造成二尖瓣反流。先天性二尖瓣关闭不全较少见，常见于二尖瓣脱垂、二尖瓣裂缺、拱形二尖瓣、双孔二尖瓣及吊床型二尖瓣。继发性二尖瓣关闭不全的病因包括风湿热、心肌病、感染性心内膜炎、川崎病和左向右分流的先天性心脏病等。

（一）病理生理学

轻度二尖瓣关闭不全一般不会引起明显血流动力学紊乱。中重度二尖瓣关闭不全由于收缩期从左心室反流入左心房的血流较多，使左心房扩大，继之出现肺淤血、肺动脉高压和右心室肥大。反流入左心房的血液在舒张期又汇合来自肺静脉的血液进入左心室，导致左心室舒张期容量负荷过重，左心室扩大和二尖瓣环扩大。另一方面，由于存在左心室向左心房方向的反流，左心室心搏量减少，故心率增快以维持心排血量。左心室功能失代偿导致左心衰竭，晚期肺动脉高压可导致右心衰竭。此外，还可并发房性或室性心律失常。

（二）临床表现

婴儿期即可出现心排血量不足和肺淤血的症状，如苍白、多汗、少动、易疲劳、气促及易患肺炎。

体格检查：心尖搏动强烈、弥散；心率增快，第1心音减低，第2心音增强、分裂；心尖区可闻及响亮收缩期杂音，向左腋下和背部传导，心尖部低调舒张期杂音提示舒张期通过二尖瓣口的血流量较大，意味着二尖瓣反流较重。

（三）实验室及辅助检查

1. 心电图　左心房、左心室肥大，严重者有心肌劳损和心律失常等。

2. 胸部 X 线　左心房、左心室增大为主，严重者左心房呈瘤样扩张。肺野淤血，有肺水肿时可见肺门区呈弥漫性云雾状阴影，出现 Kerley B 线。主动脉结偏小，肺动脉段饱满或突出。

3. 超声心动图　可显示左心房、左心室内径增大，观察二尖瓣复合体的结构，了解反流的程度，间接估测左心房压力。

4. 心导管检查和造影　肺小动脉楔压、左心房压和左心室舒张末压均增高。左心室造影显示左心室扩张，右前斜位和长轴斜位可显示收缩期造影剂通过二尖瓣口反流入左心房。

（四）治疗

1. 内科治疗　包括合理营养、利尿、血管紧张素转化酶抑制剂，必要时给予地高辛和抗心律失常药。对于继发性二尖瓣关闭不全，则应积极治疗原发病。当出现严重心功能不全时，预后较差，宜及早手术治疗。

2. 手术治疗　手术分为瓣膜修补术和置换术。治疗先天性二尖瓣关闭不全是一种安全可行的方法，但对于那些难以用瓣膜修补方法治疗的患儿，仍应考虑瓣膜置换术，一般选用机械瓣，术后长期抗凝。两种手术方法远期均可能因残余二尖瓣反流、狭窄等原因需要再次手术。

三、二尖瓣脱垂

二尖瓣脱垂是指二尖瓣前瓣和（或）后瓣在收缩期关闭时向左心房突出的一种病理状态。我国部分地区调查资料显示本病发病率为：儿童 1.9%，成人 4.3%～5.3%，成年女性多于男性。其病因可分为原发性和继发性。原发性是指二尖瓣本身或腱索发生黏液样变性造成二尖瓣松弛，瓣叶面积过长、过宽等变化。马方综合征、成骨不全和其他结缔组织病常伴此症，部分呈家族性。继发性是指瓣叶以外的因素，导致腱索、乳头肌等损害，使瓣叶在关闭时失去牵拉与支撑

而突向左心房，如心肌病及感染性心内膜炎等。

（一）病理生理学

心室收缩时，二尖瓣正常关闭，当主动脉瓣开放、左心室射血时，左心室容量突减，瓣叶突向左心房，此后向运动使腱索及相关结构突然处于牵张状态，产生收缩中期喀喇音。部分二尖瓣脱垂伴有反流。重度二尖瓣反流可引起左心房压增高、左心房增大、左心室舒张期容量负荷过重和左心室扩大，最后发生肺静脉淤血、肺动脉高压和心力衰竭等。二尖瓣脱垂时，左心房内二尖瓣后叶附着处常有血小板聚集、出血和纤维素沉积，形成微血栓，可引起脑栓塞和冠状动脉栓塞。

（二）临床表现

约 1/5～1/4 病人无症状，仅在体检时发现。常见的症状有间歇性左心前区疼痛、心悸、气短、疲乏和晕厥等，多与体力活动无关。部分病人症状明显，但缺乏明显的二尖瓣反流和心功能改变，这种现象被称为"二尖瓣脱垂综合征"，可能与自主神经功能紊乱或内分泌失调有关。

患者体型多为瘦长无力型，可见胸廓呈漏斗胸、扁平胸、胸椎侧突或直背。二尖瓣脱垂特征性心脏听诊为心尖部收缩中期喀喇音及收缩中晚期或全收缩期吹风样杂音。

（三）实验室及辅助检查

1. 心电图　多表现正常，部分病人有 T 波倒置或 QT 间期延长等。QT 间期延长不多见，但可能与猝死有一定关系。二尖瓣脱垂易发生心律失常，以室性期前收缩（早搏）和房性早搏最常见，亦可表现为室性或室上性心动过速。

2. 胸部 X 线检查　心影大多正常，伴中、重度反流者可出现左心房和左心室扩大。

3. 超声心动图　可观察二尖瓣脱垂的程度、瓣叶形态、瓣环大小、腱索长短粗细、左心室容量、左心房大小和心功能等。

（四）治疗及转归

儿童期无症状者大多不需特殊治疗。常诉胸

痛者应免除其思想负担，同时避免服用咖啡因，适当服用 β-受体阻断剂可能有所帮助。严重二尖瓣反流、心力衰竭者可采用外科手术治疗，如修复过长的腱索或采用瓣膜矩形切除缝合术。本病发展缓慢，需定期随访，及时防治并发症，如心律失常、感染性心内膜炎、腱索断裂和血栓栓塞等。

四、三尖瓣闭锁

三尖瓣闭锁是指三尖瓣发育障碍而在形态学上缺如或闭锁，发病约占先心病的 1.1%～2.4%，在发绀型先心病中仅次于法洛四联症和大动脉转位。三尖瓣闭锁可伴唐氏综合征和无脾综合征等，20%伴有消化道等心外畸形。

（一）胚胎学

胚胎发育早期三尖瓣从心内膜垫和右心室心肌分化而成，在这个过程中三尖瓣发育异常，瓣叶退化、变性，瓣叶组织缺乏，瓣孔被纤维组织包围、封闭，最终导致三尖瓣闭锁。

（二）病理解剖

三尖瓣闭锁时，右心房和右心室无直接交通，在原三尖瓣的位置仅见一个肌性的小陷窝或局部纤维增厚的组织。三尖瓣闭锁合并卵圆孔或房间隔缺损方能存活，且常合并其他畸形，如大动脉转位、肺动脉狭窄、肺动脉闭锁和室间隔缺损等，病理类型复杂。三尖瓣闭锁时，右心室往往发育不良，右心室腔容积多数仅为数毫升，若室间隔完整其仅为左心室右侧壁的残迹。若室间隔缺损较大，右心室窦部发育可相对较好，右心室腔不很小，肺动脉亦不小。闭锁的三尖瓣本身的病理解剖形态包括三大类型：

1. 肌性闭锁　最常见，由右心房底部看到一小凹陷，形成脐窝状。

2. 膜型和瓣膜型闭锁　膜型是指在三尖瓣通常的位置，由膜性室间隔的房室通道部分构成。瓣膜型即从右心室仍可看到残存的瓣膜成分，闭锁的三尖瓣仍位于右心室，在右心房和右心室间形成一个小囊，有腱索残存，可能是由于肺动脉瓣闭锁导致的。

3. 房室通道型和三尖瓣下移型闭锁　较少

见，前者伴房室隔缺损；后者三尖瓣下移，瓣叶间完全融合。

（三）病理生理学

三尖瓣闭锁必然存在心房间交通，使体静脉、冠状静脉的回血经卵圆孔或房间隔缺损得以进入左心房，与肺静脉回血相会后注入左心室。若房间隔缺损太小，使右心房和外周静脉压增高，出现体循环淤血和右心衰竭表现。由于左心室接受的是动静脉混合血，故临床出现发绀症状。发绀的严重程度与肺循环血流量的多少有关，而肺循环血流量又取决于室间隔缺损大小和肺动脉的狭窄程度。若室间隔缺损大又无肺动脉狭窄，肺血流量增多，发绀可不明显，如果肺血流量明显增多，还可能导致左心衰竭。反之若合并肺动脉狭窄、闭锁或小室间隔缺损，肺血流量明显减少，发绀症状就较严重。

（四）临床表现

发绀和心脏杂音为主要的临床表现。发绀的轻重和出现时间取决于病理类型和肺血流量。肺血少者发绀出现早，半数以上在出生后不久出现发绀，部分在婴儿期出现缺氧发作，若未经治疗约80%于6个月内夭折。肺血多者发绀症状较轻或不明显，但常表现为多汗、气促、易患肺炎和心力衰竭。

（五）辅助检查

1. 心电图　大部分病例电轴左偏、右心房扩大、左心室肥大，而右心室低电压，表现为右心前导联 S 波加深，左心前导联 R 波增高、伴 T 波倒置。肺血多者常伴 ST-T 改变。

2. 胸部 X 线　肺血少者胸片示肺血管纹理纤细，肺动脉段凹陷，心尖圆钝，心影正常或轻度增大。肺血多者胸片示肺血管影增粗，肺动脉段突出，心脏扩大。三尖瓣闭锁时右心缘由扩大的右心房组成，可突出或平直，右心室不大，左心房、左心室扩大。当合并完全性大动脉转位时，往往肺充血，心影扩大呈蛋形。

3. 超声心动图　二维超声心动图显示正常的三尖瓣结构消失，取而代之的是一回声增强的反光带分隔右心房、右心室，无启闭活动，右心室腔狭小；二尖瓣的位置、形态和活动正常，左心增大。结合彩色多普勒还可显示房间隔缺损、室间隔缺损、动脉导管开放及肺动脉有无狭窄等情况。应特别强调分段诊断，以利于确定病理类型及避免漏诊。近年开展的经食管超声心动图可清楚地显示三尖瓣的形态、房间隔缺损等，特别适合术时检测。而实时三维超声心动图可更直观、清晰地显示三尖瓣的结构。

4. 心导管和心血管造影 导管行经静脉到达右心房后，不能直接进入右心室。因右心房造影不能使右心室窦部显影，故正位造影胸片可见右心室充盈缺损，呈尖端向上的三角形透亮区，称为右心室"洞窗"，是本病造影特征。

（六）治疗及转归

出生后即出现严重发绀者，治疗原则为缓解低氧血症，纠正酸中毒。14 天以内的新生儿，可静脉点滴前列腺素 E_1 以保持动脉导管开放，可提高体循环血氧饱和度。手术治疗是根本的方法，新生儿期出现症状的严重病例可先进行姑息性分流手术，以增加肺循环血量，缓解低氧血症。常用的方法为 Blalock-Taussing 分流术，将锁骨下动脉与肺动脉吻合。6 个月以上的患儿，因肺动脉已经发育较粗及肺血管阻力已下降，可选择 Glenn 分流术，将上腔静脉与右肺动脉吻合。对于年长儿，大多采用改良 Fontan 手术。

本病未经治疗者预后不良，49.5% 在生后 6 个月内死亡，66% 在 1 岁以内死亡，少数可存活到 10 岁以上。病理类型和血流动力学异常的程度是决定预后的因素。经过适当手术治疗的病例，50% 以上能存活到 15 岁以后。

五、三尖瓣狭窄

三尖瓣狭窄远较二尖瓣关闭不全少见。先天性三尖瓣狭窄包括三尖瓣发育不良和三尖瓣瓣叶狭窄两种情况。三尖瓣狭窄时，血液由右心房流入右心室受阻，造成右心房、右心室之间出现舒张期压力阶差。正常三尖瓣口上下的压差较小。舒张期平均压差 ≥2 mmHg 即可诊断为三尖瓣狭窄，压差 ≥5 mmHg 即可出现右心功能不全征象。三尖瓣狭窄严重者临床表现、心电图及胸片表现均类似于三尖瓣闭锁，出生后不久即出现发绀和心力衰竭。

六、三尖瓣关闭不全

三尖瓣关闭不全分为功能性和器质性两种。功能性三尖瓣关闭不全占绝大多数，常见于左心瓣膜病变致肺动脉高压引起右心室扩张，三尖瓣瓣环扩张，使瓣叶不能闭合。器质性三尖瓣关闭不全少见，最常见的原因是风湿性心脏病，多与二尖瓣病变同时存在，很少单独累及三尖瓣。先天性三尖瓣关闭不全十分少见。其病理类型包括三尖瓣发育不良，瓣叶裂缺，瓣叶、腱索或乳头肌畸形。

（一）病理生理学

三尖瓣关闭不全，心室收缩时，一方面血液由右心室反流至右心房，引起搏动性周围静脉高压，体循环血流回流受阻；另一方面，由于反流至右心房的血流，舒张期重新返回右心室，引起右心室舒张末期容量负荷过重，舒张末期压力升高。

（二）症状和体征

由于右心室前向血流减少，病人可有乏力等症状，因为静脉系统淤血，出现肝区胀痛、消化不良等症状。心界向右侧扩大，于三尖瓣听诊区可闻及收缩期吹风样杂音，颈静脉怒张、搏动明显，晚期可出现腹水、双下肢水肿。

先天性三尖瓣关闭不全严重者可在新生儿期出现发绀和右心衰竭症状。

（三）实验室及辅助检查

1. 心电图 右心房、右心室肥大，电轴右偏。

2. X 线检查 右心房、右心室增大。

3. 超声心动图 可用于观察三尖瓣的病变程度及有无赘生物，测定三尖瓣反流量，对鉴别器质性与功能性三尖瓣关闭不全有重要意义，同时可了解有无合并其他畸形。

（戴辰程）

第十二节　肺动脉瓣闭锁

肺动脉瓣闭锁（pulmonary atresia）是一种较少见的心脏畸形，根据室间隔完整与否，可分为室间隔完整型肺动脉瓣闭锁和肺动脉瓣闭锁伴室间隔缺损。

一、室间隔完整的肺动脉瓣闭锁

室间隔完整的肺动脉瓣闭锁（pulmonary atresia with intact ventricular septum，PAIVS）即心房、心室和大动脉关系正常，无室间隔缺损的先天性肺动脉瓣闭锁，常合并右心室及三尖瓣发育不良。此病约占先天性心脏病的 1％～1.5％，每 10 万个新生儿中约有 4～8 个患者。1783 年，Hunter 首次报道本病。1955 年，Greenwold 依据右心室大小对 PAIVS 进行分类。

（一）病理学及病理生理学

肺动脉瓣形态变化各异，多数为正常肺动脉瓣位置处的隔膜样结构，常由三叶瓣融合而成，融合缘多清晰可见。有时融合缘位于周边，中央为光滑的纤维膜。"瓣膜"或薄而柔软，或厚而僵硬。肺动脉闭锁又分两类：①膜性闭锁：右心室流出道通畅，右心室及三尖瓣发育良好，肺动脉瓣的瓣叶增厚，融合为无孔隔膜。此型患儿占 80％。②肌性闭锁：肺动脉瓣仅在基部形成 3 个浅凹，右心室漏斗部闭锁或发育不良，此型占 20％。

右心室的发育情况与患儿的预后有关。约有 90％的患儿右心室发育不良。Bull 等根据右心室的发育情况将 PAIVS 分为 3 种类型：①三部型（tripartite type）：正常右心室由流入道、小梁部和漏斗部组成，如果这三部分均存在，并且右心室大小接近正常，则称为三部型。②二部型（bipartite type）：仅存在流入道及漏斗部，小梁部是闭塞的。③未分裂型（unipartite type）：右心室仅存在流入道，右心室明显减小。

右心室是盲腔，右心室高压使胚胎早期心肌供血的窦状隙无法关闭，右心室和冠状动脉保留直接通道。30％～50％的患儿存在右心室肌窦状隙与冠状动脉连接，且由于右心室高压的血流通过右心室冠状动脉反复损伤，导致大部分冠状动脉近端肌层肥厚，内膜增生，管壁纤维化，从而造成冠状动脉狭窄甚至闭塞。冠状动脉的异常多见于三尖瓣小及右心室发育不良的患者，如果存在三尖瓣反流者，可不出现右心室肌窦间隙。

由于肺动脉瓣闭锁，由腔静脉回流入右心房的血液经三尖瓣入右心室，而右心室的血液不能进入肺动脉，使右心室压力增高，甚至超过左心室。肺静脉回流至右心房的血大部分经卵圆孔或房间隔缺损进入左心房、左心室，因此左心室接受的是动静脉混合血，使动脉氧饱和度降低，临床上出现发绀。同时左心室容量负荷增加，左心房、左心室增大。肺循环的血主要来自动脉导管。因此动脉导管的开放是婴儿存活的关键。极少数患儿肺动脉的血液来自胸主动脉的主肺动脉侧支。

半数以上的患儿于造影时发现心肌窦状间隙开放，成为右心室和冠状动脉间的异常通道，有时汇成一条粗大的管道与前降支或右冠状动脉相通，常见于右心室和三尖瓣发育不良的患儿，可能与胚胎发育或心肌形成时诱导异常有关。由于右心室-冠状动脉间的大量分流，使冠状动脉内膜和中层增厚。约 10％的患儿出现冠状动脉狭窄或闭锁，多见于前降支和（或）右冠状动脉近端，有时可累及 3 支冠状动脉。狭窄或闭锁远端心肌由右心室供血，称为依赖右心室的冠状动脉循环。右心室冠状动脉瘘虽可造成冠状动脉狭窄或闭锁，但它是右心室血流的重要出路，可减轻右心室肥厚和心肌耗氧量。若右心室内压力突然下降（手术重建右心室流出道），会造成部分或全部心肌坏死。故存在依赖右心室的冠状动脉循环与否是制订手术方案时主要考虑的问题之一。另外，17％的患儿为单支冠状动脉，常发出异常分支横过右心室表面。

（二）临床表现

患儿出生后数小时内就出现发绀，并且发绀

会伴随着未闭的动脉导管的关闭而进行性加重，伴呼吸窘迫、严重缺氧、代谢性酸中毒。若不及时治疗，则多数患儿于生后 1 个月内死亡。

体格检查最常见的体征是中心性发绀。心尖部往往存在抬举性搏动。心音单调，在三尖瓣听诊区往往可听到全收缩期反流性杂音。在胸骨左缘第 2、3 肋间有时可听到动脉导管未闭产生的收缩期喷射性杂音，尤其在应用了前列腺素 E 治疗后该杂音更明显。

（三）实验室及辅助检查[46-47]

1. 心电图　呈窦性心律，电轴可左偏，右心房肥大（与三尖瓣反流的程度有关）。存在右心室冠状动脉瘘的患儿可出现 ST-T 的异常，如果出现冠状动脉狭窄则可出现心内膜下缺血改变。

2. 胸部 X 线检查　肺血少，肺野清亮，肺门阴影小。心影大小不一，肺动脉段平直或凹陷，右心室肥厚，但心腔不一定扩大。三尖瓣反流者右心房显著扩大，左心房和左心室亦有扩大（图 4-38）。

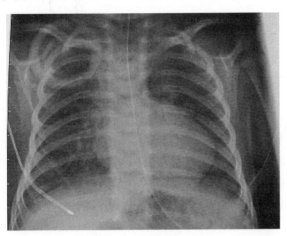

图 4-38　PAIVS 的胸部 X 线表现：肺血少，肺野清亮，肺动脉段凹陷

3. 超声心动图　二维超声心动图多可明确诊断。能确定闭锁的性质（膜性或肌性）和右心室、三尖瓣的形态学变化。多普勒超声心动图可确定三尖瓣反流的大小、肺动脉瓣处有无前向血流、有无冠状动脉瘘等。但超声心动图也有缺陷：①当严重肺动脉瓣狭窄伴动脉导管未闭时，因测不到前向血流，故难与 PAIVS 鉴别；②不

能确定有无依赖右心室的冠脉循环。

4. 心导管及造影检查　超声拟诊 PAIVS 时常规行心导管及造影检查，以便确定诊断，并明确有无冠状动脉瘘、冠状动脉狭窄及依赖右心室供血的左心室面积。同时测定各腔室压力、三尖瓣反流、肺动脉解剖和心室功能。

（四）诊断

生后发育良好，但出生后第 1 天就可出现发绀，并随着动脉导管的关闭，发绀进行性加重伴呼吸窘迫，发展成代谢性酸中毒。如果心脏无杂音，胸片肺血少，肺动脉段凹陷，则高度怀疑 PAIVS。超声结合心导管及造影检查可确诊。对具体患儿，需明确病理解剖诊断：①右心室发育情况；②三尖瓣发育情况，有无反流；③肺动脉瓣闭锁的性质、长度，④肺动脉发育情况；⑤ PDA 的位置、大小；⑥有无冠状动脉瘘和依赖右心室的冠脉循环；⑦有无异常冠状动脉。

（五）自然病程

若不接受外科治疗，室间隔完整的肺动脉闭锁预后极为不良。约一半的患儿在出生后两周内死亡，85% 的患儿在 6 个月内死亡。死亡多与动脉导管关闭所导致的严重的缺氧和代谢性酸中毒有关。

（六）治疗[48-51]

1. 内科治疗

（1）患儿生后一旦确诊，就应当及时应用前列腺素 E_1（PGE_1），以保持动脉导管开放，剂量 $0.05 \sim 0.1 \mu g/(kg \cdot min)$。有些患儿用药后产生呼吸窘迫倾向，需气管插管进行机械辅助呼吸。用药 $1 \sim 2$ 小时后 SaO_2 达到 $75\% \sim 85\%$，代谢性酸中毒很快纠正。一般将 PGE_1 的剂量维持在 $0.01 \mu g/(kg \cdot min)$，直至进行心导管检查及手术。应用 PGE_1 后，如果 $SaO_2 > 85\%$，说明肺/体血流比过大，应进行环缩术。

（2）同时急诊进行心导管和造影检查，如果右心室压力高于体循环压且存在跨房间隔压差提示未闭的卵圆孔较小或房间隔缺损为限制型，应同时进行房间隔球囊撕裂术，以扩大房间隔缺损，缓解右心高压。

（3）正性肌力药物：在纠正低氧血症和代谢性酸中毒后根据病情酌情使用。常用多巴胺等药物。

2. 外科治疗

目前尚无统一术式，每种术式只适用于一部分患儿。病情重、右心室及三尖瓣发育不良者，一般不能1期根治。1期减症性手术的目的是：①增加肺血流，减轻发绀，促进患儿生长；②促进右心室和三尖瓣发育，为将来根治术创造条件。

1期手术：①Rashkind手术；②体/肺动脉分流术；③右心室流出道重建术（包括肺动脉瓣切开+跨环补片术）。

2期根治术：①二心室修复术；②单心室修复术（Fontan手术或全腔肺动脉连接术）；③"1+1/2"心室手术。

（七）预后

预后较差。20世纪90年代以前住院（手术后30日内）死亡率约为20%。4年生存率分别为60%和58%。近来由于手术技术和对本病认识的不断提高，国外有些医疗中心手术死亡率已降至8%，远期生存率升至84%。早期死亡的原因为右心衰竭和缺氧。晚期为心律失常和蛋白丢失性肠病，以改良Fontan手术多见。死亡的高危因素：①三尖瓣环小：为手术死亡的高危因素。由于手术技术的提高和经验的积累，生存率较前有所提高。②依赖右心室的冠脉循环：手术死亡率极高。Kirklin报道12例，手术后仅4例存活超过1年。故对新生儿和婴儿来说，最好的治疗方法可能是心脏移植。③出生时体重：由于生后即需手术，故体重是影响死亡率的重要因素。④右心室扩大。

二、肺动脉闭锁伴室间隔缺损

肺动脉闭锁伴室间隔缺损（pulmonary atresia with ventricular septal defect，PAVSD）是一组复杂多样的先天性心脏病，其定义为心室与肺动脉间不存在管道连接，也无血液流通，室间隔有缺损。以往曾归类为永存动脉干Ⅳ型或称假性动脉干，现已不用。也有人认为肺动脉闭锁伴室间隔缺损是法洛四联症最严重的类型，故称其为法洛四联症伴肺动脉闭锁。本病约占先天性心脏病的2.5%~3.4%，在法洛四联症中有15%~20%的患儿为肺动脉闭锁。其中近半数伴有锥-干-面综合征（cone-truncal-anomaly face syndrome），其表现为眼内眦外移，眼裂小，鼻梁平，眼睑水肿，口小，下颌发育不良，耳壳异样，腭帆-咽关闭不全而有鼻音。

（一）病理学和病理生理学

该病有右心室流出道的完全受阻，即肺动脉的闭锁，PAVSD心内畸形与法洛四联症类似。肺动脉闭锁的范围可见于瓣膜水平、漏斗部，严重者可出现所有的肺外肺动脉均闭锁。大多数为肺动脉瓣及其近段主干闭锁，而左右肺动脉仍与中央分叉的总管相连，左右肺动脉自由交通，如闭锁段远超过左右分叉部，则左右肺动脉不相通，各具血源。肺动脉闭锁后必然存在其他途径供应肺部血液，主要有动脉导管、主动脉-肺侧支动脉、冠状动脉、第五对主动脉弓、支气管动脉或胸膜动脉丛等。

肺内动脉的病理改变主要取决于肺内血流量和动脉导管的开放程度。如果动脉导管非常大，则可供应非常丰富的血流，双肺的血流和肺内动脉的发育可保持正常。如果动脉导管先天性缺如，而存在多条侧支动脉，可导致肺内血流分布不均，并可出现肺动脉高压。

侧支动脉最常起源于胸主动脉，其他比较少见的起源包括锁骨下动脉、内乳动脉、胸间动脉或腹主动脉，极少见的情况是侧支动脉起源于冠状动脉。近2/3的患者的侧支动脉在主动脉起源处或在肺内发生狭窄，并且狭窄会进行性加重。

室间隔缺损（室缺）可出现在膜部或漏斗部，多数情况下，室间隔缺损非常大，极少数情况下室间隔缺损被膜组织阻塞。1/2的患儿合并继发孔房间隔缺损或卵圆孔未闭。1/3的患儿主动脉主要起源于右心室伴有右侧主动脉弓。

右心室和右心房往往有中到重度的肥厚和扩张。左心房和左心室常表现为正常。大多数患儿的冠状动脉正常，仅少部分合并冠状动脉畸形。其他合并畸形还包括三尖瓣闭锁或狭窄、完全性或纠正性大动脉转位、右位心、无脾或多脾综合征等。

根据侧支循环及其与肺循环吻合的方式可将肺动脉闭锁的肺循环方式分为3种类型。这些侧支循环有的和肺动脉总管相通，有的不与肺动脉总管相通。Ⅰ型为支气管动脉分支型，肺循环由起源于降主动脉的支气管动脉供应，并且和肺循环在肺内进行串联。Ⅱ型为直接主动脉分支型，1～6支侧支动脉起源于胸主动脉降段，40%的侧支动脉与中央肺动脉在肺门串联，其他60%进入肺门后沿气管分支随处与肺动脉支相通。这些侧支动脉往往走行迂曲，常有局部狭窄。肺内往往存在血液灌注不均的现象。Ⅲ型为间接主动脉分支型，侧支动脉起源于主动脉的分支，包括锁骨下动脉、内乳动脉、肋间动脉。其往往与中央肺动脉串联。

（二）临床表现

1. 症状　患儿出现症状的时间主要取决于肺血流量的大小。然而，大多数患者在新生儿期随着动脉导管关闭就会出现症状。如果侧支血管发育良好，患儿出现症状的时间就会推迟。

大多数患者主要症状是发绀和缺氧。缺氧症状非常严重，往往出现在生后由于动脉导管关闭后肺血流显著下降后。如果体肺侧支动脉发育良好或动脉导管粗大，在新生儿期患儿缺氧症状可不严重。患儿缺氧症状往往会随着年龄的增大、氧需要量增加而逐渐加重。

在少数情况下，具有非常粗大的未闭的动脉导管或发育良好的体肺侧支循环的患儿生后不久可出现心力衰竭的症状，伴有轻度发绀。此类心力衰竭患儿非常难以用药物纠正。在年龄较大的患儿可出现发作性呼吸困难和蹲踞现象。

体肺侧支动脉可局部破裂导致患儿咯血，对于合并有 DiGeorge 综合征的患儿往往存在免疫缺陷，从而出现反复感染。只有极少数侧支循环发育非常好的患儿未经治疗而存活到成年。

2. 体格检查　继发于缺氧和发绀患儿往往表现出生长发育障碍。

出生后患儿出现轻度的中心性发绀，但是随着动脉导管的关闭，患儿的发绀会逐渐加重。患儿如果合并锥-干-面综合征，则可出现异常的外貌体征。患儿的脉搏一般正常，但如果患儿存在粗大的动脉导管或发育良好的侧支循环，出生后

4～6周患儿可出现脉压增宽的表现及周围血管征。

心力衰竭的体征比较少见。心脏大小一般正常。听诊可发现第一心音单调，常可在胸骨左缘3～4肋间听到3/6级收缩期杂音。如果存在动脉导管未闭，在胸上部可听到连续性杂音。如果体肺侧支循环发育良好，可在整个胸部和背部听到比较广泛的连续性杂音。但是严重发绀的患儿，可没有任何杂音。在部分患儿还可听到舒张早期主动脉反流性杂音。

（三）辅助检查

1. 心电图　右心房增大和右心室肥厚。如肺血增多，可表现出双室增大。

2. 胸部 X 线检查　心影呈靴形，心脏大小往往正常。50%的患儿可见右侧主动脉弓。肺血少，但可见局部的奇异网状阴影。如有粗大的动脉导管和中央肺动脉，肺血管影也可增多。

3. 超声心动图　绝大多数的肺动脉闭锁伴室间隔缺损的心内结构变化与法洛四联症相似，超声检查肺动脉闭锁伴室间隔缺损患者室间隔缺损部位多数在膜周部位或漏斗部位，呈现对位不良。升主动脉增宽、骑跨于室间隔之上，对室间隔缺损的诊断并不困难。但肺动脉闭锁的范围及程度差异很大，可累及肺动脉瓣下、肺动脉瓣、肺动脉总干，甚至肺动脉分支。胸骨旁主动脉根部短轴及剑下矢状切面等均能显示右心室流出道与肺动脉的连接情况，右心室与肺动脉的连接中断，在肺动脉内没有来自右心室流向肺动脉的前向血流，而在肺动脉分支中有连续血流才能确定为肺动脉闭锁。而肺动脉重度狭窄的法洛四联症患者肺动脉内有来自右心室流出道的高速血流，反复多次探查对确定肺动脉的形态以及判断右心室流出道与肺动脉血流的连续性可以明显提高诊断的准确率。单纯肺动脉瓣闭锁时可见瓣膜增厚，无启闭活动，诊断并不困难。大多数肺动脉闭锁的范围比较广泛，漏斗部前移与右心室流出道壁融合而右心室流出道闭塞，肺动脉瓣及肺动脉总干严重发育不良等情况在上述切面中难以显示，此外，右心室扩大使心脏顺时针转位以及肺野影响均增加超声心动图检查的难度。

胸骨上窝切面及胸骨旁切面是探查动脉导管

及主动脉-肺侧支循环最常用的切面。胸骨上主动脉弓切面可显示主动脉弓横部及降主动脉与肺动脉连接的动脉导管及侧支动脉，结合脉冲及彩色多普勒可显示其血流。超声检查主动脉-肺侧支循环受到肺组织及声窗的影响对侧支动脉数目的诊断有所限制，而且超声心动图不能检查肺内动脉是其最大的缺陷。肺动脉闭锁伴室间隔缺损合并右位主动脉弓的比例很高。所以一定要在胸骨上窝切面观察主动脉弓的位置及头臂动脉的分支。肺动脉闭锁伴室间隔缺损同时可合并其他的心血管畸形如永存左上腔静脉、部分性或完全性房室间隔缺损、三尖瓣狭窄或闭锁、大动脉转位、内脏异位症等等，常规切面分段检查不难作出诊断。

对于严重法洛四联症而超声怀疑肺动脉闭锁的患者，不要盲目手术，建议结合心血管造影及磁共振显像、螺旋 CT 等其他影像学检查明确诊断后再制订手术方案。

4. 心导管和心血管造影 虽然通过超声心动图就可诊断，但由于超声心动图检查的局限性，尤其不能探查肺内血管情况，因此患儿在手术前往往需要进行心导管和心血管造影检查，以了解肺动脉情况和分布、肺内侧支供血情况。右心房压大致正常，除非合并有三尖瓣关闭不全。右心室压因有大型室间隔缺损而与左心室压相同。导管很容易进入主动脉，而不能从右心室进入肺动脉。主动脉的脉压增宽，血氧偏低。由右心室通过室间隔缺损进入左心室造影可了解室间隔缺损的位置和主动脉分支情况。主动脉逆行造影可探查侧支动脉入肺情况，左右肺动脉有无总管，侧支动脉与肺动脉的交通情况。选择性侧支动脉造影可了解其供血范围。

（四）诊断及鉴别诊断

诊断主要依赖于超声心动图，但手术前应进行心导管检查和心血管造影检查可以明确肺部血管及肺血供应情况。其鉴别诊断主要可分为两种情况，一种情况是患儿出生后就发绀，肺血减少，这时需要与严重的法洛四联症、大动脉转位伴肺动脉狭窄、三尖瓣闭锁、右心室双出口、完全肺静脉畸形引流伴肺静脉梗阻的患儿相鉴别；另一种情况是患儿出生后发绀不明显，可伴有心

力衰竭、肺血正常或增多的患儿，此时必须与室间隔缺损、动脉导管未闭、大动脉共干和完全肺静脉畸形引流无肺静脉梗阻相鉴别。

（五）自然病程

本病自然病程取决于入肺血流量多少。大多数仅依赖动脉导管供应肺血的患儿往往随着动脉导管的关闭，很少存活到 2 岁。但是，如果患儿具有丰富的侧支循环供应肺血，患儿可生存很久，年龄可超过 15 岁。

（六）治疗

1. 内科治疗 患儿一旦诊断后应即刻给予持续输注前列腺素 E_1 以维持动脉导管的持续开放，直至患儿可进行心导管检查和准备手术治疗。患儿需要保持液量供给，纠正酸中毒，一般无需机械通气。对于肺血增多有心力衰竭症状的患儿可给予地高辛、利尿剂纠正心力衰竭。极少数缺氧严重的红细胞明显增多症的患儿可采用放血疗法。对于出现心力衰竭呼吸困难的患儿，应当增加热量供给，必要时可鼻饲喂养以获得足够的热量。

2. 外科治疗 手术分为根治术和姑息术两种方法[51]。

（1）根治术：目的是建立右心室-肺动脉连续通道，降低右心室高压，改善肺血，阻断异常血供，关闭室间隔缺损。McGoon 公式（1975）即左右肺动脉直径之和与膈水平降主动脉直径比 [（RPA＋LPA）/DAo]>1.5，左右肺动脉横截面积之和与体表面积比（PAI）>150 mm²/m²，术后 24 h 右心室与左心室压之比<0.64，即可行根治手术。根治术指征：①除肺动脉瓣闭锁外，肺动脉总干至肺各叶、段内分支发育好；②肺动脉总干缺如，左右肺动脉发育不够理想，但有中央共汇，LPA ＋ RPA/DAo ≥ 1.2，PAI ≥ 120 mm²/m²；③单侧肺动脉闭锁，另一侧肺动脉及其肺内分支分布良好；④仅肺门处正常肺动脉，无中央共汇，手术中可与右心室建立连续通道。

（2）姑息术：目的是增加肺血量，逐步建立肺血管共汇，指征：①左右肺动脉虽有中央共汇但发育不良，（RPA＋LPA）/DAo<1.0，PAI<

$100 \, mm^2/m^2$；②无肺动脉中央共汇，左右肺动脉肺门处的血管存在但发育不良。姑息手术应当在患儿 1～2 岁内进行，而再次根治术应当在 3～4 岁前进行。

手术中侧支循环的处理，侧支血管对维系 PAVSD 患儿的生命至关重要，但同时又破坏肺血管内皮细胞，造成肺高压。术前心血管造影可明确侧支血管的起源、走行、终止部位。对粗大侧支血管，侧面开胸容易找到，但不结扎。体外循环开始即阻断侧支血管。手术结束后根据患儿血气分析结果决定是否结扎还是松开侧支血管。这样既可避免患儿在手术当中缺氧，术后又可保证

肺血供应，维持心排血量，防止因残余梗阻而致低心排血量。建立右心室流出道-肺动脉连续通道，可用同种带瓣管道（VHC）、人造血管、心包补片等方法。

本病的预后较差，病死率比较高，主要原因：①术后右心室持续高压。②肺动脉发育差，肺内血管狭窄。③肺段内血管床减少，因侧支血管造成肺段内血管内皮增厚，末梢血管阻塞性病变，使肺内气体交换障碍，引起低氧血症和低心排血量。

（张清友）

第十三节　三尖瓣下移畸形

三尖瓣下移畸形又称为 Ebstein 畸形，1866 年德国 Wilhelm Ebstein 医生描述了一例 19 岁劳工心脏畸形，其死于发绀型心脏病，患者三尖瓣前瓣扩大并穿孔，隔瓣和后瓣螺旋形下移，瓣膜发育不良、增厚并黏附于右心室室壁，心室的房化部分变薄和扩张，右心房扩大并有卵圆孔开放。后来就以他的名字命名这类畸形。Ebstein 畸形是一种少见而复杂的先天性心脏畸形，约占先天性心脏病的 0.5%～1.0%。

一、胚胎学

正常的三尖瓣发育是在右心室腔的小梁化过程中进行的，心室内壁海绵样吸收的残留部分形成腱索和乳头肌，心内膜垫一部分形成瓣叶，瓣叶和乳头肌发育的位置异常即可导致此畸形，由于三尖瓣前瓣发育较早，受影响较小，故主要表现在隔瓣和后瓣的异常。

二、病理学

Ebstein 畸形基本病变是三尖瓣瓣叶和右心室发育异常并伴有膈瓣叶和后瓣叶向右心室下移，通过腱索乳头肌附着于三尖瓣瓣环下方的右心室壁上。三尖瓣瓣叶增大或缩小，往往增厚变形缩短。病变最常累及膈瓣叶，次之为后瓣叶，膈瓣叶和后瓣叶可部分缺失。病变累及前瓣叶者

则很少见。前瓣叶起源于正常三尖瓣瓣环，可增大如船帆，有时可有许多小孔，通过缩短和发育不全的腱索及乳头肌附着于心室壁。下移的瓣叶使右心室分成两个部分，瓣叶上方扩大的心室称为房化心室，其功能与右心房相似；瓣叶下方为功能右心室。右心房扩大，房壁纤维化增厚。右心房和高度扩大薄壁的房化右心室连成一个大心腔，起储存血液的作用，而瓣叶下方的功能右心室则起到排出血液的作用。三尖瓣下移患者由于三尖瓣瓣环和右心室高度扩大以及瓣叶畸形往往呈现关闭不全。如若瓣叶游离缘部分粘连，则增大的前瓣叶可在房化心室与功能右心室之间造成血流梗阻产生不同程度的三尖瓣狭窄。房室结及房室束解剖位置正常，但右束支可能被增厚的心内膜压迫产生右束支传导阻滞，部分异常 Kent 传导束呈现预激综合征。

Carpentier 按病变的严重程度，将 Ebstein 畸形分为 A、B、C、D 四种类型[52]：

A 型：房化右心室较小，功能右心室较大，前瓣活动好；

B 型：房化右心室较大，但三尖瓣前瓣活动尚可；

C 型：前瓣与右心室壁粘连，活动受限；

D 型：右心室几乎完全房化。

Ebstein 畸形常常伴有房间隔缺损或卵圆孔

未闭，其他畸形包括动脉导管未闭、肺动脉瓣狭窄、室间隔缺损；右心室双出口偶有报道，如为纠正性大动脉转位，左侧房室瓣表现为形态学三尖瓣，左侧房室瓣的隔后瓣下移与右侧房室瓣出现 Ebstein 畸形相似，但前瓣较小，房化右心室变薄不明显。

三、病理生理学

当心房收缩时房化右心室舒张或膨出，使其被动储血，心室收缩时，房化右心室内的右心室血又向右心房反流，这样有一部分血往返来回于两腔之间。新生儿期肺循环阻力仍高，三尖瓣如有关闭不全，则反流量较大右心房压增高，产生右心房至左心房的分流，导致发绀出现。随着肺循环阻力下降，右心室压力亦随之降低，则三尖瓣反流、右心房压、右向左分流均有所降低，发绀可有减轻。但年长后发绀仍不可避免地重现，系由三尖瓣反流加重及右心室心肌功能退化所致。

由于心房扩张，经常出现房性心动过速，尤其是较大患儿，另外大约 15% 患者出现一路或多路传导，即 WPW 综合征，有 1%～2% 患者出现房室结折返性心动过速[53]。终末期心力衰竭阶段，室性心律失常多见。

四、临床表现

症状轻重不一，轻者可无任何症状，或仅有疲劳、心悸、气短等。少数患者在出生后 1 周内即可呈现呼吸困难、发绀和充血性心力衰竭。但大多数患者进入童年期后才逐渐出现劳累后气急乏力、心悸、发绀和心力衰竭。各个年龄组患者均可呈现室上性心动过速，一部分患者则有预激综合征。

多数患者生长发育差，体格瘦小，约 1/3 患者颧颊潮红类似二尖瓣面容，常有不同程度的发绀。心脏扩大的患者左前胸隆起，心浊音界扩大，胸骨左缘可扪及三尖瓣关闭不全产生的收缩期震颤。心尖区下部和心尖区搏动正常或减弱。由于右心房和房化右心室高度扩大，颈静脉搏动不明显。心脏听诊，心音轻，胸骨左缘可听到三尖瓣关闭不全产生的收缩期杂音，有时还可听到三尖瓣狭窄产生的舒张期杂音，吸气时杂音响度

增强。由于增大的三尖瓣前叶延迟闭合，第一心音分裂，且延迟出现的成分增强。第二心音异常分裂而肺动脉瓣关闭音较轻，有的病例可呈现奔马律。腹部检查可能扪及肿大的肝脏。年幼患者伴发绀严重者可出现杵状指（趾）。

五、实验室及辅助检查

（一）心电图改变

表现为电轴右偏，右心房增大，右束支传导阻滞，一度房室传导阻滞，右胸导联出现 q 波伴 T 波倒置，B 型预激综合征，阵发性心动过速。

（二）胸部 X 线检查

典型病例可见右心房增大和右心室流出道移向上外方，上纵隔变窄，肺血管纹理正常或减少。少数病例心影可无异常征象。

（三）超声心动图

超声心动图和多普勒检查显示三尖瓣前瓣叶增大，活动幅度大。隔瓣叶和后瓣叶明显下移，发育不良，活动度差。三尖瓣关闭延迟，瓣膜位置左移，室间隔运动反常。右心房及房化右心室共同显示为巨大的右心房腔，功能右心室腔纵径缩短。多普勒检查可显示心房水平右向左分流和三尖瓣反流。超声心动图是诊断本病的主要手段，能够明确三尖瓣下移的程度和位置，确定三尖瓣发育状态，有无缺如及功能情况。有经验的超声心动医生可以提供足够的解剖及血流动力学资料，因此通常不必要进行导管和心血管造影检查。

（四）心导管和选择性心血管造影

右心房腔巨大，压力增高，压力曲线 a 波和 V 波均高大。房化右心室呈房性压力曲线，腔内心电图则为右心室型，伴有房间隔缺损者心导管可从右心房进入左心房。心房水平可呈现右至左分流，右心室收缩压正常，舒张末压升高，有的病例可测到三尖瓣跨瓣压差。右心造影显示右心房明显扩大占据左心室位置，功能右心室位于右心室流出道。瓣膜口移至脊柱左缘，右心室下缘可显示三尖瓣瓣环切迹和房化心室与功能心室之

间的另一个切迹。肺动脉总干及分支细小，心房水平有右至左分流者则左心房提前显影。心导管检查期间容易出现严重心律失常。

六、治疗

如果患者无临床表现及右向左分流，心脏轻度增大，先临床随访观察。患者有乏力、心悸、气急、心律失常、发绀、心力衰竭等临床症状，当发绀加重，或出现异常的栓子、右心衰竭均为手术适应证。一旦患者心功能到Ⅲ～Ⅳ级，药物作用不大，诊断明确后应进行手术治疗。

手术的原则是恢复三尖瓣和右心室的功能[54]。对于三尖瓣下移畸形的手术纠治目前尚无一种完美的方法能适用所有类型，常用手术方法为房化右心室折叠术、三尖瓣成形术、瓣膜置换术、Glenn术、可调式房间隔造口术以及Fontan术等。在手术中，横向折叠房化心室不利于右心室功能恢复，纵向折叠可能有利于右心室的功能恢复[55]。对于三尖瓣的处理，目前许多三尖瓣下移畸形的患儿能行根治术和瓣膜整形术，部分需行换瓣术，后者指除三尖瓣隔、后瓣下移外，前瓣严重发育不良的患儿。如有二瓣下移或有中度以上三尖瓣反流，应尽量行瓣膜整形术。Glenn手术可减轻右心负荷，减少右至左的分流，增加动脉血氧含量，改善症状，减轻发绀，但为一种姑息性手术，并没有解决畸形，常应用于有严重发绀，不宜施行根治手术的幼儿。

对于三尖瓣前叶发育不良明显、隔瓣和后瓣下移明显、右心室腔小及右心室结构发育不良者，则只能行单心室矫治手术。对于术前提示有右心室结构发育不良和（或）功能较差的患儿，可行双心室修补术，但术后易致右心室功能不全，若行"1+1/2"（即1个半心室）心室修补

可避免术后右心功能不全[56]。"1+1/2"心室修补术是近年发展起来的一种式式，既可作为双室修补失败的替代手术方式，又可作为不适宜双室修补而又避免Fontan手术的一种转换式式。目前施行"1+1/2"心室修补尚无公认的标准。施行"1+1/2"心室修补的最低限制为三尖瓣Z值＞－5和右心室舒张末容积为正常值的30%～50%以上。右心室中度扩张或心室功能中度低下也为"1+1/2"心室修补的指征，双室修补或"1+1/2"心室修补术的目的为重建具有较好关闭功能的三尖瓣瓣膜；消除房化的右心室壁；减小巨大的右心房容量，使右侧被压缩的肺得以膨胀；留置小的房间隔缺损使左、右心室的心排血量平衡；确保足够的肺血流量而又不使右心室负荷过重。

三尖瓣下移畸形患者约5%～10%有预激综合征[57]，患者预后差，心律失常不能自行恢复，根据其病情部分患者术中行房室旁路切断术，术后心律可恢复正常，部分患者行射频消融治疗解决心律失常问题。

七、转归

三尖瓣下移病例预后也有较大差异，临床上呈现重度发绀者约80%在10岁左右死亡，而轻度发绀者则仅5%在10岁左右死亡。呈现充血性心力衰竭后大多在2年内死亡，约3%的病例发生猝死。常见的死亡原因为充血性心力衰竭、心律失常、缺氧或肺部感染。成年患者则常死于反复栓塞、脑血管意外和脑脓肿，大多数患者在20岁前死亡，平均死亡年龄为20岁。

（梁永梅）

第十四节　单心室

单心室（single ventricle）或称总心室（common ventricle）或单室心（univentricular heart），是一种较少见的先天性畸形。其发病率在活婴中约为1：6500，约占先天性心脏病的

1.5%。单心室是一个心室腔同时接受左右心房的血液，它可以通过两个房室瓣口，也可以通过一个共同房室瓣口。这个单一的心室腔通常为一个巨大的主腔和一个小的残腔，但也可能仅为一

个单腔心室。两大动脉起自单心室，两大动脉间的相互关系可能正常也可能转位。

一、胚胎学

单心室的胚胎发生机制是原始心管的心室段发育异常，正常情况下原始心管向右袢状弯曲，横卧于下方的一段心管称为原始心室，它的右端发育成右心室的窦部，并与房室管连接，左、右心室窦部之间为肌部室间隔，圆锥部正常的旋转和左移后骑跨于两心室之上，形成心室流出道。因此无论是原始心室的右端（右心室窦部）或左端（左心室窦部）或肌部室间隔发育不全都将形成单腔心室。

二、病理学

单心室本身又可分为许多亚型。Van Praagh 等根据心室主体的形态学将其分为四型：A 型，形态学上的左心室伴有包括右心室漏斗部的原始流出道部；B 型，形态学上的右心室而无左心室窦部（左心室的残迹可呈一无功能的裂隙或袋隙）；C 型，心室包括左、右心室两者的主体部分，无室间隔或仅有其残迹；D 型，心室不具有右心室抑或左心室的特征（无右心室和左心室窦部）。这四型可进一步根据其与大动脉的连接关系以及大动脉空间排列位置，将其各分为 I（正常）、II（右袢）或 III（左袢）型。据 Van Praagh 报道，A 型占 78%，B 型占 5%，C 型为 7%，D 型为 10%；而大血管转位情况，则右袢或左袢例数基本相仿，各为 42% 与 43%，大动脉呈正常排列关系者占 15%[58]。

尸检常可按上述 Van Praagh 法仔细分型，临床医师则基于影像学资料，常难以对 B、C 及 D 型三者加以分辨，因此简单地将该三型无流出道腔室者统归于 C 型，而将具有流出道腔室者统归于 A 型，再根据大动脉的排列关系分别划归 I、II 或 III 类。

单心室常合并其他畸形。以肺动脉瓣狭窄和房间隔缺损最为常见，分别见于 51% 和 27% 的患者。也可合并冠状动脉畸形。传导系统位置异常且多变，在有一个出口腔室和那些房-室和心室-大动脉相互关系不一致（左袢）的患者，房室结呈异常前位，在无出口腔室的患者，房室结

的位置捉摸不定，可呈后位、侧位或前位。当出口腔室为左向前位时，总传导束环绕肺动脉瓣下流出道的前方，贴近肺动脉瓣附着处。若出口腔室呈右向和前位，则传导束位于肺动脉瓣环的下后方。在无出口腔室者，传导束位于心室体的后方。

三、病理生理学

单心室的病理生理学取决于肺动脉瓣狭窄、主动脉瓣瓣下狭窄、房室瓣关闭不全等的有无及其程度，以及心室的功能状态。有明显肺动脉瓣狭窄者呈现发绀，并随着时间的伸延出现红细胞增多症。不合并肺动脉瓣狭窄者，则肺循环血流增多，呈现肺充血和充血性心力衰竭的症状和体征，后期出现肺血管阻力增高和肺动脉高压。心室功能低下和房室瓣关闭不全时，可由于长期心室容量负荷过重或房室瓣原已有异常，随着房室瓣关闭不全的加重和心功能恶化，充血性心力衰竭也逐步加重。主动脉瓣下狭窄常伴随肺动脉瓣狭窄而来，或特别易见于因肺含血量多曾行肺动脉环束术者，因心室壁过度肥厚所致，此种病例行纠治术时，其死亡危险性特别大。由于房室结和总传导束的位置异常，A-III 型单心室自发性或手术造成传导阻滞的发生率特别高。据 McGoon 等报道，术前房室传导阻滞的发生率为 17%，而心室分隔术后增加 30%。

四、临床表现

大多数单心室患者早年即有明显的先天性心脏病表现，如发绀、心动过速或体重增加缓慢等，在新生儿或婴儿早期即引起人们注意。对肺血较多的患者，早期常无发现。肺血流量减少者可见发绀及杵状指（趾），临床症状与法洛四联症相似。肺血流异常增多呈慢性充血性心力衰竭者生长发育差、喂养困难，表现为消瘦、乏力、多汗等。充血性心衰时或右侧房室瓣狭窄而无房间隔缺损时，颈静脉饱满或怒张。如右侧房室瓣关闭不全严重，则颈静脉和肝会有收缩期搏动。

望诊和触诊时，心脏搏动弥散，由于许多患者其主动脉相对偏前，触诊时在胸骨左缘可感知主动脉瓣的关闭。听诊时第一心音可增强，第二心音也较强且单一，多数患者可闻及较响的收缩

期杂音,其来自肺动脉瓣狭窄或主动脉瓣下狭窄。肺血流增多的患者在心尖区可听到左侧房室瓣相对性狭窄产生的舒张期杂音。

五、实验室及辅助检查

(一)心电图检查

视单心室各亚型而不尽相同,但多数患者有心室肥大表现。常见四种类型:①右心室占优型;②左室占优型;③左右心室均势型(左右心前区导联均有 R 波);④所有右心前区导联均有 S 波。一般为窦性心律,有报道约30%的一度房室传导阻滞患者伴发室上性心动过速、心房颤动、预激综合征。

(二)胸部 X 线检查

大多数患者有心影扩大,肺血增多或减少则视有无肺动脉瓣狭窄而定。左心房增大见于肺血增多或有房室瓣关闭不全者。其他方面则视各亚型的病理解剖情况而异。

(三)超声心动图

应用二维超声心动图能观察心脏腔室、瓣膜、大血管及相互关系,是认识单心室的首选方法[59]。检查时应注意:①是否有附属心室及位置;②房室瓣数目及功能状态;③大血管相互关系及与主要心室或附属心室连接关系;④肺动脉血流有无梗阻及严重程度。多切面、不同角度探查均未见室间隔回声,心腔内正常十字交叉结构消失,呈"T"型改变,即可诊断为单心室。

根据心室形态、有无附属心室及其位置、大动脉关系进行分类诊断:①左心室型:两组房室瓣均开口于左心室,心室内膜光滑,肌小梁回声细小,无右心室窦部,主动脉发自右心室流出残腔,肺动脉发自左心室。②右心室型:两组房室瓣均开口于右心室,无房室瓣骑跨,心室内膜粗糙,肌小梁回声增多、增粗,左心室残腔位于右心室左后方,右心室双出口。③中间型:共同心室具有左右心室的特点,无漏斗残腔,大动脉直接发自单心室。

大血管的确认:心前区左心室长轴、大动脉根部短轴探及大动脉后向上追踪,肺动脉行程短,并可见左右分支,主动脉向上形成弓形并向头颈部分支。彩色多普勒于舒张期见红色血流信号经二、三尖瓣口或共同房室瓣口进入巨大心室腔,混合后的血液于收缩期射向主动脉和肺动脉。肺动脉狭窄的患儿于肺动脉内可见收缩期湍流信号,并见其他合并畸形的异常血流信号。

(四)心导管和选择性心血管造影

在二维超声心动图和彩色多普勒诊断技术问世之前,需依靠心导管检查和心血管造影以确诊单心室和其类型以及合并畸形。检查的目标和目的包括:①单心室的类型;②出口处腔室的有无和位置;③主动脉与肺动脉的空间位置和房-室相互关系;④肺动脉或主动脉血流阻塞的有无及其部位;⑤房室瓣的数目、位置、功能状态以及其偏离和骑跨情况;⑥肺动脉压力和阻力;⑦心室功能情况(射血分数和舒张末期压力);⑧肺动脉粗细、分布或先前环束术所致扭曲情况;⑨伴随畸形情况。虽然体循环和肺循环的静脉血在单一心室内混合,但由于心腔内血流情况不同,不能就此认为肺动脉与主动脉血氧饱和情况就完全一致,因此为准确计算肺循环和体循环阻力,必须分别测定两动脉的血氧饱和度和压力。

六、治疗

(一)药物治疗

单心室新生儿期如有肺动脉闭锁或狭窄而使肺血减少,可使用前列腺素 E1 维持动脉导管开放,并保持正常酸碱平衡及肝肾功能。单心室新生儿期后的内科治疗主要为控制心力衰竭并确保患儿成为 Fontan 手术的候选人。心力衰竭治疗通常可用血管紧张素转化酶抑制剂、地高辛和利尿剂。遇有肺血减少患儿如肺动脉瓣或瓣下狭窄,可采用升高体循环阻力及升高血压的方法,使更多的血流入肺循环,如有可能可应用导管介入方法扩张狭窄的肺动脉瓣,缺氧严重时可应用呼吸机治疗,并调整体内酸碱平衡。

(二)手术治疗

单心室的自然死亡率很高,早期不手术纠

治，即便生存，随着心室负荷加重和发绀出现，心室功能进一步受损，将失去手术机会。手术的目的在于分隔体循环与肺循环，并使之有序，以使心功能恢复正常。

1. 姑息性手术　以增加（体-肺动脉分流术）或减少（肺动脉环束术）肺血流量，改善其症状。但姑息性手术亦有其缺点，如体-肺动脉分流术后肺动脉常扭曲变形，使日后纠治术时遇到困难；肺血流增加太多会因增加心室容量负荷而促成心力衰竭；上腔静脉-肺动脉吻合术（Glenn 手术）不增加心室容量负荷，但有时晚期会发生同侧肺动静脉瘘；肺动脉束带向远侧移位会造成肺动脉扭曲等。Moodie 等分析姑息手术用以治疗单心室的效果，发现不管是为增加或减少肺血流量而手术，30％A 型和 75％C 型单心室患者死于确诊后 10 年内，因此姑息性手术既有用处又有不足或不尽满意之处。

2. 心室分隔术　以人造纤维织物，将心室腔一隔为二，各接受一侧房室瓣的血液，并分别供应肺动脉和主动脉。手术复杂而困难，虽经不断改进操作技术，但早期和晚期死亡率仍不能令人满意。Mayo 临床医院 Feldt 曾报道 45 例患儿，其早期和晚期死亡率分别达 47％及 18％，11 例为左向前位主动脉瓣下流出道腔室的术前无充血性心力衰竭、未行姑息手术且无明显发绀者，其手术存活率达 82％，综合其他报道的资料亦说明，分隔术目前仅适用于左心室型单心室伴有左侧大动脉转位、心室腔足够大、两侧房室瓣以及未合并其他主要心脏畸形者。

3. Fontan 手术及其改良术式　被愈来愈多地应用于单心室的治疗，其目的是将体静脉血与肺静脉血分隔开，通过提高体静脉压力和胸腔的负压，使体静脉血直接回流至肺循环，而单心室起到体循环心泵的作用。这样既减轻了功能性单心室的负荷，也保证足够的心排血量。早期的心房肺动脉吻合术已经发展为全腔静脉与肺动脉连接术，通过应用心房内侧隧道或外通道使下腔静脉血流向肺动脉。早期 Fontan 术的手术指征非常严格，术后受肺循环阻力的影响死亡率较高。随着手术方法的不断改进，近年来采用板障开孔方法，手术成功率明显提高，上海新华医院报道死亡率降至 18.9％[60]。

七、转归

不经治疗，单心室患者的自然寿命较短。据多伦多儿童医院统计，182 例中死亡 117 例（64％），50％死于出生后 1 个月内，74％死于前 6 个月[61]。Moodie 等分析 83 例未经手术治疗且多数已度过婴儿期的患者，自诊断之日起，50％的 A 型患者平均死于 14 年内，C 型患者预后更差，50％死于 4 年内。有无肺动脉瓣狭窄，不影响寿命的长短。死因主要是充血性心力衰竭和心律失常，或原因不明的猝死等。

（梁永梅）

第十五节　永存动脉干

自心底部仅发出一根单独的大动脉干，此动脉下仅有一组半月瓣，冠状动脉、肺动脉均由此大动脉干发出。这一组半月瓣可以为三个瓣叶，也可能是两个或四个瓣叶，这种畸形称为永存动脉干（persistent truncus arteriosus）。永存动脉干是极为罕见的复杂先天性心血管畸形。发病率约为先天性心脏病的 0.5％左右，在先天性心血管的尸体解剖中，其约占 1％～3％。

一、胚胎学

有两个基本理论，第一种理论认为动脉干未能分隔所致，包括远端圆锥部、动脉干近端及远端均未分隔完成，因此共同动脉干可表现为一组畸形包括室间隔缺损、半月瓣发育不全和主-肺间隔缺损。第二种理论认为共同动脉干属于肺动脉缺如畸形，理由是大多数动脉干的瓣叶为三个瓣，说明原始动脉干已经正常分隔，只是肺动脉瓣闭锁，与临床所说的假性共干很相似。

二、病理解剖学

根据肺动脉起源部位的不同，永存动脉干有数种分型方法。目前临床上常用的是按 Collect 和 Edwards 法分为四型[62]：

Ⅰ型：由总干分出肺动脉主干及升主动脉；

Ⅱ型：由总干背面分出左右肺动脉；

Ⅲ型：左右肺动脉各自总干的侧面分出；

Ⅳ型：肺动脉及动脉导管均缺如，肺循环由总干上的支气管动脉供血。

Van Praagh 根据主动脉-肺动脉间隔形成的程度和肺动脉及主动脉弓的解剖形态将共同动脉干分为四类：

A1型：约占50%，动脉干间隔部分形成，但在干瓣上方有巨大缺损。短的肺动脉主干起自动脉干的左背侧并分为左右两支肺动脉，动脉干成为升主动脉，约7%病例在肺动脉主干的起点有狭窄；

A2型：约占21%，主动脉-肺动脉间隔和肺总动脉干缺如，两支肺动脉直接起自动脉干背侧或侧面行向肺部，其开口可分开也可靠得很近，由于肺动脉分支的起点狭窄或发育不全，肺灌注量少；

A1～A2过渡型：约占9%，在心血管造影和手术中均不能区别；

A3型：约占8%，仅有单一肺动脉分支起自动脉干佛氏窦上方，供应同侧肺叶，而另一侧肺叶由主肺侧支或起自主动脉弓或降主动脉的肺动脉供应，通常缺如的肺动脉与主动脉弓同侧，较少在对侧；

A4型：约占12%，动脉干直接在干瓣上方分为一狭窄或发育不全的升主动脉和显著扩大的肺动脉主干，大的动脉导管连接肺动脉分支和降主动脉，而发育不全的主动脉弓在峡部还有狭窄，甚至完全断离。

根据肺动脉从动脉干分出的部位和走向，共同动脉干有各种分型。国内多采用 Collett 和 Edwards 分型的方法[63]。1965年 Van Praagh 在此基础上，进行了改良的Ⅳ型分法，现已越来越被国内众学者接受。两者的共同点是Ⅰ型分类原则相同，均有肺动脉主干。Van Praagh 的Ⅱ型相当于 Collett 和 Edwards 分型的Ⅱ型＋Ⅲ型。Van Praagh 的Ⅲ型共同动脉干指一侧肺动脉起于动脉干，另一侧肺动脉从主动脉弓降部发出，相当于永存动脉干伴一侧肺动脉闭锁。两种分类法的最大差别是 Van Praagh 不承认 Collett 和 Edwards 的Ⅳ型，认为此类患者绝大多数实际上是法洛四联症伴肺动脉闭锁，是胚胎时圆锥动脉干极度不对称分隔所致，与共同动脉干胚胎时圆锥动脉干未形成分隔并不相同，故 Collett 和 Edwards 的Ⅳ型只能称为假性动脉干，但目前该名词已废弃，因胚胎发育过程中的主动脉、肺动脉分隔仍存在，只是分隔异常使肺动脉发育不良，甚至闭锁，但肺动脉闭锁后的韧带仍存在。因此，目前称此种畸形为法洛四联症伴肺动脉闭锁伴大的体肺侧支动脉。Van Praagh 的Ⅳ型共同动脉干是指永存动脉干伴主动脉弓中断。

共干瓣由于常有增厚和变形而反流，很少有狭窄，多为三瓣（占60%）、两瓣畸形（占5%）、四瓣畸形（占25%）、右位主动脉弓（占18%～36%），常并发头臂干镜像分支，11%～14%合并主动脉弓离断，同时伴发动脉导管未闭。冠状动脉起源和走行异常很常见，有报道左、右冠状动脉起源于一处，开口高于瓣窦，或在瓣窦之间。

三、病理生理学

肺动脉往往起源于总干的左后部，距总干的瓣膜很近，大多数肺动脉起源无狭窄，所以肺动脉的压力与体循环相仿。只有少数（7%）肺动脉开口处有先天性狭窄，可使肺动脉压力不致过高，对患儿有利。来自左、右心室的血液全部进入动脉干。静脉血液和左心室喷射的来自肺循环的氧合血和右心室喷射的来自体循环的血液混合进入动脉干，因而产生的血氧饱和度降低的程度取决于肺循环血流量的多少，肺血流量多临床上发绀不明显或程度轻，但心脏负荷加重，伴有动脉干瓣膜关闭不全者易造成心力衰竭，左心房压力升高可发生肺水肿。肺血流量少则发绀明显，最常见原因是肺血管床承受体循环高压的大量血流，逐渐产生肺小血管阻塞性病变，致肺循环阻力升高，血流量减少，肺动脉狭窄亦可造成肺血流量减少但较为少见。

四、临床表现

婴儿出生后数周内由于肺血管床阻力高，肺血流量少，临床症状不明显，随着肺血管床阻力降低即可出现心力衰竭和肺部感染症状。肺血流量增多者常呈现呼吸困难、心力衰竭和心动过速。肺血流量减少则出现发绀，同时伴红细胞增多和杵状指（趾）。

患者全身情况较弱，体重不增，心率增快，心脏扩大，肝大，在肺动脉瓣区闻及单一的第2心音，胸骨左缘第3、4肋间有响亮、粗糙的收缩期杂音和震颤。伴有瓣膜关闭不全者心尖部有舒张早期或中期杂音，动脉干瓣膜关闭不全常有水冲脉。

五、实验室及辅助检查

（一）胸部X线检查

示心影增大，肺血管纹理增多，以心室增大为主，升主动脉明显增宽，搏动强烈而不见肺动脉，约25％病例为右位主动脉。肺动脉起源部位较正常高，若见动脉分支影高达主动脉弓水平时，则有诊断价值。

（二）心电图检查

肺血增多时为左、右心室肥大表现；肺血管阻力增高、肺血少时为右心室肥大表现。

（三）超声心动图

二维超声心动图的多个切面及多普勒检查可以确定共干的类型，冠状动脉的起源及其与肺动脉的关系，共干瓣特征及反流程度。综合超声心动图技术，以其无创、准确、便捷等优势在该病的诊断中起着越来越重要的作用，但因该病罕见、复杂，故要求较高的超声诊断水平。

二维超声心动图于胸骨左缘仅可探及一根增宽的大动脉干及一组半月瓣。大动脉前壁前移与室间隔连续中断、骑跨于室间隔上，但不能探及右心室流出道，左心室长轴切面显示右心室扩大。一根增宽的大动脉干明显增粗，骑跨于室间

隔上，前壁紧邻胸壁。其间无右心室流出道，于动脉干后壁可见其发出主肺动脉或肺动脉分支。大动脉短轴切面仅见单一增宽的大动脉干，其前方无顺时针环绕的右心室流出道、肺动脉瓣及肺动脉主干。胸骨上窝主动脉长轴切面可探及发自弓部、弓降部及头臂动脉的肺动脉分支或侧支血管。心尖四腔及五腔切面可见共同动脉干骑跨于室间隔上，室间隔缺损，右位主动脉弓等。

（四）心导管和选择性心血管造影

心血管造影对共同动脉干诊断有决定性意义，故为诊断本病的金标准。但因其为介入性检查，操作复杂、费用昂贵、具有一定的危险性及合并症，且患本病多为小儿，故在实施上有很大的局限性。心导管检查可以测定肺动脉压力及肺血管阻力，通过造影可进一步明确共干瓣反流程度。心导管检查时表现为右心室压力增高，左、右心室收缩压相近，肺动脉与动脉干压力亦相近。心导管可从右心室进入主动脉弓头臂分支。心血管造影见单一动脉干骑跨在室间隔缺损之上，仅有一组半月瓣。冠状动脉及肺动脉均起源于动脉干。

六、治疗

（一）药物治疗

主要是控制心力衰竭和继发感染药物，主要包括强心苷类、利尿剂和血管扩张剂等。

（二）手术治疗

患儿常在6个月或1岁内时发生严重肺血管梗阻性疾病，50％死于1个月内，75％在1岁以内死亡。故一旦确诊，应考虑手术治疗。现多主张在1岁以内甚至新生儿期行矫治术，可有效防止肺血管梗阻性病变发展，对严重心力衰竭患者若内科治疗无效也应考虑尽早手术。早期行肺动脉环缩效果不佳，死亡率高。McGoon等根据Rastelli的实验，应用带瓣外管道连接右心室与肺动脉，完成了第一例矫治手术。连接右心室与肺动脉的方法有用Gore-Tex管道，同种带瓣大动脉及将肺动脉直接拉下与右心室吻合等，均取得良好疗效。但各种方法各有利弊，无瓣管

道的缺点在于术后早期患儿并发肺动脉高压危象时对右心功能保护差；同种带瓣大血管的缺点在于术后钙化，更换难度大；将肺动脉直接拉下与右心室吻合的优点在于无需再次手术更换管道。术式的选择取决于患儿就诊时的年龄和术者的经验。

Marcelletti 报道 1967—1972 年 92 例患者生存率是 75%，Ebert1983 年报道 77 例小于 6 个月婴儿生存率达到 91%，说明可以取得满意的结果。2003—2004 年国内报道手术成功率达到89.5%～91%[64-65]。

手术的中远期结果：术后早期生存率取决于肺血管阻力、共干瓣有无反流、并发畸形等；术后中远期生存率取决于共干瓣有无反流和肺动脉管道的置换率。国内随访过程中发现同种带瓣管道于术后 8 年出现残余梗阻，而未用外管道者右心室流出道通畅。

七、转归

如不治疗大多早年死亡，仅 15% 活至一岁以上，活到 20 岁以上者多因肺动脉有狭窄，但狭窄程度适度，使发绀既不很重，又不使肺血太多而出现心力衰竭。进行性发绀预示着肺血管阻塞性病变在加重。

（梁永梅）

第十六节　肺动脉狭窄

肺动脉狭窄（pulmonary stenosis，PS），一般是指左右心室之间无交通（即室间隔完整），但肺动脉瓣、肺动脉瓣上或肺动脉瓣下有狭窄。其发生率约占先天性心血管病的 10%～15%，其中以单纯性肺动脉瓣狭窄最常见，占 75%～80%；漏斗部狭窄（含双腔右心室）占 5%；主肺动脉狭窄占 2%；左右肺动脉分支狭窄占 7%；复合型多处狭窄占 6%。

一、肺动脉瓣狭窄

单纯肺动脉瓣狭窄约占先天性心脏病总数的8%～10%，因瓣口狭小，使右心室射血困难，只有右心室的收缩压相应地提高，血液方能冲过狭窄的瓣口以维持足够的心排血量。静息时，右心室与肺动脉的收缩压差超过 10～15 mmHg 时提示有肺动脉瓣狭窄的存在。

（一）胚胎学

肺动脉瓣和瓣环由动脉干近端发育而成，胚胎早期动脉干为单腔管道连接于圆锥部的头端，与圆锥嵴相延续处的动脉干内膜出现前后两个动脉干嵴，这两个动脉干嵴汇合将动脉干分隔为左侧的肺动脉瓣口和右侧的主动脉瓣口。如果这一分隔过程异常，必将影响肺动脉瓣环或主动脉瓣环的发育。在动脉干被分隔成两个大动脉瓣环的同时，在前后动脉干嵴的同一平面出现侧壁的动脉干嵴，前后左右动脉干嵴共同发育成两组半月瓣，如果动脉干嵴发育异常必然会导致半月瓣形状、数目和交界的异常[66]。

（二）病理学

肺动脉瓣的三个瓣缘互相融合，形成圆顶样或漏斗样结构，仅有中央或偏心的小孔可通，全身循环的血流必须通过此一狭窄口。瓣叶可短缩、增厚和僵挺，有时仅有两瓣。严重病例瓣口直径可仅 1～2 mm。中度狭窄者瓣叶联合处有部分粘连，瓣叶的中心部仍能启闭自如。偶有病例瓣叶并无粘连，只因瓣叶特厚，启闭不灵活，瓣环可能亦偏小，致使右心室血液泵出受阻，称为肺动脉瓣发育不良，往往呈家族性，Noonan 综合征大多有此病变。

肺动脉主干常扩张，其周径可超过主动脉，扩张自瓣环起，有时可延伸到左肺动脉。初生时并无扩张，可能由于狭窄口喷射出的急速血流及形成侧向的漩涡所具的动能作用于肺动脉管壁，年久后使管壁弹力纤维失去弹性而扩张。但扩张的程度与狭窄的严重性并不成比例，轻度的狭窄可有明显的肺动脉扩张，而极严重的狭窄可以没有扩张。

本病的继发病变为右心室的向心性肥厚，室腔可能偏小，严重的肺动脉瓣狭窄患者可产生右心室心内膜下心肌缺血，造成缺血部位心肌梗死和纤维化。肥厚在圆锥部尤著，使右心室流出道狭窄。三尖瓣亦增厚，其闭合线及腱索连接部有纤维组织增生，可能因受右心室长期高压的应激所致，甚至可致三尖瓣关闭不全。右心房有继发的增大，已闭的卵圆孔可能因此被撑开，右心房压如超过左心房压，可产生右向左的分流而引起中央性青紫。

（三）病理生理学

肺动脉瓣口狭窄使右心室向肺动脉射血受阻，右心室必须提高收缩压方能向肺动脉射血，其收缩压增高的程度与狭窄的严重性成正比。肺动脉瓣严重狭窄时，由于室间隔是完整的，右心室的收缩压可超过左心室，此与法洛四联症时左右心室压力相等不一样，右心室的血流进肺虽有困难，但因无室间隔缺损的旁路可走，所以全身所有静脉血仍必须完全进肺，这样患者的体力耐受度虽较法洛四联症为佳，但如狭窄严重，右心室壁极度增厚使心肌供血不足，可发生右心衰竭，而法洛四联症有心力衰竭者却很少。随着年龄增长，如果狭窄不解除可造成右心室进行性向心性肥厚，右心室顺应性下降，右心室舒张压增高，有时伴有三尖瓣反流，右心房、右心室扩大，随之出现右心衰竭。年长儿严重肺动脉瓣狭窄未获治疗可继发肝硬化，这与长期肝静脉淤血有关。

严重肺动脉瓣狭窄的新生儿存在不稳定的血流动力学状态，在胎儿期因有右心室心肌相应增厚，右心室心排血量可维持正常。如果狭窄程度很重，腔静脉血回右心房后，大多通过卵圆孔或房间隔缺损进入左心房、左心室，可使右心室心腔偏小呈先天性发育不良，三尖瓣环也偏小。出生后由于心房水平大量右向左分流，临床可产生持续性中央性发绀，呈严重低氧血症，动脉导管关闭导致肺循环血流量下降，进行性低血氧、酸中毒、心力衰竭，其血流动力学改变类似于室间隔完整的肺动脉闭锁，如未及时处理将危及生命。所以新生儿重症肺动脉瓣狭窄为心脏科急

诊，需及时予以持续静脉滴注前列腺素 E，以维持动脉导管开放，改善低氧血症，全身情况稳定后立即行经皮球囊扩张术或外科手术治疗。

（四）临床表现

1. 症状　轻度狭窄可无症状；中度狭窄在两、三岁内无症状，但年长后劳力时即易感疲劳及气促；严重狭窄者中度体力劳动亦可有呼吸困难和力不从心感，有的平素活动一如常人，但一次体力活动时突有昏厥甚至猝死。亦有患者劳动时感胸痛或上腹痛，可能由于当时心排血量不能相应提高，致使心肌供血不足或心律失常所致，这些都是预后差的信号，应着手准备行经皮球囊扩张术或外科手术治疗。患者的生长发育往往正常，甚至有心衰者亦不消瘦，面容往往硕圆。大多无发绀，面颊和指端可能暗红，狭窄严重者可有发绀，大多由于卵圆孔的右向左分流所致。如房间隔缺损很大，可有严重发绀，并有杵状指趾及红细胞增多。有蹲踞者很少见。如房间隔完整，严重的狭窄可产生周围性发绀。

2. 体征　颈静脉有明显的搏动（a 波）者提示狭窄严重，此种收缩期前的搏动在肝区亦可摸到。有心衰时 a 波模糊不清，而有右心室收缩时三尖瓣反流的高耸 V 波。在婴幼儿期，心导管检查时右心房的 a 波有时很高，但在颈静脉却看不到明显的搏动。心前区可较饱满，但明显突出者很少，心脏多不增大，只有严重狭窄而有心力衰竭者方见心脏扩大，左侧胸骨旁可摸得右心室的抬举样搏动。肺动脉干虽扩张，但在胸骨左缘第 2 肋间摸不到搏动。右心室如有衰竭而扩张，在心前区有广泛的搏动，甚至可延伸到腋前线。收缩期震颤在胸骨左缘第 2、3 肋间可以摸到，杂音很响者震颤可波及胸骨上窝及胸骨左缘下部，心衰时震颤减弱甚至消失，新生儿患者亦可无震颤。第 1 心音正常，轻至中度狭窄者可听到收缩早期喀喇音（肺动脉喷射音），其来源于增厚但仍具有弹性的瓣膜在右心室开始收缩时打开，瓣膜突然绷紧所致。狭窄越重，喀喇音出现时间越早，甚至与第 1 心音重叠。喀喇音的响度随呼吸周期变化，吸气时减弱，呼气时增强，主要与心室收缩时狭窄的瓣膜所处的位置不同有关。吸气时，增加的右心房收缩压传导到右心室

及肺动脉瓣心室面，随即右心室收缩时，肺动脉瓣已处于相对打开的位置，其收缩期移动的幅度相对较小，因而肺动脉收缩期喷射音相对柔和或减弱；呼气时，右心室收缩前肺动脉瓣处于相对关闭的位置，在收缩期肺动脉瓣移动的幅度相对较大，其喀喇音较响。收缩早期喀喇音为单纯性肺动脉瓣狭窄的特征性体征之一。第 2 心音分裂，其分裂程度与狭窄严重性呈正比，重者可达 0.14 s，但肺动脉瓣关闭音很轻甚至听不到。在胸骨左缘上部有响亮的喷射性收缩期杂音，此杂音为本病的另一特征性体征，杂音的响度与狭窄的程度有关，轻度狭窄者，杂音在 3/6 级以下，中、重度狭窄者，杂音响度可达 4/6 级或 4/6 级以上，因通过狭窄口的湍流血液进入肺动脉及其分支，所以杂音向左上胸、心前区、颈部、腋下及背部传导。心音图上示振幅呈渐强后渐弱的菱形振动，振幅高峰在收缩中期或更晚，频率中或高。轻度狭窄时杂音短促，振峰不超过收缩中期，严重狭窄时，渐强的振动延时很长，甚至主动脉的关闭音亦可被杂音掩盖。

（五）实验室及辅助检查

1. 胸部 X 线检查　肺血管影通常是正常的，存在心房水平右向左分流或存在右心衰竭时肺血管影减少。轻度和中度狭窄时心脏大小正常。重度狭窄时，如心功能尚可，心脏仅轻度增大；如有心衰，心脏即明显增大，甚至大到少见的程度，主要为右心室和右心房增大。正位胸片中肺动脉段突出为肺动脉瓣狭窄最具特征性改变（80%～90%），主要是由于狭窄后肺动脉主干扩张，有时扩张延伸到左肺动脉。在婴儿期及发育不良型肺动脉瓣狭窄患者的 X 线胸片中肺动脉瓣狭窄后扩张通常不明显，有心衰而致心脏扩大者肺动脉瓣狭窄后扩张可完全隐没。

2. 心电图　心电图为估测肺动脉瓣狭窄严重程度的有力指标，但不能反映梗阻的部位。轻度肺动脉瓣狭窄时约 30%～40% 的心电图是正常的，通常唯一的异常是电轴右偏，如伴发 Noonan 综合征，则电轴左偏。V_1 导联的 R 波振幅除新生儿外，不超过 15 mm，通常小于 10 mm，右心前区导联可见到心室间传导异常的图形：如 rSR' 或 rR'，T 波正常。中度狭窄时仅有不到

10% 的心电图是正常的，电轴右偏 90°～130°，V_1 导联有 rR' 或 RS 波，R/S 可达 4:1，R 波振幅小于 20 mm，T 波倒置或直立。严重狭窄时电轴可右偏至 110°～160°，甚至更多，右心前导联上有单纯 R 波或 Rs、qR 波，R 波振幅多高于 20 mm，T 波深倒，在左心前导联上 R/S<1.0，aVR 导联的 R 波振幅亦增高。极严重病例 V_1 导联有 qR 波，R 波高耸，T 波呈对称深倒，且可延伸至 V_5、V_6 导联。P 波在 II 导联高尖，提示右心房压高，右心房增大，V_1 导联 P 波亦常高尖，有时 V_1 导联 P 波完全倒置，为右心房明显扩张所致。根据心电图改变可以粗略估计右心室压力，一般说来 V_1 导联 R 波高度如超过 30 mm，则右心室压力已超过 100 mmHg。年龄在 2～20 岁的严重狭窄患者，R 波在 V_{4R} 或 V_1 导联的高度乘 5，相当于右心室的收缩压。如 V_1 导联出现 Q 波，aVF 导联的 T 波倒置，$R_{V_1}+S_{V_5} \geqslant 35$ mm，有发绀或心衰者，右心室与肺动脉间的压差已超过 110 mmHg。右心室发育不良者，R 波减低，还可呈左心室肥厚，有如肺动脉闭锁的患者。

3. 超声心动图　超声心动图检查可显示瓣膜发育情况及瓣环大小，测量跨瓣膜压力阶差，估计狭窄程度，并可排除其他合并畸形，为导管介入性治疗或外科手术治疗提供详细资料。M 型超声心动图肺动脉瓣活动曲线显示 a 凹增深，瓣开放点提前，开放曲线呈方盒状，开放时间延长，右心室内径正常或增大，右心室前壁及室间隔增厚。二维超声心动图显示肺动脉瓣增厚，回声增强。瓣尖粘连为主时，收缩期瓣体向肺动脉腔内运动，因瓣尖开放受限而呈圆弧状凸向肺动脉，即"圆顶征"。肺动脉瓣发育小或肺动脉瓣明显肥厚者则显示肺动脉瓣回声粗糙、增强，收缩期瓣叶开放活动明显受限或几乎无活动。肺动脉根部内径正常或较正常，肺动脉主干不同程度扩张，左肺动脉亦增宽。同时显示右心室壁增厚、右心房腔增大、右心室流出道继发性肌性肥厚等情况。并可明确是否存在房间隔缺损或卵圆孔未闭等其他畸形。彩色多普勒血流显像显示肺动脉瓣根部以蓝色为主五彩镶嵌血流频谱，血流显色明亮呈射流状，起源于狭窄瓣的血流束窄细，至远端扩散。频谱多普勒超声心动图可检测

出肺动脉瓣口最大收缩期血流速度，应用 Bernoulli 方程式（$\Delta P=4\times V^2$ ΔP：压力阶差，V：最大流速）换算成压力阶差，根据此压力阶差推测肺动脉瓣狭窄程度。肺动脉瓣收缩期最大跨瓣压差在轻度狭窄时 $<40\,mmHg$，中度狭窄时为 $40\sim80\,mmHg$，重度狭窄时 $>80\,mmHg$。

4. 心导管及心血管造影　对于本病患者一般不需要进行心导管检查及心血管造影检查，但是为确诊或排除可能存在的其他心脏合并畸形，仍需进行心导管检查及心血管造影检查。当决定为患者进行经皮导管肺动脉瓣球囊扩张术时，在术前应进行右心导管检查及右心室造影检查，明确肺动脉瓣的形态及部位、瓣环的大小、狭窄的程度，准确测量右心室压力、肺动脉压力及跨瓣压差。

经导管检查获得的最重要的信息是狭窄的严重程度及狭窄的部位。采用端孔导管插入肺动脉，然后向右心室慢慢地回撤导管，连续记录压力曲线，根据右心室压力及肺动脉压力判断肺动脉瓣狭窄的程度。安静状态下右心室收缩压 $>30\sim35\,mmHg$ 及跨瓣压差 $>10\sim15\,mmHg$ 应视为异常。狭窄程度分为轻、中、重度，右心室收缩压 $<50\,mmHg$ 属轻度，中度为右心室收缩压尚未达左心室，如超过左心室则为重度。极重度病例右心室收缩压偶可达 $250\sim300\,mmHg$。右心室压力很高时，导管本身的占位可使瓣口堵闭、循环中断，需特别警惕。根据肺动脉至右心室的连续压力波形可判断狭窄所处的部位。导管由肺动脉回撤至梗阻部位时，压力因受射流的影响，在收缩时反成负数（Venturi 现象）。当导管撤过狭窄的瓣口，曲线立即由肺动脉的低压变为右心室的高压曲线，反映狭窄在肺动脉瓣；如系圆锥部狭窄，曲线先为肺动脉的低压，撤到圆锥部时收缩压与肺动脉相同，舒张压与右心室相同，撤到右心室腔后出现高耸的收缩压力波形；如系瓣膜和圆锥部皆有狭窄则可有两个压力梯度，一个在瓣膜，另一个在圆锥部；在严重的瓣膜狭窄继发圆锥部的管状狭窄时，可只见特征性的圆锥狭窄的压力波；如狭窄发生于瓣膜之后的肺动脉，压力曲线的阶差出现在肺动脉的左右分支处或在肺动脉的总干。

右心室造影可对狭窄的部位和程度提供病理解剖的资料。当造影剂由右心室射入肺动脉时可清楚地显示肺动脉瓣口的大小、瓣膜增厚的程度及造影剂进入肺动脉时的射流征。典型的肺动脉瓣狭窄，瓣膜轻度增厚，在收缩时呈幕顶状，舒张期恢复正常。瓣环通常是正常的，瓣膜严重狭窄的小婴儿可有中度的瓣环发育不良。可见狭窄后肺动脉总干明显扩张，然而肺动脉扩张的程度与狭窄的严重性之间无明显的相关性。发育不良型肺动脉瓣狭窄表现为瓣膜明显增厚，瓣环发育不良，无明显收缩期幕顶征，远端肺动脉发育不良，在收缩期与舒张期瓣叶的形态几乎无变化，无收缩期射流，无肺动脉的狭窄后扩张。在严重肺动脉瓣狭窄患者，因漏斗部肌肉肥厚可见弥漫性右心室流出道狭窄，在收缩中晚期由于累及漏斗部中间部分可见狭窄进一步加重。单纯肺动脉瓣狭窄，左、右心室功能通常是正常的，然而当存在心房水平大量右向左分流时，可观察到不同程度的心室功能降低。

（六）治疗

1. 内科治疗　对于重度、极重度肺动脉瓣狭窄的新生儿，手术前应持续静滴前列腺素 E，剂量范围：$0.02\sim0.5\,\mu g/(kg\cdot min)$，从小剂量开始，以维持动脉导管开放。同时纠正代谢性酸中毒，必要时给予正性肌力药物、机械通气等处理。病情稳定后立即行肺动脉瓣球囊扩张术或外科手术治疗。对于右心功能不全的患者术前应给予利尿剂、白蛋白，必要时应用小剂量地高辛改善心功能。对于肺动脉瓣球囊扩张术后右心室流出道反应性狭窄患者应给予 β 受体阻滞剂口服 $3\sim6$ 个月。

2. 介入治疗　自 1982 年 Kan 等首先报道经皮球囊肺动脉瓣成形术（PBPV）治疗单纯肺动脉瓣狭窄以来，通过对 PBPV 的适应证、方法学、手术前后血流动力学、作用机制及随访等进行深入综合研究，表明 PBPV 为简便、安全、有效、经济的治疗典型肺动脉瓣狭窄的首选方法[67]。

（1）明确适应证：典型肺动脉瓣狭窄，心排血量正常时经心导管检查跨肺动脉瓣压差 $\geq50\,mmHg$。最佳年龄 $2\sim4$ 岁，其余各年龄均可进行。

（2）相对适应证：①典型肺动脉瓣狭窄，心电图示右心室大，右心室造影示肺动脉扩张、射流征存在，但经心导管检查跨肺动脉瓣压差<50 mmHg 而≥35 mmHg。②重症新生儿肺动脉瓣狭窄。③重症肺动脉瓣狭窄伴心房水平右向左分流。④轻、中度发育不良型肺动脉瓣狭窄。⑤法洛四联症患者的肺动脉及肺动脉分支狭窄者，以此来缓解发绀及促进肺动脉发育。

（3）球囊的选择：通常选择球囊/瓣环的比值为 1.2～1.4，球囊长度：20 mm 适用于婴儿，30 mm 适用于除婴儿外的所有儿童。对于重症肺动脉瓣狭窄，可先选用较小球囊扩张，使严重的肺动脉瓣狭窄得到初步改善，随后再以足够大的球囊进行扩张。还可选用双球囊扩张。

（4）疗效判断：术后跨瓣压差≤25 mmHg，右心室造影示肺动脉瓣狭窄解除，为 PBPV 效果良好。

（5）治疗结果：PBPV 为安全而有效的治疗肺动脉瓣狭窄的非开胸方法，手术成功率可达 95.2%～99.3%。其并发症的发生率在 5% 左右，主要为肺动脉瓣关闭不全，一般认为由于肺循环压力较低，右心室对肺动脉瓣反流的耐受性较好，即使发生轻到中度的肺动脉瓣反流，也不会造成严重的血流动力学紊乱。严重并发症的发生率<1%，总死亡率<0.5%，多见于新生儿、小婴儿及重症病例。可能出现的并发症为球囊加压扩张时一过性血压下降、心动过缓及期前收缩（早搏），另外血管损伤、三尖瓣腱索损伤致关闭不全及心脏穿孔等偶有发生。PBPV 能很好地长期缓解压力阶差，只有不到 5% 的患儿需要再次手术[68-69]。

3. 外科手术 手术治疗肺动脉瓣狭窄是经皮球囊肺动脉瓣成形术的补充。

（1）适应证：①经 PBPV 未成功的患者；②重度发育不良型肺动脉瓣狭窄；③伴重度三尖瓣反流需外科手术处理者。

（2）手术方法：典型的肺动脉瓣狭窄通常采用直视下瓣膜交界切开术；发育不良型肺动脉瓣狭窄，通常存在瓣环狭窄，手术需将瓣膜交界切开或切除，同时行跨环补片及瓣下梗阻切除；对于存在右心室发育不良重度肺动脉瓣狭窄，应根据右心室发育不良的程度选择双心室修补、1/2心室修补或单心室修补，同时应注意存在冠状动脉心肌窦样间隙开放的患者的冠状动脉血供依赖于右心室的高压，应行姑息手术增加肺循环血流量或行分期瓣膜交界切开术，保留卵圆孔或部分关闭房间隔缺损以利于防止术后右心功能不全及低心排血量综合征[70-71]。

（3）治疗结果：在没有右心室发育不良的情况下，如果右心功能正常，肺动脉瓣狭窄的手术几乎无死亡，患者术后生长发育及体力活动与正常同龄儿无异。而有右心功能不全的患者，其术后死亡率及并发症的发生率均较高。20～30年的术后随访显示：21 岁以前手术的患者效果很好，较大年龄组与对照组相比，晚期存活率及心功能均较差。对于合并右心室发育不良的患者，正确判断右心室发育不良的程度，选择适当的手术方法可使患者获得较好的生长发育及心功能状况。

（七）自然转归

严重肺动脉瓣狭窄患者在新生儿期如未及时处理，可于生后数天至数周内死于低氧血症、酸中毒和心力衰竭，较长期的生存只在动脉导管保持开放和有足够的心房水平右向左分流情况下才成为可能。一般来说，右心室与肺动脉的收缩压差在 40 mmHg 以内者，4～8 年随访，压差变化不大或略有下降；压差超过 80 mmHg 者无一例减轻；中度狭窄的患儿有可能渐重，尤其是在生长较快的年龄阶段如婴儿期和青春期，此期除心排血量逐渐增加使压差增大外，圆锥部的渐趋肥厚亦为狭窄加重的因素。成年后狭窄多稳定不变，但长期的心肌肥厚和缺血可致心肌纤维化，此为病情恶化的重要原因。

二、周围肺动脉狭窄

周围肺动脉狭窄是指自肺动脉瓣环以上直到肺动脉末梢整个过程中出现的任何狭窄，可单发或多发。周围肺动脉狭窄约占先天性心脏病总数的 2%～3%，孤立性周围肺动脉狭窄约占周围肺动脉狭窄的 2/3。周围肺动脉狭窄可与其他先天性心脏病同时存在，如肺动脉瓣狭窄、法洛四联症、主动脉瓣上狭窄、室间隔缺损等。单纯周围性肺动脉狭窄的病因未明，目前认为可能与胎内风疹病毒感染有关。

（一）病理学

肺动脉总干及其分支从胚胎发育上来源于三个不同的部分。肺动脉总干近端部分来源于心球，其余的肺动脉总干来源于动脉总干。左右肺动脉近端来自第6对主动脉弓。肺动脉分支远端部分来自于"弓动脉后肺血管丛"。由于肺动脉系统的胚胎来源比较复杂，因此可能在肺动脉的一处或数处产生狭窄。根据累及部位不同，周围肺动脉狭窄可分为以下四型：①累及肺动脉总干及左右肺动脉；②累及肺动脉分叉处并延伸至左右肺动脉；③多发性周围肺动脉狭窄；④肺动脉总干及周围肺动脉分支狭窄。狭窄可局限一环，或有一段狭窄，前者可伴有狭窄后扩张。

（二）病理生理学

周围肺动脉狭窄的血流动力学改变决定于狭窄的部位、类型、范围及程度。轻度狭窄患者可无血流动力学的明显变化；而重度或多发的周围肺动脉狭窄，一方面引起右心室及肺动脉狭窄近端压力增高，造成右心室肥厚以致右心功能不全；另一方面使肺血灌注减少。随着年龄的增长，肺动脉狭窄可加重。

（三）临床表现

轻度周围肺动脉狭窄通常无明显临床症状；中度以上狭窄者随着年龄的增长，可逐渐出现运动耐力下降；重度狭窄患者可出现发绀及右心功能不全的表现。有时在胸骨左缘上部可闻及Ⅱ级左右的喷射性收缩期杂音。

（四）实验室及辅助检查

心电图显示电轴右偏，右心室肥厚。X线检查显示双肺纹理稀少或双侧肺纹理不对称，心影扩大，右心室增大。超声心动图检查可显示主肺动脉及左右肺动脉分支近端的狭窄，可测量狭窄部位的内径及血流速度，从而了解狭窄的程度，但不能显示肺内肺动脉的情况。右心导管检查时，从肺动脉远端分支到右心室连续测压，可提示狭窄部位并可根据压力阶差判断狭窄程度。右心室造影或主肺动脉造影均可显示狭窄的部位、程度及分布范围。

（五）治疗

轻度的周围肺动脉狭窄临床无症状者，可不予治疗。狭窄前后压差＞40 mmHg者，需予以治疗，解除其狭窄。外科手术可以解除从肺动脉瓣到左右肺动脉远端任何部位、任何程度的狭窄，但不能解除肺叶动脉及其分支等肺内血管狭窄。手术方法有局部隔膜切除术、补片成形术及外通道重建肺动脉。周围肺动脉狭窄的治疗首选经皮球囊血管成形术，其成功率为63%～80%，并发症的发生率约为5%。可能发生的并发症有肺动脉穿孔、单侧性肺水肿及肺动脉瘤形成。近年来，支架安置术在周围肺动脉狭窄治疗中的应用进一步改善了治疗的中、远期效果。

三、漏斗部狭窄及异常肌束

单纯右心室漏斗部狭窄甚为少见，通常合并室间隔缺损。本病可分为两型：一为右心室主腔与圆锥部的交界有一纤维环，将主腔与圆锥腔分开；二为圆锥部为一狭隘的管状通道。右心室异常肌束指右心室窦部和漏斗部之间有异常肌束跨越并引起梗阻，异常肌束将右心室分割为两个心腔，故此畸形亦称为双腔右心室。此畸形可单独存在，但多伴有其他心脏畸形，最常见的是室间隔缺损（约占75%），其他如主动脉瓣下狭窄、肺动脉瓣狭窄、三尖瓣关闭不全等。最常见的异常肌束起于右心室前壁，终止于右心室室间隔，走向呈左前下方向右后上方。按异常肌束位置可分为：①异常肌束低位型：肌束位于右心室中部，较常见；②异常肌束高位型：肌束位于漏斗部下方，较少见。异常肌束将右心室分割为近端的高压腔和远端的低压腔，三尖瓣开口于高压腔，室间隔缺损通常开口于高压腔，偶尔开口于低压腔。右心室异常肌束合并的室间隔缺损以膜部最多见，其次为漏斗部缺损，以限制性缺损多见。

临床表现与肺动脉瓣狭窄相近，胸骨左缘2～4肋间可闻及响亮的喷射性收缩期杂音伴震颤，肺动脉瓣听诊区第2心音减弱。心电图表现与肺动脉瓣狭窄相仿，但右心室异常肌束的患者心电图可表现为孤独的 $T_{v_{3R}}$ 直立（40%），或 $R_{v_{4R}}$ 很高而 R_{v_1} 较小或呈 rR' 型[72]。X 线胸片所见与肺动脉瓣狭窄相似，但无肺动脉瓣狭窄后扩张征象，肺动脉段平直或凹陷。超声心动图可显示狭窄的部位及形态，测量狭窄处的血流速度，间接推算跨狭窄部位的压力阶差，同时观察室间隔及肺动脉瓣等结构以排除可能存在的合并畸形。右心导管检查，连续记录从肺动脉向右心室回撤时的压力曲线，可见典型的压力曲线图。右心室造影可显示狭窄的部位及程度。

漏斗部狭窄及右心室异常肌束的治疗方法为手术切除狭窄口的纤维组织、肥厚心肌或异常肌束。如合并室间隔缺损，应同时进行室间隔缺损修补术。手术为根治术，早期效果和晚期效果均佳。

（郑　可）

第十七节　主动脉狭窄

主动脉狭窄（aortic stenosis）包括主动脉瓣狭窄、主动脉瓣上狭窄及主动脉瓣下狭窄，主动脉狭窄在先天性心脏病中的发生率约占到 10% 以上，以主动脉瓣狭窄最多见，占 60%～75%；主动脉瓣上狭窄占 15%～20%；主动脉瓣下狭窄占 5%～10%。

一、主动脉瓣狭窄

主动脉瓣狭窄（valvar aortic stenosis）可分为先天性和后天性两种。后天性主动脉瓣狭窄多继发于风湿热和动脉粥样硬化，但小儿动脉粥样硬化罕见，风湿性心脏病形成主动脉瓣狭窄往往在风湿热反复发作多年之后，所以儿科所见的主动脉瓣狭窄多为先天性。先天性主动脉瓣狭窄占先天性心脏病的 2%～5%，男性多见，男性是女性的 3～5 倍。主动脉瓣狭窄可合并其他心血管畸形，其中以动脉导管未闭和主动脉缩窄较多见。

（一）胚胎学

主动脉瓣狭窄是由于动脉干的内膜隆起发育不良造成的，因而三个瓣叶、主动脉窦及主动脉瓣瓣环都会受到影响。胚胎早期动脉干为单腔管道连接于圆锥部的头端，与圆锥嵴相延续处的动脉干内膜出现前后两个动脉干嵴，这两个动脉干嵴汇合将动脉干分隔为左侧的肺动脉瓣口和右侧的主动脉瓣口。如果这一分隔过程异常，必将影响肺动脉瓣环或主动脉瓣环的发育。在动脉干被分隔成两个大动脉瓣环的同时，在前后动脉干嵴的同一平面出现侧壁的动脉干嵴，前后左右动脉干嵴共同发育成两组半月瓣。如果动脉干嵴发育异常必然会导致半月瓣形状、数目和交界的异常。

（二）病理学

正常的主动脉瓣由三个半月形状的瓣膜组成，称为半月瓣。三个瓣膜的游离缘互相对合，均匀对称，在瓣膜关闭时相互重叠。先天性主动脉瓣狭窄的瓣膜游离缘有不同程度的互相融合，有些瓣膜融合成圆顶状，瓣孔呈圆形或椭圆形，开口在中央或偏心部位。瓣膜数可为单瓣、二瓣、三瓣或多瓣。亦有瓣环发育不良者。主动脉瓣狭窄可分为四种类型：主动脉单瓣型、主动脉二瓣型、主动脉三瓣型和其他型（包括主动脉多瓣和瓣环狭窄等）。各种类型的主动脉瓣狭窄的共同之处为瓣口狭小、瓣膜增厚、左心室向心性肥厚及升主动脉狭窄后扩张。

最常见的主动脉瓣膜畸形为二瓣畸形，主动脉瓣只有两个瓣叶和两个主动脉窦。单纯二瓣畸形并不一定造成血流动力学梗阻，只有在交界部粘连时才会狭窄。二瓣畸形在青年或成年以后易发生钙化，临床所见由于主动脉瓣钙化狭窄的患者常合并二瓣畸形。70% 的先天性主动脉瓣狭窄患者是二瓣畸形。二瓣畸形可分为两种类型：①两个瓣叶左右排列，左右冠状动脉开口分别开在两个窦内，无冠状动脉窦消失，右冠状动脉瓣位于右前方，左冠状动脉瓣位于左后方，其前交界正对左心室前壁，后交界正对二尖瓣前瓣的中线。②两个瓣叶前后排列，左右冠状动脉口分别开在前方的主动脉窦内，后方为无冠状动脉窦，其右侧交界正对室间隔与二尖瓣前瓣的连接处，左侧交界部则正对左心室外侧壁。30%的先天性主动脉瓣狭窄是三瓣，主动脉瓣有发育较好的半月瓣叶和主动脉窦，但三个交界未完全分离，瓣口位于中央，形成幕顶样狭窄。三个瓣膜增厚，大小可不相等。单瓣化狭窄临床少见，主动脉窦发育不良，整个主动脉瓣为一中心有孔的隔膜，有时在此隔膜上可见三个交界的痕迹，隔膜中心的孔位于中心或偏向一旁。主动脉瓣环发育不良和瓣膜黏液性变也可导致瓣膜狭窄。

主动脉瓣狭窄因左心室后负荷增加，左心室压力升高，左心室心肌肥厚，在心功能代偿期，左心室为向心性肥厚，左心室腔缩小，尤其是左心室收缩末容积缩小较明显，部分重症主动脉瓣狭窄可有心内膜下心肌缺血。

主动脉瓣狭窄常见的伴随畸形有：主动脉缩窄、动脉导管未闭、肺动脉瓣狭窄、二尖瓣异常、主动脉瓣下狭窄、心内膜弹力纤维增生症、主动脉弓离断和主动脉瓣关闭不全等。

（三）病理生理学

主动脉瓣狭窄的主要病理生理改变是收缩期左心室阻力增加，使得左心室收缩力增强以提高跨瓣压力阶差，维持正常的心排血量。正常成人主动脉瓣口面积为 $2.5\sim3.0\,cm^2$，如瓣口面积小于 $0.8\,cm^2$，小儿的标准大致为小于 $0.65\,cm^2/m^2$（体表面积）或瓣口面积减小至正常值的 1/4 即可发生明显的血流动力学改变。左心室与主动脉之间的压力阶差主要取决于瓣口面积和循环血量，在循环血量不变的情况下狭窄越重，压力阶差越大。为克服排血阻力，左心室收缩压增高导致左心室肥厚，甚至扩大，左心室舒张期顺应性下降，舒张末期压力升高。虽然静息心排血量尚正常，但运动时心排血量增加不足。瓣口严重狭窄时，心内膜弹力纤维增生导致左心室收缩功能降低，跨瓣压力阶差降低，左心房压、肺动脉压及右心室压均可上升，心排血量减少。心排血量减少可引起心肌供氧不足、低血压和心律失常，脑供血不足可引起头昏、晕厥等脑缺氧的表现。主动脉瓣跨瓣压差超过 50\,mmHg 有可能发生严重心律失常和猝死。严重的主动脉瓣狭窄，由于左心室排血量减少、主动脉内压力降低、左心室压力增高及左心室舒张期缩短使冠状动脉灌注量减少，同时由于左心室收缩期负荷加重，心肌代谢和心肌氧耗量增加造成心肌缺血[69]。

（四）临床表现

1. 症状　症状出现主要在婴儿期和学龄期两个年龄阶段。严重主动脉瓣狭窄在新生儿期即出现心力衰竭的表现：呼吸急促，心动过速，面色苍白，两肺有水泡音，肝大。患者可因这些心力衰竭的表现急剧恶化而夭折[73]。年长儿患者多无症状，生长发育良好，甚至可以参加体育锻炼，常在常规体格检查发现心脏杂音后进一步检查而确诊本病。少数患者诉易疲劳、腹痛或胸痛，典型的心绞痛在小儿很少见。严重主动脉瓣狭窄的患儿可出现劳力性呼吸困难，随着病程发展，日常活动即可出现呼吸困难，以及端坐呼吸，当有劳累、情绪激动、呼吸道感染等诱因时，可诱发急性肺水肿。劳力性晕厥可为首发症状，轻者表现为黑矇，重者意识丧失，多在体力活动中或其后立即发作。狭窄严重者可出现心排血量减低的表现和左心衰竭的表现：明显的疲乏、虚弱、周围性发绀、端坐呼吸、阵发性夜间呼吸困难和肺水肿。继发严重肺动脉高压后可出现右心衰竭的表现：肝大、水肿等。约 4% 的主动脉瓣狭窄患者并发感染性心内膜炎。个别严重狭窄的患者在剧烈运动后猝死，急性心肌缺血导致的室性心律失常可能是猝死的最主要原因。

2. 体征　心尖搏动有力，心尖区可触及收缩期抬举样搏动。跨主动脉瓣收缩压差超过 25\,mmHg 时，常于胸骨右缘第 2 肋间、胸骨左缘第 3、4 肋间触及收缩期震颤，向胸骨上窝及颈部传导。心脏浊音界可正常，心力衰竭时向左扩大。胸骨右缘第 2 肋间可听到粗糙、响亮的喷射性收缩期杂音，呈先递增后递减的菱形，于第 1 心音后出现，收缩中期达到最响，以后渐减弱，于主动脉瓣关闭前终止，杂音向颈动脉及锁骨下动脉传导，有时向胸骨下端或心尖区传导。通常杂音越长、越响，主动脉瓣狭窄越严重，但合并心力衰竭时，通过瓣口的血流速度减慢，杂音变得轻而短促。可闻及收缩早期喷射音，尤其在先天性非钙化性主动脉瓣狭窄患者中多见，瓣膜钙化僵硬后此音消失。瓣膜活动受限或钙化明显时，主动脉瓣第2心音减弱或消失。由于左心室收缩期延长，第2心音中主动脉瓣关闭音延迟，与肺动脉瓣关闭音接近，第2心音分裂时距缩短。狭窄严重者，主动脉瓣关闭音与肺动脉瓣关闭音相重叠，甚至主动脉瓣关闭音落后于肺动脉瓣关闭音，表现为第2心音单一或第2心音逆分裂。常可在心尖区闻及第4心音，提示左心室肥厚和舒张期末压力升高。左心衰竭时可听到第3心音。

（五）实验室及辅助检查

1. 心电图　轻度主动脉瓣狭窄患者心电图可正常。狭窄严重者心电图显示左心室肥厚，V_1 导联 S 波加深，V_5 导联 R 波振幅增高。左心前区导联 ST 段压低和 T 波倒置的加重提示左心室肥厚在进展。多见左心房增大的表现。

2. 胸部 X 线检查　主动脉瓣轻度狭窄患者心脏大小正常；中度和重度狭窄者显示左心室增大，亦可见左心房增大；伴左心衰竭时左心室明显增大，右心室亦增大，还可见左心房增大、肺动脉主干突出、肺静脉增宽以及肺淤血的征象。升主动脉扩张是主动脉瓣狭窄的特征性 X 线表现，是主动脉瓣狭窄后扩张所致。

3. 超声心动图　M 型超声心动图显示主动脉瓣瓣膜增厚，活动幅度减小，瓣叶反射光点增强提示瓣膜钙化，主动脉根部扩张，左心室后壁和室间隔对称性肥厚。二维超声心动图显示左心室壁增厚；主动脉瓣瓣膜增厚，回声增强，交界部粘连，活动受限，瓣口呈圆顶状；还可显示主动脉瓣瓣叶数目，瓣口有无偏心并可测量主动脉瓣口面积。彩色多普勒超声心动图显示通过狭窄瓣膜后的主动脉内血流速度增快，测得流速峰值并应用 Bernoulli 方程式（$\Delta P=4\times V^2$ ΔP：压力阶差，V：最大流速）换算成压力阶差，以估测主动脉瓣狭窄的严重程度，并可显示是否存在主动脉瓣关闭不全。

4. 心导管及选择性心血管造影　由于超声心动图能很好地显示主动脉瓣瓣叶的数目、瓣膜形态及活动状况，并可估测狭窄程度，目前已很少经心导管检查及选择性心血管造影检查来确定主动脉瓣狭窄的诊断和狭窄的严重程度。但应用经皮球囊主动脉瓣成形术治疗主动脉瓣狭窄，术前需进行左心导管、左心室造影及主动脉根部造影检查。逆行动脉插管行左心导管检查，可直接测定左心室和主动脉的压力。主动脉瓣狭窄时左心室收缩压增高，主动脉收缩压降低，左心室与主动脉之间存在压力阶差，主动脉瓣狭窄越重，此压力阶差越大。将右心导管由左心室回撤至升主动脉并记录连续压力曲线可明确狭窄的部位及严重程度。左心室造影显示主动脉瓣瓣膜的厚度；瓣环的大小；左心室收缩时瓣膜不能完全开放，瓣叶向上形成拱形形态，即"圆顶征"；并可见通过主动脉瓣口的"射流征"；反映狭窄的严重程度。主动脉根部造影显示主动脉瓣的活动度，负性射流征，瓣环大小和升主动脉的扩张情况，并可明确是否存在主动脉瓣关闭不全。对于婴儿，可由静脉途径插管通过卵圆孔至左心房，再进入左心室和升主动脉，测量左心室及升主动脉压力、跨主动脉瓣压力阶差，并行左心室造影及主动脉根部造影检查。

（六）治疗

1. 内科治疗　对于严重主动脉瓣狭窄患者需限制活动，避免参加竞争性体育运动。预防感染性心内膜炎。定期随访和复查超声心动图。对于心力衰竭患者应给予血管扩张剂及利尿剂，必要时给予小剂量洋地黄制剂。

2. 介入治疗　经皮球囊主动脉瓣成形术（PBAV）首先由 Lababidi 等在 1984 年报道。由于我国发病率较欧美国家为少，另外经皮球囊主动脉瓣成形术在技术上有别于经皮球囊肺动脉瓣成形术，发生严重并发症的概率高，故国内报道较少，需慎重应用该技术。

（1）明确适应证：非瓣膜发育不良的主动脉瓣狭窄，心排血量正常时经导管检查跨主动脉瓣压差≥50 mmHg，无或仅轻度主动脉瓣反流。

（2）相对适应证：①重症新生儿主动脉瓣狭窄；②隔膜型主动脉瓣下狭窄。

（3）禁忌证：①主动脉瓣狭窄伴中度以上主动脉瓣反流；②发育不良型主动脉瓣狭窄；③纤维肌性或管道样主动脉瓣下狭窄；④单纯主动脉瓣上狭窄。

（4）球囊的选择：选用球囊的直径小于瓣环直径 1～2 mm，通常球囊/瓣环比值为 0.8～1.0 或更小。

（5）疗效判定：经皮球囊主动脉瓣成形术后测量跨瓣压差，并进行升主动脉造影以评价疗效并明确是否发生或加重主动脉瓣反流。经皮球囊主动脉瓣成形术成功标准为跨主动脉瓣压差下降 50% 以上；主动脉瓣口面积增大 25% 以上。

（6）并发症及处理：可发生较多严重并发症，主要为穿刺处主动脉大出血、动脉栓塞、明显主动脉瓣反流、严重心律失常、心功能不全、左心室及升主动脉穿孔、二尖瓣损伤等，需分别采用对症、介入或外科急诊手术等处理。

（7）治疗效果：经皮球囊主动脉瓣成形术近期疗效满意，但多数患者最终可能还要接受 Ross 手术或瓣膜置换术，因此认为经皮球囊主动脉瓣成形术只能作为一种过渡性姑息治疗手段。

3. 外科治疗　直视下主动脉瓣交界分离术。可有效改善血流动力学，手术死亡率低于 2%，但 10～20 年后可继发瓣膜钙化和再狭窄，需再次手术。适用于已出现症状或虽无症状但跨主动脉瓣压差 ≥50 mmHg 的儿童和青少年先天性主动脉瓣狭窄且无钙化的患者。人工瓣膜替换术指征为：重度主动脉瓣狭窄；钙化性主动脉瓣狭窄；主动脉瓣狭窄合并关闭不全。在出现临床症状前施行手术远期疗效较好，手术死亡率较低。即使出现临床症状如心绞痛、晕厥或左心室功能失代偿，亦应尽早施行人工瓣膜替换术。虽然手术危险相对较高，但症状改善和远期效果均比非手术治疗好[74]。用机械瓣置换主动脉瓣应考虑到机械瓣不会生长、有不少并发症且需终生抗凝治疗。自体肺动脉移植（Ross 手术）明显地改善了主动脉瓣狭窄的手术效果[75-76]，尤其适用于儿科患者，原则是用患者自体的肺动脉瓣置换主动脉瓣，用冷冻保存的同种肺动脉带瓣管道代替患者的肺动脉。自体的肺动脉瓣有不需抗凝、大小适宜、能存活生长和长久耐用的特性，并具有良好的血流动力学表现和对感染性心内膜炎有抵抗力的优点，尤其适用于儿童、青少年和妊娠期妇女[77]。目前自体肺动脉瓣及其周围的肺动脉壁作为一个整体，被认为是主动

脉瓣病变最理想的替代物。如应用异体瓣，将其放置在低压位置，即使以后发生退行性变也能够耐受。自 Ross 手术开展以来，取得了令人满意的临床效果。Settepani 等报道 103 例 Ross 手术患者无院内死亡，2 例晚期死亡，10 年生存率为 97.3%±1.9%，自体肺动脉移植物无需再手术率 5 年为 98.7%±1.2%，7 年为 96.0%±2.9%，10 年为 87.4%±6.4%。肺动脉同种异体移植物无需再手术率 10 年为 98.7%±1.2%[78]。Kouchoukos 等报道 119 例 Ross 手术患者，30 天内和晚期死亡率均为 1.7%，10 年实际生存率为 96%，5 年、7 年和 10 年自体肺动脉实际不需再手术率为 95%、80% 和 75%[79]。

（七）自然转归

严重的主动脉瓣狭窄在新生儿期即出现充血性心力衰竭和休克的表现，如果没有进行及时的治疗，大多在数周内死亡。年长儿患者随着病程发展，狭窄可进行性加重，逐渐出现充血性心力衰竭、晕厥和心绞痛等症状。一旦出现症状，则提示病情恶化，预后不良。据统计，患者出现症状后的平均寿命仅为 3 年左右，每年有 0.3% 的患者并发感染性心内膜炎，每年有 1.2%～19% 的患者会发生猝死。

二、主动脉瓣下狭窄

主动脉瓣下狭窄（subaortic stenosis）是较少见的先天性心脏病，约占先天性心脏病的 0.5%。

（一）病理学

主动脉瓣下狭窄根据形态可分为两种类型：①隔膜型主动脉瓣下狭窄：是最常见的主动脉瓣下狭窄，隔膜通常位于主动脉瓣环下方 2 cm 之内，以距主动脉瓣环 0.5 cm 最多见，主动脉瓣下隔膜为纤维性或纤维肌性，常与主动脉瓣平行，部分或全部环绕左心室流出道，血流必须通过隔膜中央或偏向一侧的小孔而进入主动脉，造成血流梗阻。主动脉瓣下隔膜纤维组织可延伸至二尖瓣，二尖瓣前叶覆盖一层异常的纤维组织，使二尖瓣前叶增厚、变硬、活动受限，导致二尖

瓣关闭不全。主动脉瓣下狭窄患者，主动脉瓣形态大多正常，呈三瓣叶型。部分患者的主动脉瓣由于受到狭窄后血液湍流的冲击，瓣叶增厚、变形，甚至产生主动脉瓣关闭不全，且易并发感染性心内膜炎。②管型（纤维肌型）主动脉瓣下狭窄：此型少见，在主动脉瓣下狭窄中约占20%。纤维组织呈管道状，从主动脉瓣环下方 1～2.5 cm 起向下延伸入左心室流出道的远段。纤维管道一般内径约为 1 cm，长度为 1～3 cm，也可较局限，管道长者往往主动脉瓣环狭小，血流梗阻程度重。狭窄段左心室心肌表面覆盖一层很厚的纤维组织，使其变得僵硬，使左心室收缩和舒张活动受限。管型主动脉瓣下狭窄的程度常较重，纤维组织影响二尖瓣，可造成二尖瓣关闭不全，主动脉瓣瓣环有时也较小，瓣膜增厚，主动脉瓣关闭不全亦常发生[80]。

主动脉瓣下狭窄患者左心室心肌呈向心性肥厚，左心室心肌的肥厚有时会加重主动脉瓣下狭窄。心内膜下心肌血供不足可导致心肌纤维化，少数患者可发生心内膜弹力纤维增生。

主动脉瓣下狭窄一般不会自行缓解，相反，随着生长发育，主动脉瓣下狭窄常会逐渐加重，并累及主动脉瓣及二尖瓣。

主动脉瓣下狭窄的患者中约有1/3病例伴其他先天性心脏血管畸形，常见者有室间隔缺损、主动脉弓中断、动脉导管未闭、法洛四联症、房间隔缺损、肺动脉瓣狭窄及右心室流出道狭窄等。

（二）病理生理学

主动脉瓣下狭窄由于左心室流出道梗阻，左心室收缩期负荷增加，左心室收缩压升高，导致左心室心肌向心性肥厚、心内膜下心肌缺血、心内膜弹力纤维增生及心肌纤维化。部分患者由于伴发二尖瓣关闭不全或主动脉瓣关闭不全，使左心室容量负荷增加，左心室可有扩大。

（三）临床表现

1. 症状 主动脉瓣下狭窄的临床症状与主动脉瓣狭窄相似。主动脉瓣下狭窄在婴幼儿期不产生重度左心室排血梗阻，因此婴幼儿期常无症状。但进入童年期，梗阻性病变发展较为迅速，

由于受狭窄后血液湍流的冲击，主动脉瓣叶往往增厚，产生主动脉瓣关闭不全、左心功能不全、易并发感染性心内膜炎，出现相应的临床症状。

2. 体格检查 在胸骨上部可闻及喷射性收缩期杂音，但无收缩早期喀喇音。第 2 心音正常。合并主动脉瓣关闭不全时可闻及舒张期杂音。

（四）辅助检查

1. 心电图 心电图表现与主动脉瓣狭窄相似，轻度狭窄患者表现正常，严重狭窄则表现为左心室肥厚、左心室收缩期负荷加重和心肌劳损。

2. 胸部 X 线检查 胸部 X 线检查显示心影大小正常或轻至中度增大，一般无升主动脉扩张征象，无主动脉瓣叶钙化征象。

3. 超声心动图 可显示左心室壁增厚，在长轴切面可直接显示主动脉瓣下方距主动脉瓣环约 1 cm 处的纤维隔膜和其中央部位小孔或在左心室流出道显示较长的纤维管状狭窄，从而了解狭窄的部位、形态及严重程度。彩色多普勒超声心动图显示狭窄前后血流流速的改变，测得流速峰值并据此计算狭窄前后的压力阶差，以估测狭窄的严重程度；并可显示是否存在主动脉瓣关闭不全及二尖瓣关闭不全。超声心动图检查还可诊断合并的其他先天性心血管畸形。

4. 心导管及选择性心血管造影 左心导管检查显示左心室收缩压升高，将右心导管由左心室回撤至升主动脉并记录连续压力曲线，可在主动脉瓣下记录到收缩压与主动脉相同、舒张压与左心室相同的压力曲线，从而明确狭窄位于主动脉瓣下，并可根据狭窄前后的压力阶差明确狭窄的严重程度。选择性左心室造影可显示左心室流出道很短的环状隔膜型狭窄，或较长的隧道型狭窄。升主动脉造影可明确是否存在主动脉瓣关闭不全。

（五）治疗

对于隔膜型主动脉瓣下狭窄，跨瓣压差≥30 mmHg 甚至跨瓣压差<30 mmHg 者均可行经皮球囊扩张术解除狭窄，选用的球囊直径一般与瓣环直径相等，约有1/4的患者在球囊扩张后发

生再狭窄，可再次扩张以取得最好的效果。外科手术治疗的适应证为主动脉瓣下狭窄压力阶差大于20 mmHg。对于隔膜型主动脉瓣下狭窄手术方法为直视下切除狭窄病变。对于管型主动脉瓣下狭窄应给予主动脉-心室成形术治疗，即切除狭窄组织，以补片扩大左心室流出道，瓣环窄小者需跨环补片，必要时行主动脉瓣替换术，亦可在心脏外作旁路手术，即在左心室与升主动脉、胸降主动脉或腹主动脉之间连接一根较粗的带有人工生物瓣膜的人造血管。

治疗效果：先天性主动脉瓣下狭窄病例极少需在婴幼儿期施行手术，因此手术死亡率比瓣膜部狭窄低，一般约为5%。主动脉-心室成形术的手术死亡率较高，约近10%，且术后传导束损伤的并发率较高，有的病例组报道术后各类传导阻滞的发生率可高达50%左右。术后左心室与主动脉收缩压差明显降低，心功能改善，恢复到Ⅰ级者约占80%。术后15年随诊约40%病例晚期死亡。晚期死亡原因有左心室流出道残留梗阻性病变、狭窄复发、房室传导阻滞、主动脉瓣或二尖瓣关闭不全等。

三、主动脉瓣上狭窄

主动脉瓣上狭窄（supravalvular aortic stenosis）是包括整个主动脉根部的复杂畸形，梗阻部位以主动脉瓣上为主。发病率约占先天性心脏病的0.1%～0.2%。主动脉瓣上狭窄在先天性主动脉狭窄中最为少见，约占5%～10%，男性与女性发病率相近。

主动脉瓣上狭窄有两种表现形式：一种是单纯性主动脉瓣上狭窄，不合并其他畸形，智力正常，有家族史，呈常染色体显性遗传倾向；也可是散发病例，无家族史。另一种表现常合并其他心血管畸形、代谢紊乱和智力障碍，即Williams综合征。Williams综合征包括特殊面容、智力减退、牙齿发育异常、婴儿期高钙血症、多发性周围肺动脉狭窄等。近年来分子遗传学方面的研究发现，主动脉瓣上狭窄与7号染色体q11.23位点弹性蛋白基因的微缺失，引起弹性蛋白量或质的缺陷，导致血管病变、特殊面容等临床表现有关。实验研究发现在弹性蛋白基因位点附近还有多种基因的共同缺失。

（一）病理学

主动脉瓣上狭窄常分为三型：①漏斗型（77%）：最常见，升主动脉呈漏斗状，最窄处位于主动脉嵴水平。②管型（23%）：最严重，整个升主动脉发育差，从主动脉瓣窦向上呈管状或条索状狭窄。③隔膜型：最少见，主动脉瓣窦上方存在一隔膜，隔膜上有孔，隔膜上方的升主动脉发育好。

主动脉瓣上狭窄有局限性和广泛性两种。最常见的是在主动脉瓣交界平面上方局限性狭窄，占主动脉瓣上狭窄患者的50%～75%。广泛性狭窄指从主动脉窦平面以上升主动脉发育不良直至头臂动脉发育不良。

由于存在主动脉瓣上狭窄，使左心室负荷加重，引起左心室肥厚，心肌缺血性损伤在儿童早期出现，并随年龄增加而进展。主动脉瓣上狭窄梗阻部位位于冠状动脉开口的远端，冠状动脉承受很高的灌注压，同时存在左心室肥厚，使冠状动脉扩张、迂曲，并及早出现粥样硬化。部分患者瓣上狭窄累及冠状动脉开口处，使冠状动脉近端狭窄。主动脉瓣上狭窄常伴头臂动脉局限性狭窄、肾动脉等其他体循环动脉狭窄和多发性周围肺动脉狭窄。随着年龄的增长，患者的主动脉瓣上狭窄常变得更严重，而其周围肺动脉狭窄则逐步自行减轻。

主动脉瓣上狭窄合并主动脉瓣异常的发生率约为30%～45%，主动脉瓣畸形表现为主动脉瓣增厚，主动脉瓣反流，主动脉瓣二瓣畸形亦比较常见。主动脉瓣上狭窄可以合并二尖瓣异常，二尖瓣叶、腱索纤维性增厚。有报道显示，有17%～40%的患者手术解除主动脉瓣上狭窄后，需要再次手术处理主动脉瓣下狭窄或主动脉瓣狭窄的问题。

（二）病理生理学

主动脉瓣上狭窄基本的病理生理特征类似于主动脉瓣狭窄，左心室压力负荷上升，左心室向心性肥厚和心肌灌注不良。与主动脉瓣狭窄不同的是冠状动脉开口暴露在高压区，引起冠状动脉扭曲和扩张，出现冠状动脉病理学改变。由于左心室肥厚和冠状动脉硬化狭窄，发生猝死比较常见。

（三）临床表现

先天性主动脉瓣上狭窄可以出现在个别患者或遗传性家族成员中，经常作为 Williams 综合征的主要特征之一，该综合征还包括外周肺动脉狭窄、特殊面容和脑发育迟缓。诊断年龄从新生儿期到成年期均有，平均年龄小于 10 岁。新生儿和小婴儿出现临床梗阻的表现很少，临床症状的严重程度与左心室流出道压力阶差进行性加重有关，运动耐力下降、晕厥和心绞痛会随年龄增长而加重，可发生猝死。

体格检查：Williams 综合征患者有特殊面容，表现为前额宽、圆脸、鼻梁宽平、鼻孔上翘、嘴唇厚、下颌尖、发育落后、智力迟钝。于胸骨上部可听到收缩期杂音，向颈部传导，常可扪及收缩期震颤。

（四）实验室及辅助检查

1. 心电图　左心室肥厚及心肌劳损，合并外周肺动脉狭窄时表现为双室肥厚甚至以右心室肥厚为主。

2. 胸部 X 线检查　显示肺野血管影正常，心影正常或轻至中度增大，左心室增大，无升主动脉扩张。合并外周肺动脉狭窄时，肺野纹理纤细或两侧肺野纹理不对称，肺动脉狭窄严重者右心室增大。

3. 超声心动图　显示左心室壁增厚，并可显示主动脉瓣上狭窄的形态、范围及程度，还可明确肺动脉有无狭窄。可通过检测经过狭窄段的血流速度变化计算狭窄前后的压力阶差。

4. 磁共振成像　可显示主动脉瓣上狭窄及周围肺动脉狭窄的形态、范围及程度。

5. 心导管及选择性心血管造影　左心导管检查显示左心室收缩压升高，将右心导管由左心室回撤至升主动脉并记录连续压力曲线，可明确狭窄位于主动脉瓣上，并可根据狭窄前后的压力阶差明确狭窄的严重程度。伴有周围肺动脉狭窄者行右心导管检查显示右心室收缩压升高，将右心导管由肺小动脉回撤至右心室过程中的连续压力曲线存在压力阶差。选择性左心室造影和升主动脉造影能清楚显示主动脉瓣上狭窄的类型和严重程度，升主动脉造影还能显示冠状动脉的情况，并明确是否存在主动脉瓣关闭不全及有无头臂动脉起始部狭窄。选择性右心室造影可显示肺动脉发育情况。

6. 细胞遗传学检查　有助于 Williams 综合征的诊断。

（五）治疗

主动脉瓣上狭窄患者的手术适应证：①有临床症状；②压力阶差大于 50 mmHg；③继发主动脉瓣下狭窄或主动脉瓣关闭不全或冠状动脉供血不足。其中任意一项即为手术适应证。手术年龄越早效果越好，外科手术解除梗阻最为有效。

对于局限性主动脉瓣上狭窄手术方法为：补片解除狭窄并恢复主动脉根部的几何结构。对于弥漫性主动脉瓣上狭窄需要同时处理主动脉弓或弓以外的部位，补片从主动脉瓣窦扩大升主动脉到整个主动脉弓部或无名动脉近端或左颈总动脉近端。对于合并周围肺动脉狭窄的患者，外科手术仅对左右肺动脉起始部局限性狭窄有效，可考虑应用经皮球囊血管成形术和在狭窄血管内安置支架的方法解除狭窄，减轻右心室负荷。

（郑　可）

第十八节　主动脉缩窄

主动脉缩窄（coarctation of the aorta）是指自无名动脉到第一对肋间动脉之间的主动脉管腔狭窄，常发生在锁骨下动脉远端与动脉导管邻接处。发生率为每 1000 个活产婴儿中有 0.2～0.6

个，在先天性心脏病中为 5%～8%，居第八位，常合并其他先天性心脏病如动脉导管未闭、主动脉瓣二瓣畸形、室间隔缺损和二尖瓣病变。临床表现可从婴儿的心力衰竭到成人的无症状高血压。

1760 年 Morgagni 首次在尸检中发现主动脉缩窄，他描述为降主动脉局限性收缩。1903 年 Bonner 将主动脉缩窄患者分为两类：婴儿型和成人型。婴儿型又称为导管前型，动脉导管开放，主动脉峡部的管样狭窄位于主动脉近端，动脉导管供应降主动脉血流。成人型又称为导管后型，动脉导管关闭，主动脉腔内呈隔板样狭窄。

一、胚胎学

解释主动脉缩窄的胚胎发生存在两个理论，即流体理论和导管吊带理论。流体理论认为主动脉缩窄的形成是由于胚胎期流经主动脉峡部血流缺乏所致。正常胎儿主动脉弓的升部和水平部的血液来自左心室，而降部的血源大多系由动脉导管而来，两者之间较为细狭的一段称为主动脉峡部。在正常胚胎，尽管左、右心室工作呈并行状态而不是呈连续循环，但是左右心室每搏量几乎相等。如果存在心内畸形，导致右心血流量增多，通过左心以及主动脉峡部的血流减少，则可能发生主动脉缩窄。然而，对于没有明显畸形的患者，导管吊带理论比流体理论更具说服力。100 多年以前，Skoda 推测导管组织异常延伸到主动脉是主动脉缩窄产生的重要原因。最近，显微镜下发现，缩窄的梗阻内嵴是由类似导管组织细胞构成的，切下的缩窄段组织学检查发现导管组织以环形吊带的形式延伸至临近主动脉处，在动脉导管关闭时，这一环形吊带收缩和纤维化导致主动脉收缩和原发性缩窄。

二、解剖学

主动脉缩窄的解剖特点依赖于年龄。在典型主动脉缩窄合并动脉导管未闭婴儿，左颈总动脉远端的主动脉存在弥漫性狭窄，降主动脉狭窄后扩张，肋间动脉扩张。在年长儿导管邻接的主动脉缩窄，常可见韧带水平降主动脉外部狭窄。外部狭窄程度不一定同管腔狭窄相一致，内嵴向心狭窄可导致针尖样腔隙，甚至完全闭塞，所有下肢血流依赖侧支动脉。缩窄远端主动脉常扩张，伴有锁骨下动脉近端的扩张，在狭窄后扩张区域主动脉壁薄，肋间动脉在进入降主动脉处大而壁薄，可形成瘤样扩张。

当存在缩窄时，缩窄周围侧支进行性扩张。侧支循环大致有三类：锁骨下动脉分出的胸廓内动脉与腹腔动脉相串联而将血流送往髂动脉，由锁骨下动脉分出的肋间动脉与降主动脉分出的肋间动脉互相沟通，肩胛动脉与肋间动脉相串联。这些血管持续扩张，4 岁以后至成人，就可形成胸片上的肋骨下缘由于侧支扩张和扭曲造成的蚀迹影，这些大的侧支足以供应下肢并维持器官功能和发育。

假性主动脉缩窄很少见，可能由于主动脉弓先天性延长造成。延长导致主动脉冗余和扭曲，类似于主动脉缩窄，但并没有造成真正的血流梗阻。由于主动脉的扭曲，造成扭曲远端主动脉内涡流，这就导致主动脉扩张和主动脉瘤形成。

三、病理生理学

本病的主要病理生理学表现为左心室后负荷增加，射血时既要克服缩窄部的机械性阻挡，又要面对缩窄前动脉的高血压，左心室壁张力增加使室壁增厚。缩窄前动脉的高血压与其后的低血压为必备条件，动物实验显示：主动脉管腔缩小至 45%～55% 时开始影响血压，先是收缩压升高，以后舒张压亦升高，但不如收缩压变化大，使缩窄前脉压逐渐增宽。缩窄后动脉收缩压先下降，以后舒张压亦下降，收缩压下降较舒张压明显，但平均压不低于 50 mmHg，以保证向肾的血流灌注。缩窄程度相仿的患者缩窄前后的血压改变可因人而异，这是由于侧支循环个人不同之故。

高血压的原因除缩窄的机械阻挡外，与主动脉的弹性减低和缩窄前的血管床容量减小亦有关，与其他原因如主动脉弓压力受体的重新调节和肾血流减少而致肾素等增加亦有关。

四、临床表现

在临床上，主动脉缩窄的表现主要集中在年长儿的高血压和婴儿期的心力衰竭。

儿童期主动脉缩窄：患者多无症状，常规检查发现高血压，由于高血压可出现头痛、鼻出血、面色潮红，由于下肢供血不足出现下肢发凉、走路易有小腿痛甚至跛行、下肢外伤和疮疖难以愈合等。最为典型的体征为上肢高血压和上下肢血压差异。上肢脉搏丰满有力，而下肢却很微弱甚至摸不到，同时触摸并比较肱动脉和股动脉搏动对诊断有帮助。胸骨左缘第3、4肋间可有一短促收缩期杂音，向颈部及背部传导；在两肩胛之间可有缩窄部的收缩期杂音。侧支循环丰茂者可在胸部侧面或背面听到收缩期或连续性杂音。且可看到或触得在体表的侧支循环搏动。

婴儿期的主动脉缩窄：单纯的隔板样狭窄在婴儿期很少出现症状。在婴儿期出现症状的主动脉缩窄往往伴有复杂畸形，2/3有动脉导管未闭，30%～35%有室间隔缺损，其他如主动脉瓣二瓣畸形（1/3～1/2）、完全性大动脉转位、右心室双出口或心内膜弹力纤维增生症等。如缩窄系单纯者，位于动脉导管之前，则对胎儿循环无碍，不致促发胎内侧支循环的建立，但出生后动脉导管关闭，缩窄远端器官缺血导致肾衰竭和酸中毒同时左心负荷加重引起急性充血性心力衰竭。临床表现为体重不增、喂养困难、呼吸急促、哭声微弱、面色苍灰。肺底可有啰音，肝大，四肢和面部可有水肿。左心室搏动强烈，胸骨左缘中部及上部可闻及收缩期杂音，背部亦可闻及收缩期杂音。如动脉导管有右向左分流则表现为差异性发绀。如心排血量正常，上肢脉搏清楚易摸，而下肢搏动减弱或摸不到。上、下肢的微血管充盈时间亦有差异，如将手心脚底靠拢，以指压成白印，脚底转红时间明显迟于手心。血压上肢偏高，下肢偏低，左上肢的血压可因锁骨下动脉起源部位与缩窄部位的关系而异，但右上肢的血压总是很高，偶有右锁骨下动脉开口于缩窄后的降主动脉，则右上肢血压偏低。

五、实验室及辅助检查

（一）心电图

在儿童期主动脉缩窄中，婴幼儿期心电图可能无特异性表现，或仅有左心室肥大的表现，随着年龄的增长，可能出现明显左心室肥大或左心室劳损的心电图表现。

（二）胸部X线检查

1. 儿童期主动脉缩窄　心影多无明显增大，有两种特殊表现：一为肋骨下缘因扩大的侧支循环所致的蚀迹影，多见于5岁后，至成人约75%可显示，位于第4～8后肋下缘，见此蚀迹影即可推断侧支循环丰茂。另一特点为"3"字征，主动脉结似有两段，上一凸出为主动脉结，下一凸出为缩窄后的扩张，两者之间为缩窄所在。吞钡食管检查可能看到反"3"字征。

2. 婴儿期的主动脉缩窄　心影增大，肺血增多，出现充血性心力衰竭时表现为心影显著增大及肺淤血。

（三）超声心动图

超声心动图检查可明确主动脉缩窄的部位、形态、程度及是否合并其他心血管畸形。M型超声可显示左心室腔的大小、左心室壁的厚度及左心室的收缩功能。二维超声心动图可显示缩窄的部位、形态、有无狭窄后扩张、动脉导管未闭与主动脉缩窄的关系，并可测量缩窄段的长度及内径。彩色多普勒血流显像显示主动脉弓及降部狭窄前血流暗淡，狭窄后血流速度增快，狭窄段血流色调明亮呈五彩镶嵌状，狭窄段血流束窄细，通过狭窄段后血流呈扩散状。动脉导管血流显示可因其在缩窄前后位置不同而不同，导管位于缩窄前者，由于处于高压腔段，血流由主动脉通过动脉导管向肺动脉分流。导管位于缩窄后者，与主动脉缩窄后扩张的降主动脉相连，肺动脉血流经动脉导管向降主动脉分流。频谱多普勒超声心动图可测量缩窄后降主动脉血流速度，并可由此计算主动脉缩窄的压差，从而了解主动脉缩窄的程度。

（四）心导管及选择性心血管造影

右心导管检查可评价肺动脉压力及阻力，降主动脉血氧饱和度下降提示大动脉水平通过动脉导管存在右向左分流。左心导管检查，做缩窄段上下连续压力曲线，根据连续压力曲线的形态，分析狭窄局限还是范围较大，根据压力阶差明确狭窄的程度。升主动脉造影显示主动脉缩窄部位、长度及侧支循环情况，同时显示头臂血管起始部是否存在狭窄，有无动脉导管未闭。降主动脉造影显示动脉导管及肺动脉，部分病人可见右锁骨下动脉起始于缩窄后的降主动脉。

（五）磁共振及多排螺旋 CT

均可满意地显示主动脉缩窄情况，对于球囊扩张后的形态、有无并发动脉瘤和随访术后动脉瘤的改变均可得到满意显示。

六、治疗

（一）内科治疗

主动脉缩窄是新生儿期因心血管畸形致死的主要原因之一。约 10% 的主动脉缩窄患者在生后 1 周，36% 在 1 周至 1 个月内发生心力衰竭。一旦经超声心动图明确诊断，应立即给予前列腺素 E 持续静脉滴注以维持动脉导管持续开放，同时给予多巴胺、地高辛和利尿剂控制心力衰竭，给予碳酸氢钠纠正酸中毒，必要时给予气管插管和机械通气。

（二）手术治疗

1. 手术适应证　对于发生心力衰竭的新生儿和婴儿，如经内科治疗 72 小时症状改善不明显，可考虑外科手术。对于虽经内科治疗症状改善，但有持续全心扩大或严重左心室肥大患者，在婴儿期仍有外科手术适应证。对于无症状的主动脉缩窄，如上、下肢血压差不超过 50 mmHg 者可不予手术，定期门诊随诊。如上、下肢血压差超过 50 mmHg，一般可在 4～6 岁手术。有研究认为，3 岁小儿主动脉横截面积已达成人的 1/2，3 岁以后手术可避免术后再狭窄。手术在 5 岁前进行可避免晚期的高血压，其他的并发症如感染性心内膜炎及脑血管瘤所致的脑出血亦大为减少。

2. 手术方法

（1）切除加端端吻合术：切除狭窄段，同时进行直接的环形端端吻合。此方法不能解决发育不良的横弓问题，在年长儿因主动脉弓和降主动脉位置比较固定，无法彻底松动进行安全、无张力的吻合，因而不便使用。

（2）锁骨下动脉翻转主动脉成形术：利用锁骨下动脉补片进行主动脉弓缩窄成形术。此方法的优点是简单，避免人工材料和自身组织非环形

吻合，具有生长能力，是 1 岁以下婴儿的手术选择。

（3）人工管道连接：用同种主动脉管道代替长段的主动脉缩窄。因管道不能生长，故此方法不适用于发育期儿童，临床应用于 16 岁以上患者。

（4）切除加扩大的端端吻合术：切除缩窄部分主动脉和导管组织，吻合主动脉弓和降主动脉。此方法的优点是所有可能影响生长发育的组织均被切除，可纠正横弓、弓远端和峡部发育不良，避免使用人工材料，减少动脉瘤的形成。当前所有 2 岁以下患者均选择缩窄段切除加扩大的端端吻合术。

3. 手术并发症

（1）再缩窄：再缩窄定义为术后跨修补区上下肢压差超过 20 mmHg，无论何种术式都有若干病例发生再缩窄，其发生率在婴儿早期手术病例中最高，一般报道其发生率为 11%～42%。球囊血管成形术被认为是主动脉缩窄复发的首选治疗方法。

（2）截瘫：截瘫是一种缩窄和再缩窄术后少见却极为严重的并发症，其发生率约为 0.41%。以下方法可以避免截瘫发生：①尽可能缩短主动脉阻断时间；②吻合技术理想，避免再次阻断；③中度低温（34～35℃）；④近端高血压；⑤足够的远端平均动脉压（>40 mmHg）。

（3）动脉瘤形成：在所有类型的主动脉缩窄术后均报道有动脉瘤形成，在没有进行手术的主动脉缩窄病人也有报道发生动脉瘤。但是，人工补片动脉成形术后发生动脉瘤的概率比任何其他手术都高。在 Vossschulfe 和 Hehrlein 等进行的最大一宗报道中报道 317 例患者中有 18 例发生动脉瘤（6%）。

（4）高血压：主动脉缩窄的纠治本身是引起高血压的一个最直接的原因，它促进术后血压意外的、不合逻辑地增高，称为矛盾性高血压。约超过 50% 的患者出现术后矛盾性高血压。由于内脏动脉长期适应低血压，血压的突然增高可导致严重的反应性急性炎症变化，引起内脏动脉炎，甚至发展成内脏缺血，因此对于术后高血压一定要严密观察和治疗。主动脉缩窄术后高血压长期持续的趋势和手术年龄有关，Seirafi 等报道

48 例婴儿仅 2 例出现远期高血压（4%），而在 59 例大于 1 岁的患者中 16 例出现高血压（27%）。术后药物治疗无效的持续高血压应注意排除主动脉缩窄复发。

4. 手术效果　在婴儿，手术死亡率与是否合并畸形及手术年龄密切相关。Hopkins 等回顾 179 例主动脉缩窄行手术的婴儿，总体死亡率为 15%，各种术式的死亡率无明显差异，20 例单纯主动脉缩窄患者仅 1 例死亡（5%），而 159 例复杂病例中有 26 例死亡（16%），其中新生儿死亡率最高。Ziemer 等报告了波士顿儿童医院 12 年 100 例新生儿手术情况：29 例单纯缩窄病例中有 1 例死亡（3.4%），32 例合并室间隔缺损病例中有 4 例死亡（12.5%），39 例合并复杂畸形病例中有 12 例死亡（30.7%）。已有报告在年龄大于 1 岁的患儿中死亡率小于 2%。随访结果：Clarkson 等观察仅有 2% 的患者在术后 25 年存活，没有并发症且血压正常。Olley 报道在他的患者长期随访中，75% 的患者有明确的并发症。

（三）介入治疗

1979 年 Sos 等首先报道对死后新生儿的缩窄主动脉进行球囊扩张成功，此后 Lock 等将这一技术应用于临床。

1. 主动脉缩窄球囊扩张术

（1）主动脉缩窄球囊扩张术治疗的明确适应证：①主动脉缩窄外科手术后再狭窄，经导管测压静态跨缩窄段收缩压差＞20 mmHg。②未经外科手术的局限性、隔膜型主动脉缩窄，通常年龄＞7 个月，压力标准同上。峡部发育不良或长段型主动脉缩窄不适于该治疗。

（2）球囊的选择：球囊直径的选择有 3 种：①一般球囊直径相当于缩窄部直径的 2.5～4 倍；②如无主动脉弓发育不良，选用球囊直径不大于缩窄段近端主动脉直径；③球囊直径不超过降主动脉横隔水平直径。球囊长度通常为 3～4 cm。

（3）疗效判断：符合以下条件为效果良好：跨缩窄段压差≤20 mmHg；球囊扩张后主动脉缩窄段直径较术前扩大 30% 以上；术后跨缩窄段压差较术前下降＞50%。

（4）治疗效果：目前球囊血管成形术已替代外科手术成为治疗复发性主动脉缩窄的首选方法。对于原发性主动脉缩窄，新近的文献资料显示，如患儿选择恰当，球囊血管成形术的疗效与外科手术相仿[81-82]，Fletcher 等报道了 102 例原发性主动脉缩窄患者行球囊血管成形术后的随访结果（随访至术后 117 个月），结果显示 93 例获得即时成功（成功率为 91%），其中 71 例（78%）保持无症状，血压正常，上下肢压差在正常范围内，21 例（22%）最初成功施行血管成形术的患者随访 5 年后出现压力阶差增加，需要再次接受治疗，大部分发生再狭窄的患者年龄小于 7 个月，大于 7 个月的患者再狭窄的发生率小于 10%。血管成形术后主动脉瘤的发生率约为 6%。

（5）主要并发症及预防：与血管成形术有关的最严重的急性并发症是主动脉破裂，为避免这种情况发生，选择的球囊尺寸应合适，若无导引钢丝，不可操纵导管通过新近扩张过的主动脉。血管成形术后早期并发症少见，包括股动脉损伤及可能出现的脑血管意外，为避免此并发症的发生，术中术后应正规应用肝素，尽量选用最小的导管进入动脉内，术毕压迫止血力度应以无伤口出血又可扪及足背动脉搏动为度。主要的远期并发症是球囊血管成形术部位发生动脉瘤及主动脉缩窄球囊扩张术后再狭窄。

2. 主动脉缩窄支架治疗　经皮主动脉内支架置入术能有效解除压力阶差，防止再缩窄及动脉瘤形成，同时也无外科手术的高创伤性，是一种理想的治疗方法，但原则上用于生长期过后的青少年及成人或术后再狭窄的患者。目前也在临床研究随患者年龄增加主动脉增宽造成相对性缩窄时，应用更大直径的球囊扩张使支架内径增宽以解除缩窄。由于置入主动脉支架常需要 12F 以上的输送鞘管，为预防血管并发症，要求患者年龄≥10 岁，体重≥25 kg。多数研究表明经皮主动脉内支架置入术治疗主动脉缩窄近期疗效良好，其远期疗效有待于进一步随访观察。Harrison 等对 27 例行支架术的主动脉缩窄患者进行研究，结果显示：支架置入后即刻压力阶差明显降低［（46±20）mmHg vs.（5±3）mmHg，P＝0.001］，平均随访 20 个月，绝大多数患者压力阶差保持良好状态［（6±4）mmHg］，仅2例超过10mmHg[83]。

七、自然转归

非经手术者预后不佳，20％在20岁内死亡，80％在50岁内死亡，平均死亡年龄为35岁。未经治疗的主动脉缩窄死亡原因：充血性心力衰竭（26％）、感染性心内膜炎（25％）、自发性主动脉破裂（21％）和颅内出血（13％）。妊娠将增加并发症的危险性。

（郑　可）

第十九节　主动脉弓离断

主动脉弓离断（interrupted aortic arch，IAA）是一种少见的先天性心脏病，约占所有先天性心脏病的1.5％，由奥地利Steidele于1777年首次描述，也可伴有22号染色体微缺失。本病系指主动脉弓某个部位的管腔闭锁或者缺如，在解剖上形成主动脉弓离断，近、远侧管腔不连续，从而造成主动脉弓的两个部分之间或主动脉弓与降主动脉之间的血流中断，合并动脉导管未闭是主动脉弓离断患者出生后赖以生存的条件[84]。

一、胚胎学

主动脉分为近弓、远弓和峡部。近弓部分指无名动脉起始处至左颈总动脉，远弓部分指左颈总动脉至左锁骨下动脉起始处，连接远弓与降主动脉近导管区的主动脉弓称为峡部。近弓起源于主动脉囊，远弓起源于第四胚弓，峡部起源于左背主动脉的第六胚弓（导管），与第四胚弓连接。

二、病理解剖学

1959年Celoria和Patton依离断的部位将主动脉弓中断分为三型：A型：发生在锁骨下动脉以下，导管开口以上（30％），这样两上肢和头部的动脉都开口于离断之前；B型：离断发生于左颈总动脉与左锁骨下动脉之间（43％）；C型：离断在右头臂动脉与左颈总动脉之间（17％）。

单纯主动脉弓中断极为罕见，动脉导管多未关闭，此为离断后降主动脉供血的主要来源，血流自肺动脉经动脉导管进入降主动脉。室间隔缺损是最多见的合并畸形，房间隔缺损也比较常见。其他可能伴发的畸形有：永存动脉干、主肺动脉间隔缺损、右心室双出口、Taussig-Bing畸形、大动脉转位、完全性房室通道、主动脉瓣二瓣畸形、主动脉瓣下狭窄以及主动脉瓣或二尖瓣闭锁等[85]。

三、病理生理学

左心室血泵入升主动脉，右心室血泵入肺动脉、动脉导管、降主动脉。如有室间隔缺损则在心室水平为左向右分流，而动脉导管为右向左分流。左心室血流有两条去路，①入升主动脉；②通过室间隔缺损入右心室-肺动脉-动脉导管-降主动脉。降主动脉的血源虽由右心室而来，但因右心室掺有左心室分流而来的氧合血，血氧并不很低，所以躯体下部的青紫可不明显。如无动脉导管未闭和室间隔缺损，则降主动脉的血源全靠肋间动脉上下串联和离断前后的头臂动脉侧支供血。离断的部位决定侧支交通发生的部位和高血压发生的动脉。如本病不伴有动脉导管未闭，又无室间隔缺损，则肺动脉压力可正常。

胎儿超声心动图可在胎儿期诊断主动脉弓中断，生后立即使用前列腺素E1，维持动脉导管开放，避免酸中毒。如果动脉导管突然关闭，患儿很快表现为严重的酸中毒、无尿、肝缺血损伤及肠缺血损伤。严重的酸中毒最终将导致脑和心脏本身在内的所有器官损伤。

四、临床表现

（一）症状

男女无别，出生时正常，但数日后即出现心力衰竭，多于1个月内死亡。由于动脉导管的收缩，四肢脉搏常有强弱不等。合并有室间隔缺损者，因右心室为动静脉混合血，所以上下肢的差异性青紫可不明显，降主动脉与升主动脉的收缩压可相近。另外离断前后所发生的分支在外周有侧支串联，亦可有氧合血灌注降主动脉，使下肢不紫；如一侧上肢的动脉起源于降主动脉，这样该上肢与下肢的血氧就无差异。

B型主动脉弓离断常有血钙过低，系因伴发DiGeorge综合征之故。此综合征有先天性甲状旁腺功能低下和胸腺缺如的细胞免疫功能不足，系胚胎期第三、四咽囊发育缺陷所致，源于神经嵴的发育异常。此综合征常伴有主动脉弓和心脏畸形，患儿往往有低钙、细胞免疫低下、发绀、杂音、心动过速及气促等。凡临床诊断DiGeorge综合征者，43%有第二型的主动脉弓离断，33%有永存动脉干，除此之外还可合并法洛四联症及迷走左锁骨下动脉。

（二）体征

查体时可见右心前区搏动强烈，而左心前区搏动不明显，因肺动脉的血流大多经动脉导管进入降主动脉，流入左右肺动脉的血流不多，回左心的血流相应减少，所以左心搏动不强。右心室血流量很多，因此右心前区搏动明显。由于肺动脉、动脉导管和降主动脉已连成一干道，无明显的湍流，因此动脉导管未闭的杂音可不明显，偶可闻及侧支循环产生的连续性杂音，室间隔缺损可有收缩期杂音。

五、实验室及辅助检查

（一）心电图

心电图可正常，也可表现为左、右心室肥厚，但无特异性。

（二）胸部X线检查

X线平片的主要征象有心影增大以右心更为显著。肺纹理增强，肺动脉段突出或呈瘤样扩张。胸部X线后前位片上看不到主动脉结。左前斜位见主动脉弓与降主动脉连续不清，头臂动脉增宽。

（三）超声心动图

胸骨上窝切面见主动脉弓与降主动脉连续中断，仅探及盲端；降主动脉通过动脉导管与肺动脉相通；主动脉内径窄，肺动脉呈瘤样扩张，左心室、左心房扩大，或有右心房、右心室扩大，双侧心室肥厚；彩色多普勒检查可发现主动脉血流中断，动脉导管处收缩期以右向左分流信号为主，舒张期有少量左向右低速分流信号[86]。

（四）心导管及选择性心血管造影

导管可通过肺动脉从动脉导管进入降主动脉，降主动脉的血氧饱和度明显降低。还可发现肺动脉压及肺循环阻力明显增加。升主动脉造影及选择性右心室造影可明确诊断。典型病例有增粗的动脉导管、巨大肺动脉影、升主动脉直径约为正常升主动脉直径的一半，且较直。X线影呈现"V"字征，往往合并头臂血管畸形。

（五）其他

多排螺旋CT及磁共振三维成像可清晰显示中断部位。

六、治疗

（一）药物治疗

首先应建立动脉导管的开放，因为下半身的血流依靠动脉导管灌注。第二步要增加肺循环阻力，使导管内血液流入体循环以维持下半身血液供应，因此持续静脉输入前列腺素 E_1 维持动脉导管开放同时要避免吸入高浓度氧及过度通气所致的碱中毒，保持动脉血的二氧化碳分压在 $40 \sim 50 \, mmHg$，促使肺血管收缩，使其阻力增高，肺血流量减少，从而增加经动脉导管进入降主动脉的血流量。

（二）手术治疗

患者明确诊断后应及早施行手术治疗，以恢复主动脉的连续性和纠正合并的心内畸形，从而改变中断以远部位的主动脉内血液由右心室供给（大动脉转位的患儿则反之）的血流动力学异常，同时降低肺动脉压。如不治疗，90%患者于出生后 1 年内死亡，晚期多发生严重的肺动脉高压和心力衰竭。

外科治疗包括一期根治手术和分期手术[87]。一期根治手术即通过端端吻合或人工血管修复中断的主动脉，重建主动脉弓与降主动脉的连续性，同时矫治心内合并的畸形。分期手术首先恢复主动脉的正常血流，两周后再考虑进行心内畸形的矫治。

患者手术晚、肺动脉高压、术后发生右心衰竭及呼吸功能不全是主要死亡原因。手术主要并发症包括吻合口出血及狭窄等。手术成功可长期存活。患者手术远期结果受手术后是否发生再狭窄、室间隔残余分流等因素影响。

北京安贞医院小儿心脏科于 1986 年 7 月至 2003 年 3 月经心血管造影及磁共振明确诊断 IAA 34 例[85]。15 例行外科手术，存活 9 例，死亡 6 例。其中 11 例行一次根治术，4 例行分期手术。手术死因分别为低心排血量综合征 3 例，急性肾衰竭 2 例，败血症 1 例。存活 9 例中，4 例失访，2 例复查有血管吻合口轻度狭窄，3 例效果良好。

七、转归

患者 90％在出生后 1 年内死亡，75％在出生后 1 个月内死亡，晚期多发生严重肺动脉高压及心力衰竭。

（焦　萌）

第二十节　左心发育不良综合征

左心发育不良综合征（hypoplastic left heart syndrome，HLHS）是左心系统的复杂先天性心脏病，以左心室、相关瓣膜、升主动脉及弓部细小为主要病理特点。本病新生儿发病率为 0.016％～0.036％，在先天性心脏病的病例统计中占 1.4％～3.8％。Lev 于 1952 年首先报道本病，Noonan 和 Nadas 于 1958 年正式提出 HLHS 这一名称。

一、胚胎学

胚胎时期原始心内膜垫发育异常或融合，致瓣膜闭锁，存在狭窄或闭锁的左侧房室孔，导致左心发育不良。此外，房间隔发育异常，使左心室充盈不良，与发生此畸形亦可能有关。

二、病理解剖学

本病的主要病变是主动脉瓣闭锁或严重狭窄，同时合并二尖瓣闭锁或狭窄，以及左心室、升主动脉和主动脉弓的严重发育不良。其中主动脉瓣闭锁占 61％～87％，二尖瓣狭窄占 60％，二尖瓣闭锁占 40％，约 75％病例合并主动脉缩窄。右心室肥厚扩张，三尖瓣、肺动脉瓣和主肺动脉明显增大，且常常存在粗大的动脉导管和房间隔缺损。因左心发育不正常，左心室腔很小，室壁多肥厚，不形成心尖。

Urban 和 Sc Hwarzenberg 将本征分为五类：Ⅰ. 主动脉闭锁：a. 伴二尖瓣发育不良或狭窄；b. 伴二尖瓣闭锁。Ⅱ. 二尖瓣闭锁。Ⅲ. 二尖瓣狭窄：a. 主动脉口正常；b. 伴主动脉瓣狭窄。Ⅳ. 主动脉弓发育不良。Ⅴ. 主动脉弓闭锁或离断。

Noonan 将本征分为两类：Ⅰ. 主动脉闭锁或严重狭窄；Ⅱ. 二尖瓣闭锁。

三、病理生理学

本病类似于右心室型单心室，体循环心脏输出梗阻，左心无力承担体循环而由解剖右心室同时负担体循环和肺循环。患者血液回到左心房后经卵圆孔或房间隔缺损进入右心房，与来自腔静脉的血混合，再流入右心室，然后部分经动脉导管进入主动脉，供应全身并逆行灌注冠状动脉。患者存活决定于以下两个因素：①较大的房间隔缺损使左心房的血液容易进入右心，有利于提高动脉血氧饱和度；②较大的动脉导管使主动脉获得较多的血液，有利于心肌和全身的血供。患者出生后如动脉导管收缩或关闭或由于肺扩张，肺血管阻力下降，导致肺循环血流过多，体循环灌注不足，进而出现低血压、代谢性酸中毒及无尿。如患者卵圆孔很小，心内血液左向右分流不畅，肺静脉回流受阻将出现严重的肺动脉高压、缺氧和发绀。

四、临床表现

大多数患儿于生后 24～48 h 即出现呼吸困难，呼吸频率可达 60～120 次/分钟。如动脉导管开始关闭，体循环灌注减少，患儿出现苍白、昏睡和脉搏减弱。1～2 周内发生明显的心力衰竭，肝迅速增大。生后 1～2 天出现发绀并逐渐加重。查体可见心率增快，心音低钝，于胸骨左缘第 2 肋间可听到因肺动脉扩张而产生的收缩期喀喇音，杂音一般不明显。伴有室间隔缺损时，则可听到响亮的收缩期杂音。

五、实验室及辅助检查

（一）心电图

显示右心房增大和右心室肥厚，V_5～V_6 导联代表左心室电势的 R 波消失，呈 QS 波。

（二）胸部 X 线检查

显示心影扩大呈球形，肺血流增多，房间交通受阻的患儿可有肺淤血征象。

（三）超声心动图

胸骨旁左心室长轴切面，四腔心、五腔心切面，大动脉短轴切面及心室短轴切面示左心室腔内径明显小，升主动脉发育不良（主动脉根部内径≤5 mm）；合并主动脉瓣闭锁时，于胸骨旁左心室长轴切面、五腔心切面可见主动脉瓣增厚，回声增强，无启闭活动；合并二尖瓣闭锁者，于胸骨旁左心室长轴切面，四腔心切面显示二尖瓣叶启闭回声消失，带状或线样回声随心动周期线样摆动；胸骨上窝切面示降主动脉内径可正常，有大的动脉导管与之相连；彩色多普勒可见收缩期肺动脉内血流经未闭的动脉导管注入降主动脉，肺静脉血回流入右心房后经房间隔缺损分流入左心房。合并室间隔缺损，可见蓝色血流由右心室经室间隔缺损进入小的左心室再喷射入主动脉[88]。

（四）心导管和选择性心血管造影

可显示心房水平左向右分流及证实动脉导管的存在，但当体循环的压力和血氧饱和度接近肺循环时，则心房分流不能测得。肺动脉造影可发现经动脉导管入降主动脉并可显示主动脉弓发育不良。逆行主动脉造影显示升主动脉及弓部发育不良，或伴主动脉缩窄或离断。目前一般不需心导管及选择性心血管造影诊断此病。

六、治疗

（一）药物治疗

罹患 HLHS 的新生儿必须依靠右心室射血以及通过动脉导管来满足体循环的心排血量，因此患者出生后需给予前列腺素 E_1 持续静脉滴注维持动脉导管开放并维持体肺循环阻力的平衡。同时监测氧饱和度，要求血氧饱和度达到 80%～85%，如出现酸中毒使用碳酸氢钠纠酸，尽量低浓度吸氧，控制吸氧浓度为 21% 左右，即使新生儿循环衰竭依靠呼吸机支持，也应避免过度通气及高氧通气，保持动脉血的二氧化碳分压在 30～40 mmHg（4.0～5.33 kPa）以上促使肺血管收缩，阻力增高，肺血流量减少，从而增加经动脉导管入降主动脉的血流量。

（二）手术治疗

手术治疗为唯一有效的方法。HLHS 患儿单纯依靠药物及支持治疗通常会很快死亡，因此有条件的患儿应尽快手术。由于新生儿早期肺血管阻力高，根治性纠治手术死亡率很高，故常施行分期手术。手术方案包括分期重建和原位心脏移植[89-91]。

1. 分期重建 第一期手术即 Norwood 手术[92]。1979—1981 年 Norwood 等首先报道姑息手术的成功治疗。Norwood 手术的目的是形成右心室到主动脉和冠状动脉的无梗阻血流，解除肺静脉回流的梗阻并建立合适的体肺分流限制肺血流量。手术方法包括：房间隔扩大，肺动脉近端与升主动脉吻合，升主动脉和主动脉弓扩大，建立体肺分流。第二期手术：Norwood 手术后

6～8 个月，可根据情况行双向腔肺分流手术（Glenn 手术）或半 Fontan 手术（Hemi-Fontan 手术）。第三期手术：上述半 Fontan 手术后 6～12 个月，可酌情完成 Fontan 手术。

围术期效果：Norwood 分期矫治手术存活率达 70% 左右。由于解剖右心室同时负担体循环和肺循环，Norwood 手术早期易发生低心排血量。升主动脉细小、吻合口血流不畅等原因易造成心肌缺血，是重要的死亡原因。术后晚期死亡率仍居高不下，其中有 4%～15% 的出院患者在 II 期手术之前死于家中。残留的主动脉弓梗阻、限制性房间隔缺损、肺体血流的不平衡、舒张期窃血导致了冠脉缺血、分流管道狭窄或栓塞、单一心室慢性容量负荷过重，这些均被认为是导致分期手术间死亡的主要原因。密歇根大学 1990 年 1 月至 1995 年 8 月行 Norwood 手术 158 例：结果显示一般危险组 177 例，住院生存率为 86%；高度危险组 31 例，住院生存率为 42%（120/158，总生存率 76%）。2000 年 4 月至 2002 年 4 月连续 100 例（总生存率 85/100，85%）：一般危险组 86 例，住院生存率为 92%（76/86）；高危组 17 例，住院生存率为 53%（9/17）。与 II 期手术及 III 期 Fontan 术相关的死亡率是很低的，术后随之而来的死亡危险也不大。费城儿童医院 1989—1999 年 II 期手术（Glenn 手术或半 Fontan 手术）存活率为 90%；1995—1998 年存活率为 100%。密歇根大学 1992 年 2 月至 1998 年 4 月，III 期手术（Fontan 手术）52 例存活病人中 98% 之前接受 II 期手术，以后连续 125 例 HLHS 病人施行 Fontan 手术，无住院死亡。费城儿童医院 III 期手术总体存活率为 87%，住院生存率从 76%（1984—1988 年）提高到 100%（1995—1998 年），部分病人年龄已超过 10 岁。

2. 心脏移植　Norwood 分期矫治手术难度大，需多次手术，心脏移植一次完成，技术相对简单，对于主动脉瓣和二尖瓣闭锁、升主动脉直径小于 3 mm 的严重病例，功能矫治效果不好，心脏置换是最合适的选择。在 1985 年 12 月 Loma Linda 大学 Leonard 首先成功进行新生儿心脏移植[93]。心脏移植的主要优点在于经过一次手术即可达到正常的生理状态。虽然心脏移植后存活患者的生存状态相当令人满意，但是由于供体心脏来源的限制，导致很多处于婴儿期的 HLHS 患者无法获得心脏移植治疗。此外，接受心脏移植的患者需进行终生免疫抑制治疗，这就引发了排斥、感染、皮肤硬化症和恶性肿瘤的发生危险。随着人们对于免疫系统持续有效性的理解以及新的免疫抑制药物的发展，心脏移植在治疗 HLHS 方面的前景还是值得期待的。

3. 镶嵌治疗　Norwood 分期矫治术后存在患者智商低于正常同龄儿童，语言能力、行为能力差，体格生长缓慢，感情行为障碍，缺乏自尊心，心理及身体诸多问题。其原因包括社会经济状况、深低温停循环及围术期抽搐。其他类型的单心室手术后患者的 IQ 值高于 HLHS 患者。由于 Norwood 手术分三期均需体外循环，且此组患儿术后存在神经系统并发症者居多，因此，Cheatham 设计了介入与外科镶嵌治疗 HLHS，目的为减少体液循环手术的创伤，提高治疗的成功率，当然要求较高，需要具备导管介入与外科手术同时进行的手术设备。HLHS 的镶嵌治疗，仅需一次外科心脏手术。第一步：年龄 1～25 天（平均 4.9 天）患者 26 例，开胸行左、右肺动脉起始处环扎，导管介入 PFO 处放置支架保持心房水平交通，导管介入 PDA 处放置支架保持 PDA 开放；第二步：平均年龄 6 个月的患者 16 例，双向 Glenn 术及主动脉成形（发育不良的升主动脉与肺动脉吻合，下腔静脉与心房心室相连），术后留有发绀。第三步：年龄 12～24 个月的患者 7 例不用手术刀的 Fontan 术（导管介入将右心房上部穿刺，自上腔静脉至右肺动脉处放置支架），无死亡，患者于 24 h 出院。目标：第一步及第二步成功率分别为 90%，第三步为 100%。

七、转归

本病自然病程时间很短，预后极差。患者多于生后 1 个月内死亡。本病占婴儿生后 1 周内因心脏原因死亡病例的 25%，占新生儿心脏原因死亡病例的 15%，主要死亡原因为心肌缺血、肺动脉高压、心力衰竭和缺氧。

（焦　萌）

第二十一节 冠状动脉畸形

先天性冠状动脉异常不少见，包括：冠状动脉起源于肺动脉、冠状动脉瘘、左或右冠状动脉起源于主动脉的不同位置及单支冠状动脉。冠状动脉畸形发生率为 0.2%～1.2%。

一、左冠状动脉起源于肺动脉

冠状动脉起源于肺动脉包括：左冠状动脉起源于肺动脉、右冠状动脉起源于肺动脉、双侧冠状动脉均起源于肺动脉、左冠状动脉回旋支起源于肺动脉和副冠状动脉或圆锥冠状动脉起源于肺动脉。右冠状动脉起源于肺动脉及回旋支起源于肺动脉时临床症状轻，双侧冠状动脉均起源于肺动脉时临床症状重，很多未经诊断就已死亡。临床多见左冠状动脉起源于肺动脉，发病率为 1/300 000。

（一）病理学

左冠状动脉起源于肺动脉左瓣叶或后瓣叶瓣窦上方，距起始部 5～6 mm 处分为前降支和回旋支。左、右冠状动脉之间存在侧支循环，但其数量多寡不一。右冠状动脉起源部位和分支情况正常。左心室肥厚并高度扩大，左心室心尖区扩大更为明显。左心室广泛纤维化，以心内膜下区最为显著，常有心肌梗死病灶。纤维化病变区有时呈现局灶性钙化，心内膜下尚呈现不同程度的纤维弹性组织增生。由于乳头肌广泛纤维化甚至钙化，引致乳头肌功能失调。心内膜纤维弹性组织增生造成腱索融合、缩短以及左心室纤维化引致左心室和二尖瓣瓣环扩大等原因，常呈现二尖瓣关闭不全。

（二）病理生理学

患者于生后 1～3 个月由于肺动脉压逐渐下降，左冠状动脉灌注压严重不足并由左冠状动脉窃血回肺动脉。左冠状动脉起源于肺动脉的初始症状和心肌缺血的程度依赖于动脉导管关闭的早晚、肺动脉高压的维持与是否及时建立冠状动脉间的侧支循环。冠状动脉间侧支循环的建立可以使右冠状动脉血流逆行灌注到起源于肺动脉的左冠状动脉，并据此将左冠状动脉起源于肺动脉分为婴儿型和成人型。婴儿型是冠状动脉间没有或极少有侧支血管建立，导致症状在生后几天到几周内出现，由于严重的心肌缺血或左心室功能低下和心室扩大，乳头肌缺血引起二尖瓣关闭不全，患者可在出现明显的临床症状前死亡。成人型（15%～20%）左右冠状动脉间能及时建立侧支循环，由右冠状动脉向左侧供血，由于肺动脉窃血，侧支循环的来血可通过左冠状动脉进入肺动脉，右冠状动脉显著扩张。这类患者可以十几年不出现症状或仅伴有轻度心肌损伤，能活到成年者一般均有较大的右冠状动脉，而异常起源的左冠状动脉在肺动脉上的开口较小[94]。

（三）临床表现

1. 症状　患儿营养发育尚可，婴儿型一般在出生 2～3 个月后出现面色苍白、多汗、气促、喂养困难、呼吸心率较快。部分患儿有突发尖叫，称为婴儿缺血或心绞痛。多数患儿发生中至重度的心力衰竭。成人型多表现为活动后心悸、气促、疲劳，部分患者有劳力性心绞痛。

2. 体征　心脏扩大，搏动微弱，可无杂音，或有轻而短促的杂音，侧支循环丰富者可有连续性杂音。

（四）实验室及辅助检查

1. 心电图　前壁心肌梗死图形，在 I、aVL、V_5 及 V_6 导联上有异常的 Q 波和 ST 段偏移、T 波倒置。

2. 胸部 X 线检查　心脏中到重度扩大，以左心为主，肺静脉淤血。

3. 超声心动图　各切面均不能显示左冠状动脉起源于主动脉根部或右冠状动脉，或于主动脉左冠窦附近走行，但彩色多普勒显示血流方向异常。右冠状动脉起源正常，内径明显增宽，右冠状动脉内径与主动脉内径之比大于 0.21。彩色多普勒示右冠状动脉内血流丰富并与左冠状动脉间形成交通支；近肺动脉瓣上左后或右后位置显示左冠状动脉开口，彩色多普勒超声可见舒张期肺动脉瓣上左冠状动脉血流逆行灌入肺动脉内的红色血流信号，即肺动脉"窃血征"；左心室明显扩大，左心收缩功能减低，部分患者有室壁瘤形成[95]。

4. 心导管和选择性心血管造影 主动脉根部造影见左冠状动脉影缺如，右冠状动脉扩张，显影后造影剂通过侧支循环入左冠状动脉并逆向回流入肺动脉，是诊断的金标准。

（五）治疗

1. 药物治疗 心力衰竭、心律失常和心源性休克患儿应以药物治疗，改善心功能，但不能提高对该病的疗效。需强调婴儿型左冠状动脉起源于肺动脉者有 100% 伴有婴儿心内膜弹力纤维增生，因此术后应继续强心、利尿、扩血管治疗直到心内膜和心功能恢复正常。

2. 手术治疗 一旦诊断成立应立即手术治疗。外科手术包括：左冠状动脉结扎术、升主动脉-左冠状动脉连接术、用大隐静脉行主动脉-左冠状动脉旁路移植术及肺动脉内通道术[96]。

（1）左冠状动脉结扎术：左冠状动脉结扎术操作简便，但仅适用于侧支循环丰富，左至右分流量较大的病例，结扎术后左向右分流及冠状动脉窃血现象均消失，心肌血供得到改善，心力衰竭改善以至消失，心影缩小，生长发育正常，体重增加。婴儿病例结扎术的死亡率可高达 50%，2 岁以上病例手术死亡率显著降低。

（2）升主动脉-左冠状动脉连接术：通过外科手术将异位起源的左冠状动脉连接于升主动脉，建立正常的冠状动脉血源，使冠状动脉血供恢复正常的生理状态，这种手术设计合理，符合正常生理要求，治疗效果良好；但如左冠状动脉长度不足，移位植入升主动脉后张力过大，则需改用其他手术方法。

（3）用大隐静脉行主动脉-左冠状动脉旁路移植术：术后较易发生梗阻性病变或血管腔扩大等并发症，长期通畅率及治疗效果尚有待随访观察。

（4）肺动脉内通道术：其优点是无需解剖游离左冠状动脉和对细小的冠状动脉施行操作难度较大的切开缝合术，特别适用于左冠状动脉开口位于肺动脉左侧壁，因而长度较短的病例。

影响手术死亡率的主要因素是病情轻重程度和手术时病人的年龄。年龄较大患者因有丰富侧支循环形成，左心室功能下降不显著，手术效果良好。术前左心室功能低下、年龄小、二尖瓣关闭不全等影响术后生存率。术前心功能在 III 级以下者，手术死亡率低于 20%，术前心功能 IV 级或病情危重需紧急手术者则手术死亡率高达 70%。

（六）转归

自然预后恶劣，约 65% 的患者于出生后 1 年内死于左心衰竭，其中大多数患者在出生后 2 个月内死亡。Wesselhoeft 报道 60 例患者中 80% 于出生后 1 年内死亡。侧支循环发育丰富的病例，虽可生存入成年期，但往往因左心室缺血性病变逐渐加重而死于慢性充血性心力衰竭或发生猝死。因此一旦诊断明确，应争取施行手术治疗。

由于左冠状动脉异位起源于肺动脉的病例不多见，开展外科治疗为期尚短，远期随访观察的病例数不多。Kirklin 和 Barratt-Boyes 对此术后生存的 19 例患者，随访时间最长达 19 年，仅 1 例死亡，17 例术后心功能为 I 级，另 1 例为 II 级。左心室显著缩小，心肌缺血的症状和征象明显减轻。由于心肌缺血引致中等度二尖瓣关闭不全者，大多数患者于术后仍可听到心尖区收缩期杂音。严重的二尖瓣关闭不全患者远期尚需进行二尖瓣成形术或置换术。

二、冠状动静脉瘘

冠状动静脉瘘（coronary artery vein fistula，CAVF）是一种冠状动脉末端畸形，是指冠状动脉及其分支与任一心腔或冠状窦及其静脉属支、近心大血管（如肺动脉、肺静脉、上腔静脉）之间存在的异常交通。因 90% 的瘘进入右心系统，常被称为冠状动静脉瘘。由 Kruse 在

1865 年第一个描述，发病率为 1/50 000。

（一）胚胎学

胎儿期是通过心肌小梁间隙向心肌供血。先天性冠状动静脉瘘被认为是心肌小梁窦状隙没有关闭伴有异常发展的内在心肌小梁间隙。

（二）病理学

冠状动静脉瘘可以单独存在，或合并其他心内畸形包括法洛四联症、房间隔缺损、室间隔缺损、动脉导管未闭等。瘘口进入心脏有三种类型：①单一瘘口最常见（74%～90%）；②多个瘘口；③瘘口位于冠状动脉主支侧面与心腔形成一侧壁交通，或冠状动脉明显扩张，形成冠状动脉瘤，从心脏表面不能确定瘘口的确切部位及大小。多数冠状动脉瘘发自右冠状动脉，最常见瘘口位于右心室。

（三）病理生理学

右冠状动脉-右心室瘘较多见。患者由于冠状动脉面对高阻力的心肌血管床转向低阻力瘘管而直接回流入连接的心腔，致使远端冠状动脉血流量减少，造成冠脉窃血，产生相应心肌缺血表现。瘘入左心室时由于收缩期左心室压力明显增加并高于主动脉压力，因而收缩期瘘管内没有血液分流，舒张期左心室压力降低，大量血液经冠状动脉瘘进入左心室，左心负荷增加。

（四）临床表现

1. 症状　患者症状在 20～30 岁之间开始出现，包括心绞痛、呼吸困难、充血性心力衰竭、心律失常及心悸疲劳等。如瘘管进入右心房，更易出现心力衰竭症状。瘘入冠状静脉窦者则易发生心房颤动。发生细菌性心内膜炎时可有寒战和高热等临床表现。

2. 体征　心前区可听到连续性杂音并伴局部震颤，杂音最响部位取决于冠状动脉瘘入心脏的部位。冠状动脉-右心房瘘者，连续性杂音最响处通常位于胸骨右缘。瘘入右心室时，杂音多在胸骨左缘下段。瘘入肺动脉时杂音位置与动脉导管未闭的杂音位置相同。瘘入左心室时通常只有舒张期杂音（收缩期瘘口关闭，左心室腔与主动脉间无压差）；也可含有收缩期的成分。发生于心脏前面的冠状动脉瘘，如瘘入右心房或右心室，偶可触及收缩期震颤。如果瘘口分流量大，舒张期主动脉血液流失多，则脉压增宽、脉搏短促。婴幼儿冠状动脉-左心室瘘罕见，可产生与重度主动脉瓣关闭不全相同的体征。

（五）实验室及辅助检查

1. 心电图　可有心肌缺血、心肌梗死、心律失常等改变。

2. 胸部 X 线检查　表现为心肺正常，也可有轻度心脏肥大和肺血增加。发生充血性心力衰竭时，心脏肥大更为明显，某些患者可有右心房或左心房扩大。偶见冠状动脉扩张、迂曲和呈动脉瘤样，或瘘所在部位使心脏侧影呈弯曲影像，右冠状动脉-左心室瘘罕见，形成巨大的动脉瘤时，心脏侧影弯曲影像最明显。

3. 超声心动图　病变的冠状动脉明显增粗；病变累及左心或右心系统可出现相应的左心或右心容量负荷过重，瘘入肺动脉可见肺动脉增宽；彩色多普勒可显示瘘口部位的血流呈五彩花色血流。

4. 心导管及选择性心血管造影　主动脉和选择性冠状动脉造影既可测算左向右分流量和测量右心系统压力，同时可显示瘘的部位及冠状动脉情况。

（六）治疗

1. 手术治疗　只要有症状就需要手术治疗，不需考虑年龄大小。闭合瘘管，阻断左向右分流，减轻左心负荷，防止心内膜炎的发生。切除动脉瘤，重建冠脉循环，防止发生心肌缺血、栓塞和心律失常。单纯冠状动静脉瘘手术死亡率几乎为 0。手术并发症主要是游离不彻底，结扎瘘支冠状动脉时也结扎了局部其他分支，因而造成了局部心肌缺血或梗死，有时血管腔内血栓脱落也会造成心肌梗死。另有 2%～4% 患者由于手术中瘘口闭合不完善而留有残余瘘。无残余分流的冠状动静脉瘘晚期死亡罕见。

2. 介入治疗　既往冠状动脉瘘均采用外科手术修复，随着心脏介入技术的发展，各种材料封堵冠状动脉瘘的报道逐渐增多。此技术首先必须全面、系统地评价冠状动脉瘘的解剖类型及冠脉走向。通常在主动脉造影之后还需要进行选择性以及超选择性冠状动脉造影。目前多用以下三种方法：①弹簧圈封堵装置。②Amplatzer动脉导管堵塞装置。③带膜支架。冠状动脉带膜支架通常用于冠状动脉瘤、冠状动脉穿孔和破裂。

（七）转归

未经手术治疗者不可能有正常的生存状况，并发症包括心肌梗死、细菌性心内膜炎、动脉瘤形成及猝死。

（焦　萌）

第二十二节　心脏异位

一、总论

正常心脏大部分位于左侧胸腔，与其他胸腹腔脏器之间有一定的对应关系。如心脏不位于左侧胸腔或者虽位于左侧胸腔但与其他脏器的对应关系明显改变，称为心脏位置异常。心脏位置异常包括心脏异位（malposition of the heart）和胸外心脏（ectopia cordis）。也有将胸外心脏并入心脏异位的。

心脏异位通常是指整个心脏原发性的位置异常，一般包括右位心、左位心、中位心等，不包括心脏各节段之间单独发生的位置改变，也不包括胸腔积液、气胸、胸膜增厚、肺气肿、肺发育不良、膈疝、膈膨出、胸廓畸形等外来因素致心脏向右移位。

为了更好地认识心脏异位，必须了解心脏异位的胚胎遗传学的发生、左右心房与心室的形态学特点、心房内脏定位的概念等。

（一）胚胎发育与发育遗传学

人类胚胎心脏的发育起源于心脏原基，在胚胎第2周，原始心管已萌现，原始心管呈一纵直的管道，由外表的收缩环将其分成三部分，由后向前为原始心房、原始心室和心球，以后在原始心房尾端又出现静脉窦，心球的远端部分形成动脉干，近端形成圆锥部。胚胎发育第4周，心管已具有心脏外形，由于遗传基因的作用，心球和心室部分的生长超过心管的其余部分，心管扭曲成U型，继而又呈S型。心管向右前方环转形成右襻（D-loop），使心球转向原始心室的右前部，这一环转奠定了心室正常位置的基础。心球的尾端与原始心室的头端发育形成右心室，原始心室的左侧则发育成左心室，右襻使解剖右心室位于左心室的右侧，如果向左扭曲形成左襻（L-loop），则使右心室位于左心室的左侧。与此同时，心房转位于心球背面，向背侧头端生长，并向两侧膨大，形成左、右心房。正常右襻心脏的心尖最初位于右侧胸腔，胚胎的第一个月末，发生向左逆时针旋转，心尖逐渐从右半胸腔移至左侧，即为正常之左位心。心管的弯曲是胚胎左右不对称的第一个形态学证明，和心脏正常发育形成三维形态密切相关。心脏的环化也决定了冠状动脉的走向，正常右襻时，前降支发自左冠状动脉，左襻时为镜像位，前降支发自右冠状动脉。

如果旋转过程发生障碍，即产生心脏位置异常。旋转的障碍也往往与不协调的环化相关联。右位心（dextrocardia）的产生是由于右襻心脏未能进行心尖的左侧迁移，或左襻心脏心尖完成了从左半胸腔到右半胸腔的迁移；如果心尖的迁移不完全，则形成了中位心（mesocardia, midline cardiac apex）。

通过近年来对动物胚胎左右轴决定过程影响心脏发育的研究，对了解人类心脏左右不对称机制有一定帮助。心脏的不对称包括定位的不对称（身体左侧或右侧）和自身的不对称（左右心室、心房的不对称）。心脏的不对称发育属于体轴模式化过程（pattern formation）。如果线性心管沿着胚胎左右轴环化的方向发生异常或缺陷，将导致大范围的心血管和其他器官的生长发育缺陷，这是先天性心脏病形成的一个重要原因。在胚胎发育过程中，左右不对称的建立是一个关键而复杂的过程，对其中的分子机制在最近几年有所了解。

左右模式可以被划分为三个阶段：①早期发育时间（左右轴的建立）；②中期发育时间（左右不对称的强化）；③后期发育时间（不对称器官形态发生的调控）。心脏的不对称发育（左右轴建立）主要是由上游信号通过调控沿中线为界限一侧的基因表达来完成的。参与的信号传导通路有 BMP-Smad5-Nodal、Shh-Lefty1-Smad2/3 和 FGF-8-Smad2/3-Pitx2。参与的转录因子有 Pitx2、Nkx3.2、Hand1、Hand2、Mef2c 和 ANF。此外，还有其他一些基因也都参与了这个非对称发育过程，而目前所发现的这些基因的非对称表达，实际上都是在胚胎还没有发育出左右不对称的形态学特征时，就已经开始启动了。因此这些基因的预先启动和相互调控，为胚胎特定非对称形态的形成打下了基础。而其中 nodal 基因的局域性表达更是几乎伴随着心脏形成的整个过程，因此 nodal 基因可以说是一个非常关键的左右非对称形成基因。

如果只是考虑基因的话，可以说是 shh 基因调控了 nodal 基因的启动，但最近美国加州索尔克生物研究所的两位发育生物学家发现，钙离子也是调控 nodal 基因的重要角色。他们的研究表明，在原基当中必须含有足够的钙离子，从而形成一定的钙离子分布梯度，才能使得非对称发育过程顺利进行，其揭示了像钙离子分布这样的非遗传信号，也与基因的非对称表达存在着紧密的联系。

（二）左右心房、心室的形态学特点

心脏的位置如属异常，则左右心房和心室的位置已经不能根据空间的左右去判断，而需要根据其解剖结构来认定左右心房室。下腔静脉血所注入的总是右心房，右心房心耳较大，呈三角形，口宽；左心房心耳较小，呈长指状，口窄；通常上腔静脉注入右心房，肺静脉注入左心房，但是在先天性心脏病中这些连接可出现变异，因此不能以此而定夺为结构右心房或左心房。右心室三尖瓣和肺动脉瓣间无纤维连接，有圆锥部相隔，有室上嵴和隔缘肌束，心尖部肌小梁粗大，

三尖瓣瓣环位置低，室间隔上附有腱索，有三条乳头肌，左心室二尖瓣与主动脉瓣间有纤维连接，其间无圆锥部，无室上嵴和隔缘肌束，肌小梁较细，二尖瓣较高，与三尖瓣环之间为房室隔，无腱索附着，有两条大型乳头肌。

（三）心房内脏定位

1972 年 Van Praagh 首先提出顺序分段诊断法的概念，1978 年 Anderson 采用节段性形态分析诊断法，按步骤了解心脏位置、解剖畸形及血流动向，对心脏和大血管进行完整的解剖诊断和功能评价。

正确判断心脏的位置，首先要确定心房位置。因为心房和内脏位置关系较恒定，通常与左心房在同侧的结构有两叶的肺、动脉下支气管、胃、脾及腹主动脉，与右心房在同侧的有三叶的肺、动脉上支气管、肝主叶、下腔静脉等，因此可依据内脏位置判断心房位置。少数情况下，心房与心脏的位置关系可以不一致，二维超声心动图检查可显示腹腔大血管位置及连接关系，间接判断心房位置。

位置（situs）的概念指的是整个人体内不对称结构的配置。共有三种类型：

1. 心房正位（situs solitus） 右肺三叶，左肺二叶，两侧支气管不对称，左侧主支气管为动脉下支气管，细长而较晚发出上叶支气管，右侧主支气管为动脉上支气管，粗短而较早发出上叶支气管，肝主要位于右侧，胃位于左侧，脾位于左侧，腹主动脉位于脊柱左侧，下腔静脉位于脊柱右侧。内脏位置正常，心脏在左，肝在右，脾在左；右心房与肝均在右侧，左心房与脾脏均在左侧；腹主动脉与下腔静脉分别位于脊柱左、右侧，呈对称分布。杨思源教授认为应译为通常位，而不是正位。本书仍沿用传统以来常用的正位（normal）说法。

2. 心房反位（situs inversus） 又称为镜像位（mirror image of normal），内脏位置反位，心脏在右，肝在左，脾在右；右心房与肝同在左侧，左心房与脾同在右侧，腹主动脉与下腔静脉分别位于脊柱右、左侧。

3. 心房不定位（situs ambiguous） 内脏位置异常（heterotaxy），心房与内脏关系不一致，

既不是心房内脏正位，也不是反位，正常的不对称的结构却演化为对称结构，为异侧同构（isomerism），包括两个与脾有关的综合征。左型异侧同构为两侧均为左肺结构（bilateral left-sidedness），两侧心房均为左心房结构（双左），伴多脾综合征；右型异侧同构（bilateral right-sidedness）为两侧心房均为右心房结构（双右），伴无脾综合征（图4-39）。

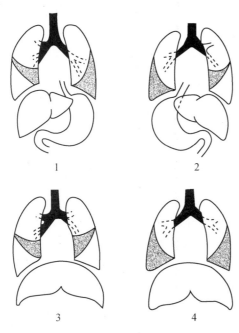

图4-39　心房内脏位置的四种基本情况
1. 心房内脏正位　　　2. 心房内脏反位
3. 心房内脏不定位（双右）　4. 心房内脏不定位（双左）

一般情况可以根据X线胸片上肝及胃泡位置确定心房位置，内脏异位时大多数肝居于中间呈水平位，少数仍可呈正常位置或反位。如果可确定支气管树的形态，则在确定心房定位上比内脏器官具有更高的正确性。增高KV的X线胸片可显示支气管形态，右侧支气管的特点为自隆突至第一分支间的距离短，与经隆突的中轴线夹角小，而左侧支气管自隆突至第一分支间距离长，与经隆突中轴线的夹角大，左侧长度/右侧长度≤1.5为对称支气管的标准。一般认为根据支气管形态诊断心房位置较依据腹腔器官位置推测可靠。如果考虑存在异侧同构，X线胸片上扩大的奇静脉也是诊断多脾的线索。窦房结位于上腔静脉与右心房连接处。P波除极向量有助于确定右心房的位置。心电图检查对心房反位诊断有价值，但不能肯定心房对称位的诊断[97-101]。

二、各论

以下就右位心、左位心、中位心、多脾综合征、无脾综合征等分别加以阐述。

（一）右位心

右位心（dextrocardia）是指心脏的全部或大部分位于右侧胸腔，有许多名词用来描述心脏在右侧胸腔，包括右位（dextroposition）、右转（dextroversion）、右旋（dextrorotation）、孤立（isolated）、真正（genuine）、混合（mixed）、轴位（pivotal）、真实（true）和镜像（mirror-image）右位心等，不同医家对上述名词有不同理解，一般右转、右旋及轴位右位心用以描述右位心与内脏正位，心脏常常像是仅仅心尖从左侧胸腔旋转到右侧胸腔。孤立右位心是指其他器官位置正常，仅心脏在右侧胸腔。右位（dextroposition）多指心脏受外力而右转，混合型右位心是指右位心合并房室不一致。镜像右位心指内脏反位右位心。右位心又包括原发性右位心和外力作用所致的继发性右位心。本文只讨论原发性右位心。原发性右位心按内脏位置可分为内脏正位右位心（孤立性右位心）、内脏反位右位心（镜像右位心）、内脏不定位右位心。

全内脏反位右位心发病率约为1/5000，内脏正位右位心发病率较低，约为1/20 000～1/7500，由于孤立性右位心常伴有先天性心血管畸形，而镜像右位心先天性心脏病发病率低，平素难于发现，所以在小儿心脏病临床中发现孤立性右位心比内脏转位右位心更为多见，可占先天性心脏病的2%。

右位心的胚胎学发生是由于右襻心脏未能进行心尖的左侧迁移，或左襻心脏心尖完成了从左半胸腔到右半胸腔的迁移，其遗传因素尚不明确。Cockayne通过家族发病率及分布认为内脏转位是常染色体隐性遗传，Workany发现在一些家族中又是常染色体显性遗传，以及尚有非遗传因素；目前对于内脏正位右位心的遗传原因所知甚少，Lowe及Mckeown既没发现家族中其他人发病，也没发现患者父母有血缘关系；涉及躯体左右不对称机制的分子遗传学研究在近几年取得了一定的进展，如前所述。

1. 病理解剖与病理生理学

（1）内脏正位右位心：又称孤立性右位心，常伴有心内畸形，发病率高达95%，无心内畸形者因其无症状和心脏杂音，而常被忽略。常见的先天性心脏畸形有房室不协调（50%）、单心室（75%）、室间隔缺损（60%）、纠正性大动脉转位（10%）、肺动脉狭窄/闭锁（60%）等。

Neill和Ferencs描述了一种少见的心肺畸形，名为"弯刀综合征"（scimitar syndrome），包括心房内脏正位、右位心、右肺发育不良、异常体动脉血供应右肺及右肺静脉异常连接至下腔静脉，在X线见向下的右肺静脉在右心缘外为一弯曲的阴影，如一弯刀走向膈下。此征分为两种类型：①婴儿有发绀、呼吸困难，常伴有肺动脉高压和复杂心内畸形，而难以存活。②年长儿或成年病人表现为心脏杂音及反复呼吸道感染，或仅有胸部X线的异常。

（2）内脏反位伴右位心：伴发心内畸形的发病率远远低于内脏正位右位心，多数报道其发病率为2%～5%，但儿科临床及尸检报告所见不同，心内畸形发生率也较高，包括室间隔缺损、右心室双流出道、肺动脉狭窄/闭锁、完全性大动脉转位、主动脉弓右位等。虽然此类型者大多心内结构正常，但较一般人更易患呼吸系统疾病，最多者为Kartagener综合征，包括慢性鼻窦炎、多发性鼻息肉、支气管扩张症；男性有不育症，其原因为黏膜上的纤毛及精子上的微管臂上缺乏动力臂，引起纤毛及精子不运动或运动力降低。

（3）内脏不定位右位心：根据心房结构又分为左心房异构（双左）和右心房异构（双右）两种类型。常伴有复杂的先天性心血管畸形，包括完全性肺静脉异常连接、单心房、单心室、大动脉转位、右心室双出口等；双右结构多伴有无脾综合征，脾缺如，胸腹脏器多为双右结构，两肺三叶，两侧支气管对称，主支气管均为粗短的动脉上支气管，肝两侧对称，位置居中，下缘呈水平状，胃的位置不定；下腔静脉和腹主动脉位于同侧，可均位于脊柱左侧或右侧。双左结构多伴有多脾综合征，脾有多个，胸腹脏器多为双左结构，两侧支气管对称，主支气管均为细长的动脉

下支气管，肝两侧对称，位置居中，下缘呈水平状，胃的位置不定；下腔静脉中断，经奇静脉或半奇静脉回流入心房。

2. 临床表现与辅助检查　其临床症状由是否伴有先天性心脏病而定。内脏正位右位心多伴有先天性心脏畸形，根据心脏畸形复杂程度临床表现各异，重者生后发绀，有呼吸困难及杂音，轻者可无症状；X线示心脏在右侧胸腔，其形态因合并畸形不同而不同，并可根据支气管影判断肺、肝、脾、胃等的位置，主动脉弓和降主动脉仍居脊柱左缘，右肺三叶，左肺两叶，肝阴影大部分在右侧，胃泡在左；心电图可呈如内脏反位右位心的心电图改变（见下文），也可因伴发畸形而有不同表现；超声心动图除发现心脏右位外，还可发现伴发的不同心脏畸形；因常合并先天性心血管畸形，均需做选择性心血管造影检查，鉴别伴发的畸形。内脏反位伴右位心时心内结构大多正常，心尖搏动和心脏浊音界在右侧，因体检或其他疾病行X线检查时发现，生活与正常人无异，死因也无特殊。X线示示心脏在右，主动脉弓和降主动脉仍居脊柱右缘，右肺两叶，左肺三叶，肝阴影大部分在左侧，胃泡在右；心电图上P波向量朝向左下为心房常位，朝右提示反位，镜像右心位的常规改变为I导联各波的方向与正常相反，II导联与III导联、aVR与aVL呈镜像改变而调换，左心前区导联似正常右心前区导联，V_{2R}、V_{3R}、V_{5R}导联可得出正常的V_1、V_2、V_5导联图形。超声心动图除发现心脏在右外，很少发现心内畸形；因多不伴有先天性心血管畸形，一般无需行创伤性心导管检查。内脏不定位右位心将在后面的多脾综合征和无脾综合征部分详细介绍。

3. 诊断及鉴别诊断　首先应为患者进行细致的体格检查，确定心音、心尖搏动及心脏浊音界的部位；心电图检查可判断心房位置及各导联心电图与正常心电图有无镜像改变；X线检查可了解心脏位置，并可根据支气管影判断肺、肝、脾、胃等的位置；超声检查提供内脏位及心内畸形，采用Van Praagh顺序分段诊断法明确心脏位置、解剖畸形、血流动力学等，对心脏和大血管进行完整的解剖诊断和功能评价。对伴有复杂心脏畸形者，应行心导管检查

及选择性心血管造影，以提供更多的血流动力学和解剖资料。Pierre D. Maldjian 提出六个问题的评估模块以提高对右位心诊断的理解：①右心房的鉴别；②右心室的鉴别；③内脏反位者的肺动脉瓣和主动脉瓣的关系；④多脾综合征的常见异常；⑤纠正性大动脉转位的特点；⑥右位心的原因。

4. 治疗与转归　不合并心内畸形的镜像右位心患者，一般无需治疗，生活同常人无异，但是后天获得性心脏病如冠心病等的发生如同常人，由于心脏的环化也决定了冠状动脉的走向，正常右襻时，前降支发自于左冠状动脉，左襻时为镜像位，前降支发自右冠状动脉。所以在诊治此类病人时应多加注意部位的区别。多个学者在右位心病人中行旁路移植术和支架植入术等治疗，在手术方法、导管种类选择等方面积累了经验。而合并心内畸形者应根据畸形的不同确定治疗方案，对合并极其复杂的畸形者，有条件者，应在心导管检查和选择性心血管造影的指导下，考虑实施手术，手术治疗方法与位置正常者的方法相同，但需要注意畸形的病理解剖特点和传导系统的走向。

对于两种特殊类型的综合征，弯刀综合征的第二种类型，预后较好，有的需要行右肺切除术，有的不一定要行肺部手术。Kartagener 综合征严重者需要行双肺移植[102-110]。

总之，右位心的诊断是关键，应排除心外原因引起的心脏右移后方可诊断；超声心动图采用节段诊断的方法可明确心房、心室、大动脉各段的解剖特征；提高血管造影技术水平以更好地诊断心内畸形是外科手术的重要保障。

（二）左位心

左位心（levocardia）是指内脏反位或不定位，而心脏仍在左胸腔中，临床少见。1829 年，Martin、Breschet 首次报道。发生率为 0.6/10 000 活产儿，15％为内脏反位，85％为内脏不定位。其临床特点为：①心内畸形发生率高（90％），畸形严重且复杂，常伴有纠正性大动脉错位、房室共道、完全性肺静脉畸形连接、肺动脉狭窄或闭锁等；②脾缺如或多个脾的发生率很高（约80％），前者与后者发生率之比为（1.5～

2.5）：1。

（三）中位心

中位心的定义，是指心脏既不位于左侧胸腔，也不位于右侧胸腔，心脏轴线和心尖均居胸腔正中，心尖指向前方。中位心又分为心房正位中位心、心房反位中位心、心房不定位中位心，它可以看做是正常心脏的位置变异，也可以看做左位心、右位心的位置变异，前者多指高而瘦的青少年或成人心脏为垂直的，无任何临床意义。中位心如果单独存在，无内脏位置异常，心内结构多属正常。如伴有心脏反位或不定位，常并发心脏大血管畸形，如单心室、完全性心内膜垫缺损、大动脉转位等。其临床表现依伴发畸形种类和严重程度而异。

（四）胸外心脏

胸外心脏（ectopia cordis）是指心脏全部或部分不在胸腔内，可分为四类：颈型：胚胎发育早期心脏下降受阻，致使心脏位于颈部，皮肤完整；胸型：由于胸骨发育障碍，心脏经缺损处全部或部分疝出胸腔外；腹型：横膈发育障碍，心脏经缺损处下降到腹腔；混合型：颈胸型和胸腹型，前者是指心脏部分位于颈部，后者是指心脏部分在横膈下。几乎所有的胸外心脏都伴有严重的先天性心血管畸形，患者自然生存时间极短，根据患者解剖情况，可试行手术，但多因先天发育异常引起，胸腔发育小，手术难度大，成功率也很低。

另外尚有极其罕见的 Cantrell 五联症，即"胸骨下裂或缺损、膈肌前部缺损、脐膨出或腹壁缺损、心包壁层缺损、先天性心血管病变"。西方医学文献报道其发病率在 5/1 000 000 以下，由于其临床症状严重，大多患儿于新生儿期即夭折，死亡率非常高，最终可接受手术的患儿非常少，国际上也无相关发病率、手术方法及预后情况的统计资料。

（五）心脾综合征

包括无脾综合征（asplenia syndrome）和多脾综合征（polysplenia syndrome）两型。

心脾综合征不是一个独立的疾病，包括心

脏、血管、内脏等方面的异常。胚胎早期的原始内脏结构不分左右，如胚胎发育在左右分侧方面障碍，内脏包括心脏都可发生位置和分侧的异常，脾是体内唯一见于左侧的器官，如果分侧发生问题，脾的原基无法到正常部位进行发育，产生无脾或多脾等畸形。其病因目前尚未确定，患者的家族性聚集提示，其发病有共同的遗传基础。目前认为有三类遗传方式，X 连锁遗传、常染色体显性遗传和常染色体隐性遗传，关于躯体对称性发育的基因定位，目前已有所进展，但尚未明确。

1. 无脾综合征　为右心房异构，脾缺如，胸腹部脏器多为双侧左侧结构，两肺均为三叶，两侧支气管对称，主支气管均为粗短的动脉上支气管，肝两侧对称，位置居中，下缘呈水平状，胃的位置不定，下腔静脉和腹主动脉位于同侧，可均位于脊柱左侧，也可均位于脊柱右侧。临床多见于青紫男孩，呼吸急促，常为右位心，心音单一，杂音可为一收缩期喷射性杂音、连续性杂音或无杂音，上腹部可扪及肝左右几乎等大，横置于上腹部称为水平肝；X 线平片可以提示心脏位置与肝、胃等位置异常；因窦房结常有两个，房室结也可有两个，心电图示 P 波电轴或向左向下或向右向下，或两个都有。心电图 QRS 波的形态和电轴可反映心脏的位置和心内解剖，如有两个心室，QRS 波电轴朝上，如朝下，常为单心室。超声检查未见脾，明确心内畸形和体肺静脉回心途径。磁共振也可很好地帮助医生了解静脉连接和其他畸形。心导管和造影可以得到更详细的资料。外周血的豪周小体、汉因小体及未成熟的红细胞也可以辅助诊断。由于缺乏了脾的防御能力，易并发严重感染，死亡率高，目前应用氨苄西林等预防感染的措施已使死亡率下降。

由于常伴发严重的心脏畸形，如完全性大动脉转位、完全性肺静脉异位连接、共同房室瓣及肺动脉狭窄或闭锁等，能活至 1 岁者仅约为 1/5。手术治疗本病，可在早期为患儿行体肺分流术，以增加肺血流量，从理论上讲手术几乎不可能，但可行改良的 Fontan 手术或复杂的心内心外屏障术，术后死亡率极高。

2. 多脾综合征　为左心房异构，脾有多个，胸腹脏器多为双左结构，两侧支气管对称，主支气管均为细长的动脉下支气管，肝两侧对称，位置居中，下缘呈水平状，胃的位置不定；下腔静脉中断，经奇静脉或半奇静脉回流入心房。因多脾综合征伴发大动脉转位或肺动脉狭窄或闭锁较少见，故临床症状较无脾综合征轻，轻者可无症状，甚至有多脾但心脏完全正常者。伴发消化道畸形的情况较多，尤以胆道闭锁常见。X 线检查下腔静脉的肝段缺如，而由奇静脉连接注入上腔静脉，可提示多脾。奇静脉的扩张致上腔静脉接右心房的部位凸出。双左结构，窦房结可以缺如、移位或发育不良，心电图可显示 P 波电轴向左向上和传导系统的异常，其他检查包括超声心动图、CT、磁共振等对脾和心脏畸形判断各有所长，心导管和心血管造影检查可以得到更为详尽的资料。多脾综合征的心脏畸形常见房室通道、部分肺静脉畸形引流、左侧梗阻性病变，多数可以手术治疗，活至一岁者可达 2/5。

多脾和无脾并非界限分明，双左双右结构也存在不少例外，在各项检查中应细致作出正确诊断。改良外管道 Fontan 术适用于治疗无脾或多脾综合征型复杂性先天性心脏病。

（崇　梅）

第二十三节　血　管　环

血管环（vascular ring）是一组因主动脉弓和（或）分支先天发育异常致气管和（或）食管不同程度压迫的血管畸形。早在 1737 年，Hommel 首次描述了双主动脉弓畸形，1945 年，

Gross 施行双主动脉弓矫治手术，成为现代外科治疗的首次尝试，并采用"血管环"一词描述环绕气管、食管的主动脉弓畸形产生的气管、食管压迫症状。此类疾病少见，在先天性心脏血管畸

形中,主动脉弓及其分支畸形仅占 1%～3%。因有些类型病人无症状而未被发现,故无确实的发病率统计,随着对此病认识和诊断水平的提高,发生率呈上升趋势[111]。

一、胚胎发育和病理解剖学

1922 年,Congdon 观察了人体胚胎期主动脉弓的复杂发育过程,成为现代了解主动脉弓部畸形的基础。1948 年 Edwards 提出双主动脉弓和双侧动脉导管的示意模型,形成了主动脉弓多种复杂畸形的理论。1951 年,Barry 对 Congdon 的基础理论进行了透彻的总结和回顾。

胚胎发育的第 4 周左右,两侧背主动脉的前端绕越咽肠后,在前肠的腹侧形成第 1 对主动脉弓,称为下颌动脉弓,此左右两弓的中心部扩大并与心管的动脉干形成扩大的主动脉囊,先后从主动脉囊发出 6 对主动脉弓并与背主动脉相连接。在第 3 对动脉弓充分发育时,第 1、2 对动脉弓均消失。第 3 对动脉弓形成颈总动脉和一部分颈内动脉,第 4 对动脉弓左侧最终形成左颈总和左锁骨下动脉间的主动脉弓,右侧形成无名动脉和右锁骨下动脉近心端,该动脉的远端由右背主动脉及体节的第 7 对节间动脉形成。正常在 36～38 天 16 mm 胚胎时,右侧第 4 弓部分消失,留有正常左位主动脉弓构型,主动脉弓顶点位于气管左侧。第 5 对动脉弓不恒定存在或迅即消失第 6 对动脉弓近心端形成左肺动脉和右肺动脉的主要部分,其右侧远段与背主动脉连接中断被吸收而消失;左侧在胎儿期持续存在称为动脉导管,出生后导管闭合成为动脉导管韧带。

若在此发育阶段,双侧对称的主动脉弓及背主动脉的第 7 及第 8 节间动脉支没有按正常吸收和发生的规律发育,有应退化的部分未退化而保留胚胎型主动脉弓的原始状态,或应留存的部分却消失退化,按 Edwards 学说则可能形成弓部动脉弓环形状态。

人类遗传学和动物模型研究表明,染色体 22q11 缺失可导致其头端神经嵴细胞的迁移和分布异常,心脏神经嵴细胞是从枕部神经嵴分化出来的一群细胞,这群细胞通过第 3、4、6 咽弓向原始心管迁移,最后停留在动脉干和动脉圆锥等部位分化为间充质细胞,主要参与心脏流出道隔

及大血管的形成。这些迁移的细胞也影响主动脉弓的发育。人类 CATCH22 综合征(C＝cardiac 心脏畸形,A＝abnormal face 异常面容,T＝thymic hypoplasia 胸腺发育不良,C＝cleft palate 腭裂,H＝hypocalcemia 低钙血症)常伴发许多主动脉弓发育畸形,其发生与人类染色体 22q11 内存在影响神经嵴迁移、分化的基因缺失有关,机制尚未明确[112]。

根据第 4 动脉弓及主动脉弓分支的发育情况、降主动脉的位置以及动脉导管或动脉韧带的行程,可将主动脉弓及其分支异常分为下列数种类型。

(一)双主动脉弓

若左右第四对动脉弓持续存在,则形成双主动脉弓。双弓起源于升主动脉,左侧主动脉弓在气管前方从右向左行走,越过左主支气管,右侧主动脉弓跨越右侧主支气管在脊柱前方、食管后方,越过中线向左向下行走,与左侧主动脉弓汇合成降主动脉,形成一完整环。左、右主动脉弓各自分出两个分支,即左侧主动脉弓发出左颈总动脉和左锁骨下动脉,右侧主动脉弓发出右颈总动脉和右锁骨下动脉。动脉导管或动脉韧带位于左侧主动脉弓、左锁骨下动脉起点部位的下缘与左肺动脉之间,并非血管环必需的组成部分,但其长度可影响临床症状的严重程度。大多数病例两侧主动脉弓口径不相等,75% 右弓较粗,20% 左弓较粗,5% 左右弓大小相等,偶尔双主动脉弓中有一弓的管腔闭锁。气管和食管被双弓环绕和压迫(图 4-40)。

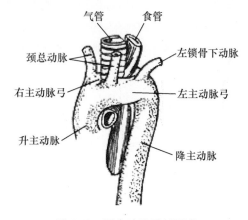

图 4-40 双主动脉弓侧面观

少数病例降主动脉位于右侧，左动脉弓跨越左主支气管后，向后向右经食管后方，在脊柱右侧与右主动脉弓汇合成为降主动脉。不论降主动脉位于左侧或右侧，由于双侧主动脉弓形成的血管环围绕气管、食管，如两侧动脉弓之间空隙狭小，临床上均可产生压迫症状。

（二）右位主动脉弓

若左侧第4弓退化消失，右侧永存形成右位主动脉弓，主动脉弓的顶端朝向右侧气管。根据左弓中断的位置和左锁骨下动脉、左颈总动脉分支以及动脉导管形态，右位主动脉弓可有不同的构型。最常见的两种是食管后左锁骨下动脉（65%）和镜像分支（35%）。前者是由于左颈总动脉与左锁骨下动脉之间的左侧第4弓退化导致了右位主动脉弓和迷走左锁骨下动脉，在这种排列中，左颈总动脉是起源于主动脉弓的第一分支，随后是右颈总动脉和右锁骨下动脉，接着是左锁骨下动脉，它作为主动脉弓的最后分支，从食管后方向左上走行。锁骨下动脉起源于降主动脉，走行在食管的左后方，动脉导管韧带从降主动脉延伸到左肺动脉，形成血管环。迷走的锁骨下动脉在根部可能存在一个球状畸形而形成一个大而凹陷的食管后切迹（Kommerell憩室）。镜像分支是由于右侧第四弓持续存在，而锁骨下动脉和背侧降主动脉之间的左弓消失造成的。从主动脉弓发出分支的排列顺序呈正常的镜像影，即第1支为左无名动脉，再发出左颈总动脉和左锁骨下动脉；第2支为右颈总动脉；第3支为右锁骨下动脉。有时主动脉弓共发出4个分支，而左无名动脉不存在。动脉导管或动脉韧带常连接左肺动脉与无名动脉的锁骨下动脉部分，没有形成血管环，少数连接左肺动脉与降主动脉上端则形成完整的血管环。

（三）迷走右锁骨下动脉

是由于胚胎发生期右侧第4动脉弓退化，而右侧第7、8节间动脉背主动脉永存所致。右锁骨下动脉起源于节间动脉，进入降主动脉，通常走行于气管和食道的后方，形成食管压痕，而没有形成完整的血管环；有时动脉导管或动脉韧带连接异位的右锁骨下动脉与右肺动脉之间形成血管环。

（四）无名动脉异常

主动脉弓及其分支发育正常，但无名动脉从主动脉弓发出的部位偏向左侧，绕气管前壁向上、向右进入右胸顶部。如无名动脉长而松，则不产生症状。但如血管粗、大、短而紧，则可严重压迫气管。

（五）左肺动脉走行异常（肺动脉吊带）

系因发育期支气管树的尾端毛细血管与发育期的肺组织和来源于右侧第6主动脉弓衍生出的支配动脉相连接形成。左肺动脉正常起源的位置缺如，而是起源于右肺动脉的远端，然后跨越右主支气管转向左侧，在气管与食管之间进入左侧肺门，这样形成包绕右主支气管与气管下段的悬带。气管也会被合并的完全性软骨气管环压迫，形成"环-吊带"复合体，此处气管膜性部分缺如，气管软骨形成环形结构。有学者认为，此动脉系一大侧支动脉而非异位的左肺动脉。

（六）其他少见血管环

1. 左位主动脉弓伴右位降主动脉　是一种少见的畸形，主动脉弓向左绕过气管，进而向后绕到食管的后方向右，形成右侧降主动脉。动脉导管可连接右肺动脉与右侧降主动脉或迷走右锁骨下动脉起源处，形成一个环绕气管或食管的血管环，这是由于右锁骨下动脉与右侧动脉导管之间的右位主动脉弓中断所致。位于右侧的动脉导管或动脉韧带参与血管环的形成。这类患儿的左位主动脉弓常是颈弓，来源于胚胎第3弓而不是第4弓，一支大的颈弓甚至在没有右侧动脉导管时就可独立压迫气管前方。此种血管环非常少见，且常伴有心脏畸形，食管造影有显著特征，手术时经右侧而不是左侧胸切口能更好地暴露。

2. 颈部主动脉弓　临床少见，主动脉弓高至颈部，弓的对侧有颈动脉独自起源，对侧的锁骨下动脉起源异常，而在弓的同侧常有独自起源的颈内动脉、颈外动脉和锁骨下动脉，亦可在弓的对侧有动脉导管或韧带由降主动脉起源构成血管环。

3. 其他　还有动脉导管从右肺动脉到降主

动脉，并走行在气管和食管之间，同时伴有迷走右锁骨下动脉（动脉导管吊带）、环形右位主动脉弓和左降主动脉（回旋主动脉）等。

二、临床表现与诊断

（一）分类

基于解剖和临床表现，整体上可分为两类：①完全性血管环（complete vascular ring）：异常血管将气管及食管完全环绕，包括双侧主动脉弓及右主动脉弓伴左侧动脉导管韧带（right aortic arch with left ligamentum arteriosum）。②不完全性血管环（incomplete vascular ring）：包括异常无名动脉、异位右锁骨下动脉、异常左侧肺动脉即肺动脉吊带。

（二）临床表现

依是否压迫气管、食管及压迫程度不同，可以无症状或出现不同程度的气管压迫、食管压迫和异常血流等表现。典型症状包括：呼吸窘迫、喘鸣、"咆哮样"咳嗽、呼吸暂停、吞咽困难和反复呼吸道感染、哮喘等。梗阻严重，患者肋间隙内陷，头部常取过伸位，以固定气管减轻阻塞，低头则加重呼吸困难，进食，尤其进食固体食物时若气管受压部受到刺激可诱发发作性呼吸停止、阵发性发绀。呼吸梗阻往往发生在出生后或婴儿早期，吞咽困难常是年长儿或成人的表现。

其中以双侧主动脉弓及异常左肺动脉较早出现症状并且较为严重，一般患儿在小于6个月大甚至出生后早期即出现症状，其余类型症状较轻微并且可能大于6个月才出现症状。

双主动脉弓是临床上最常见的血管环形式（40%），较早出现症状并且较为严重，症状出现越早者，压迫越重。对于出生后早期即有呼吸困难和喘鸣者，即应考虑有主动脉弓畸形的可能。双弓常为单发畸形，少数（20%）可合并其他心内畸形，主要为法洛四联症、室间隔缺损、完全性大动脉转位、主动脉缩窄、永存动脉干等。

右位主动脉弓常因左动脉导管韧带自降主动脉连于左肺动脉形成一较松的整环，压迫不显著而少有症状，仅动脉导管韧带过短者有喘鸣，或

因年龄增长动脉壁变硬时出现吞咽困难。尽管法洛四联症和永存动脉干中一部分是右位主动脉弓，但是右位主动脉弓形成血管环时并不常见心脏畸形。

迷走右锁骨下动脉实际上是主动脉血管畸形中最常见的类型，约占人群的0.5%，常为单发，多无症状，如有症状主要为吞咽困难。偶可合并法洛四联症、主动脉缩窄或主动脉弓中断、肺动脉狭窄、主动脉狭窄、室间隔缺损、房间隔缺损及三尖瓣闭锁等。

无名动脉的开口和走向异常致气管前方受压引起气喘和呼吸窘迫，可出现长吸式呼吸间期、窒息、发绀。颈部主动脉弓仅有形成环状的病人会出现压迫症状，颈部锁骨上区可有搏动性包块。

左肺动脉走行异常（肺动脉吊带）（pulmonary sling）：Glaevecke 和 Doehle 1897 年首次报道，此病罕见，右肺动脉远端分出的左肺动脉在右主支气管之前向总支气管之后穿过进左肺门，压迫气管而产生症状。新生儿期即可出现喘鸣、咳嗽等，与双主动脉弓不同的是本病患者为呼气性喘鸣，呼吸停止和呕吐少见，较易发生右肺为主的肺不张、肺气肿。可合并气管、支气管树畸形，如环状气管软骨、异常支气管分支、支气管软化、副隆突等而出现呼吸困难症状，约50%伴发动脉导管未闭、室间隔缺损、房间隔缺损、左上腔静脉等心内畸形[113-115]。

（三）检查方法[116]

1. 胸部 X 线检查　对怀疑血管环的患儿首先应进行正侧位胸片检查，评价是左位主动脉弓还是右位主动脉弓或双动脉弓。气管位置不清晰时，应怀疑双主动脉弓。高千伏侧位片有助于评价主动脉弓部水平气管的狭窄，若怀疑右位主动脉弓或双主动脉弓，或侧位片见气管狭窄，应进一步研究血管环存在与否。气管或支气管主干部分梗阻可致胸片显示单侧或双侧肺野过度充气，若阻塞严重则有肺不张。单侧右肺过度通气、隆突上方气管狭窄常提示肺动脉吊带。如有上纵隔增宽，主动脉结消失，气管前移，则考虑颈部主动脉弓。

2. 食管钡剂造影　是最可靠的初步诊断血

管环的方法，可根据异常主动脉弓或其分支造成食管内钡剂特殊的形态，来诊断特异的血管环类型。双主动脉弓前后位可见食管两侧（也可以右侧为主）的锯齿状切迹，且右侧的压迹更深，也常高于左侧，侧位和左前斜位可见一后位的较大的锯齿型切迹，两侧和后壁压迹是诊断双主动脉弓及右位弓环形压迫的主要征象。有时因前弓压迫气管而在更高位食管前壁产生一小压迹。右位主动脉弓合并食管后左锁骨下动脉常见食管后有一斜行由右向左上的压迹，而食管后壁主动脉弓水平偏上，相当于第 3、4 胸椎水平左下向右上的斜行压迹，侧位呈螺旋状，一般即可诊断迷走右锁骨下动脉；肺动脉吊带显示在气管、食管之间有一卵圆形压迹。左位主动脉弓伴右降主动脉和右侧动脉韧带具有典型的特征，第 2 胸椎水平食管上部左后方有一外部压痕，比典型血管环高且靠左。

3. 计算机断层扫描（CT）　可以更准确地诊断血管环，并提供详尽的解剖。当双支很明显且静脉对比造影增强时，即可明确双主动脉弓的诊断，有闭锁部分的病例诊断依靠动脉分支的形态、主动脉弓的位置以及气管的局部狭窄。"四动脉"现象是弓畸形的线索，横断面上可见主动脉弓头端由两支背侧锁骨下动脉和两支腹侧颈动脉构成，平均分布在气管周围。右位主动脉弓伴迷走左锁骨下动脉可见两支背侧锁骨下动脉直接起源于主动脉弓，而不是头臂动脉。如见无名动脉压迫气管前壁，则考虑无名动脉综合征；肺动脉吊带显示左肺动脉起源于右肺动脉，环绕气管，在食管和主动脉前方进入肺门，也可见到合并的完全性气管环，气管狭窄的程度有助于外科手术方案。

4. 磁共振影像（MRI）　适合纵隔血管结构构成。同 CT 一样诊断血管环依靠血管分支形态、主动脉弓位置和气管狭窄。轴面成像提供了与 CT 一样的信息，冠状面和矢状面有助于疑难病例诊断。因需要较长时间镇静，不适合严重呼吸困难患儿。

5. 支气管镜检查　常用于呼吸窘迫诊断未明的患儿，不同水平的气管外部压迫有助于判断双主动脉弓或是右位主动脉弓伴左侧韧带。无名动脉压迫的初步诊断往往依靠支气管镜检查，可

以见到靠近声带处从左向右的搏动性前壁压迫。只有当气管腔压迫超过 70%～80%，才有无名动脉压迫的指征。用支气管镜头压迫这一区域前部，同时有右侧桡动脉减弱或消失有助于诊断。支气管镜检查有助于将本症与支气管囊肿、声门下狭窄、异物吸入等相鉴别。

6. 气管造影检查　不但可确诊血管环，并可明确常合并的气管支气管畸形，但对严重狭窄病人有较大危险并可形成进一步的通气损害，目前多不采用，而以 CT 和 MRI 等无创伤性检查替代，偶尔诊断困难的病例需要行气管造影检查。

7. 心导管检查　以前心导管检查常被广泛应用于血管环的诊断，但目前已被无创伤性的诊断方法替代。仅用于怀疑合并心脏畸形时以明确诊断。

8. 超声心动图　可以检测到主动脉弓畸形如血管环，但往往受透声窗口的限制。目前认为超声心动图是对钡剂食管造影的有益补充，特别是怀疑有心内病变者。

三、治疗

气道阻塞重者应及时解除，尚等待手术者应缓解其症状及治疗并发症，并注意呼吸道的护理，头后仰可减轻呼吸困难症状，对于吞咽困难者宜给予少量多次流质饮食。

（一）适应证

所有有症状的血管环都有手术指征，甚至无症状的病人据报道将来都会出现明显的气管症状。早期适当的手术对避免缺氧和呼吸困难等所致并发症尤为重要，延迟治疗可造成猝死和进一步的气管、支气管损伤。

（二）手术目的

解除患儿气管、食管的环缩压迫，保证主动脉弓及各分支血液循环。

（三）手术方法[117-119]

因血管环类型而不同，以下分别简述：

1. 双主动脉弓　以左侧第 4 肋间切口进胸最为直接，将纵隔胸膜打开，仔细解剖主动脉环

的前后部，确认各大分支，在最不影响血液循环的最细部予以切断，切断前应注意检查各分支血管脉搏良好后再行切断，并切断动脉导管韧带，使主动脉弓远离气管。对主动脉与气管食管受压迫部位仔细解剖，切断一切粘连，为防止再复位压迫气管，可将前弓固定于前胸壁。术后尽早拔除气管插管，注意呼吸道护理。一般手术死亡率<5%，术后患者一定时期仍然存在呼吸问题，因气管仍可能有部分软化，逐渐才能好转。术后并发症并不多见，有并发乳糜胸、胸内出血、喉返神经麻痹的报道，需注意术中细节。

2. 右位主动脉弓合并食管后左锁骨下动脉　同样采用上述切口，离断动脉导管并游离松动食管粘连部，存在 Kommerell 憩室者因可扩大压迫食管和气管，目前主张切除憩室，并将左锁骨下动脉转移至左颈总动脉。

3. 迷走右锁骨下动脉　有吞咽困难者，经左胸游离该动脉至食管右侧后予以切断，但术后患者可有右上肢血压偏低、脉搏减弱等，亦有将迷走右锁骨下动脉切断后吻合于右侧颈总动脉恢复其作用者。

4. 无名动脉压迫综合征　经典的手术方法是采用左前侧胸切口，将无名动脉悬吊到胸骨后壁，目前也有人采用右乳下前侧胸小开口。

5. 肺动脉吊带　需施行手术切断异位动脉并重新吻合于主肺动脉，手术方法多种。未并发气管、支气管异常者术后效果良好，合并气管、支气管畸形者，目前主张正中胸骨切口和体外循环，有利于准确离断左肺动脉并将其种植到肺总动脉上，同时存在完全性气管环者，可采用心包补片进行气管成形或气管自体移植。术后常不能完全解除症状，术后患者死亡率可达 50%。

6. 电视辅助胸腔镜（video-assisted thoracoscopic surgical techniques，VATS）　自 1993 年 Burke 首次应用电视辅助胸腔镜治疗血管环以来，最近多有报道。随着应用的增加，证明其安全有效，较开胸手术可以早期拔管并且住院时间缩短。

（四）围术期效果及并发症

随着手术方法的改进，未并发气管、支气管异常者术后效果良好，一般手术死亡率<5%，多个中心报道无手术死亡。术后并发症并不多见，有并发乳糜胸、胸内出血、喉返神经麻痹的报道。

四、转归

症状严重并出现早者，使生存受到威胁或诱发感染，长时期气管受压、气管软骨软化会进一步加重呼吸阻塞及手术治疗困难，甚至出现主动脉破裂和动脉瘤形成，食管受腐蚀还可发生致命性出血。外科治疗可解除 95% 以上患儿食管和气管受压，因气管仍可能有部分软化，术后患者一定时期内仍然存在呼吸问题，数月到一年逐渐才能好转。

（崇　梅）

第二十四节　动静脉瘘

动静脉瘘指任何原因造成的动脉系统与静脉系统的异常交通，此类异常的病态交通可产生于体循环系统任何部位或器官，也可产生于肺循环及门静脉循环系统，包括毛细血管、小血管、中血管和大血管。根据动静脉瘘形成的原因不同，分为先天性与后天性两大类。后天性动静脉瘘的病因多为创伤，包括枪弹、刀刃和爆裂等造成的贯通伤、挤压伤等。动脉穿刺等外科操作亦可形成动静脉瘘。本章介绍先天性动静脉瘘，并将肺动静脉瘘单独列出。

一、先天性动静脉瘘

（一）胚胎学

血管系统是在胚胎形成的第 5 周至第 10 周发生与形成的，在此过程中出现的任何干扰都会在不同的部位形成各种形态的血管畸形。据推测，妊娠早期受病毒感染和发生代谢紊乱、内分泌和自主神经调节失常，以及胎位和脐带不正常引起的创伤，均可影响胎儿的发育而致胚胎增长异常，由此产生血管畸形。

（二）病理解剖学

动静脉瘘可发生于人体任何部位，包括躯体、头颈、四肢及内脏，如脑、肺、肝、肾及子宫等。发生于四肢者最常见。

（三）病理生理学

动静脉瘘主要影响循环系统，包括全身循环、心脏、周围循环及瘘所在部位的局部循环三个方面。其影响大小取决于通过动静脉瘘血流量的多少。

动静脉瘘的存在使静脉系统接受来自高压的动脉血，末梢与中心静脉压增高，从而加重瘘末梢的淤血和心脏前负荷，长期会导致心腔扩大。周围血管阻力降低引起中心动脉压的降低，为了调整机体平衡，交感神经兴奋，加强心肌及全身小动脉的收缩以维持中心动脉压。肾素-血管紧张素-醛固酮系统兴奋引起水钠潴留，以促使血容量增加。上述这些机体代偿机制使大量的血液积聚在瘘、心脏、静脉及侧支循环内，增加了瘘和全身循环的血容量，伴心排血量增加，以保证周围的血液灌注。当大动静脉瘘代偿机能失调时会出现心力衰竭。

（四）临床表现

脑动静脉瘘常伴大量分流，在婴儿期即可引起心力衰竭表现，或进行性脑积水及惊厥；在儿童期可有头痛及蛛网膜下腔出血。如动静脉瘘的分流量尚不足以引起心力衰竭，则表现为高动力循环状态：心动过速，洪脉，有收缩期杂音和第三心音。肝内海绵窦样血管瘤少见，而血管内皮瘤较多见，往往多发，肝大有结节，肝外可同时有血管瘤。

小型动静脉瘘发生于体表，表现为皮肤血管瘤，由于动脉血经过瘘这个短路直接进入静脉，减少了瘘远侧组织的供血，故瘘远端皮肤苍白、发绀以至出现水肿，部分患者出现疼痛和感觉异常，甚至出现溃疡或坏死。同时，在瘘周围的动脉血很快进入局部的深静脉和浅静脉，因而局部温度升高。肢体弥漫性的或多发性的先天性动静脉瘘，可造成肢体过度增长及静脉曲张。如果瘘位于一侧下肢，则两下肢站立时不平衡，可引起腰痛，甚至骨盆倾斜或脊柱侧弯。肾血管动静脉瘘可致血尿及高血压。动脉与门静脉有瘘可产生门静脉高压。婴儿的血管瘤在瘤体内可发生大量出血导致弥散性血管内凝血。

体征：动静脉瘘的局部表面可听到血液湍流引起的收缩期或连续性杂音。心脏增大，可伴有三尖瓣关闭不全的杂音。或因流经肺动脉或主动脉瓣的血流增多，引起相对性狭窄的杂音。

（五）辅助检查

疑似动静脉瘘患者行超声检查、核素扫描、CT、MRI等无创性检查方法对诊断各部位的动静脉瘘均有重要意义。动脉血管造影为侵入性检查方法，但可明确诊断。

（六）治疗及转归

大型脑动静脉瘘患者大多因心力衰竭或神经系统合并症如颅内出血及抽搐等在新生儿期死亡。如度过新生儿期，可发生脑积水、智力落后、颅内出血等。肝动静脉瘘患者常因心力衰竭在新生儿期死亡，也有自然缓解甚至痊愈的。有心力衰竭时应给予药物治疗。脑和肝动静脉瘘手术治疗不易。曾有应用放射疗法、肾上腺皮质激素及干扰素α治疗使患者痊愈的报道。流入动脉栓塞法为近年来发展的治疗措施。

二、肺动静脉瘘

肺动静脉瘘为少见畸形，绝大多数为先天性的。肺动静脉瘘可发生在肺的任何部位，可呈局限，也可是弥漫性多发而波及全肺，且常伴有身体其他部位的先天性动静脉瘘。由于肺动脉血未经肺泡壁微血管换气而入肺静脉，造成肺内右向左分流。瘘管为囊样血管结构，介于数目不定、大小不一的肺动静脉之间。各部位的动静脉瘘壁结构不尽相同，可薄至一层内皮细胞，也有呈退行性变，甚至钙化[120]。

（一）临床表现

肺动静脉瘘好发于两肺下叶及中叶，根据发生的血管部位及形态主要分为两种类型：Ⅰ型为弥漫性肺小动静脉畸形，病变广泛，呈弥漫性多发，可累及一叶或一侧全肺，甚至双肺，主要发生在靠近毛细血管的小动静脉上；Ⅱ型为肺动静脉畸形，多呈孤立的单发或多发。Ⅱ型比Ⅰ型的分流血量少，临床症状少，甚至无症状。症状的轻重取决于右向左分流量，若分流量超过体循环的25%～30%时则出现发绀、活动后气促、杵状指和红细胞增多，瘘管破裂至支气管可引起咯血。部分病人因缺氧、红细胞增多致脑血栓形成。在肺动静脉瘘病人胸壁上相应于病变肺的区域可闻及轻度收缩期或连续性杂音。

（二）辅助检查

1. X线　X线胸片常可发现病变的存在，可作为筛选方法。如瘘管较大，肺内可见单个或多发的大小不等的致密阴影，圆形或多囊状，并有条束阴影（瘘的流入及流出血管）与肺门相连。也可表现为肺野内弥漫性网状粗细不匀的阴影。断层摄片有助于定位诊断。

2. 心电图　多为正常。偶有左心房、左心室肥大，或有右心室肥大。

3. 超声心动图　心脏结构正常。周围静脉内注射声学造影剂后左心房内迅速出现云絮状的回声波提示存在肺动静脉瘘。超声心动声学造影是确定肺动静脉瘘最简单、有效、创伤小的检查方法。

4. 核素检查　可显示肺内动静脉之间的短路。

5. 核磁共振　可非侵入性地显示病变。

6. 心导管及心血管造影　左心房及由瘘管而来的肺静脉血氧饱和度减低。选择性肺动脉造影是确诊的方法，可清楚显示静脉瘘和扩张、伸长、扭曲的进出动静脉血管。造影可发现在平片中难以发现的较小动静脉瘘。

（三）治疗

肺动静脉瘘在小儿大多无严重并发症，年长后可因瘤体破裂、大量咯血、脑脓肿、心内膜炎死亡。因其为进行性病变，无症状者亦应尽早手术，婴幼儿症状不重者可在儿童期手术。切除瘘部的肺叶或肺段即能根治，手术时应尽量保留正常的肺组织，避免单纯结扎瘘的流入动脉造成新的侧支动脉而复发。近年来导管介入栓塞治疗以其无需开胸、创伤性小、可最大限度地保留正常肺组织、可治疗某些有外科禁忌证或外科治疗风险较高的病例及可重复操作等优点已被越来越多的人接受[121]。在北美和欧洲的一些医疗中心，经导管栓塞治疗已成为与外科手术相提并重的治疗方法，有些医院（如美国的耶鲁大学、斯坦福大学和哈佛大学的附属医院等）将栓塞术作为肺动静脉畸形（PAVM）的首选治疗方法。对于训练有素的介入放射学医师，如果选择适应证适当，经导管栓塞治疗的技术成功率为95%～100%，动脉血氧饱和度从80%升至95%，临床治愈率达85%～95%，一次治疗后复发率约2%～10%，累计并发症发生率低于8%，而且绝大多数属轻度；这一技术的特点有无需开胸、创伤性小、安全性高、中远期疗效（>3年）确实、可最大限度地保留正常肺组织、可治疗某些有外科禁忌证或外科治疗风险较高的病例，对于外科治疗后病灶复发者，栓塞治疗仍然能取得良好的治疗效果[122]。

（戴辰程）

第二十五节　先天性心脏病介入性治疗

先天性心脏病是小儿常见心脏病，发病率约为0.6%～0.8%，在北京地区其已占出生缺陷第一位。我国每年新出生的先天性心脏病患儿估计约15万。外科手术是治疗先天性心脏病的传统方法，手术需要全麻及体外循环，开胸创伤大，恢复慢。自20世纪60年代Rashkind的球囊房间隔造口术和 Porstmann 的动脉导管未闭介入治疗的成功，经导管介入性治疗先天性心脏病得以开展，随着所用材料及工艺的不断研究与完善，在国内外临床应用方面得以进一步的发展。介入治疗不仅可避免开胸手术的风险及创伤，而且住院时间短，恢复快，不失为很有前途的非手术治疗方法。

介入性治疗先天性心脏病大致分为两大类，一类为用球囊扩张的方法解除血管及瓣膜的狭窄，如主动脉瓣狭窄（AS）、肺动脉瓣狭窄（PS）、主动脉缩窄（COA）等；另一类为各种介入装置的植入，如应用堵闭器堵闭不应有的缺损，如房间隔缺损（ASD）、室间隔缺损（VSD）、动脉导管未闭（PDA），及解除各种血管狭窄支架的置入及瓣膜的植入。

一、球囊房间隔造口术

1966 年，Rashkind 等首先应用球囊导管进行球囊房间隔造口术（balloon atrial septostomy，BAS），以姑息治疗完全性大动脉转位（TGA）等一些重症婴儿先心病，以缓解症状，使这些病人活下来以等待外科手术机会。1978 年，Park 等又应用头端装有微型刀的导管作房间隔切开术以治疗由于卵圆孔瓣坚硬难以用球囊导管撕裂的病人。1986 年，Mitchell 等又应用球囊瓣膜成形术的非扩张性球囊导管进行球囊扩张造口术，并获得初步成果。

（一）BAS 的作用机制

由于新生儿期大部分患儿卵圆孔开放，即使在小婴儿期大部分卵圆孔瓣较菲薄，在外力作用下容易撕裂，Rashkind 球囊房间隔造口术[123]，即应用头端带有扩张性球囊的导管插入下肢血管，经下腔静脉、右心房、卵圆孔达左心房，然后用造影剂扩张头端球囊，快速拽拉球囊使之由左心房至右心房，扩张的球囊经房间隔时造成卵圆孔瓣膜撕裂，形成足够房间隔缺损，从而可改善血流动力学异常及低氧血症。

（二）BAS 的适应证

1. 完全性大动脉错位，房间隔造口后使心房间血液混合增加，从而明显改善了动脉低氧血症，可使患儿存活到手术年龄。

2. 左心发育不良综合征、二尖瓣闭锁、主动脉闭锁，如无足够的房内交通，则左心房回流血受阻，引起左心房压力增高及肺静脉淤血、肺动脉高压。BAS 可使心房水平左向右分流增加。

3. 右心发育不良综合征、三尖瓣闭锁、室间隔完整的肺动脉闭锁，完全性肺静脉畸形引流，BAS 后使心房水平右向左分流增加，改善右心功能不全。房间隔造口术通常于患儿出生后 2 周内进行效果最佳，超过 1 个月卵圆孔板增厚，房间隔撕裂较困难，可能需使用切割导管。

（三）BAS 的操作方法

诊断性导管术后进行左右心室或主动脉轴位造影，以获得生理及解剖方面资料。

房间隔造口术：Rashkind 球囊导管经股静脉插入，经下腔静脉达右心房，导管指向房间隔，经卵圆孔或小房间隔缺损达左心房，一旦球囊导管达左心房，调整位置后（可超声心动图监测），将造影剂稀释后，从 1 ml 开始，最后达 1.5～3 ml 注入导管以扩张导管尖端的球囊，然后迅速由左心房抽拉球囊至右心房或右心房与下腔静脉交界处，再推球囊至右心房，抽吸造影剂使球囊抽空后再次插入左心房，如此反复 2～5 次，直至扩张的球囊经房间隔无阻力为止。

对一些需作球囊房间隔造口术的先天性心脏病，由于卵圆孔瓣增厚，球囊撕裂房间隔难以奏效，而房间隔切开从技术上难以进行或房间隔切开后效果不佳者，近年来有试采用球囊扩张造成房间隔足够交通的报道。

（四）BAS 的疗效

1. 动脉血氧饱和度　完全性大动脉转位于 BAS 后 SaO_2 增加可达 10％以上，但左心梗阻性或右心室梗阻性心脏病，BAS 后血氧增多不及完全性大动脉转位。

2. 左右心房平均压差　BAS 后使左右心房平均压差减少。

3. 房间隔缺损大小　术后通过二维超声心动图、外科手术可直接观察房间隔缺损大小。

4. 症状及体征　发绀改善、呼吸及心率减慢、肝缩小、心功能不全改善。

（五）BAS 的并发症

房间隔造口术的并发症发生率为 0～5.5%，包括一过性心律失常，左心房、肺静脉、右心房及下腔静脉撕裂引起的心脏压塞，房室瓣损伤、关闭不全，球囊破裂、回收困难以及栓塞等。

（六）胎儿球囊房间隔造口术

Marshall 等对 7 例左心发育不良综合征的胎儿（26～34 周）在超声引导下经母体腹壁穿刺施行了房间隔球囊造口术，6 例获得成功，而孕妇无任何并发症，结果 1 例胎儿在造口术后死亡、4 例在新生儿期死亡，但初步显示房间隔造口术在未来用于胎儿的可行性。

二、经皮球囊主动脉瓣成形术

1983 年 Lababidi 首次采用球囊扩张的方法治疗独立的主动脉瓣狭窄，获得成功，随后，经皮球囊主动脉瓣成形术（percutaneous balloon aortic valvuloplasty，PBAV）逐渐成为多数医疗单位的首选治疗方案。球囊扩张避免了开胸和体外循环对脑部的影响，作为姑息治疗以等待手术的适宜时机。

（一）PBAV 的作用机制

PBAV 的机制主要为：①使瓣膜联合部粘连融合的瓣膜组织分离；②使钙化斑块崩裂；③使僵硬不能活动的瓣尖展开；④主动脉瓣环扩大；⑤瓣膜扩张的同时，瓣周结构受到扩张。

（二）PBAV 的适应证

①跨瓣压差＞50 mmHg，无轻度以上的主动脉瓣关闭不全；②有明显的主动脉瓣狭窄的临床表现，而不宜行外科手术者；③体重＞1600 g。

一般认为主动脉瓣（环）发育良好型较发育不良型球囊扩张的效果好，即瓣膜形态会影响疗效，即增厚和顺应性差的瓣膜难以扩张成功，所以 PBAV 最好的适应证为非瓣膜发育不良型。

（三）PBAV 的操作方法

在手术路径上分为经股动脉逆行插管法和经股静脉顺行插管法，动脉法则为穿刺右侧股动脉完成左心导管检查，得到全部血流动力学资料，包括测量跨主动脉瓣压差及心排血量，长轴斜位左心室造影，从侧位上测量瓣环直径，行主动脉造影以了解有无关闭不全及程度。将猪尾导管再次送入左心室，同时放入一根长导引钢丝至左心室腔，撤出动脉壳及猪尾导管，仅留钢丝经皮肤进入左心室。根据所测瓣环直径选择球囊大小，球囊长度 3～5 cm，最初球囊直径应为主动脉瓣环直径的 90%～100%，这种球囊/主动脉瓣环直径比是为了减低左心室流出道损伤及主动脉瓣关闭不全之危险，将球囊沿钢丝送至主动脉瓣膜位置，球囊在瓣下的部分稍微比球囊的一半多一点，球囊可充盈几次，直到狭窄瓣膜所形成的"腰"消失为止，每次充盈时间不应超过 10 s。最后要行升主动脉造影以了解有无主动脉瓣关闭不全。动脉法避免了房间隔穿刺对房间隔的损伤，但是并发症发生率高，容易致脑缺血、主动脉瓣穿孔、严重主动脉瓣关闭不全及影响肢体血供。股静脉法穿刺房间隔后，漂浮导管和软导丝经左心房、左心室跨越狭窄的瓣口至主动脉，由于导丝尖端易随心室血流射出，减少了主动脉瓣口穿孔和严重关闭不全的发生。但是可增加左心室穿孔和二尖瓣损伤的危险。

在球囊/瓣环直径比值的选择上，动物实验发现球囊/瓣环超过 1.2 即会导致明显的主动脉和二尖瓣的损坏，而在 0.7～1.0 之间并没有发现对反流产生影响的差别，并且球囊扩张的死亡率低。球囊扩张瓣膜成形术又可分为单球囊法和双球囊法，双球囊的再狭窄率并无下降，但是却增加了对血管的损伤，一般仅用于对单球囊治疗后压力阶差下降不明显者。

**（四）PBAV 的治疗疗效、并发症和远期
    预后**

PBAV 减轻了左心室的压力负荷，提高了心室的功能，而且增加了冠脉的血供，提高了心肌的灌注。但是瓣周结构具有弹性，可发生弹性回缩，这可能是术后早期再狭窄的原因。瓣膜和瓣环的撕裂会导致关闭不全。婴儿期股动脉的损伤难以避免。

Brazilian 研究[124]指出 PBAV 治疗后峰压差

从（79.6±27.7）mmHg 降低到（22.3±17.8）mmHg，早期死亡率为 5.3%，38% 出现主动脉瓣关闭不全或加重，但是没有立即需要外科治疗的。根据不完全随访，50 个月后的再狭窄发生率为 16.6%。

一个大型的欧洲 PBAV 研究包括了 269 名患儿，平均年龄 8 个月，其中 80 名小于 4 周，平均随访 5.3 年，死亡率为 10%，再狭窄率为 16.7%，明显反流者占 22.3%，20% 需要再行外科治疗，总体失败率为 41.6%，死亡和失败的危险因素包括小的瓣环和二叶瓣[125]。

最近的大型研究来自波士顿儿童医院[126]，报道了 113 例 <60 天的 PBAV 手术患者，早期死亡率总共为 14%，但是近期所行的 PBAV 降到 4%，平均压差的降低是 54%±26%，15% 出现明显反流，在 6.3±5.3 年的随访中反流逐渐明显并稳步增长。

（五）胎儿球囊介入治疗

哈佛大学医学院和波士顿儿童医院报道[127]了一系列孕中期的胎儿球囊扩张术。20 名患有严重主动脉瓣狭窄将要发展成左心室发育不良的胎儿，14 名获得成功，尽管只有 3 名出生时即具有双室，其他患儿也均出现左心室明显的发育。胎儿介入对早期和后期的心脏发育均有显著的影响，但是目前还仅仅处于试验阶段，需要密切进行研究。

经皮主动脉瓣置换术正在发展中，尽管在成人中已经尝试，儿童中还存在鞘的大小、定位、冠脉阻塞及二尖瓣的问题[128]。

三、经皮球囊肺动脉瓣成形术

1982 年 Kan 等首先报道经皮球囊肺动脉瓣成形术（percutaneous balloon pulmonary valvuloplasty，PBPV）治疗先天性肺动脉瓣狭窄（PS），1986 年始，该技术逐渐在我国开展起来，现已成为治疗单纯 PS 的首选方法。

（一）PBPV 的作用机制

利用向球囊内加压所产生的张力而引起狭窄瓣膜撕裂，从而解除肺动脉瓣狭窄。

（二）PBPV 的适应证

①典型肺动脉瓣狭窄，肺动脉与右心室压差 ≥40 mmHg。最佳年龄 2～4 岁，对于新生儿、婴儿重症肺动脉瓣狭窄亦可进行球囊扩张术。②瓣膜发育不良型肺动脉瓣狭窄，部分病例可获得良好效果，但重症病例（瓣环明显小、瓣叶增厚、开放活动度差）效果不满意。③室间隔完整型肺动脉闭锁（PA/IVS），对瓣膜射频打孔后可行球囊扩张术。

（三）PBPV 的操作方法[129]

首先行右心导管及右心室造影，以确定肺动脉瓣狭窄的程度并测量肺动脉瓣环大小，导管经股静脉、下腔静脉、右心房、右心室、肺动脉，至左下肺动脉，然后插入 260 加硬导丝至左下肺动脉，撤出导管，用扩张管扩大股静脉穿刺口，使球囊导管顺利插入（一般球囊的选择要大于瓣环径 20%～40%）。推送球囊导管直至肺动脉瓣处。先以少量造影剂注入球囊扩张导管，使球囊扩张以观察球囊是否正跨在瓣环中心，如果球囊位置合适，则用稀释造影剂扩张球囊，开始显示肺动脉瓣狭窄处腰凹，随球囊腔内压力增加，腰凹随之消失。一旦球囊全部扩张，腰凹消失，即可吸瘪球囊。通常第一次扩张效果最确实有效，从开始扩张球囊至吸瘪球囊总时间要 <10 s，这样可减少由于右心室流出道血流中断时间过长而引起的并发症。如果经过球囊扩张术后效果不满意是由于球/瓣比值不足引起，则可调用更大球囊或用双球囊进行扩张。

（四）PBPV 的治疗疗效、并发症和远期预后

一般 PBPV 后压差小于 25 mmHg，则效果良好。一部分病人在 PBPV 后发现瓣口梗阻虽已解除，但由于反应性右心室流出道狭窄，使右心室压力下降不满意，但连续曲线示肺动脉与漏斗部压差已解除，表明 PBPV 术有效。10%～20% PBPV 术后发生程度不同的漏斗部反应性狭窄。术后可给予普萘洛尔口服，6 个月内均可恢复正常。PBPV 虽是治疗肺动脉瓣狭窄安全而有效的方法，但仍有 5% 左右出现并发症，总死亡

率<0.5%，多见于新生儿、小婴儿及重症病例。这些重症 PS 有时还需分二次或三次进行球囊扩张术。多数并发症为球囊加压扩张时引起一过性血压下降、心动过缓或心律失常，另外血管损伤、右心房室瓣损伤致关闭不全甚至心脏穿孔、流出道破裂等偶有发生[130]。

（五）经导管肺动脉瓣射频打孔术

经肺动脉瓣射频打孔术主要用于室间隔完整型肺动脉闭锁（PA/IVS）的治疗，PA/IVS 是一种少见的发绀型先心病，是新生儿、小婴儿的危急重症，早期多死于低氧血症，需较早滴注前列腺素。对于右心室及肺动脉发育良好者，经肺动脉瓣打孔术可以部分代替外科瓣膜切开术；对于右心室发育不良者，则可缓解新生儿时期的严重症状，促进右心室进一步发育，推迟外科治疗时间。大多 PA/IVS 为瓣膜的膜性闭锁，肺动脉及其分支通常发育良好。因此可以使用导引钢丝、射频消融打孔方法进行瓣膜打孔，进而应用球囊导管扩张肺动脉瓣，重建肺动脉与右心室的交通。射频电流能够准确聚焦能量，短暂的爆发性高能输出功率不刺激神经及心肌组织，可最大限度地前向穿孔而对周围组织的创伤小。Gibbs 等报告对右心室轻度发育不良的 PA/IVS 婴儿患者施行经肺动脉瓣打孔术的结果，多数成功，成功者术后即刻均不需再用前列腺素 E 来保证动脉导管开放以维持生命，少数在术后 20 天及 3 个月时重复肺动脉瓣打孔术，所有患者均无需再施行外科体肺分流术。Agnoletti 等报告 39 例右心室发育较好的 PA/IVS 肺动脉瓣打孔术随访 5 年的结果，33 例即刻打孔成功，成功率 85%，2 例死于与打孔相关的并发症，7 例发生了非致命性并发症；33 例打孔成功的患儿中 13 例不再需要外科手术，17 例仍需新生儿时期的外科姑息术如体肺分流或右心室流出道重建术，3 例在新生儿期之后行外科手术，平均随访 5 年 85% 仍存活，35% 免于再次外科手术治疗。部分学者认为经肺动脉瓣打孔术应成为伴右心室发育良好或轻-中度右心室发育不良的 PA/IVS 新生儿和婴儿患者的首选治疗方法。

四、经皮球囊血管成形术

经皮球囊血管成形术主要用于先天性主动脉

缩窄，其次为肺动脉分支狭窄、腔静脉狭窄、肺静脉狭窄、体肺循环分流术后吻合口狭窄等，近年来，在先天性心脏病球囊血管成形术应用的基础上，又开展了血管内支架的研制与临床应用，是血管经球囊扩张后防止再狭窄的一种可行方法，但其只适用于较大年龄的儿童及成人。

（一）主动脉缩窄球囊扩张术

1979 年，Sinderman 等首先报道对死亡胸主动脉缩窄小儿进行经皮球囊血管成形术获得成功。1982 年，Lock 等对实验性主动脉缩窄进行球囊扩张术，术前术后跨缩窄压差明显下降，另外对外科手术后切除的主动脉缩窄标本进行球囊扩张，球囊扩张的结果是满意的。同年 Singer 等首先报道采用经皮球囊扩张术，对 1 例外科手术后再狭窄的 7 周婴儿成功地进行球囊扩张术。

1. **球囊血管成形术作用机制** 血管球囊扩张后产生血管内膜及中层纵形撕裂，其撕裂一般为血管圆周的 25%，撕裂的血管在 2~8 周愈合，血管撕裂处血小板快速覆盖、撕裂或损伤的中层由纤维痂替代，其表面重新内皮化。

2. **主动脉缩窄球囊扩张血管成形术的适应证** ①主动脉缩窄外科手术后再狭窄；②隔膜型主动脉缩窄，跨缩窄段收缩压差≥20 mmHg。

3. **操作方法**[131] 常规左右心导管术，测量跨缩窄段收缩压差，行升主动脉或左心室造影。测定主动脉缩窄部及缩窄上下部直径，并显示主动脉缩窄部位、程度、范围及主动脉弓发育情况。保留导引钢丝于升主动脉或左心室内。将球囊中央位于缩窄部，即以稀释造影剂扩张球囊，可见球囊中央出现腰凹征并随着球囊内压力快速上升腰凹亦消失。如此反复扩张球囊数次，直至球囊扩张时不出现腰凹为止。

通常球囊直径的选择相当于缩窄部直径的 2.5~4 倍；小于缩窄上下主动脉直径的 50% 或不超过降主动脉横隔水平直径，球囊长度通常为 2~4 cm。

4. **治疗疗效、并发症和远期预后**[132] 跨缩窄部压差≤20 mmHg，或术后跨缩窄部压差较术前下降>50%，球囊扩张后主动脉缩窄部直径较术前增加 30% 以上，为效果良好。

并发症主要有：股动脉血栓形成、动脉破裂

及动脉瘤形成、主动脉缩窄球囊扩张术后再狭窄等。伴有主动脉峡部发育不良的主动脉缩窄，术后主动脉再狭窄概率明显高于主动脉峡部发育正常者，术后支架的置入也许是有效疗法。

（二）肺动脉分支狭窄经皮球囊血管成形术

1981 年，Lock 等首先进行动物实验结果显示，肺动脉分支狭窄可进行球囊血管成形术治疗，并于 1983 年首先于临床应用并获得初步成功。但肺动脉分支狭窄的球囊扩张术和其他球囊瓣膜或血管成形术相比成功率较低，并发症多，危险大。但由于肺动脉分支狭窄不易外科手术，球囊扩张术仍为目前主要治疗方法。

1. 肺动脉分支狭窄球囊血管成形术的指征 外科手术（体肺循环分流术、肺动脉环缩术、法洛四联症根治术等）后肺动脉分支狭窄，肺动脉分支狭窄的直径≤8 mm，加上以下任何一项者：①右心室收缩压/主动脉收缩压≥50%；②右心室收缩压≥50 mmHg；③肺核素扫描示肺灌注减少。肺动脉分支狭窄的严重度亦可应用跨狭窄段压差来表示。

一般认为当跨狭窄段压差≥20～25 mmHg 时，应及时进行球囊扩张术。

2. 操作方法 经股静脉导管测定跨狭窄压力阶差。同时进行右心室或肺动脉造影，以确定肺动脉分支狭窄的部位、长度、严重程度及合并的心内畸形。当球囊置于合适的位置，以稀释造影剂膨胀球囊进行扩张。持续时间通常 5～10 s，以腰凹消失为度。一般认为，球囊直径应为肺动脉分支狭窄直径的 3～4 倍。

3. 治疗疗效、并发症和远期预后 Zeevi 等评价肺动脉分支狭窄球囊扩张术成功的标准为：肺动脉分支狭窄部直径于术后较术前增加≥50%，或跨狭窄部收缩期压差较术前降低≥50%。而 Worms 等的标准为：①球囊扩张术后狭窄部直径较术前增加≥40%；②右心室压或右室/主动脉压力之比下降≥20%；③右心室压≤50 mmHg；④核素肺扫描肺血流灌注明显增加。并发症有肺动脉分支破裂或撕裂、失血、心律失常、动脉瘤、单侧肺水肿等，甚至死亡。

肺动脉分支狭窄球囊扩张术后中远期随访还不多见，多伦多儿童医院对 74 例病例的 110 次

肺动脉分支狭窄球囊扩张术进行了平均 16～76 个月随访，其中 34 例进行心血管造影。53%病人球囊扩张术获得成功，17%发生再狭窄，5%发生并发症。放置血管内支架是有前途的治疗方法[133]。

五、血管支架置入术

1969 年 Dotter 首次提出支架的概念，于 19 世纪 80 年代在设计和技术上得到发展。支架是用于预防球囊扩张后血管出现塌陷的一种装置。由于其机械上的稳定性远远高于血管的回缩力，当支架置入到血管，不仅预防了血管的回缩，同时也施力于血管壁[134]。

支架多由不锈钢或镍钛合金所制成，有槽状、网状、圈状、环状等。其疗效主要由其机械特性所决定，如径向支撑强度、柔顺性、血管壁金属覆盖面积等。金属支架在进入临床治疗后取得了令人瞩目的疗效，但是经过十多年的应用也逐渐暴露出一些金属支架的不足和弊病，如易致血栓形成、再狭窄率高、造成血管壁损伤以及永久保留于体内等等。目前已经研制开发出覆膜支架及生物材料支架等。新型支架具有良好的力学相容性、血液相容性和生物相容性。

常用的支架有自主膨胀式支架和球囊膨胀式支架两种。前者如 Z 型支架（Gianturco 支架）及网眼状的 Wallstent 支架等，其可在血管内自行扩张。后者如 Palmaz 支架及 Strecker 支架等，其自身无弹性，依靠球囊扩张到一定内径值而贴附于血管内。1988 年 Mullins 首次报道在动物实验中于肺动脉应用 Palmaz 支架获得成功，自此，Palmaz 支架开始得到应用。由于 Palmaz 支架存在球囊破裂等问题，目前开始研发更加安全、有效、易行的支架。

血管内支架重要的适应证是扩张狭窄的血管及预防球囊扩张后的血管回缩，也可作为堵闭装置或其他装置的载体。

血管内支架置入法是缓解先天性或术后狭窄性病变的一项简单有效的措施，常见的有先天性主动脉缩窄、肺动脉分支狭窄、肺静脉狭窄、腔静脉狭窄、外科手术后再狭窄等。因肺动脉分支狭窄不适合外科处理，故该方法用来治疗分支狭

窄或术后再狭窄的病人，单纯的球囊扩张术再狭窄发生率高达 40%，置入肺动脉支架可使血管开放率高，并发症少，疗效较好；对于较大儿童和成人的单纯先天性主动脉缩窄，血管内支架治疗已被证明优于外科手术和球囊扩张，但在年龄较小儿童和复杂主动脉弓缩窄方面，还存在一定局限性，年龄较小的儿童在置入支架后随机体生长可发生再狭窄。1982 年 Singer 等首次应用介入方法治疗主动脉夹层动脉瘤，术后即刻压差下降水平与手术相似，效果明显，并发症主要是再狭窄，与主动脉解剖结构以及病人年龄相关，故一般用于较大的儿童和成人。肺静脉狭窄是较为少见的先天性心血管畸形，婴幼儿期即发生右心衰竭和进行性加重的肺动脉高压，死亡率高。Mullins 等于 1988 年报道经导管置入腔静脉支架后，腔静脉和肺静脉内支架置入术被广泛报道，显示置入后早期疗效较好，中期随访无显著血栓形成，再狭窄率为 1.5%～9%。尽管该法早期效果显著，由于其远期效果不理想，再狭窄率高，一般认为仅作为紧急缓解病情、等待外科手术前的姑息方法。但是支架毕竟是一种异源性物质被置入体内，会刺激血管引起反应性增生，其再狭窄率仍然较高，常需再置入，因此对于支架内的再狭窄问题一直是此领域的研究热点之一。近年来随着大量新型材料的应用和手术经验的积累，操作安全性提高，并发症减少，可有效防止再狭窄，其他并发症有血管破裂出血、球囊破裂、栓塞和支架的移位。

六、经导管关闭房间隔缺损（ASD）

（一）ASD 封堵器的历史和现状

继 20 世纪 50 年代早期外科手术成功关闭房间隔缺损以来，它就迅速成为房间隔缺损的标准治疗方案。外科手术安全、有效，致死率也微乎其微，但是随之而来，不可避免的胸骨切开术、体外循环、术后潜在的并发症以及费用昂贵、手术瘢痕、患儿及家长的心理创伤等原因，多个心脏病学家开始着手进行经导管封堵房间隔缺损的研究。King、Rashkind 等为未来的经导管房间隔缺损封堵装置的研究铺就了道路。下面简述房间隔封堵器的发展史。

1. King 和 Mill 的装置（双面伞装置）King 等在 20 世纪 70 年代中期首次通过经导管引导的堵闭装置成功封堵了 ASD，这项装置包括了成对的涤纶覆盖的不锈钢伞，其可回收到导管顶端的膜片（小囊）里。并根据 ASD 的大小制作了不同尺寸的伞，在应用时选择比 ASD 最大伸展直径大 10 mm 的伞。传送导管通过切开股隐静脉插入到隐静脉，导管的顶端通过 ASD 到左心房。远端的伞（左心房）固定在房间隔的左面，近端的伞（右心房）在右心房打开。通过一个特殊的锁扣装置将两面伞紧密扣在一起，当装置到位后，密闭的导丝旋出并撤回，这样释放了装置。

King 和 Mill 等最初在动物模型上尝试他们的技术，在成年狗上通过组织穿孔制作出 ASD。9 个中有 5 个成功安置。随访中植入的伞完全堵闭了 ASD，并且内皮化，随之这项技术应用到人体，18 个病人中有 10 个适合这种堵闭，5 个取得成功，年龄在 17～75 岁，中位年龄为 24 岁，ASD 直径为 18～26 mm。4 个出现左向右分流，一个出现栓塞、卒中。在随访中临床症状改善，心脏缩小，重复心导管血氧测定也未看到分流，但是氢测定法显示有残存少量分流。

尽管这些结果可喜，但是终因输送鞘管粗大、操作过程复杂，King 和 Mill 未再进行进一步的研究与改进。

2. Rashkind 装置　Rashkind 等几乎与 King 和 Mill 同时研究 ASD 堵闭器，且装置与 King 和 Mill 的装置稍有不同，第一代 Rashkind 伞包括了三个不锈钢臂，其上覆盖医用泡沫，中央臂的末端附着于一个微小的弹簧装置，焊接到一个小的中央轴上。外臂连接到一个小的"鱼钩"上。后来 Rashkind 伞改装为六个臂，其他的臂支撑这个钩。他也设计了精致的中央装置，五个臂弯曲产生柔和的曲线。输送装置使用带有锁扣顶端的 6F 导管，与轴心交扣。整个系统穿过一个导引钢丝。植入后撤回导引钢丝将会释放伞。伞可以缩回到一个豆荚样的壳中，中央装置和传输系统也可折叠到 14F 或 16F 的长鞘中，伞有三种型号：25 mm、30 mm、35 mm，植入伞的大小大约是 ASD 最大直径的两倍。ASD 的动物模型狗与牛实验证明此装置可行，20 世纪 80 年代早期，在美国开始了多中心的临床试验，这或许是儿科心脏发展史上首次植入装置的临床试验。临床试验发现约一半以上的病人植入成功，但是也存在一系列问题：植入需要大的输送鞘管，单盘装置周边能否与组织紧密结合，一旦钩子触及左心房壁或二尖瓣则撤出及再定位困难，因此 Rashkind 装置被改进为无锚钩双面伞装置，并在牛动物实验中成功应用，这个装置类似于他同时发明的动脉导管未闭（PDA）封堵器。

3. 从 Rashkind 到蚌状夹式闭合器 由于 Rashkind 无锚钩双面伞装置存在缺损面传送伞困难、传送导管的角度置于中心困难、两面伞不能回收靠拢等问题，Lock 等将其改进为蚌状夹式闭合器。并在动物羊上取得试验成功。它的双面伞相互对应，覆盖涤纶，由四个不锈钢臂组成，不锈钢臂在装置中心铰合在一起，弹簧在臂的中间，形成蚌状。它通过 11F 鞘管传送，是较既往闭合器的重大改进，是通过弹簧的张力而不是钩子固定在房间隔上，它有 17 mm、23 mm、28 mm、33 mm 四种尺寸。植入伞大小是 ASD 最大伸展直径的 1.6 倍。多个中心进行了临床试验，它是首个成功大规模用于儿童和成人 ASD 的装置，自从此装置应用后，已不再是能否可以有效封堵 ASD 的问题，而是最好完成封堵的问题，但在临床试验中发现补片弹簧臂断裂发生率相当高，而且最大封堵 ASD 直径为 20 mm。基于以上缺点，开始重新设计新的材料以及改进臂的弹性。最后，蚌状夹式闭合器的设计和经验为其他堵闭器的发展打下了基础[135]。

4. 纽扣式补片装置 1990 年 Sideris 发明纽扣式补片关闭 ASD 法，经过最初的临床试验，又有了第二代、第三代、第四代的改良，以及中央纽扣装置、反向纽扣装置、弹性中心纽扣装置（centering on demand，COD）等，多中心的临床试验证明了它的可行性、安全性及有效性。纽扣式补片装置由补片和反面补片、输送系统构成，补片是 0.125 英寸聚四氟乙烯覆盖的 X 形金属支架，金属支架由聚四氟乙烯包裹的不锈钢导引钢丝组成，系在中央的 2 mm 线圈连接着一个由不透 X 光材料制成的 1 mm 的结状"纽扣"，第三代装置的纽扣上还连有一个小附加环，使操作更容易和准确。随着装置的更新，补片移位和折叠的发生率也有所减低。最新一代的 COD 纽扣式补片装置，是圆的带有中心机制的第四代双纽扣装置，有效闭合率提高，但比第四代装置需较大的鞘管（10F），操作过程复杂繁琐，其安全有效性仍需进一步的长期随访数据证实。

5. 新的装置 20 世纪 90 年代涌现出一些新的 ASD 装置。

（1）房间隔缺损堵闭系统（ASDOS）：Babic 等在 1991 年发明了通过动静脉导引环植入双面伞。他们将它命名为房间隔缺损堵闭系统（ASDOS）。1995 年在欧洲进行了临床试验。它是一种双伞自膨胀 ASD 关闭系统，每面伞都有一个中心体和五个放射状的镍钛合金骨架，上覆一层薄的聚亚氨酯，两伞之间由一可调微螺旋连接，可使左心房伞和右心房伞紧贴于房间隔边缘，植入的装置非常牢固并且鲜有二尖瓣的损伤，它需要 11F 静脉和 6F 动脉，在儿童和成人中都可以应用。但是该装置的操作复杂，且在临床试验中发现骨架折断、双伞脱开（开扣）、血栓形成、心内膜炎等问题，对此装置已进行了进一步改进以预防上述问题的发生。此装置尚未通过美国 FDA 的认证。

（2）CardioSeaL/StarFlex 闭合器：1991 年由于前述蚌状夹式闭合器补片弹簧臂断裂发生率相当高，在原蚌状夹闭合器的基础上又研制出 CardioSeaL 的新一代闭合器，它由蚌状夹式装置的双伞和八个放射状可张开的镍钛金属臂构成，上面覆有高分子聚合材料薄膜。该封堵器直径约 17～40 mm，可关闭 20 mm 以下的继发孔型 ASD。由于采用了抗疲劳特性的金属材料并改进了形状设计，具有了比蚌状夹式闭合器 Clamshell 更高的安全性和更好的疗效。最近这个装置进一步改进，在两个伞面之间附加了一个易弯曲、自适应的微型弹簧，命名为 StarFlex，临床试验也在广泛进行。它的主要优点是：不易移位，操作简便，成功率高，残余分流率低；侧面较低易于内皮化，减少了血栓形成的危险性。但发现有难以解释的头痛的并发症。由于 StarFlex 有自主中心性，相对较小尺寸的装置可封堵同样大小的缺损，可封堵 25 mm 的 ASD，并且对缺损边缘的要求也相应减小。目前国内外应用 CardioSeaL 和 StarFlex 装置封堵 ASD 的临床研究报告较少。

（3）Das Angel Wings 装置：1993 年，Das 等设计了通过 11F 鞘管经静脉传送的自主中心装置，命名为 Das Angel Wings 装置，它由两个方形的镍钛金属补片构成，边缘有不透 X 光的标记线圈环绕。每个盘有四根钢丝骨架，之间通过角上可弯曲的眼孔连接，使得该装置在输送导管内可折叠。金属盘上覆有涤纶织物纤维，该装置大小在 12～40 mm 之间，可关闭 10～20 mm 的 ASD。在美国等国家进行了临床试验，最初的试验中发现了些问题，操作步骤复杂，放置后回收困难，故对操作技术的要求高，一旦失败，就只能外科手术取出。但该装置 ASD 闭合率高，无感染性心内膜炎、栓塞等问题，经过改进，发展为二代装置 Guardian angel，可自行收回，避免了失败后必须外科手术取回的问题，命名为 Das Angel Wings Ⅱ。

（4）Helex 装置：由一根镍钛合金丝定型为螺旋式双盘状，金属丝为封堵器的支架，在金属丝上缝合超薄聚四氟乙烯膜，可以经由 8F 或 9F 鞘管传送，推送时在导管内呈伸展状，推送入左心房时呈圆盘状，回拉至房间隔处，推出右心房的补片，两侧的补片通过自身的弹性，回缩成两个各有一圈的盘状结构，夹在房间隔的两侧。它具有独特的传送系统，在 9F 长鞘内装有控制封堵器的 6F 长鞘，封堵器在 6F 长鞘内，易于控制，规格有 15～35 mm 不同型号，可闭合小于 22 mm 的 ASD，最适的闭合器/ASD（球囊测量）直径比为 1.3，动物实验和早期临床研究显示可有效闭合多处 ASD 缺损，并发症较少，有不易折断的优点，并且超薄的聚四氟乙烯膜是个很好的补片材料，易于细胞黏附和较快的纤维层形成，尽管该装置尚处于临床应用早期，由于它的外形、材料、不需长的鞘管即可植入、易于收放、安全性高等优点，结果令人鼓舞，临床试验也在进行中。

（5）Amplatzer 隔膜封堵器（ASO）：1997 年，发明了一种新的自膨胀的镍钛合金装置，通常被称为 Amplatzer 隔膜封堵器，是超弹性镍钛合金金属网结构，由两个自主膨胀的圆盘经 4 mm 宽的腰部连接，内缝 3 层高分子聚酯片，装置的大小由腰部直径所决定，有 4～40 mm 等不同尺寸，圆盘部分比中间部分的直径在左心房面大 14 mm，在右心房面大 10 mm。左心房侧的伞比右心房侧大 4 mm，双盘状结构恢复记忆形状后可以稳定封堵房间隔缺损的边缘部分，降低残余分流的发生率。传送系统由装载鞘、传送鞘和主控钢丝组成，主控钢丝顶端有螺纹，末端带一旋转柄。Amplatzer 封堵器是一种新型的适于继发孔型 ASD 的封堵器，其设计思路不同于以往的封堵器，它结合了双盘装置和自主中心机制的优点，在世界各地进行了大规模的临床试验。该装置操作简便，直径 26 mm 以下的封堵器输送鞘管较小（6～8F），适于幼儿 ASD 的封堵，且对股静脉的损伤小；封堵器的"腰部"为封堵的主要部分，其直径与 ASD 直径相匹配，不易发生移位；左右心房侧的盘状结构恢复记忆形状后可协助封堵 ASD 的边缘部分，降低残余分流的发生率。尽管为相对较新的事物，但是已被证明是经导管堵闭多种缺损（ASD、PFO、Fontan 开窗术等）的重要装置，具有植入容易、传送鞘小、装置简单、闭合率高、短中期效果好等显著优点，已在临床广泛应用。其与外科手术相比较，具有同等的关闭率，但是降低了并发症的发生率、住院时间明显缩短。相对其他封堵装置而言，它需要的鞘管小（6～14F），可应用于较小年龄的患儿。该装置易于放置和取回，增加了关闭率、缩短了操作时间、并能够关闭多发的和复杂的房间隔缺损。但是由于装置"庞大"的外形，有引起房性心律失常的风险，以及镍钛金属含量较高，安全性尚需长期随访。Amplatzer 房间隔缺损封堵器目前仍是临床应用最广泛的堵闭装置。

（二）ASD 封堵术—Amplatzer 法

1. 机制　Amplatzer 房间隔缺损封堵器为一自膨式双盘结构，由镍钛合金网编织而成，双盘由一短的腰部连接，腰部直径即为房间隔缺损大小。为增加它的封堵能力，双盘及腰部充填三层聚酯棉，装置到位后，靠其堵闭作用和由聚酯棉诱导的凝血来封堵 ASD。

2. 适应证　①继发孔型房间隔缺损；②儿童病例房间隔缺损，通常直径≤30 mm；③右心室扩大有右心室容量负荷增加；④左向右分流；⑤缺损边缘至冠状窦、房室瓣和右上叶肺静脉的距离≥5 mm；⑥不合并必须外科手术的其他心脏畸形。

3. 操作方法　局麻下经皮股静脉穿刺（较小儿童需静脉麻醉），常规右心导管（美国常规行右上肺静脉造影）、超声心动图明确房间隔缺损大小，并根据测量大小选择封堵器，一般选择腰部直径等于或大于房间隔缺损直径 1～2 mm 的 Amplatzer 房间隔缺损封堵器，若超声心动图检查提示主动脉侧无房间隔组织，要选择大于房间隔缺损直径 4 mm 的封堵器。右心导管通过 ASD 送到左上肺静脉，沿右心导管送入 260 mm 加硬导丝，撤出右心导管，沿导丝送长鞘至左上肺静脉，装置在长鞘内推送，在透视监视下先在左心房内释放左侧盘，回撤系统，贴近房间隔，然后释放右侧盘。超声心动图及透视下确认伞的位置是否合适，若位置良好则释放封堵器；如位置不佳可收回装置重新释放。

术前 1 天及术后 6 个月口服阿司匹林 3～5 mg/(kg·d) 预防血小板在堵塞器上过度凝集。术后常规给予抗生素静脉点滴以预防感染。术后 1 个月、3 个月、6 个月、1 年门诊随诊。随访内容包括胸片、心电图及超声心动图等，以确定是否有残余分流等并发症。

4. 疗效及并发症　由于装置设计合理，操作简单安全，技术成功率高，一年完全堵塞率达 95%，但远期随访结果尚待进一步研究。据报道，并发症有一过性心律失常、堵闭器脱落、心脏压塞、二尖瓣关闭不全、主动脉-右心房瘘、局部血管损伤、血栓栓塞等。

七、经导管关闭动脉导管未闭

（一）动脉导管未闭（PDA）封堵器的历史和现状

自 Gross 和 Hubbard 于 1939 年成功通过外科手术结扎动脉导管未闭以来，外科手术治疗 PDA 得到广泛应用。但是心脏病学家希望发展一种侵入性小、经导管堵闭 PDA 的方法。1967

年 Porstman 等经心导管应用泡沫塑料封堵动脉导管未闭成功，20 世纪 80 年代以来，先后有 Rashkind PDA 封堵系统、Sideris BUTTON 装置封堵 PDA，但由于操作复杂、残余分流率高、溶血、补片移位等并发症，临床应用受限，目前应用较广的是 Amplatzer 蘑菇伞封堵器以及弹簧圈法。

1. Porstman 塑料海绵塞[136]　1967 年 Porstman 等开创了经导管堵闭 PDA 的先河。根据导管的形状和尺寸制作成圆锥形的塑料海绵塞，沿股动脉-PDA-股静脉环形轨道，经股动脉从主动脉端嵌入，靠主动脉压力和塞子的嵌顿力固定在 PDA 处。此法的优点是堵塞成功后几乎无再通。然而由于大的外形需要鞘管较大，不适合年龄较小的患者，以及需要经动脉路径等而未得到广泛应用。随后多位学者在其基础上进行了改进及应用。

2. Rashkind 伞[137]　1979 年 Rashkind 设计了带有微型钩的聚氨酯泡沫覆盖的单伞来堵闭 PDA，全部装置可载入 6F 鞘管，由股动脉进入。虽然取得了一定可喜的成绩，但是存在操作和一旦释放再定位困难、不完全堵闭发生率高等问题，Rashkind 重新改造为双盘无钩装置，引入了钩爪和袖子机制来锁住装置。12 mm 和 17 mm 的伞各需 8F 和 11F 的鞘管。此法可经静脉途径关闭 PDA，便于操作，损伤小，可应用于婴幼儿，该法的并发症有闭合器脱落栓塞、机械性溶血等，残余分流发生率约为 10%～20%。Rashkind PDA 双伞封堵器在 PDA 封堵中扮演了重要角色，经过一定试验评价，在 20 世纪 80 年代成为介入技术中甚为流行的方法。然而由于其设计本身的缺陷，20 世纪 90 年代早期被更简单、价廉的装置取代。

3. 纽扣装置　Sideris 等[138]发明了可自主调节的纽扣装置，通过 7F 导管传送，该装置与房间隔堵闭器类似，只是 2 mm 的线圈由 8 mm 的替代，并且中间增加了一个纽扣以便在 PDA 长度不同时加以调节。纽扣装置安全、易行、有效，适合不同大小、形态、长度的 PDA，对年龄、体重基本无限制，适应证更宽。但也同样存在残余分流问题。随后在常规纽扣装置的基础上出现了婴儿纽扣装置、折叠塞装置、无钢丝装置等。婴儿纽扣装置通过 6F 导管传送，可堵闭 2～5mm 小型 PDA，并发症少，但是由于出现亚临床的主动脉穿孔的报道，延误了其应用。

4. 蚌状夹式闭合器　由于 Rashkind PDA 堵闭器不能封堵大型 PDA（>4mm），Bridges 等采用了 Bard 蚌状夹式闭合器来封堵大型 PDA。该装置封堵大型 PDA 的效果可以说是无与伦比，但是因房间隔缺损闭合器支架臂折断的原因，而未再继续应用。

5. Gianturco 弹簧圈　Cambier 等 1992 年首次应用 Gianturco 弹簧圈封堵小型 PDA，Gianturco 弹簧圈于 1975 年最初用于封堵肾动脉，经多次演变后用于封堵 PDA。它是一种螺旋形柔软而易弯曲的不锈钢弹簧栓，外面附着绒状的涤纶细丝。目前世界大多数中心用此堵闭小型 PDA。笔直的弹簧栓一旦被推送至靶血管时，便形成预定所需直径的圆形螺旋，可应用于中小型 PDA 的封堵。其最大优点是，弹簧圈位置不仅当时可将其回收至导管内，然后再重新调整导管位置，避免了弹簧圈不适当脱落，且价格较便宜。并发症主要有与选择较大的弹簧圈有关的弹簧圈脱落栓塞以及巨大残余分流引起的溶血。

6. 可分离弹簧圈　尽管 Gianturco 弹簧圈已成功封堵 PDA，但是因其缺乏可控传输和撤回再定位的特点，可分离弹簧圈应运产生，由不锈钢弹簧圈覆以聚酯纤维构成，有两种设计形式。一种是在传送导管内，拉伸线圈的槽口在线圈中心的末端相互联结，一旦装置准确放置，可通过传送导管近侧的把手释放。第二种设计也是在 Gianturco 弹簧圈的基础上，在近侧增加了一个短的丝状延伸，可控制输送和撤回。当到达预期位置后，传送钢丝从弹簧圈旋出，释放弹簧圈，也称为"鳍状"可分离弹簧圈。其设计专门用来封堵 PDA，有三种不同规格直径 3mm、5mm、8mm，一般情况下若 PDA 最小直径小于 2mm，则选取 5mm 弹簧圈，大于 2mm 的选取 8mm 弹簧圈，圈的数目由 PDA 的长度和形态决定。Tometzki 等报道植入 24 小时后封闭率为 89%，6 个月时可达 98%。并发症有弹簧圈脱落栓塞，与选取的尺寸较小，以及留在 PDA 肺动脉端弹簧圈的长度较短有关。与伞形装置相比较，弹簧圈和传送装置可通过 4F 导管，经静脉和经动脉途径均可，可应用于体重>2kg 的婴儿。大型 PDA 可以选用多个弹簧圈。目前仅有的相对禁忌证是具有明显大型 PDA 症状的新生儿。可分离 Cook 弹簧圈已经 FDA 认证，是目前 PDA 堵闭最安全以及价廉的装置之一[139]。

7. Duct-Occlud　Duct-Occlud 是一种新的不带有涤纶纤维的不锈钢弹簧圈，标准装置为沙漏形状的不锈钢丝圈，主动脉端直径大于肺动脉端。加固装置是采用厚的双线圈，线圈更加坚固，呈圆锥形状，肺动脉端的线圈为相反方向。一个可移动的中空钢丝衬在近端来控制装置的传输以及植入后的分离。标准装置通过 4F 鞘管，加固装置通过 5F 鞘管。封堵 4mm 以下 PDA，这种可分离系统降低了栓塞的发生率，并且与其他装置相比，没有明显的溶血发生，脱入主动脉或肺动脉的发生率也极低。但是因传送系统需要远程调节器夹紧，使操作略显复杂，目前已改进，简化为可自由应用的 Duct-Occlud。

8. Gianturco-Grifka 血管堵闭装置（GGVOD）　GGVOD 由一个弹性尼龙囊和封堵钢丝组成，3mm、5mm、7mm 及 9mm 四种尺寸都可经 8F 鞘管传送。它具有以下优点：①可以放置在 3～4kg 儿童的股静脉，以及较大病人的股动脉；②弹性尼龙囊可以进入任何血管；③收放自如，可多次重复；④残余漏和血栓发生率低；⑤完全封堵率高。以上优点使其成为导管装备中另一个重要的工具。但也存在需要 PDA 一定长度、宽度限制等缺点。GGVOD 现已经 FDA 批准用于 PDA、体肺侧支循环、肺内动静脉瘘等堵闭。

9. Amplatzer 动脉导管封堵器[140]　1997 年 Amplatzer 推出镍钛合金丝网状自膨胀蘑菇伞封堵器，7mm 长，主动脉端比肺动脉端大 2mm。根据装置的尺寸，可以通过 6～8F 鞘管传送。经静脉系统送入封堵器。由于其传送鞘管小、放置容易、自主中心等优点，是 6mm 以下 PDA 的优先选择。封堵器"腰部"的"自动校正中心"为封堵的成功、不发生移位创造了良好条件，为柔软镍网结构，如操作过程中发现封堵器大小和位置不合适，只要没有分离，就可以将该封堵器拉回鞘内回收，重新放置，几乎所有 PDA 均可使用，婴儿和儿童中使用方便，且网状结构内有三层聚酯，有利于封堵器内形成血栓，使术后残余分流明显减少。在部分病例见到封堵器弹回到主动脉内引起的主动脉弓狭窄，以及封堵器脱落栓塞等并发症。

（二）PDA 封堵术—Amplatzer 法

1. 机制　自膨式蘑菇形伞动脉导管未闭堵塞装置由镍钛合金网制成，一个 2 mm 宽的裙边固定于动脉导管的主动脉端开口，最后由缝于该装置的三个聚酯片诱导的凝血来关闭异常通道。

2. 适应证　①左向右分流不合并需外科手术的心脏畸形的 PDA，PDA 最窄直径≥2 mm，患儿体重≥4 kg，年龄通常≥6 个月；②外科术后残余分流；③直径≥14 mm 的 PDA 常合并较重的肺动脉高压，其操作困难，成功率低，并发症多，应慎重。

3. 操作方法　经皮股动、静脉穿刺，常规行右心导管主动脉弓降部造影测量 PDA 大小，并根据测量大小选择封堵器，一般根据 PDA 最窄处直径（肺动脉端径）选择堵闭器，至少要大于 PDA 最窄处直径的 2 mm。根据我们的经验，成人及儿童大于 2～3 mm 即可，小婴幼儿一定要≥4 mm。经股静脉，将右心导管经动脉导管至降主动脉，沿右心导管送入 260 mm 加硬导丝，撤出右心导管，沿导丝送长鞘至降主动脉，堵闭器在长鞘内被推送到降主动脉释放出大盘，然后将整个装置回撤到未闭动脉导管主动脉端，固定传送钢缆并撤鞘，装置的圆柱形部分便全部展开于动脉导管未闭内。再行主动脉造影以确定装置位置及有无残余分流，若无问题释放封堵器。如不满意可将装置回收入鞘内重新定位。

4. 疗效及并发症　因蘑菇伞动脉导管未闭封堵术的临床应用已 10 余年，本方法操作方便、安全有效、适应证广，成功率高。如果适应证及封堵器选择合适，并发症少。否则可出现残余分流、溶血、封堵器脱落等并发症，值得注意的是一些体重低、PDA 相对粗的小婴儿有时不适合介入治疗。

（三）PDA 封堵术—弹簧圈封堵法

1. 机制　自 20 世纪 70 年代中期起，弹簧圈封堵血管技术逐渐广泛应用于周围血管的异常交通。20 世纪 90 年代开始封堵 PDA。弹簧圈及

其表面的纤维织物可机械阻塞异常血管通道，而纤维织物的促凝性质又可促进随之发生的血栓形成，来最终达到完全封堵异常血液及通道的目的。目前临床多用的是可控性弹簧圈，其释放后如位置不佳或大小不适可回收。

2. 适应证　目前主要适应证为：直径≤2 mm 的动脉导管未闭，未经手术或外科手术后残余分流者，适合的解剖类型主要为管型或漏斗型动脉导管未闭。

3. 操作方法　经皮双侧股动脉、右股静脉穿刺，常规右心导管、主动脉弓降部造影测量以了解 PDA 大小、形态及走向，4F 导管经超滑导丝沿降主动脉经过动脉导管到肺动脉，根据测量大小，选择合适大小的弹簧圈经导管送入肺动脉，放 1 个圈位于动脉导管的肺动脉一端，其余在主动脉一端，再行降主动脉造影，观察位置及有无残余分流，满意后释放。

4. 疗效及并发症　动脉导管未闭经导管弹簧圈封堵术特别适用于直径≤2 mm 的动脉导管未闭。疗效肯定、递送导管细、损伤小，但选择不当可产生残余分流，如未释放可再增加一个弹簧圈，如仅为极少量分流，随访观察大部分在短期内消失。弹簧圈脱落常由于尺寸选择太小或操作不当引起，常脱向肺动脉方向，可经肺动脉插入圈套装置将弹簧圈取出。

八、经导管关闭室间隔缺损

（一）室间隔缺损封堵器的历史和现状

室间隔缺损（VSD）约占先天性心脏病的 25%。但 VSD 解剖位置不一，左右心室腔压力差大，邻近主动脉瓣、房室瓣及传导束，加上室间隔随心动周期而变动，使封堵装置或随心脏搏动发生移位而影响主动脉瓣及房室瓣功能，或因其解剖和技术的原因，使室间隔缺损封堵器安置较房间隔缺损困难，安置后的问题远较房间隔缺损多。肌部 VSD 由于远离瓣膜、传导束等重要部位，封堵的安全性相对较高。但绝大部分 VSD 发生在膜周，膜周 VSD 由于靠近主动脉瓣、房室瓣及传导束等重要解剖结构、缺损周围无足够的边缘可供封堵器附着，对其进行封堵易引起严重的并发症。在技术上也存在一定的限

制，包括：①VSD受其大小和位置的影响，有些缺损难以到达；②动静脉环路连接问题；③需选择适当装置，膜周缺损较肌部缺损困难；④在长鞘管内传送装置困难。因此VSD的经导管治疗始终是个有争议、富有挑战性的问题。

近十几年来，VSD的堵塞装置都是由封堵PDA和ASD的装置改进而来的。自1988年Lock[141]首次报道了应用Rashkind双面伞封堵器关闭因病情危重无手术适应证的肌部VSD并获得成功以来，其后封堵器的设计研究大致上依据Rashkind双伞堵塞装置的原理进行改进。现介绍临床上出现过的几种封堵装置。

1. 纽扣式（button）装置和其他装置 1994年Sideris对其封堵ASD的button装置进行改进后用于VSD的封堵。改进后的纽扣式装置系统主要由正、反面补片和其他辅助器械组成。正面补片由一块1.6mm厚的聚氨基甲酸乙酯海绵片缝在X型的钢架上构成，整块正面补片呈方形。补片中间连结一个2mm的弹性环形圈，以形成"纽扣"，操作时可以此作为标志。反面补片则在其海绵的中央镶嵌一小块特别的橡皮片作为"纽扣孔"，用一根针穿过橡皮片作为导入导丝。其关闭VSD的原理是经输送鞘管，把正面补片送至左心室，然后回撤紧贴缺损的左心室侧，再送入反面补片，用顶管顶至室间隔右侧，通过锁扣装置，将正、反面补片扣在一起，达到修补室间隔缺损的目的。早期的button装置曾出现主动脉反流等严重并发症。新的sideris纽扣补片装置较以往封堵器具有以下优点：①各种规格的补片可通过较小的传送鞘管输送；②由于补片较薄，因此很少会影响瓣膜的闭合且操作时较易避开上述重要的解剖结构；③它可通过沿导丝推送系统进行操作，使其可操作性更强。该装置并发症主要有脱落，穿孔，空气栓塞，穿刺部位出血，一过性心律失常，瓣膜功能障碍等。

对VSD封堵的装置还包括无钢丝装置，自主调节装置等应用于临床。自主调节装置由远近双盘经乳胶线连接，可根据间隔厚度自行调节。无钢丝装置包括可分离球囊和经导管补片两种。

button装置和自主调节装置适合肌部缺损的封堵，button装置用于VSD肌部缺损和大型心梗后VSD的堵闭。心尖部肌部缺损操作相对

困难。在导丝线上安置的button装置使建立动静脉连接更为安全，自主调节装置经动脉仅需半小时，使其较经静脉所需时间减少了2个小时。无钢丝装置对于边缘的要求较低，主动脉下边缘可小至1mm，可分离球囊可在门诊进行操作，经导管补片治疗仅需要住院48小时。目前的试验来看，无钢丝装置方法在封堵大多数膜周部VSD方面具有一定的前景。

2. CardioSeaL/StarFlex封堵器 1996年开始应用CardioSeaL双伞封堵器关闭VSD，CardioSeaL/StarFlex封堵器经过改进，有效封闭率达88%，可封堵复杂的室间隔缺损、管状肌部室间隔缺损、外科术后残余分流（包括窗孔补片）、心肌梗死后室间隔缺损等，并发症有低血容量，血压下降，心律失常，术后50%的病人需进重症监护病房（ICU）。尽管植入时并发症较多，但后期不良反应较少见，目前为止使用该装置的病人数量尚少，仍需进一步的临床资料评估其有效性、安全性。

3. 镍钛螺旋弹簧圈 目前大多数装置是用于封堵肌部VSD，对主动脉瓣下VSD效果不佳且并发症多。镍钛螺旋弹簧圈具有盘状的形状及圆边，不至于太硬，中央部分也格外柔韧，避免了主动脉瓣和三尖瓣的损坏。准确测量最大拉伸直径对于装置尺寸的选择尤为重要。由于此装置植入后不能很好地形成血栓，延迟了关闭，对其安全性和有效性还有待进一步研究。

4. Amplatzer封堵器 近年来将Amplatzer封堵器用于肌部VSD和心肌梗死后VSD及创伤后VSD封堵成功的报道日渐增多。Amplatzer封堵器在VSD的介入治疗中已显示出特点及优势，技术成功率高，疗效可靠，是一种非常有希望的VSD非手术治疗方法。Amplatzer封堵器是镍钛合金自主膨胀的双盘结构，具有超弹性、记忆性和良好的生物兼容性。有6～24mm尺寸，经6～9F鞘管传送。其简单的传送系统减少了操作时间，并且收放自如，可应用于较小的儿童。2000年AGA公司对Amplatzer肌部VSD封堵器的外形进行了改进，用于膜周VSD的封堵。主要是双盘的左心室面向主动脉侧为平边，而向室间隔肌部侧突出，呈一不规则偏心形状。动物实验表明，此改进型封堵器较肌部

VSD封堵器明显降低了主动脉瓣关闭不全等并发症的发生，且3个月后表面全部内皮化。国产的用于膜周VSD的蘑菇形封堵伞多为等腰的，裙边2mm。Amplatzer封堵器是目前临床封堵膜周及肌部VSD最常用的封堵器。

（二）膜周部VSD封堵术—Amplatzer法

1. 机制 Amplatzer封堵器是镍钛合金自主膨胀的双盘结构。缝于该装置的三个聚酯片可阻挡分流及诱导血凝来关闭缺损。

2. 适应证 ①年龄通常≥3岁；②有血流动力学意义的单纯VSD；③膜周部VSD直径>3mm，肌部VSD直径>5mm；④VSD上缘距主动脉右冠瓣≥2mm；⑤无主动脉右冠瓣脱垂及主动脉瓣关闭不全；⑥外科术后残余分流；⑦心肌梗死或外伤后VSD。

3. 禁忌证 ①膜部VSD有自然闭合趋势；②膜部VSD合并严重的肺动脉高压导致右向左分流出现发绀；③膜部VSD局部解剖结构不适合放置封堵器或放置封堵器后会影响主动脉瓣或房室瓣功能；④膜部VSD合并其他不能进行介入治疗的先天性心脏畸形；⑤感染性心内膜炎，心内有赘生物或引起菌血症的其他感染。

4. 操作方法[142] 经皮股动、静脉穿刺，常规右心导管，左心室造影（头位20°、左前斜位60°），观察VSD的部位、距主动脉右冠状瓣的距离、VSD左心室面和右心室面的直径及缺损数目、有无合并膜部瘤、主动脉瓣脱垂及反流等，测量VSD大小并根据测量大小选择封堵器，封堵器比VSD大1～2mm即可，不宜过大。送右冠状动脉导管或成形的猪尾导管经股动脉、主动脉至左心室，沿室间隔左侧面探查缺损开口，超滑导丝过VSD至右心室-主肺动脉。自股静脉送入端孔导管经下腔静脉、右心房、右心室达肺动脉，送圈套器于肺动脉，套住超滑导丝，经股静脉拉出体外。建立股动脉-左心室-右心房-股静脉的轨道，沿股静脉导丝送入长鞘至右心室-VSD-左心室-升主动脉，撤出长鞘的芯于鞘内，并将长壳从升主动脉撤到左心室心尖部，送封堵器入鞘内，先在左心室释放左侧盘，后撤使其贴近室间隔缺损的左心室面，释放右侧盘，再次行左心室造影，结合超声心动图观察封堵器的位置，有无残余分流及对主动脉瓣、三尖瓣有无影响，结果满意则释放封堵器。

5. 疗效及并发症 膜部VSD由于周围组织结构复杂，易出现心律失常尤其是三度房室传导阻滞、溶血、主动脉瓣或三尖瓣关闭不全、堵闭器漂移等并发症。远期疗效尚无研究资料，因此选择介入治疗要严格掌握适应证，影响手术成功的主要因素是适应证的选择、封堵器选择和手术操作者的熟练程度。

九、先天性心脏病血管栓塞术

（一）侧支循环栓塞术

伴有右心室流出道狭窄或闭锁的肺缺血的复杂发绀型先心病如重症法洛四联症，由于肺血供减少，因此常通过主动脉发出的侧支循环以增加肺动脉血流量及氧含量。这些病例在接受根治术前需进行主动脉造影，以评价由主动脉发出侧支循环情况，对于较粗的侧支循环需在术前堵塞，以纠正这类病人在外科手术后存在的分流。1974年Zuberbuhler等报告1例法洛四联症患者经导管体肺侧支血管栓塞术获得成功，其后相继应用此方法成功治疗肺动脉闭锁合并室间隔缺损。Peryy等报告54例体肺侧支血管栓塞术的临床研究结果，应用Gianturco弹簧栓子对77支血管进行栓塞，72支（95%）血管取得完全闭塞和几近闭塞的效果，3支血管部分闭塞但血流明显减少，2支血管栓塞失败，提示该技术是处理各种不同体肺侧支血管的有效方法，而且较细长的侧支血管更易取得完全闭塞的效果。

1. 适应证

（1）主动脉至肺动脉的侧支循环：①肺动脉闭锁伴室间隔缺损；②重症法洛四联症；③复杂发绀型先心病伴右心室流出道梗阻：常伴有明显的侧支循环者，如多脾或无脾综合征、左心室发育不良综合征、完全性大动脉转位伴肺动脉狭窄等，均可引起主动脉至肺部侧支循环。

（2）B-T（Blalock-Taussing）分流术后：为重症右心室流出道狭窄或闭锁病例，通过分流术改善肺缺血。这些病例在进行外科解剖或生理纠正手术前尚需阻断外科手术造成的分流。

（3）肺隔离症（为一类先天性肺发育畸形）：可对由主动脉发至肺的血管进行堵塞。

（4）腔静脉回流异常：伴有双侧上腔静脉的复杂型先心病，如左侧腔静脉引流入左心房者，可行栓塞术。

2. 操作方法　左心导管检查及心血管造影后，精确地评价侧支循环解剖，包括侧支循环数目、范围及侧支循环大小，以确定侧支循环栓塞方案。最常用的装置有弹簧圈装置、Amplatzer伞。如堵塞较粗的发自主动脉的供应肺动脉的侧支循环可能引起肺血供的骤然减少，因此有时需在手术时进行气管插管以防意外，同时术后需立即外科手术。首次采用的弹簧圈的直径至少需大于血管直径的 20%～30%。导管途径选择：股动脉插管用于主动脉-肺动脉侧支循环的栓塞术；左锁骨下静脉插管用于左上腔静脉回流入左心房的血管堵塞术；股静脉插管用于肺静脉畸形；左腋动脉进入途径亦可用于 Blalock-Taussing 分流术栓塞术；左上腔静脉阻塞，可由左锁骨下静脉及股静脉达左锁骨下静脉途径进行。先将递送弹簧圈的导管插至侧支血管口处，核实导管头到达理想位置后，推送弹簧圈至导管头端进入所需栓塞的血管腔内。第一次放置弹簧圈后，可根据血管大小、弹簧圈的形态及血流情况，增加多根弹簧圈进行栓塞。通常放置弹簧圈后血栓形成栓塞需要 3～10 min，当第一次放置弹簧圈后栓塞还不完全时，至少需等 5 min 再用第二根弹簧圈。

3. 疗效及并发症　大多病例可获成功栓塞。并发症：弹簧圈移位，引起正常血管栓塞，不能阻断异常血流，甚至脱落入远端正常肺动脉或主动脉内。动脉穿刺部位血管栓塞。

（二）动静脉瘘栓塞术

先天性动静脉畸形与动静脉瘘可存在于身体各部位，该畸形虽不常见，但如存在于心、肺等重要器官，则可影响其功能。以往常采用外科切除法，但常累及周围的正常组织，如果动静脉瘘呈多发性或范围广泛，手术可能会切除过多的正常组织而影响脏器生理功能。因此，近年来采用经导管法选择性栓塞动静脉瘘替代外科手术已成为研究的方向。除常见四肢动静脉瘘外，目前对于冠状动静脉瘘及肺动静脉瘘经导管栓塞术替代

外科手术亦取得较好效果。下面介绍冠状动静脉瘘经导管栓塞法。

1. 指征与装置　经心导管及冠状动脉造影后，通常的冠状动静脉瘘都可考虑进行栓塞术。在以下情况尚不适宜作经导管栓塞法：①多发性冠状动静脉瘘开口者。②欲栓塞的冠状动脉分支的下游，有正常冠状动脉分支发出供应正常心肌组织，一旦冠状动脉上游栓塞，可导致心肌缺血。③冠状动静脉瘘管过粗不适于栓塞术。

最常用的装置有：弹簧圈、Amplatzer 堵塞装置等。

2. 方法

（1）弹簧圈栓塞法：如钢丝弹簧圈堵塞法，经选择性冠状动脉造影后，确定冠状动静脉瘘入口、数目及瘘口大小，冠状动脉大小及途径。弹簧圈最适合于冠状动静脉瘘口部狭窄、供血冠状动脉直径较小的病人。通常经股动脉插管，送右冠状动脉导管或球囊端孔导管至冠状动脉，或者采用前向性途径，即由右心导管插入瘘口进行栓塞法。送导管至需栓塞的冠状动脉瘘上游，弹簧圈的直径约大于冠状动脉直径的 20%～30%，应用可控弹簧圈尽量推送到瘘口上缘，并同时观察心电图 ST 段及 T 波改变，如无反应，则释放弹簧圈，根据冠状动脉瘘栓塞情况可放置多个弹簧圈。术后进行主动脉或冠状动脉造影复查。

应用钢丝弹簧圈栓塞冠状动静脉瘘，方便、价廉、递送导管较细、损伤小且便于操作，尤其适用于较狭窄的冠状动静脉瘘口或被栓塞的冠状动脉血管下游无正常血管分支时。采用弹簧圈栓塞可获得终止异常冠状动脉血流作用，但不适用于粗的冠状动静脉瘘口或粗大的供血动脉。

（2）Amplatzer 栓塞装置：即应用关闭动脉导管未闭封堵装置关闭较粗的冠状动静脉瘘口。直径至少为开口于右侧心腔瘘口直径的 2 倍，其原理同封堵动脉导管未闭装置相同。可应用经股动脉进行逆行插管法达冠状动脉，该法较方便。由于应用递送导管较粗，操纵长鞘管插至冠状动脉瘘管有一定困难时，可先用导引钢丝经导管插入冠状动脉，经瘘口至右心室，再由股静脉插入

圈套器导引钢丝由股静脉拉出形成动静脉轨道，再沿导丝插入长鞘递送封堵装置。

3. 并发症　通常无严重并发症。由于弹簧圈位置不当可能封堵正常冠状动脉，引起缺血改变，封堵器太小或安置不当，可越过瘘口而漂至右心室或肺动脉分支。少数病人可发生心律失常。

十、经导管瓣膜支架置入术

经导管人工瓣膜支架置入术是近年来介入心脏病学的重要进展之一，目前开展了经皮肺动脉瓣支架置入和经皮主动脉瓣支架置入，其中前者主要适应证为复杂先心病外科手术后有明显血流动力学意义的肺动脉瓣关闭不全，或者右心室-肺动脉带瓣外管道的狭窄和（或）关闭不全。由于肺动脉瓣附近无其他类似冠状动脉等重要血管发出，且肺循环为低压循环系统，经导管置入人工肺动脉瓣支架在技术上较置入人工主动脉瓣支架容易施行。2000 年 Bonhoeffer 等将含有完整静脉瓣的一段牛静脉缝合在一个球囊膨胀的铂铱合金支架上，研制一种可经导管置入的生物瓣支架，该装置设计的初衷是为治疗先心病术后肺动脉瓣关闭不全，首先在羊体内完成动物实验，同年将此种人工瓣膜经导管成功置入一个肺动脉瓣闭锁术后右心室-肺动脉带瓣通道狭窄伴关闭不全的 12 岁男性患儿体内，并取得良好疗效。最近 Bonhoeffer 报告 56 例经皮人工肺动脉瓣支架置入术的临床结果，无死亡病例，平均住院时间 2 天，随访 2 周至 3.5 年，仅 6 例出现支架移位、瓣膜再狭窄等并发症。

可以预见，介入技术在复杂先天性心脏病治疗中将会发挥愈来愈大的作用，随着介入器材的微型化，复杂先天性心脏病介入治疗将向低龄化发展，新生儿、婴幼儿甚至胎儿的介入治疗将会明显增加，同时介入治疗与外科手术治疗紧密结合将会使复杂先天性心脏病治疗进入一个崭新的时代。

（金　梅）

第二十六节　先天性心脏病术后监护及治疗

随着心脏外科水平不断提高，很多先天性心脏病重症患儿得到手术矫正治疗，但是否能平稳度过围术期，直接关系到手术成功率和康复率。术后监护及治疗是手术成功与否的关键。

一、术后监护

（一）常规监测

1. 安置心电图导线，持续 24 小时心电监测，观察心率及心律，及时发现心律失常及心脏停搏。警惕高度房室传导阻滞及恶性心律失常。

2. 合理应用呼吸机，观察胸廓运动是否对称及幅度大小，听诊确定呼吸音是否清晰，选定合适的呼吸参数。

3. 连接重要测压管道，进行动脉压力监测（持续监测收缩压、舒张压、平均压），中心静脉压（CVP）监测，左心房压力监测，肺动脉压力监测。

4. 连接导尿管，准确观察尿量。连接胸腔引流管、纵隔引流管及心包引流管，预防积液、积血和监测失血量。

5. 建立中心静脉通路及各种输液系统，听取麻醉师交班，维持术中用药，给予正性肌力药及血管扩张药滴泵输注，保持初步稳定。

6. 体温监测，插入肛温表。低温时有保暖措施，高温时有降温处理，术后体温控制在 37～38℃（肛温）。

7. 其他：四肢固定，完成一般观察和记录（皮肤色泽、瞳孔、神态、意识、四肢活动等）。

（二）呼吸功能监测

1. 一般监测

（1）临床物理检查：观察呼吸频率，两侧胸廓运动幅度是否对称，是否有鼻扇、三凹症、发绀，两侧呼吸音是否对称，是否存在哮鸣音、湿啰音。观察有无皮下积气。

（2）胸部 X 线检查：了解气管插管位置、心内测压管、引流管、胃管、起搏导线位置，肺野是否存在肺不张、肺间质水肿、肺部炎症。了解上纵隔宽度，心脏大小，有无心包积液。

2. 呼吸机参数调节

（1）潮气量：是指一次呼出或吸进肺的空气容积。通气量＝潮气量×呼吸频率。潮气量为 8～15 ml/kg。15 min 后取血进行血气分析，维持 $PaCO_2$ 35～40 mmHg（4.66～5.33 kPa），不允许 pH＜7.30，气道峰压维持在 11.25～18.75 mmHg（1.5～2.5 kPa），新生儿 15～18.75 mmHg（2～2.5 kPa）满意。

（2）氧浓度（FiO_2）：一般 0.4 即可。明显低氧血症可提高 FiO_2，需定期复查血气，较短时间内使其下调至 0.4，警惕氧中毒，长期高浓度氧气对机体产生毒性反应。术后伴肺动脉高压需要高 FiO_2，有利于肺血管扩张。

（3）湿化：正常情况下吸入的空气经过呼吸道时得到温暖滤过，而气管插管若无温湿化，高流量的干燥气体使黏膜纤毛正常功能丧失分泌物变得黏稠，结痂不易排出，不仅增加气道阻力，且容易并发感染，电热湿化器效果较好，湿化器内用蒸馏水定期更换以减少感染机会。

（4）报警范围设置：气道压力上界报警可能因调节不当压力过高或呼吸机管道堵塞、病人躁动等引起。气道压力下界报警，可能因管道脱落、严重漏气、机械故障等引起。

（5）吸气与呼气时间比（I：E）：一般二者比 1：（1.5～2）。＜1 岁吸气时间 0.6 s，＞1 岁 0.75 s。肺顺应性下降的患儿适当延长吸气时间能提高 PaO_2，减少肺气压伤。

（6）气流量：气流作用是造成吸气变化，气流小吸气时间长，通气不足，CO_2 潴留；气流大过度通气，易发生气压伤。

3. 氧合能力监测

（1）动脉血氧分压（PaO_2）：反映了肺的氧合功能和动脉血氧合程度，代表物理溶解于血浆中氧所产生的压力，与吸入的氧浓度有关。正常成人 PaO_2 80～100 mmHg（10.66～13.33 kPa），婴幼儿 70 mmHg（9.33 kPa），由于 7 岁以下小儿肺泡弹性发育尚未完善，闭合容量相对较大，PaO_2 偏低。通常 PaO_2＜65 mmHg 为低氧血症。

（2）动脉血氧饱和度（SaO_2）：反映了血红蛋白与氧结合程度及机体氧合状态。SaO_2 由 PaO_2、氧离曲线、氧合血红蛋白量决定，经皮血氧饱和度（SpO_2）连续监测有利于迅速反映气道、肺部是否存在异常情况。SaO_2 与 PaO_2 有良好的相关关系。

4. 通气功能监测　动脉血二氧化碳分压（$PaCO_2$）是监测通气功能的重要指标，$PaCO_2$ 是指溶解于血浆内 CO_2 气体分子所产生的压力，直接反映肺泡通气量的变化，也是呼吸性酸碱平衡的重要指标。$PaCO_2$ 正常值 35～45 mmHg（4.66～6 kPa），$PaCO_2$＞45 mmHg（6 kPa）提示通气不足，$PaCO_2$＜30 mmHg（4 kPa）提示通气过度。通常 $PaCO_2$＞50 mmHg（6.67 kPa），PaO_2＜50 mmHg（6.67 kPa）诊断呼吸衰竭。$PaCO_2$ 监测对术后呼吸机的应用，维持良好的通气是一个十分重要的指标。术后 24 h 维持 $PaCO_2$ 28～30 mmHg（3.73～4 kPa），能减少肺血管阻力，是治疗术后反应性肺动脉高压及肺动脉高压危象的重要措施。

5. 呼吸机脱机指征　血流动力学稳定，无明显大出血，病人清醒，吸入氧浓度 40%～50%，PO_2＞100 mmHg，婴幼儿脱机时间长，约 12～24 h，较大儿童可快速脱机。不能脱机原因是心脏畸形处理不满意，膈神经麻痹，肺部炎症，营养不良，慢性心功能不全。对于依赖于持续正压的婴儿，拔管后通过鼻塞给予气道内持续正压呼吸（CPAP）有效。一般病情好转，血气满意，则在 12～24 h 拔去鼻塞。

（三）循环监测

1. 心电图监测　术后病人进行 24 h 心电监测，及时发现各种心律失常、心肌缺血改变。迅速寻找原因，及时处理。

2. 动脉压力的监测　经动脉穿刺插管可连续监测病儿收缩压、舒张压、平均压，并从动脉取血进行血气分析，测定电解质及血糖等，通常在术后 48～72 h 后血流动力学稳定，呼吸机已撤离即可拔管。

3. 中心静脉压（CVP）　常用穿刺部位为颈

内静脉、颈外静脉、锁骨下静脉、大隐静脉。CVP反映全身有效循环血容量及右心功能,静脉压高低取决于血容量、血管张力、心功能及腔静脉有无梗阻,其正常值为 $8\sim12\,cmH_2O$ $(0.8\sim1.2\,kPa)$。影响CVP常见因素包括:①胸内压增高;②导管本身部分堵塞,过细不畅;③补液速度过快;④心功能不全,心脏压塞;⑤有效血容量过多或不足。

4. 经胸心内置管技术

(1) 左心房监测管:左心房压最确切反映左心室前负荷,有效血容量,直接反映左心室及二尖瓣功能。通常左心房压力很少超过 $12\sim14\,mmHg$ $(1.6\sim1.8\,kPa)$。

(2) 右心房压力:右心房压部分反映有效血容量,右心室、三尖瓣功能及肺血管阻力。新生儿右心房压升高 $15\sim18\,mmHg$ $(2\sim2.4\,kPa)$ 提示右心衰竭。

(3) 肺动脉监测管:监测肺动脉压力可诊断术后反应性肺动脉高压及肺动脉高压危象,并可观察作用在肺血管床的药物疗效。

(4) 心内置管的撤离与并发症:撤管指征:①血流动力学稳定;②无活动性出血;③纵隔引流管通畅;④血气满意。主要并发症:异常出血,导管断裂,滞留及心脏压塞。

(四) 液体和电解质

1. 补液与容量 静脉维持 $1/5\sim1/4$ 张含钾葡萄糖氯化钠液。术后补液量:手术当日 $2\,ml/(kg\cdot h)$,术后次日 $4\,ml/(kg\cdot h)$。术后补充容量可采用全血、红细胞、血浆、白蛋白、代血浆制品和晶体液。血细胞比容(HCT)$>30\%$输血浆或液体,反之则输红细胞。容量补充每次 $10\,ml/kg$,心功能差者 $5\,ml/kg$。术日为保持容量稳定一般不用利尿剂,少尿者除外。

2. 电解质

(1) 钾:钾离子是细胞内液主要阳离子,低血钾使心肌细胞膜对钾离子通透性降低,静息电位减少,心肌兴奋性、自律性增高,易形成易位节律,高血钾使细胞内外钾离子浓度差缩小,静息电位降低,钠离子内流梯度不够,导致传导变慢或消失,造成房内传导阻滞、室内传导阻滞和房室传导阻滞,兴奋性受抑制而心脏停搏。术后

补液中钾含量 0.3%,均匀地于 $24\,h$ 输入,及时发现并纠正低血钾。如果血钾小于 $3.5\,mmol/L$ 可适当快速补钾。术后血钾 $>6\,mmol/kg$ 为高血钾,一旦出现立即停止补钾,给予利尿剂。

(2) 钠:钠是细胞外液的主要阳离子,术后低钠少见。慢性心力衰竭和肾功能不全患儿可出现稀释性低钠血症,如果血钠 $125\sim130\,mmol/L$ 时不需要处理,待水肿消退,血钠可恢复正常,血钠 $<120\,mmol/L$,需输注含钠液或高渗盐水,补充血容量和纠正体液低渗状态。补充钠盐公式:氯化钠(mmol)=体重(kg)×0.6×(130-血清钠),计算出总量,当天补充一半,另外于后两天补充。

术后高钠血症多由于血液浓缩或输入大量碳酸氢钠所致。纠正方法是补充 5% 葡萄糖液和多喂水。

(3) 钙:低钙时神经肌肉兴奋性增强,小婴儿出现手足抽搐,腱反射亢进,喉痉挛。心电图:QT间期延长。术后低钙原因:①体外循环血液稀释;②术中大量输血;③呼吸性或代谢性碱中毒;④肾功能不全。低钙治疗:应用 10% 葡萄糖酸钙,钙剂不能与洋地黄制剂同时应用。

(4) 镁:对维持心肌细胞膜,神经-肌肉及神经系统稳定性十分重要。术后低镁原因:①体外循环预充液中ACD保存液的枸橼酸结合镁离子;②血液稀释镁向细胞内转移;③术后强利尿剂及地高辛药物影响;④其他电解质影响。常与低钾并存。低镁时表现:烦躁不安,心动过速。治疗:硫酸镁 $0.2\sim0.25\,mmol/kg$,L-门冬氨酸钾镁 $5\sim10\,ml$,加入 $250\sim500\,ml$ 补液中缓慢滴注。若镁过高补充钙剂。

(五) 重要脏器监测

1. 肾功能监测

(1) 尿量:

1) 少尿:术后每小时尿量 $\leqslant1\,ml/kg$,原因:①容量不足;②低心排血量;③肾功能受损;④导尿堵塞。首先判断原因,如容量不足,补充等渗溶液如 0.9% 氯化钠 $5\sim10\,ml/kg$,尿量增加。如果补充容量后心房压增高,尿量未增加,提示心功能不全或肾功能不全,可给予小剂量多巴胺 $3\sim5\,\mu g/(kg\cdot min)$ 及利尿剂,加强

心肌收缩力和扩张肾血管，增加肾血流量。

2）多尿：术后每小时尿量＞2 ml/kg，存在难以纠正的低钙及电解质紊乱，常提示肾小管功能障碍性肾功能不全。

3）血红蛋白尿：因红细胞破坏过多而产生，易阻塞肾小球而致肾功能不全，紧急处理：①碱化尿液；②补充晶体液；③渗透性利尿；④提高血压。处理后每小时尿量＞2 ml/kg，8～12 小时尿色转清。

（2）尿常规：肾衰竭时尿比重偏低，蛋白呈阳性，镜检可见红细胞，甚至管型。

（3）生化检查：血尿素氮（BUN）、血肌酐（Cr）是监测肾功能的主要指标。

2. 肝功能监护　术后肝功能损害原因：低心排血量，肝梗阻淤血，微栓塞，药物损害及感染，部分患儿术前已有肝功能异常。

（1）黄疸：多数在术后 2 天出现，1 周达高峰，第 2 周下降，黄疸出现时肝功能异常，肝损害成立。

（2）凝血功能障碍：临床出现自发性出血现象。测定部分凝血功能如凝血酶原时间（PT）、活化部分凝血活酶时间（PTT），为肝功能监护提供资料。

（3）防治：纠治低心排血量，有效扩张血管，保证良好组织灌注，纠正低氧血症。应用保肝药物，能量支持，提高免疫等。

3. 脑功能监护　临床仔细观察神经系统及精神系统是否异常，如，抽搐、偏瘫、昏迷、视力障碍及焦虑、幻觉、谵妄、恐惧，同时观察瞳孔大小、对光反射，检查肌张力及病理反射等体征，必要时进一步行脑电图、脑 CT 检查。

（六）营养

1. 术后一般营养　术后因受麻醉、镇静、肌松药物影响，病儿胃肠道功能出现障碍，如肠麻痹、胃肠道黏膜水肿、应激性溃疡等，需禁食24 h。热量要求：新生儿 100～120 cal/（kg・d）[418～502 J/（kg・d）]，婴儿 80～100 cal/（kg・d）[334～418 J/（kg・d）]，儿童 70～80 cal/（kg・d）[293～334 J/（kg・d）]。

2. 术后特殊营养

（1）胃肠道营养：8～10F 硅胶管或胃管，注入牛奶或高热量流质，婴儿间隔 3 h，儿童间隔 4～5 h。

（2）静脉营养：术后危重患儿当胃肠道无法进行时选择静脉营养。一旦胃肠道恢复，尽可能保持胃肠道营养。

（3）静脉营养并发症：高脂血症，血小板下降，发热，长期置管败血症。

二、术后并发症及处理

（一）低心排血量综合征

1. 低心排血量诊断及病因　低心排血量是术后早期死亡主要原因，小儿心脏指数＜2 L/（min・m²）死亡率增加，心脏畸形解剖纠正是否满意及围术期心肌保护不良是引起低心排血量的主要因素。典型临床表现：低血压，脉压窄，脉搏细弱，心率增快，少尿，外周血管收缩，组织灌注不足（肢端皮肤发花、苍白、湿冷甚至发绀），直接测定心排血量可客观反映心功能。小儿心脏指数正常值为 2.5～4.4 L/（min・m²）。

2. 低心排血量治疗

（1）前负荷：心肌收缩之前遇到的负荷，即舒张负荷状态，心室舒张末压力或左右心房压可反映前负荷，有效血容量不足是术后低心排血量最常见的原因，术中、术后液体丧失、出血，体温高热，血管床扩张均需补充血容量，维持前负荷，左心房压反映左心室前负荷，先天性心脏病术后应维持适宜左心房压于 8～12 mmHg（1～1.6 kPa），左心房压达到 25 mmHg（3.33 kPa）可引起肺水肿。

前负荷不足可输入全血、血浆或等渗晶体溶液，输入量可按 5～10 ml/kg 快速静脉滴入或分次静脉推入，间隔数分钟密切观察其反应，心率减慢、血压上升、尿量增加、末梢循环改善和左心房压上升至正常水平，反映心排血量已足够。低血容量如因术后出血所致，尤其 HCT＜30% 需输全血，HCT30%～35% 输入红细胞，保证足够携氧能力。

（2）后负荷：心室射血时面对的阻力，又称压力负荷。后负荷与心排血量呈反比，体肺血管床阻力增加均可引起心排血量不足或心功能不全。引起体循环阻力增高的因素包括：体外循环后、低氧、酸中毒、疼痛、药物因素等，降低后负荷可提高心排血量及冠状动脉灌注，也降低心肌张力及耗氧量，扩血管药物通过扩张血管床以减少后负荷。

硝普钠是广泛应用的血管扩张剂，减低血管阻力，增加心排血量，同时舒张冠状动脉，增加冠脉血流，小儿常用剂量 $0.1\,\mu g/(kg\cdot min)$，微量泵持续泵入，用药一般不超过 48h，剂量不超过 $8\,\mu g/(kg\cdot min)$。硝酸甘油主要扩张体静脉，肼屈嗪、卡托普利及酚妥拉明主要扩张体循环小动脉，妥拉唑啉及前列腺素 E_1、腺苷均有选择性扩张肺血管的作用，氨力农也可放松血管平滑肌，降低肺血管阻力，一氧化氮（NO）选择性作用于肺血管使肺血管阻力及肺动脉压力下降，体循环不受影响。

（3）心肌收缩力：术后引起心肌收缩力下降因素包括心内操作损伤心肌、心室切开、过多异常肌束切除、术后低氧血症、酸中毒、低钾血症、冠状动脉损伤、气栓。当心率、前后负荷均已纠正，但心排血量依然低时应加强心肌收缩力，提高心排血量。增加心肌收缩力药物包括洋地黄类，非洋地黄类正性肌力药，高血糖素及肾上腺皮质激素类。

强心苷类药物抑制 Na^+-K^+-ATP 酶使心肌细胞内钙离子浓度增高，增加心肌收缩力，同时减慢心率，降低左心室舒张末压，但不能改变心肌舒张功能。临床常用地高辛、毛花苷 C，通常于术后 $18\sim24$ h 开始应用。剂量：饱和法：新生儿 0.03 mg/kg，<2 岁 $0.03\sim0.04$ mg/kg，>2 岁 0.03 mg/kg，将总量分 4 次，每隔 $6\sim8$ h 给一次，$24\sim48$ h 内完成全量，最后一次后间隔 12 h 给维持量，为饱和量 1/4，分两次，间隔 12 h 给予。术后常用毛花苷 C，总量 $0.03\sim0.04$ mg/kg，首剂先给 1/3 总量，低心排血量或肾功能受损时用药谨慎，警惕洋地黄中毒，及时补充钾盐。

非强心苷类正性肌力药物广泛应用于先天性心脏病术后，主要分两大类：①肾上腺素能受体激动剂：如多巴胺、多巴酚丁胺等。②磷酸二酯酶抑制剂：如氨力农、米力农等。

1）多巴胺：（dopamine）：是心脏手术后最常用的正性肌力药物，为中枢神经和传出神经的一种化学递质，直接激动肾上腺素 α 和 β 受体，且能释放交感神经末梢储存的去甲肾上腺素加强心肌收缩力，增加心排血量，升高血压。小剂量 $2\sim5\,\mu g/(kg\cdot min)$ 主要兴奋多巴胺受体，使肾、肠系膜、冠状血管及脑血管扩张，肾血流量增加，外周阻力下降，对心率影响小。中等剂量 $5\sim10\,\mu g/(kg\cdot min)$，主要兴奋 β_1 受体，促使去甲肾上腺素释放，心肌收缩力加强，心排血量增加，心率增快，肾血流量增加。大剂量主要兴奋 α_1 和 β_1 受体，使周围血管收缩，外周阻力增高，血压升高，增加心脏后负荷，降低左心室作功，使尿量减少，有诱发心律失常的危险，推荐多巴胺的剂量为 $5\sim10\,\mu g/(kg\cdot min)$。

2）多巴酚丁胺：（dobutamine）：多巴胺衍生物人工合成的 β_1 受体激动剂，对心脏 β_1 受体有相对选择性，加强心肌收缩率，增加心排血量，左心室舒张末压下降，肺毛细血管嵌压及肺血管阻力下降，右心房压下降，通常开始剂量为 $5\,\mu g/(kg\cdot min)$。

3）异丙肾上腺素（isoproterenol）：该药作用于 β 肾上腺素能受体，通过增加心率及直接正性肌力作用，提高心排血量，扩张骨骼肌的阻力血管及放松支气管平滑肌，该药增加心肌应激性，容易引起心律失常，以及降低冠状动脉血流。小儿开始剂量为 $0.01\,\mu g/(kg\cdot min)$。

4）肾上腺素（epinephrine）：是一种 α 肾上腺素能受体激动剂，增加心肌收缩力，并使周围血管收缩，对肾灌注不利。起始剂量为 $0.01\,\mu g/(kg\cdot min)$。

5）钙剂：具有心肌正性作用，术后低钙血症或输血后常规补钙。每次给予 5% 氯化钙 0.2 ml/kg，每次给予 10% 的葡萄糖酸钙 $0.4\sim0.5$ ml/kg。加适量葡萄糖缓慢静脉推注。不能与碳酸氢钠同时应用。应用地高辛的病人慎用。

6）氨力农（amrinone）：是非强心苷又非儿茶酚胺类的药物，是磷酸二酯酶抑制剂，增加心肌细胞及血管平滑肌细胞内环腺苷酸（cAMP）浓度，具有增加心肌收缩力、提高心排血量及降低体肺血管阻力作用。用药前保证充分前负荷，首次剂量 $0.7\sim1$ mg/kg，$15\sim20$ min 缓慢静脉推注，20 min 后维持量 $5\sim10\,\mu g/(kg\cdot min)$。

7）米力农（milrinone）：为氨力农衍生物，

其强心作用较弱，扩张外周血管作用较强。血小板减少的发生率较低，首次剂量 25～75 μg/kg，维持量 0.25～0.75 μg/(kg·min)。

当药物治疗无法改善心排血量，可用机械辅助设备，如主动脉内球囊反搏、动静脉旁路或左心室辅助设备。体外膜式氧合（ECMO）是心脏术后心源性休克患者等待心脏移植时的一种桥梁治疗方式[110]。

（二）术后心律失常

术后心律失常病因包括先天性心脏病、手术（手术操作引起的损伤）、电解质紊乱、低氧、低温、术中药物、心功能不全及心脏压塞等。术后心律失常主要分为心动过速和心动过缓两大类。

1. 心动过速

（1）窦性心动过速：小儿术后常见，有很强耐受性，寻找诱因，相应处理，一般不需要药物处理。

（2）室上性心动过速（SVT）：可分为房性与交界性，心电图特征：快速正常的规则的窦性 QRS 波形，如果 SVT 发作时间较长，心室充盈减少，会造成低心排血量。常用治疗包括：

①毛花苷 C 与地高辛：首选毛花苷 C，饱和量 0.03～0.04 mg/kg，首剂为总量 1/3。

②普鲁卡因胺：抗心律失常药物 Ⅰa 类，钠通道阻滞剂，负荷量 5～10 mg/kg，维持量 20～60 μg/(kg·min)。

③苯妥英钠：抗心律失常药物 Ⅰb 类，增加钾离子通透性，抑制钠离子通透性，开始剂量 5 mg/kg。

④普罗帕酮：抗心律失常药物 Ⅰc 类，抑制窦房结自律性，明显降低心肌自律性和停止折返。剂量 1 mg/kg 稀释后静推，间隔 15～20 min 可重复，口服量每次 5 mg/kg，每 8 h 一次。

⑤腺苷：治疗室上性心动过速的有效药物，首次剂量 0.1 mg/kg，快速静脉推入后用生理盐水冲洗，第二次 0.2 mg/kg，警惕传导阻滞。

⑥β 受体阻滞剂：普萘洛尔，初始剂量 0.05～0.1 mg/kg，稀释后静推 10 min 以上，间隔 6 h 可重复。艾司洛尔对心脏 β 受体选择性阻滞，起效快，开始剂量 0.5 mg/kg，快速静推，如有效，静脉维持 50～100 μg/(kg·min)。

⑦维拉帕米：钙通道阻滞剂，只有在难治性 SVT 及 1 岁以上患儿应用其他药物无效才选用，警惕推药过程中低血压及心动过缓，0.05～0.1 mg/kg。

⑧电复律与除颤：直流电复律是中止折返机制引起心动过速的有效办法，一定处于镇静状态，通常 0.25～0.5 J/kg 即足够。

（3）心房扑动（AF）：是由折返机制引起的心动过速，心电图典型特征是无 P 波，由连续锯齿形 F 波代替，频率为 250～300 次/分，心室率快慢取决于房室传导阻滞的存在。AF 发生时如果伴生理性传导阻滞，心室率不快，血流动力学稳定，可密切观察暂不处理。如果 AF 发生快的房室传导，血流动力学不稳定，则首先采用电复律，常可中止 AF。药物治疗 AF 不一定有效，通常首选地高辛，防止快速 1∶1 传导。

（4）心房颤动：临床少见，心电图特征无 P 波，由细小频率不规则的 f 波代替，心室律不规则，电复律是通常采用的方法。

（5）快速房室交界区异位心动过速：临床少见但症状严重，以往死亡率高，本症多发生于术后 1～3 天，对一般的药物及电复律反应差。

（6）室性心动过速（VT）与心室颤动（VF）：发生 VT 必须立即处理，首选利多卡因 1 mg/kg 静脉推注，无效 3～5 min 可重复一次，如有效静脉维持 20～40 μg/(kg·min)，如果无效立即同步直流电复律，1～2 J/kg。VF 发生时立即进行电转复。

2. 心动过缓

（1）窦房结功能不全：手术直接损伤窦房结及其血供。需要安装临时或永久起搏器。

（2）三度房室传导阻滞：常见于手术损伤房室结及希氏束，开始用异丙肾上腺素 0.01～0.05 μg/(kg·min)，如果反应不佳，安装临时或永久起搏器。

3. 其他

（1）室性早搏：进一步 24 h Holter 检查。必要情况下加用抗心律失常药。

（2）室内传导阻滞：术后右束支传导阻滞最常见于法洛四联症和房室间隔缺损，不需处理，但应随访。

（三）心搏骤停

最常见原因是低心排血量、低氧血症、心脏压塞、电解质紊乱，成功复苏依赖于早期识别原因，正确快速处理。首要措施保证气道开放及有效通气，立即气管插管，100%氧气供氧，配合体外心脏按压，频率60～80次/分，快速建立静脉通路，给予1/10 000肾上腺素0.5～2 ml，异丙肾上腺素0.5～1.0 μg/kg，阿托品每次0.2～0.5 mg，同时纠酸补钙。若有心室颤动立即电除颤，配合利多卡因1 mg/kg。如果静脉注射药物无效，还可心内注射。如复苏成功，建立中心静脉和动脉通路，检验血气和电解质。

（四）术后出血

1. 纵隔胸腔出血　如果术后每小时出血≥总血容量的5%并持续3～4 h，提示有异常出血，如果大于10%，连续2～3 h，无减少趋势，警惕活动性出血。术后出血原因主要是活动性出血和弥漫性渗血两大类。

处理：①保守治疗：呼吸机辅助加用呼气末正压通气（PEEP），增加胸内压减少出血，补充血容量，保持引流管通畅，鱼精蛋白中和及止血药物应用。②再开胸止血：指征包括每小时出血量>总血容量10%，有血块并持续2～3 h，有心脏压塞症状，输血后难以维持血压。

2. 胃肠道出血

（1）弥漫性渗血：由于胃肠道微循环淤滞黏膜缺氧所致，黏膜糜烂出血。

（2）应激性溃疡出血：治疗包括禁食，插胃肠引流管，输血或血浆，给予抗组织胺H$_2$受体拮抗剂，4℃冷盐水加稀释的肾上腺素（1：1000）冲洗胃。

（3）坏死性小肠炎：表现为腹痛、肠胀气、血便，严重者出现休克。腹部平片可见肠管充气，肠壁水肿。治疗：禁食，持续胃肠减压，胃肠外营养，应用广谱抗生素。

（五）急性肾功能不全

1. 病因　主要原因是肾灌注量减少，多继发于低血压和低心排血量。

（1）体外循环影响：体外循环时肾处于低灌注，非搏动性血流脉压小，肾血流和滤过率降低。长时间转流和负压心内吸引已引起血红蛋白尿，此时如果肾灌注不足，血红蛋白沉积于肾小管造成尿闭。另外转流中微栓易致显微镜下肾梗死。

（2）低心排血量：低血压使肾灌注量减少，血管紧张素Ⅱ促使全身血管进一步收缩，肾缺血加重，纠正低心排血量的正性肌力药造成肾血管进一步收缩，使肾功能进一步恶化。

（3）主动脉弓部手术：主动脉缩窄手术中阻断血流，使肾缺血，同时交感神经作用使肾素释放，肾血管痉挛加重肾损害，造成缺血后再灌注损伤。

（4）术前肾功能不全：严重发绀者血细胞比容高，肾血流缓慢，肾滤过压高。

2. 病理生理学　肾血流、灌注压与肾小球滤过相当密切，肾滤过和重吸收功能失代偿，不能排泄体内代谢产物和钾等电解质，临床出现少尿、高血钾、高氮质血症，形成急性肾衰竭。

3. 诊断　血清钾≥6.5 mmol/L，血尿素氮≥18 mmol/L，血肌酐≥176 μmol/L，尿量≤1 ml/(kg·h)，尿血渗透比<1.1，尿液中存在脱落颗粒和肾小管上皮细胞。

4. 治疗

（1）少尿期处理：

1）控制液体摄入量：每日液体入量＝尿量＋隐性失水量＋额外丧失量－内生水量。

2）利尿措施：补充血容量后给予小剂量多巴胺3～5 μg/(kg·min)，呋塞米1 mg/kg，无效可增大利尿药的剂量，呋塞米每次2～5 mg/kg，或0.1～4 mg/(kg·h)持续泵入。依他尼酸（利尿酸）是有效的利尿剂，剂量0.5～1 mg/kg，常用于呋塞米无效病人。

3）高血钾处理：极易造成心律失常及心搏骤停，需积极处理。①血钾≥5 mmol/L，停用钾盐，给强利尿剂；②血钾≥6 mmol/L，应用葡萄糖胰岛素疗法，25%葡萄糖每次2 ml/kg，胰岛素1单位：3～4 g葡萄糖比例应用；③钙离子拮抗钾离子，10%葡萄糖酸钙每次0.5 ml/kg；④阳离子交换树脂保留灌肠；⑤血钾≥7 mmol/L，紧急行透析治疗。

4）纠正酸中毒：代谢性酸中毒同时伴有低血钙，纠酸同时应补充钙剂，根据动脉血气的剩余碱（BE）计算：应补碱毫克当量数＝（BE－3）×0.3×体重（kg），总缺失量选用5％碳酸氢钠液。如患儿水钠潴留过重，采用不含钠的碱性溶液。

5）腹膜透析：对利尿剂无效的少尿患者，为防止更严重体液失衡和代谢紊乱，目前建议及早采用腹膜透析。可有效防治肾功能不全，降低死亡率。

腹膜透析适应证：血钾≥6.5 mmol/L；连续3～4 h少尿或无尿；血尿素氮≥28 mmol/L；代谢性酸中毒难以纠正；容量超负荷。

腹膜透析方法：选左下腹麦氏点，置入硅胶透析管，头端入盆腔，尾端接三通开关与透析液输入管排出管连接。每次透析量30 ml/kg，一般持续1～2周。

6）其他方面治疗

控制氮质血症：供给高热量，减少蛋白质分解，减少蛋白质摄入，以高渗葡萄糖及碳水化合物补充体内所需热量。

营养支持：肾衰竭早期维持热量125～167 J/(kg·d)，以后增加293 J/(kg·d)。静脉营养：13％葡萄糖，必需氨基酸8～10 ml/(kg·d)，脂肪乳剂1～1.5 g/(kg·d)及多种维生素。后期胃肠道营养为主，可加用苯丙酸诺龙肌内注射促进蛋白质合成。

并发症处理：常见胃肠道出血和感染，加用H_2受体拮抗剂和保护胃黏膜药物，选用敏感抗生素，尿毒症常引起凝血功能障碍和应激性溃疡，需补充新鲜血和血浆等。

（2）多尿期治疗：病情进一步恶化，尿素氮继续升高，仍需要间断腹膜透析，此时水、电解质平衡难以控制，以不脱水为准。

5. 预后　虽然腹膜透析疗法成功，但依然有较高死亡率，60％左右常合并多脏器功能衰竭，预后较差。如肾损害为中度，肾功能于两周左右开始恢复。如果重度损害，肾功能需一个月左右恢复。血尿素氮需1～1.5个月恢复。肾衰竭重在预防。

（六）脑损害

脑损害是术后严重并发症，是心脏术后并发大脑中枢神经系统弥漫性或局限性损伤所致。

1. 病因

（1）脑缺氧：体外循环中因长时间非搏动性灌注，主动脉阻断时间过长，氧合器氧合效果不好，机械故障和意外等造成。

（2）脑栓塞：空气栓塞，血栓，脂肪栓及其他微栓。

（3）脑出血和颅内血肿：多见于凝血功能紊乱的患儿。

（4）其他原因：术前严重低氧血症，红细胞增多症，脑脓肿，脑软化等。

2. 病理学变化　神经细胞肿胀、皱缩、崩解，脑组织水肿，局限性或弥漫性出血，蛛网膜下腔出血，硬脑膜下或硬脑膜外出血压迫脑组织。

3. 临床表现　临床观察包括苏醒时间，意识状态，瞳孔大小及反应，肌张力，深浅反射，病理反射等。脑电图能提供脑损害程度，预测损害可逆性，脑CT可对栓塞出血病灶准确定位。

4. 治疗

（1）稳定呼吸循环系统，有效的机械通气可维持良好的氧供和血供以促使脑细胞恢复。

（2）冬眠低温疗法：头部和全身降温，给予冬眠药物：氯丙嗪和异丙嗪，每次各1 mg/kg，每6 h一次，有助于控制中枢性高热。

（3）脱水：甘露醇增加血浆渗透压，缓解脑水肿，降低颅内压。剂量：20％甘露醇每次1～2 g/kg，30 min内静脉滴注，6～8 h重复一次。

（4）激素：皮质类固醇激素防止缺血区脑细胞应激性反应，减少细胞损害，降低血管通透性，加强血脑屏障，常用地塞米松，每次0.2 mg/kg，8～12 h重复。

（5）高压氧舱治疗：对气栓引起的脑损伤，有一定疗效。

（6）解痉：地西泮每次0.1～0.3 mg/kg，苯巴比妥每次5～7 mg/kg，降低了脑代谢率，降低细胞内外水肿，降低颅内压，减少儿茶酚胺释放，增加葡萄糖转运，镇静，抗痉挛。

（7）能量支持及其他治疗：能量合剂改善脑细胞代谢，钙通道阻滞剂尼莫地平1 μg/(kg·min)，扩张脑血管增加脑血流。

（8）预后：轻度脑损伤，预后好，尤其小儿有很大潜力康复，中度以上脑损伤病残率及死亡率较高。

（七）感染

由于心内手术时间偏长，使用有创监测，许多病人的免疫状态处于抑制状态，易出现感染，预防感染最重要的措施是严格的无菌技术。

1. 纵隔感染　危险因素有手术污染，术后胸骨后积血常是诱因，细菌多为医院内存在的特殊菌株，早年以金黄色葡萄球菌为主，近年以革兰阴性菌及条件致病菌为主。

诊断：纵隔感染经常发生在术后 1～3 周，表现为发热，伤口红肿有压痛，有的患儿出现胸骨裂开，有脓性或血性液体溢出。

治疗原则：及时清创并配合有效抗生素。

2. 败血症　全身性严重感染，发病率、死亡率逐渐增高。及早采取血培养，及其他体液、痰液、脓液培养。选用有效抗生素。关键在于预防。

（八）心包切开综合征

心包切开 2～4 周内，因刺激反应出现心包积液、胸腔积液、无菌性发热等症状统称为心包切开综合征，发病率为 5%～10%。它与病毒感染自身免疫反应有关。

1. 临床表现　发热，胸痛，心包腔、胸膜腔积液，通常在术后 10 天左右出现。心电图表现为低电压或 ST 段下降，窦性心动过速或室上性心动过速，超声心动图可提示心包积液。

2. 治疗　心包穿刺，心包置管引流。心包积液一旦引出，症状立即缓解。给予非类固醇药物及激素口服，吲哚美辛 1 mg/(kg·d)，泼尼松 1～2 mg/(kg·d)，预后较好，很少有心包增厚，亦很少引起缩窄性心包炎。

（九）多脏器功能衰竭

是机体受到严重感染、休克、创伤等损害后，相继出现 2 个或更多重要脏器功能不全及衰竭的综合征，重要器官指肺、心、肾、肝、脑、胃肠道、凝血系统、代谢和免疫系统等。

1. 发病机制

（1）介质学说：机体在感染、休克诱发下产生或释放多种介质，造成血管内皮细胞功能损害、微血管渗漏、间质水肿及微循环障碍，最终脏器功能衰竭。

（2）缺血再灌注损伤：认为经历缺血缺氧损害后，再灌注时氧自由基暴增，杀伤组织细胞，通过血流损伤整体。

（3）肠源性假说：手术创伤引起机体应激反应，胃肠道首先受损，黏膜正常屏障作用消失，细菌通过肠黏膜下血管进入血液循环，从肠腔进入腹膜腔，通过局部淋巴结进入门静脉系统，引起多脏器受损。

体外循环心内直视手术是引起多脏器功能衰竭的高危因素。

2. 临床表现　常常出现在危重患者，表现为病情逐渐进展，难以控制，在密切观察心、肺、脑功能同时，一定注意肾功能、肝功能、凝血功能等多器官监测，及早发现合并的多脏器功能衰竭。

3. 预防　首先完善体外循环灌注技术，加强心肌保护，提高手术操作技术，缩短体外循环时间及主动脉阻断时间。选择有效抗生素控制术后感染，术后及早拔管，减少感染途径。婴幼儿尽早开始胃肠道营养，保护胃黏膜。严格无菌操作，预防院内感染。早期预防可有效降低多脏器功能衰竭的发生率和死亡率[143]。

（王霄芳）

参考文献

1. 吴希如. 儿科学（七年制）. 北京：北京大学医学出版社，2003：429-436.

2. Park MK. Pediatric cardiology for practitioners. 4th edition. NewYork：Mosby/Elsevie，2002：93-126.

3. Behrman RE, Kliegman RM, Jenson HB. Nelson textbook of Pediatrics. 17th edition. New-York：W. B. Saunders，2004：1337-1343.

4. 杨思源. 小儿心脏病学. 第 3 版. 北京：人民卫生出版社，2005：1-23.

5. Park MK. Pediatric cardiology for practition-

ers. 4th edition. NewYork：Mosby/Elsevie，2002：133-141.

6. 杨思源. 小儿心脏病学. 第3版. 北京：人民卫生出版社，2005：125-141.

7. 中华儿科杂志编辑委员会，中华医学杂志英文版编辑委员会. 先天性心脏病经导管介入治疗指南. 中华儿科杂志，2004（3）：234-239.

8. Mehta AV，Goenka S，Chidambaram B，et al. Natural history of isolated ventricular septal defect in the first five years of life. Tenn Med，2000，93（4）：136-138.

9. Tomita H，Arakaki Y，Yagihara T，et al. Incidence of spontaneous closure of outlet ventricular septal defect. Jpn Circ J，2001，65（5）：364-366.

10. Thanopoulos BD，Rigby ML. Outcome of transcatheter closure of muscular ventricular septal defects with the Amplatzer ventricular septal defect occluder. Heart，2005，91（4）：513-516.

11. Gaynor JW. Management strategies for infants with coarctation and an associated ventricular septal defect. J Thorac Cardiovasc Surg，2001，122（3）：424-426.

12. 周爱卿. 先天性心脏病心导管术. 上海：上海科学技术出版社，2009：565-582.

13. Park MK. Pediatric cardiology for practitioners. 4th edition. NewYork：Mosby/Elsevie，2002：129-133.

14. 杨思源. 小儿心脏病学. 第3版. 北京：人民卫生出版社，2005：153-161.

15. Hanslik A，Pospisil U，Salzer-Muhar U，et al. Predictors of spontaneous closure of isolated secundum atrial septal defect in children：a longitudinal study. Pediatrics，2006，118（4）：1560-1565.

16. Post MC，Suttorp MJ，Jaarsma W，et al. Comparison of outcome and complications using different types of devices for percutaneous closure of a secundum atrial septal defect in adults：a single-center experience. Catheter Cardiovasc Interv，2006，67（3）：438-443.

17. 周爱卿. 先天性心脏病心导管术. 上海：上海科学技术出版社，2009：537-555.

18. Park MK. Pediatric cardiology for practitioners. 4th edition. NewYork：Mosby/Elsevie，2002：141-144.

19. 杨思源. 小儿心脏病学. 第3版. 北京：人民卫生出版社，2005：142-149.

20. 中华儿科杂志编辑委员会，中华医学杂志英文版编辑委员会. 先天性心脏病经导管介入治疗指南. 中华儿科杂志，2004（3）：234-239.

21. Wyllie J. Treatment of patent ductus arteriosus. Semin Neonatol，2003，8（6）：425-432.

22. Chen ZY，Wu LM，Luo YK，et al. Comparison of long-term clinical outcome between transcatheter Amplatzer occlusion and surgical closure of isolated patent ductus arteriosus. Chin Med J（Engl），2009，122（10）：1123-1127.

23. Najm HK，Coles JG，Endo M，et al. Complete atrioventricular septal defects：results of repair，risk factors，and freedom from reoperation. Circulation，1997，96（9 Suppl）：311-315.

24. Ten Harkel AD，Cromme-Dijkhuis AH，Heinerman BC，et al. Development of left atrioventricular valve regurgitation after correction of atrioventricular septal defect. Ann Thorac Surg，2005，79（2）：607-612.

25. Buchhorn R，Hulpke-Wette M，Ruschewski W，et al. Effects of therapeutic beta blockade on myocardial function and cardiac remodelling in congenital cardiac disease. Cardiol Young，2003，13（1）：36-43.

26. Formigari R，Di Donato RM，Gargiulo G，et al. Better surgical prognosis for patients with complete atrioventricular septal defect and Down's syndrome. Ann Thorac Surg，2004，78（2）：666-672.

27. Lange A，Mankad P，Walayat M，et al.

Transthoracic three-dimensional echocardiography in the preoperative assessment of atrioventricular septal defect morphology. Am J Cardiol, 2000, 85 (5): 630-635.

28. 胡亚美，江载芳. 诸福棠实用儿科学（下册）. 第 7 版. 北京：人民卫生出版社，2002：1449-1450.

29. Park MK. Pediatric cardiology for practitioners. 4th edition. NewYork: Mosby/Elsevie, 2002: 189-196.

30. 杨思源. 小儿心脏病学. 第 3 版. 北京：人民卫生出版社，2005：179-189.

31. Anderson RH, Weinberg. The clinical anatomy of tetralogy of Fallot. Cardiol Young, 2005 15: 38-47.

32. Aboulhosn J, Child JS. Management after childhood repair of tetralogy of fallot. Curr Treat Options Cardiovasc Med, 2006, 8 (6): 474-483.

33. Woods WA, Schutte DA, McCulloch MA. Care of children who have had surgery for congenital heart disease. Am J Emerg Med, 2003, 21 (4): 318-327.

34. Zannini L, Borini I. State of the art of cardiac surgery in patients with congenital heart disease. J Cardiovasc Med, 2007, 8 (1): 3-6.

35. Rao PS. Diagnosis and management of cyanotic congenital heart disease: part I. Indian J Pediatr, 2009, 76 (1): 57-70.

36. Allen HD, Gutgesell HP, Clark EB, et al. Moss and Adams' heart disease in infants, children, and adolescents: including the fetus and young adult. 6th ed. Philadelphia: Lippincott Williams and Wilkins, 2001: 1027-1084.

37. Horer J, Schreiber C, Dworak E, et al. Long-term results after the Rastelli repair for transposition of the great arteries. Ann Thorac Surg, 2007, 83 (6): 2169-2175.

38. Kampmann C, Kuroczynski W, Trubel H, et al. Late results after PTCA for coronary stenosis after the arterial switch procedure for transposition of the great arteries. Ann Thorac Surg, 2005, 80 (5): 1641-1646.

39. Geva T, Van Praagh S. Anomalies of the pulmonary veins. In Allen H, Gutgesell Clark E, Driscoll D, eds. Moss and Adams' Heart Disease in Infants, Children, and Adolescent. Philadelphia: Lippincott, Williams & Wilkins, 2001: 736-772.

40. Lupinetti FM, Kulik TJ, Beekman RN, et al. Correction of total anomalous pulmonary venous connection in infancy. J Thor Cardiovasc Surg, 1993, 106: 880-885.

41. Allen HD, Gutgesell HP, Clark EB, et al. Moss and Adams' heart disease in infants, children, and adolescents: including the fetus and young adult. 6th ed. Philadelphia: Lippincott Williams and Wilkins, 2001: 1129-1150.

42. 杨思源主编. 小儿心脏病学. 第 3 版. 北京：人民卫生出版社，2005：249-253.

43. Walters HL 3rd, Mavroudis C, Tchervenkov CI, et al. Congenital heart surgery nomenclature and database project: double outlet right ventricle. Ann Thorac Surg, 2000, 69 (4 Suppl): S249-263.

44. 张宝仁，朱家麟. 人造心脏瓣膜与瓣膜置换术. 第 2 版. 北京：人民卫生出版社，2000：391-399.

45. 梅举，张宝仁，郝家骅. 儿童心瓣膜病的外科治疗. 中华胸心血管外科临床杂志，2000，7 (3)：155-157.

46. 沈琪，吴梦琦. 超声心动图对肺动脉闭锁伴室间隔缺损的评价. 中国超声诊断杂志，2005，7：483-486.

47. Burch TM, Mizuguchi KA, Wesley MC, et al. Echocardiographic features of pulmonary atresia with intact ventricular septum. Anesth Analg, 2008, 107: 1509-1511.

48. Bichell DP. Evaluation and management of pulmonary atresia with intact ventricular septum. Curr Opin Cardiol, 1999, 14:

60-66.

49. Calder LA，Peebles CR，Occleshaw CJ. The prevalence of coronary arterial abnormalities in pulmonary atresia with intact ventricular septum and their influence on surgical results. Cardiol Young，2007，18：1-10.

50. Leonard H，Derrick G，O'Sullivan J，et al. Natural and unnatural history of pulmonary atresia. Heart，2000，84：499-503.

51. McLean KM，Pearl JM. Pulmonary atresia with intact ventricular septum：initial management. Ann Thorac Surg，2006，82：2214-2219.

52. 刘锦纷，译. 小儿心脏外科学. 第3版. 北京：北京大学医学出版社，2005：472-482.

53. 王红平，李筠，周弋，等. 40例Ebstein畸形患儿的心电图分析. 临床心电学杂志，2007，16：106-108.

54. 褚衍林，吴英渝，李鲁，等. 三尖瓣下移畸形的诊断及外科治疗. 心肺血管病杂志，2004，23：160-161.

55. 吴清玉，黄志雄. Ebstein畸形解剖纠治术. 中华外科杂志，2001，39：288-290.

56. 郑景浩，刘锦纷，苏肇伉，等. 手术纠治小儿三尖瓣下移畸形. 上海医学，2005，28：346-347.

57. 朱平，庄建，张镜芳，等. 三尖瓣下移畸形外科治疗121例临床分析. 南京医科大学学报，2007，27：1453-1455.

58. 刘锦纷主译. 小儿心脏外科学. 第3版. 北京：北京大学医学出版社，2005：449-468.

59. 吕荷叶，李玉珍. 先天性心脏病单心室的超声心动图诊断. 中国基层医药，2001，8：62-63.

60. 徐志伟，苏肇伉，丁文祥. 功能性单心室的外科治疗. 中国胸心血管外科临床杂志，2002，9：77-80.

61. 徐新华. 彩色多普勒超声心动图对复杂先心病单心室的诊断. 临床超声医学杂志，2007，9：15-18.

62. 朱晓东. 心脏外科基础图解. 第2版. 北京：中国协和医科大学出版社，2002：389-396.

63. 王琦光，朱鲜阳，张玉威，等. 永存动脉干病理分型及临床诊断探讨. 中国实用儿科杂志，2003，18：92-93.

64. 曹鼎方，仇黎生，苏肇伉，等. 小儿永存动脉干外科诊治19例. 中华胸心血管外科杂志，2003，19：131-133.

65. 梁永才，孙江滨，查光彦，等. 小儿永存动脉干的外科治疗（附11例分析）. 黑龙江医学，2006，8：561-562.

66. 朱晓东主编. 心脏外科基础图解. 第2版. 北京：中国协和医科大学出版社，2002：362-372.

67. 杨建，杨波，官泳松. 肺动脉瓣狭窄介入治疗的方法与进展. 中国胸心血管外科临床杂志，2007，14（4）：292-295.

68. Haten DM，Castro I，Haertel JC，et al. Short and long-term results of percutaneous balloon in pulmonary valve stenosis. A rq Bras Cardiol，2004，82（3）：221-227.

69. Sharieff S，Shah-e-zaman K，Faruqui AM. Short-and intermediate-term follow-up results of percutaneous transluminal balloon valvuloplasty in adolescents and young adults with congenital pulmonary valve stenosis. J Invasive Cardiol，2003，15（9）：484-487.

70. 刘锦纷主译. 小儿心脏外科学. 第3版. 北京：北京大学医学出版社，2005：332-342.

71. 郑景浩，刘锦纷，苏肇伉，等. 婴幼儿室间隔完整的重度肺动脉狭窄手术方案探讨. 中华胸心血管外科杂志，2004，20（6）：321-323.

72. 丁文虹，韩玲，金梅，等. 双腔右心室患儿临床心电图100例分析. 中华儿科杂志，1999，37（7）：434-436.

73. 高伟. 新生儿危重先天性心脏病的介入治疗. 中国小儿急救医学，2006，13：414-416.

74. 刘锦纷主译. 小儿心脏外科学. 第3版. 北京：北京大学医学出版社，2005：484-503.

75. Alphonso N，Baghai M，Dhital K，et al. Midterm results of the Ross procedure. Eur

J Cardiothorac Surg，2004，25（6）：925-930.

76. Kumar AS，Talwar S，Mohapatra R，et al. Aortic valve replacement with the pulmonary autograft：mid-term results. Ann Thorac Surg，2005，80（2）：488-494.

77. 吴清玉，楚军民. Ross 手术治疗先天性主动脉瓣膜疾病. 中国胸心血管外科临床杂志，2003，10：161-163.

78. Settepani F，Kaya A，Morshuis W J，et al. The Ross operation：an evaluation of a single institution's experience. Ann Thorac Surg，2005，79（2）：499-504.

79. Kouchoukos NT，Masetti P，Nickerson N J，et al. The Ross procedure：long-term clinical and echocardiographic follow-up. Ann Thorac Surg，2004，78（3）：773-781.

80. 朱晓东主编. 心脏外科基础图解. 第 2 版. 北京：中国协和医科大学出版社，2002：347-356.

81. Fletcher SE，Nihill MR，Grifka RG，et al. Balloon angioplasty of native coarctation of the aorta：midterm follow-up and prognostic factors. J Am Coll Cardiol，1995，25：730.

82. Mohamed EF，Mahmoud A，Walid H，et al. Long-term outcome（up to 15years）of balloon angioplasty of discrete native coarctation of the aorta in adolescents and adults. JACC，2004，43（6）：1062.

83. Harrison DA，Mdaughlin PR，Lazzam C，et al. Endovascular stents in the management of coarctation of the aorta in the adolescent and adult：one year follow up. Heart，2001，85：561-566.

84. 杨思源. 小儿心脏病学. 第 3 版. 北京：人民卫生出版社，2005：228-229.

85. 郑春华，韩玲，金梅. 主动脉弓离断 34 例. 实用儿科临床杂志，2005，20：225-226.

86. 张桂珍，韩玲. 先天性心脏病超声心动图谱. 北京：人民卫生出版社，2005：154-157.

87. 吴清玉. 心脏外科学. 山东：山东科学技术出版社，2003：509-514.

88. 张桂珍，韩玲. 先天性心脏病超声心动图谱. 北京：人民卫生出版社，2005：96-98.

89. 吴清玉. 心脏外科学. 山东：山东科学技术出版社，2003：515-522.

90. 刘锦纷. 小儿心脏外科学. 北京：北京大学医学出版社，2005：504-517.

91. 杨思源. 小儿心脏病学. 北京：人民卫生出版社. 第 3 版. 2005：290-293.

92. Norwood WI. Hypoplastic left heart syndrome：experience with palliative surgery. Am J Cardiol，1980，45（1）：87-91.

93. Chrisant MR. Fate of infants with hypoplastic left heart syndrome listed for cardiac transplantation：a multicenter study. J Heart Lung Transplant，2005，24（5）：576-582.

94. 韩玲，罗毅. 婴儿左冠状动脉起源于肺动脉一例. 中华儿科杂志，1996，34：172.

95. Chang RK，Allada V. Electrocardiographic and echocardiographic features that distinguish anomalous origin of the left coronary artery from pulmonary artery from idiopathic dilated cardiomyopathy. Pediatr Cardiol，2001，22：3-10,

96. 张辉，罗毅. 婴儿型左冠状动脉起源于肺动脉的诊断及外科治疗. 中华胸心血管外科杂志，2005，12：372-373.

97. Ellis K，Fleming RJ，Griffiths SP，et al. New concepts in dextrocardia：angiographic considerations. AJR，1966，97：295-313.

98. Rao PS. Dextrocardia：systematic approach to differential diagnosis. Am Heart J，1981，102（3 Pt 1）：389-403.

99. Van Praagh R，Van Praagh S，Vlad P，et al. Anatomic types of congenital dextrocardia：diagnostic and embryologic implications. Am J Cardiol，1964，3：510-531.

100. Wilkinson JL，Cochrane AD，Karl TR. Congenital heart surgery nomenclature and database project：corrected（discordant）transpositions of the great arteries and related malformations. Ann Thor Surg，2000，69：S236-S248.

101. Van Mierop LH，Gessner IH，Schiebler GL. Asplenia and polysplenia syndromes. Birth Defects：Original Article Series，1972，8：36-44.

102. Perloff JK. The Clinical Recognition of Congenital Heart Disease. 3rd ed. Philadelphia：WB Saunders Co，1978：19-42.

103. Garg N，Agarwal BL，Modi N，et al. Dextrocardia：an analysis of cardiac structures in 125 patients. Int J Cardiol，2003，88（2-3）：143-155.

104. Morelli SH，Young L，Reid B，et al. Clinical analysis of families with heart，midline，and laterality defects. Am J Med Genet，2001，101：388-392.

105. Winer-Muram H，Tonkin I. The spectrum of heterotaxic syndromes. Radiol Clin North Am，1989，27：1147-1170.

106. Yoo SJ，Kim YM，Choe YH. Magnetic resonance imaging of complex congenital heart disease. Int J Card Imaging，1999，15：151-160.

107. Bush A. Primary ciliary dyskinesia. Acta Otorhinolaryngol Belg，2000，54：317-324.

108. Maldjian PD，Saric M. Approach to dextrocardia in adults. AJR Am J Roentgenol，2007，188（6 Suppl）：S39-49.

109. Mehrotra P，Choi JW，Flaherty J，et al. Percutaneous coronary intervention in a patient with cardiac dextroversion. Proc（Bayl Univ Med Cent），2006，19：226-228.

110. 王惠玲. 小儿先天性心脏病学. 北京：北京出版社，1988：857-864.

111. Grathwohl KW，Afifi AY，Dillard TA，et al. Vascular rings of the thoracic aorta in adults. Am Surgeon，1999，65：1077-1083.

112. Momma K，Matsuoka R，Takao A. Aortic arch anomalies associated with chromosome 22q11 deletion（CATCH 22）. Paed Cardiol，1999，20（2）：97-102.

113. McElhinney DB，Hoydu AK，Gaynor JW，et al. Patterns of right aortic arch and mirror-image branching of the brachiocephalic vessels without associated anomalies. Pediatr Cardiol，2001，22：285-291.

114. Backer CL，Mavroudis C. Congenital Heart Surgery Nomenclature and Database Project：vascular rings，tracheal stenosis，pectus excavatum. Ann Thorac Surg，2000，69（4 Suppl）：S308-S318.

115. Woods RK，Sharp RJ，Holcomb GW，et al. Vascular anomalies and tracheoesophageal compression：a single institution's 25-year experience. Ann Thorac Surg，2001，72（2）：434-438.

116. van Son JA，Julsrud PR，Hagler DJ，et al. Imaging strategies for vascular rings. Ann Thorac Surg，1994，57（3）：604-610.

117. Backer CL，Mavroudis C，Rigsby CK，et al. Trends in vascular ring surgery. J Thorac Cardiovasc Surg，2005，129（6）：1339-1347.

118. Koontz CS，Bhatia A，Forbees J，et al. Video-assisted thoracoscopic division of vascular rings in pediatric patients. The Am Surg，2005，71：89-291.

119. Al-Bassam A，Saquib Mallick M，Al-Qahtani A，et al. Thoracoscopic division of vascular rings in infants and children. J Pediatr Surg，2007，42（8）：1357-1361.

120. 张素娟，应琦，赵年家. 肺动静脉瘘的影像评价. 实用医学杂志，2005，21（19）：2167-2169.

121. 胡洪林，梁良，吴琦. 肺动静脉瘘2例报告. 实用医院临床杂志，2006，3（1）：97-98.

122. Baldi S，Rostagno RD，Zander T，et al. Occlusion of a pulmonary arteriovenous fistula with an amplatzer vascular plug. Arch Bronconeumol，2007，43（4）：239-241.

123. 周爱卿，刘薇延，张欢如，等. 球囊房间隔造口术治疗婴儿重症先心病. 中华儿科杂志，1991，29：31-33.

124. Bartz PJ，Driscoll DJ，Keane JF，et al. Management Strategy for Very Mild Aortic

Valve Stenosis. Pediatr Cardiol，2006，27：259-262.

125. Reich O，Tax P，Marek J，et al. Long term results of percutaneous balloon valvoplasty of congenital aortic stenosis：independent predictors of outcome. Heart，2004，90：70-76.

126. Detter C，Fischlein T，Feldmeier C，et al. Aortic valvotomy for congenital valvular aortic stenosis：a 37-year experience. Ann Thorac Surg，2001，71：1564-1571.

127. McElhinney DB，Lock JE，Keane JF，et al. Left heart growth，function，and re-intervention after balloon aortic valvuloplasty for neonatal aortic stenosis. Circulation，2005，111（4）：451-458.

128. Chneider DJ，Levi DS，Serwacki MJ，et al. Overview of interventional pediatric cardiology in 2004. Minerva，2004，56：1-28.

129. 韩玲，金梅. 导管介入性治疗肺动脉瓣狭窄伴有心室发育不良二例. 中华儿科杂志，1998，36（9）：567-568.

130. 金梅. 先天性心脏病介入治疗进展与存在问题. 中国实用儿科杂志，2002，17（2）：66.

131. Rao PS，Chopra PS. Role of balloon angioplasty in the treatment of aortic coarctation. Ann Thorac Surg，1991，52（3）：621.

132. Harrison DA，Mclaughlin PR，Lazzam M，et al. Endovascular stents in the management of coarctation of the aorta in the adolescents and adult：one year follow-up. Proceedings of the third pediatric interventional cardiac symposium. Chicago，1999：1-5.

133. Kan JS，Marvin WJJr，Bass IL，et al. Balloon angioplasty-branch pulmonary artery stenosis：results from the Volvuloplasty and Angioplasty of Congenital Anomalies Registry. Am J Cardiol，1990，65（11）：793.

134. Rocchini AP，Beckman RH，Ben-Shachar G，et al. Balloon aortic valvuloplasty：results of the Valvuloplasty and Angioplasty of Congenital Anomalies Registry. Am J Cardiol，1990，65（11）：784.

135. Morimoto K，Matsuzaki M，Tohma Y，et al. Diagnosis and quantitative evaluation of Secundum type atrial septal defect by transesophageal Doppler echocardiography. Am J Cardiol，1990，66：85-91.

136. Porstmann W，Wierny L，Wamke H，et. al. Catheter closure of patent ductus arteriosus，62 cases treated without thoractomy. Radio Chin North Am，1971，9：203.

137. Rashkind WJ，Mullins CE，Hellenbrand WE，et. al. Nonsurgical closure of patent ductus arteriosus：Clinical application of the Rashkind PDA occluder system. Circulation，1987，75：583.

138. Rao PS，Siders EB，Haddad J，et al. Transcatheter occlusion of patent ductus arteriosus with adjustable buttoned device：initial clinical experience. Circulation，1993，88：1119.

139. Shim D，Fedderly RL，Beekman RH，et al. Follow-up of coil occlusion of patent ductus arterisus. JAM coll cardiol，1996，28：207.

140. Masure J，Walsh KP，Thanopoulous B，et al. Catheter closure of moderate-to large-sized patent ductus arteriosus using the new Amplatzer Duct Occluder：Immediate and short term results. JACC，1998，31：878-882.

141. Loxk JE，Black PC，Mckay RG，et al. Transcatheter closure of ventricular septal defects. Circulation，1988，78：361.

142. 金梅，韩玲. 经导管应用 Amplatzer 堵闭器关闭膜部室间隔缺损. 心肺血管病杂志，2004，23（2），88-90.

143. 陈玲，史珍英. 术后监护术后并发症及处理. //丁文祥，苏肇伉主编. 小儿心脏外科学. 山东：山东科学技术出版社，2000：114-164.

第五章　心　肌　病

第一节　心肌病定义和分类

1957年首次提出心肌病（cardiomyopathy）的名称。此后50年来随着人们对于心肌病病因及病理生理机制认识的深入，国际上心肌病的定义和分类几经修订[1]。

一、Goodwin分类（1972年）

根据心脏解剖、血流动力学及临床表现将原发性（指病因不明）心肌病分为三型：充血型心肌病、肥厚型心肌病和限制型心肌病。

二、世界卫生组织/国际心脏病学会联合会心肌病分类（1980年）

心肌病分为原发性心肌病（原因不明）和特异性心肌病（原因已知）。原发性心肌病分为三类：扩张型心肌病（dilated cardiomyopathy，DCM）、肥厚型心肌病（hypertrophic cardiomyopathy，HCM）和限制型心肌病（restrictive cardiomyopathy，RCM）。

三、世界卫生组织/国际心脏病学会联合会心肌病分类（1995年）

是目前临床应用最广泛的分类方法。1995年世界卫生组织/国际心脏病学会联合会（WHO/ISFC）将心肌病定义为伴心功能不全的心肌疾病，分为原发性心肌病（简称心肌病）和特异性心肌病两大类。

（一）原发性心肌病

包括DCM、HCM、RCM、致心律失常性右心室心肌病（arrhythmogenic right ventricular cardiomyopathy，ARVC）和未分类心肌病五类：

1. 扩张型心肌病（DCM）　左心室或双心室扩张伴收缩功能障碍。

2. 肥厚型心肌病（HCM）　左心室或双心室肥厚，常为非对称性肥厚并累及室间隔。

3. 限制型心肌病（RCM）　单侧或者双侧心室充盈受限和舒张期容量下降，收缩功能正常或者接近正常。

4. 致心律失常性右心室心肌病（arrhythmogenic right ventricular cardiomyopathy，ARVC）　右心室进行性纤维脂肪变。

5. 未分类心肌病　是指不符合上述各类型的心肌病，如心内膜弹力纤维增生症和心肌致密化不全（non-compaction of ventricular myocardium，NVM）等。

（二）特异性心肌病

是伴随特异心脏疾病或者全身系统疾病的心肌疾病，包括缺血性心肌病、瓣膜性心肌病、高血压心肌病、炎症性心肌病、代谢性心肌病、内分泌性心肌病、结缔组织病、神经肌肉病变、肌营养不良、过敏、药物及中毒反应以及围生期心肌病等。

四、美国心脏病学会心肌病分类（2006年）

随着分子遗传学的迅速进展，对心肌疾病发病机制的认识不断深入，1995年WHO/ISFC心肌病定义和分类法的缺陷逐渐被认识。2006年美国心脏病学会（AHA）组织有关专家对心肌病进行重新定义和分类，提出了"当代心肌病定义和分类"（contemporary definitions and classification of the cardiomyopathies），强调以遗传和基因为基础，将心肌病分为遗传性、混合性和继发性，从基因组和分子基础的方面阐述了心肌病的发病机制，完全革新了 WHO 的分类方法[2]。

AHA 将心肌病定义为：心肌病是一组由一系列病因（遗传因素多见）引起的、以心肌机械和（或）心电异常为表现的心肌异质性疾病，可伴心肌不适当肥厚或心腔扩张，可局限于心脏，亦可为全身性疾病的一部分，常导致进行性心力衰竭或心血管死亡。

这个定义首次将能够引起致命性心律失常的原发心电异常疾病归于心肌病的范畴。原发性心电功能疾病，即心肌离子通道病（iron channelopathies），如遗传性长 QT 间期综合征、Brugada 综合征等，其导致心律失常的心肌功能性或结构性的异常（病理基础）在细胞膜的分子水平，常规的无创性影像检查、心肌活检甚至尸检均无异常发现。基因突变导致其编码的调控离子转运的蛋白质异常，从而导致跨细胞膜的离子（如钠、钾、镁、钙离子）转运的异常，最终导致器质性疾病状态并触发原发性的威胁生命的心律失常。

AHA 分类明确提出其他心血管疾病引起的心肌异常不包括在心肌病范围内，如瓣膜性心脏病、高血压、先天性心脏病导致的心肌损害以及冠状动脉粥样硬化性心脏病导致的缺血性心肌病变。因此，专家们不主张使用"缺血性心肌病"这个名称。

AHA 分类根据主要器官的受累情况，将心肌病分为两大类：

（一）原发性心肌病

病变局限于心肌。又包括遗传性、非遗传性、获得性三类（见表 5-1）。

1. 遗传性心肌病　包括 HCM、ARVC、NVM、糖原贮积症、传导系统缺陷、线粒体肌病和离子通道病，后者包括长 QT 间期综合征、Brugada 综合征、短 QT 间期综合征、儿茶酚胺性多形性室性心动过速及突然不明原因夜间死亡综合征等。

2. 混合性心肌病　包括 DCM 和 RCM。

3. 获得性心肌病　包括心肌炎（炎症性心肌病）、应激性心肌病（Tako-Tsubo 综合征）、围产期心肌病、心动过速性心肌病及胰岛素依赖性糖尿病母亲的婴儿所患心肌病等。

（二）继发性心肌病

心肌的病变仅是全身多个器官受累的一部分，以前称为"特异性心肌病"。由于很多心肌病可能主要累及心脏但并不局限于心脏，所以有时原发性和继发性的界限只能根据心肌受累的临床重要性等人为地来确定（见表 5-2）。

表 5-1　原发性心肌病

遗传性原发性心肌病
　肥厚型心肌病（HCM）
　致心律失常性右心室心肌病/发育不良（ARVC/D）
　心肌致密化不全（NVM）
　糖原贮积症（PRKAG2，Danon）
　传导系统缺陷
　线粒体肌病
　离子通道病
　　长 QT 间期综合征（LQTS）
　　Brugada 综合征
　　短 QT 间期综合征（SQTS）
　　儿茶酚胺性多形性室性心动过速（CPVT）
　　突然不明原因夜间死亡综合征（SUNDS）
混合性（遗传性及非遗传性）原发性心肌病
　扩张型心肌病（DCM）
　限制型心肌病（非肥厚非扩张型，RCM）
获得性原发性心肌病
　炎症性心肌病（心肌炎）
　应激诱发的心肌病（Tako-Tsubo 心肌病）
　围产期心肌病
　心动过速性心肌病
　胰岛素依赖性糖尿病母亲的婴儿所患心肌病

表 5-2　继发性心肌病

浸润性心肌病
　淀粉样变（原发性、家族性常染色体显性遗传性、老年性、继发性）
　Gaucher 病
　Hurler's 病
　Hunter's 病
贮积性疾病
　血色病
　Fabry's 病
　糖原贮积症（Ⅱ型、Pompe 病）
　Niemann-Pick 病

续表

中毒
　药物、重金属、化学物品
心内膜疾病
　心内膜心肌纤维化
　高嗜酸性粒细胞综合征（Loeffler's 心肌炎）
炎症性（肉芽肿性）疾病
　结节病
内分泌性疾病
　糖尿病
　甲状腺功能亢进症
　甲状腺功能减退症
　甲状旁腺功能亢进症
　嗜铬细胞瘤
　肢端肥大症
心面综合征（cardiofacial）
　Noonan 综合征
　着色斑病
神经肌肉性/神经性疾病
　弗里德赖希共济失调（Friedreich's ataxia）
　Duchenne-Becker 肌营养不良
　Emery-Dreifuss 肌营养不良
　强直性肌营养不良
　神经纤维瘤病
　结节性硬化症
营养缺乏症
　脚气病（硫胺缺乏症）、糙皮病、坏血病、硒缺乏
　　症、肉毒碱缺乏症
自身免疫病/结缔组织疾病
　系统性红斑狼疮
　皮肌炎
　类风湿性关节炎
　硬皮病
　结节性多动脉炎
电解质紊乱
抗肿瘤治疗所致
　蒽环类抗生素：多柔比星、柔红霉素
　环磷酰胺
　放射治疗

五、欧洲心脏病协会心肌病分类（2007 年）

欧洲心脏病协会（ESC）将心肌病定义为心肌结构和功能异常的心肌疾病。2007 年 ESC 分类是在 WHO/ISFC（1995 年）分类的基础上，进一步将心肌病分为家族/遗传性（包括未明确基因缺陷和明确基因突变的疾病亚型）和非家族非遗传性（包括特发性和明确病因的疾病亚型）。该分类不采用原发性和继发性心肌病两类，不包括离子通道病和传导性疾病[3]。

六、中国心肌病诊断与建议（2007 年）

由于心肌疾病的分子遗传学研究还很不完善，并且目前在国内尚没有大规模开展，以遗传和基因为基础的 AHA 心肌病分类目前在我国很难应用于临床。2007 年在中华医学会心血管病学分会、中华心血管病杂志编辑委员会领导下，中国心肌病诊断与治疗建议工作组在关注国外分类动向和致病基因研究现状的基础上，从临床实用出发，建议还是采用表型分类法，将原发性心肌病分为 DCM、HCM、RCM、ARVC 和未分类心肌病五类。有心电紊乱和重构尚无明显心脏结构和形态改变，如遗传背景明显的 WPW 综合征、长 QT 间期综合征、Brugada 综合征等离子通道病暂不列入原发性心肌病分类[4]。

心肌病发病率近年有增高趋势。美国和澳大利亚两项多中心研究，对儿科心肌病流行病学进行调查，发现儿科心肌病年发病率在 1.13/100 000～1.24/100 000，其中 DCM 占 51％～58％，HCM 占 25％，其他为 RCM、ARVC 和未分类型心肌病。

第二节　扩张型心肌病

扩张型心肌病（dilated cardiomyopathy, DCM）是最常见的心肌病类型，以心脏室腔扩大和心脏收缩功能减低为特征。临床主要表现为充血性心力衰竭、心律失常和血栓形成。美国成年人 DCM 每年发病率大约（5～8）/10 万，儿童发病率低于成人，美国和加拿大报道年发病率为 0.57/100 000，澳大利亚＜21 岁的儿童 DCM 年发病率为 0.65/100 000，芬兰＜11 岁的儿童

DCM 年发病率为 1.09/100 000。我国尚没有大规模流行病学研究[5]。

一、病因

多数 DCM 病因仍不清楚，为特发性。已明确的病因包括：家族遗传、感染/免疫、中毒、神经肌肉病或与代谢缺陷病伴发、与内分泌疾病或结缔组织病伴发、营养障碍等[6]。2003 年 Lipshultz 等报道了全美儿科 DCM 患者共 1429 例（＜18 岁），经查明确病因的有 384 例（27%），病因包括：家族遗传性疾病（15%），遗传性神经肌肉疾病（30%），先天性代谢缺陷（9%）和心肌炎（44%）等。

（一）家族遗传因素

近 10 年以来，遗传因素在 DCM 发病中的作用日益受到关注[7]。国外最新的证据显示，家族性 DCM 的比例高达 20%～30%。家族性 DCM 的遗传特点主要表现为：①遗传异质性。不同基因的多种突变均可引起 DCM，至今已发现了 20 余种致病基因和 4 个染色体位点参与 DCM 的发病，编码细胞骨架、收缩蛋白、Z 盘相关蛋白、核膜相关蛋白、离子通道和钙循环蛋白。②基因突变不全外显。外显性多随年龄而增大，而且存在无症状的致病基因携带者。③遗传方式多样性。多数为常染色体显性遗传，少部分为常染色体隐性遗传、X 连锁遗传和线粒体遗传[8]。

1. 常染色体基因突变

位于 15q14 编码 α-肌动蛋白（cardiac actin）的基因 ACTC 是第一个被发现的常染色体显性 DCM 的相关基因。此后，陆续发现多种编码心肌肌小节蛋白和细胞骨架蛋白的基因突变与 DCM 发病相关。

编码肌小节蛋白的突变基因包括：①位于染色体 14q1 编码 β-肌球蛋白重链（β-MHC）的基因 MYH7；②位于 1q32 编码心肌肌钙蛋白 T（troponin T）的基因 TNNT2；③位于染色体 2q31 的编码肌联蛋白（titin）的基因 TTN；④位于染色体 15q22 编码 α-原肌球蛋白（α-tropomyosin）的基因 TPM1；⑤位于染色体 11p15.1 编码肌肉 LIM 蛋白（muscle LIM protein）的基

因 MLP；⑥位于染色体 11p11.2 的编码心肌肌

表 5-3　家族性扩张型心肌病与基因突变

染色体位点	基因	蛋白
Xp21.2	DYS	抗肌萎缩蛋白
Xq28	G4.5	Tafazzin
1q21	LMNA	核纤层蛋白 A/C
1q32	TNNT2	肌钙蛋白 T
1q42-43	ACTN2	α₂-辅肌动蛋白
2q31	TTN	肌联蛋白
2q35	DES	结蛋白
5q33	SGCD	δ-肌聚糖
6q22.1	PLN	Phospholamban
10q22.3-q23.2	ZASP/cipher	ZASP 蛋白
10q22-q23	VCL	黏着斑蛋白、间黏着斑蛋白
11p11.2	MYBPC3	肌球结合蛋白 C
11p15.1	MLP	肌肉 LIM 蛋白
14q1	MYH7	β-肌球蛋白重链
15q14	ACTC	α-肌动蛋白
15q22	TPM1	α-原肌球蛋白

球结合蛋白 C（cMyBP-C）的基因 MYBPC3；⑦位于染色体 19q13.4 编码肌钙蛋白 I（troponin I）的基因 TNNI3；⑧位于染色体 3p21.3-p14.3 编码肌钙蛋白 C（cardiac tropinin C）的基因 TNNC1；⑨位于染色体 1q42-43 编码 α₂-辅肌动蛋白（human cardiac alpha 2 actinin）的基因 ACTN2。

编码细胞骨架蛋白的突变基因包括：①位于染色体 5q33-34 编码 δ-肌聚糖（δ-sarcoglycan）的 SGCD 基因；②位于染色体 2q35 编码结蛋白（desmin）的基因 DES；③位于染色体 10q22-q23 编码黏着斑蛋白（vinculin）和间黏着斑蛋白（metavinculin）的 VCL 基因。

核纤层蛋白（lamin A/C）由位于染色体 1q21.1 的 LMN A 基因编码，是位于核膜下支持核膜的一种中间丝蛋白，为核膜提供支持网络结构，保持核膜结构的完整性，维持染色质的结构和调节有丝分裂和细胞周期。LMNA 基因突变的表型很多样化，除可导致 DCM、传导系统异常和轻度骨骼肌受累外，还可导致 limb-girdle 肌营养不良、Emery-Dreyfuss 肌营养不良等。有研究发现携带 LMNA 突变的 DCM 患者较无 LMNA 突变的 DCM 患者存活率差。骨骼肌受累、室上性心律失常和心脏传导功能缺陷是 DCM 患者携带 LMNA 突变的提示因素[9]。

Fatkin 等对 11 个 DCM 伴随传导障碍的家族进行了 LMNA 的分子遗传学筛查，在存在 LMNA 突变的 5 个家庭中的 39 个受累成员中，平均发病年龄是 38 岁，以无症状心电图改变的表现最常见。87% 受累患者有窦房结病变或者房室传导异常，54% 安装起搏器治疗心动过缓性心律失常或者高度房室传导阻滞，64% 合并 DCM。突变携带者均无临床症状，但是在一个家庭中有 4 个患者肌酸激酶（CK）升高，提示 LMNA 突变致 DCM 患者中常存在亚临床肌肉受累，这提供了鉴别 LMNA 基因突变的重要依据。

2. X 连锁

位于 X 染色体 p21 编码抗肌萎缩蛋白（dystrophin）的 DYS 基因是最早被发现的 DCM 致病基因。DYS 基因最初被发现是 Duchenne 肌营养不良（DMD）/Becker 肌营养不良（BMD）的致病基因，1993 年 Muntoni 等首次报道 DYS 基因突变可导致 X 连锁 DCM，此后陆续有多个 DYS 基因突变被检出并确认是 X 连锁 DCM 的致病基因的报道。DMD 和 BMD 随着疾病的进展不可避免会出现心肌病的表现，心肌病可以是死亡的主要原因。对于 DCM 患者检测 CK 很重要，CK 升高提示 X 连锁 DCM，但是 CK 升高并不只见于 DYS 突变。

此外，另外一种 X 连锁的疾病 Barth 综合征（主要表现为中性粒细胞减少、3-甲基戊烯二酸尿症、线粒体异常等）常常合并 DCM、心肌致密化不全等心脏受累疾病，而编码 tafazzin 蛋白的 G4.5 是 Barth 综合征的致病基因。进一步的研究发现 G4.5 基因的错义突变和缺失突变可引起 X 连锁的 DCM，表现为男性婴儿发生 DCM 和猝死。

3. 线粒体遗传

线粒体基因 mtDNA 缺失导致呼吸链功能改变导致能量代谢障碍，从而在 DCM 发病机制中起一定作用。

总之，目前大约 20%～30% 的 DCM 病例是单基因缺陷所致的家族性 DCM。但是由于 DCM 的遗传异质性和缺乏常见 DCM 基因突变的证据，常规对 DCM 患者进行遗传检查目前并不可行。

（二）感染/免疫性

许多证据已经证实，多种病原体感染，如病毒、细菌、立克次体、真菌、寄生虫等引起心肌炎而转变为 DCM。证据包括：成功的动物模型证据；DCM 患者心肌活检证实存在炎症浸润；患者心肌组织检测到柯萨奇病毒、流感病毒、腺病毒、巨细胞病毒、人类免疫缺陷病毒等 RNA 的持续表达；随访到心肌炎自然进展到心肌病阶段等。

（三）中毒性

长时间暴露于有毒环境，如：酒精、化疗药物（以蒽环类药物最常见）、放射性物质、微量元素缺乏等，均会发生 DCM。

（四）神经肌肉疾病

Duchenne 型和 Becker 型肌营养不良、Emery-Dneifuss 型肌营养不良、强直性肌营养不良（Stemert 病）、肢带型肌营养不良、弗里德赖希（Friedreich）型共济失调和肌管性肌病等神经肌肉病均会在不同时期合并不同程度的 DCM。神经肌肉疾病根据临床特征和遗传方式以及血清 CK 值、肌电图、肌肉病理检查，一般可确定诊断。

（五）遗传性代谢病

脂肪酸代谢异常、糖原贮积和线粒体病等先天性代谢缺陷病均可累及心脏，表现为 DCM 或者 HCM。根据临床特征、遗传方式、发病年龄以及实验室检查（尿筛查、血液生化、酶测定和基因诊断）、神经肌肉病理以及影像学检查等可协助诊断。

（六）其他

自身免疫性疾病如系统性红斑狼疮、胶原血管病等，内分泌疾病如嗜铬细胞瘤、甲状腺疾病等，营养性疾病如硒缺乏等均可累及心脏，表现为 DCM。

二、病理改变

心脏呈球形扩大，重量增加。各心腔均扩大，以左心室扩大尤为显著。心腔中可见附壁血栓形成。心内膜变薄，心肌苍白，可见局灶性硬化。

光镜下可见心肌细胞肥大、变性，心肌纤维稀少，间质纤维增生，可有少量淋巴细胞聚集。电镜下线粒体数量增多，肿胀，嵴断裂甚至消失，肌浆网扩张，肌原纤维断裂、崩解、丧失等。

三、病理生理学

由于心肌病变和纤维组织增生，心脏收缩功能减低，心排血量减少，心室舒张期容量增加，肺循环和体循环回流受阻，导致体肺循环淤血。心排血量的下降将导致器官供血不足，造成终末器官损害。心室的扩张使房室瓣环扩大，造成二尖瓣和三尖瓣关闭不全。

心肌病变累及传导系统，重建和纤维化所致的心肌不稳定以及心腔持续扩张促进了心肌电生理的不稳定，会导致心律失常的发生。

四、临床表现

（一）症状

各年龄段儿童均可发病。多起病隐匿，早期多无明显症状，随病情进展临床主要表现为慢性充血性心力衰竭，但也有以急性心力衰竭或心律失常起病的。小婴儿常常表现为喂养困难、体重不增、多汗、易激惹或者气促。年长儿主要表现为乏力、纳差、胸闷、运动不耐受、水肿、少尿、呼吸困难，最初是劳累后呼吸困难，后来在安静休息时也出现呼吸困难，甚至端坐呼吸。

少数患儿还可出现晕厥。猝死也会发生，认为与快速性室性心律失常或者严重的缓慢性心律失常有关。

如果出现栓塞将有相应临床表现，如脑栓塞（出现偏瘫、失语等），下肢栓塞（如足发凉、坏死等），肺栓塞（咯血等）。

（二）体征

患儿常常面色苍黄，呼吸和心率增快，脉搏细弱，血压正常或者偏低，四肢末端易发凉。

心前区膨隆，心尖搏动向左下移位，心界向左下扩大，第一心音减弱，常有奔马律，心尖部可闻及收缩期反流性杂音，为心脏扩大、二尖瓣关闭不全所致。

体循环淤血可出现颈静脉怒张、肝大和下肢颜面水肿，肺循环淤血可出现肺底部细湿啰音。

五、辅助检查

（一）胸部 X 线检查

心脏扩大，心胸比例增加，以左心室扩大为主或普遍性扩大。肺淤血，肺水肿，可有少量胸腔积液，由于心脏扩大、支气管受压也可见节段性肺不张。透视下心脏搏动明显减弱。

（二）心电图

最常见的心电图表现是窦性心动过速。左心室肥厚、左心房扩大和 ST-T 改变也很常见。其他还可见 QRS 波低电压，异常 Q 波。心律失常常见，以异位心律和传导阻滞为主。异位心律可来自心房、房室交界处或者心室，由期前收缩逐步演变为心动过速，甚至扑动和颤动。传导阻滞表现为房室传导阻滞（一至三度）、室内束支及分支传导阻滞。

（三）超声心动图

对于 DCM 的诊断很有意义。各心腔均增大，以左心房、左心室扩大最为明显。室间隔和左心室后壁运动幅度弥漫性减低。二尖瓣前后叶开放幅度小，舒张期开口小，多普勒检查提示二尖瓣关闭不全。心室射血分数和短轴缩短率明显下降。

（四）心导管检查和心内膜心肌活检

不常规进行心导管检查。当临床怀疑有冠状动脉起源异常时，可行主动脉根部造影或选择性冠状动脉造影。心导管检查还可监测血流动力学改变，测定肺动脉压力、肺毛细血管楔压，显示瓣膜反流情况。

心内膜心肌活检显示不同程度心肌肥大、变性、间质纤维化，对 DCM 诊断无特异性。如果对心内膜心肌活检标本行病毒核酸聚合酶链式反应（PCR）和原位杂交，再结合免疫组织化学方法检测炎症指标，将有助于 DCM 的病因诊断，并与病毒性心肌炎进行鉴别[10]。

（五）磁共振成像

可显示心房、心室扩大，室壁变薄，心脏收缩功能降低。心肌纤维化。心肌水肿，早期增强和晚期强化提示炎症[11]。

（六）血液、代谢和分子遗传学检测

主要有助于病因的明确。血尿有机酸和氨基酸分析有助于检出线粒体或者代谢疾病，如男性尿中 3-甲基戊烯二酸升高并且伴随粒细胞减少，应考虑 Barth 综合征的可能。血浆肌酸激酶的显著升高提示 dystrophin 基因突变的可能，应进一步行突变检测。分子遗传学检查有助于确定突变基因。

六、诊断和鉴别诊断

临床上表现为心脏扩大、心功能不全和心律失常的患者，超声心动图示左心扩大为主的全心扩大和左心室收缩功能障碍，应考虑扩张型心肌病的诊断[12]。

进一步需确定病因。对于符合 DCM 的诊断标准，并且家系中包括先证者在内有两个或两个以上 DCM 患者，或在 DCM 患者的一级亲属中有不明原因的 35 岁以下猝死者，应考虑家族遗传性 DCM 的诊断[13]。对于有心肌炎病史或心肌活检证实存在炎症浸润、检测到病毒 RNA 的持续表达，血清免疫标志物抗心肌抗体阳性的 DCM，应考虑感染/免疫性因素（炎症性扩张型心肌病）。

需与以下疾病进行鉴别诊断：

1. 病毒性心肌炎　多急性起病，有前驱感染病史，心肌酶谱增高，心电图表现以心律失常、低电压、ST-T 改变为主。大多恢复良好，以心力衰竭起病者为暴发性心肌炎，病情重，进展迅速，而一旦心力衰竭得到控制，增大的心脏迅速缩小。但是部分病毒性心肌炎患者病情持续不缓解，将发展为 DCM，也可称为炎症性心肌病。

2. 风湿性心脏病　常常表现为二尖瓣和（或）主动脉瓣受累。急性期有发热、关节炎、舞蹈症、皮下结节或者环形红斑等风湿热表现。

3. 限制型心肌病　心房明显扩大，心室腔不大，心室舒张功能障碍而收缩功能正常。

4. 心内膜弹力纤维增生症　1 岁左右小婴儿，以充血性心力衰竭为主要临床表现，心脏杂音轻，心电图示左心室肥厚伴 ST-T 改变，超声心动图示心脏扩大，心脏收缩功能减弱，心内膜增厚。

5. 冠状动脉起源异常　左冠状动脉起源于肺动脉，又称 Bland-White-Garland 综合征。一般在出生后 2～6 个月出现充血性心力衰竭和间歇性发绀、呼吸增快、多汗、苍白等表现。心脏扩大以左心室为主。心电图上有类似前壁或前侧壁心肌梗死的图形（Ⅰ、aVL、V_5、V_6 导联有异常 Q 波和 ST 段偏移，T 波倒置）。超声心动图可检出左冠状动脉异常开口以及冠状动脉内双向血流。

6. 糖原贮积症　典型累及心脏的糖原贮积症是Ⅱ型，又称 Pompe 病。表现为肌张力低下、巨舌和心脏扩大，多在出生后 2～3 个月出现充血性心力衰竭。心电图表现为 PR 间期缩短，显著左心室肥厚。超声心动图示显著心肌肥厚。常合并肝和肌肉受累。

七、治疗

DCM 治疗的目标是：阻止基础病因介导的心肌损害，有效地控制心力衰竭和心律失常，预防猝死和栓塞，减慢疾病进展，提高患者的生活质量和生存率。

（一）病因治疗

对于不明原因的 DCM 要积极寻找病因，针对可能的病因给予积极的治疗。如已考虑为炎症性扩张型心肌病（感染/免疫性扩张型心肌病），可试用以下治疗：

1. 免疫调节治疗　大剂量免疫球蛋白通过调节炎症因子与抗炎因子之间的平衡，产生良好

的抗炎症效应和改善患者心功能。其他还包括干扰素和胸腺肽等。

2. 免疫抑制治疗　有研究者认为泼尼松可显著改善症状及预后。但关于治疗疗效方面的意见并不一致。

3. 免疫吸附抗体　通过清除与心肌蛋白结合的自身抗体，减少其对心肌的免疫损伤，改善心功能。

4. 抑制抗心肌抗体的产生　实验研究发现抗 CD4 单抗可以抑制 CD4 Th2 细胞介导产生抗心肌自身抗体，可望早期阻止 DCM 的进展。有研究者应用地尔硫草针对抗线粒体 ADP/ATP 载体抗体，应用 β 受体阻滞剂（美托洛尔）针对抗 β_1 受体抗体，取得一定治疗作用。

5. 抗病毒治疗　对于心肌活检证实有病毒复制者可考虑应用抗病毒药物治疗，如干扰素。

（二）心力衰竭的治疗

DCM 患者大多存在不同程度的心功能不全，针对心功能不全治疗的进展明显改善了患者的预后。心力衰竭不同阶段的治疗也有所不同：早期无临床表现但是有心脏结构改变的患者，应积极给予早期药物干预，包括 β 受体阻滞剂和血管紧张素转化酶抑制剂（angiotensin converting enzyme inhibitor，ACEI），可减少心肌损伤和延缓病变发展。中期患者具有典型心力衰竭的临床表现后，应休息、限盐、口服药物强心、利尿和扩血管，如口服毛花苷 C（地高辛）强心，双氢克尿噻和螺内酯（安体舒通）利尿，应用 ACEI 和 β 受体阻滞剂，延缓病变发展，提高生存率。晚期患者出现顽固性终末期心力衰竭时，需在上述治疗的基础上镇静、吸氧，短期静脉应用利尿剂如呋塞米，强心药物如多巴胺、多巴酚丁胺和磷酸二酯酶抑制剂（如米力农），扩血管药物如硝酸甘油等[14]。其中，ACEI 和 β 受体阻滞剂由于能够明显改善患者症状，提高患者生存率和生活质量，在成人已成为治疗 DCM 合并心力衰竭的基石。

1. 一般治疗

（1）休息和镇静：休息可减轻心脏负荷。应尽量避免患儿烦躁，必要时适当应用镇静剂。

（2）控制钠盐摄入，限制液体入量，一般控制在 60～80 ml/kg。

（3）吸氧　对于呼吸急促和发绀的患儿及时给予吸氧。

2. 强心药物　迄今为止强心苷类药物仍是儿科临床上应用广泛的强心药物之一。地高辛最常用，可口服和静脉注射。地高辛能够改善心力衰竭患者的症状，但是没有证据显示它能提高存活率。DCM 的患儿对强心苷耐受性差，一般在常规剂量的基础上减 1/3～1/2，多直接给予维持量。

其他强心药物还包括：多巴胺、多巴酚丁胺和磷酸二酯酶抑制剂（如米力农）等。这些药物短期应用具有良好的血流动力学效应，但是长期应用可增加病死率，因此不宜常规应用，多用于急性心力衰竭或难治性心力衰竭的短期静脉治疗。

3. 利尿剂　可直接减轻水肿，减轻前负荷，缓解心力衰竭症状。对于急性心力衰竭伴肺水肿或者重症及难治性心力衰竭，可选用作用快速而强效的袢利尿剂，如呋塞米，每次 1 mg/kg，静脉推注，也可按照 0.05 mg/(kg·h) 持续静脉点滴。慢性患者可口服噻嗪类利尿剂（如氢氯噻嗪等），以及保钾性利尿剂（螺内酯等）。螺内酯除有利尿作用外，还可抑制醛固酮引起的心肌间质纤维化和血管活性物质失衡，能够降低心力衰竭患者的死亡率。用药过程中要注意电解质紊乱的情况。

4. 血管紧张素转化酶抑制剂　ACEI 是能使充血性心力衰竭患者寿命延长的少数药物之一，作为治疗心力衰竭的基石需长期治疗，为心力衰竭治疗的首选药物。虽然在儿童缺乏 ACEI 能够改善心力衰竭儿童左心室功能、症状和存活率的确切证据，但是小儿 DCM 合并心力衰竭仍常选用此药。应从小剂量开始，逐渐增至最大耐受剂量或靶剂量（目标剂量）。儿科临床上应用最多的是卡托普利和依那普利。ACEI 不宜用于严重肾功能不全、双侧肾动脉狭窄及明显主动脉瓣及二尖瓣狭窄等疾病。

5. β 受体阻滞剂　目前已明确规定心功能为纽约心脏协会（NYHA）分级中的 Ⅱ 级或 Ⅲ 级的由于左心室收缩功能不全导致心力衰竭的成人患者应常规应用 β 受体阻滞剂，除非患者有明确的禁忌证或对药物难以耐受。多中心或大样本的临床随机对照研究表明，β受体阻滞剂使 DCM 患者临床症状和心功能得到明显改善，长期治疗可有效减低病死率和减少心脏移植率，提高存活率。然而关于儿童应用β受体阻滞剂治疗心力衰竭的证据有限。以往的大多数研究都是回顾性的病例研究，前瞻性研究很少。多数研究显示β受体阻滞剂能够提高心力衰竭患者的射血分数，改善症状[15]。

使用时应注意以下几点：①目前主要用于 DCM 引起的心力衰竭，对稳定的左心室收缩功能不全的Ⅱ级和Ⅲ级心力衰竭患儿，可谨慎使用。②宜用选择性 β_1 受体阻滞剂（如美托洛尔）和非选择性 β_1、β_2 和 α_1 受体阻滞剂（如卡维地洛）。③剂量宜从小量开始，严密观察下缓慢增加剂量。美托洛尔初始剂量为 0.5 mg/(kg·d)，分 2 次服，2～3 周内逐渐增加剂量可达 2 mg/(kg·d)。卡维地洛剂量初始为 0.05～0.1 mg/(kg·d)，分 2 次口服，每 1～2 周递增 1 次，每次增加 0.1 mg/(kg·d)，最大耐受量 0.3～0.5 mg/(kg·d)，在第一次用药和每次增加剂量后需观察 2 h，注意有无心动过缓或者低血压。④不适用于急性心力衰竭，因其起效常需 2～6 个月。⑤有心脏传导阻滞、心动过缓、基础低血压、心功能Ⅳ级、严重瓣膜反流及支气管哮喘者不宜使用[16]。

卡维地洛（carvedilol）为非选择性β受体阻滞剂，具有阻滞 β_1、β_2 和 α 受体的作用。成人的多数研究和 Meta 分析显示，与美托洛尔相比，卡维地洛能够更大程度地增加心力衰竭患者左心室射血分数，降低死亡率和改善存活率。但是在儿童几个小型研究中没有发现二者的作用有区别[17]。

6. 血管扩张剂　可减轻心脏前后负荷，对重症和顽固性并经一般治疗无效的患者常可获得满意疗效。常用药物包括：

（1）硝普钠：直接扩张小动脉、静脉的血管平滑肌，对急性心力衰竭（尤其是左心衰竭与肺水肿）伴有外周血管阻力明显增加者效果显著。本药需静脉滴注给药，应临时配制并且避光使用，开始量宜小，递增到有效剂量，停药时也应逐渐减量。一般有效剂量为 0.05～8 μg/(kg·d)。

（2）硝酸甘油：直接扩张静脉血管平滑肌，降低前负荷，适用于心室充盈压增高及急性肺水肿患者。一般有效剂量为 0.05～5 μg/(kg·d)。本药治疗常可产生耐药性。为防止耐药性发生，可采用小剂量开始，逐渐增加剂量，间歇用药等方法。

（三）栓塞的预防和治疗

相对来讲，儿童血栓和栓塞的发生率低于成人，但也难以完全避免。对于有心房颤动或发生栓塞性疾病风险且没有禁忌证的患者可口服阿司匹林，预防附壁血栓形成。对于已经有附壁血栓形成和发生血栓栓塞的患者必须长期抗凝治疗，口服华法林，调节剂量使国际标准化比值（INR）保持在 2.0～2.5。栓塞形成时可用肝素或者尿激酶治疗。

（四）心律失常的治疗

对无症状、非持续性室性和室上性心律失常不主张积极的抗心律失常药物治疗。但对于严重心律失常，如持续性室性心动过速、心室扑动/颤动或室上性心律失常伴血流动力学不稳定者，应积极给予药物（如胺碘酮）或电复律治疗。

对于少数伴随窦房结功能不良或者严重房室传导阻滞的 DCM 患者，安装心脏起搏器有助于提高心率，增加心排血量，改善临床症状。

此外在成人，少数有严重危及生命的心律失常、药物治疗不能控制、左心室射血分数（LVEF）＜30％、伴轻至中度心力衰竭症状、预期临床预后良好的患者建议植入心脏电复律除颤器（ICD），预防猝死的发生。对于 LVEF＜35％、NYHA 心功能Ⅱ～Ⅳ级、QRS 间期＞120 ms 伴有室内传导阻滞的严重心力衰竭患者建议安装心脏再同步治疗起搏器（CRT），改善心力衰竭患者的症状和生活质量。但是在儿童上述研究资料均有限。

（五）改善心肌代谢

改善心肌代谢的药物可促进心肌能量代谢。可应用辅酶 Q、1,6 二磷酸果糖和磷酸肌酸等。

（六）外科治疗

心脏移植是晚期内科治疗无效的难治性重症

DCM 的唯一有效治疗方法。在欧美相当多国家，心脏移植作为终末期心脏病的治疗手段，技术日益完善。国外有报道在儿童中，DCM 患儿占 5 岁以上行心脏移植患者的一半。但心脏移植仍存在供体缺乏、费用昂贵及术后需终身免疫抑制治疗等一系列问题。在我国心脏移植治疗 DCM 尚处于起步阶段。其他如左心室减容手术的长期疗效并不肯定。

（七）探索中的治疗方法

中医药疗法（生脉饮、真武汤、黄芪等）和中西医结合疗法治疗 DCM 有一定希望。有报道骨髓干细胞移植至心脏可以分化为含连接蛋白的心肌细胞而参与心脏的同步收缩并抑制左心室重构，促使心脏功能的恢复，因此自体骨髓干细胞移植成为很有前景的治疗手段，现正在研究中，部分进入Ⅱ期临床。由于基因缺陷是部分 DCM 患者发病机制中的重要环节，基因治疗也成为了目前研究热点，但目前仅局限于动物实验，应用于临床还有待于进一步研究。

八、预后

DCM 总体预后不良。2007 的一篇 Meta 研究结果显示，20 个研究报道 1 年存活率为 41%～90%，18 个研究报道 5 年存活率为 20%～83%。预后不良因素：发病年龄＞5 岁，有家族史，发病时射血分数低，发病后射血分数恢复不明显[18]。近年来 DCM 的预后较以往有好转，生存率的改善可能与 ACEI 和 β 受体阻滞剂应用的增加和抗心律失常药物应用的减少有关[19]。

第三节　肥厚型心肌病

肥厚型心肌病（hypertrophic cardiomyopathy，HCM）以左心室及室间隔心肌对称性或非对称性肥厚、心室腔变小、左心室舒张期充盈受限、室壁顺应性下降为特征，是导致青少年猝死的常见原因。HCM 根据左心室流出道有无梗阻可分为非梗阻性与梗阻性 HCM。有一部分梗阻性肥厚型心肌病患者的左心室流出道梗阻仅在前、后负荷以及心肌收缩力发生改变时出现，而在静息状态不出现梗阻，我们称之为动力性梗阻。

一、病因及发病机制

目前认为遗传因素是主要病因。HCM 是常染色体显性遗传性疾病，最近资料显示 20 余个基因的 450 多种变异与 HCM 临床发病相关，具体基因、位点变异与临床表型和进程关系密切。其中组成肌小节的蛋白基因突变最常见，全部基因变异分析发现 5 个最频发的变异基因是：β-肌球蛋白重链基因（β-MHC）、肌球蛋白结合蛋白 C 基因（MYBPC3）、心肌肌钙蛋白 T 基因（TNNT2）、心肌肌钙蛋白 I 基因（TNNI3）和 α-原肌球蛋白基因（TPM1）[20]。

（一）肌小节基因

肌小节是心肌结构和功能的基本单位，它主要由粗、细肌丝所构成，细肌丝沿着粗肌丝来回滑动便产生了心肌的收缩和舒张。粗肌丝主要成分为肌球蛋白，同时也含有肌球蛋白结合蛋白。心肌肌球蛋白由两种重链（α-肌球蛋白重链和 β-肌球蛋白重链）和两种轻链（肌球蛋白轻链-1 和肌球蛋白轻链-2）组成，能够将能量从水解后的 ATP 传递给直接运动的运动分子，从而控制肌小节变短和肌肉收缩。细肌丝由肌动蛋白、原肌球蛋白、肌钙蛋白 C、肌钙蛋白 I 和肌钙蛋白 T 构成。编码上述任一蛋白的基因若发生突变，肌小节的结构和功能将可能发生改变，由此可导致 HCM[21]。

1. 与编码粗肌丝有关的基因突变

（1）β-肌球蛋白重链基因（MYH7）：MYH7 基因位于 14q12。大部分突变位于重链头部或者头部与尾部交接处。突变可能破坏肌动蛋白-肌球蛋白连接的机械和催化部分，导致力量产生减少，肌小节的组装也可被破坏。国外发现 403 密码子是热点突变。国内研究发现 Ala26Val

突变是中国人 HCM 的热点突变。不同基因位点所致的 HCM 临床表现差异很大。目前临床和研究报道提示 MYH7 基因 R403Q、R453C 以及 R719W 错义突变与严重临床过程，尤其是心脏性猝死相关。

（2）肌球蛋白结合蛋白 C 基因（MYBPC3）：MYBPC3 位于染色体 11p11.2。肌球蛋白结合蛋白 C 不仅参与心肌结构的维持，还参与细胞内信号传递，影响肌丝的舒缩运动。

（3）肌球蛋白轻链 1 基因（MYL3）：MYL3 位于染色体 3p21.2～p21.3。MYL3 基因突变所致的 HCM 发生率<1%。

（4）肌球蛋白轻链 2（MLC-2）基因（MYL2）：MYL2 位于染色体 12q23-24.3。MYL3 基因突变所致的 HCM 发生率<1%。MYL2 的两种突变临床差异也很大：Glu22Lys 突变引起中度的室间隔肥厚，临床症状出现较晚，病情较好；而 Arg58Gln 突变则症状出现早，容易导致猝死。

2. 与编码细肌丝有关的基因突变

（1）心肌肌钙蛋白 I 基因（TNN I3）：TNN I3 位于染色体 19q13.4。TNN I3 基因突变可以导致心肌肌钙蛋白（cTnI）对肌球蛋白 ATP 酶活性的抑制作用减弱，心肌纤维的钙离子敏感性增加，心脏收缩亢进，舒张功能发生障碍。

（2）心肌肌钙蛋白 T 基因（TNN T2）：TNNT2 位于染色体 1q32。已发现有 30 多种突变。TNNT2 基因突变将降低肌原蛋白对钙离子的敏感性，功能缺陷蛋白的表达将影响心肌细胞的运动。TNNT2 基因突变所引起的 HCM 表现有很大的差别，部分突变（如 R92Q 突变）预后差。

（3）α-原肌球蛋白基因（TPM1）：TPM1 位于染色体 15q22。现已发现，α-原肌球蛋白基因突变出现在 5 个不同的位点，其中 Asp175Asn 突变的患者表现有致命性心律失常。基因突变将影响 α-原肌球蛋白和肌动蛋白的结合。

（4）α-心肌肌动蛋白基因（ACTC）：ACTC 定位于染色体 15q14。最新研究表明，ACTC 基因突变导致蛋白质合成后的折叠方式发生改变，

不能形成正常功能蛋白，从而导致疾病的发生。

（5）心肌肌钙蛋白 C 基因（TNNC1）：TNNC1 突变降低了心肌肌钙蛋白对 Ca^{2+} 的敏感性和细肌丝的滑行速度。

（二）非肌小节基因突变

腺苷单磷酸激活的蛋白激酶（AMPK）是三聚的杂合蛋白，由 1 个催化亚单位 α 和 2 个调节亚单位 β 和 γ 所构成，亚单位有 γ1、γ2 和 γ3 三种异构体，γ2 为心肌中 γ 亚单位的主要形式，由 PRKAG2 编码。PRKAG2 定位于 7q22-23。AMPK 是细胞内 ATP 的"代谢传感器"，当 ATP 消耗时，升高的 AMP 通过其自动抑制区与 γ2 亚单位的相互作用活化上游的 AMPK，激活细胞内各种信号系统产生并利用 ATP。近来已有多篇有关 PRKAG2 突变导致 HCM 的报道，均合并有预激综合征（WPW）。

线粒体 DNA 上发生的任何突变都会累及基因组中的重要功能区，从而影响 OXPHOS 过程，使 ATP 产生下降。心肌组织在能量不足的情况下，会发生退行性改变及代偿性肥厚增生等病理变化，从而导致 HCM 的发生。

此外，编码肌肉 LIM 蛋白的基因 MLP，定位于染色体 1p34 编码钾离子电压门控通道的基因 KCNQ4，编码肌联蛋白（titin）的基因 TTN 可能也与 HCM 的发病有关。还有研究发现，血管紧张素原基因多态性和 ACE 基因多态性也可能与 HCM 的发病有关，ACE 基因 D/D 多态现象，是 HCM 患者病变进展较快的一个标志[22]。

（三）发病机制

关于肌小节蛋白相关基因突变导致 HCM 的机制，目前较为公认的是低收缩状态假说基因突变引起蛋白质结构缺陷，导致细胞功能损害，肌小节紊乱，而肥厚和纤维化增加是功能受损的继发性表现，这就是低收缩状态假说。低收缩假说又有两种学说，"毒性多肽"（poison polypeptide）及"无效等位基因"（null allels）学说：①毒性多肽学说：突变基因（如错义突变）表达出异常蛋白，作为毒性多肽其可感染正常蛋白功能，不同程度影响到肌小节肌丝的形态和功能，称为

"显性负性作用"。②无效等位基因学说：作为显性突变中的"无效等位基因"，不能表达蛋白或表达出的蛋白不稳定，造成正常肌小节蛋白生成减少，粗细肌丝的组成在量上不平衡，影响到粗肌丝或细肌丝的结构，进一步导致肌小节结构和功能改变。

最近有人提出了"能量消耗假说"（高收缩状态假说）：由于肌小节不能有效地利用ATP，肌细胞被迫产生更多的能量以适应肌小节舒缩的需要，肌细胞亚单位的超负荷运转导致了肌细胞功能失调，由此产生心肌肥厚。

（四）基因型-表型的联系

首先，不同基因突变所致HCM的严重程度及预后明显不同：如β-MYH7突变，大部分患者首次发作年龄＜40岁且预后较差，而MYB-PC3突变患者首次发作年龄大部分在40～50岁，且无严重的临床症状。TNNT2基因突变患者具有最轻程度的心肌肥厚，但猝死率却最高。

其次，具有相同的致病基因但突变位点不同的HCM患者，其临床表型也存在明显差异：MYH7恶性突变如R403Q、R719W的家系成员室间隔均重度肥厚并梗阻，45岁以前50%发生猝死，家族成员预期寿命仅38岁，而MYH7基因良性突变如V606M、L908V的病例心肌肥厚及梗阻程度明显较轻，且猝死发生率低，对患者寿命无明显影响。

再次，即使是具有相同的致病基因且突变位点也相同的HCM患者，其临床表型仍可有显著差异。背景基因和环境因素可能导致了HCM的临床异质性。

此外，糖原贮积症（Pompe病）、溶酶体病、脂肪酸代谢紊乱、线粒体病等代谢性疾病也可表现为HCM（见本章第8节）。一些综合征，如努南（Noonan）综合征、LEOPARD综合征等常常有合并HCM。

二、病理改变

心脏重量增加；左心室肥厚，多为不对称性肥厚，室间隔肥厚严重，致左心室流出道狭窄，少数病人肥厚限于心室特定部位如心尖、乳头肌；心室腔大小正常或狭窄变形；常伴二尖瓣叶增厚。

组织学上可见心肌纤维粗大、排列紊乱，心肌细胞肥大，间质纤维化。

三、病理生理学

HCM病理生理改变包括舒张功能障碍、左心室流出道梗阻和心肌缺血。

（一）舒张功能障碍

肥厚的心肌顺应性下降，心室扩张受限，造成舒张功能障碍，使左心室舒张期充盈障碍，导致左心房血容量增多，肺静脉血回心受阻，出现呼吸困难和端坐呼吸等肺循环充血的临床表现。舒张期充盈障碍导致舒张期容量减少，使心排血量减少，体循环供血不足。

（二）左心室流出道梗阻

心肌的肥厚使左心室流出道狭窄，在梗阻型更明显。此外，由于室间隔明显增厚和心肌细胞内高钙，使心肌对儿茶酚胺反应性增强，引起心室肌高动力性收缩，收缩早期射血速度加快，血流快速通过流出道，使该处产生负压效应（Venturi效应），吸引二尖瓣前叶明显前移靠近室间隔，引起左心室流出道狭窄与二尖瓣关闭不全，在收缩期左心室流出道与左心室之间形成压力阶差。这种梗阻是动力学的，在静息状态梗阻很轻或者不存在梗阻，随着心室收缩力增加或者左心室扩张减轻梗阻更明显。如正性肌力药物、血容量减少、外周阻力降低可加重梗阻，而负性肌力药物、输血、外周阻力增加可减轻梗阻。左心室流出道梗阻可以使心排血量减少，导致低血压和晕厥等。

（三）心肌缺血

舒张功能障碍和左心室流出道梗阻都可影响冠状动脉血供，使心肌需氧超过供氧，心肌缺血，临床可表现为类似心绞痛的症状。

四、临床表现

（一）症状

HCM可在各个年龄阶段发病，最常见是青

少年和青年发病。临床表现变化很大，可无症状，或表现为心悸、胸痛、呼吸困难等，重者甚至晕厥和猝死。症状的严重程度与年龄和病情进展过程有关。1岁以内的婴儿大多起病早，病情严重，进展快，很快发生充血性心力衰竭，死亡率高。1岁以上的儿童起病常无明显临床症状，并且进展缓慢常因心脏杂音或家族史就诊，但可发生猝死。典型症状包括：

1. 呼吸困难　主要是劳力性呼吸困难。

2. 胸痛　多在劳累后出现，似心绞痛，但不典型，静息时也可出现。是由于肥厚的心肌需氧增加而冠状动脉供血相对不足所致。

3. 晕厥　20%患者曾有过晕厥，部分患者可有头晕或者黑朦。与左心室流出道梗阻、心排血量减少和严重心律失常等有关。

4. 猝死　HCM是青少年和运动员猝死的主要原因之一。猝死的发生率在儿童为4%～6%，在成人是1%～4%。在12～35岁的年轻运动员中，HCM是最常见的猝死病因。在最近对387例年轻运动员猝死病因的研究中，发现HCM占26.4%。

5. 心悸　多由于房性或室性心律失常而引起。

（二）体征

脉搏短促，心尖搏动呈抬举样，第2心音可呈反常分裂，是由于左心室流出道梗阻、主动脉瓣关闭延迟所致。胸骨左缘下段及心尖部可闻及收缩中晚期喷射性杂音，凡增加心肌收缩力、减轻心脏负荷的措施，如运动、站立、正性肌力药物，可使杂音增强；而减弱心肌收缩力、增加心脏负荷的措施，如下蹲或者应用β受体阻滞剂等，可使杂音减弱。

五、辅助检查

（一）胸部X线检查

心影正常或轻度左心室扩大，婴幼儿心脏扩大明显，可有肺淤血。

（二）心电图

心电图改变没有特异性。可显示ST-T改变，异常Q波，左心房肥大和左心室肥厚。部分患者合并预激综合征。可见各种心律失常，包括房室传导阻滞、室上性和室性心律失常等。

（三）超声心动图

对诊断有重要意义。可监测到以下改变：①室间隔和（或）心室壁肥厚，心室腔缩小，室间隔厚度/左心室后壁厚度>1.3～1.5。②收缩期二尖瓣前叶向前运动（SAM），向室间隔靠拢。③可伴左心室流出道梗阻：根据左心室流出道与主动脉压力阶差，判断HCM是否伴左心室流出道梗阻。安静时压力阶差超过30 mmHg为梗阻性；负荷运动时压差超过30 mmHg为隐匿梗阻性；安静或负荷时压力阶差低于30 mmHg为无梗阻性。④左心室舒张及收缩功能障碍。

（四）心导管和心血管造影

一般不需行心导管检查。心导管可测定血流动力学参数和压力阶差，显示心室舒张末压增高，左心室流出道梗阻者在左心室流出道与左心室腔之间的收缩期压力阶差增大。心血管造影可明确左心室流出道狭窄和心室肥厚的部位和程度、瓣膜反流情况。

（五）磁共振成像

MRI可以准确显示心肌肥厚的部位和程度，计算心肌的质量，对于心尖等特殊部位心肌壁肥厚更有诊断价值。梗阻型心肌病还可以在左心室流入-流出层面观察到左心室流出道或中部的闭塞部血流喷射现象。除形态显示和功能测量外，肥厚型心肌病在MRI下也可表现心肌的延迟强化，这种延迟强化出现在肥厚心肌的中央而非心内膜下。

（六）遗传学检查

应进行家族史的调查。有条件者行遗传学检查，明确基因突变类型。

六、诊断和鉴别诊断

典型的HCM患者有劳力性胸痛、呼吸困难和晕厥等症状，体检胸骨左缘下段心尖内侧闻及心脏杂音，再结合超声心动图显示左心室壁和（或）室间隔肥厚、室间隔厚度/左心室后壁厚度＞1.3～1.5，即可作出诊断[23]。

病因方面，HCM多数为家族/遗传性，进一步的基因检测有助于明确病因。家族性HCM的诊断依据为符合以下三条中的任何一条：①依据临床表现、超声诊断的HCM患者，除本人（先证者）以外，三代直系亲属中有两个或两个以上被确定为HCM或HCM致猝死患者。②HCM患者家族中，两个或两个以上的成员发现同一基因、同一位点突变，室间隔或左心室壁超过13mm，青少年成员为11～14mm。③HCM患者及三代亲属中有与先证者相同基因突变位点，伴或不伴心电图、超声心动图异常。

此外，糖原贮积症（尤其Pompe病）、线粒体病等代谢性疾病，以及Noonan综合征和LEOPARD综合征等在临床上也可表现HCM，需注意鉴别诊断。Pompe病，即糖原贮积症Ⅱ型，可有心室肥厚，表现为肥厚型心肌病，此外患儿舌大、肌力及肌张力低下、肝大及肝功能异常，心电图可有P-R缩短和QRS波高电压，行骨骼肌活检或酶学检查可确诊。糖尿病母所生小儿，可有心肌肥厚，但多在生后数月自行缓解。

高血压、先天性主动脉缩窄及主动脉瓣狭窄可表现为心肌肥厚，需注意鉴别诊断：①高血压病：也可出现左心室对称甚至非对称性肥厚表现，但是原发性高血压患者一般不伴有左心室流出道梗阻。②先天性主动脉缩窄及主动脉瓣狭窄：也可继发心室肥厚。前者上肢动脉搏动强，血压高，而下肢动脉搏动减弱或消失，血压低甚至测不到。后者具有典型的主动脉瓣收缩期杂音和收缩期喀喇音，主动脉瓣区第2音减弱，X线胸片可见升主动脉有狭窄后扩张，超声心动图显示主动脉瓣开口小。

七、治疗

治疗目的在于改善症状，预防并发症，减少猝死危险。梗阻性肥厚型心肌病的治疗原则为减轻左心室流出道梗阻，弛缓肥厚心肌，减慢心率，抗心律失常。药物治疗仍是目前HCM的主要治疗方法。对药物治疗无效且左心室流出道梗阻较重的梗阻性HCM患者，可考虑室间隔部分切除术、室间隔化学消融术、双腔起搏器植入等。另外，植入ICD是预防猝死的有效措施[24]。

（一）一般治疗

注意休息，避免情绪激动和剧烈运动，禁忌参加竞赛性运动。

（二）药物治疗

主要的治疗药物包括β受体阻滞剂、苯烷胺类钙通道阻滞剂（维拉帕米）和丙吡胺。对于无症状的HCM是否需治疗目前观点不一，但有明确猝死家族史或严重心室肥厚的患者，多数主张药物治疗[25]。

1. β受体阻滞剂　是治疗HCM或者梗阻性HCM的一线药物。其主要机制是减慢心率，降低心肌收缩力，增加心肌顺应性，减轻流出道梗阻，从而改善症状。在初始用药时有效率可达60%～80%，可明显改善心绞痛、呼吸困难和晕厥等症状。可预防应激状态下流出道梗阻的加重，但对静息状态下流出道压差影响不大。尚无证据表明β受体阻滞剂能够预防患者猝死，但有研究发现大剂量的β受体阻滞剂可降低青少年HCM患者的死亡危险度。

使用β受体阻滞剂通常以小剂量开始，再根据心室率、流出道压差水平逐渐调整到最大耐受剂量。常用普萘洛尔或者美托洛尔。普萘洛尔开始剂量0.2～0.5mg/(kg·d)，分2～3次口服，以后每3～5天增加一次剂量，可达剂量2～5mg/(kg·d)。有必要强调的是，使用β受体阻滞剂的目标心率一般应控制在成人60次/分左右，儿童大约80～100次/分，在无明显不良反应情况下应坚持长期甚至终身服药，避免突然停药。

2. 钙通道阻滞剂　是β受体阻滞剂的替代选择，若β受体阻滞剂治疗无效或不能耐受，改用维拉帕米通常能够较好地缓解症状。作用机制是：阻断心肌细胞钙离子通道，降低心肌收缩力，降低左心室流出道收缩压差和增加舒张充盈，改善心室舒张功能，甚至可减少心肌肥厚程度。以胸痛为主要症状的梗阻性HCM，建议使用维拉帕米，这可能与维拉帕米能够扩张冠状动脉有关。合并哮喘时首选维拉帕米。由于钙通道阻滞剂能够扩张血管，具有严重肺动脉高压或者重度左心室流出道梗阻的患者，在使用该药物初期可能会发生包括猝死在内的严重不良反应，如必须使用应在用药初期住院进行观察。

3. 丙吡胺　对于不能耐受β受体阻滞剂或维拉帕米的患者，可以使用丙吡胺。丙吡胺是一种具有较强负性肌力作用的 I a 类抗心律失常药物，其作用机制是：减弱心肌收缩力，提高周围血管阻力，对于并发的心律失常亦有治疗作用。其副作用包括：QT 间期延长；口干、眼干、尿潴留等抗胆碱能作用；降低心排血量。在合并心力衰竭时应慎用。

4. 抗心律失常药物　用于控制快速性室性心律失常和心房颤动，多用胺碘酮，通常不与丙吡胺合用。

5. 其他　利尿剂、ACE I 和地高辛仅适用于晚期合并终末心力衰竭的患者。对于不伴心力衰竭的患者慎用或禁用以上三类药物，因为利尿剂能够降低前负荷，ACE I 则通过其降压作用使左心室充盈压减低，后负荷降低，洋地黄能增加心肌收缩力，进一步加重左心室流出道梗阻。

（三）非药物治疗

药物治疗后症状不能改善，并出现以下危险因素中一条，如心搏骤停、持续性室性心动过速、流出道压差超过 30 mmHg、心室壁厚超过 30 mm 等，属于药物难治性患者。药物难治性 HCM 只占总数的 5% 左右，他们是 HCM 患者中高危人群，其中大部分发生心脏性猝死、心力衰竭及卒中等生命终点事件。对于这些患者需积极采取其他治疗措施[26]。

1. 植入临时或永久式双腔起搏　对于发生急性呼吸困难、胸痛、超声证实流出道压力阶差＞30 mmHg 患者，双腔起搏能降低压力阶差。但永久起搏，其缓解梗阻的效果与安慰组相同。不鼓励植入双腔起搏器作为药物难治性 HCM 患者的首选方案。

2. 外科手术　切除最肥厚部分心肌，解除机械梗阻，修复二尖瓣反流，能有效降低压力阶差，明显解除或缓解心力衰竭，延长寿命，是有效的治疗方案。但由于手术难度大，死亡率高，需严格控制适应证。流出道压力阶差大于 50 mmHg（青少年大于 75～100 mmHg）有明显心功能不全者入选。远期疗效有待研究。

3. 酒精消融　通过冠状动脉导管，进入间隔分支，在分支内注入 100% 乙醇 1～3 ml，造成该供血区间隔心肌坏死，以减缓和解除流出道压差。其主要并发症为即刻发生三度房室传导阻滞和由瘢痕引起的室性心律失常。酒精消融适应证与外科手术相同。

4. ICD 植入　资料显示 HCM 猝死高危患者，尤其青少年和竞赛运动员，其恶性室性心律失常是主要猝死原因。植入 ICD 能有效终止致命性室性心律失常，恢复窦性心律，使 25% HCM 高危患者生存。并且能有效改善心功能，缓解流出道梗阻。但 ICD 十分昂贵，青少年 ICD 植入后的长期监护和随访是另一个新问题。

5. 心脏移植　是其他治疗无效后最后的选择。受供体不足、经费过高、排斥反应等制约，不能普遍开展。

6. 基因治疗　目前正在试验阶段，相信在不久的将来，将获得突破性发展。

八、预后

HCM 发病年龄和临床表现差异很大，预后也很不同。婴儿期表现为心力衰竭或者发绀者，大多在 1 岁以内死亡。少数患者终身没有症状。多数患者病情可稳定多年，自然病程可以很长，出现症状后病情逐渐恶化。心力衰竭和猝死是主要的死亡原因。年死亡率儿童青少年为 4%～6%。预后差的高危因素包括：发病年龄小（尤其发病年龄＜1 岁），左心室壁肥厚严重，恶性家族史（家族中多个成员猝死），室性心动过速，以往有晕厥或者心脏停搏史。

HCM 是猝死的常见病因。判断猝死高危患者的主要依据是：①主要危险因素：心脏骤停（心室颤动）存活者；自发性持续性室性心动过速；有未成年猝死的家族史；晕厥史；运动后血压反应异常，收缩压不升高或反而降低，运动前至最大运动量负荷点血压峰值差小于 20 mmHg；左心室壁或室间隔厚度超过或等于 30 mm；流出道压力阶差超过 50 mmHg。②次要危险因素：非持续性室性心动过速；心房颤动；家族性 HCM 恶性基因型，如 α-MHC、cTnT、cTnI 的某些突变位点[27]。

第四节　限制型心肌病

限制型心肌病（restrictive cardiomyopathy，RCM）以心室舒张功能障碍为特征，是由于心内膜和（或）心肌病变（如纤维化）导致心室充盈受限和心室舒张功能障碍，引起心室舒张末压增高和心房扩大，而心室大小、室壁厚度和心室收缩功能大致正常的一类心肌病。临床相对少见，仅占心肌疾病的 5% 左右。但是在所有类型心肌病中，其预后最差，一半患者在 2 年左右死亡。

一、病因

本病病因未明。可继发于全身系统疾病，但在儿童大多为原发性（包括特发性和心内膜心肌纤维化）。

（一）遗传因素

特发性 RCM 部分与遗传因素有关。最常见的遗传方式是常染色体显性遗传，也可常染色体隐性遗传。编码结蛋白（desmin）的基因 DES 突变，导致结蛋白在心肌堆积，可导致 RCM 的发生，部分患者还伴随骨骼肌病和（或）传导系统疾病。编码心肌肌钙蛋白 I 的 TNNI3 基因突变临床也可出现 RCM，有部分患者室间隔肥厚，与伴随限制生理特征的 HCM 相似。最近 Peddy 等在一个小婴儿发现了编码心肌肌钙蛋白 T 的 TNNT2 基因突变导致 RCM。Ware 等在一例 RCM 小婴儿发现 β-肌球蛋白重链基因 MYH7 的突变。

（二）心内膜心肌纤维化

在热带和亚热带常见，有学者认为病毒或者寄生虫感染后继发的自身免疫反应，引起嗜酸性粒细胞浸润，最终导致心内膜心肌纤维化。可表现嗜酸性粒细胞性心内膜炎和心内膜心肌纤维化。早期外周血和心内膜心肌内嗜酸性粒细胞增多，心内膜和心肌发生坏死，随病情进展血栓形成，晚期坏死的心内膜心肌机化，大量纤维组织增生，形成心内膜心肌纤维化。

（三）全身疾病合并心肌浸润性病变

心肌浸润性病变继发于全身疾病，如淀粉样变性、类肉瘤病、血色病、糖原贮积症、黏多糖病、色素沉着症、硬皮病、类癌综合征、癌转移、放射性损伤等。

二、病理改变

心室大小基本正常或者缩小，心房明显扩大，心室僵硬。

心内膜心肌纤维化早期可见嗜酸性粒细胞浸润，心内膜增厚，晚期主要表现为心内膜显著纤维化与增厚，房室瓣常常受累牵拉变形。可见附壁血栓。组织学检查可见心内膜为玻璃样变性的纤维组织和胶原纤维层，下面的心肌纤维化，其间可有钙化灶。病变主要累及心尖和流入道，心腔可以闭塞，流出道不受累反而扩张，可累及乳头肌、腱索和房室瓣。双室均可受累，但以右心室病变为著。

而特发性 RCM 心内膜受累不显著，心肌细胞溶解、变性、肥厚和间质纤维化均为非特异性改变，炎症细胞浸润不明显。浸润性病变导致的 RCM 可见异常物质沉积，如间质中淀粉样物质沉积（淀粉样变）、心肌内肉瘤样物质浸润（肉瘤样变）、心肌细胞内含铁血黄素沉积（血色病）和心肌内糖原过度贮积（糖原贮积症）等。

三、病理生理学

与缩窄性心包炎的病理生理相似。心内膜和（或）心肌病变（纤维化）使心室顺应性下降，心室充盈和心室舒张功能发生障碍，心房血量增多导致心房明显扩大，静脉回流障碍导致体循环和肺循环淤血，心室舒张期血量减少使心排血量也减少。疾病晚期心肌收缩功能也会减退，并且合并肺动脉高压。房室瓣受累也可导致二、三尖瓣关闭不全。

四、临床表现

常起病隐匿，主要表现为心力衰竭（静脉回流障碍）和心排血量减少的症状和体征。右心病变主要引起水肿、少尿、颈静脉怒张、肝大、腹水等体循环回流障碍的表现。左心病变主要表现为呼吸困难、咳嗽、咯血和肺底细湿啰音等。还可有乏力、气促、活动耐力减退等表现，体格发育缓慢也常见。偶尔也会发生晕厥，甚至猝死。也可见栓塞表现。

体检心前区可膨隆，心尖搏动弱，心界轻度扩大，心率快，心音低钝，可有奔马律，多数无杂音，也可有收缩期房室瓣关闭不全的杂音。血压偏低，脉压小，脉搏细弱。

五、辅助检查

（一）X线检查

心脏轻到中度扩大，以左右心房扩大为主。肺血增加，可见 Kerley B 线。由于心房扩大可发生肺不张。

（二）心电图

主要表现为心房扩大，ST-T 改变，低电压。可见房性期前收缩、房性心动过速等房性心律失常。也可见房室和束支传导阻滞以及异常 q 波。

（三）超声心动图

对诊断很有帮助。以左、右心房明显增大、心室大小正常或者减小为主要特征。收缩功能常正常，EF、短轴缩短率（FS）正常。但是舒张功能常有明显异常，二尖瓣血流频谱示限制型充盈障碍，二尖瓣舒张早期充盈速度增加，而心房充盈速度降低，即 E 峰高尖、A 峰减低，E/A 比值大于 2。心内膜可增厚，回声异常，心尖部心腔闭塞。二尖瓣和三尖瓣反流很常见。可有少量心包积液。组织多普勒显示二尖瓣舒张早期峰值速度（Ea）降低。

（四）心导管及心血管造影

腔静脉和心房压增高，心室舒张末压升高。心室舒张压在早期明显下降后很快上升到较高水平，压力曲线呈现先下陷后高原平台型的"平方根"压力图形。肺动脉压和肺血管阻力可升高。心血管造影可见房室瓣反流，心尖部闭塞，流入道收缩变形，流出道扩张，心房扩大。冠状动脉造影和收缩功能常常正常。

（五）心内膜心肌活检

心内膜心肌纤维化早期心内膜心肌活检可见血管周围嗜酸性粒细胞浸润、空泡样或脱颗粒改变，心肌细胞溶解、变性，心内膜上有血栓覆盖，晚期心内膜心肌纤维化，或瘢痕形成，纤维化的内膜广泛增厚，房室瓣常常受累牵拉变形。特发性 RCM 的典型表现是斑片状心内膜和心肌间质纤维化，心肌细胞溶解、变性、肥厚，但无心肌纤维排列紊乱或其他浸润性心肌疾病的表现。浸润性病变导致的 RCM 在儿童少见，可见异常物质沉积，如间质中淀粉样物质沉积（淀粉样变）、心肌细胞内含铁血黄素沉积（血色病）和心肌内糖原过度沉积（糖原累积症）等。

六、诊断和鉴别诊断

临床上以心力衰竭为主要表现，尤其右心衰竭为主，超声心动图发现心房明显扩大，心室大小正常或者缩小，收缩功能正常而舒张功能障碍时，应考虑 RCM 的可能。有研究者认为特发性 RCM 的诊断标准为：①心脏舒张功能严重障碍：左心室、右心室或者双室舒张末压增加；心房明显扩张，与心室大小不呈比例。②左心室收缩功能正常。③无左心室肥厚或者扩张表现。④无心包疾病、淀粉样变、嗜酸性粒细胞血症和炎症疾病等。

主要与缩窄性心包炎进行鉴别。两者不但临床表现相似，而且血流动力学改变也相同。有急性心包炎病史、X线示心包钙化、CT 或 MRI 示心包增厚，支持缩窄性心包炎诊断。而房室和心室内传导阻滞、心房明显扩大、房室瓣关闭不全、二尖瓣血流不随呼吸运动而改变、二尖瓣环 Ea 显著降低、肺动脉压力升高、血清脑利钠肽水平增高支持 RCM 的诊断。鉴别诊断具体见表 5-4。

表 5-4　限制型心肌病和缩窄性心包炎的鉴别诊断

	限制型心肌病	缩窄性心包炎
既往史	无上述病史	以往有急性心包炎、放疗等病史
体征		
心尖搏动	常扪及	常不明显
奇脉	无	常有
二、三尖瓣关闭不全杂音	常有	无
心电图	P 波增宽并高大，常有房室和室内传导阻滞	P 波增宽，房室和心室内传导阻滞少见
超声心动图		
心房扩大	心房明显扩大	轻到中度扩大
室间隔切迹	少见	舒张早期室间隔突然快速移动
室间隔随呼吸摆动	摆动小	吸气时移向左心室
二、三尖瓣血流速率随呼吸变化情况	多＜15％	大多数＞25％
TDI：二尖瓣舒张早期峰值速度（Ea）	低（常＜8 cm/s）	高（常≥8 cm/s）
Ea/E 指数	低（常＜0.11）	高（常＞0.11）
其他	心内膜增厚，回声强	心包增厚，回声增强
心导管		
左、右心室舒张末期压	相差＞5 mmHg	相差＜5 mmHg
右心室收缩压	＞50 mmHg	＜50 mmHg
胸部 X 线检查	无心包钙化	可见心包钙化（20％～30％）
CT 或者 MRI	多心包正常	可有心包增厚，＞4 mm
B 型利钠肽（BNP）	升高	正常
心内膜心肌活检	异常	正常，或者非特异性改变
预后	难治，需心脏移植	可治，手术效果好

七、治疗

（一）病因治疗

如为全身疾病继发的心肌浸润性病变，需治疗原发疾病。

（二）内科治疗

以控制心力衰竭对症治疗为主。

1. 利尿剂　用于有腹水和水肿的患者，可减轻前负荷，缓解循环淤血。应避免循环血量过度减少，引起心室充盈压下降，从而出现心排血量减少和低血压。

2. 强心苷类　因心脏收缩功能正常，一般不用。有心房颤动和心力衰竭时可考虑使用。

3. 扩血管药物　应用时应注意不可使心室充盈压下降过多而影响心功能。卡托普利的治疗效果尚不肯定。急性血流动力学试验显示，卡托普利不能使心排血量增加，反而能够降低动脉血压，无有益作用。

4. 抗凝治疗　部分 RCM 患者会发生心房血栓，栓塞会增加患者的死亡率。可给予阿司匹林抗血小板或者华法林抗凝治疗。

5. 抗心律失常治疗　有严重房室传导阻滞者需安装永久起搏器。抗心律失常药物和 ICD 可以防止高危儿童发生心律失常性猝死。

（三）外科治疗

对于心内膜心肌纤维化晚期内科治疗无效时，可考虑心内膜剥离术。若有瓣膜病变，可同时进行瓣膜置换术。儿童报道少。

内科治疗并不能明显改善 RCM 的总体预后，对于 RCM 的患者可考虑行心脏移植。国外研究显示心脏移植能够明显提高生存率，2 年生存率从 50% 提高到 80%。选择合适的时机进行心脏移植很重要。RCM 后期会出现肺血管阻力升高，当肺血管阻力明显升高后再进行心脏移植，会明显增加移植后死亡的危险性。与 DCM 相比，儿童限制型心肌病病情进展更快，会在更短的时间内发生肺血管疾病，因此需在更小的年龄进行心脏移植。需定期随诊，当发现肺血管阻力进行性增加、症状逐渐恶化时，尽早行心脏移植。

八、预后

限制型心肌病预后不良，平均存活率 1 年左右，2 年存活率低于 50%，预后不良因素包括：①心脏扩大：左心房严重扩大，左心室舒张末压重度增高；②年龄＜5 岁；③血栓栓塞形成；④肺血管阻力增加或者进行性增加，肺动脉高压；⑤肺静脉淤血；⑥确诊时有晕厥或者胸痛。

第五节　致心律失常性右心室心肌病

致心律失常性右心室心肌病（arrhythmogenic right ventricular cardiomyopathy，ARVC）又称致心律失常性右心室发育不良（arrhythmogenic right ventricular dysplasia，ARVD），为右心室心肌病。1977 年 Fontaine 等首次描述该病。1995 年 WHO/ISFC 在心肌病的分类中将 ARVC 列出，作为心肌病的一类。2006 年 AHA 新的心肌病分类中将其归类于遗传性原发心肌病，30%～50% 左右有家族史，多数为常染色体显性遗传，但是不全外显。主要侵犯右心室，病理特征为右心室心肌萎缩，为纤维或脂肪组织所替代，导致右心室扩张和收缩功能障碍。临床主要表现为室性心律失常（常呈左束支传导阻滞图形的室性心动过速和心室颤动）、心力衰竭及心脏性猝死。主要发生于青少年和中青年，男性多见，是年轻人群猝死的常见病因之一[28]。

一、病因及发病机制

ARVC 的病因和发病机制至今未明。最初曾认为病因是右心室心肌发育缺陷所致，因此命名"发育不良"。此后，曾有研究者在患者心内膜心肌活检标本中检测到柯萨奇病毒 B、肠病毒和腺病毒 RNA，并发现在心肌细胞内存在散发或弥漫性严重细胞浸润，纤维脂质浸润可能是慢性心肌炎症的修复现象，认为 ARVC 由病毒性心肌炎发展而来。

目前认为遗传因素是导致 ARVC 发生的主要原因，大约 30%～50% 患者为家族性发病。分子遗传学研究目前已发现了 8 种已知 ARVC 基因 100 多种突变类型。大多数为常染色体显性遗传，伴有不全外显和差异表达。少数严重 ARVC 表型伴皮肤表现的患者为常染色体隐性遗传，如 Naxos 病和 Carvajal 病[29]。

2000 年 Mckoy 等在 Naxos 病（常染色体隐性遗传病，心脏表现为 ARVC，皮肤表现为掌跖角化病和羊毛样头发）鉴别出第一个致病基因 JUP，编码桥粒盘状球蛋白（plakoglobin，PG），为细胞间黏附的主要成分。此后 2002 年 Rampazzo 等发现编码另外一种桥粒蛋白桥粒斑蛋白（Desmoplakin，DSP）的 DSP 基因突变与 ARVC 相关。2004 年 Gerull 等在部分 ARVC 患者又发现了编码 plakophilin-2 桥粒蛋白的 PKP2

突变。2006 年 Dalal 等和 van Tintelen 等肯定了 Gerull 的研究结果，显示 PKP2 基因突变在 ARVC 患者中很常见，突变率＞40％。Pilichou 等对 80 例 ARVC 患者进行了已知基因的遗传筛选，结果显示 16％有 DSP 突变，14％有 PKP2 基因突变，10％有 DSG2（编码桥粒核心糖蛋白-2，desmoglein-2）突变，2.5％有 TGF-β3（转化生长因子-β3）基因突变。因为目前发现的许多 ARVC 致病基因编码桥粒蛋白，因此 ARVC 被认为是一种桥粒疾病，编码桥粒蛋白的基因突变是导致 ARVC 的主要原因之一。

桥粒是细胞间连接的丝状跨膜蛋白复合物，可保护其他连接免受机械应力，胞膜和胞浆中存在的桥粒相关结构域对闰盘的生理功能也是必需的，并且桥粒在细胞转导中也起作用。突变的桥粒蛋白怎样导致 ARVC 呢？研究表明，突变的桥粒蛋白可引起细胞间连接障碍和心肌基质改变，使心肌细胞在应力的作用下更易分离和死亡，促进炎症反应和纤维脂肪替换。并且有缺陷的桥粒可致细胞连接复合体的不稳定，比如引起缝隙连接离子活动的异常，从而出现心律失常。近来对于 Wnt/β-catenin 通路的抑制在发病中的作用也日益受到关注。胞浆内 β-catenin 积聚会促使核转位，通过影响转录因子 Tcf/Lef 改变基因表达，直接影响细胞的增殖和凋亡，而转录因子 Tcf/Lef 是促使心肌细胞向脂肪细胞转录的关键调节因子。桥粒蛋白 PG 与 β-catenin 有高度同源性，可在多细胞水平相互作用和竞争。PG 通过竞争结合转录因子 Tcf/Lef 抑制正常 Wnt 通路，该信号通路的抑制会促进脂肪细胞和纤维细胞的增殖以及心肌细胞的凋亡，这可能是 ARVC 发病机制的核心。不管基因突变导致的何种桥粒蛋白缺陷，均会导致 PG 由桥粒释放，从而引起桥粒损伤、闰盘重建和 Wnt/β-catenin 通路传导缺陷，也可称为"最后共同通路"。

除编码桥粒蛋白的基因突变外，研究者还发现非桥粒蛋白基因突变可能与 ARVC 的发生也有关。研究最多的就是雷诺丁（ryanodine）受体基因（RYR2）。RYR2 编码心脏的雷诺丁受体，它与 FK506 结合蛋白四聚体一起形成肌浆网的一种跨膜复合物。心肌细胞膜上 L 型钙通道的激活会使少量的钙离子内流入细胞，内流的钙离子又可活化肌浆网上的受体来释放大量的钙离子启动心肌细胞的收缩。基因突变导致心脏的受体异常，使细胞内钙稳态失衡，破坏正常的兴奋收缩耦联，从而诱发心律失常，最终导致 ARVC。

二、病理改变

右心室弥漫性或者局限性扩张，室壁变薄，类似室壁瘤。当病变广泛、室壁很薄时也称为"羊皮纸心"。心外膜和心室肌受累显著，而心内膜结构正常。病变好发于右心室漏斗部、心尖和膈面或下壁，即"发育不良三角区"。本病主要累及右心室，少数患者有不同程度的左心室受累和室间隔受累。

组织病理学上显示右心室心肌退行性变，部分或全部被纤维或脂肪组织取代，正常心肌被分隔成岛状或块状，散在分布于纤维脂肪组织间。偶可见坏死及单核细胞浸润。

三、病理生理学

根据病理改变，推测夹杂在无传导功能的脂肪和纤维组织中的心肌纤维会发生传导延迟，易与临界的正常心肌之间发生折返现象，导致右心室起源的室性心动过速反复发作。有学者认为心律失常的发生与以下三方面有关：①右心室心肌传导性和不应期离散，继发右心室起源的折返性室性心律失常；②β 受体分布不均，ARVC 患者心室局部交感神经支配异常，β 肾上腺素能受体密度减少和突触对儿茶酚胺的摄取减少；③RYR2 基因突变可使细胞内钙稳态失衡，破坏正常的兴奋收缩耦联，引起心肌细胞钙离子超载，从而诱发心律失常。

此外，右心室心肌变薄，可导致右心室扩张和收缩功能减低，从而引起一系列右心衰竭的临床表现。

四、临床表现

儿童 ARVC 好发年龄为青少年，人群中好发年龄平均为 30 岁左右，也有婴幼儿甚至胎儿期发病的报道。男性好发，男女之比为（2～3）：1。临床表现轻重悬殊，与病变部位、范围及发病年龄有关。少部分患者无症状，手术或者病理解剖时发现。临床上主要有三类表现：①心律失常表现：反复发作左束支传导阻滞型室性心律失常。患者运动后可出现心悸、胸闷等不适，甚至可导致晕厥和猝死。部分患者以猝死为首发表现，情绪激动或者竞技运动时易诱发。②右心衰竭表现：如肝大、水肿、少尿等。③心脏扩大，但无症状。

ARVC 的自然病程发展可分为四个时期：①隐匿期：右心室结构仅有轻微改变，可存在轻微室性心律失常。患者常无症状，但有猝死的风险。突发心脏性猝死可能是首次表现，多见于剧烈活动或从事竞争性体育比赛的年轻人。②心律失常期：表现为症状性右心室心律失常，可导致猝死，并伴有明显的右心室结构功能异常。心律失常典型表现为左束支传导阻滞图形，提示起源于右心室，可为孤立的室性期前收缩、非持续性或持续性室性心动过速。③右心功能障碍期：由于进行性及迁延性心肌病变导致症状进一步加重，右心室弥漫病变导致右心衰竭，左心室功能相对正常。④终末期：由于累及左心室导致双室泵功能衰竭，易与双室扩张的 DCM 混淆[30]。

五、辅助检查

（一）胸部 X 线检查

多无异常，偶见心影扩大。

（二）心电图

心电图异常表现主要包括以下几种：

1. 心律失常 源自右心室的室性心律失常，轻者表现为室性期前收缩（早搏），重者持续性室速或心室颤动，室速呈左束支传导阻滞型。偶见房性心律失常等。

2. 胸前导联 T 波倒置 85% 患者 $V_1 \sim V_3$ 导联 T 波倒置，偶见于 $V_1 \sim V_6$ 导联。

3. 局限性 QRS 波增宽 ARVC 时右心室部分心肌细胞除极延迟，导致 QRS 波增宽。$V_1 \sim V_3$ QRS 波时限 $\geqslant$ 110 ms，诊断 ARVC 特异性为 100%，敏感性为 55%；（$V_1 + V_2 + V_3$ 导联 QRS 波时限之和）/（$V_4 + V_5 + V_6$ 导联 QRS 波时限之和）$\geqslant$ 1.2，特异性为 100%，敏感性为 93%；QT 离散度（QTd）$\geqslant$ 40 ms 是独立预测猝死指标，$\geqslant$ 65 ms 预测性更强。

4. Epsilon 波 Epsilon 波是诊断 ARVC 一个特异性较强的心电图指标。该波出现在 QRS 波末尾或 ST 段起始处，是在 QRS 波后的小振幅电位。由右心室部分心肌细胞除极延迟所致，在 V_1、V_2 导联最为明显且持续时间长，常规心电图检出率在 30% 左右。Fontaine 双极胸导联心电图，检出 Epsilon 波的敏感性可提高 2～3 倍。

5. 不完全右束支传导阻滞或完全性右束支传导阻滞。

（三）超声心动图

超声心动图是主要的检查手段，但早期 ARVC 经超声检查很难发现。超声异常发现主要包括：

1. 右心室不同程度扩大，严重者局部可呈瘤样膨出。右心室流出道增宽，右心室壁菲薄。

2. 右心室收缩功能降低，可伴节段性或弥漫性运动减弱或消失。

3. 左心室大多正常。

4. 其他 部分可见三尖瓣脱垂、三尖瓣反流，少数有右心房增大，累及左心室者左心室腔扩大，左心室收缩功能减低。

（四）磁共振成像

磁共振能够无创性测定心肌脂肪浸润情况，对右心室心肌被纤维脂肪组织替代的右心室心肌病作出相对特异的诊断，并且 MRI 可发现轻微和局灶性的病变，成为探测和随访临床可疑及早期阶段 ARVC 病人的最佳手段。可显示右心室扩张，室壁变薄，右心室局部膨出，室壁瘤样变，节段性右心室壁运动异常，右心室心肌脂肪组织明显增加。脂肪组织代替心肌在 MRI 上可有高信号，根据信号回声不同，可将心室肌内微小病态纤维脂肪组织与正常沉积脂肪组织区分，从而有助于判断病灶与室性心动过速起源部位并指导心内电生理进行定位标测，并有助于 ARVC 的诊断及随访。

（五）心导管检查

由于无创性检查 MRI 对于 ARVC 的诊断价值越来越大，有创性的心导管检查及心血管造影的应用逐渐被人们淡化。右心导管显示右心房、右心室压力正常或升高。右心室造影可见右心室扩大，局部膨出，室壁运动不良，右心室收缩力减弱，呈局部或弥漫性低动力状态，多见于右心室"发育不良三角"或三尖瓣后瓣下方，右心室广泛受累者表现为整体心肌运动不良征象。右心室造影显示右心室腔扩大、右心室收缩减弱和局限性运动障碍，三尖瓣下与漏斗部膨出，但极度扩大的右心室显影欠佳。此外造影也有一定局限性，阴性的造影结果并不能完全除外 ARVC 的诊断。

（六）心内膜心肌活检

病理组织学是诊断 ARVC 的金标准，显示正常心肌局部或全部缺失或减少，呈孤岛状，散布在脂肪和纤维组织里，以右心室"发育不良三角"区明显。但是心内膜心肌活检不作为常规检查手段，由于心肌病变呈节段性分布，采样不当易误致假阴性。而且健康人右心室心肌细胞之间亦有脂肪岛屿存在，易误致假阳性。另外，多数 ARVC 患者室间隔并不受累，故在室间隔部位取材的检查结果假阴性率高，而在游离壁取材则室壁破裂的危险性很大。

六、诊断和鉴别诊断

病理组织学证据是诊断 ARVC 的金标准，但由于前述的假阳性、假阴性和有创性，其临床应用有限。由于 ARVC 的临床表现多为非特异性，单一检查很少能作出诊断，需参考临床症状、心电图、超声心动图等综合作出诊断。目前 AVRD 的诊断主要参照 1994 年欧洲心脏病协会右心室心肌病工作组（Task Force on Right Ventricular Cardiomyopathies of the European Society of Cardiology）制定的诊断标准。有两项主要指标，或 1 个主要指标和 2 个次要指标，或不同组别的 4 个次要指标即可诊断 ARVC（具体见表 5-5）。

表 5-5　1994 年欧洲心脏病协会致心律失常性右心室心肌病（ARVC）诊断标准

1. 家族史
　主要标准
　　家族成员中有尸检或手术证实的 ARVC 患者
　次要标准
　　家族中有可疑的 ARVC 导致的过早（＜35 岁）死亡患者
　　家族中有符合目前 ARVC 诊断标准作出 ARVC 临床诊断的患者
2. 心电图去极化/传导异常
　主要标准
　　Epsilon 波或右胸前导联（$V_1 \sim V_3$）QRS 复合波增宽（＞110 ms）
　次要标准
　　信号平均心电图提示晚电位阳性
3. 心电图复极异常
　次要标准
　　右胸前导联（V_2 和 V_3）T 波倒置（年龄大于 12 岁，无右束支传导阻滞）
4. 心律失常
　次要标准
　　持续性或非持续性左束支传导阻滞型室性心动过速（心电图、Holter、运动试验监测）
　　频发室性期前收缩（Holter 监测＞1000 个/24 小时）
5. 整体或局部功能障碍和结构改变（超声心动图、心血管造影、核磁共振显像证实）
　主要标准
　　严重右心室扩张，右心室射血分数减低，无或轻度左心室受累
　　局限性右心室室壁瘤（伴舒张期膨出的无运动或运动减低区）
　　严重的右心室阶段性扩张
　次要标准
　　轻度弥漫性右心室扩张和（或）射血分数减低，左心室正常
　　轻度右心室阶段性扩张
　　右心室局部运动减低
6. 室壁组织学特征
　主要标准
　　心内膜活检心肌被纤维脂肪替代

需与以下疾病进行鉴别：

1. 右心室受累的先天性心脏病　如 Ebstein 畸形、肺静脉异位引流等。超声心动图可发现先

天性心脏病的结构异常，以资鉴别。

2. 扩张型心肌病 当 ARVC 以充血性心力衰竭为主要表现就诊时，超声心动图常表现全心增大，与 DCM 鉴别困难。但通过心电图示源自右心室的频发室性期前收缩、室性心动过速以及通过 MRI 可资鉴别。

3. 特发性右心室流出道室性心动过速（RVOT） 起源于右心室流出道的特发性室性心动过速，右心室结构无异常，室性心动过速不易诱发，晚电位阴性，多数预后良好，经射频消融94％可获得根治。B 型利钠肽（BNP）水平可用来区分 ARVC 和 RVOT，ARVC 患者 BNP 血浆浓度明显增高，而且 BNP 的水平与右心室射血分数呈反比。

4. Uhl 畸形 较为少见。婴儿期即可出现充血性心力衰竭，病程进展快，病理显示右心室游离壁完全缺乏心肌组织，心内膜、心外膜完全贴在一起，呈羊皮纸样改变。

5. Brugada 综合征 多见于东南亚地区，男性多见，常于夜间发病，心电图有特征性改变，心脏组织学检查无异常，与 ARVC 不难鉴别。

七、治疗

治疗目的是控制室性心律失常，改善心力衰竭症状和预防猝死[31]。

（一）一般治疗

避免剧烈运动，尤其是竞技性运动，以免诱发猝死。

（二）抗心律失常药物

目前尚无特定药物可以控制或消除心律失常，亦不能改变疾病的自然病程，没有任何药物单独或联合应用能够完全避免 ARVC 患者发生猝死。药物治疗的主要目的在于减轻症状，例如频发室性早搏导致的反复心悸。常用药物包括：β 受体阻滞剂、胺碘酮、索他洛尔、美西律、普罗帕酮等。持续发作的快速性室性心律失常，如左心室功能正常可选用 I 类抗心律失常药物，左心室功能受累可静脉注射胺碘酮，如仍不能控制，应及时进行电复律。

（三）抗心力衰竭药物治疗

对于病情进展到右心或全心功能不全者，现有的抗心力衰竭药物均可考虑应用，如：利尿剂、地高辛、β 受体阻断剂和 ACEI 等[32]。

（四）埋藏式心脏复律除颤器（ICD）

是目前唯一明确有效预防心脏性猝死的治疗措施，能够可靠终止致死性心律失常。临床研究证实 ICD 治疗可改善预后，降低死亡率。目前安装 ICD 的适应证主要是针对猝死高危患者，包括：有心脏骤停病史、有晕厥史、抗心律失常药物不能完全抑制恶性心律失常及家族中有 1 例以上猝死的 ARVC 患者。然而 ARVC 患者安装 ICD 有发生心肌穿孔、感知心律失常不充分等不利之处。即便如此，对于致命性心律失常患者，ICD 还是应作为首选治疗。

（五）射频消融

抗心律失常药物治疗无效和（或）不耐受可考虑行射频消融术。高危患者 ICD 植入后仍频繁发生室性心动过速者，为减少 ICD 放电次数，延长 ICD 使用寿命，可行射频消融术。但是由于 ARVC 是一种渐进性的疾病，病灶散在，射频消融后新的折返路线不断出现，因此室性心动过速易复发。并且手术总有效率不到50％，而且手术有室壁穿孔导致心脏压塞的危险，因此不作为首选治疗措施[33]。

（六）外科手术

局部心肌切除术通过在心外膜最早激动处切除部分心肌以消除心律失常起源，但手术后常发生新形式的室性心动过速。右心室分离术通过分离左右心室，减小心室体积以达到防止室速由右心室向左心室蔓延的作用，但术后容易出现右心室衰竭。当病情进展至终末期、右心室极度扩张、反复出现威胁生命的恶性心律失常、病变累及左心室或双室功能衰竭时可行心脏移植。

八、预后

本病预后不良。幼年发病者进展迅速，出现严重心力衰竭及反复室性心律失常，多于5岁前死亡。本病易发生猝死，猝死的高危因素包括：①以往有心脏性猝死事件发生；②存在晕厥或者记录到伴血流动力学障碍的室性心动过速；③QRS波离散度增加；④经超声心动图或心脏核磁共振证实的严重右心室扩张；⑤累及左心室，如局限性左心室壁运动异常或扩张伴有收缩功能异常；⑥疾病早期即有明显症状，特别是有晕厥前症状者[34]。

第六节　心肌致密化不全

心肌致密化不全（non-compaction of ventricular myocardium，NVM）是由于心肌形态学发生受到限制或停止而导致发育中的肌小梁致密化失败所致，以心室室腔内存在大量粗大突起的肌小梁及深陷隐窝为主要特征，临床常表现为心功能不全、心律失常及血栓栓塞。过去被称为海绵状心肌、窦状心肌持续状态以及胚胎样心肌等。1932年，在对一位患有多种先天性心脏病的死亡新生儿尸检时发现其心室肌呈现胚胎窦状隙残留，此后间断有相关的病例报道，直到1990年美国的Chin等将其正式命名为NVM。1995年WHO/ISFC将其归类于"未分类心肌病"组。2006年AHA提出的心肌病新的定义和分类中，首次将其归类为遗传性原发性心肌病。该病有家族发病倾向。可单独存在，也可与其他先天性心脏病、遗传代谢病（如Barth综合征）同时存在。

一、病因及发病机制

病因尚不清楚，可能为胚胎发育早期心肌致密化过程停止所致，这可能与遗传因素和基因变异有关[35]。

（一）遗传学基础

研究显示，20%~35%的NVM患者都有家族史，且常合并心脏畸形及其他遗传性疾病，这提示遗传因素在NVM的发病中可能起重要作用。分子遗传学研究提示NVM常常具有遗传异质性，遗传方式包括X连锁遗传、常染色体显性遗传、常染色体隐性遗传和线粒体遗传等[36]。

到目前为止，G4.5基因是唯一一个已被证实的疾病相关的基因位点。G4.5基因位于染色体Xq28，是第一个被发现与NVM相关的基因位点。G4.5编码的tafazzin蛋白参与心磷脂（cardiolipin）的生化合成，心磷脂是线粒体内膜的必要组成成分。G4.5的突变也导致Barth综合征（伴随DCM的代谢病，伴或不伴NVM、中性粒细胞减少、骨骼肌病和3-甲基戊烯二酸尿症）。至今，NVM儿童已发现了6种G4.5基因突变。

DTNA基因位于18q12.1，是第2个被发现的可能与NVM相关的位点。DTNA编码α-dystrobrevin，一种dystrophin相关蛋白，可维持肌膜的结构完整性。在一个NVM家系中发现了DTNA突变，但是其中几个患者也同时患有先天性心脏病，包括室间隔缺损和左心室发育不良，因此，DTNA是否是原发NVM的致病基因位点尚不清楚。

此后，陆续在NVM患者发现LDB3基因（编码LIM位点结合3蛋白，ZASP/Cypher）、LMNA基因（编码Lamin A/C蛋白）、SCN5A（编码心脏钠通道α亚基）、MYH7基因（编码β-肌球蛋白重链）和MYBPC3基因（编码心脏肌球蛋白结合蛋白C）等基因突变，但是否是致病基因尚不清楚。

其他与NVM可能相关的位点和染色体区域包括：1号染色体的1p36和1q43，5号染色体的5q35缺失，11号染色体的11p15。

NVM常常伴随线粒体疾病（Barth综合征）、神经肌肉病以及染色体病（Turner综合征、13-三体等）和一些综合征（22q11.2缺失综合征、Noonan综合征等）。线粒体DNA缺陷和（或）线粒体代谢的其他异常，可以影响心脏发育，导致心肌致密化不全。

总之，到目前为止，已发现了7个NVM相

关基因和可能的 4 个染色体位点。但是大部分 NVM 的遗传病因尚不清楚，大规模的已知位点突变筛查在大部分 NVM 患者都没有发现 *G4.5* 基因和 *DTNA* 基因突变。遗传因素在 NVM 发病的作用尚有待于进一步研究。

（二）胚胎期心肌致密化失败

多数学者认为 NVM 是一种先天性心室肌发育异常性疾病。正常情况下在胚胎发育的第一个月心室形成期，胚胎心肌由海绵状心肌组成，肌小梁心肌无血管和毛细血管，而由与心腔相通的小梁间隙（或称隐窝或窦间隙）供血。随着心肌的发育，胚胎 5～8 周室间隔形成的同时，心室肌从心外膜到心内膜、从基底部到心尖部逐渐致密化，疏松的小梁网逐渐转变为致密化心肌，小梁间隙也随之变平或消失，较大的小梁间隙变为毛细血管，形成冠状动脉微循环系统，供血重构。

如心肌发育过程缺陷，心肌致密化失败，心腔内隐窝持续存在，则心肌保留原始状态，出生后仍有发育异常粗大的肌小梁，间以多量深达心室肌内的与心腔相通的隐窝，而相应区域的致密心肌减少，在组织学上形成肌小梁与小梁间隐窝分隔的海绵状病理改变，称为心肌致密化不全[37]。

二、病理改变

NVM 病变最常累及左心室，亦可同时累及右心室，极少数只累及右心室。病变多位于心尖部、心室侧壁，室间隔和心底部极少受累。心肌重量增加，室壁增厚。心室壁呈现两层结构，外层为较薄的发育不良心肌，由致密化心肌组成。内层由过度肥大的肌小梁组成，较厚，由非致密化心肌组成，表现为无数突出于心室腔的肌小梁和深陷的小梁隐窝，小梁隐窝深达心室壁外 1/3，并与心室腔相交通。可伴/不伴心室腔的扩大。冠状动脉仍为正常分布，心脏表面无异常。

组织学上显示心内膜下纤维组织、胶原纤维组织增生明显。心肌结构破坏，心肌细胞代偿性肥厚，肌小梁内可见正常心肌细胞、肥大的心肌细胞和脂肪细胞，且有不同程度间质纤维化和缺血坏死，有时可见到炎性细胞浸润。

三、病理生理学

心力衰竭、心律失常和血栓形成是 NVM 的主要病理生理特征。

（一）心力衰竭

心室收缩功能及舒张功能进行性下降。舒张功能减低是由于粗大的肌小梁引起的室壁主动舒张障碍和室壁僵硬度增加、顺应性下降进而发生左心室舒张末压增加所致。收缩功能障碍的主要原因是慢性心肌缺血，多个异常隆突的肌小梁对血液的需求增加以及粗大的肌小梁及小梁间隙的影响使心肌供血相对不足造成了慢性心肌缺血。此外也与致密化不全的心肌收缩力下降有关。非致密化心肌范围和慢性缺血程度以及伴发疾病决定病程的进展。

（二）心律失常

多为室性心律失常，也可为房性心律失常，少数患者可出现房室传导阻滞，许多心律失常是致命性的。其电生理机制尚不完全清楚，可能与肌束极其不规则的分布和连接，等容收缩时室壁张力增加，心肌慢性缺血、局部冠状动脉灌注减少引起组织损伤和激动延迟或心肌电生理紊乱有关。

（三）血栓形成

由于心肌致密化不全，肌小梁间存在深陷隐窝，心腔内血流与此相通，但该处血流速度极低，心肌收缩乏力，极易在此形成血栓，血栓脱落而造成体循环栓塞。心房颤动致心室血流缓慢亦可能为血栓形成的原因之一。

四、临床表现

发病年龄跨度大，从出生即发病或直至中年才出现症状，也有终身无症状者。男性多于女性。临床表现个体差异较大，患者可持续多年无症状，也可能在早期即出现严重心力衰竭、心律失常，甚至猝死。其主要临床表现包括心力衰竭、心律失常以及血栓栓塞三方面。

（一）心力衰竭

心功能不全是 NVM 最常见的临床表现，也是患者就诊的主要原因。心功能不全主要发生于左心，也可合并右心功能不全。

（二）心律失常

NVM 患者心电图异常极为普遍，在 88%～94% 之间。其中室性心律失常（多为室性期前收缩和室性心动过速）、束支传导阻滞、心房颤动最常见。另外还有心房扑动、交界性心律失常、房室传导阻滞。

（三）血栓栓塞

成年患者约 20%～38% 发生血栓栓塞，血栓脱落后导致体循环栓塞，产生相应临床表现。血栓栓塞在儿童中发生率很低。

（四）其他

还可表现为胸痛、晕厥、阵发性呼吸困难、发绀等。如合并房室瓣反流可闻及心脏杂音。少数患儿可伴面部畸形，如前额突出、低位耳高颧弓和小下颌等。NVM 除可单独发病外，还可合并其他心脏畸形、神经肌肉疾病和精神运动障碍等。

五、辅助检查

（一）胸部 X 线检查

多无异常，偶见心影扩大。

（二）心电图

大多数患者心电图异常，但多为非特异性改变，包括：①ST 段或 T 波改变；②传导阻滞，如房室传导阻滞和束支传导阻滞；③心脏肥大，如左心房、左心室肥大，双室肥大；④心律紊乱，如室性期前收缩、室上性心动过速、室性心动过速、窦性心动过缓和心房颤动等。

（三）超声心动图

超声心动图是临床诊断 NVM 的特异方法之一，能直接显示本病的心肌结构异常特征、非小梁化区的心肌结构、射血分数及心腔扩大程度，并且可以明确诊断心脏并存的畸形。其特征包括：①心室腔内可探及大量异常粗大突出的肌小梁和深陷的小梁间隐窝，交错形成网状结构，突起肌小梁呈较规则的锯齿状改变，病变主要分布于心尖部、下壁和侧壁，很少累及室间隔及基底段室壁。②病变区域室壁外层的致密心肌明显变薄呈中低回声，局部低运动状态。而内层强回声的非致密化心肌疏松增厚，肌小梁组织丰富。如在收缩末期胸骨旁短轴切面致密化不全层/致密化层的比值>2.0，可确诊此病。③受累心室不同程度扩大，室壁运动减低，心肌收缩及舒张功能下降。④彩色多普勒可探及隐窝间隙之间有低速血流与心腔相通。⑤可见其他异常，如室间隔缺损、房间隔缺损、主动脉二叶瓣畸形和房室瓣反流等。

（四）磁共振成像

心脏 MRI 可清晰显示心内结构，区别增厚的内层非致密心肌和明显变薄的外层致密心肌。致密化心肌层变薄，信号强度同正常心肌，呈均匀等信号。非致密化心肌层增厚，信号不均匀。粗大的肌小梁增多、交错排列成网状或栅栏状突入心室腔，其间可见深陷的小梁隐窝，小梁隐窝内为与血流信号一致的低信号。当内层非致密化心肌与外层致密化心肌厚度的比值>2 时具有诊断意义。但收缩末期肌小梁隐窝内血液被排空，不利于观察非致密化心肌，故有学者建议选择左心室舒张末期进行测量。由于 MRI 可提供更明确的形态和显示更高的空间分辨率，故是超声心动图诊断 NVM 的有效补充技术。

（五）心导管检查及心血管造影

不常规进行心导管检查，其可显示舒张末期容量正常而压力增高，左心室运动功能减退，而无左心室流出道梗阻。冠状动脉造影可见冠状动脉内径正常，无狭窄。左心室造影可表现为舒张期病变区心内膜边界不清，多呈羽毛状，收缩期可见隐窝内有残余造影剂显影。

（六）电子计算机 X 线断层扫描（CT）

可显示左心室心尖部、前侧壁明显增厚，病变心肌显示为密度不同的两层，心室壁外层密度均一性增高，内层室壁密度较低。增强造影显示造影剂充盈于小梁隐窝间。此技术诊断 NVM 的报告例数较少，仍需积累更多的经验。

六、诊断和鉴别诊断

随着对该病认识的逐渐深入，临床对此病的诊断率明显升高。NVM 的临床表现和心电图无特异性，超声心动图检查是诊断 NVM 的可靠方法，MRI 和左心室造影对诊断有一定帮助。超声诊断标准：①心肌明显分为两层，即薄而致密的心肌外层、厚而致密不全的心肌内层；②心肌内、外层厚度之比＞2.0；③彩色多普勒显示收缩期心腔内血流直接进入小梁间隙深层。

NVM 应与以下疾病相鉴别：

1. 扩张型心肌病　临床不易鉴别，但超声心动图对诊断有帮助。DCM 的室壁厚度通常不增加，甚至变薄，心内膜光滑。而 NVM 主要为受累的心室腔内有多发、异常粗大的肌小梁和交错深陷的隐窝，可达外 1/3 心肌，室壁厚薄不均。但目前有 DCM 合并 NVM 的报道，在形态学上多数最终出现 DCM 的特征。

2. 肥厚型心肌病　超声心动图下 HCM 可有粗大的肌小梁，但缺乏典型深陷的隐窝。易与 NVM 鉴别。目前也有 HCM 合并 NVM 的报道。

3. 心内膜弹力纤维增生症　二者临床上均主要表现为心功能不全。心内膜弹力纤维增生症主要发生于婴幼儿，超声心动图表现为左心室扩大，心内膜回声增粗，收缩功能降低。而 NVM 各年龄均可发病，超声心动图表现为肌小梁增多，受累心室部分收缩功能减低，致密化不全心肌与致密化心肌厚度比＞2，深陷隐窝之间有血流灌注并与心腔相通。

4. 其他　高血压病等原因可引起左心室肥厚，甚至在运动员心脏中亦可有粗大的肌小梁存在，但无典型深陷的隐窝可与 NVM 鉴别。

七、治疗

本病目前尚无特效治疗方法，主要是针对心力衰竭、心律失常、血栓栓塞三大方面进行治疗。

（一）心力衰竭的治疗

心功能降低者予以强心、利尿、血管扩张剂、改善心脏前后负荷等综合治疗，有报道 β 受体阻滞剂卡维地洛对此病有益。

（二）心律失常的治疗

心律失常者可给予相应抗心律失常药物治疗，胺碘酮是较安全有效的抗心律失常药物，对频发室性心律失常者可根据病情需要给予口服。反复发作的室性心律失常可安装埋藏式心脏复律除颤器。对于严重房室传导阻滞患者可安装起搏器。也有行射频消融术治疗室性心动过速的报道。

（三）抗凝治疗

由于 NVM 患者心腔中的隐窝深陷，血流缓慢，易形成血栓，因此建议常规应用小剂量阿司匹林，以减少体循环栓塞危险。

（四）其他

如果临床以舒张功能障碍为主要表现（类似 HCM）可应用 β 受体阻滞剂或钙通道阻滞剂。针对合并的线粒体代谢异常可合用维生素 B_1、辅酶 Q_{10}、肉碱等辅助治疗。合并先天性心脏病者需给予相应的治疗。重症 NVM 患者终末期唯一的选择是进行心脏移植治疗。

八、预后

预后变化较大，可表现为长期无症状存活，也可表现为暴发性、进行性心力衰竭而死亡或需要心脏移植。有症状患者的病死率高于无症状患者，室性心律失常和心力衰竭是最常见的死因。NVM 死亡的高危因素有：①左心室舒张末期内径增加、心功能Ⅲ级以上；②心内膜血栓致体循环栓塞；③室性心律失常、慢性心房颤动和束支传导阻滞。④致密化不全心肌与致密化心肌厚度比＞3。有研究对儿童患者随访 3.2 年，生存率为 78%，1/5 的病例最终需要心脏移植。Texas 儿童医院认为，部分 NVM 病例开始时心室收缩功能障碍，继之以一段"恢复期"，以后再度出现心功能恶化的现象，认为这些病例属于"波动表型"，这为很多成年后发病的"晚发病例"提供了一种合乎逻辑的解释。

第七节　心内膜弹力纤维增生症

心内膜弹力纤维增生症（endocardial fibro-elastosis）以心内膜弹力纤维增生、弥漫性增厚为主要病理特征，病变以左心室为主。多数于1岁以内发病，临床上表现为心脏扩大和心功能减低。可以是原发性的，没有明显瓣膜损害和其他先天性心脏畸形，也可以继发于主动脉瓣狭窄和主动脉缩窄等有明显左心梗阻的先天性心脏病。

一、病因

病因尚不清楚，以下因素可能参与了其发病。

（一）病毒感染

既往认为与胎儿期病毒感染有关。流行病学调查显示，病毒尤其是柯萨奇病毒感染与心内膜弹力纤维增生症发生率有一定的相关关系。心肌组织检查也发现有柯萨奇病毒和间质性心肌炎症的存在。

（二）遗传因素

10％病例呈家族性发病，遗传方式可能为常染色体遗传，近年也有研究显示可能存在X性连锁遗传。

（三）血流动力学异常

心腔内血流紊乱，心脏扩大，室壁应力增加，刺激心内膜纤维增生。

二、病理和病理生理学

病理改变为心内膜明显增厚，心内膜和内膜下弹力纤维和胶原纤维增生，心内膜下心肌变性和空泡形成，其他部分心肌细胞肥大。主要累及左心室，其次为左心房。

心内膜的弥漫性增厚使心脏收缩功能减低，射血分数下降，心排血量减少，左心室增大。同时增厚的心内膜可使心室僵硬度增加，顺应性下降，舒张期血流由心房进入心室充盈受阻，左心

房增大，肺静脉淤血，肺动脉压力增高。

三、临床表现

多在1岁以内起病，主要表现为充血性心力衰竭，以及喂养困难、哭闹、呼吸急促、多汗、易激惹、苍白和生长发育落后等。起病可呈暴发性，亦可呈慢性过程。多因感染诱发心力衰竭，亦可无明显诱因突然出现充血性心力衰竭和心源性休克。

体征包括：呼吸急促，心脏呈中、重度增大，第一心音低钝，心动过速，可有奔马律，杂音常不明显。如合并二尖瓣关闭不全，心前区可听到收缩期反流性杂音。心力衰竭时常有肝大。

根据发病年龄、起病急缓和临床过程分为三型：

1. 暴发型　常发生于6周以下婴儿，起病急骤，突然发生充血性心力衰竭或者心源性休克，重者在数小时内死亡。

2. 急性型　多在生后6周至6个月之间发病。起病较快，很快发展为严重充血性心力衰竭。呼吸困难在1～2周内加重，如不治疗于2～3周内死亡。

3. 慢性型　发病年龄多在6个月以上。症状逐渐加重，迁延3个月至数年不等。也有病例开始以急性型发病，经过治疗演变为慢性型。

四、辅助检查

（一）胸部X线检查

心脏呈球形增大或普大形，左心缘搏动多减弱，左心衰竭时可见肺淤血或肺水肿。

（二）心电图

左心室肥厚伴随ST-T改变是主要心电图改变，偶可出现双室增大、心肌梗死样图形、心律失常和不同程度的房室传导阻滞。

（三）超声心动图

左心室腔明显增大，心肌收缩力减弱，射血分数降低。心室舒张功能异常。心内膜增厚，回声增强。

五、诊断

一岁以内小儿突然出现充血性心力衰竭，心脏增大，听诊心脏无杂音，心电图示左心室肥厚，超声心动图示左心扩大、射血分数降低、心内膜回声增强，临床应考虑心内膜弹力纤维增生症。应注意与以下疾病进行鉴别：

1. 病毒性心肌炎 可发生于任何年龄，多有前驱感染病史，心电图表现以心律失常、低电压、ST-T 改变为主，一般无显著心室肥厚。心肌酶谱增高。以心力衰竭起病者为暴发型心肌炎，病情重，进展迅速，而一旦心力衰竭得到控制，增大的心脏迅速缩小。

2. 扩张型心肌病 发病年龄多较大，但也有 1 岁左右发病者。临床表现心脏扩大和充血性心力衰竭。心电图示 ST-T 改变，心律失常。超声心动图表现以左心房、左心室扩大为主的全心扩大，心脏收缩功能减低，但一般无心内膜回声增强。

3. 糖原贮积症 典型累及心脏的糖原贮积症是 II 型，又称 Pompe 病。表现为肌张力低下、巨舌和心脏扩大，多在生后 2～3 个月出现充血性心力衰竭。心电图表现为 PR 间期缩短，显著左心室肥厚。超声心动图示显著心肌肥厚。通过肌肉或肝活检，检测 α-1，4 葡萄糖苷酶活性可证实此病。

4. 左冠状动脉起源于肺动脉 又称 Bland-White-Garland 综合征。一般在出生后 2～6 个月出现充血性心力衰竭和间歇性发绀、呼吸增快、多汗、苍白等表现。心脏扩大以左心室为主。心电图上有类似前壁或前侧壁心肌梗死的图形（I、aVL、V_5、V_6 导联有异常 Q 波和 ST 段偏移，T 波倒置）。超声心动图可检出左冠状动脉异常开口以及冠状动脉内双向血流及异常开口处的血流。必要时行超高速 CT 和冠状动脉造影确定诊断。

5. 心肌致密化不全 临床表现为心力衰竭、心律失常和心内膜血栓伴栓塞。超声心动图在心室腔内可探及许多突出增大的肌小梁，小梁间有大小不等深陷的隐窝，隐窝内有血流和心腔相通，致密化不全内层/致密化外层的比值＞2.0。

六、治疗

（一）强心苷类药物

需长期服用地高辛维持量，至少应 2～3 年，至心脏大小和心电图表现恢复正常，可考虑停药。过早停药，可导致疾病复发。

（二）利尿剂

心力衰竭症状明显时，应用利尿剂可减轻前负荷，缓解症状。

（三）血管紧张素转化酶抑制剂

除有血管扩张作用外，还可延缓心室重构，是心力衰竭的基础治疗，可长期应用。

（四）β受体阻滞剂

有研究发现非选择性β受体阻滞剂卡维地洛能够使部分患者症状减轻，心功能改善。

（五）免疫抑制剂

临床使用存在争议。国内有作者主张应用皮质激素治疗，认为可降低病死率、控制心力衰竭、预防瓣膜受累，建议应用 1 年左右。

七、预后

一般认为心内膜弹力纤维增生症患儿，大约 1/3 可完全恢复，1/3 能够存活但心力衰竭症状持续存在，1/3 患儿病情恶化死于顽固性心力衰竭。近年来早期应用强心苷类等药物治疗，并长期坚持用药，病死率有所下降。

第八节　遗传性代谢疾病与心肌病

影响心肌能量产生的代谢性疾病和影响心脏收缩和（或）舒张功能的贮积性疾病常常累及心肌，影响心肌能量代谢，有些引起心肌肥厚，有些可引起心腔扩大、心律失常或心力衰竭[38]。

一、概述

正常心肌能量产生包括：线粒体丙酮酸氧化通道，Krebs循环，脂肪酸β氧化，线粒体内膜氧化磷酸化（oxidative phosphorylation，OXPHOS）。出生后，极大部分心肌ATP是由脂肪酸的氧化磷酸化所产生。心肌细胞脂肪酸转运入线粒体涉及几个重要的转运体：脂肪酸易位酶、肉毒碱酰基转移酶（CAT）、肉毒碱与肉毒碱棕榈醛转移酶（CPTs）。此外，特殊氨基酸的线粒体RNA转运对线粒体的结构与功能也很重要。上述任何环节功能的紊乱（遗传性代谢缺陷-遗传性代谢病）均会影响心肌功能，主要疾病包括：肉碱缺乏（carnitine deficiency），氧化磷酸化复合物I-V缺陷，线粒体脑肌病乳酸酸中毒和卒中样发作（mitochondrial encephalomyopathy，lactic acidosis，and stroke-like symdrome，MELAS），肌阵挛性癫痫伴破碎样红纤维（myoclonic epilepsy with ragged-red-fiber，MERRF），脂肪酸β氧化缺陷（fatty acid β-oxidation deficiency），弗里德赖希共济失调（Friedreich ataxia）和Barth综合征等[39]。

贮积性疾病伴随的心脏异常常是由于溶酶体和胞浆内的特异性酶功能缺陷，导致代谢降解物质在巨噬细胞和心肌细胞堆积，或由于冠状血管病变所致。包括糖原贮积症II型（Pompe病）、III型（Cori病）、IV型（Anderson病）；黏多糖病（MPS）IH型（Hurler病）、IS型（Scheie病）、II型（Hunter病）、VI型（Maroteaun-laruy病）、VII型（Sly病）；黏脂病（mucolipidoses）II型；α-甘露糖苷病（mannosidosis）；岩藻糖苷病（fucosidosis）；唾液酸苷病（sialidosis）；多发性硫酸酶缺乏症（multiple sulfatase deficiency）；Fabry病（弥漫性血管角质瘤）；神经节苷病（gangliosidosis）；心脏磷酸化酶β激酶缺乏（cardiac phosphorylase βkinase deficiency）[40]。

（一）临床表现

大多数遗传性代谢心肌病患者病史和体格检查无特异性，其临床表现与心脏收缩功能降低、舒张功能下降和（或）心律失常有关，常常被误诊为心肌炎。少数病例有特殊临床表现。出现心力衰竭的年龄有助于病因的鉴别诊断。大部分由酶缺乏所致的贮积性疾病在幼年早期即出现症状，但也有些病例由于存在残余的酶活性发病较晚。显著影响能量代谢的疾病如糖原贮积症常在患儿受到刺激、饥饿、胃肠道疾病、过度疲劳时出现症状。真正的生化危象常见于线粒体疾病。

遗传性代谢性疾病常累及多个器官，包括：①骨骼肌：肌张力低下，肌病；②脑：惊厥，共济失调，脑病，神经发育延缓或者倒退；③生化危象：晕厥，抽搐，发作性呕吐，嗜睡；④胃肠道：麻痹性肠梗阻；⑤心脏：心功能不全，心悸，活动不耐受，生长发育落后。

随着年龄增长，临床可表现特异性体征。心功能不全常常被忽视，尤其在肌营养不良等存在肌无力和肌萎缩的病例。线粒体病常伴随肌张力低下和肌无力，在婴儿期会导致呼吸衰竭。反复呼吸道感染、生长发育落后、面容丑陋、四肢短、多发性骨骼改变、角膜混浊应考虑黏多糖病和黏蛋白病，且这些表现常在出现心脏症状前已经存在。以心力衰竭不能解释的明显肝大常见于脂质沉积症、黏多糖病和糖原贮积症等。

（二）辅助检查

1. 心电图　大多数遗传性代谢心肌病，心电图显示胸前导联电压增高，尤其是Pompe病（糖原贮积症II型）最显著。PR间期多数不正常，可缩短而并非预激综合征，或延长呈一度房室传导阻滞。非特异性ST-T改变亦很常见。有些溶酶体疾病在晚期可表现为心肌梗死。

2. **超声心动图改变** 不同疾病改变也不同，大多数贮积性疾病显示心室肥厚和心房扩大。大多数黏多糖病和溶酶体病影响瓣膜结构，并且心功能降低，但这在糖原贮积症和线粒体病却很少出现。

3. **生化检查** 生化改变很复杂，部分检查也很耗时。可对血、尿和脑脊液进行检查，包括血气分析、电解质、血糖、酮体、血氨、肝肾功能、心肌酶谱等，有助于鉴别诊断。

4. **酶学和基因检测** 对于明确病因很重要，常需特殊实验室才能检测。

5. **活检** 心肌活检危险性大，尤其在 6 个月以内的婴儿。骨骼肌活检较安全，样本可进行组织学、组织化学、酶和 DNA 检查。但有些代谢疾病无骨骼肌改变如成人 Fabry 病和母系遗传的线粒体心肌病。

（三）治疗

1. 针对心功能不全和心律失常进行对症处理。

2. **纠正代谢紊乱** 特殊治疗手段有限。可静脉注射 5% 葡萄糖，纠正过度的分解代谢。对于持续酸中毒和严重高血糖症可持续静脉点滴胰岛素。静脉注射或口服 L-肉毒碱［50～300 mg/（kg·d）］对于线粒体性心肌病治疗有效。

二、线粒体心肌病

（一）mtDNA 的分子遗传学特征

线粒体 DNA（mtDNA）是存在于细胞核外唯一的双链闭环 DNA。人类 mtDNA 含 16 569 bp，1981 年已完成其基因组测序，包含 22 个 tRNA 基因、2 个 rRNA 基因和 13 个编码线粒体呼吸链酶蛋白的基因。线粒体内膜有 5 种呼吸链复合体，由 50 余种多肽组成。线粒体 DNA（mtDNA）参与编码复合体Ⅰ的 7 个 NADH 脱氢酶复合体亚基（ND1、ND2、ND3、ND4L、ND5 和 ND6），复合体Ⅲ的 1 个细胞色素 b 亚基（cytb），复合体Ⅳ的 3 个细胞色素 C 氧化酶亚基（COⅠ、COⅡ和 COⅢ），和复合体Ⅴ的 2 个 ATP 合成酶亚基（ATPase6 和 ATPase8），这些多肽与核基因编码产物共同组成线粒体呼吸链，参与电子传递和氧化磷酸化。

mtDNA 具有独特的遗传特性：①高突变率：mtDNA 裸露于高水平的氧化磷酸化环境中，无组蛋白保护，突变率较核 DNA 高 10 余倍，且缺乏有效的修复机制。②母系遗传：由于精子中 mtDNA 极少，后代 mtDNA 几乎全部来自母亲，因此 mtDNA 突变经母系遗传，即疾病均由母亲传给后代。③易质状态：当 mtDNA 发生突变时，会导致细胞内同时存在野生型和突变型两种类型的 mtDNA，称为易质状态。④阈值效应：在特定组织器官，突变 mtDNA 的数量需达到一定比例才能引起功能异常，这称为阈值效应。心脏、肌肉、神经等能量需求高器官的阈值低于低能量需求器官。⑤遗传易质性：不同 mtDNA 突变可导致相同疾病，而同一突变可引起不同表型。⑥mtDNA 突变的表型效应由突变类型、易质状态（突变型所占比例）以及组织对线粒体 ATP 能量产生的依赖程度所决定。能量需求越大的组织器官临床受累越早、越严重，如心脏、肌肉和神经系统等。

（二）临床表现

线粒体心肌病临床表型多样，首先它具有肥厚型心肌病、扩张型心肌病等心肌病各自临床特征，但是单独表现为心肌病的病例占少部分。由于线粒体功能缺陷在全身各系统器官均可发生，故大部分病例常常伴随其他一个或者多个系统受累的表现，容易受累的是对能量依赖程度高的组织器官，如：肌肉受累表现为运动耐量减低、肌张力低下、包括面肌和咽部肌肉在内的近端肌病；中枢神经系统受累可出现卒中发作、白质脑病、颅内钙化、脑萎缩伴随痴呆、癫痫、共济失调、锥体外系表现和智能障碍；外周神经系统受累后可有轴索性神经病变；内分泌系统可出现糖尿病、甲状旁腺功能低下、高脂血症、性腺发育不良、青春期延迟、胰腺外分泌功能失调和身材矮小；消化系统受累出现吞咽困难、呕吐、腹泻、肝病等；肾受累出现肾衰竭、肾囊性变；眼部受累出现视神经萎缩、色素性视网膜病变、眼外肌麻痹、斜视、白内障；其他还包括感觉神经性耳聋等耳部病变和铁粒幼细胞性贫血等血液系统改变。

线粒体心肌病的发病年龄差异很大，可在婴儿期甚至刚出生新生儿期即发病，表现为严重的婴儿心肌病，也可在青少年或成年后发病，晚期发病是由于在这些患者突变和野生型 mtDNA 以不同速率复制，从而导致非分裂组织如心肌中易质性水平逐渐增高，出现症状。临床上患者可突然发生心力衰竭、肺水肿、严重心律失常等，也可缓慢出现临床症状。其症状可稳定数年，也可迅速恶化。年龄小的患者易发生肥厚型心肌病，成人易发生扩张型心肌病，而且随年龄增长肥厚型心肌病可转为扩张型心肌病[41]。线粒体脑病-乳酸血症-卒中样发作综合征（MELAS）、肌阵挛癫痫-破碎红色肌纤维综合征（MERFF）和亚急性坏死性脑脊髓病（Leigh 病）等以神经系统变化为主要表现的线粒体病易合并心肌病，而且一旦发生心肌病，其病情迅速恶化。Scaglia 等对 113 例患有线粒体疾病儿童的临床过程进行了研究，发现伴有心肌病的患者到 16 岁时生存率仅为 18%，而无心肌病的患者到 16 岁时生存率为 95%，说明线粒体心肌病严重影响了患者的预后。

（三）组织病理学

线粒体心肌病可以表现为线粒体结构和数目的异常。骨骼肌或心肌活检标本电镜下观察可见线粒体肿胀，嵴扩张，见电子致密的包涵体，异常线粒体堆积，但是这些表现缺乏特异性。此外，部分患者心肌或骨骼肌 Gomori 染色时呈现破碎红色肌纤维（ragged-red fibers，RRF），这对线粒体心肌病的诊断有特异性。RRF 的出现是由于伴随致密嵴和不全晶体包涵体的异常增多的线粒体在肌膜下积聚，多见于成年或青春后期患者，疾病早期不易见到。

心肌组织的酶组织化学染色和免疫组织化学染色对于线粒体心肌病的诊断及病因的判定很重要，包括细胞色素 C 氧化酶染色，琥珀酸脱氢酶染色和应用抗呼吸链亚基的抗体对肌肉组织行免疫组化分析等。细胞色素 C 氧化酶缺乏和琥珀酸脱氢酶阳性细胞对于呼吸链缺陷疾病诊断有意义。

（四）生化分析

线粒体心肌病由于线粒体氧化磷酸化功能障碍，ATP 合成障碍，无氧酵解增强，故大多数线粒体心肌病患者血清中乳酸丙酮酸水平升高，尤其是运动后乳酸丙酮酸水平明显升高。

应用组织匀浆或孤立线粒体能够测定每种呼吸链复合体的特异活性。以往有研究对一组心肌病患儿，通过心内膜心肌活检取得心肌，测定心肌呼吸链复合体的活性，发现复合体Ⅲ活性降低最常见，而Ⅰ、Ⅳ和Ⅴ活性也有所降低。通过心内膜心肌活检证实心肌线粒体呼吸链复合体酶活性和含量的降低对线粒体心肌病的诊断具有确定意义，而且酶活性的测定对于确定新的 mtDNA 突变致病也很重要。

（五）基因检测

线粒体心肌病主要由 mtDNA 突变所致。迄今发现的与线粒体心肌病有关的 mtDNA 突变主要包括：与蛋白合成有关的 tRNA 基因点突变，编码线粒体呼吸复合体亚基的结构基因突变，mtDNA 片段缺失和 mtDNA 的耗竭。此外，由于大多数呼吸链复合体亚基是由核 DNA（nDNA）编码，并且 mtDNA 复制和表达需要的许多酶也是由 nDNA 编码，因此 nDNA 基因突变也可能导致线粒体心肌病。

（六）诊断

诊断线粒体心肌病需要临床表现、组织病理、生化检测以及分子生物学等多方面资料，至今尚无明确的诊断标准。Lev 等提出心肌病如存在以下任何一条，可考虑诊断线粒体心肌病：①肌肉、成纤维细胞或者血小板中发现呼吸链酶缺陷；②mtDNA 突变或者缺失；③特征性改变，如：肌肉活检组织 Gomori 染色时发现 RRF，或者细胞色素 C 氧化酶染色降低；④超微结构发现大量异常的线粒体堆积；⑤对于已知线粒体疾病有特征性的异常有机酸从尿液排泄；⑥一级亲属中已证实有线粒体病。

（七）不同种类的线粒体心肌病

1. 呼吸传递链缺陷 为常染色体隐性遗传。临床上表现为心肌病（组织学特点是心脏有脂肪浸润，而无 RRF）、代谢性酸中毒、非酮症性低血糖及尿有机酸蓄积，而无脑病。新生儿发病者可有身体外形异常和多囊肾，可用肉毒碱、胰岛素、低蛋白低脂肪饮食等治疗，最终预后很差。年长儿病情发展快慢不一。

2. 氧化磷酸化（OXPHOS）缺陷

（1）核 OXPHOS 基因异常：为常染色体隐性遗传。

婴儿期多种不同酶（NADH 脱氢酶、细胞色素 C 还原酶、细胞色素 C 氧化酶）的缺陷均可导致患儿临床症状很严重。患儿生后几周即可表现进行性喂养困难、肌张力低下、乳酸酸中毒、嗜睡，伴随心、骨骼肌和肝肾受累，而脑部不受影响。组织学表现为心脏和骨骼肌中过多的脂肪和糖原沉积，无 RRF，但有线粒体异常。多于 1 岁前死亡[42]。

Leigh 病（亚急性坏死性脑脊髓病）由几种酶（ATP 酶 6、细胞色素 C 氧化酶、丙酮酸脱氢酶等）缺陷引起，多表现常染色体隐性遗传，但是也有部分为 X 染色体遗传和母系遗传。在儿童早期快速进展，表现为智力运动发育落后或倒退、抽搐、共济失调、肌无力、间歇性呼吸节律异常和应激伴随的危象等。可合并肥厚型心肌病，组织学表现为心肌细胞肥大，线粒体扩张和嵴异常。发生危象时血和脑脊液中的乳酸丙酮酸水平升高，伴随代谢性酸中毒和低血糖。

（2）线粒体 DNA 点突变：母系遗传。

线粒体脑病-乳酸血症-卒中样发作综合征（MELAS）85% 是由线粒体 DNA（mtDNA）3243 位点 A→G 突变（亮氨酸转运 RNA 突变）导致。多于 3～11 岁出现症状，有头痛、抽搐、呕吐、智力减退，85% 有过意识丧失（乳酸酸中毒所致）、肌无力和肾功能不全。大约 17%～40% 的患儿会发生肥厚型心肌病或者扩张型心肌病，进行性发展，部分患儿最初表现为肥厚型心肌病，随着病程的进展发生扩张型心肌病。肌活检可见 RRF。治疗主要为对症治疗和避免发生危象。

肌阵挛性癫痫伴蓬毛样红纤维（MERRF）大多由线粒体 DNA（mtDNA）8344 位点 A→G 突变（赖氨酸转运 RNA 突变）导致。表现为肌痉挛、癫痫、智力减退、神经性耳聋、视网膜变性及骨骼肌受累，很少累及心脏。

婴儿黄色瘤心肌病较少见，常有心律失常、心搏骤停、肝脂肪性变及急性肾小管坏死。受累器官的组织学显示大量异常线粒体堆积导致胞浆呈泡沫样。可由线粒体 DNA 编码的复合体Ⅲ中的细胞色素 B 缺陷引起。

已报告有 20 多种 tRNA 突变与线粒体心肌病有关。亮氨酸、异亮氨酸、赖氨酸 tRNA 突变引起的心肌病变比甘氨酸、精氨酸、丙氨酸 tRNA 突变更常见。线粒体心肌病均伴随 OXPHOS 活性降低，心肌肥厚，并可合并心力衰竭、心律失常、预激及房室结病变。

（3）线粒体 DNA 缺失

Kearns-Sagre 综合征（KSS）和慢性进行性眼外肌麻痹（chronic progressive external ophthalmoplegia，CPEO）常由线粒体缺失（通常为 5 kb 缺失）导致，多数为散发性，少数符合孟德尔遗传。缺失的基因编码Ⅰ、Ⅳ和Ⅴ复合物亚单位。多在 20 岁前发病，表现慢性进行性眼外肌麻痹，同时伴随视网膜色素变性、线粒体肌病（伴 RRF）、心脏传导障碍、肾小管酸中毒、糖尿病、小脑共济失调等。心肌传导障碍常常进行性发展，需要密切监护，早期安装起搏器。心脏表现为心室壁肥厚及心脏扩大，晚期出现心力衰竭。

Pearson 综合征亦由线粒体 DNA 缺失导致。婴儿发病，其特点为铁粒幼细胞贫血、乳酸酸中毒及胰腺外分泌功能降低。仅个别病例累及心脏。

3. 脂肪酸氧化缺陷　长链脂肪酸 β 氧化是产生心脏 ATP 的重要途径。中链与短链脂肪酸可直接通过线粒体外膜和内膜而不需要特殊转运步骤。但是，长链脂肪酸不能直接进入线粒体，而需要几个转运步骤，肉毒碱在其转运中起重要作用。

脂肪酸氧化酶缺陷可引起心肌病和心力衰竭。多为常染色体隐性遗传。发病年龄决定于对 β 氧化起作用的残余酶的活力，或者酶缺陷的作用。临床上常常表现为疲劳、寒冷刺激、饥饿、感染等诱发生化危象，婴儿晚上停喂饮食时症状更明显。患儿常有心肌病，肝大，肌肉软弱，昏迷和（或）抽搐，猝死等。危象发作时常伴随严重的低酮性低血糖和低胰岛素血症，并经常有高血氨和磷酸肌酸激酶升高。血浆肉毒碱水平通常降低，伴随尿肉毒碱升高及双羧基酸尿。病理改变显示心肌和肌肉脂肪空泡性变，通常线粒体正常。

（1）肉毒碱转运障碍：影响长链脂肪酸氧化。

肉毒碱转运体缺乏可在婴儿期出现症状，很快死亡。或者在儿童后期出现快速进行性心力衰竭。培养的纤维细胞无肉毒碱摄入，或者肌肉活检显示线粒体异常和脂肪酸空泡性变，即可诊断此病。大剂量肉毒碱口服可能会挽救生命。

易位酶缺乏在婴儿期出现症状，长期饥饿后出现低酮体性低血糖、抽搐和昏迷，常伴随特征性的室性心律失常、房室传导阻滞及左束支传导阻滞。大多数患儿病情迅速恶化而死亡。以高碳水化合物低脂肪饮食喂养和肉毒碱治疗后，少数婴儿可存活到2岁。

棕榈醛肉毒碱转移酶（cartinine palmitoyl transferase，CPT）缺乏与两种酶有关，一种是线粒体外膜转移酶Ⅰ（CPT Ⅰ），另一种是线粒体内膜转移酶Ⅱ（CPT Ⅱ）。CPT Ⅰ缺乏临床表现与肝脑脂肪性变综合征（Reye综合征）相似，不伴有心肌病或心力衰竭。CPT Ⅱ缺乏可引起致心律失常性长链酰基肉毒碱蓄积。严重的CPT Ⅱ酶活力减低及长链脂肪酸β氧化受阻造成肝、肌肉及心脏受累，常在婴儿期死亡。轻微的酶活力减低不阻断β氧化，常在成年后表现为轻微的肌肉受累，应激后出现横纹肌溶解及肌红蛋白尿。

（2）脱氢酶缺乏：临床表现包括肝衰竭、肥厚型心肌病、心力衰竭及肌病。血浆肉毒碱降低，双羧基酸尿，大多数组织有显著脂肪浸润。

超长链酰基辅酶A脱氢酶缺乏大多于婴儿期出现症状，表现为严重肝病及心力衰竭。如酶缺乏较轻则在青春期或成年出现症状，表现为活动后肌肉痛、横纹肌溶解及肌红蛋白尿，同时有肝功能受累和心力衰竭，肌红蛋白尿者可有肾衰竭。治疗方法包括：避免饥饿，低脂肪饮食，补充中链甘油三酯和肉毒碱。这是唯一可能对治疗有反应的脱氢酶缺乏类型。

长链酰基辅酶A脱氢酶缺乏于新生儿时期起病，C_8-C_{18}脂肪酸不能进行β氧化。虽然特殊饮食可减少生化危象发生次数和严重程度，但心力衰竭和呼吸衰竭进行性发展，最终死亡。

中链酰基辅酶A脱氢酶缺乏时脂肪酸在心脏蓄积导致心肌肥厚，但很少发生心律失常。血浆总肉毒碱水平极度低下以致β氧化减少时会发生心力衰竭。最常见的临床表现与Reye综合征类似，包括：低酮症性低血糖、高血氨及肝衰竭。

短链酰基辅酶A脱氢酶缺乏主要表现为喂养困难、肌病、神经症状而非心力衰竭，但在少数患者脂肪酸在心肌聚积而表现为心肌肥厚。

线粒体三功能蛋白质缺乏（trifunctional protein deficiency）是由于α或β亚单位异常所引起，影响长链脂肪酸的降解。临床表现包括心脏肥厚及扩张，类似Reye综合征样症状，肌病合并血浆肌酸激酶增高，及生化危象时的肌红蛋白尿。3-羧基双碳酸尿症是其特征。

4.其他　下面两种疾病伴随线粒体功能异常和心肌病变，但无法分类。

（1）弗里德赖希（Friedreich）共济失调：由编码线粒体运铁蛋白（frataxin）的FXN基因纯合突变导致，为常染色体隐性遗传。frataxin位于线粒体，可调节线粒体铁含量，受累患者显示异常的线粒体内铁堆积，但是这可能是继发表现。frataxin蛋白缺陷会导致抗氧化功能降低，线粒体功能缺陷和氧化损伤增加，ATP产生缺陷和心肌能量产生缺陷，导致心肌肥厚。

常在十几岁发病，临床表现为膝及踝反射减弱，进行性小脑共济失调，眼球震颤。心脏受累是本病重要表现，患儿常有运动耐量下降、胸痛、心律失常（房性心动过速、心房颤动、期前收缩）及心力衰竭。心电图表现为复极异常、T波倒置、心室肥厚和不同水平的传导阻滞。22%～75%患者超声心动图可见左心室肥厚，常常是向心性肥厚。疾病后期会出现DCM。充血性心力衰竭和心律失常是最常见的死亡原因。大约10%患者的家族中有共济失调，但深反射没有完全消失，起病晚，心脏异常也少见[43]。

（2）Barth综合征：与磷脂合成有关的酰基转移酶样蛋白tafazzin异常导致该病。本病为X连锁遗传，G4.5基因定位于Xq28。新生儿期或婴儿期起病，表现为扩张型心肌病、严重生长发育迟缓、中性粒细胞减少和尿中3-甲基戊烯二酸水平升高。血中心磷脂水平常降低。骨骼肌、心肌、肝、肾、成纤维细胞中可见异常线粒体。患儿常有左心室致密化不全。心肌病可很严重，以致需进行心脏移植，但有些患者病情可一直稳定到青春期。有文献报道应用肉毒碱反而使心肌病恶化[44]。

三、贮积性疾病

（一）糖原贮积症

糖原贮积症（glycogen storage disease）是一组因参与糖原分解或合成代谢的酶缺乏而引起的遗传性代谢疾病。由于糖原沉积于各个脏器，故全身各系统均可受累。根据所缺乏酶的不同，目前将糖原贮积症分为12型，其中Ⅱ型、Ⅱb型、Ⅲ型、Ⅳ型糖原贮积症心脏受累明显（表5-6）。本节主要介绍Ⅱ型糖原贮积症。

表5-6　有心脏改变的糖原贮积症分型、酶缺陷、遗传与临床表现

病名	酶缺陷与遗传	临床表现
Ⅱ型 （Pompe病）	α-1,4葡萄糖苷酶缺陷， 常染色体隐性遗传， 溶酶体及细胞浆有正常糖原沉积	心室壁肥厚，心脏扩大，PR间期短，QRS波电压增高，80%患儿有左心室肥大劳损，30%患儿有右心室大，患儿有心力衰竭。新生儿肌肉软弱，舌大，无心力衰竭时肝轻度增大，心力衰竭和呼吸衰竭是致死性的
Ⅱb型 （Danon病）	溶酶体联合膜蛋白Ⅱ缺陷 X连锁隐性遗传 α-1,4葡萄糖苷酶活力正常 细胞浆内有含有自身吞噬性物质与糖原的空泡	晚期产生心肌病变并有心力衰竭导致死亡
Ⅲ型 Cori病或 Forbes病	淀粉1,6-葡萄糖苷酶缺陷 常染色体隐性遗传 少量葡聚糖在细胞浆内沉积	喂养困难，饥饿低血糖 抽搐，心肌肥厚，晚期发生心力衰竭 Ⅲa型肝与肌肉受累 Ⅲb型只有肝受累
心脏磷酸化酶激酶缺乏症	肌肉、肝、心脏中磷酸化酶异构体不同 可能为X连锁隐性遗传 糖原颗粒在细胞浆内沉积	新生儿低血糖，喂养困难，心室壁肥厚，早期心力衰竭。心力衰竭发展迅速，导致早期死亡

Ⅱ型糖原贮积症又称Pompe病，由于溶酶体内酸性α-糖苷酶（acidalpha-glucosidase，GAA）缺陷导致。发病率大约1/50 000～1/40 000。可累积全身各系统，以肌无力为主要临床表现，可表现心肌肥大、心功能不全等，严重者可因呼吸循环衰竭而死亡[45]。

1. 发病机制

Pompe病是一种常染色体隐性遗传性疾病，其致病基因为酸性α-糖苷酶（GAA）基因，定位于17q25.2-q25.3，包括20个外显子，其中1号外显子不参与编码蛋白。GAA基因突变具有高度的遗传异质性，目前已报道180种以上的突变形式，其中75%为致病突变。目前已报道的

热点突变包括：①c.-32-13T＞G：是缓慢进展的青少年型和成人型最常见的突变类型，占75%；②c.1935C＞A（p.Asp645Glu）：台湾人群常见；③c.del525、18外显子缺失：挪威人常见；④c.2560C＞T（p.Arg845Ter）：美国黑人常见突变类型。

GAA基因突变可影响GAA酶的合成、磷酸化修饰、转运和分泌等环节，从而导致溶酶体内GAA酶缺陷。当残留GAA酶的活性水平低于一定程度后，溶酶体内糖原贮积。全身各脏器均存在GAA酶缺陷，但不同脏器阈值不同。一般来讲，残留GAA酶活性越低，发病年龄越早，临床表现越严重。婴儿期发病的Pompe病

GAA 活性为正常值的 1%。

2. 临床表现与分型

Pompe 病可在任何年龄起病，临床表现呈多样化。可分为婴儿型、青少年型和成年型 3 型，各型症状差异很大[46]。

(1) 婴儿型：为最经典的类型，1932 年首次报道该病。1 岁以内发病，平均发病年龄 1.6~2.0 个月，少数病例新生儿期发病。临床症状比较严重，主要表现为喂养困难、肌无力、肌张力低下、反复呼吸道感染、生长发育落后、运动发育迟缓、巨舌、中等程度肝大。多合并心脏受累，超声心动图为肥厚型心肌病的表现，心室壁和室间隔肥厚，可导致流出道梗阻和心力衰竭。心电图显示 QRS 波群电压增高、复极异常、PR 间期缩短。通过酶替代治疗存活时间长者可表现为听力障碍和骨质疏松。婴儿型 Pompe 病很少存活到 1 岁，平均死亡年龄 6.0~8.7 个月。

(2) 青少年型：1~19 岁发病，临床主要表现为进行性骨骼肌功能障碍，导致进行性运动障碍和呼吸功能障碍，很少合并心肌受累。首发症状常为运动困难、乏力和抽筋。运动障碍和呼吸功能障碍进展速度可不同。部分病例表现为突发的呼吸衰竭，而运动功能障碍不明显。

(3) 成人型：成年后发病，症状比较轻微，仅表现为骨骼肌无力，疾病进展速度缓慢，一般心脏不受累。

3. 检查手段

(1) GAA 酶活性测定：主要通过测定 GAA 酶活性确诊该病，测定结果的敏感性和特异性与取材部位、底物种类和测定手段有关。目前，皮肤成纤维细胞 GAA 酶活性的测定仍然为诊断的"金标准"，但此过程需要 4~6 周。骨骼肌中 GAA 酶活性的测定敏感性和特异性也很高。干血斑滤纸法快速测定 GAA 酶活性，不仅适用于新生儿筛查，还可作为快速无创过筛试验，适用于大样品筛查。产前诊断进行 GAA 活性的测定，应选取未分化的绒毛膜绒毛样本，而不是羊水细胞，因后者的 GAA 活性往往很低。

(2) 生化检查：血清肌酸激酶 (CK) 升高很常见，但 CK 水平检测缺乏特异性。尿中葡萄糖四糖 (glucose tetrasaccharide) 水平升高对本病的诊断有重要价值。

(3) 肌肉病理和组织化学检查：可发现肌肉组织糖原堆积，还可检测肌肉组织中 GAA 活性。

(4) 基因分析：基因检测有利于判断临床表型及指导治疗，并能早期诊断突变基因携带者。

4. 诊断

Pompe 病可结合临床表现、生化检测、病理检查或基因检测等手段进行确诊，单凭临床表现容易造成误诊或漏诊。婴儿型容易误诊为心内膜弹力纤维增生症、肥厚型心肌病等心肌疾病，青少年型和成年型容易误诊为进行性肌营养不良和肌病，需注意鉴别诊断。

5. 治疗

(1) GAA 酶替代治疗：被公认为目前最有希望的治疗方法。美国 FDA 于 2006 年批准上市了第一个重组人 GAA 酶用于本病的治疗。目前全球已有 300 多例患者采用了重组人 GAA 酶治疗，多数患者明显延长了生存时间，改善了生活质量。推荐剂量为隔周 20 mg/kg，强调早期治疗，疗效的显现多在治疗后几个月，开始治疗时骨骼肌纤维结构完整的患者疗效会更好。GAA 酶替代治疗用于临床大大改善了患者的预后，尤其是婴儿型。在 GAA 酶替代治疗以前，婴儿期起病的 Pompe 病患儿存活均不超过 1 岁。而 GAA 酶替代治疗使多数患者存活至 2 岁以后，最长存活已 8 年。目前国内尚无药物[47]。

(2) 基因治疗：在研究中，有广阔的前景。

(二) 黏多糖贮积症 (mucopolysacharidosis，MPS)

黏多糖贮积症是一种较少见的遗传性代谢疾病，除 Hunter 综合征属 X 连锁隐性遗传外，其余均为常染色体隐性遗传。黏多糖贮积症的临床表现取决于哪种特殊酶缺乏、酶缺乏程度及酶存在部位。黏多糖贮积症可分为 7 型，现将各型黏多糖贮积症缺陷的酶、生化改变和心脏病变列于表 5-7。

表 5-7　各型黏多糖贮积症的酶缺陷、生化改变、临床表现和心脏病变

分型	酶缺陷	生化改变	临床表现和心脏改变
Ⅰ型 Hurler、 Hurler-Schieve 和 Schieve 综合征	α-L-艾杜糖酸苷酶	组织与尿中有硫酸乙酰肝素和硫酸皮肤素	主动脉与二尖瓣反流，主动脉与冠状动脉内膜增厚，重者出现高血压、心肌梗死、心力衰竭。Hueler 综合征最严重。Schieve 病最轻，无中枢神经系统受累。
Ⅱ型 Hunter 综合征	硫酸艾杜糖酸苷酶	组织中与尿中有过多硫酸软骨素 B	无角膜混浊，其余表现与 Hurler Ⅰ型相似
Ⅲ型 Sanfilippo 综合征 有四个亚型	A 型：乙酰肝素 N-硫酸酯酶 B 型 α-N-乙酰基氨基葡萄糖酸酶 C 型乙酰辅酶 A，α-葡萄糖胺乙酰基转移酶 D 型 N-乙酰基葡萄糖胺-6-硫酸酯酶	硫酸乙酰肝素积聚	心脏受累轻微，如轻度二尖瓣反流
Ⅳ型 Morquio 综合征 有两个亚型	A 型半乳酰胺-6-硫酸酯酶 B 型 β-半乳糖苷酶	硫酸角质素积聚	主要为骨骼受累，面容正常，中枢神经系统无受累，冠状动脉内膜硬化，可能引起心肌梗死
Ⅵ型 Maroteaux-lamy 综合征	芳基硫酸酯酶 B	硫酸皮肤素积聚	婴儿期发病者表现为扩张型心肌病及心内膜纤维化，晚期发病者表现为轻度瓣膜反流
Ⅶ型 Sly 综合征	β 葡萄糖醛酸酶	硫酸皮肤素与硫酸角质素积聚	动脉内膜肥厚与主动脉瓣反流

黏多糖贮积症患儿都有不同程度的身材矮小，特殊丑陋面容（除 Morquio 综合征），多发性骨骼发育障碍，角膜混浊（除 Hunter Ⅱ 型）。这些表现在婴儿期不显著，随年龄增加而不断加重，因此早期诊断较困难。进行性中枢神经病变在Ⅰ型、Ⅱ型和Ⅲ型最严重。Ⅳ型和Ⅵ型患者智力正常。出生后生长发育尚可，以后生长速度减慢，几年以后绝大多数患儿身材矮小。牙质发育不良很常见。呼吸系统病变是导致死亡的常见病因，包括呼吸道感染、睡眠时呼吸困难、严重气道发育不良。

黏多糖贮积症最常见的死亡原因是心肺衰竭。心脏受累部位常位于瓣膜和腱索。常见主动脉瓣和二尖瓣反流及二尖瓣狭窄。部分患儿动脉内膜进行性增厚导致冠状动脉与主动脉狭窄，心肌梗死与严重高血压导致心力衰竭，进而影响生命。超声心动图可见左心室肥厚。组织学检查可见黏多糖积聚后肥厚的心肌细胞。仅Ⅵ型初始就表现为心脏收缩和（或）舒张功能障碍。大多数患者心电图 PR 间期缩短，原因不详。

黏多糖贮积症的治疗尚无有效的方法。骨髓移植已用于 Hurler 综合征型和 Hunter 综合征Ⅱ型。在 2 岁前移植效果预后最好。骨髓移植使多数 Hurler 综合征患儿神经系统病变减慢或停止，可改善气道狭窄并使肿大的肝缩小，但不能改善骨骼病变。静脉注射重组的 α 艾杜糖酸苷酶可改善躯体受累情况，但是骨骼生长无改善，由于此酶不能通过血脑屏障因而神经系统病变未见改善。

第九节　肌营养不良与心肌病

肌营养不良是由很多病种组成的一组遗传性神经肌肉病，从儿童到成人均可发病，肌活检可确定诊断，肌营养不良的肌活检结果显示肌纤维体积异常增大，提示变性和再生同时存在；肌纤

维数量增加、核居中，提示再生；肌纤维为脂肪组织和结缔组织所代替，使肌纤维体积减小，导致肌无力。多数通过遗传学检查可确定病因。

肌营养不良的许多基因突变可导致心肌病，临床表现为扩张型心肌病（DCM），或者肥厚型心肌病（HCM），或者心律失常。由于肌无力和体力运动减少，神经肌肉病患者发生心力衰竭容易被忽视，但合并心力衰竭后死亡率很高。遗传性神经肌肉病在儿科心肌病中很重要，北美一项研究发现，儿科 DCM 中 34％其病因被确定，其中 26％伴随神经肌肉病。

一、Duchenne 型和 Becher 型肌营养不良

Duchenne 型肌营养不良（Duchenne muscular dystrophy，DMD）和 Becher 型肌营养不良（Becher muscular dystrophy，BMD）是 X 连锁隐性遗传病，致病基因是位于 Xp21.1～21.3 的 dystrophin 基因[48]。

DMD 和 BMD 心脏受累的主要表现为 DCM 和心律失常。最常见和最早期发生的心律失常为窦性心动过速和室性期前收缩。12～24 岁 DMD 患者心肌病的发生率随年龄增长而增加，患病率根据检测手段的不同而不同。无症状的心脏受累在 6 岁以下男孩中高达 26％，6～10 岁男孩高达 62％。特异性的心电图改变在早期表现为 PQ 段缩短，QT 间期延长和 QT/PT 之比增加。超声心动图早期可表现为射血分数降低或者射血前期与左心室射血时间比的改变。临床症状明显的心肌病常常发生在 10 岁以后，10 岁时心肌病可很明显，20 岁时几乎都合并心肌病。大约 70％ BMD 男孩到 20 岁时心脏受累。总体来讲，DMD 患者临床表现心肌病的年龄小于 BMD 患者。DMD 患者 FS＜25％的平均年龄是（16.8±1.0）岁，BMD 是（30.4±3.4）岁[49]。

DMD/BMD 患者即使合并心肌病，症状一般也不典型。当出现可能与心功能障碍有关的任何症状时，如体重增加或者降低、咳嗽、乏力增加或者呼吸困难加重、耐受每天活动的能力下降等，均应对患者进行评估。即使对于无症状的患者，超声心动图筛查也可以发现早期心脏受累。

定期监测 DMD 和 BMD 患者心肌病的发生是很重要的。目前推荐对于 DMD 患者 10 岁前每两年行 1 次超声心动图，之后每年都应行超声心动图检查。BMD 患者的筛查推荐方案变化很大，从 10 岁后开始每年进行超声心动图检查，在没有超声心动图阳性发现的情况下每 2 年常规检查，到每 5 年查一次。此外，DMD 患者 8 岁以后应该每年行 24 小时 Holter 监测，尤其存在左心室功能障碍时[50]。

监测 DMD 患者是否存在心力衰竭很困难，因为活动耐力降低的典型症状在卧床病人是很难被发现的。DMD 患者与心衰有关的症状主要包括：乏力增加，睡眠困难，注意力集中困难等。血浆 BNP 水平不是早期发现 DMD 患者心脏收缩功能失调的敏感标记物。但是，BNP 的升高伴随早期舒张充盈加速时间的降低和收缩功能的障碍则提示预后不良。

一旦超声心动图发现心脏异常，应开始药物治疗。治疗可应用 ACEI 和 β 受体阻滞剂，这两种药物均可干预心肌重建，改善左心室功能失调，阻止心肌病的进展，改善预后。最近对 69 例 DMD/BMD 患者进行了研究，其中大约一半患者在入选时左心室功能和大小异常，给予有心肌病表现的患者应用 ACEI 和（或）β 受体阻滞剂，大多数患者左心室功能和大小改善或者正常[51]。有研究者认为 ACEI 可预防左心室功能失调的发生，因此理想的情况是在有明显心肌病发生以前就应该开始治疗，但是这种方案没有被广泛采纳，因为对于 ACEI 是否能够预防心肌病发生在临床上一直有争议[52]。

DMD 患者的呼吸肌力弱会导致低通气，从而导致肺动脉压力增加，影响右心室，最终影响左心室功能。而通气支持可能会改善患者的预后。最常用的是夜间通气支持。当夜间支持不够充分时，可以选择全天通气支持。

Dystrophin 突变的女性携带者是杂合子。这些患者也会发生骨骼肌病和心肌病。24％ DMD 和 20％ BMD 患者存在骨骼肌受累。在缺乏骨骼肌受累的情况下，发生心肌病的危险性至少是 10％。41％ DMD 和 27％ BMD 女性携带者存在心电图或者超声心动图异常。7％～8％的 DMD 女性携带者可发生 DCM（平均年龄 18～69 岁），

50%DMD和40%BMD女性携带者心电图异常，很少发生心力衰竭。推荐DMD和BMD女性携带者在确诊时或者16岁以后应行超声心动图和心电图检查，之后至少每5年一次。

此外，dystrophin突变可导致X连锁扩张型心肌病。与DMD和BMD不同，X连锁扩张型心肌病患者的骨骼肌很少受累。DCM的严重程度很不同，男性可发生严重心肌病，在十几岁发生心力衰竭。而女性携带者在后期可发生轻型心肌病。

二、肢带型肌营养不良（limb girdle muscular dystrophy）

Sarcoglycan基因突变可导致肢带型肌营养不良（limb girdle muscular dystrophy，LGMD），为常染色体隐性遗传。Sarcoglycan复合物对于dystrophin蛋白复合物的功能很重要，维持肌膜稳定性。伴随心脏受累的LGMD类型包括LGMD2C（γ-sarcoglycan基因）、LGMD2D（α-sarcoglycan）、LGMD2E（β-sarcoglycan）、LGMD2F（δ-sarcoglycan）。总体来讲，α-sarcoglycan基因突变伴随的心肌病较其他类型更少见。10个LGMD2C患者中有6个显示右胸前导联R波升高，R/S异常。4个患者超声心动图发现右心室扩张和（或）游离壁肥厚。LGMD2E也可合并DCM，14～30岁可发生致命的心力衰竭。

Fukutin相关蛋白（Fukutin-related protein，FKRP）基因突变可导致LGMD2I。在10～30岁起病，表现为轻微和进行性肩膀和骨盆肢带肌无力，可伴随DCM。FKRP基因突变

在日本最常见。临床有2种类型，1种严重的类型是先天性肌营养不良（Fukuyama型先天性肌营养不良），从2～8岁开始出现严重肌无力和运动功能受限，严重病例由于脑畸形也可发生智力落后。另一个更轻些的类型，患者以DCM起病，起病年龄11～46岁，成年后肌无力。

三、Lamin A/C 心肌病

编码Lamin A/C的LMNA基因突变可导致DCM伴随传导系统疾病，为常染色体显性遗传。一般来讲，在超声心动图显示明显DCM以前，已发生传导系统疾病，虽然亦可单独表现DCM而没有传导系统疾病。LMNA突变导致的DCM猝死的危险性很大。299例LMNA突变携带者的资料分析显示，109例患者没有骨骼肌病，而心脏受累严重。在这些患者中，54例左心室扩张，73例有心律失常。心律失常随年龄增加而增多，包括房室传导阻滞、束支传导阻滞、心房颤动、室性心律失常（包括室性心动过速和心室颤动）。心脏传导系统疾病发生的平均年龄一般比较早，10～20岁。而DCM发生一般较晚，为30～40岁左右[53]。

确诊后即应检查超声心动图，以后每2～3年评估是否有扩张型心肌病。与DMD一样，发现扩张型心肌病后可应用ACEI和β受体阻滞剂治疗。每年应行Holter检查以早期发现心律失常。LMNA突变携带患者，起搏器不能预防猝死。LMNA患者应考虑预防性应用ICD预防突然发生的心脏性猝死[54]。

第十节　药物性心肌病

化疗治疗肿瘤是现代医学的巨大成功。目前发达国家肿瘤儿童的5年存活率已超过了70%。随着肿瘤患者生存时间的延迟，人们又面临新的挑战。研究表明，肿瘤患者在治疗30年以后慢性健康问题的发生率高达73%，其中42%严重威胁生命，包括关节置换、心力衰竭、二次肿瘤、严重认知障碍、冠状动脉疾病、心血管疾病

和肾衰竭。抗肿瘤药物导致的心脏损害临床并不少见，其中以蒽环类抗肿瘤药物导致的心肌病最常见。北美一项包括100多个中心的研究表明，心肌病患者中约有15%在儿童期或青春期接受过蒽环类药物抗肿瘤治疗。文献报道儿童急性淋巴细胞性白血病患儿完成蒽环类药物治疗6年后心脏异常的发生率为65%[55]。

一、致病机制

蒽环类抗肿瘤药物是一类对实体肿瘤和血液系统肿瘤高度有效的化疗药物，包括多柔比星（doxorubicin）、表柔米星（epirubicin）、阿克拉霉素（aclacinomycin）、柔红霉素（daunorubicin）、米托蒽醌（mitoxantrone）和去甲氧柔红霉素（idarubicin）等。蒽环类药物致心脏损伤的机制目前尚不清楚，目前认为是多因素的共同结果，这些因素之间相互联系，互为因果，形成恶性网络，共同促进心脏毒性的发展。主要有以下观点[56]。

（一）氧自由基和脂质过氧化的作用

是目前最为公认的致病机制。以阿霉素为例，阿霉素与心肌组织的亲和力明显高于其他组织，使得阿霉素易在心肌细胞中积聚，心肌组织容易受到损害。阿霉素进入心肌细胞后，在微粒体中由还原型辅酶Ⅱ（NADPH）及细胞色素 P450 还原酶提供一个电子转变为带一个多余电子的半醌自由基，经过系列电子传递，传递电子给氧分子，进而形成超氧阴离子和超氧自由基（以 Fe^{3+} 为辅助因子）。进一步与脂肪、蛋白和核酸相互作用，导致脂肪过氧化、含硫氢的肽类消耗和 DNA 损伤，导致心肌组织损伤。心肌细胞中过氧化氢酶和谷胱甘肽过氧化物酶等自由基捕获系统处于低水平，这使心肌细胞对于氧自由基导致的损伤更为敏感。

（二）线粒体损伤，能量代谢异常

蒽环类药物通过与心磷脂结合或者通过与线粒体 DNA 相互作用，进入线粒体并且抑制呼吸链。此外，药物可以破坏结构基因产物（如心脏肌钙蛋白、肌球蛋白轻链和肌酸激酶），影响 ATP 产生。能量产生受损将降低心肌细胞有效收缩能力，重者将导致细胞死亡。蒽环类药物治疗结束后依然会存在线粒体 DNA 和呼吸链受损，这可导致发生延迟性心肌病。

（三）钙超载

蒽环类药物可通过使细胞膜的通透性增强、Na^+-Ca^{2+} 交换增强、质膜与肌浆网钙泵失灵三条途径，使胞浆中游离 Ca^{2+} 浓度异常增高，导致细胞钙超载，从而导致细胞结构损伤和功能代谢障碍。

（四）细胞凋亡

在蒽环类药物导致心肌病发病过程中，细胞凋亡发挥极其重要的作用。细胞凋亡可导致心肌细胞数量明显减少，从而导致心脏功能障碍。

（五）铁离子代谢紊乱

蒽环类药物可动员铁蛋白使之释放有活性的 Fe^{2+}，促进氧自由基产生，从而对心肌产生毒性作用。

二、临床表现

蒽环类药物心脏毒性作用的临床表现差异很大，包括无症状性心电图改变、轻度血压降低、心律失常、心肌炎、心包炎、急性心肌梗死、心力衰竭和慢性心肌病。临床上主要有以下两种类型。

（一）急性或亚急性心脏毒性

是指用药期间或者用药后立即发生的心肌受损和左心室功能障碍。主要表现为：①非特异性 ST-T 段改变，QRS 波低电压，QT 间期延长等；②一过性心律失常：以窦性心动过速最常见，也有各种室上性、交界性、室性心律失常的报道；③各型房室和束支传导阻滞。多为暂时性、可逆性改变，若停用蒽环类药物多能缓解。

（二）慢性心脏毒性

又可分为两型，停药后 1 年内发生者为早发慢性进展性心脏毒性，停药 1 年后、几年到几十年后发生者为晚发慢性进展性心脏毒性。临床多隐匿起病，表现为扩张型心肌病、心力衰竭和心律失常。在某些情况下如急性病毒感染、体重增加、妊娠或手术时可加重病情。为不可逆性改变，病死率高，目前尚缺乏有效的治疗方法。其发生与蒽环类药物的累积剂量密切相关。

三、危险因素

蒽环类药物心脏毒性作用的程度和进展情况

有很大的个体差异，提示遗传因素和危险因素共同参与了其发病。明确危险因素有助于临床医师及时发现高危患者，并且针对个体患者进行监测和治疗。危险因素主要包括以下几方面。

（一）累积剂量

是最显著的危险因素。慢性心脏毒性反应发生与蒽环类药物的累积剂量密切相关。研究表明，当多柔比星的总量超过 400 mg/m² 时，约有 1% 病人出现心肌病；累积总量大于 550 mg/m² 时，心肌病发生率可达 7%；累积总量大于 600 mg/m² 时，心肌病发生率可达 15%；大于 700 mg/m² 时，心肌病发生率可达 30%～40%。多柔比星累积剂量超过 550 mg/m² 发生心脏毒性是低剂量的 5 倍，累积剂量达 300 mg/m² 以上是治疗 8 年后心功能降低的明确危险因素。但是目前无绝对的安全剂量，个体差异很大，有些患者在低剂量时即已发生心脏损害。

（二）年龄

对于同一累积使用剂量，年龄越小出现心脏毒性的倾向越大。

（三）性别

女性较男性患者更易出现心脏毒性改变，可能与男女体内药物分布和代谢不同有关。由于女性单位体表面积脂肪含量较男性高，造成女性药物清除率减低，导致其在非脂肪组织累积增加。

（四）给药速度

多数研究认为延长给药时间能够减轻心脏毒性。

（五）其他危险因素

延长接受治疗后患者的随访时间，能发现更多心脏毒性患者，所以长时间随访显得尤为重要。同时放疗以及联合其他化疗药物会增加心脏毒性作用的发生。原有心脏疾病以及有心脏病遗传倾向者，使用多柔比星时更易发生心力衰竭[57]。

四、评价方法

蒽环类药物治疗期间及治疗后定期检测心脏功能显得更加重要，以便做到及早发现心脏病变、尽早停药。由于蒽环类药物导致的心肌病可在随访后多年发生，故需终身监测心功能。目前检测蒽环类药物心脏毒性反应的方法包括以下几种。

（一）心电图

呈多样化改变，最常见的改变为窦性心动过速、QRS 波低电压、ST-T 改变以及一过性房性期前收缩、室性期前收缩，还可表现为 QT 间期延长、各种心律失常等。心电图改变出现较早，但受影响因素太多，故特异性不高。最有价值的是 QRS 波低电压及明显的 ST-T 改变，如发现改变应考虑及时停药，否则易发生难以逆转的心力衰竭。

（二）超声心动图

超声心动图仍是目前最常用的无创性检测方法，对于蒽环类药物所致心肌病的早期发现和随访很重要。最近研究发现，组织多普勒较常规超声心动图能更早期且敏感地发现变化，且舒张功能变化早于收缩功能变化。

（三）生化指标检测

心肌酶谱和肌钙蛋白水平的升高提示心肌损伤。有研究显示在心肌病临床表现出现前 3 个月就会检测到肌钙蛋白的明显改变，升高程度与病变的严重程度相关。最近有学者认为血浆 B 型利钠肽原（pro-BNP）的持续性升高与心功能不全、心脏功能障碍相关，测定该指标有助于早期发现心脏损害。

（四）放射性心肌核素显像

放射性铟标记抗肌浆球蛋白单抗的心血管造影术对心肌坏死具有高度敏感性。

（五）心内膜心肌活检

该检查最可靠，为诊断金标准。可发现心肌纤维减少、心肌细胞胞浆空泡形成、线粒体肿胀、核仁扩大、溶酶体数量增多及脂质沉积等。典型的组织病理学改变包括心肌纤维减少、心肌细胞胞浆空泡形成、线粒体肿胀、核仁扩大、溶酶体数量增多及脂质沉积等。

五、防治措施

（一）限制累积剂量和改进给药方式

在保证化疗效果的基础上，尽量减少蒽环类药物的应用，分次给药，延长给药时间，都可以减轻蒽环类药物对心肌的损伤。

（二）应用新一代蒽环类化疗药

可考虑应用脂质体多柔比星、柔红霉素、比柔比星、表多柔比星等心脏毒性作用相对小的新一代蒽环类化疗药物。

（三）定期检测并长期随访

在化疗前以及化疗中、后期均应定期监测心脏情况，发现异常后尽早停药，防止损伤加重。

（四）药物预防

目前临床上最有治疗前景的心脏保护药物是铁离子螯合剂右丙亚胺（dexrazoxan），对于应用蒽环类药物治疗的患者，它是唯一被证实具有心脏保护作用的药物。右丙亚胺与游离铁离子、转铁蛋白和铁蛋白结合，从而抑制蒽环类药物-铁离子复合物的形成，减少了对心肌细胞有损伤作用的氧自由基的产生。对于急性淋巴细胞性白血病患儿的随机研究显示，在使用蒽环类药物以前应用右丙亚胺，心肌损伤的发生率明显降低。其他传统的抗氧化剂，如维生素 C、维生素 E 和乙酰半胱氨酸，以及辅酶 Q10、普罗布考和黄酮类化合物均无明确心脏保护作用。

（五）药物治疗

主要是针对充血性心力衰竭的治疗。目前强调血管紧张素转化酶抑制剂（ACEI）和 β 受体阻滞剂等具有神经体液调节作用药物的早期合理应用，认为能够阻止心肌功能不全的进展，改善心功能。

1. 血管紧张素转化酶抑制剂　ACEI 类药物是成人和儿童心力衰竭治疗的基石。有研究显示应用 ACEI 类药物对于蒽环类药物导致的左心室功能不全有一定疗效，但是不能阻止疾病进展。

目前主张应用蒽环类药物的患儿一旦发现有心功能障碍的表现，不管临床是否有症状，均应尽早开始 ACEI 治疗。

2. β 受体阻滞剂　关于应用 β 受体阻滞剂治疗蒽环类药物导致的心脏毒性的研究资料有限，但是已有的研究结果令人鼓舞，研究显示与其他类型的收缩功能失调如特发性扩张型心肌病相同，β 受体阻滞剂对于蒽环类药物导致的心肌病有一定疗效。此外，Kalay 等在小规模的临床研究中发现，在接受蒽环类药物治疗的患者中，预防性应用非选择性肾上腺素能受体阻滞剂卡维地洛可以减少心肌病的发生，此种作用是由于受体阻滞的作用，还是卡维地洛的抗氧化特性尚不清楚。

（六）心脏移植

对于抗心力衰竭药物治疗无效的患者应考虑进行心脏移植。

六、预后

蒽环类药物导致的心脏毒性作用一旦引发心力衰竭提示预后不良。心功能 III～IV 级者 2 年内死亡率超过 50%。临床治疗只能延缓心肌病进展，但是不能使心肌病逆转，最终需行心脏移植。

（齐建光）

参考文献

1. Colan SD. Classification of the cardiomyopathies. Prog Pediatr Cardiol, 2007, 23: 5-15.

2. Maron BJ, Towbin JA, Thiene G, et al; American Heart Association; Council on Clinical Cardiology, Heart Failure and Transplantation Committee; Quality of Care and Outcomes Research and Functional Genomics and Translational Biology Interdisciplinary Working Groups; Council on Epidemiology and Prevention. Contemporary definitions and classification of the cardiomyopathies: an A-

merican Heart Association Scientific State-ment from the Council on Clinical Cardiolo-gy，Heart Failure and Transplantation Com-mittee；Quality of Care and Outcomes Re-search and Functional Genomics and Transla-tional Biology Interdisciplinary Working Groups；and Council on Epidemiology and Prevention. Circulation，2006，113（14）：1807-1816.

3. Kaski JP，Elliott P. The classification con-cept of the ESC working group on myocardial and pericardial diseases for dilated cardiomy-opathy. Herz，2007，32：446-451.

4. 中华医学会心血管病学分会，中华心血管病杂志编辑委员会，中国心肌病诊断与治疗建议工作组. 心肌病诊断与治疗建议. 中华心血管病杂志，2007，35（1）：5-16.

5. Daubeney PE，Nugent AW，Chondros P，et al. Clinical features and outcomes of child-hood dilated cardiomyopathy：results from a national population-based study. Circulation，2006，114（24）：2671-2678.

6. Maisch B. Dilated cardiomyopathy—a syn-drome，not a homogeneous disease. Herz，2007，32（6）：444-445.

7. Mestroni L，Miyamoto SD，Taylor MEG. Genetics of dilated cardiomyopathy conduc-tion disease. Prog Pediatr Cardiol，2007，24：3-13.

8. Kärkkäinen S，Peuhkurinen K. Genetics of dilated cardiomyopathy. Ann Med，2007，39（2）：91-107.

9. Malhotra R，Mason PK. Lamin A/C defi-ciency as a cause of familial dilated cardiomy-opathy. Curr Opin Cardiol，2009，24（3）：203-208.

10. Gutberlet M，Spors B，Thoma T. Suspec-ted chronic myocarditis at cardiac MR：di-agnostic accuracy and association with im-munohistologically detected inflammation and viral persistence. Radiology，2008，246（2）：401-409.

11. Calore C，Cacciavillani L，Boffa GM，et al. Contrast-enhanced cardiovascular mag-netic resonance in primary and ischemic di-lated cardiomyopathy. J Cardiovasc Med（Hagerstown），2007，8（10）：821-829.

12. Burkett EL，Hershberger RE. Clinical and genetic issues in familial dilated cardiomyopa-thy. J Am Coll Cardiol，2005，45：969-981.

13. Fatkin D，CSANZ Cardiovascular Genetics Working Group. Guidelines for the diagno-sis and management of familial dilated car-diomyopathy. Heart Lung Circ，2007，16（1）：19-21.

14. Jefferies JL. Novel medical therapies for pe-diatric heart failure. Prog Pediatr Cardiol，2007，23：61-66.

15. de Groote P，Delour P，Mouquet F，et al. The effects of beta-blockers in patients with stable chronic heart failure. Predictors of left ventricular ejection fraction improve-ment and impact on prognosis. Am Heart J，2007，154（3）：589-595.

16. Kaufman BD，Shaddy RE. Beta-adrenergic receptor blockade and pediatric dilated car-diomyopathy. Prog Pediatr Cardiol，2007，24：51-57.

17. Shaddy RE，Wernovsky G. Pediatric heart failure. USA：Taylor & Francis Group，2005：137-170，241-370，665-738.

18. Alvarez JA，Wilkinson JD，Lipshultz SE. the Pediatric Cardiomyopathy Registry Stud-y Group. Outcome predictors for pediatric dilated cardiomyopathy：A systematic re-view. Prog Pediatr Cardiol，2007，23：25-32.

19. Bostan OM，Cil E. Dilated cardiomyopathy in childhood：prognostic features and outcome. Acta Cardiol，2006，61（2）：169-174.

20. Kubo T，Gimeno JR，Bahl A，et al. Prev-alence，clinical significance，and genetic basis of hypertrophic cardiomyopathy with restrictive phenotype. J Am Coll Cardiol，2007，49（25）：2419-2426.

21. Paul M，Zumhagen S，Stallmeyer B，et al. Genes causing inherited forms of cardiomyopathies. A current compendium. Herz，2009，34（2）：98-109.

22. van Spaendonck-Zwarts KY，van den Berg MP，van Tintelen JP. DNA analysis in inherited cardiomyopathies：current status and clinical relevance. Pacing Clin Electrophysiol，2008，31（Suppl 1）：S46-S49.

23. 张寄南，曹克将. 肥厚型心肌病诊断与治疗—美国心脏病学会/欧洲心脏病学会/美国心脏病协会专家共识导读. 中华心血管病杂志，2005，33：491-494.

24. Jurynec J. Hypertrophic cardiomyopathy：a review of etiology and treatment. J Cardiovasc Nurs，2007，22（1）：65-73.

25. Fifer MA，Vlahakes GJ. Management of symptoms in hypertrophic cardiomyopathy. Circulation. 2008，117（3）：429-439.

26. Hagège AA，Desnos M. New trends in treatment of hypertrophic cardiomyopathy. Arch Cardiovasc Dis，2009，102（5）：441-447.

27. Miller MA，Gomes JA，Fuster V. Risk stratification of sudden cardiac death in hypertrophic cardiomyopathy. Nat Clin Pract Cardiovasc Med，2007，4（12）：667-676.

28. El Masry HZ，Yadav AV. Arrhythmogenic right ventricular dysplasia/cardiomyopathy. Expert Rev Cardiovasc Ther，2008，6（2）：249-260.

29. van Tintelen JP，Hofstra RM，Wiesfeld AC，et al. Molecular genetics of arrhythmogenic right ventricular cardiomyopathy：emerging horizon? Curr Opin Cardiol，2007，22（3）：185-192.

30. 刘文玲. 致心律失常性右心室心肌病的研究进展. 心血管病学进展，2007，28（3）：347-350.

31. Buja G. Estes Ⅲ M，Wichter T，et al. Arrhythmogenic right ventricular cardiomyopathy/dysplasia：risk stratification and therapy. Prog Cardiovasc Dis，2008，50（4）：282-293.

32. 陈树宝，李万镇，马沛然，等. 小儿心力衰竭. 北京：人民卫生出版社，2008：147-193.

33. Wichter T，Paul TM，Eckardt L，et al. Arrhythmogenic right ventricular cardiomyopathy. Antiarrhythmic drugs，catheter ablation，or ICD? Herz，2005，30（2）：91-101.

34. Buja G，Estes NA 3rd，Wichter T，et al. Arrhythmogenic right ventricular cardiomyopathy/dysplasia：risk stratification and therapy. Prog Cardiovasc Dis，2008，50（4）：282-293.

35. Zaragoza MV，Arbustini E，Narula J. Noncompaction of the left ventricle：primary cardiomyopathy with an elusive genetic etiology. Curr Opin Pediatr，2007，19（6）：619-627.

36. Xing Y，Ichida F，Matsuoka T，et al. Genetic analysis in patients with left ventricular noncompaction and evidence for genetic heterogeneity. Mol Genet Metab，2006，88（1）：71-77.

37. 乐伟波，曾和松. 心肌致密化不全研究进展. 心血管病学进展，2007，28（3）：432-442.

38. Cox GF. Diagnostic approaches to pediatric cardiomyopathy of metabolic genetic etiologies and their relation to therapy. Prog Pediatr Cardiol，2007，23：15-25.

39. Taha M，Lopaschuk GD. Alterations in energy metabolism in cardiomyopathies. Ann Med，2007，39（8）：594-607.

40. Sinatra ST. Metabolic cardiology：an integrative strategy in the treatment of congestive heart failure. Altern Ther Health Med，2009，15（3）：44-52.

41. Debray FG，Lambert M，Chevalier I，et al. Long-term outcome and clinical spectrum of 73 pediatric patients with mitochondrial diseases. Pediatrics，2007，119（4）：722-733.

42. Yaplito-Lee J, Weintraub R, Jamsen K, et al. Cardiac manifestations in oxidative phosphorylation disorders of childhood. J Pediatr, 2007, 150 (4): 407-411.

43. Nakanishi T, Sakauchi M, Kaneda Y, et al. Cardiac Involvement in Fukuyama-type congenital muscular dystrophy. Pediatrics, 2006, 117: e1187-e1192.

44. Spencer CT, Bryant RM, Day J, et al. Cardiac and clinical phenotype in Barth syndrome. Pediatrics, 2006, 118: e337-e346.

45. van der Ploeg AT, Reuser AJJ. Lysosomal storage disease 2: Pompe's disease. Lancet, 2008, 372: 1342-1353.

46. Kishnani PS, Steiner RD, Bali D, et al. Pompe disease diagnosis and management guideline. Genet Med, 2006, 8: 267-288.

47. Kishnani PS, BurnsWechsler S. Enzyme-deficiency metabolic cardiomyopathies and the role of enzyme replacement therapy. Prog Pediatr Cardiol, 2007, 23: 39-48.

48. Jefferies JL, Eidem BW, Belmont JW, et al. Genetic predictors and remodeling of dilated cardiomyopathy in muscular dystrophy. Circulation, 2005, 112: 2799-2804.

49. Dellefave LM, McNally EM. Cardiomyopathy in neuromuscular disorders. Prog Pediatr Cardiol, 2007, 24: 35-46.

50. Kirchmann C, Kececioglu D, Korinthenberg R. Echocardiographic and electrocardiographic findings of cardiomyopathy in Duchenne and Becker-Kiener muscular dystrophies. Pediatr Cardiol, 2005, 26: 66-72.

51. Kajimoto H, Ishigaki K, Okumura K, et al. Beta-Blocker Therapy for Cardiac Dysfunction in Patients With Muscular Dystrophy. Circ J, 2006, 70: 991-994.

52. McNally EM. New approaches in the therapy of cardiomyopathy in muscular dystrophy. Annu Rev Med, 2007, 58: 75-88.

53. Ben Yaou R, Gueneau L, Demay L, et al. Heart involvement in lamin A/C related diseases. Arch Mal Coeur Vaiss, 2006, 99 (9): 848-855.

54. Rankin J, Ellard S. The laminopathies: a clinical review. Clin Genet, 2006, 70 (4): 261-274.

55. Outomuro D, Grana DR, Azzato F, et al. Adriamycin-induced myocardial toxicity: new solutions for an old problem? Int J Cardiol, 2007, 117 (1): 6-15.

56. Barry E, Alvarez JA, Scully RE, et al. Anthracycline-induced cardiotoxicity: course, pathophysiology, prevention and management. Expert Opin Pharmacother, 2007, 8 (8): 1039-1058.

57. Lipshultz SE, Alvarez JA, Scully RE. Anthracycline associated cardiotoxicity in survivors of children cancer. Heart, 2008, 94: 525-533.

第六章　病毒性心肌炎

心肌炎（myocarditis）是指心肌局灶性或弥漫性炎性病变，其特征为间质炎性细胞浸润以及心肌细胞的变性和坏死。炎症可累及心肌细胞、间质组织、血管成分及心包。心肌炎可由多种病因引起，感染性心肌炎最常见，其中最主要的病原为病毒，其他如细菌、支原体、寄生虫、真菌、衣原体等病原的感染也可导致心肌炎。此外，免疫介导疾病、中毒和过敏等因素也可引起心肌炎。本章介绍病毒性心肌炎。

一、定义及发病率

病毒性心肌炎（viral myocarditis，VMC）是指病毒感染心肌后，通过对心肌细胞产生直接损伤和（或）通过自身免疫反应引起的心肌细胞坏死、变性和间质炎性细胞及纤维素渗出过程。有时病变也可累及心内膜或心包。临床可呈暴发性、急性和慢性过程。大多预后良好，少数可转为慢性，发展为扩张型心肌病[1]。

儿童期心肌炎的发病率尚不确切，由于到目前为止没有统一的病毒性心肌炎临床诊断标准，而病理组织学检查敏感性又有不同，病毒性心肌炎的发病率的统计差异很大[2]。并且由于心肌炎隐匿起病，临床表现差异很大，甚至临床没有表现，故临床检出的心肌炎和病理诊断的心肌炎发病率差异很大。国外资料显示对因意外事故死亡的年轻人进行尸检心肌炎的检出率为 4%～5%，6%～21%猝死儿童尸检有心肌炎表现。有研究者认为临床诊断的心肌炎发病率大约为0.012%。柯萨奇病毒感染后心肌炎在男性中比女性中更常见。

二、病因学

许多病毒都可以引起病毒性心肌炎，其中肠道病毒是最常见的病毒，尤其柯萨奇病毒 B_1 至 B_6 型多见。最近研究资料表明腺病毒也是病毒性心肌炎的主要病因之一。其他还包括呼吸道流感病毒、巨细胞病毒、细小病毒 B19（PVB19）、

EB 病毒、人类疱疹病毒 6（HHV-6）等。近年，日本学者连续报道丙型肝炎病毒感染在心肌炎中也起重要作用。此外 HIV 的感染与心肌疾病的发生也有关联。

分子生物学技术的进步也促进了病因学的发展，可用 PCR 方法检测心内膜心肌活检心肌组织标本中的病毒基因。Bowles 等对 624 例心肌炎和 149 例扩张型心肌病患者的心肌标本进行了病毒基因检测，624 例心肌炎患者中 239 例病毒基因呈阳性（占 38%），其中 26 例有双重感染；所检测到的病毒包括腺病毒（$n=142$）、肠道病毒（$n=85$）、巨细胞病毒（$n=18$）、细小病毒 B19（$n=6$）、流感病毒 A（$n=5$）、单纯疱疹病毒（$n=5$）、EB 病毒（$n=3$）、呼吸道合胞病毒（$n=1$）。149 例扩张型心肌病患者心肌标本检测病毒基因，发现 30 例阳性（占 20%），仅检测到腺病毒（$n=18$）和肠道病毒（$n=12$）。

三、发病机制

病毒性心肌炎的发病机制尚未完全阐明。根据病毒性心肌炎实验模型和分子病毒学以及分子免疫学研究的结果，目前认为病毒性心肌炎的发病机制主要包括：①病毒直接损伤心肌；②病毒触发机体自身免疫反应（细胞性和体液性免疫反应）损伤心肌细胞；③可能与遗传有关[3]。

（一）病毒对心肌的直接损伤作用

病毒与心肌细胞膜上的病毒受体结合，进入心肌细胞进行复制，通过损伤心肌细胞膜功能、干扰心肌代谢等导致心肌细胞溶解。

柯萨奇病毒是儿童病毒性心肌炎最常见的病原，柯萨奇病毒与心肌细胞膜上的特异性受体复合体结合，即与柯萨奇-腺病毒受体（coxsackie-adenoviral receptor，CAR）和衰变加速因子（decay accelerating factor，DAF）的复合体结合，利用宿主的酪氨酸激酶等传导途径，使宿主的肌动蛋白和细胞骨架等发生重组，从而进入宿

主细胞。病毒进入宿主细胞以后，病毒 RNA 释放到胞浆中，利用宿主细胞的蛋白质合成系统，以自身基因组作为 mRNA 指导合成病毒蛋白。持续存在的病毒 RNA 可损伤心肌细胞，但其机制不清楚，可能与干扰细胞代谢、激活 JAK 等细胞信号传导通路，诱导细胞凋亡、心肌间质纤维化及机体免疫功能异常等有关。

此外，柯萨奇病毒还能够产生蛋白酶而溶解细胞-细胞间或者细胞-基质间连接。柯萨奇病毒产生的蛋白酶 2A（protease 2A）能够特异性地裂解心肌细胞主要骨架蛋白复合体抗肌萎缩蛋白（dystrophin）-肌聚糖（sarcoglycan）复合体，破坏了心肌细胞骨架与细胞外基质的连接，导致完整性被破坏，促进病毒进入宿主心肌细胞进行复制，也促进病毒从心肌细胞释放，并导致心肌细胞损伤，这与常常并发扩张型心肌病的 X 连锁肌营养不良的发病机制有相似之处[4]。

（二）病毒对心肌的免疫损伤作用

病毒感染后触发的自身免疫反应是把"双刃剑"。一方面，免疫系统的适当激活可增强机体清除病毒的能力，病毒感染后 NK 细胞和巨噬细胞被激活，清除病毒感染的心肌细胞并且抑制病毒复制；另一方面，免疫系统过度激活能够导致炎症浸润，反而破坏心肌细胞。

1. 体液免疫　目前研究已从病毒性心肌炎患者和动物体内检测出多种抗心肌成分的自身抗体，包括：抗肌球蛋白抗体，抗心磷脂抗体，抗肌凝蛋白抗体，抗线粒体腺苷酸转移酶（adenine nucleotide translocator，ANT）抗体、抗心肌 G 蛋白偶联受体抗体等。体外试验发现抗心肌自身抗体介导的自身免疫损伤参与了病毒性心肌炎的发病过程。目前一般认为抗心肌肌凝蛋白等自身抗体的产生可能主要通过抗原模拟机制，即病毒与心肌肌凝蛋白等有相同的抗原表位，因此病毒感染刺激产生的抗病毒抗体也可作用于肌凝蛋白等自身抗原，从而造成心肌损伤。

2. 细胞免疫　细胞免疫在病毒性心肌炎发病中具有重要作用。

病毒感染后早期，主要以 NK 细胞和巨噬细胞为主要免疫效应细胞。NK 细胞直接作用于病毒感染心肌细胞，主要通过释放穿孔素（perforin）、颗粒酶（granzyme）、TNF-α 和 IFN-γ 等杀灭病毒感染心肌细胞，是病毒性心肌炎早期主要的抗病毒屏障。巨噬细胞通过释放肿瘤坏死因子-β、一氧化氮和蛋白分解酶等破坏病毒感染心肌细胞，从而清除病毒。

病毒感染后 7～14 天，T 细胞替代 NK 细胞和巨噬细胞成为主要浸润细胞。T 细胞过度激活，CD4/CD8 T 细胞比例失调、Th1/Th2 细胞比例失调。细胞毒性 T 细胞通过穿孔素-颗粒酶介导的细胞毒作用和 Fas/FasL 途径介导的细胞毒作用损伤心肌细胞。Fas/FasL 介导的细胞凋亡是机体内最主要的细胞介导的细胞毒作用的负反馈机制，在病毒性心肌炎发病中，激活的细胞毒性 T 细胞一方面可杀伤病毒感染的心肌细胞以终止病毒感染；另一方面，细胞毒性 T 细胞也可通过 Fas/FasL 途径诱导其心肌自身凋亡，而不至于对心肌造成持续损害。

3. 细胞因子　由巨噬细胞、NK 细胞和 T 细胞等分泌的细胞因子是体液免疫和细胞免疫的介质，研究证实细胞因子在病毒诱发的炎症和感染后免疫反应的产生及进展过程中起重要作用。TNF-α、IL-1、IFN-γ、IL-10、IL-18、TGF-β 等多种细胞因子参与了病毒性心肌炎的发病过程。细胞因子的作用是多方面的，一方面具有抗病毒的作用，另一方面通过上调抗原呈递过程或者感染细胞表面的病毒抗原簇也可诱导凋亡，还可参与体液和细胞免疫过程。

在 VMC 中，激活的免疫细胞产生细胞因子，引起诱导型 NO 合酶产生 NO 增加，病理情况下，增加产生的 NO 可导致心肌损伤和心肌收缩力下降。

（三）遗传因素

主要组织相容性复合物（MHC）Ⅱ多态性是心肌炎的重要遗传促发因素。不同研究发现 HLA-DR4、DR12、DR15 和 DQ8 阳性可能与心肌炎发生相关，并且与种族、年龄、地域特征有关。此外，CD45 和编码心肌蛋白的基因可能也与慢性心肌炎/扩张型心肌病的发生有关[5]。

四、病理

心脏可显示不同程度的扩大，心肌苍白松

弛。心肌纤维之间和血管周围的结缔组织中有单核细胞、淋巴细胞等炎性细胞浸润。心肌纤维不同程度变性、横纹消失、肌浆溶解，呈小灶性、斑点性或大片状坏死，可伴浆液纤维素性心包炎和心内膜炎。慢性病例晚期除心肌纤维变性坏死外，可见纤维细胞增生，胶原纤维增多，瘢痕形成。

五、临床表现

病毒性心肌炎的临床表现常取决于病变的范围和严重程度。起病前可有呼吸道感染或消化道感染等前驱病毒感染史。

症状轻重相差悬殊。轻型可无自觉症状，或表现为乏力、多汗、心悸、气短、头晕、心前区不适、胸痛、胸闷、面色苍白、腹痛、呕吐等。体检心脏大小正常或轻微扩大，可有心动过速（或过缓）、第一心音低钝，有时有奔马律，或有各种心律失常（以期前收缩多见）。

重型起病较急，可表现为：①心力衰竭：呼吸急促，呼吸困难，肺底部可闻及细湿啰音，肝大，水肿。②心源性休克：四肢发冷，脉搏细弱，血压下降，面色青灰。③严重心律失常：听诊心动过缓（完全性房室传导阻滞或病态窦房结综合征），或心动过速（房性心动过速或室性心动过速）。临床表现为突然晕厥，重者意识完全丧失，面色苍白，常伴有抽搐及大小便失禁，阿-斯综合征发作。也可发生猝死。

部分病人呈慢性过程，演变为扩张型心肌病，临床表现为心脏扩大、心力衰竭和心功能减低等。

新生儿病毒性心肌炎病情严重，进展迅猛，死亡率高，预后差，易有流行倾向，临床表现多为非特异症状且累及多个脏器或类似重症败血症的表现。多在生后10天内发病，部分患儿起病前可先有发热、腹泻、呕吐和拒食等前驱症状，病情进展很快发展为心力衰竭和心源性休克。并累及多个脏器，累及神经系统引起惊厥和昏迷，累及肝引起肝大、肝功能损害和黄疸，累及肺引起肺炎和呼吸衰竭。还可出现类似重症败血症的表现。新生儿心肌炎易有流行倾向，多个国家报道过柯萨奇B型病毒引起新生儿心肌炎的流行。我国也有新生儿病毒性心肌炎暴发流行的报道，

东北地区某医院婴儿室（1993年）发生新生儿柯萨奇病毒感染发病38例，合并心肌炎14例（占36.8%），其中8例除心肌损伤外伴多脏器受累（肝损害4例，弥散性血管内凝血4例，脑膜炎2例），并有类似重症败血症的临床表现，死亡8例，病原证实为柯萨奇B_3型及B_5型病毒。

六、实验室检查

（一）胸部X线检查

心脏大小正常或不同程度增大。有心力衰竭时心脏明显增大，肺淤血，心脏搏动减弱。

（二）心电图

急性期心电图多有异常改变，常见为窦性心动过速、ST-T改变、期前收缩及房室传导阻滞等各种心律失常。

1. ST-T改变　ST段偏移，T波平坦、双向或倒置。有时ST-T形成单向曲线，酷似急性心肌梗死。

2. 期前收缩和心动过速　在各类期前收缩中以室性期前收缩最常见，多属频发，可呈二联律、三联律或成对，可为多源性。亦可见房性及室性心动过速、心房扑动和颤动等。

3. 传导阻滞　可为窦房阻滞、房室传导阻滞、左或右束支传导阻滞、双束支传导阻滞甚至3束支传导阻滞、其中以三度房室传导阻滞最重要。

4. 其他　尚可见QRS波群低电压（新生儿除外），QT间期延长及异常Q波等。

但是心电图改变缺乏特异性，强调动态观察的重要性。

（三）超声心动图

超声心动图可显示心脏扩大以及心室收缩功能或舒张功能受损的程度。急性心肌炎超声心动图最常见的表现是非特异性的节段性室壁运动异常，表现为室壁运动幅度减低或者运动障碍等。急性病毒性心肌炎可因室壁水肿而表现一过性心室壁肥厚，类似于肥厚型心肌病表现，多于数周或数月内恢复。可有少量心包积液和瓣膜关闭不

全。慢性心肌炎可表现为类似扩张型心肌病改变，心腔扩大，心室收缩功能减低。

超声心动图检测不能特异性诊断心肌炎，但可除外瓣膜性心脏病、心脏肿瘤和先天性心脏病等心脏结构改变。

（四）心肌损伤的血清生化指标

1. 心肌酶谱　心肌受损时，血清中有十余种酶的活力可以增高，临床用于诊断病毒性心肌炎的酶有肌酸激酶（creatine kinase，CK）及其同工酶 CK-MB，乳酸脱氢酶（lactate dehydrogenase，LDH）及其同工酶 LDH_1、LDH_2。

（1）肌酸激酶（CK）及其同工酶（CK-MB）　CK 主要存在于骨骼肌、心肌及脑组织中。心肌受损时，一般在起病 3～6 h 即可出现升高，2～5 日达高峰，多数病例在 2 周内恢复正常。现已知 CK 有 4 种同工酶，即 CK-MM（骨骼肌型）、CK-MB（心肌型）、CK-BB（脑型）和线粒体同工酶 Mt。CK-MB 主要来源于心肌，对早期诊断心肌炎价值较大。

CK-MB 的定量分析（CK-MB 质量，单位 ng/ml）较活力分析（单位为 U/ml）更为精确，且小儿正常参考值不受年龄因素的影响，≥5 ng/ml 为阳性，提示心肌损伤。

（2）乳酸脱氢酶（LDH）及其同工酶 LDH_1、LDH_2　LDH 是一种广泛分布的酶，在心肌、骨骼肌、肝、肾和血液中均含有，因此在多种疾病情况下均可升高，但特异性差。在心肌受损时，多在发病 24～48 小时开始上升，3～6 天达高峰，8～14 天逐步恢复，长者达 2 个月左右才恢复。LDH 同工酶具有器官组织特异性，因 LDH_1 主要存于心肌中，病毒性心肌炎时 LDH_1、LDH_2 增高，尤以 LDH_1 增高为主，致使 $LDH_1 > LDH_2$。

2. 心肌肌钙蛋白（cardiac troponin，cTn）　cTn 是心肌收缩和舒张过程中的一种调节蛋白，由三种亚单位（cTnT、cTnI 和 cTnC）组成。cTnT 是与原肌球蛋白结合的亚单位，cTnI 是肌原纤维（myofibril）ATP 酶的抑制性亚单位，cTnC 是钙离子结合亚单位。

当心肌细胞受损时，cTnT（或 cTnI）易透过细胞膜释放入血，使血中 cTnT（或 cTnI）明显升高。近年来发现，cTn 这种非酶类蛋白血清标志物对于评价心肌损伤具有高度特异性和敏感性，并且出现早，持续时间长。

Lauer 等对临床拟诊心肌炎患者 80 例，测定血清 cTnT，并进行心内膜心肌活检（组织学和免疫组织学检查），结果表明 cTnT 升高诊断的敏感性为 53%，特异性为 94%，提示临床拟诊心肌炎病人，若 cTnT 升高，高度提示心肌炎的诊断。

（五）放射性核素心肌显像

1. ^{67}镓-心肌炎症显像　^{67}镓（^{67}Ga）静注后 90% 与体内的转铁蛋白、铁蛋白及乳铁蛋白等结合。白细胞含有丰富的乳铁蛋白，^{67}Ga 具有被心肌炎症细胞（T 淋巴细胞及巨噬细胞等）摄取的性能，^{67}Ga 以离子或转铁蛋白结合形式易聚集到炎症部位（血管通透性增强）而显影。^{67}Ga 心肌显像对心肌炎有较高的诊断价值。对慢性心肌炎（扩张型心肌病伴有炎症，心内膜心肌活检证实）行 ^{67}Ga 心肌显像与病理炎症浸润对比，结果显示二者密切相关。

静脉注射 ^{67}Ga-枸橼酸，注射后分别在 24 h、72 h 进行显像（γ 照相机）。根据心肌显像进行定性试验，再根据心、肺放射性分布的比值（H/L）进行半定量诊断。H/L 浓度之比 >1.2 为阳性。

2. ^{111}铟-抗肌球蛋白抗体心肌坏死灶显像　心肌细胞坏死时，肌球蛋白轻链被释放入血循环中，而重链仍残留在心肌细胞内。^{111}铟标记的单克隆抗肌球蛋白抗体可与重链特异性结合使心肌坏死灶显像。结合量多少与坏死灶大小及程度呈正比，与局部心肌血流量呈反比。

静脉注射 ^{111}铟-抗肌球蛋白抗体后 24 h 进行平面 SPECT 显像，活动性心肌炎可见心肌内有弥散性 ^{111}铟-抗肌球蛋白抗体摄取。研究显示 ^{111}铟-抗肌球蛋白显像对免疫组织学诊断心肌炎的特异性为 86%，敏感性为 66%。

3. ^{99m}锝-MIBI（甲氧基异丁基异腈）心肌灌注显像　^{99m}锝（Tc）-MIBI 静脉注射后能被正常心肌细胞摄取使心肌显影。心肌聚集放射性药物的量与该区冠状动脉血流灌注量呈正相关。心肌炎时，由于炎性细胞浸润，间质纤维组织增生、退行性变等，致使心肌缺血，正常心肌细胞减少，故核素心肌显像呈正常与减淡相间的放射性分布（呈花斑样改变），可作出心肌炎倾向性诊断，但特异性差。

（六）心脏磁共振显像（cardiac magnetic resonance imaging，CMR）

CMR应用于临床的技术主要包括自旋回波、梯度回波和对比增强等。心肌炎在T_2加权自旋回波CMR可表现为局灶性信号增高，提示心肌组织内炎性病灶和水肿。以轧喷酸葡胺（Gd-DTPA）为增强造影剂行CMR，早期增强和晚期增强对于疑似急性心肌炎的患者是重要的诊断手段。整个心肌早期强化提示弥漫性充血，毛细血管通透性增加和炎症。而晚期增强提示心内膜下、心外膜瘢痕或者不可逆的心肌损伤。急性心肌炎CMR可显示结节状、斑片状和心外膜下延迟增强，主要位于外侧壁和下壁。CMR早期增强、晚期增强和水肿信号相结合，对心肌炎诊断的敏感性、特异性和准确性大大提高，可清楚显示炎症的位置、范围及严重程度，并且可长期随访观察严重的活动变化情况[6]。

Mahrholdt等（2004年）采用节段反转回复梯度回波脉冲序列（segmented inversion recovery gradient-echo pulse sequences，IR-GRE）技术，应用CMR诊断心肌炎，能够显示微小心肌损伤情况。为了探讨CMR是否能够满意地显示活动性心肌炎的部位，于对比增强（contrast enhancement）的部位进行心内膜心肌活检，并将活检组织送检组织病理检查（包括组织学、免疫组织学和分子病理），并于3个月后进行随访。结果在临床诊断为心肌炎的32名患者中，28名患者（88%）CMR检查显示出对比增强，其心肌中通常存在一个或多个局灶性的对比增强部位，这些局灶性对比增强部位大多数位于心肌的外侧游离壁。在21名接受对比增强部位心内膜心肌活检的患者中，19名患者组织病理学分析显示为活动性心肌炎。其余的11名患者心内膜心肌活检难以取到对比增强部位的心肌组织，其中只有1名患者的心内膜心肌活检标本显示为活动性心肌炎。随访结果表明对比增强区域占左心室质量的百分比由9%±11%下降至3%±4%；

同时左心室射血分数由47%±19%升高至60%±10%。舒张期末容积由（170±80）ml下降至（133±44）ml。这个研究得出如下的结论：对比增强现象在临床疑似心肌炎患者中很常见，并与组织病理学所证实的活动性心肌炎相关。心肌炎多位于心室的外侧游离壁。对比CMR检测对于炎症性心肌病的评价与监测具有重要价值。

（七）心内膜心肌活检

1. 病理组织学诊断　病理组织学诊断是诊断的金标准，但由于炎症可呈局灶分布，取样部位的局限性使阳性率不高（10%左右），而假阴性率高。并且心内膜心肌活检系有创性检查，有一定的危险性，在国内很难作为常规检查项目。

Dallas病理组织学诊断标准（1984年）拟定心肌炎形态学的定义为：心肌炎性细胞浸润，并伴邻近心肌细胞坏死和（或）退行性病变。可分成：

（1）活动性心肌炎（active myocarditis）：炎性细胞浸润和邻近心肌细胞不同程度损害和坏死。

（2）临界心肌炎（borderline myocarditis）：有炎性细胞浸润，但无心肌细胞损害或坏死。需要心内膜心肌活检复查确认。

（3）无心肌炎（no myocarditis）：组织学正常。

2. 免疫组织学诊断　近年来免疫组织学检查已成功应用于心肌炎的诊断。免疫组织学法是应用各种特异免疫组织学标志物的单克隆抗体来检测心肌组织中的炎症浸润淋巴细胞。由于炎症免疫组织学标记物分布于整个心肌，不易出现假阴性，因此明显提高了诊断阳性率（50%以上），并且有助于分辨炎症浸润细胞（T细胞，B细胞和巨噬细胞等）的类型和活性。免疫组织标记物包括：主要组织相容性复合体（MHC）、人类白细胞抗原（HLA）、细胞黏附分子（CAM）和CD2、CD3、CD4和CD8等。

采用特异单克隆抗体（抗-CD2、抗-CD3、抗-CD4和抗-CD8抗体）直接结合人淋巴细胞的细胞表面抗原对心肌组织浸润炎症细胞进行定量分析。淋巴细胞数>2.0/高倍视野（×400），即相当于淋巴细胞数>7.0/mm^2为阳性。

（八）病毒学检查

1. 病毒分离　在急性期从心内膜心肌活检或心包穿刺液中可分离出病毒，但检出率极低。

2. 病毒基因检测　应用原位杂交及多聚酶链式反应（PCR）法，自心内膜心肌活检的心肌组织标本中检测到病毒核酸，意义最大[7]。

3. 血清学检查　病程早期血清特异性病毒IgM阳性，或者恢复期血清抗体滴度较急性期升高 4 倍以上有意义，但只能说明近期有该型病毒感染，而不能将其定位在心脏。

（九）抗心脏抗体

以免疫荧光或者 Western 等方法检测外周血或者心肌活检标本中的心脏抗体，如抗肌球蛋白抗体、抗肌凝蛋白抗体、抗线粒体腺苷酸转移酶（adenine nucleotide translocator，ANT）抗体、抗心肌 G 蛋白偶联受体抗体、抗 β_1 受体抗体、抗热休克蛋白抗体等，如阳性支持心肌炎的诊断。如心脏抗体持续滴度升高，高度提示发展成扩张型心肌病（炎症性扩张型心肌病、慢性心肌炎）的可能[8]。

七、诊断

病毒性心肌炎缺乏特异性诊断方法，主要依靠综合临床资料，并排除其他疾病。心内膜心肌活检的组织学及免疫组织学诊断，提供了可靠的病理诊断依据。但系创伤性检查，一般不作为常规检查[9]。

目前国际上没有统一的诊断标准。

中华医学会儿科学分会心血管学组修订的病毒性心肌炎诊断标准供临床诊断参考。

病毒性心肌炎诊断标准（修订草案）

中华医学会儿科学会心血管学组　中华儿科杂志编辑委员会

1999 年 9 月，昆明

一、临床诊断依据

（一）心功能不全、心源性休克或心脑综合征。

（二）心脏扩大（X线、超声心动图检查的表现之一）。

（三）心电图改变：以 R 波为主的 2 个或 2 个以上主要导联（Ⅰ、Ⅱ、aVF、V5）的 ST-T 段改变持续 4 天以上伴动态变化，窦房传导阻滞、房室传导阻滞、完全性右束支或左束支传导阻滞，成联律、多形、多源、成对或并行性早搏，非房室结及房室折返引起的异位心动过速，低电压（新生儿除外）及异常 Q 波。

（四）CK-MB 升高或心肌肌钙蛋白（cTnI 和 cTnT）阳性。

二、病原学诊断依据

（一）确诊指标：自患儿心内膜、心肌、心包（活检、病理）或心包穿刺液检查，发现以下之一者可确定心肌炎由病毒引起。

1. 分离出病毒。

2. 用病毒核酸探针查到病毒核酸。

3. 特异性病毒抗体阳性。

（二）参考依据：有以下之一者结合临床可考虑心肌炎系由病毒引起。

1. 自患儿粪便、咽拭子或血液中分离到病毒，且恢复期血清同型抗体滴度较第一份血清升高或降低 4 倍以上。

2. 病毒早期患儿血中特异性 IgM 抗体阳性。

3. 用病毒核酸探针自患儿血中查到病毒核酸。

三、确诊依据

（一）具备临床诊断依据 2 项，可临床诊断为心肌炎。发病同时或发病前 1～3 周有病毒感染的证据更支持诊断。

（二）同时具备病原学确诊依据之一，可确诊为病毒性心肌炎。具备病原学参考依据之一，可临床诊断为病毒性心肌炎。

（三）凡不具备确诊依据，应给予必要的治疗或随诊，根据病情变化，确诊或除外心肌炎。

（四）应除外风湿性心肌炎、中毒性心肌炎、先天性心脏病、结缔组织病以及代谢性疾病的心肌损害、甲状腺功能亢进症、原发性心肌病、原发性心内膜弹力纤维增生症、先天性房室传导阻滞、心脏自主神经功能异常、β 受体功能亢进及药物引起的心电图改变。

四、分期

（一）急性期：新发病，症状及检查阳性发现明显且多变，一般病程在半年以内。

（二）迁延期：临床症状反复出现，客观检查指标迁延不愈，病程多在半年以上。

（三）慢性期：进行性心脏增大，反复心力衰竭或心律失常，病情时轻时重，病程在 1 年以上。

八、治疗

本病目前尚无特效治疗，应结合患儿病情采取有效的综合措施，可使大部分患儿痊愈或好转[10]。

（一）休息

病人应卧床休息以减轻心脏负荷及减少心肌氧耗量。动物实验证实，运动可使病毒感染力增强，加重心肌损害。急性期至少卧床休息 3～4 周。有心功能不全或心脏扩大者更应强调绝对卧床休息 3 个月。恢复期也要避免剧烈运动。

（二）抗病毒治疗

对处于病毒血症阶段的早期病人或者心肌活检证实有病毒复制的病人，可选用抗病毒治疗。但病毒感染存在与否以及感染病毒的类型在临床上有时很难确定。pleconaril 是一种能够与柯萨奇病毒 B 直接结合，并阻止其与靶细胞结合并感染靶细胞的药物，早期的小样本研究疗效满意，大规模临床研究正在进行[11]。

（三）改善心肌营养与代谢药物

1. 大剂量维生素 C　缓慢静脉推注，对促进心肌病变的恢复、改善心肌代谢、减轻症状和纠正心源性休克有一定疗效。研究表明，大剂量维生素 C 治疗心肌炎的机制可能与清除自由基有关。用法每次 100 mg～200 mg/kg，每日 1 次，2～4 周一个疗程。

2. 辅酶 Q10　参与氧化磷酸化及能量的生成过程，并有抗氧自由基及膜稳定作用，改善心肌的收缩力，保护缺血心肌。

3. 1,6 二磷酸果糖（FDP）　可改善心肌细胞线粒体能量代谢，能稳定细胞膜和溶酶体膜，抑制氧自由基生成，减轻组织损伤，保护心肌。

4. 磷酸肌酸　能够更直接地提供能量，改

善心肌代谢。

（四）免疫抑制剂

对于应用免疫抑制剂治疗病毒性心肌炎是有争议的。动物研究显示病毒感染急性期应用糖皮质激素，将限制宿主对于病毒侵袭的免疫反应，促进病毒播散，增加病死率。所幸临床上有症状时多已超过了病毒感染的急性期。免疫抑制剂一方面可以抑制病毒诱导的对心肌组织造成损伤的自身免疫反应，但另一方面也会抑制机体对病毒的免疫反应，可引起机体的免疫力下降及病毒扩散，不恰当的使用有可能会加剧病情。因此应把握好时间和剂量，不可盲目滥用。

一般病例不宜常规应用，主要用于暴发起病有心力衰竭、心源性休克或高度房室传导阻滞、室性心动过速、心室颤动等严重心律失常的危重患者，或者慢性持续性心功能不全、心肌活检证实慢性心肌炎伴免疫激活而病毒检测阴性的患者。免疫抑制剂对于心肌炎的疗效还没有定论。内科多数认为无效，而儿科几个非对照研究结果提示应用免疫抑制剂治疗心肌炎有一定疗效。

免疫抑制剂常用甲泼尼龙或泼尼松，少数病例加用硫唑嘌呤。泼尼松开始剂量为 1～2 mg/(kg·d)，分 3 次口服，2～4 周后逐渐减量，至 8 周左右减至 0.3 mg/(kg·d)，维持 2～3 个月后再逐渐减量停药，总疗程根据病人具体情况确定，大约半年左右。硫唑嘌呤 2 mg/(kg·d)，分 2 次口服，疗程同前。对于危重病例可采用冲击疗法，甲泼尼龙 10～30 mg/(kg·d)，于 1～2 h 内静脉滴注，连用 3 天，然后逐渐减量，最后改为口服泼尼松。

（五）大剂量丙种球蛋白

疗效还没有定论，但多数研究显示静脉注射大剂量丙种球蛋白用于急性病毒性心肌炎有良好疗效。目前多用于急性起病有心力衰竭、心源

性休克或高度房室传导阻滞和室性心动过速等严重心律失常的重症患者，对于慢性心肌炎心肌活检证实伴免疫激活的患者也可试用。总剂量为 2g/kg，于 2～3 天内静脉滴注。治疗机制可能为：①直接提供针对病毒的中和抗体；②阻断 IgFc 段与心肌细胞上的病毒抗原 FcR 结合，可改变免疫反应；③抑制炎症性细胞因子的产生，减轻补体介导的组织损伤；④影响细胞凋亡及调节细胞周期。

（六）对症治疗

1. 控制心力衰竭 心肌炎使心肌应激性增高，对强心苷耐受性差，易出现中毒而发生心律失常。一般病例用地高辛口服，饱和量用常规的 2/3 量。心力衰竭不重，发展不快者，可用每日口服维持量法。

2. 抢救心源性休克 及时应用血管活性药物，如多巴胺、多巴酚丁胺、米力农、左西孟旦等加强心肌收缩力，维持血压及改善微循环。必要时使用体外膜式氧合（extracorporeal membrane oxygenator，ECMO）。

3. 心律失常的治疗 快速性心律失常可选用抗心律失常药物，要注意选择对心肌收缩力影响不大的药物。室上性心动过速无血流动力学障碍者可静脉注射腺苷，血流动力学不稳定者应直接电转复。室性心动过速者应用胺碘酮临床有效并且提高了存活率。但仅有期前收缩而无明显症状者，可先观察而不一定给予抗心律失常药物治疗。对心率缓慢的三度房室传导阻滞，QRS 波宽或出现阿-斯综合征者需要安装临时人工心脏起搏器，如心脏阻滞 2 周不恢复可考虑安装永久起搏器。

（七）中医中药

黄芪、麦冬、人参等具有抗病毒和调节免疫功能的作用，临床上可根据病情选择应用。

九、预后

绝大多数患者预后良好，经适当治疗后可痊愈。少数患儿可发展成扩张型心肌病[12]。极少数暴发起病者由于心肌弥漫性炎症和坏死，发生心力衰竭、心源性休克或者严重心律失常，在早期死亡。暴发起病者如能存活，多数预后良好，很少会发展成扩张型心肌病[13]。新生儿病毒性心肌炎往往病情重，死亡率可高达 75%。

心肌炎的预后不仅与起病时症状和体征的严重程度有关，而且与组织病理表现和生化标志物有关。一般来讲，起病时有严重心力衰竭的患者可能预后更好。在 132 个活检证实为原发淋巴细胞心肌炎的成年患者中，11 年存活率为 45%，而 15 例暴发型心肌炎患者有 93% 的概率存活且未进行心脏移植。调节细胞内凋亡的生化标记物的研究显示，急性心肌炎患者与对照组比较血浆可溶性 Fas 和 Fas 配体水平升高，严重病例水平更高。暴发型心肌炎患者血浆 IL-10 水平明显升高。6～12 个月时血浆 Fas 和 TNF-α 受体高滴度表达提示左心室射血分数恢复不良。同样，发病 6 个月后抗肌球蛋白的存在提示左心室射血分数（LVEF）不能改善。持续肠道病毒、腺病毒、细小病毒 B19 和 HHV-6 等病毒基因组的表达提示 LVEF 进行性损伤[14]。

[附] 炎症性扩张型心肌病：扩张性心肌病患者行心内膜心肌活检，证实慢性炎症（心肌炎）存在，伴随/不伴随病毒基因组表达，称为炎症性扩张型心肌病。炎症性扩张型心肌病的发生与病毒感染后自身免疫机制密切相关[15]。以下几点提示了炎症性扩张型心肌病的自身免疫机制：①家族聚集性；②与 HLA-DR4 有联系；③淋巴单核细胞浸润；④Ⅱ类 HLA 异常表达；⑤心内膜心肌活检时表达心脏内皮黏附分子，而 PCR 未发现基因组表达；⑥循环中细胞因子和心肌自身抗体水平增加；⑦抗体介导和细胞介导自身免疫心肌炎/DCM 动物模型的证据[16]。

炎症性扩张型心肌病可采用以下治疗：①免疫抑制剂：疗效有争议；②大剂量丙种球蛋白：疗效有争议，对于儿科病例多数认为有效；③免疫吸附疗法：通过免疫吸附法去除体内抗心肌自身抗体，可减少抗心肌自身抗体对心肌的损伤；④干扰素：对于心内膜心肌活检证实病毒基因组阳性者，部分有疗效[17]。

（齐建光）

参考文献

1. Spotnitz MD, Lesch M. Idiopathic dilated cardiomyopathy as a late complication of healed viral (Coxsackie B virus) myocarditis: historical analysis, review of the literature, and a postulated unifying hypothesis. Prog Cardiovasc Dis, 2006, 49 (1): 42-57.

2. Uhl TL. Viral myocarditis in children. Crit Care Nurse, 2008, 28 (1): 42-63.

3. Esfandiarei M, McManus BM. Molecular biology and pathogenesis of viral myocarditis. Annu Rev Pathol, 2008, 28: 127-155.

4. Knowlton KU. CVB infection and mechanisms of viral cardiomyopathy. Curr Top Microbiol Immunol, 2008, 323: 315-335.

5. Li HS, Ligons DL, Rose NR. Genetic complexity of autoimmune myocarditis. Autoimmun Rev, 2008, 7 (3): 168-173.

6. Gutberlet M, Spors B, Thoma T, et al. Suspected chronic myocarditis at cardiac MR: diagnostic accuracy and association with immunohistologically detected inflammation and viral persistence. Radiology, 2008, 246 (2): 401-409.

7. Chapman NM, Kim KS. Persistent coxsackievirus infection: enterovirus persistence in chronic myocarditis and dilated cardiomyopathy. Curr Top Microbiol Immunol, 2008, 323: 275-292.

8. Schulz-Menger J, Maisch B, Abdel-Aty H, et al. Integrated biomarkers in cardiomyopathies: cardiovascular magnetic resonance imaging combined with molecular and immunologic markers—a stepwise approach for diagnosis and treatment. Herz, 2007, 32 (6): 458-472.

9. Frishman WH, Zeidner J, Naseer N. Diagnosis and management of viral myocarditis. Curr Treat Options Cardiovasc Med, 2007, 9 (6): 450-464.

10. Matsumori A. Treatment options in myocarditis: what we know from experimental data and how it translates to clinical trials. Herz, 2007, 32 (6): 452-466.

11. Brunetti L, DeSantis ER. Treatment of viral myocarditis caused by coxsackievirus B. Am J Health Syst Pharm, 2008, 65 (2): 132-137.

12. Towbin JA, Lowe AM, Colan SD. Incidence, causes, and outcomes of dilated cardiomyopathy in children. JAMA, 2006, 296: 1867-1876.

13. Amabile N, Fraisse A, Bouvenot J, et al. Outcome of acute fulminant myocarditis in children. Heart, 2006, 92 (9): 1269-1973.

14. Caforio AL, Calabrese F, Angelini A, et al. A prospective study of biopsy-proven myocarditis: prognostic relevance of clinical and etiopathogenetic features at diagnosis. Eur Heart J, 2007, 28 (11): 1326-1333.

15. Kallwellis-Opara A, Dörner A, Poller WC, et al. Autoimmunological features in inflammatory cardiomyopathy. Clin Res Cardiol, 2007, 96 (7): 469-480.

16. Fett JD. Inflammation and virus in dilated cardiomyopathy as indicated by endomyocardial biopsy. Int J Cardiol, 2006, 112 (1): 125-126.

17. Maisch B, Hufnagel G, Kölsch S, et al. Treatment of inflammatory dilated cardiomyopathy and (peri) myocarditis with immunosuppression and i. v. immunoglobulins. Herz, 2004, 29 (6): 624-636.

第七章　感染性心内膜炎

小儿感染性心内膜炎（infective endocardi-tis，IE）是一种严重的感染性疾病。其死亡率可高达 20%～25%。而且，其发病率有明显的增加趋势。据国外报道，20 世纪 30 年代，每年住院儿童中 IE 占 1/4500，而在 20 世纪 80 年代占 1/1280。这种增加与小儿先天性心脏病的成活率较前明显增加、危重新生儿及婴儿的静脉内置管术应用增多等因素有关[1-2]。

一、发病机制[1-6]

1. 一般情况下，完整的心内膜不容易形成血凝块和细菌的黏附。因此，在 IE 发病过程中 2 个因素起关键作用：①心脏或大血管存在结构异常，并且该异常存在明显的压力阶差造成明显的血液湍流（能导致内皮损伤和血小板血栓形成）。因此，主动脉瓣疾病在儿童 IE 中最常见，而继发孔型房间隔缺损由于没有明显的血液湍流形成而很少发生 IE。而在新生儿的 IE，多见于右侧心腔，主要与静脉内置管导致右心内膜损伤有关。②细菌血症，有时可能是一过性的细菌血症。

2. 大多数 IE 患儿具有先天性心脏病或获得性心脏病病史（如风湿性心脏病）。有些先天性心脏病可能在患儿发生了 IE 时才能诊断（如二瓣主动脉瓣畸形）。但是新生儿或吸毒者发生 IE 可能不存在先天性心脏病（在美国约有 8%～10% 的 IE 患儿没有结构性心脏病或其他 IE 危险因素的存在，这些患儿往往发生主动脉瓣或二尖瓣的金黄色葡萄球菌的感染）。

3. 所有先天性心脏病，除了继发孔型房间隔缺损，都可能发生 IE。最常见的先天性心脏病是法洛四联症（tetralogy of Fallot，TOF）、室间隔缺损（ventricular septal defect，VSD）、主动脉瓣疾病（aortic valve disease）、大动脉转位（transposition of the great arteries，TGA）和体肺动脉分流术后。风湿性瓣膜病，尤其是二尖瓣关闭不全也占据一小部分比例。心脏内植入

人工瓣膜或人工材料的患儿是发生 IE 的高危因素。此外，伴有二尖瓣反流的二尖瓣脱垂（mi-tral valve prolapse，MVP）及肥厚型梗阻性心肌病也可导致 IE 的发生。国内一项先天性心脏病合并 IE 的报道发现最常见的先天性心脏病为 TOF（13/52）及 VSD（13/52），其次为 PDA（6/52）及主动脉狭窄（4/52）。另外一组 IE 病例中最常见的先心病为 VSD（35%），其次为 TOF（26%）。

4. 任何局部的感染如脓肿、骨髓炎或肾盂肾炎均可导致菌血症。但是最常造成菌血症的是牙病，尤其是存在龋齿或牙周病的患儿。菌血症也可发生在咀嚼或刷牙过程中。用患龋齿或牙周病的牙齿咀嚼是最常见导致菌血症的原因，因此，保持口腔卫生比服用任何药物预防 IE 的方法都重要。

二、病理

IE 的赘生物往往存在于缺损的低压腔内，缺损周边或缺损对侧（由于高速射流导致对侧内膜损伤）。例如，在动脉导管未闭或体肺动脉分流术时 IE 赘生物存在于肺动脉内，二尖瓣反流时赘生物发生在二尖瓣的心房侧，主动脉反流时赘生物发生在主动脉瓣的心室侧及二尖瓣的腱索上。主动脉狭窄时赘生物发生在主动脉瓣的上表面或主动脉高速射流所对的部位。除了单纯的 ASD 或 VSD，手术纠正先天性心脏病的畸形可降低但是不能完全防止心内膜炎的发生。

三、病因学（微生物）[1-3,5-6]

1. 既往，甲型溶血性链球菌（草绿色链球菌）、肠球菌及金黄色葡萄球菌占 IE 感染病例的 90%。但是最近几年由真菌和 HACEK 菌（嗜血杆菌、放线杆菌、人心杆菌、埃肯菌及 Kin-gella 菌）导致的 IE 的发生率明显升高，尤其在新生儿和存在免疫缺损的患儿。由肠球菌导致的 IE 在儿童比成人少。据国外报道对于 1 岁以上

的患儿，草绿色链球菌是 IE 患儿中最常见的致病菌，其次是金黄色葡萄球菌，但是对于急性 IE 患者则是金黄色葡萄球菌占第一位。国内一项研究发现，20 世纪 60 年代初到 80 年代初之间的小儿 IE 金黄色葡萄球菌占 54.5%，白色葡萄球菌占 18.2%，草绿色链球菌占 18.2%。但是 20 世纪 80 年代到 90 年代末小儿 IE 的致病菌发生明显变化，占比例最高的是包括腐生葡萄球菌、表皮葡萄球菌及四联球菌在内的条件致病菌（占 64.3%），而金黄色葡萄球菌仅占 14.3%，此外还发现 2 例革兰阴性的肺炎克雷伯杆菌，没有发现草绿色链球菌。国内的另一项先天性心脏病合并 IE 的报道发现最常见的细菌还是草绿色链球菌，其次为葡萄球菌，此外还有念珠菌等[7-8]。

2. 对于患有龋齿和牙周病或牙科手术的患儿发生 IE 最常见的致病菌为草绿色链球菌。

3. 对于进行过泌尿生殖系统或胃肠道手术或操作的患儿发生 IE 时最常见的致病菌为肠球菌。

4. 手术后发生的 IE 最常见的致病菌为葡萄球菌。

5. 真菌性 IE（预后很差）常见于新生儿、长时间应用抗生素患儿、应用糖皮质激素患儿或进行开胸手术患儿，最常见的真菌是念珠菌和曲霉菌。

6. 既往认为只有社区获得金黄色葡萄球菌血症才具有主要的诊断意义，但是近年来的资料显示无论是院内感染还是存在局部病灶，金黄色葡萄球菌血症均可作为诊断 IE 的主要指标。

7. 非细菌性病原体造成的 IE 如伯纳特立克次体（Coxiella burnetii）、巴尔通体（Bartonella）、衣原体（chlamydia）国外已有报道。

四、临床表现

小儿 IE 表现与成人一样，主要是四个方面的表现：菌血症、瓣膜炎、免疫反应和栓塞表现。

（一）症状

1. 大多数患儿具有心脏结构异常，但是无基础心脏病患儿所占比例近年有上升趋势，国内一组病例显示无基础心脏病患儿占 26.3%，其中主要是败血症和肺炎患儿。

2. 往往具有近期进行牙科操作或扁桃体切除术的病史，但是具有牙痛（由于龋齿或牙周病）的病史更加常见。

3. 婴儿期 IE 非常少见，而且往往具有开胸手术的病史；新生儿 IE 具有很高的死亡率，但诊断比较难，往往在尸解时才被发现。由于目前一些侵入性操作的增多等因素，新生儿 IE 的发病率有所增多。

4. 发病往往比较隐匿，出现发热、疲劳、食欲减退和面色苍白等表现。

（二）体格检查

1. 心脏杂音   具有诊断意义的是出现新的杂音和原有杂音的改变。

2. 发热   非常常见，发生率为 80%~90%，体温一般在 38~39℃。

3. 脾大   发生率为 70%。

4. 皮肤表现   发生率为 50%，可能继发于皮肤微血栓形成的以下表现。

（1）皮肤、黏膜或结膜瘀斑：是最常见的皮肤表现。

（2）Osler 结节：在手指或脚趾末端出现的疼痛的、豌豆大小的红色结节。

（3）Janeway 斑：在手掌或脚掌上的小的、无痛性的出血性病变。

（4）指甲下出血：指甲下的线状出血。

5. 其他器官的栓塞表现   可见于 50% 左右的患儿。

（1）肺动脉栓塞：可见于 VSD、PDA 或体肺动脉分流术后。

（2）中枢神经系统栓塞：可见于 20% 患儿，90% 的栓塞发生在大脑中动脉供血范围，栓塞可见于 IE 的诊断前、治疗过程中或治疗完成后，但是大多数栓子出现在抗菌治疗的 2~4 周内，发生栓塞的高危因素包括左心赘生物>1 cm、葡萄球菌或真菌所致 IE、治疗后 4~8 周赘生物仍增大等，可导致惊厥和偏瘫，常见于左侧心脏畸形患儿如主动脉和二尖瓣病变或发绀型先天性心脏病，二尖瓣赘生物导致的栓塞明显高于主动脉。另外，感染性动脉瘤（mycotic aneurysms，

MA）包括颅内感染性动脉瘤是少见的 IE 表现，但却是死亡率非常高的一种表现。

（3）肾血管栓塞：可出现血尿和肾衰竭。免疫复合物性肾小球肾炎发生率最高可达 42%，但大多数 <15%。

（4）Roth 斑：在视盘周围的卵圆形出血灶伴有中心发白。在患儿中出现率 <5%。

6. 常伴有龋齿、牙周病或泌尿生殖系统疾病。

7. 在慢性病例中可新出现杵状指。

8. 作为 IE 的常见并发症，患儿可出现心力衰竭的各种体征。心力衰竭是对患儿预后影响最大的因素，与诊断后 6 个月患者死亡率高度相关。在没有进行换瓣的患者，进行性心力衰竭最常出现在主动脉瓣感染的病例（29%），高于二尖瓣（20%）和三尖瓣（8%）的感染。

五、实验室检查

1. 细菌培养　对于所有伴有病理性杂音的不明原因发热的患儿、具有心脏病史的患儿及具有 IE 病史的疑诊 IE 患儿均应进行标准的细菌培养。由于 IE 患者的菌血症是持续性的，因此不必根据患儿发热周期进行取血。但是对于小儿患者重要的是要获得合适的培养血量，在小儿一般达不到成人 IE 患者所要求的血量（每次 10 ml），婴幼儿 1～3 ml 及年龄大的患儿 5～7 ml 一般来讲是比较合适的血量。因为 IE 很少是厌氧菌所致，因此强调一般接种在需氧菌的培养基上。要求第一天从不同的静脉穿刺部位取 3 次血，每次之间至少间隔 1 h。如果接种第二天没有细菌生长，再取血 2 次，一般没有必要在 2 天内对患儿取血超过 5 次。如果患儿病情不十分严重，而其血培养结果为阴性，可将抗生素撤掉 48 h 以上再取血 1 次。如前所述，由于目前致病菌较前发生了较大的改变，而且出现了一些营养变异性链球菌（约占链球菌所致 IE 的 5%～7%），欧洲的心脏病专家及国内专家主张在疑似 IE 患者，要同时进行需氧菌和厌氧菌的培养。血液与培养基的比例为 1:5，培养 48～72 h 后如为阴性，培养液要用丫啶橙染色镜检，并继续培养 2～3 周，在第 7、14 天即培养结束时转种至巧克力琼脂培养基，在较高 CO_2 浓度条件下培养 3～4 周，以增加发现有特殊营养要求细菌的机会。

血培养的阳性率国外报道多数在 90% 以上，未用抗生素时，第 1 次血培养阳性率占 96%，使用过抗生素，血培养的阳性率下降到 50%～60%。而国内报道小儿 IE 的血培养阳性率多在 60% 以下。

2. 全血细胞分析可表现出贫血，血红蛋白小于 12 g/dl（见于 80% 的患儿），贫血的原因可能是溶血性的或慢性病性的，但是在发生 IE 前存在红细胞增多症时，患儿的血红蛋白可能在正常范围，可出现白细胞增多并伴核左移。

3. 血沉增快、CRP 增高见于大多数患儿。

4. 30% 的患儿可出现镜下血尿。

六、超声心动图

根据 AHA 最新 IE 诊治指南（2005 年）认为超声心动图检查是目前诊断和处理 IE 患者的中心策略。超声心动图发现摆动性心内赘生物、瓣周脓肿、人工瓣部分裂开及新的瓣膜反流是目前诊断 IE 的主要指标[1,4,6]。

所有临床怀疑 IE 患儿均应当及时（<12 h）进行超声心动图检查。超声心动图能够发现感染的位置、瓣膜损伤的程度及评价心脏功能。并且可系列评价心腔的大小、心脏功能，并发现伴随表现如心包积液、心肌脓肿等。彩色多普勒对诊断瓣膜血流异常也非常敏感并且可决定是否行手术治疗。在儿童一般认为经胸超声心动图（transthoracic echocardiography，TTE）即可获得满意的诊断信息，据报道在儿童 TTE 可发现直径 3 mm 及 3 mm 以上的赘生物，发现心内赘生物的敏感度可达 81%。但是对于肥胖儿童、手术后患儿及存在肺部过度通气（如肺炎）的患儿，往往还需要经食管超声心动图（transesophageal echocardiography，TEE）辅助 TTE 进行诊断。此外，TEE 对诊断左心室流出道心内膜炎，无论是瓣膜的炎症还是瓣下的炎症，尤其是主动脉根部脓肿和冠状动脉窦病变明显优于 TTE，而且由于这些病变往往具有明显的不良后果，因此在 TTE 发现主动脉根部扩张或主动脉瓣炎症表现时，应当考虑应用 TEE 进一步诊断。但是对于右心室流出道病变和三尖瓣炎症应用 TTE 优于 TEE。

一些超声心动图的改变可提示患者具有发生并发症的高危因素或具有手术治疗的指征（见表7-1）。

表 7-1　提示需进行手术治疗的 IE 患者的超声心动图特征

赘生物
发生体循环血栓后仍持续存在赘生物；
二尖瓣前瓣赘生物，尤其是直径＞10 mm 者；
在最初 2 周的抗生素治疗期间发生≥1 次的栓塞事件；
尽管经过了有效的抗生素治疗，赘生物仍在增大。
瓣膜功能
急性的主动脉瓣或二尖瓣关闭不全伴心力衰竭的表现；
药物治疗无效的心力衰竭；
瓣膜穿孔或破裂；
瓣周情况
瓣膜裂开、破裂或瓣膜瘘；
新出现的心脏传导阻滞；
尽管进行了有效的抗生素治疗仍存在大的脓肿或脓肿仍扩大。

如果最初的 TTE 为阴性，而临床仍高度怀疑存在 IE，应尽快进行 TEE 检查；如果 TEE 仍为阴性，但临床仍怀疑存在 IE，一般推荐隔 7~10 天再次复查 TEE。而如果出现进行性的心力衰竭、心脏杂音的改变及新出现的房室传导阻滞或其他心律失常时应尽快复查超声心动图。此外，由于发生 IE 的患儿复发的概率仍很大，因此，在治疗完成后应进行一次超声心动图的检查，以保存患儿的基础超声心动图指标包括赘生物的情况（在抗菌治疗完成后，赘生物可能仍存在数月或数年）、心脏功能、心腔大小等等，以备患儿复发时进行比较。

最后，要强调超声心动图的不足之处，超声心动图在诊断 IE 时存在一些假阴性及假阳性。因此，对于超声心动图没有发现赘生物的情况不能排除 IE，同样，超声心动图发现心脏内肿物可能是心脏黏液瘤、无菌性血栓、无菌性人工物或正常心脏结构变异，因此在诊断时应综合考虑患儿情况。

七、诊断[1,3-7,9-10]

感染性心内膜炎的病程及预后与早期诊断，及时、适宜的治疗密切相关。IE 临床表现多样化，随着抗生素的广泛应用，临床表现更趋向不

典型，早期诊断颇为困难，因此，IE 的临床诊断标准一直是临床研究的热点。1981 年 Von Reyn 等就提出 IE 的诊断标准，由于该标准是超声心动图应用前的标准，因此没有考虑到超声心动图在 IE 诊断中的意义，确诊 IE 仅限于有病理学证据（手术或尸解）者，或有细菌学证据者（取自瓣膜赘生物或周围性栓塞）。因此，有研究发现小儿 IE 的诊断敏感度仅有 63%，且在临床实践中急性期 IE 患者接受手术治疗者并不多，因此其临床应用受到很大限制。1994 年，Durack 等提出 IE 诊断的新标准——Duke 标准，新标准中增加了超声心动图的心内膜受累的证据，并作为主要临床指标。已有国内外的研究发现，Duke 标准诊断 IE 的敏感度较 Von Reyn 标准有明显增高，Pierre 等研究发现诊断小儿 IE 的敏感度为 81%，国内的一项研究发现应用 Duke 标准有 42% 可确诊为 IE，56% 可能为 IE。但是，Habib 等发现一些经病理确诊的 IE 患者，由于血培养阴性或特殊病原如立克次体感染等原因，应用该 Duke 标准仍有 18%~24% 的病例不能确诊。因此，2000 年，为提高 Duke 标准的诊断敏感度，Duke 大学学者提出了修改的 Duke 标准，国外研究发现在诊断小儿 IE 时，修改后的 Duke 标准可将诊断的敏感度由 81% 提高到 88%。国内尚无以修改后 Duke 标准诊断小儿 IE 的研究，但是，国内有专家认为，对于曾应用过抗生素治疗，有典型心内膜受累的超声心动图表现，另具备 Duke 标准中 2 项临床次要指标，血培养阴性的患儿可确诊 IE，可提高 Duke 标准诊断 IE 的敏感性。

下面主要以修改后 Duke 标准（modified Duke criteria）为主介绍小儿 IE 的诊断标准（表 7-2）。

表 7-2　感染性心内膜炎诊断标准

主要指标
1. 血培养阳性
   （1）分别 2 次血培养有相同的感染性心内膜炎常见的微生物（如草绿色链球菌、金黄色葡萄球菌、HACEK 菌、肠球菌），并且没有原发灶；
   （2）≥2 次间隔 12 h 以上的血培养阳性或不论时间间隔多长存在≥4 次的血培养阳性；
   （3）1 次伯纳特立克次体培养阳性或抗 IgG 抗体滴度≥1∶800。

续表

2. 心内膜受累证据

应有超声心动图检查心内膜受累证据,有以下超声心动图征象(对于人工瓣膜推荐采用 TEE 检查,其他患者选择 TTE 为首选检查):

(1) 附着在瓣膜上或支持组织上的摆动性赘生物,在反流束的经过路径上的赘生物,或在植入人工材料上的且不能用结构变异解释的赘生物;

(2) 心内脓肿;

(3) 瓣膜穿孔、人工瓣膜或缺损补片新的部分裂开。

次要指标

(1) 易感条件:基础心脏病、心脏手术、心导管术或中心静脉插管,静脉滥用药物者;

(2) 发热,体温>38℃,伴贫血;

(3) 血管征象:大动脉栓塞、感染性肺梗死、感染性动脉瘤、颅内出血、结膜出血、Janeway 斑、瘀斑、脾大、镜下血尿。

(4) 免疫学征象:肾小球肾炎、Osler 结节、Roth 斑或类风湿因子阳性。

(5) 微生物学证据:血培养阳性,但未符合主要指标中的要求,或存在符合 IE 主要指标的微生物的血清学阳性。

病理学指标

1. 赘生物(包括已形成的栓塞)或心内脓肿经培养或镜检发现微生物。

2. 存在赘生物或心内脓肿,并经病理检查证实伴活动性心内膜炎。

根据修改后 Duke 标准指标各种诊断的定义:

1. 确诊 IE

(1) 临床标准:2 项主要指标;或 1 项主要指标及 3 项次要指标;或 5 项次要指标;或心内膜受累证据和次要指标 2 项。

(2) 具有病理学指标 1 项。

2. 可能 IE

1 项主要指标和 1 项次要指标;或 3 项次要指标。

3. 排除 IE

有明确的其他诊断以解释临床表现;或经抗生素治疗≤4 天临床表现消失;或尸解无感染性心内膜炎的病理证据;或不符合上述可能 IE 的诊断标准。

需要说明的是,国内外的诊断指南均指出,该诊断标准仅是疾病诊断时的指导,不能代替临床判断。临床医生不能完全根据患儿是否符合或不符合 IE 诊断标准来决定是否给患儿相应的治疗。考虑到在主要指标中,微生物学证据往往需要等待较长时间才出结果,临床超声心动图指标在早期诊断中的意义就非常重要,因此,对所有临床怀疑 IE 的患者应尽快地进行超声心动图检查。

此外,对于 IE 的微生物学证据,目前大多数专家认为应当增加目前先进的检查手段,如血清学依据和核酸扩增检测。血清学检测有助于证实血培养阴性的 IE 患者,研究表明,血清降钙素原水平增高是辅助诊断怀疑 IE 病人的有价值的指标,敏感性为 81%,特异性为 85%,阴性预测值为 92%,阳性预测值为 72%。用 PCR 对心脏赘生物、切取的心脏瓣膜和血栓组织检测以及细胞培养的方式对 IE 加以证实,是可靠和准确的方法。PCR 技术在证实组织样本包括瓣膜和外周血栓细菌 DNA 方面是很有用的。这对检查血培养阴性的 IE 是很有价值的。虽然如此,但在长期使用抗生素者 PCR 的结果依然可能是阴性的。因此需要慎重对待以避免错误的结论。这些方法都应在新的诊断标准中给予参考。

2010 年,中华医学会儿科学分会心血管学组及《中华儿科杂志》编辑委员会提出了我国"儿童感染性心内膜炎诊断标准建议",供临床医生在实践中参考(见表 7-3)[11]。

表 7-3 小儿感染性心内膜炎诊断标准[11]

一、病理学指标

(一)赘生物(包括已形成栓塞的)或心脏感染组织经培养或镜检发现微生物。

(二)赘生物或心脏感染组织经病理检查证实伴活动性心内膜炎。

二、临床指标

(一)主要指标

1. 血培养阳性:分别 2 次血培养有相同的感染性心内膜炎的常见微生物(草绿色链球菌、金黄色葡萄球菌、凝固酶阴性葡萄球菌、肠球菌等)。

2. 心内膜受累证据(超声心动图征象)

(1)附着于瓣膜、瓣膜装置、心脏或大血管内膜、植入人工材料上的赘生物;

(2)腱索断裂、瓣膜穿孔、人工瓣膜或缺损补片有新的部分裂开;

(3)心腔内脓肿。

(二)次要指标

1. 易感染条件:基础心脏疾病、心脏手术、心导管术、经导管介入治疗、中心静脉内置管等。

续表

2. 较长时间的发热≥38℃，伴贫血。

3. 原有的心脏杂音加重，出现新的心脏杂音或心功能不全。

4. 血管征象：重要动脉栓塞、感染性动脉瘤、瘀斑、脾大、颅内出血、结膜出血、Janeway 斑。

5. 免疫学征象：肾小球肾炎、Osler 结节、Roth 斑、类风湿因子阳性。

6. 微生物学证据：血培养阳性，但未符合主要标准中要求。

三、诊断依据

1. 具备下列①至⑤项任何之一者可诊断为感染性心内膜炎：①临床主要指标 2 基；②临床主要指标 1 项和临床次要指标 3 项；③心内膜受累证据和临床次要指标 2 项；④临床次要指标 5 项；⑤病理学指标 1 项。

2. 有以下情况时可以排除感染性心内膜炎诊断：有明确的其他诊断解释心内膜炎表现；经抗生素治疗≤4 天临床表现消除；抗生素治疗≤4 天手术或尸解无感染性心内膜炎的病理证据。

3. 临床考虑感染性心内膜炎，但不具备确诊依据时仍应进行治疗，根据临床观察及进一步的检查结果确诊或排除感染性心内膜炎。

八、治疗[1-4]

1. 除非患儿病情特别严重，要在 24～48 h 内进行 3 次或 5 次血培养标本的采集。在阳性培养结果中，约有 90% 的病例可在最初 2 次的血培养中得出致病微生物。

2. 在等待血培养结果的过程中可按照以下的原则进行经验性的抗生素治疗。

（1）常用的最初方案为一种抗葡萄球菌的半合成青霉素（如萘夫西林、苯唑西林或甲氧西林）联合一种氨基糖苷类抗生素（如庆大霉素*）进行抗菌治疗。这种组合覆盖了草绿色链球菌、金黄色葡萄球菌及革兰阴性菌。尽管上述组合作为最初的治疗已经足够，但有些专家在最初的治疗方案基础上再加上青霉素，以进一步覆盖草绿色链球菌。

（2）如果怀疑存在耐甲氧西林金黄色葡萄球菌感染的 IE，在上述方案中就应当用万古霉素替代半合成青霉素。

（3）对于青霉素过敏的患儿，也可用万古霉素替代青霉素和半合成青霉素。

3. 最终抗生素的选择要依赖血培养及药敏试验的结果进行，疗程取决于患儿的基础心脏情

况、细菌耐药情况等。

（1）对于 IE 患儿进行相对较长的疗程（一般 4～8 周）是必要的，因为微生物均植入在纤维蛋白-血小板组成的基质内，并且浓度相当高，导致这些细菌代谢率相对较低，从而降低了这些细菌对 β-内酰胺类这类作用于细胞壁类抗生素的敏感性。

（2）最新的指南强调所有推荐的治疗疗程均要从血培养阴性开始计算，因此每 24～48 h 应当对最初血培养阳性患者取 2 次血培养直到血培养为阴性（一般来讲，菌血症在治疗的几天内就可消失；金黄色葡萄球菌血症在应用 β-内酰胺类抗生素治疗 3～5 天后消失，在应用万古霉素治疗 5～10 天消失）。这对小儿患者来讲可能有困难，在小儿 IE 诊治指南中要求，在治疗的第 8 周均应当再次取 1～2 次血培养以保证抗生素治疗的效果。

（3）在治疗方案中涉及两种抗生素联合治疗时，应当将这两种抗生素同时给予或尽量间隔短的时间内给予，以达到最大的联合杀菌效果。

（4）下面分别说明各种常见情况下的抗生素治疗方案：

1）链球菌性 IE（自然瓣膜）：

①青霉素敏感性链球菌感染（MIC≤0.1 μg/ml）：

4 周方案：青霉素，每 24 h 200 000 U/kg，分 4～6 次静脉注射；或头孢曲松，每 24 h 100 mg/kg，每日 1 次静脉注射；

②对青霉素耐药的链球菌感染：推荐应用抗肠球菌性 IE 的治疗方案。

③肺炎链球菌 IE：约占链球菌性 IE 的 3%～5%。由于该菌存在世界范围的多重耐药，因此该种细菌导致的 IE 的治疗方案目前尚无一致意见。主要根据分离细菌的药敏试验，决定用药方案，应用大剂量的青霉素或三代头孢菌素，对耐头孢曲松的细菌可考虑加用万古霉素和利福平治疗。

2）葡萄球菌性 IE（自然瓣膜）：

包括凝固酶阳性葡萄球菌（金黄色葡萄球菌）和凝固酶阴性葡萄球菌（表皮葡萄球菌）等。

甲氧西林敏感菌株感染：每 24 h 200 mg/kg

的萘夫西林或甲氧西林等分为 4~6 次静脉注射，6 周，联合应用每 24 h 庆大霉素 3 mg/kg，等分 3 次静脉注射，3~5 天。对于青霉素过敏（但不是过敏性休克）的患者，可应用头孢唑林，每 24 h 100 mg/kg，等分为 3~4 次静脉注射 6 周来代替甲氧西林。

耐甲氧西林菌株感染：万古霉素，每 24 h 40 mg/kg，每日等分为 2~3 次静脉注射 6 周。

3）肠球菌性 IE

肠球菌导致的 IE 在儿童并不常见。治疗肠球菌性 IE 相当困难，与链球菌相比，肠球菌对青霉素、氨苄西林和万古霉素相对耐药。上诉抗生素一般单药即可杀死链球菌，而仅能抑制肠球菌却不能将其杀死。要杀死肠球菌的敏感菌株需要青霉素、氨苄西林或万古霉素联合庆大霉素或链霉素。同样氨基糖苷类抗生素在一般的治疗浓度下也很难穿透肠球菌的细胞壁，但是和作用于细菌细胞壁的药物如青霉素、氨苄西林或万古霉素联合即可提高氨基糖苷类抗生素对肠球菌的穿透性。因此这两种抗生素联合治疗肠球菌时，氨基糖苷类抗生素的疗程应当和上述 β-内酰胺类抗生素疗程相同，由于庆大霉素的疗程较长，因此应当根据其血药浓度调整药物剂量，对于肾功能正常的患者，庆大霉素应当每 8 h 给药 1 次，使庆大霉素的血药浓度在注射后 1 h 为 3 μg/ml 左右，而其谷浓度小于 1 μg/ml，若再增加药物血药浓度，不能增加其抗菌活性，但大大增加其肾毒性。此外，肠球菌往往对头孢曲松及其他头孢菌素耐药，因此对肠球菌 IE 不能选择头孢类抗生素。

对青霉素、万古霉素和氨基糖苷类抗生素敏感菌株：每 24 h 给予氨苄西林 300 mg/kg 或青霉素 300 000 U/kg，等分为 4~6 次静脉注射，联合庆大霉素，每 24 h 3 mg/kg，等分为 3 次静脉注射，自然瓣膜感染时，对于治疗前病史 ≤3 个月的患者疗程为 4 周，对于病史 >3 个月者疗程为 6 周；人工移植物感染时，氨苄西林或青霉素联合庆大霉素，疗程不少于 6 周。

对青霉素过敏的患者，用万古霉素，每 24 h 40 mg/kg，等分为 2~3 次静脉注射，来代替青霉素或氨苄西林，但不管病史长短疗程均为 6 周，因为应用万古霉素降低了对肠球菌的抗菌

活性。

对青霉素、万古霉素敏感但对庆大霉素耐药的菌株：对庆大霉素耐药的肠球菌很常见，该菌株对庆大霉素耐药，往往对其他的氨基糖苷类抗生素也耐药，如阿米卡星等，但是这些菌株对链霉素仍敏感，因此对于该菌株的 IE，推荐应用链霉素代替庆大霉素，儿童链霉素剂量为每 24 h 20~30 mg/kg，等分为 2 次肌肉注射或静脉应用。其他抗生素包括青霉素、氨苄西林及万古霉素的剂量及疗程均同前。

对青霉素耐药但对庆大霉素和万古霉素敏感的菌株：每 24 h 给予氨苄西林-舒巴坦，300 mg/kg，等分为 4 次静脉输注，联合每 24 h 庆大霉素 3 mg/kg，等分为 3 次静脉或肌肉注射，无论是自然瓣膜还是存在人工移植物感染时疗程均为 6 周，对氨苄西林过敏者，用万古霉素代替氨苄西林-舒巴坦。

对青霉素、氨基糖苷类及万古霉素均耐药的肠球菌感染：治疗的选择非常少，推荐与抗感染专家共同制订抗菌治疗方案。利奈唑酮（linezolid）可治愈 77% 的万古霉素耐药 IE，但该药不良反应明显。在儿童的剂量为，每 24 h 30 mg/kg，等分为 3 次静脉注射或口服，疗程至少 8 周。并且在抗菌治疗的同时建议进行瓣膜置换术，因为仅抗菌治疗治愈率小于 50%。

4）HACEK 菌导致的 IE

HACEK 菌导致的 IE 的治疗推荐单独使用头孢曲松或其他三代或四代头孢菌素 4 周，或氨苄西林联合庆大霉素治疗 4 周。

5）真菌性 IE

真菌性 IE 往往是手术或药物治疗的并发症。但是该病预后很差，即使联合手术及抗真菌治疗，真菌性心内膜炎的存活率仍 ≤20%。

导致真菌性 IE 主要是念珠菌和曲霉菌，而念珠菌比曲霉菌更常见。治疗真菌性 IE 一是要进行手术瓣膜置换，二是应用两性霉素 B 进行抗真菌治疗，有专家建议治疗念珠菌性 IE 时，应用两性霉素 B 同时联合 5-氟胞嘧啶口服[100~150 mg/(kg·d)，每 6 h] 进行治疗。疗程分为 2 个阶段，最初的诱导阶段，包括手术治疗及两性霉素 B 的抗真菌治疗 ≥6 周。如果患儿能存活，要继续进行长时间的（终生的）应用唑

类（azoles）抗真菌药抑制真菌治疗。

6）培养阴性的 IE

对培养阴性的 IE 患儿选择合适的治疗是非常困难的。对于该类患者可分为 2 类，一类是在血培养前曾使用过抗生素导致的血培养阴性。对于该类患儿如果患儿的病程较急，为自然瓣膜感染，治疗时应覆盖包括金黄色葡萄球菌的抗生素；而如果是病程呈亚急性的自然瓣膜感染，病原应考虑包括金黄色葡萄球菌、营养变异性链球菌、肠球菌及 HACEK 菌，其中的一种治疗方案为氨苄西林-舒巴坦联合庆大霉素*的治疗，疗程 4～6 周。如果患儿为人工瓣膜感染，发生在换瓣术后 1 年内，应选择覆盖耐甲氧西林葡萄球菌的抗生素进行治疗；而如果发生在换瓣术后 2 个月内的感染，选择抗生素应覆盖需氧革兰阴性杆菌的药物，如头孢吡肟。如果感染发生在手术后 1 年以上，往往为甲氧西林敏感葡萄球菌、草绿色链球菌和肠球菌感染，抗生素应当针对这些病原进行选择，疗程至少 6 周。

另一类出现培养阴性 IE 的情况是常规血培养培养不出来的营养需求复杂的病原体如伯纳特立克次体（Coxiella burnetii）、巴尔通体（Bartonella）、衣原体（chlamydia）等。其中，有报道巴尔通体 IE 在三者之间最常见。这些病原的治疗应当与抗感染专家共同制订方案。对于怀疑是巴尔通体 IE 可选择 6 周的头孢曲松联合 2 周的庆大霉素*方案进行治疗。

最后需要注意对于非感染性的瓣膜赘生物可产生类似血培养阴性 IE 的临床表现，其中最容易混淆的是抗磷脂综合征。该病可分为原发性和继发性的，为自身免疫性疾病，可出现无菌性瓣膜赘生物和血栓征象，最易受累的瓣膜是二尖瓣，临床上和培养阴性 IE 很类似，应当注意鉴别，该病患者存在抗磷脂抗体的阳性。

4. 手术治疗

决定 IE 患儿是否行手术治疗应当个体化，并且应当由小儿心脏内科与心脏外科医生共同协商进行。常见的手术指征主要包括：不管何种机制导致的患儿发生进行性心力衰竭，都应当尽快进行手术，不管患儿是否存在菌血症或是否完成了抗生素疗程，另外一个必须手术治疗的情况是真菌性 IE，如上所述；此外，其他需手术治疗

的指征如前所述的超声心动图征象（表 7-1）。

九、并发症及处理

1. 心力衰竭　可急性出现也可隐匿性出现。中到重度的心力衰竭需紧急手术治疗，能明显提高生存率和保护心脏功能。

2. 瓣周感染扩散　瓣周感染扩散增加了患儿发生心力衰竭及死亡的危险性，手术治疗的概率也大大增加。临床上提示发生瓣周感染扩散主要包括持续的菌血症或发热、反复栓塞、心脏传导阻滞、心力衰竭及虽接受合适的抗生素治疗仍出现了新的心脏杂音。其中，新出现的房室传导阻滞或束支传导阻滞对于诊断瓣周感染扩散的敏感度为 45%，而特异度为 88%。处理也主要是手术治疗。

3. 栓塞　体循环栓塞出现在 22%～50% 的 IE 患者，其中有 65% 的栓塞事件发生在中枢神经系统。栓塞最易发生于金黄色葡萄球菌、念珠菌、HACEK 等病原感染主动脉瓣或二尖瓣时发生。如前所述，发生体循环血栓后仍持续存在赘生物及最初 2 周的抗生素治疗期间发生 ≥1 次的栓塞事件均为手术治疗指征。

4. 脾脓肿　是 IE 的少见并发症。发生的机制主要是在脾栓塞的基础上菌血症导致细菌种植而发生。但是，脾栓塞在 IE 患者中见于 40% 的左侧心脏 IE 患者，仅有 5% 的脾栓塞患者发展为脾脓肿。腹部 CT 和 MRI 是最好的诊断脾脓肿的诊断方法。治疗主要是进行脾切除手术联合合适的抗生素治疗。

5. 感染性动脉瘤　感染性动脉瘤在 IE 患者中不常见。最常见于颅内动脉，其次是腹部动脉及上下肢动脉。在大多数情况下，发生动脉瘤即是手术治疗的指征。但是，IE 患者发生颅内感染性动脉瘤的死亡率很高，可达 60%。IE 患者发生感染性动脉瘤的临床表现变化较大，可出现剧烈头痛、感觉异常、局部神经体征如半瘫等。

十、IE 患者的随访

1. 近期随访　对所有 IE 患儿在完成抗生素治疗前，都要进行 TTE 检查，以再次确定患儿的心脏基础状态，以备下次复查时进行对比。要进行全面的口腔检查，彻底治疗任何口腔内的感

染病灶及可能会出现感染的情况如龋齿。近期随访的内容主要是注意患儿的病情复发、心力衰竭的出现或加重、抗生素的不良反应如氨基糖苷类抗生素所致听力损害及肾损伤，其次是抗生素相关的腹泻、结肠炎等。

2. 长期随访　主要包括强调每天注意口腔卫生，并且要有一名熟悉患儿病情的牙医对患儿进行定期的牙科检查。并且注意监测患儿是否存在心力衰竭的表现，定期进行全面的心脏检查。对于有阳性发现者进行 TTE 的检查是必要的。教育患儿家长，对于患儿出现发热等症状时应立即就诊。在处理不明原因发热时如果没有采集血培养不要盲目进行抗生素治疗。

十一、预后

现在小儿 IE 患者整体的治愈率为 80%～85%。对于草绿色链球菌感染患儿治愈率可达90% 以上，但是对葡萄球菌及肠球菌感染患儿仅为 50% 左右。真菌性 IE 患儿预后最差，死亡率极高（≥80%）。

十二、预防[12]

比诊断和治疗 IE 更为重要的是预防 IE 的发生。尽管应用抗生素预防 IE 是最理想的方法，但在很多情况下预防是很难达到的。在很多情况下菌血症可能在不自觉的情况下发生，如在咀嚼食物时或进行口腔清洁时。而很多自然瓣膜感染的细菌就是来源于口腔。所有小儿应当建立和维护最好的口腔卫生以减少因口腔问题发生的菌血症。在 1997 年，美国心脏病协会制定了"细菌性心内膜炎的预防方案"，是目前普遍采用的预防 IE 的方法。

1. 预防的指征及非指征　一些心脏情况或手术是需要预防 IE 的指征，而另外的情况则不需要进行预防。根据发生 IE 的可能性及严重性，将心脏情况分为高度危险、中度危险及可以忽视的危险情况，仅在中度及高度危险的心脏情况才需要预防 IE（见表 7-4）。

同样对于一些口腔手术或操作或其他的一些侵入性检查或治疗是需要预防 IE 的，而一些口腔手术则不需要进行预防。如一些常见的口腔手术可导致明显的菌血症如在拔牙或牙周手术时有 60%～80% 的患者出现菌血症，洗牙可有 40% 患者出现菌血症。而进行扁桃体切除术可出现 35% 的菌血症，而硬支气管镜检查可出现 15% 的菌血症。

对下列具有中-高度危险情况的患儿进行口腔操作及其他操作和内窥镜检查时是否需要抗生素预防可查阅相应书籍，在此不再赘述。

表 7-4　需要预防 IE 的心脏情况危险度分级

需要预防的情况
高度危险者
人工心脏瓣膜，包括生物瓣和同种瓣膜移植
存在感染性心内膜炎病史
复杂的发绀型先天性心脏病（如单心室、大动脉转位、法洛四联症等）
手术建立体肺动脉分流或人工管道
中度危险者
多数的其他先天性心脏病（如动脉导管未闭、室间隔缺损、原发孔的房间隔缺损、主动脉缩窄、二瓣主动脉瓣等）
获得性瓣膜疾病（如风湿性心脏病、结缔组织病导致的心脏损害等）
肥厚型心肌病
二尖瓣脱垂伴有二尖瓣反流或瓣膜增厚

不需要预防的情况
可以忽视的危险情况
单纯的继发孔型房间隔缺损
手术根治的房间隔缺损、室间隔缺损或动脉导管未闭（6 个月以上没有残余分流）
冠状动脉旁路移植术病史
二尖瓣脱垂不伴有二尖瓣反流
生理性心脏杂音
川崎病病史不伴有瓣膜损害
风湿热病史但无心脏瓣膜损害
安装心脏起搏器（心内或心外的）或植入除颤器及置入支架

2. 抗生素选择　预防应用抗生素如为口服者均是在手术操作前 1 h 给予。如是静脉给予则在手术操作前 30 min 给予。不要在手术操作前几天就给予抗生素预防。

（1）牙齿、口腔、呼吸道或食管操作时的预防方案：由于以上操作导致的 IE 主要是草绿色链球菌，因此预防用药主要针对该菌株进行，首选阿莫西林，操作前 1 h 口服 50 mg/kg；不能口服药物者，操作前 30 min 肌肉注射或静脉注射氨苄西林，50 mg/kg；对青霉素过敏者可换用克林霉素，20 mg/kg，或阿奇霉素，15 mg/kg，操作前1h口服。

（2）泌尿生殖系统和不包括食管在内的胃肠道操作时的预防方案：由于以上操作导致IE主要是肠球菌，因此预防用药主要针对肠球菌进行，并且推荐静脉或肌肉注射用药，尤其对高危患儿，首选氨苄西林加庆大霉素，氨苄西林，50 mg/kg，肌肉注射/静注，加庆大霉素，1.5 mg/kg，肌肉注射/静注，在开始操作前30 min内给予。间隔6 h后，再加氨苄西林，25 mg/kg，肌肉注射/静注，或阿莫西林，25 mg/kg，口服。对青霉素过敏的患儿用万古霉素代替氨苄西林，万古霉素，20 mg/kg，静注要超过1~2 h，然后加庆大霉素，1 mg/kg，肌肉注射/静注，注射后的30 min内进行操作；对于中度危险的患儿，可仅用阿莫西林，50 mg/kg，操作前1h口服，或氨苄西林，50 mg/kg肌肉注射/静注后30 min内进行操作。对青霉素过敏患儿，用万古霉素，20 mg/kg，静注要超过1~2 h，注射后30 min内进行操作。

（3）一些特殊情况的预防方法

1）患有风湿热患儿的口腔内可能存在对青霉素耐药的草绿色链球菌，预防风湿热应用的长效青霉素不能预防感染性心内膜炎，在这种情况下，推荐使用克林霉素预防。

2）如果患儿因其他情况正应用抗生素，操作应当推迟。如果可能的话，应在抗生素停用9~14天后，才可进行操作，以恢复口腔内的正常菌群。

3）二尖瓣脱垂的患儿仅在听诊和超声检查确诊同时存在二尖瓣反流及超声发现瓣膜增厚时才需预防感染性心内膜炎。

2007年4月，AHA又发表了其最新的感染性心内膜炎的预防指南。其与以上指南的主要变化主要有以下几点：

①日常活动（如咀嚼食物、刷牙、牙线清洁、牙签剔牙、液体灌洗和其他活动等）引起的菌血症比牙科操作相关菌血症更易导致IE。仅有极少数IE病例可通过抗生素应用来预防。关注重点应从牙科操作和抗生素预防转到提高口腔护理普及程度，以及改善IE易感或转归不良高危人群的口腔健康。

②建议单纯基于IE危险增加而应用抗生素预防，但若存在下列IE不良转归高危因素，牙科操作时可进行IE预防：A. 人工心脏瓣膜。B. 既往IE。C. 先天性心脏病（CHD）：未修补发绀型CHD，包括姑息性分流术与造瘘术；牙科操作后6个月内，经手术或介入采用假体或机械装置完全修补的先天性心脏缺陷；已修补的CHD，但在补片、器械装置（可阻碍内皮化）置入处或其毗邻部位有残留缺损。D. 心脏移植受体发生心脏瓣膜病。

③除了上述CHD，对其他类型CHD不再建议应用抗生素预防IE。

④对存在上述IE不良转归高危因素患者，建议涉及牙龈、牙根尖周或口腔黏膜破溃部位的所有牙科治疗操作均进行抗生素预防性治疗。

⑤对于上述IE不良转归高危因素患者，建议进行涉及呼吸道或受感染皮肤、皮肤结构、肌肉骨骼组织的治疗操作时应用抗生素进行预防性治疗。抗生素预防IE的疗法同牙科操作。

⑥在胃肠道或泌尿生殖道治疗操作中，不建议进行单纯以预防IE为目的的抗生素治疗。

⑦撰写组重申了1997年指南不建议进行IE预防的操作，并将范围扩大到耳环和体环穿眼、文身、经阴道分娩、子宫切除术等操作。

⑧特殊情况：A. 如果患者正接受长期抗生素治疗（该抗生素可用于IE预防），则最好再选用另外一种抗生素，而不是增加现用抗生素剂量。B. 正接受抗凝治疗的患者预防IE时应避免肌肉注射抗生素，尽可能选择口服，对口服无法耐受或吸收者考虑静脉内给予抗生素。C. 心脏瓣膜外科手术、瓣膜置换术或CHD修补术前，应对患者进行仔细的牙科检查。对接受人工瓣膜、血管内假体或心脏内植入物置换术的患者，建议围术期给予抗生素预防IE。D. 曾接受冠状动脉旁路移植术或支架置入治疗患者进行牙科操作时无需应用抗生素预防IE。

十三、展望

有关小儿感染性心内膜炎的临床研究，多数为小样本、非对照的研究，难以获得符合循证医学要求的诊断及治疗方案。目前国际范围及地区间正在开展多中心协作研究进一步了解感染性心内膜炎的流行病学及临床特点，并进行对照研究不断完善诊断及治疗方案。

* 根据我国制定的《抗菌药物临床应用指导原则》，氨基糖苷类抗生素有明显耳、肾毒性，小儿应尽量避免使用。

（张清友　杜军保）

参考文献

1. Baddour LM，Wilson WR，Bayer AS，et al. Infective endocarditis：Diagnosis，antimicrobial therapy，and management of complications，a statement for healthcare professionals from the committee on rheumatic fever，endocarditis，and Kawasaki disease，Council on cardiovascular disease in the young，and the Council cardiology，stroke，and cardiovascular surgery and anesthesia，American Heart Association. Circulation，2005，111：e394-e433.

2. Park MK，Troxler RG. Pediatric Cardiology for Practitioners. 4th Edition. Philadelphia：Mosby，2002：281-286.

3. Ferrieri P，Gewitz MH，Gerber MA，et al. Unique features of infective endocarditis in childhood. Circulation，2002，105：2115-2127.

4. Dieter H，Follath F，Gutschik E，et al. Guidelines on prevention，diagnosis and treatment of infective endocarditis. Eur Heart J，2004，25：267-276.

5. 陈树宝，韩玲. 加强对小儿感染性心内膜炎诊治的研究. 中华儿科杂志，2001，37：257-259.

6. 中华医学会儿科学分会心血管组，中华儿科杂志编辑委员会. 小儿感染性心内膜炎的诊断标准（试行）. 中华儿科杂志，2001，37：310.

7. 陈沅，田杰，余更生，等. 儿童感染性心内膜炎 36 年的临床变迁. 中华儿科杂志，2001，37：263-266.

8. 黄美蓉，周爱卿，高伟，等. 先天性心脏病合并感染性心内膜炎的诊断及治疗. 中华儿科杂志，2001，37：267-270.

9. Tissieres P，Gervaix A，Beghetti M，et al. Value and limitation of the Von Reyn，and modified Duke criteria for the diagnosis of infective endocarditis in children. Pediatrics，2003，112：467-471.

10. 陈树宝，孙锟，黄美蓉，等. Duke 标准在小儿感染性心内膜炎诊断中的价值. 中华儿科杂志，2001，37：260-262.

11. 中华医学会儿科学分会心血管学组，《中华儿科杂志》编辑委员会. 儿童感染性心内膜炎诊断标准建议. 中华儿科杂志，2010，48（12）：913-915.

12. Wilson W，Taubert KA，Gewitz M，et al. Prevention of infective endocarditis：guidelines from the American Heart Association：a guideline from the American Heart Association Rheumatic Fever，Endocarditis，and Kawasaki Disease Committee，Council on Cardiovascular Disease in the Young，and the Council on Clinical Cardiology，Council on Cardiovascular Surgery and Anesthesia，and the Quality of Care and Outcomes Research Interdisciplinary Working Group. Circulation，2007，116（15）：1736-1754.

第八章 心包疾病

心包是包裹在心脏外面的一个坚固的、如烧瓶状的囊袋，与心底部大血管起始段紧密连接，还通过坚固的韧带组织，前面附着于胸骨和剑突，后面附着于脊柱，下面附着于横膈，以固定心脏在胸腔内的位置。心包由两层结构组成，是纤维浆液性的囊，包括脏层心包及壁层心包，二者有共同的浆膜层。这两层心包形成一个腔称为心包腔，正常情况下有 10～25 ml 液体，以保证心脏在心包腔内可以自由搏动。心包液内含有磷脂，起到润滑作用，减少心脏搏动时脏层与壁层心包之间的摩擦。

心包的血供来自主动脉分支、乳内动脉及膈肌动脉。心包的神经分配来自迷走神经、右侧喉返神经及食管神经丛，亦受交感神经的星状神经节、第一背侧神经节及心脏和主动脉的横膈神经丛支配。心包的痛觉传入纤维通过膈神经传入胸4～5脊髓。

心包的生理功能主要包括：固定心脏在胸腔内的位置；限制心脏的急性扩张；调节双心室舒张期的偶联以及防止邻近器官的病变扩散。

心包疾病主要包括继发于感染性疾病及代谢病、结缔组织病、肿瘤、血液病、外伤以及先天异常等情况的心包疾病（见表8-1）。

表 8-1 心包疾病的病因

先天异常	缺如（部分性、全部性）
感染性	病毒（B组柯萨奇病毒、EB病毒、腺病毒）
	细菌性（肺炎链球菌、葡萄球菌、脑膜炎球菌、结核分枝杆菌、李斯特菌、流感嗜血杆菌等）
	支原体
	真菌、组织胞浆菌病、放射菌病
	寄生虫（弓形体、包虫病）
结缔组织病	风湿热
	系统性红斑狼疮
	系统性硬化症
	韦格肉芽肿病
代谢与内分泌疾病	尿毒症
	甲状腺功能减退症
	乳糜心包
血液病及肿瘤	出血性
	肿瘤（原发性及转移性）
	放疗所致
其他	外伤（刺伤或钝器伤）
	导管相关性
	心包切开后（心脏手术等）
	主动脉切开
	特发性
	家族性地中海热
	水痘疫苗接种
	胰腺炎
	嗜酸细胞浸润症

第一节 心 包 炎

根据病程可以分为急性心包炎、复发性心包炎及慢性心包炎[1]。引起心包炎的病因种类繁多（见表8-1）。各种病因的心包炎的临床表现可以分为三大类型：第一类是炎症表现，包括疼痛、发热等；其次是心包积液，甚至心脏压塞；第三类是心包增厚、缩窄及钙化。

一、急性心包炎（acute pericarditis）

（一）发病机制

由各种因素引起的急性心包炎症，多数情况下可以出现心包腔内液体增多，液体性质随心包炎的病因不同而呈浆液性、纤维蛋白性、脓性或血性。心包积液引起的血流动力学改变是决定病情轻重的关键。当心包积液达到一定水平影响心脏功能时甚至会发生心脏压塞。心包腔的压力随心包积液的缓慢增加而升高，心包炎儿童，积液可以超过 1000 ml。但一旦达到危急（临界）水平，心包压力会快速急剧上升导致对心脏的压迫。如果没有进行有效治疗，将抑制舒张期心室充盈，体循环和肺循环静脉压升高，最终影响心排血量，发生休克。

（二）临床表现

急性心包炎常有发热、疲惫、肌痛等前驱症状，而主要表现则是胸痛、气促。胸痛常是急性心包炎的第一个也是最重要的临床表现，呈心前区或胸骨后锐痛、刺痛，可放射至颈、背、左肩及臂，也可延展至锁骨上和斜方肌区域，患儿因此常拍打左肩及背部。胸痛可以发展相当快，并持续数天。这种心前区疼痛可能为来自横膈的放射痛和胸膜刺激，因此疼痛可以在吸气、活动、仰卧位及咳嗽时加重。而坐位尤其是躯干前倾时减轻。

其他常见症状是呼吸困难，不仅仅见于发生心脏压塞者，而且见于没有血流动力学改变时，因单纯胸痛也可限制深呼吸。患儿还常有咳嗽、腹痛、呕吐、发热和疲乏。在年幼患儿可以这些非特异性症状为主要表现，而胸痛则不易被发现。其他器官的症状、体征主要与心包炎的原发病因有关。

多数体征与积液量的多少有关。患儿心率常常快而规则，而心包摩擦音、奇脉是其特征性表现。

心包摩擦音是一种主要在胸骨正中或胸骨左缘下端听到的粗糙的声音，在急性心包炎中非常特异但不易被发现，所以对怀疑为心包炎患者应反复听诊，没有听到也不能排除心包炎。心包摩擦音常在积液量较少时出现，而当积液量多时，心音低钝可能是听诊的唯一发现，极大量心包积液时心音甚至可以消失。典型的心包摩擦音呈三相，其中收缩期前杂音由于心房收缩所致，收缩期杂音由于心室收缩所致，舒张期杂音则由于心室舒张前期快速充盈所致。声音强度随呼吸改变，吸气时最强。

奇脉是急性心包炎心脏压塞的重要表现之一。正常情况下吸气时体循环动脉压会轻度降低，而当心脏压塞时这种正常现象被扩大。表现为在吸气时脉搏减弱或消失当呼气时脉搏又恢复正常。奇脉的程度可以用水银压力计测量，正常吸气时血压下降应 < 10 mmHg，10～20 mmHg 表示可疑奇脉，而 > 20 mmHg 则提示出现心脏压塞。需注意的是，奇脉也可以出现在某些原因引起的严重呼吸困难时、阻塞性肺病（如肺气肿或哮喘）、肥胖或正压通气时（由于胸膜腔内压显著增加）。因此，心脏术后机械通气等特殊情况下患儿很难判断出现奇脉的原因。

（三）实验室和辅助检查

1. 血常规及血生化检查　只对部分特殊病因的心包炎有意义，如化脓性心包炎、尿毒症、白血病等。

2. 心肌酶及肌钙蛋白　由于心外膜炎症或其邻近的心肌损伤，在心包炎常见到肌酸激酶（CK）或肌酸激酶同工酶（CK-MB）升高，35%～50% 病例可有心肌肌钙蛋白（cTNI）升高。

3. 心包积液的检查　在鉴别诊断中价值不大，绝大部分心包积液是渗出液，生化及细胞计数方面在各种原发病中无特异性。而如为血性积液可行血细胞比容、积液蛋白浓度以及腺苷脱氨酶（ADA）水平检查，并进行需氧、厌氧菌及结核菌培养。此外，当考虑癌性积液时可进行癌胚抗原等检查。

4. B 型利钠肽（BNP）　有文献认为 BNP 的检测有利于区分心包炎及心肌病，BNP 水平升高提示限制型心肌病可能性大。

5. 抗心肌抗体　如抗肌纤维膜抗体等有助于自身免疫性心包炎的诊断，在心包切开综合征时也可以出现抗心肌抗体的升高。

6. 心包穿刺　只有心包积液而没有心脏压塞的征象不是必须进行心包穿刺的指征。在出现心脏压塞为了同时进行治疗、怀疑脓胸或为明确心包积液性质时可行心包穿刺。

7. 心包活检　有资料提出在复发性心脏压塞行心包穿刺后可以选择心包活检；在有持续临床症状者入院 3 周以上仍没找到病原，以及高度考虑结核而没有明确诊断者，如胸腔积液或心包积液中 ADA 显著升高而没有其他体征，可以行心包活检。

8. 其他实验室检查　如果有心脏压塞或心包积液超过一周可查抗核抗体，有结核菌感染行痰或胃液检查，病毒检测获得有用结果的可能性较小，必要时可以考虑进行核素显像及心导管造影检查。

9. 心电图　急性心包炎在心电图上的表现多种多样，80% 心包炎患者心电图异常。多数患者心律为窦性心律或窦性心动过速，偶有窦性心动过缓者，需考虑是否为甲状腺功能减退症并发心包积液。急性心包炎本身不会引起心律失常，一旦发生应排除基础心脏疾病所致。

典型的心电图变化过程分四个阶段（表 8-2）。一期呈弥漫性 ST 段上抬凹面向上（除 aVR、V_1 导联，有时 V_2 或 aVL 导联 ST 段压低），以及 T 波直立，提示心外膜下浅层心肌损伤，导致心室肌复极异常。心包炎时深层心肌无损伤，故 ST-T 改变幅度小，ST 段抬高一般不超过 0.5mV，不出现病理性 Q 波，且无对应性 ST 段改变。急性心包炎 aVR 导联（偶见 V_1 导联）PR 段总是向上呈水平形抬高，而多数导联 PR 段水平形压低，偏移方向与 ST 段向量相反。它可能是急性心包炎最早出现的心电图异常，甚至是唯一可见的心电图改变，具有早期特异性诊断价值。这些改变往往持续数小时或数天。二期 ST 段回到等电位线。三期以出现倒置 T 波为标志，可以在几天内恢复正常，但经常倒置数周或数月。四期恢复正常心电图。

约半数急性心包炎呈典型 4 个阶段顺序演变，另一半则不典型，可能与心外膜下心肌炎较轻有关。急性期的心电图改变与早期复极化易于混淆（表 8-3）。最可靠的鉴别是 V_6 导联 ST 段抬高与 T 波高度的比例，如增大则提示心包炎。而且如果随时间推移 ST 段改变持续存在，可以明确为早期复极化。由于心包积液的衰减作用，心包炎病人心电图还可以出现 QRS 波群的低电压及电交替。在病变转型期及急性期还可以有一过性的心电图正常。在某些病例，始终未出现明确的心电图异常。

表 8-2　急性心包炎心电图表现的四个阶段

阶段	持续时间	心电图表现
Ⅰ 期	数天至 2 周	Ⅰ、Ⅱ、Ⅲ、aVL、aVF、$V_2 \sim V_6$ 导联 ST 段广泛抬高，aVR（偶尔 V_1）导联 ST 段压低
		Ⅰ、Ⅱ、Ⅲ、aVL、aVF、$V_2 \sim V_6$ 导联 PR 段压低，aVR（偶尔 V_1）导联 PR 段抬高
Ⅱ 期	1 至 3 周	ST 段和 PR 段逐渐正常化，T 波幅度正常或降低、变平
Ⅲ 期	3 周至数周	ST 段已正常化，但 T 波倒置
Ⅳ 期	数周至 3 个月	T 波逐渐正常化或回到等电位线，极少数仍然倒置

表 8-3　急性心包炎与早期复极综合征心电图比较

心电图表现	急性心包炎	早期复极综合征
ST 段形态	凹面向上抬高	凹面向上抬高
PR 段偏移	有	无
异常 Q 波	无	无
T 波倒置	于 ST 段正常化后出现倒置	无
分布导联	广泛	胸前导联
ST/T 比值（V_5、V_6）	>0.25	<0.25
演变时间	短（数天至数周）	长（数年）
对应性改变	无	无

10. 超声心动图　超声心动图在心包炎的诊断中非常重要，是评价积液量及进展程度的最敏感技术。在没有或有小量积液时，心脏影像可以正常。因此在急性心包炎时可以表现出正常的超声影像。在有心包积液的患儿，在心外膜与心包之间可以记录到清晰的无回声区。后侧的积液可以在左心室心外膜后记录到，止于左心室与左心房的连接处。前部的积液可以在胸壁与右心室壁前记录到。前侧及后侧积液均可探及，常提示为大量积液，房室隔运动变平及舒张期右心室流出道塌陷和异常二尖瓣、三尖瓣活动，是心脏压塞的征象。

11. CT 及 MRI[2]　CT 和 MRI 可以显示清晰的心包解剖轮廓并有助于对多种心包异常的精确定位，可以分辨可能被超声遗漏的很小或局限性的液体，还有助于判断积液的性质，小量心包积液在CT影像上容易与心包增厚混淆。正常情况下心包小于2mm，大于4mm为异常。心包腔中有20～25ml液体，在CT上显示为细线带状。在MRI的T1及T2加权像均呈低信号。心包炎早期可以通过对比增强发现心包增厚，轮廓平滑，但为非特异性表现。

（四）诊断和鉴别诊断

诊断主要依赖于病史、体格检查、心电图、胸片、超声及MRI等。但确诊只能通过活检。在考虑为急性心包炎时还需进一步行病因诊断。

1. 病毒性和良性心包炎　这二者通常被视为同义词，因为大部分急性良性心包炎继发于或同时发生于病毒感染。可能导致心包炎的病毒包括肠道病毒、埃可病毒、柯萨奇B组病毒、流感病毒、腺病毒、巨细胞病毒、EB病毒、细小病毒B19、丙型肝炎病毒及HIV等多种病毒。发病机制与病毒复制及机体对病毒的超敏反应有关。在病毒性心包炎患者的心包及心肌组织可以检测到IgM、IgG，偶尔也能检测到IgA的沉积。大部分病例是轻微的，可以在数周内恢复。少数病例很重，甚至出现心脏压塞，一些患儿可以出现慢性反复。临床过程从数月到1～2年。特异性病毒抗体的血清学检查有助于协助诊断，但病毒性心包炎的确诊依赖于对心包积液及心包组织的检测。这些患儿与结缔组织病心包病变鉴别很困难。后者常对皮质类固醇或非甾体抗炎药反应极好。

只有出现症状时才有必要治疗，治疗主要包括对症及抗病毒治疗，常用非甾体抗炎药。抗病毒治疗主要针对明确为巨细胞病毒感染者，可加用更昔洛韦等。最终这些患儿都会改善，预后良好。

2. 化脓性心包炎　该病常与身体其他部位的细菌性感染有关，可继发于肺炎、会厌炎、脑膜炎或骨髓炎，通过邻近部位感染或血运传播而来，一般都有原发感染的症状及体征。最常见的病原体是葡萄球菌、B型流感嗜血杆菌和脑膜炎奈瑟菌。心包积液多为渗出液，罕见情况下，感染极早期的心包积液以漏出液为主。其周围血象可以有白细胞明显增高，核左移，部分细胞内可见中毒颗粒。一旦考虑为化脓性心包炎，应行心包穿刺，于心包积液找细菌、找抗酸杆菌及真菌并进行细胞培养。化脓性心包炎一旦确诊，如果未治疗，病程常为暴发型并以急性心脏压塞致死。

3. 结核性心包炎　在我国发病率仅次于化脓性心包炎。没有治疗的急性结核性心包炎的死亡率可高达85%，心包缩窄率达30%～50%。常源于气管、支气管周围或纵隔淋巴结逆行播散或原发感染血行播散所致。渗出液呈草黄色混浊性状脑膜炎球菌、或血性，蛋白含量高，大部分可以检测到抗心肌抗体。临床表现为结核中毒症状及相对缓慢进展的心包炎表现。心包液或其他部位分离出分枝杆菌，或出现干酪样肉芽肿而没有其他原因解释可以确诊。

4. 自身免疫性疾病相关心包炎　心包炎是系统性红斑狼疮最常见的心脏损害，该病尸检心包炎的发生率约为70%，而生前常未得到诊断。心包炎可呈局灶性或弥漫性，病理改变呈纤维素性或纤维蛋白性，发展为缩窄性心包炎少见。因此当系统性红斑狼疮患者出现胸痛、呼吸困难、心包摩擦音、心电图呈低电压和T波复极异常时应怀疑心包炎。

心包炎是儿童类风湿关节炎（JIA）的常见表现，也是JIA心脏损害最多见的一种表现。JIA全身型患儿心包炎的发生率高达30%左右。偶尔也可以是唯一表现并先于关节炎出现前数月甚至数年发生。JIA合并心包炎的患儿约1/3可发现心包摩擦音，心包积液一般细胞数不多，但蛋白含量高，为渗出液。心包组织学检查为非特异性纤维素性改变，少数为结节性肉芽肿性炎症。JIA心包炎多发生在疾病的活动期，一般为良性和自限过程，很少引起大量心包积液、心脏压塞或慢性缩窄性心包炎。

急性风湿热时心包炎可作为全心炎的一部分出现，与急性瓣膜病相关，极少见心脏压塞。结节性多动脉炎等疾病的少数患者也会并发心包炎。

5. 尿毒症性心包炎　尿毒症性心包炎只在迁延的严重肾衰竭时出现，是异常代谢产物对心包的化学性刺激所致。严重者可出现心脏压塞。

6. 肿瘤相关心包炎　较常见于霍杰金病、淋巴肉瘤和白血病，由肿瘤侵袭心包所致。病程晚期出现心脏压塞。偶尔，心包浸润可以是原发病的始发表现。肿瘤患者也可能由纵隔放疗引起心包炎。

7. 心包切开后综合征　可出现于 15％～23％ 的术后病人，心包积液在心脏手术后 1～2 周或更长时间后出现。表现为心包及心外膜对外伤的非特异性高敏反应。高滴度的抗心脏抗体（如抗肌纤维膜抗体、抗纤维抗体）与该综合征临床征象有关。如不治疗可以发展为心脏压塞。病人开始表现为低热、疲乏、食欲降低、腹痛，而心前区和胸膜性胸痛则可有可无。对心脏术后最初 4～6 周的患儿出现类似症状要高度怀疑。

8. 艾滋病　艾滋病患者常有心包积液，但心脏压塞并不常见。心包炎可以是本身人类免疫缺陷病毒（HIV）的感染，或其他病毒（水痘、巨细胞病毒）、细菌、真菌或肿瘤（淋巴瘤及卡波西肉瘤）所致。

9. 甲状腺功能减退症伴心包积液　5％～30％ 甲状腺功能减退症患者会出现心包积液。其积液增加缓慢且心脏压塞罕见。

急性心包炎因为可以出现严重的胸痛，在成人常需要与心肌梗死相鉴别，而心肌梗死在儿童时期少见，而且二者在临床表现、心电图等辅助检查方面也有较显著的差别，鉴别并不困难。心包炎疼痛在心前区、手臂、锁骨上区、斜方肌区域。发生快，但不是突然发生，疼痛常剧烈，但常没有压迫感，随体位和呼吸改变，持续数天，不伴随自主神经症状。心电图上有 ST 段抬高凹面向上伴 T 波倒置。没有对应导联的镜像改变。也常有 PR 段压低，没有异常 Q 波。CK-MB 及肌钙蛋白常正常或轻度升高。而心肌梗死的疼痛常在胸骨后、左臂或双臂，常突然发生，有压迫感。疼痛不随呼吸而改变，持续数小时，常伴有自主神经症状。心电图表现为部分导联 ST 段抬高而对应导联 ST 段压低呈镜像样改变。有异常 Q 波。CK-MB 及肌钙蛋白显著升高。

临床上鉴别急性心包炎和心肌炎非常困难，二者经常互相包含。但治疗是不同的：前者抗感染治疗和针对心脏压塞的紧急治疗是适宜的，而后者常需针对心力衰竭治疗。

（五）治疗[3-4]

1. 一般治疗　急性病毒性心包炎当有心前区痛和发热等炎症症状持续表现时均需卧床休息，在应用激素或抗感染治疗的患者应限制运动，处于安静的自主活动。有高热、亚急性临床病程、严重积液、心脏压塞、心肌受损和接受免疫抑制治疗、抗凝治疗者应住院治疗。物理治疗包括冰块胸部冷敷等可减轻痛感。

2. 针对不同病因心包炎的治疗

（1）急性病毒性心包炎：首选非甾体抗炎药。儿童首选布洛芬，6～8 h 一次，疗程可至积液全部消失。也有文献推荐首选阿司匹林，持续至疼痛和发热症状缓解后逐渐减量。如果对单药无反应，可以选择其他非甾体抗炎药或双药联合应用。一般不需要皮质激素治疗，皮质类固醇能在大部分病人迅速控制症状，但与复发有关，并有可能逐渐出现激素的副作用，因此要尽量避免使用。严重持续胸痛、高热、超过 7～10 天且对其他药物耐药并已排除结核的心包炎病人可以考虑应用皮质类固醇，而且在减量过程中应尽早应用非甾体抗炎药。多数病例经过抗炎和止痛药物的正确应用，极少需要应用皮质类固醇，一旦应用疗程一般至少 2～4 周，可足量应用至疼痛、发热或大量积液缓解，然后逐渐减量，4～6 周减完。

（2）化脓性心包炎：应正确及时地静脉应用抗生素，同时需要外科引流、清除粘连并于心包置管，否则心脏压塞常不可避免。心包切开引流可以显著增加有心包粘连、局限性心包积液、积液浓稠、反复心脏压塞、持续感染以及进展至缩窄性心包炎患者的生存率。

（3）结核性心包炎：在完全明确诊断后应予以抗结核治疗，可在急性期明确病因后、应用有效抗结核治疗的基础上短期应用皮质类固醇，然而，关于皮质类固醇防治可能发生的心包缩窄的有效性尚没有明确证据。

（4）结缔组织病并发的心包炎及自身免疫性心包炎：均对非甾体抗炎药反应良好，一般不需要进行皮质类固醇治疗。

（5）尿毒症性心包炎：多可通过透析缓解，必要时可行心包切开治疗。

二、复发性心包炎

特发性复发性心包炎（recurrent pericarditis）包括间歇性心包炎（intermittent pericarditis）指心包炎间断发作，停止治疗而没有症状的间歇超过 6 周；以及持续性心包炎（incessant pericarditis）即急性心包炎最初 6 周中或每当抗炎药物减停时即反复出现，均严重影响病人的生活质量。

（一）病因及发病机制

典型的复发性心包炎指在可疑为病毒性心包炎的第一次病程后的第二次病程。发病可能与持续或反复病毒感染、免疫病理机制、不正确的药物治疗尤其是在首次病程急性期应用皮质类固醇有关。复发性心包炎还可以为心包切开术后、结缔组织病、心肌梗死或其他系统性疾病等已知病因的继发性心包炎。

（二）诊断[5]

特发性复发性心包炎诊断包括至少有一次胸痛复发，有大于等于以下一个体征：发热、心包摩擦音、超声心动图异常、新发或加重的心包积液、C 反应蛋白（CRP）增高及血沉增快；而没有明确的慢性系统性疾病（结缔组织病、肿瘤、感染）的证据或其他特殊原因。平均 24% 的急性心包炎会复发。多在最初一周，有些可以在数月到数年中反复发生。大约 10% 曾有急性心包炎，患者可以出现复发性胸痛，而无其他复发性心包炎的临床证据，因此在诊断时常较困难。复发性心包炎虽然复发时与首次发作相似，但首次发作时的临床表现是最重的，而复发时临床表现较轻。尤其是客观检查如心包摩擦音、心电图改变、心包积液更容易在初发时出现，而复发时较少。如果第一次没有心包积液，以后也很有可能没有，同样，心脏压塞在复发时很不常见。复发次数和间隔时间差别很大，很难预测。而且如前所述，心脏压塞极少见，发展至缩窄性心包炎更极为罕见。

（三）鉴别诊断

化脓性和结核性等感染性心包炎可以表现为急性、亚急性或慢性病程，但并不表现为真正的复发性心包炎。同样，肿瘤性心包炎也不是真正表现为复发性心包炎，一般而言，肿瘤性疾病的进展不会允许慢性病程，但在例外情况下，可以早期呈现显著的为自限性病程的急性心包炎，后来出现复发的表现，因此严格来讲为缓解-复发性心包炎。

（四）治疗[4-5]

在此次开始治疗前应首先评估第一疗程治疗是否恰当，如是否有休息时间过短、抗炎药物剂量低或停药过早。治疗方法与急性心包炎相同，休息直至发热和胸痛消失并给予正确剂量的非甾体抗炎药，仍要强调慎重使用糖皮质激素。重新开始的疗程一般推荐至少 3 个月。在有两次或更多发作或持续性心包炎者，还可使用秋水仙碱与非甾体抗炎药联合应用。如果因为某种因素正在接受皮质类固醇的治疗，而且在激素减停过程中复发，需尽可能用非甾体抗炎药（单药或联合）控制病情，并避免加大皮质类固醇的量。激素减量时还可加用秋水仙碱，有利于激素减量。在这些病人，激素减量要慢，每月减 1.25~2.5 mg。

有些研究者推荐使用大剂量的皮质类固醇抑制 T 细胞介导的细胞毒性作用。在慢性病程（大于 1 年）反复发作次数大于 6 次，严重影响生活质量的难治性患者应用免疫抑制治疗（如咪唑嘌呤）及心包切除。由于免疫抑制治疗相对没有经验，而且本病预后常较好，应尽量避免应用细胞毒性药物。而心包切除因很难彻底，术后仍可能出现心包炎，因此这些治疗只在明确其他治疗均无效的特殊情况下考虑，且心包切除之前应至少停用激素数月。

三、慢性心包炎

指病程超过 3 个月的心包炎。包括渗出性、粘连性及缩窄性心包炎。症状常较轻微如胸痛、心悸、疲乏等。依心包炎症及心脏压塞的程度不同有较大差异。下面主要介绍慢性缩窄性心包炎（chronic constrictive pericarditis）。

（一）病因及发病机制

慢性缩窄性心包炎的病理改变是纤维结缔组

织透明样变性，心包脏层和壁层广泛粘连、纤维化增厚甚至钙化，于心脏外形成一层坚硬的外壳，限制心脏的舒张活动。其病因多见于结核性、化脓性及肺吸虫感染，而近半数慢性缩窄性心包炎病因不清。慢性缩窄性心包炎表现为右心充盈受限，右心室射入肺循环血流量减少，吸气时胸腔压力下降，回左心血流进一步减少，左心充盈减少，导致左心排血量减少，外周体循环灌注不足，患者出现易疲乏、运动能力下降的表现。慢性缩窄性心包炎时由于心包限制，心脏4个腔室舒张期压力接近，包括左心房和右心房压力，因此体循环淤血远重于肺循环淤血，颈静脉怒张、下腔静脉增宽、肝大、胸腔积液、腹腔积液、下肢水肿多见。左心房扩大是左心室充盈受限、左心房压增高的结果。

（二）临床表现

大部分缩窄性心包炎发生于急性心包炎数年或数月后，偶尔也会呈急性、快速进展的病程。临床表现为心室舒张期充盈受限，心肌舒张功能受损，心功能降低，严重慢性体循环静脉淤血。可表现为乏力、气短、水肿、肝功能异常、颈静脉怒张、心前区搏动减弱、心音遥远、模糊的心包摩擦音和奇脉。典型表现虽会逐渐明显，但起病隐匿很容易被忽略。听诊出现心包叩击音和胸片出现心包钙化为其特征性表现。钱永如等[6]分析经手术确诊的 39 例缩窄性心包炎患儿的临床资料，其主要症状为乏力（36 例，92.3%），水肿（35 例，89.7%），气促（32 例，82.0%），主要体征为肝大（35 例，89.7%），颈静脉怒张（31 例，79.5%），心音低钝或遥远（31 例，79.5%）。

（三）实验室和辅助检查

1. 心电图　可以正常，或 QRS 波低电压，广泛 T 波倒置/低平，P 波增宽或 V_1 导联 P 波双向，心房颤动。

2. 超声心动图　作为一种无创性检查方法，虽然在诊断缩窄性心包炎方面存在一定的误、漏诊率，但其较 CT、MRI 具有更简便、经济、易普及等优点，且假阳性率极少，因此目前仍被认为是最有价值的检查方法。其特征性的表现包括：心包增厚、室壁舒张期受限、房室间隔舒张期矛盾运动、射血分数下降速度加快、心房增大而心室不大，以及下腔静脉、肝静脉扩张等表现。目前以室间隔舒张期运动异常和二尖瓣血流最大速率（E 峰）幅度于吸气时降低超过 25%为较好的诊断指标。

3. 胸部 X 线检查　大约 50%缩窄性心包炎患者在胸片上显示心包钙化。

4. CT 或 MRI　CT 及 MRI 检查心包有无增厚，可在一定程度上帮助提高诊断率。心包膜厚度>4 mm 提示缩窄性心包炎可能，若心包膜厚度>6 mm 则强烈提示缩窄性心包炎可能。然而正常心包厚度并不能除外缩窄性心包炎的诊断。缩窄性心包炎时 CT 及 MRI 显示心包不规则增厚，右心室变窄及管状变形，心房大小正常或变小，室间隔变直。增厚的心包在心电图门控的 MRI 图像上的信号强度是可变的。慢性心包炎时纯纤维化钙化的心包表现为低信号，而亚急性心包炎，增厚的心包呈现中等或高信号强度，给予造影剂对比增强后提示为炎症。不规则的钙化可以发生在心脏表面的任何部位，但多见于正常情况下脂肪丰富的房室沟。

5. 心导管检查　心导管检查对于诊断缩窄性心包炎价值较高。可以证实双侧心腔同时有舒张期充盈压升高，心搏量减少，有助于缩窄性心包炎与限制型心肌病的鉴别。

（四）诊断与鉴别诊断

根据全身表现及辅助检查易于考虑本病，但应与多种可引起严重体循环淤血的疾病相鉴别。

在儿童慢性缩窄性心包炎主要需与限制型心肌病相鉴别。慢性缩窄性心包炎的病理改变是心包脏层和壁层广泛粘连、纤维化增厚，甚至钙化，于心脏外形成一坚硬的外壳，以限制心脏的舒张活动。而限制型心肌病的病变主要表现为心内膜弥漫性增厚，且伴有心内膜下心肌纤维化，限制了心脏的收缩舒张功能，尤其是心脏的舒张功能严重受限。多普勒超声心动图检查有助于二者的鉴别诊断，慢性缩窄性心包炎时，左心室等容舒张时间（IVRT）和舒张早期二尖瓣血流最大速率（E 峰）常常有明显的呼吸性变异，E 峰速度的变异幅度常超过 25%，限制型心肌病无此表现。肺静脉血流速度呈显著的呼吸性变化（呼气时舒张期血流速度及收缩期血流速度显著上升，吸气时舒张期血流速度及收缩期血流速度显著下降）也是慢性缩窄性心包炎的特征性表现之一。若在胸部 X 线摄影或胸部透视下发现心包钙化，则多提示慢性缩窄性心包炎的诊断。有研究表明，血 BNP 水平也有助于二者的鉴别[7]。但由于以上两种疾病均以静脉压增高及心排血量降低为临床特点，其鉴别不能单独依靠一项技术或一种指标，只有结合临床症状、超声及其他检查结果（如 CT 或 MRI），必要时辅以心导管及心内膜活检，甚至手术探查才能明确诊断。

此外，缩窄性心包炎的鉴别诊断还常需要考虑肝硬化、结核性腹膜炎以及慢性心力衰竭等。

（五）治疗

心包缩窄一旦形成，临床表现将逐渐加重，且时间越长，心肌萎缩变性越重，心包越难剥离，术后心力衰竭发生率越高。所以诊断一旦明确，应及早手术。施行心包剥离术并切除部分增厚的心包是缩窄性心包炎唯一有效的治疗方法。如疑为结核性心包炎，应在术前应用 2～4 周的抗结核治疗。在大部分病人，外科手术后可以很快出现心排血量增加和利尿效果。长期预后常较好。

第二节　心包积液及心脏压塞

一、病因及发病机制

心包积液可以为漏出液、脓性液、脓性或血性积液。大量心包积液可见于肿瘤性、结核性、胆固醇性、尿毒症性、黏液水肿性以及寄生虫性心包炎。心脏压塞由心包积液压迫心脏造成，是由心包内压的小量增加造成心功能的轻度障碍（没有症状）至严重的血流动力学改变这一严重程度不同的过程。积液发展速度缓慢时常无症状，而积液增加迅速时，即使积液量较少也会出现心脏压塞。在术后、外伤后以及化脓性心包炎还可以出现局限性心包积液。

二、临床表现

当心包压塞为急性时，患者可表现为呼吸困难、端坐呼吸和胸痛，甚至晕厥等典型表现。而隐匿进展的心脏压塞则以并发的其他器官损害如腹水、肾衰竭、肝衰竭等为主要表现。此外还包括颈静脉怒张、肝大、奇脉等。在严重病例，可有心房压低和休克。虽然没有一个体征是特异的，但如果出现以上表现，尤其是奇脉时，就必须行相关检查排除。如确诊为心脏压塞而没有伴随两个或更多的炎症指标（典型的胸痛、心包摩擦音、发热、弥漫性 ST 段抬高）可以排除特发性心包炎，而恶性病伴发的心包积液可能性大。

三、辅助检查

1. 心电图　表现为 QRS 波及 T 波低电压，ST-T 改变，束支传导阻滞，偶有电交替。

2. 超声心动图　超声心动图无异常对心脏压塞有非常高的阴性预测价值。15～35 ml 的积液即可被超声分辨出。根据舒张期无回声区将积液量分为四度：小量积液，<10 mm；中度积液，$10～20$ mm；大量积液，≥ 20 mm；极大量积液，≥ 20 mm 并压迫心脏。

3. 胸部 X 线检查　心影可呈烧瓶状改变。

四、治疗

有轻至中度心脏压塞的心包炎先选择保守治疗。许多急性心包炎患者心脏压塞不严重，通过休息和非甾体抗炎药物治疗可以恢复得很好，常不需要穿刺。肿瘤性心包积液时放出积液可能加重或恶化心脏压塞，但如果表现为严重的心脏压塞（如低血压、低心排血量、休克），须行心包引流，首先选择心包穿刺，心包穿刺无效复发时选择外科引流。

心包穿刺：在超声引导下定位并放置引流导管，常见部位为①剑突下区，患儿取 45°半坐位，在剑突与左肋缘相交的尖角处进针，使针与胸壁呈45°角斜面，针头向上，略向后，紧贴胸骨后推进，感到穿进一层坚硬的包膜时可试抽。此部位相对安全，但易污染纵隔。②心尖区，在左侧第5肋间，心浊音界内侧1～2 cm进针，针头向内、向后，往脊柱方向推进穿过坚硬的包膜，此部位易触及左心尖，但不会污染纵隔。大量积液时，一次穿刺引流量不宜过多过快，穿刺后监护24 h，并行超声复查，警惕心脏压塞复发。

第三节　心包肿瘤

原发性心包肿瘤罕见，最常见的是间皮瘤，是起源于心包间皮的原发恶性肿瘤。肉瘤、脂肪瘤、血管瘤、皮样囊肿、畸胎瘤也可以发生在心包。心包转移瘤发病率约为心包原发瘤的20～40倍。

心包间皮瘤胸部影像示心脏增大，心包积液，不规则的心包轮廓或弥漫性纵隔增大。CT呈不规则的弥漫性心包增厚和心包积液。MRI可以证明心脏被心包软组织和心包积液包绕。心脏转移瘤主要表现为心包积液和不规则心包增厚或心包肿物。

第四节　先天性心包缺如

先天性心包缺如为罕见缺陷，部分左侧缺如占70%，右侧缺如占17%，双侧完全的缺如极其罕见。其中30%伴有其他畸形。最被广为接受的发病机制是左主静脉过早发育不良，导致左胸膜心包膜无血供；右主静脉持续成为上腔静脉，保证右心包发育的充足血供。右侧心包缺陷常伴有心、肺、胸壁及横膈的先天畸形。偶尔，急性症状可在部分缺如的病人发生，包括心脏或其附属物疝出，导致心律失常、胸痛、晕厥，甚至猝死。大部分完全缺如者及不伴其他畸形者常没有症状[1]。

超声心动图能证实左心室轮廓有局限性膨出和心包回声衰落。胸片中左侧心包缺如可以心脏及主动脉弓左移为特征。左心缘平坦，肺动脉突出。在主动脉弓与主肺动脉，左膈面与心底之间可见射线透过。CT包括左心缘不见壁层心包的纤维层；主肺动脉轴改变，向左肺膨出；肺和心脏结构直接接触；肺组织可插入主动脉和主肺动脉。

诊断依据影像学结果证实心脏局限性膨出及心包缺失可以诊断。

无症状者不需要治疗，部分缺如有症状者行心包成形或修补术。

（闫　辉）

参考文献

1. The task force on the diagnosis and management of pericardial diseases of the European society of cardiology. Guidelines on the diagnosis and management of pericardial diseases executive summary. Eur Heart J, 2004 (25): 587-610.

2. JS. Kima, HH. Kimb, Y. Yoona. Imaging of pericardial diseases. Clin radio, 2007, 62 (7): 626-631.

3. M Imazio, R Trinchero. Triage and management of acute pericarditis. Int J Cardiol, 2007, 118 (3): 286-294.

4. JS. Sauleda, GP. Miralda, JS. Soler. Diagnosis and Management of Acute Pericardial

Syndromes. Rev Esp Cardiol, 2005, 58 (7):
830-841.

5. M Imazio, A Brucato, Y Adler, et al. Prognosis of idiopathic recurrent pericarditis as determined from previously published reports. Am J Cardiol, 2007, 100 (6): 1026-1028.

6. 张静, 田杰, 钱永如. 儿童缩窄性心包炎 39 例临床分析. 中国实用儿科杂志, 2006, 21 (10): 748-750.

7. PR Reddy, RS Dieter, RP Das, et al. Utility of BNP in differentiating constrictive pericarditis from restrictive cardiomyopathy in patients with renal insufficiency. J Cardiac Fail, 2007, 13 (8): 668-671.

第九章 风湿热和风湿性心脏病

风湿热（rheumatic fever）是全身结缔组织非化脓性炎症，主要侵犯心脏和关节，其他器官如脑、皮肤、浆膜及血管等亦可受累，但以心脏损害最为严重且多见。是后天获得性心脏病的主要病因之一。风湿热的发生与 A 组 β 溶血性链球菌感染密切相关，感染流行后本病的发病率增高。近年来研究发现，发病率有逐年下降趋势。发病率与社会经济状况及生活方式有关，居住条件拥挤、社会经济状况差者发病较多。在美国和西欧，风湿热发病率较低，而在东欧、中东、亚洲、澳大利亚、新西兰等地区发病率仍较高[1]。1993—1995 年对我国东、南、西、北、中六个省、市协作区的 5～18 岁学生样本人群进行风湿性心脏病调查，显示总患病率为 0.22‰；农村患病率高于城市；患病率随年龄而增长；男、女间无明显差异[2]。

一、病因学

风湿热的病因至今尚未完全阐明。通常认为该病与链球菌感染密切相关。主要证据如下：① 发病前 1～3 周常有溶血性链球菌感染如咽峡炎、扁桃体炎、猩红热或脓皮病的病史。② 大多数风湿热患者的咽培养有 A 组 β 溶血性链球菌生长或血清中抗链球菌抗体显著升高，如抗链球菌溶血素 O（ASO）等。③ 早期彻底治疗链球菌感染可防止风湿热的发生，甚至减少首次发病；对以往患过风湿热患者用长效青霉素长期预防可减少复发。④ 免疫反应：风湿热的发病并非由链球菌直接侵犯所致，亦非由其外毒素所造成，而是链球菌感染后引起机体强烈的免疫反应。链球菌细胞壁 M 蛋白的 A 族 1～48 型与人体组织特别是心肌组织的抗原有交叉免疫反应。研究表明，在风湿热活动期患者心肌组织活检发现有以 CD4+ 为主的 T 淋巴细胞浸润；CD4+ 和 CD8+ T 淋巴细胞克隆识别链球菌 M 蛋白和心肌蛋白。⑤ 研究发现，风湿热的发生与个体自身免疫反应的倾向性及心脏二尖瓣结构有关。

二、发病机制

目前认为风湿热发病是链球菌感染后引起机体的免疫反应。链球菌细胞成分及细菌产物均具有高度的抗原性及特异性，例如：A 族链球菌细胞壁的三种组成蛋白 M、T、R（其中以 M 蛋白最为重要），链球菌细胞壁的多糖成分内的"C 物质"，链球菌细胞产物如链激酶及链球菌溶血素 O 等，均可导致机体产生特异性的抗体。已有足够的证据表明，心肌肌球蛋白与 A 组 β 溶血性链球菌 M 蛋白之间有交叉免疫反应，这种免疫反应导致了心脏瓣膜损伤。新近研究发现，CD4+ T 淋巴细胞能识别链球菌 M5 蛋白并产生多种炎性因子，例如：肿瘤坏死因子-α（tumor necrosis factor-alpha，TNF-alpha），白介素-10（interleukin-10，IL-10），白介素-4（interleukin-4，IL-4），这些炎性因子参与风湿热患者进展性心脏瓣膜纤维化损伤[3-4]。损伤的二尖瓣有不同程度的钙化，血浆增高的骨桥蛋白水平与二尖瓣钙化的严重程度相关。营养不良性钙化不是一个静止的过程，而是通过造骨细胞标记物及血管形成参与调节机体的炎症反应。以上机体的免疫反应还见于骨骼肌、血管壁的平滑肌及尾状核[5]。

研究发现，风湿性心脏病（风心病）患者的血清中含有抗心肌抗体 γ 球蛋白，主要对心肌的肌膜有反应，它们的结合伴有大量的 C_3 积聚；心包炎患者心包有大量的免疫球蛋白 IgG、IgM 及 C_3 沉积，提示心包炎亦与机体免疫反应有关[6]。

三、病理变化

风湿热的病理改变大致分为三期：渗出变性期、增生期及纤维瘢痕期。因风湿热的反复发生，各期病变常同时存在。其中在第一期，胶原纤维的基质发生黏液性变，继而出现纤维素样变性或坏死，变性病灶周围有数量不等的 T 淋巴细胞、巨噬细胞、B淋巴细胞、肥大细胞等炎性反应。这种以渗出和变性为主要特点的早期表现，共持续约2～3周，对抗炎治疗有效。之后进入增生期，此期结缔组织增生形成炎性肉芽肿，即特征性的风湿小体，又称阿孝夫（Aschoff）小体，见于心肌内的小血管周围及心瓣膜中，病变可持续数月至数年。此期病变可能对抗炎药物无效[7]。

风湿热的病理改变可发生于全身胶原组织内，但以心脏、血管及浆膜等处最为明显。几乎所有风湿热患者的心脏均有不同程度的受累，在小儿风湿热则更为突出。风湿性心脏炎多为全心炎，即心肌、心内膜（包括心瓣膜）、心包等均可受累。急性风湿性心脏炎以心肌炎为主。心内膜炎最常侵及心瓣膜，也可同时侵及乳头肌和腱索。心瓣膜中最常受到侵害的为二尖瓣，其次为二尖瓣与主动脉瓣同时受累，三尖瓣及肺动脉瓣受累少见。病变早期瓣尖发生炎症、水肿、纤维素样变性、局部组织细胞增生，形成沿瓣膜闭合线分布的疣状赘生物。病变反复发生，赘生物机化及瓣膜纤维组织增生导致瓣膜增厚、融合、缩短，亦可导致腱索缩短、增厚，形成瓣膜狭窄或关闭不全，最后遗留永久性瓣膜损害。心肌炎最重要的病变为Aschoff小体及间质炎症和心肌细胞损伤，病程中可出现急性渗出性心肌炎，常为急性，可迅速出现心脏功能代偿失调，导致循环衰竭。心电图中PR间期延长在房室结和房室束找不到特殊病变，房室传导阻滞的暂时性及可逆性提示此为功能性的。心包炎为渗出性而非特异性纤维素性，心包积液被吸收后，可以有纤维素机化，导致心包膜粘连，但极少发生缩窄性心包炎。

关节病变主要表现为滑膜非特异性的水肿及充血，关节腔内有浆液及少量纤维素渗出，无永久性损伤。

皮下小结可见于关节附近，附着于肌腱及骨膜，病理改变类似于Aschoff小体的某些特征，可于数周至数月内吸收。

舞蹈病见于非特异性炎症浸润分布至纹状体、黑质及大脑皮质等处。

四、临床表现

起病前2～3周部分患者可有咽炎、急性扁桃体炎等上呼吸道感染病史。部分患者症状不明显，易被忽略。风湿性关节炎常为急性起病，而心脏炎多呈隐匿性经过。90％以上病人有发热，热型多不规则，少数可见短期高热，多数为长期持续性低热，可持续3～4周。主要临床表现分述如下。

（一）心脏炎

在风湿热患者急性期40％～80％可有心脏炎，心肌、心内膜及心包均可受累，称为风湿性心脏炎或全心炎。风湿热反复发作病程较久者，瓣膜或腱索炎症病变修复产生瘢痕挛缩形成器质性瓣膜损害，即非活动性风湿性心瓣膜病，称为风湿性心脏病。心脏瓣膜受累机会以二尖瓣最常见，其次为主动脉瓣，二尖瓣与主动脉瓣受损占风湿性心瓣膜病的90％以上，三尖瓣及肺动脉瓣则受累较少，且一般不会单独受损。

1. 心肌炎　所有风湿热患儿的心肌均有不同程度的病变，往往与瓣膜炎同发。轻者临床症状不明显，可以仅表现为心率轻度加快或心电图短暂轻微异常。重者临床症状明显，呈弥漫性心肌炎，常可并发心力衰竭，临床表现为心悸、气短、胸痛及充血性心力衰竭的症状。查体可见心脏扩大，以左心室、左心房为主，心尖搏动弥散、减弱；伴有与体温不相称的窦性心动过速；心音减弱，心尖部第一心音低钝，有时出现奔马律。心电图可见一度或二度房室传导阻滞，偶可见完全性房室传导阻滞，还可见各种期前收缩、室上性阵发性心动过速、ST-T改变及QT间期延长。

2. 心内膜炎　以二尖瓣最常受累，主动脉瓣次之。听诊可于心尖部闻及Ⅱ级以上吹风样全收缩期杂音，杂音向腋下及左背传导，还可于心尖部闻及轻微、柔和、短促的低调或中等音调的舒张中期杂音。以上杂音约半数患儿可在风湿活动停止后减轻或消失。若急性期已过，病情明显好转，杂音并不减弱或消失，则将来发生二尖瓣关闭不全或狭窄的可能性增大。若急性期于胸骨左缘主动脉瓣听诊区听到舒张期杂音，则一般很少消失。

3. 心包炎　急性心脏炎中5％～10％可出现心包炎表现，多与心肌炎及心内膜炎同时存在，为严重心脏炎的指征。患儿表现为心前区疼痛、端坐呼吸及明显呼吸困难。积液量少时可于心底部闻及心包摩擦音，积液量大时，听诊心音遥远，胸部 X 线透视可见心尖搏动减弱或消失，心影向两侧扩大。

4. 二尖瓣关闭不全　病情轻者一般症状不明显，然而，反流量大者，因心排血量减少，可感乏力、气短、心悸、苍白，当有肺淤血时出现劳累后呼吸困难。体检可于心尖部闻及Ⅲ级或Ⅲ级以上的全收缩期粗糙的吹风样杂音，向左腋部、背部及肩胛下传导，有时可伴有收缩期震颤，第一心音正常或减弱，第二心音可有明显分裂，可闻及第三心音。左心室扩大者产生相对性二尖瓣狭窄，心尖部可闻及舒张中期杂音。X 线检查：左心房、左心室增大为主，伴肺动脉高压者肺动脉段凸出。心电图：P 波增宽或出现切迹、左心室肥厚。超声心动图：左心房、左心室增大，EF 斜率加大，二尖瓣开放幅度加大，E 峰高尖，左心室流出道增宽，室间隔左心室面活动幅度加大。

5. 二尖瓣狭窄　由风湿性心内膜炎形成二尖瓣狭窄所需要的时间较长，至少 2 年或者更长。轻者临床无症状，而体检可见明显体征，当二尖瓣口面积狭窄程度为正常 50％ 时出现临床症状。主要表现为乏力、心悸、气促，活动后加重，严重者可有端坐呼吸、夜间阵发性呼吸困难、咳嗽、咯血、发绀等，发绀以颧骨及口唇明显，形成"二尖瓣面容"。病情继续进展，出现右心衰竭表现：体循环淤血、颈静脉怒张、肝大有压痛、腹水、皮下水肿等。心血管系统主要体征包括：心尖部可闻及隆隆样舒张中晚期杂音，伴有舒张期震颤，第一心音亢进，呈拍击样，活动后及左侧卧位时明显，肺动脉瓣第二音亢进伴轻度分裂。X 线检查：轻者心影正常，严重者正位片心影呈二尖瓣型，主动脉结缩小，肺动脉段凸出。侧位片食管吞钡可见食管左心房压迹，伴肺动脉高压者可见右心房、右心室增大。心电图：轻度狭窄者心电图正常，中度以上狭窄者可出现二尖瓣 P 波型，心电轴右偏，右心室肥大，右心室高压者出现肺型 P 波，病程较长者可出现心房颤动。儿童时期的心房颤动则提示有活动性风湿病变存在。超声心动图：二尖瓣瓣叶增

厚、粘连，左心房增大，左心室不大，前瓣 EF 斜率减慢，呈"城墙样"改变，二尖瓣前后叶呈同向运动，二尖瓣口开放受限。

6. 主动脉瓣关闭不全　主动脉关闭不全时心脏代偿期较长。早期无症状，或仅觉心前区强烈搏动感，易出现胸痛、阵发性呼吸困难。严重者可出现左心功能不全、左心衰竭症状：肺充血、肺水肿、端坐呼吸，最后引起右心衰竭。可有心绞痛发作导致猝死。主要体征：胸部听诊心脏向左下增大，心尖波动增强，呈抬举样。于胸骨左缘第 3～4 肋间（主动脉瓣第二听诊区）和胸骨右缘第 2 肋间可闻及高调叹息样舒张早中期杂音，吸气及前倾坐位时更清楚。于心尖部可闻及舒张晚期杂音（Austin Flint 杂音）。主动脉第二心音减弱或消失，脉压增大，股动脉与肱动脉收缩压相差达 60～100 mmHg（Hill 征）。可见水冲脉，毛细血管搏动征，动脉枪击音。正常人腘动脉比肱动脉收缩压差高约 10～20 mmHg。临床可根据腘动脉与肱动脉的收缩压差大致判断主动脉瓣关闭不全程度：①轻度：压差＜20 mmHg，反流量＜25％；②中度：压差为 20～40 mmHg，反流量 25％～60％；③重度：压差＞60 mmHg，反流量＞75％。X 线检查：心影呈靴形，左心室增大，主动脉弓突出。透视下可见主动脉及左心室搏动增强。心电图：左心室肥厚、心电轴左偏。超声心动图：主动脉瓣关闭曲线呈双线，双线间距离＞1 mm，开放与关闭速度增快，左心室腔增大，左心室流出道增宽。

7. 主动脉瓣狭窄　风湿性心脏炎所致单纯的主动脉瓣狭窄临床很少见到，一般为先天性。临床主要表现为心前区不适，典型者可出现乏力、活动后心绞痛、呼吸困难、晕厥、猝死。体检发现：主动脉瓣区可扪及收缩期震颤，心界向左下扩大，主动脉瓣区可闻及粗糙的收缩期杂音，主动脉瓣第二音减弱，脉压减小。X 线检查可见心影增大，左心室肥厚。心电图呈左心室肥厚表现。超声心动图示，主动脉瓣回声增强、变粗，开放速度变慢，左心室腔增大，左心室后壁增厚，左心室流出道增宽。

（二）关节炎

为最常见的临床表现，特点为游走性、不对

称性。虽然单关节炎也可发生，但大多为两个以上关节受累，以膝、踝、肘、腕等大关节最常受累，肩、髋及手足的小关节次之，但不侵及脊椎关节。关节疼痛，局部出现红、肿、热等炎性反应，可于数日或数周内消退，不遗留关节畸形，但可反复发作。

（三）舞蹈病

是风湿热的主要表现之一，可单独存在或与其他风湿热症状同时并存。多见于女性儿童。大多于链球菌感染后 1～6 个月发病，起病缓慢，病程呈自限性，平均病程约 3 个月，一般不留后遗症。舞蹈病的特征为全身或部分不自主的无意识动作，以四肢动作最多，也可表现为皱眉、耸肩、眨眼、缩颈等。以上动作多为双侧，也可仅限于一侧，在兴奋或注意力集中时明显，睡眠后消失。舞蹈病单独存在时可无风湿活动表现，有些患儿可发现脑电图异常慢波。

（四）皮肤改变

包括皮下小结及环形红斑两种改变。

1. 皮下小结　起病后数周出现，大小不一，约 0.5～2.0 cm，位于腘、肘、腕、膝、踝等关节伸面、手足背面、枕骨面及脊椎的棘突等处的无痛性小结节。可持续 2～4 周，自然消退。皮下小结常与心脏炎并存，为风湿活动的标志，但并非风湿热特有的症状，亦可见于类风湿关节炎及系统性红斑狼疮。

2. 环形红斑　在躯干部及身体的近端可见环形或半环形边缘略隆起、中心皮肤正常、大小各异的红斑，无痛不痒，压之退色，时隐时现，常于数小时或 1～2 天迅速消退，不留脱屑及色素沉着。环形红斑为皮肤渗出性改变，可间歇出现，为风湿热皮肤改变的特征之一，常伴有心脏炎。

五、实验室和辅助检查

（一）链球菌感染的证据

咽拭子培养阳性率较低，即使培养阳性亦不能说明有活动性的感染。抗链球菌溶血素"O"（ASO）在链球菌感染后 1～2 周开始出现并上升，4～6 周达高峰，以后数月逐渐下降，临床上可以用于检测患者近期是否合并有链球菌感染，抗体滴度的进行性增高更能提供链球菌感染的证据。其他链球菌抗体：抗链激酶、抗透明质酸酶、抗去氧核糖核酸酶等亦可提供链球菌感染的证据。

（二）急性期非特异性炎症及免疫学检查

白细胞总数升高，分类以中性粒细胞为主，C 反应蛋白（CRP）、血沉（ESR）和血清糖蛋白（黏蛋白）增高。免疫学检查包括：补体 C_3 在急性期下降，IgA 急性期增高，亚急性期或慢性期 IgG 增高，血清白蛋白降低，风湿性心脏炎患者可以有抗心肌抗体阳性。

（三）心电图

急性期心电图 PR 间期延长，约 2 周左右可恢复正常。

（四）超声心动图

可估测二尖瓣和（或）主动脉瓣反流及其程度、心室扩大及心包积液的存在，可测定心肌收缩力。心脏功能主要表现为左心室舒张、收缩功能减退，射血分数降低。

六、诊断

目前，缺乏特异性的实验室诊断，该病目前主要依靠综合临床表现，参照 Jones 诊断标准（1992 年，表 9-1）进行诊断。有研究报道，快速抗原检测可以用来早期发现链球菌感染，但在我国尚未推广使用[8]。

根据 Jones 诊断标准[9]，当患者具有近期链球菌感染的证据＋2 条主要表现，或近期链球菌感染的证据＋1 条主要表现＋2 条次要表现即诊断风湿热成立。但在应用该诊断标准时，需注意：当多发性关节炎已列为主要表现之一，则关节痛不再作为次要表现列入诊断依据；当心脏炎已列为主要表现之一时，则 PR 间期延长不再作为次要表现列入诊断依据。心脏炎的诊断应具备以下四点之一：新出现有意义的杂音、心脏增大、心包炎及心力衰竭。

表9-1　Jones诊断标准（1992年）

诊断指标	诊断方法
主要指标	心脏炎 关节炎 舞蹈病 环形红斑 皮下小结
次要指标	既往风湿热病史 关节痛 发热 急性期反应物升高（WBC、CRP、ESR） PR间期延长或一度房室传导阻滞
近期A组链球菌感染的证据	近期患猩红热病史 ASO或其他抗链球菌抗体滴度升高 咽拭子培养A组溶血性链球菌阳性

七、鉴别诊断

主要从心脏、关节和舞蹈病三方面临床表现上进行鉴别。

（一）心脏方面鉴别诊断

1. 病毒性心肌炎　发病前多有急性上呼吸道感染病史，心脏查体可以有心脏增大、心力衰竭，但心脏杂音多不明显，常伴有心律失常。

2. 感染性心内膜炎　该病多发生在原有器质性心脏瓣膜病的患儿，临床可以表现为持续发热、进行性贫血、脾大、皮肤瘀斑、杵状指、栓塞现象，血培养阳性，超声心动图可见瓣膜赘生物。

3. 结核性心包炎　与风湿性心包炎相鉴别。该病多慢性起病，除心包炎外还可以合并有胸、腹腔积液，全身结核中毒症状及结核病灶。

4. 先天性心脏病　因其具有杂音而需鉴别。例如：房间隔缺损伴先天性二尖瓣狭窄，三尖瓣下移畸形。但先天性心脏病的杂音多为生后即有，患儿无链球菌感染证据及风湿热的临床表现，超声心动图检查有助于鉴别。

5. 左心房黏液瘤　因其临床可以表现为二尖瓣关闭不全的症状与体征，故需鉴别。超声心动图检查可探得左心房异常回声团以资鉴别。

（二）关节方面鉴别诊断

1. 类风湿关节炎　关节病变以小关节为主，尤其多见于双手近端指间关节，非游走性，病变反复，常遗留有关节梭状变形，该病很少侵及心脏，对阿司匹林有一定治疗作用，但风湿热患儿对阿司匹林有明显治疗作用。

2. 系统性红斑狼疮　早期有关节痛的表现，但随病情进展可出现皮肤、肾、心血管、神经系统、血液系统等多脏器功能受损。可查血补体C_3、狼疮细胞及自身抗体以资鉴别。

3. 感染性关节炎　包括病原体直接感染后引起的化脓性关节炎和感染引起的变态反应性关节炎两种。化脓性关节炎多为单关节发病，患者全身可有寒战、高热等败血症表现，关节局部疼痛明显，伴肿胀，穿刺为化脓性改变，涂片或培养可找到细菌。感染引起的变态反应性关节炎是由细菌毒素或代谢产物所致，可以表现为四肢大关节或小关节的疼痛，伴局部红肿，运动受限，病程较短，在原有感染控制后关节症状可自愈。

（三）舞蹈病方面鉴别诊断

1. 习惯性抽动　单一的动作重复，注意力分散时可缓解或消失。

2. 手足徐动症　动作仅限于四肢，动作较慢。

八、治疗

目前对确诊风湿热的病人，以综合治疗为主，主要包括以下几方面：

（一）休息与饮食

缓解急性期为治疗的关键，应注意卧床休息。有发热、关节痛者，应卧床休息至急性症状消失；有轻度心脏炎者（收缩期杂音Ⅲ级以下，无舒张期杂音，心脏不大）卧床休息至少3周；有明显心脏炎（杂音Ⅲ级以上，心脏不大）卧床休息至少6周；对已有心脏扩大者延长至3～6个月方可逐渐恢复活动。饮食不必忌口，宜选择容易消化且富含蛋白质、糖类及维生素C的食物，应少量多餐，若有心力衰竭或正接受激素治疗，可酌减食盐。

（二）消灭残存链球菌感染

可根据情况，选用以下方案任一种①青霉素钠40万至80万单位，肌肉注射，每日2次，共10日；②苄星青霉素，120万单位（年龄小于6岁者60万单位），肌肉注射1次；③对青霉素类药物过敏者，口服红霉素 30～50 mg/(kg·d)，最大量 1 g/kg，3～4 次/日，共 10 日。

（三）抗风湿治疗

根据临床表现选择药物，决定药物的用量及疗程。常用的抗风湿药物为阿司匹林和糖皮质激素，其中对多发性关节炎者首选阿司匹林，轻度心脏炎可用阿司匹林，中度心脏炎者可用糖皮质激素，对心脏炎伴有心力衰竭者首选糖皮质激素（泼尼松）。

1. 阿司匹林　80～100 mg/(kg·d)，最大 120 mg/(kg·d)，总量小于 3～4 g/d，每 6 h 1 次，分 4 次口服。开始剂量用至体温下降、关节症状消失，血沉、C 反应蛋白及白细胞降至正常水平，开始减为原量的 2/3～3/4，再用 2 周减为原量的 1/3，之后逐渐减量至完全停药。单纯关节炎者用药 4～6 周，轻度心脏炎者需用药 12 周。用药过程中应注意药物的副作用，因阿司匹林可抑制凝血酶原合成，影响血小板黏附功能，故易发生出血倾向，临床出现鼻咽及胃肠道出血，可给予维生素 K 治疗。若临床出现其他水杨酸毒性包括耳鸣、听力障碍，应予减量；若出现酸中毒及精神症状应及时停药。可选用肠溶片减少阿司匹林的胃肠道刺激症状。另外，阿司匹林还可以引起肝细胞损害、转氨酶升高等中毒性肝炎表现，临床应注意监测。对于不能耐受阿司匹林副作用的患儿，可以考虑选用其他非甾体抗炎药，如萘普生 20 mg/(kg·d)，分 2 次口服；吲哚美辛 3 mg/(kg·d)，分 3 次口服。

2. 糖皮质激素　首选泼尼松，用量 0.5～2 mg/(kg·d) 至 60 mg/d，最大 100 mg/d，每 6 h 或 12 h 口服，若用药 2 天，炎症无缓解，可以考虑用甲泼尼龙 30 mg/(kg·d)，静点，共 3 天，之后改为泼尼松口服。至血沉正常 1 周或更长时间，开始逐渐缓慢减停，每 3 天减 2.5 mg，总疗程 8～12 周。为预防再发，在停泼尼松之前 1 周，可加用阿司匹林治疗，持续至泼尼松停用后至少 2 周。应用糖皮质激素治疗期间，注意药物的副作用，予对症处理。

（四）对遗留有永久性瓣膜损害的风湿性 心脏病的治疗

心力衰竭者进行常规内科治疗，待心力衰竭症状改善，病情稳定后，予外科手术治疗。根据不同情况选用瓣膜修复成形术、人工瓣膜置换术或球囊扩张术等。

（五）舞蹈病的治疗

以对症及支持治疗为主。避免环境刺激，加强护理，预防外伤。轻症可选用苯巴比妥、氯丙嗪或地西泮等镇静剂。严重者可选用氟哌啶醇和盐酸苯海索（安坦）控制舞蹈动作。若有并发风湿热表现者，可加用阿司匹林。对于单独舞蹈病阿司匹林和糖皮质激素无明显疗效。

九、预防

研究表明，对风湿热和风湿性心脏病的早期积极预防是最经济的选择。预防包括初次发作的预防和复发的预防[10-12]。

预防初次发作主要指彻底清除体内 A 组溶血性链球菌感染，包括以下方案：①青霉素 V 钾片，剂量：体重≤27 kg，250 mg，2～3 次/日，体重＞27 kg，500 mg，2～3 次/日，共 10 日。②阿莫西林颗粒 50 mg/kg，1 次/日（最大剂量 1 g），共 10 日。③苄星青霉素，剂量：体重＞27 kg，120 万单位/次，体重≤27 kg，60 万单位/次，一次性肌肉注射。④对青霉素过敏者可选用：头孢氨苄或头孢羟氨苄。⑤对青霉素及头孢类过敏者，可选用：克林霉素 20 mg/(kg·d)，分 3 次（最大剂量 1.8 g/d，共 10 日；阿奇霉素 12 mg/(kg·d)，1 次/日（最大剂量 500 mg/d），共 5 日；甲基红霉素（克拉霉素）15 mg/(kg·d)，分 2 次，（最大剂量每次 250 mg）；共 10 日。风湿热的每次复发，都会使原有病情加重，所以对长期复发的预防在临床很有必要。主要措施如下：①肌肉注射苄星青霉素，60 万～120 万单位/次，每 3～4 周 1 次。②口服青霉素 V 钾片，250 mg，2 次/日。③对青霉素类药物过敏者，可选用：磺胺嘧啶：体重≤27 kg，每次 0.5 g，体重＞27 kg，每次 1.0 g，1 次/日。④对青霉素及磺胺类药物均过敏者，选用：口服红霉素片 0.25 g，2 次/日，甲基红霉素 15 mg/(kg·d)，分 2 次（最大剂量每次 250 mg）；或者阿奇霉素 12 mg/(kg·d)，1 次/日（最大剂量 500 mg/d）。

预防复发的时间不应短于 5 年，最好延长至成人期。对于在预防复发期间再次发生链球菌感染，临床表现为发热和咽痛者，即使没有得到链球菌感染的直接证据，亦应加用其他抗链球菌感染药物治疗[13]。

十、预后

风湿热的预后主要决定于是否发展为风湿性心脏病，初发时心脏明显受累，多次复发以及并发心力衰竭者预后不佳，常发展为慢性风湿性心瓣膜病。多发性关节炎可痊愈，不留有关节畸形。舞蹈病为自限性，约 4~10 周可自然痊愈，少数病人可能遗留神经精神症状。

（李晓惠）

参考文献

1. Tibazarwa KB, Volmink JA, Mayosi BM. The Incidence of Acute Rheumatic Fever in the World: A Systematic Review of Population-based Studies. Heart, 2008, 94 (12): 1534-1540.

2. 饶栩栩，黄震东，岑润超，等. 我国风湿性心脏病的流行现状. 中华心血管病杂志，1998，26 (4): 98-100.

3. Nayar S, Nayar PG, Cherian KM. Heart valve structure: a predisposing factor for rheumatic heart disease. Heart, 2006, 92 (8): 1151-1152.

4. Guilherme L, Dulphy N, Douay C, et al. Molecular evidence for antigen-driven immune responses in cardiac lesions of rheumatic heart disease patients. Int Immunol, 2000, 12 (7): 1063-1074.

5. Sampaio RO, Fae KC, Demarchi LM, et al. Rheumatic heart disease: 15 years of clinical and immunological follow-up. Vasc Health Risk Manag, 2007, 3 (6): 1007-1017.

6. Martins TB, Veasy LG, Hill HR. Antibody responses to group A streptococcal infections in acute rheumatic fever. Pediatr Infect Dis J, 2006, 25 (9): 832-837.

7. Chopra P, Gulwani H. Pathology and pathogenesis of rheumatic heart disease. Indian J Pathol Microbiol, 2007, 50 (4): 685-697.

8. Camurdan AD, Camurdan OM, Ok I, et al. Diagnostic value of rapid antigen detection test for streptococcal pharyngitis in a pediatric population. Int J Pediatr Otorhinolaryngol, 2008, 72 (8): 1203-1206.

9. Special Writing Group of the Committee on Rheumatic Fever, Endocarditis, and Kawasaki Disease of the Council on Cardiovascular Disease in the Young of the American Heart Association. Guidelines for the diagnosis of rheumatic fever. Jones Criteria, 1992 update. JAMA, 1992, 268 (15): 2069-2073.

10. Irlam J, Mayosi BM, Gaziano TA. Rheumatic fever and rheumatic heart disease: primary prevention is the cost effective option. Indian J Pediatr, 2008, 75 (1): 86.

11. Gerber MA, Baltimore RS, Eaton CB, et al. Prevention of rheumatic fever and diagnosis and treatment of acute Streptococcal pharyngitis: a scientific statement from the American Heart Association Rheumatic Fever, Endocarditis, and Kawasaki Disease Committee of the Council on Cardiovascular Disease in the Young, the Interdisciplinary Council on Functional Genomics and Translational Biology, and the Interdisciplinary Council on Quality of Care and Outcomes Research: endorsed by the American Academy of Pediatrics. Circulation, 2009, 119 (11): 1541-1551.

12. Lennon D. Acute rheumatic fever in children: recognition and treatment. Paediatr Drugs, 2004, 6 (6): 363-373.

13. Carapetis JR, Brown A, Wilson NJ, et al. An Australian guideline for rheumatic fever and rheumatic heart disease: an abridged outline. Med J Aust, 2007, 186 (11): 581-586.

第十章　川崎病和心血管系统合并症

川崎病（Kawasaki disease，KD），又名皮肤黏膜淋巴结综合征（mucocutaneous lymph-node syndrome，MCLS），1967 年日本川崎氏首先报告，其病因、发病机制不明，是以全身血管炎为主要病变的急性热性发疹性疾病，多侵犯冠状动脉，部分患儿形成冠状动脉瘤，其中少部分患儿冠状动脉可发生狭窄或血栓，甚至导致心肌梗死。

一、病因和发病机制[1-4]

本病病因未明，但发病呈一定的流行性、地方性，临床表现有发热、皮疹等，推测与感染有关，但尚未证实。

本病急性期存在明显的免疫调节异常，免疫活化细胞激活是川崎病的基本免疫病理改变。

川崎病的主要病理改变为全身性非特异性血管炎。病程早期为全身微血管炎，约两周后表现为主动脉分支的动脉内膜炎和动脉周围炎，尤其是冠状动脉多易受累，部分病例在急性期形成动脉瘤（内膜弹性板断裂所致）。急性期后动脉瘤可以消退或持续存在，后者可有冠状动脉瘤的血栓形成，或冠状动脉内膜异常增厚、钙化、血浆成分浸润、肉芽增生，继而激化导致冠状动脉狭窄、阻塞或血管再通。在急性期心脏受累可表现为心肌炎、心内膜炎及心包炎。除心血管系统外，全身器官，如消化系统、呼吸系统、神经系统、关节及皮肤等部位的血管亦可受损。

二、诊断[1-2]

通常采用第 3 届国际川崎病会议修订的诊断标准（2005 年修订）进行诊断。

本病 4 岁以内患者占大多数，临床表现分为主要症状和参考项目。

1. 主要症状

（1）发热持续 5 天以上。

（2）四肢末端变化：在急性期有手足硬性

水肿（图 10-1），掌趾及指趾端有红斑（图 10-2）；在恢复期，甲床皮肤移行处有膜样脱皮（图 10-3）。

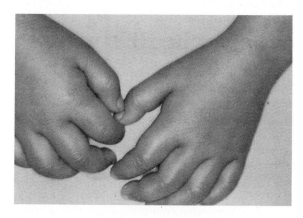

图 10-1　手硬性水肿

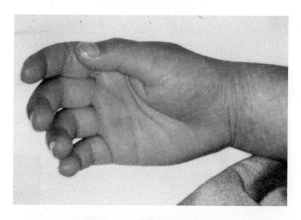

图 10-2　手掌和指端红斑

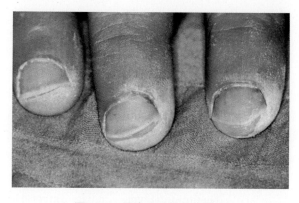

图 10-3　甲床皮肤移行处脱皮

（3）皮疹：多形性红斑样，躯干不多，不发生水疱及痂皮（图10-4）。

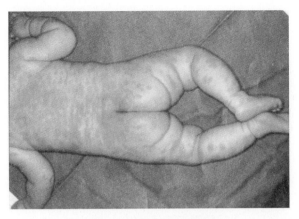

图10-4　多形性红斑样皮疹

（4）双眼球结膜充血（图10-5）。

（5）口腔黏膜：口唇潮红、皲裂，杨梅舌，口、咽部黏膜弥漫性充血（图10-6）。

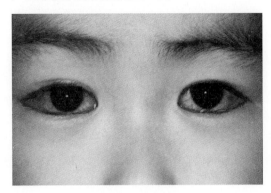

图10-5　球结膜充血

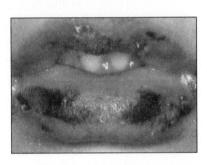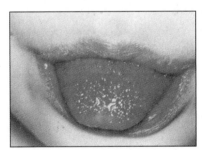

图10-6　口腔及唇部潮红、皲裂及杨梅舌

（6）非化脓性颈部淋巴结肿大，直径＞1.5 cm（图10-7）。

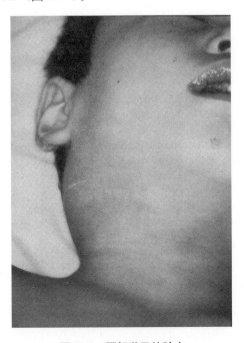

图10-7　颈部淋巴结肿大

符合上述主要症状5项以上者即可诊断，且疾病不能被其他已知疾病所解释。

2. 参考诊断项目

（1）心血管系统：听诊可闻及心脏杂音、奔马律、心音低钝；心电图可见PR或QT间期延长，异常Q波，低电压，ST-T改变，心律失常；胸部X线检查示心影扩大；二维超声心动图可见心包积液和冠状动脉瘤；此外可有心绞痛、体动脉瘤等。

（2）消化系统：腹泻、呕吐、腹痛，胆囊肿大，麻痹性肠梗阻，轻度黄疸，血清转氨酶增高。

（3）血液：白细胞增多伴核左移，血小板增多，血沉增快，C-反应蛋白阳性，低白蛋白血症，α_2球蛋白增加。

（4）尿液改变：蛋白尿，沉渣中白细胞增多。

（5）呼吸系统：咳嗽、流涕，肺部有异常阴影。

（6）关节：疼痛、肿胀。

（7）神经系统：脑脊液中单核细胞增多，惊厥，意识障碍，面神经麻痹，四肢瘫痪。

（8）皮肤：卡介苗接种部位再现红斑，形成痂皮，甲横沟。

（9）虹膜炎。

川崎病的主要症状：发热持续 5 天以上（少数病例 5 天以内退热为轻症）、双眼球结膜充血、口唇潮红、口腔黏膜弥漫性充血、杨梅舌、多形性红斑常为必有项目（表现率＞90%）、非化脓性淋巴结肿大（表现率 50%～70%）、掌跖红斑（表现率 90%）、硬性水肿（表现率 75%）、指端甲床皮肤移行处有小脱皮（恢复期）亦为必有项目（98%）。

根据日本 15 届川崎全国调查结果（1999年），典型病例即诊断标准中 6 项中符合 5 项以上者占 84.3%；若仅有 4 项，在病程中超声心动图或血管造影证明有冠状动脉瘤者占 3.7%；疑似病例占 12.0%。

川崎病的诊断主要根据患儿具有≥5 天的发热且至少具有其他 5 项主要临床特征中的 4 项。根据以上典型川崎病的诊断标准，不完全川崎病的定义为，患儿发热≥5 天但是在其他 5 项临床特征中仅具有 2 项或 3 项，且需除外猩红热、药物过敏综合征、Stevens-Johnson 综合征、中毒性休克综合征、腺病毒感染、Epstein-Barr（EB）病毒感染等发热性疾病[4-8]。

目前多项有关不完全川崎病的研究均发现，不完全川崎病患儿的临床特征可能比典型川崎病患儿要少，但是其实验室诊断指标却与典型川崎病患儿表现一致。因此，虽然川崎病患儿的实验室指标的改变并非特异，但注重其实验室指标的改变非常有助于不完全川崎病的诊断。在诸多实验室检查指标中，最为重要的是全身炎性指标的明显升高，如疾病急性期 C 反应蛋白（CRP）明显增加及红细胞沉降率（ESR）明显增快等。此外超声心动图显示冠状动脉异常，也是诊断不完全川崎病的主要根据之一。尽管在发病 10 天内很少发生冠状动脉瘤，但是冠状动脉如果存在扩张、管壁回声增强、管腔不规则等冠状动脉病变表现或出现左心室收缩功能降低、二尖瓣反流及心包积液等均有助于不完全川崎病的诊断。卡

介苗（BCG）接种处再现红斑，疾病急性期存在低蛋白血症、低钠血症等也非常有助于不完全川崎病的诊断。最近日本学者及我们均发现脑利钠肽（brain natriuretic peptide，BNP）在川崎病患儿急性期有明显升高，并且具有一定的特异性，可能有助于不完全川崎病的诊断[7]。美国儿科学会（the American Academy of Pediatrics，AAP）及美国心脏学会（the American Heart Association，AHA）及欧洲川崎病专家均认为对于发热大于 5 天且存在 2～3 项川崎病临床特征的患儿，必须评价其炎性指标，如 ESR 及 CRP 等，如果 ESR 超过 40 mm/h 或 CRP≥30 mg/L，这时应当考虑不完全川崎病的诊断，就应对这些患儿进行超声心动图的检查并可给予大剂量静脉注射丙种球蛋白（intravenous immunoglobulin，IVIG）及阿司匹林的治疗。由于小婴儿的不完全川崎病可仅表现为发热，因此对于发热大于 5 天同时伴有 ESR 及 CRP 明显升高的小婴儿应当进行超声心动图检查并要考虑应用大剂量 IVIG 及阿司匹林的治疗。

2004 年美国儿科学会（AAP）及美国心脏学会（AHA）联合制定了不完全川崎病的诊断治疗指南[1,8]，该指南的主要内容简述如下：如果患儿发热≥5 天，且具有 2 项或 3 项临床指标，就要进一步评价患儿的临床特征是否符合川崎病，如果患儿的临床特征不符合川崎病，可继续观察患儿的体温变化，如果患儿仍持续发热，则要重新评价患儿的临床特征；如果患儿的临床特征符合川崎病，并除外了以下疾病如渗出性结膜炎、渗出性咽炎、散发口腔疾病、大疱性或囊性皮肤病及非特异性淋巴腺病等，就要进一步评价患儿的实验室指标，如果患儿 CRP＜3.0 mg/dl 及 ESR＜40 mm/h，要继续观察患儿的病情，如患儿仍继续发热 2 天，就要重新评价其临床特征是否符合川崎病；如患儿不再发热，也仍要继续观察患儿在疾病恢复期是否出现开始于指趾尖的手足脱皮。如果没有典型脱皮表现，则可除外川崎病；而如果出现了典型脱皮，就要给患儿进行超声心动图（ultroechocardiography，UCG）检查，观察是否存在以下阳性情况：冠状动脉左前降支（LAD）或右冠状动脉（RCA）积分≥2.5；或冠状动脉病变符合日本冠状动脉瘤的标

准；或符合以下冠状动脉病变特征中的3项或3项以上：冠状动脉回声增强、冠状动脉腔不规则（lack tapering）、左心室功能下降、二尖瓣反流、心包积液或LAD及RCA积分为2~2.5。如果存在以上情况就可确诊为不完全川崎病，否则即可除外川崎病。如患儿的实验室指标中的CRP≥3.0 mg/dl和（或）ESR≥40 mm/h，应进一步观察患儿的其他实验室诊断指标，包括血浆白蛋白≤3.0 g/dl、贫血、丙氨酸转氨酶升高、病程7天后血小板≥450 000/mm³、外周血白细胞计数≥15 000/mm³及尿液白细胞≥10个/HP，在上述实验室诊断指标中，若有≥3项指标符合以上标准，就可初步确诊患儿为不完全川崎病，可先给予大剂量IVIG及大剂量阿司匹林治疗，同时观察患儿的UCG改变；但是如果仅有＜3项辅助实验室指标符合上述标准，就要先进行UCG检查，如果患儿的UCG符合上述提及的阳性情况，则可确诊患儿为不完全川崎病，即可给予正规治疗；如果患儿的UCG阴性，就要继续观察患儿的体温变化，如患儿不再发热，则可除外川崎病；如患儿仍持续发热，应再次复查UCG，并请川崎病专家进行会诊，以决定下一步的诊疗方案。对于上述诊疗指南还需要说明两点：①由于川崎病的诊断尚缺乏金标准，这个诊断策略并不是来自于循证医学的研究，而是基于临床专家的一致意见，因此，无论在任何时候对于诊断有怀疑时，应请临床专家会诊；②对于年龄≤6个月的婴儿，若不明原因的发热≥7天，都应该进行实验室检查，如果发现系统性炎症的证据，即使患儿没有任何其他的川崎病的临床表现，也应当对患儿进行超声心动图检查。该指南的制定对诊疗不完全川崎病提出了规范，具有重要意义，最近欧洲儿科杂志也对此进行了介绍。

三、鉴别诊断

川崎病应与下列疾病相鉴别：

特异性炎症疾病（感染性）：耶尔森菌（yersinia）感染，溶血性链球菌感染（猩红热，暴发型），葡萄球菌感染（中毒性休克综合征），肺炎衣原体感染，病毒感染（麻疹、流行性感冒、EBV感染、HIV感染）、白色念珠菌感染、钩端螺旋体病。

非特异性炎症疾病：Stills病，Stevons-Johnson综合征，药物过敏，免疫接种后，烧伤后，以及可并发冠状动脉瘤/扩张的其他疾病。

通过详细病史询问、症状和体征分析以及相关的实验室检查，上述疾病的鉴别一般无困难。

1. 耶尔森菌感染：本病约有10%病例的临床表现符合川崎病的诊断标准，亦可并发冠状动脉瘤/扩张；但本病多有发热、腹痛、腹泻（水样或黏液样便，镜下可见白细胞）等小肠结肠炎症状。最特征性的表现为急性肾衰竭（约50%为非少尿型，血BUN＞30 mg/dl、血肌酐＞1.5 mg/dl）。粪便细胞培养和血清抗体上升160倍以上有助于本病诊断。

2. 慢性活动性EB病毒感染：近年发现本病的散发病例，临床表现可类似川崎病亦可并发冠状动脉瘤。本病的特征：①病程持续3个月以上或反复出现单核细胞增多症的临床表现；②重型有持续高热、肝脾大、显著肝功能异常或全血减少；③EB病毒特异性抗体阳性；④外周血易检测出EBV基因。

四、心血管并发症[9-16]

心脏和冠状动脉（coronary artery，CA）受累多发生在起病1~6周。心血管病变主要涉及全身中小动脉及心脏，尤其是冠状动脉多被侵犯，部分患儿可形成冠状动脉瘤，如冠状动脉瘤发生钙化、狭窄及血栓，可导致心肌梗死甚至猝死（图10-8及表10-1）。

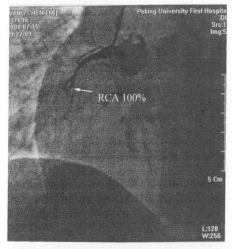

图10-8　发生心肌梗死后冠状动脉造影示右冠状动脉完全闭塞

表 10-1　川崎病心血管并发症的表现谱

冠状动脉		（%）
一过性扩张（急性期）	247/932	（26.5）
冠状动脉瘤	263/1545	（17.0）
全身动脉瘤（腋、髂、肾等）	23/1545	（1.5）
心包炎或心包积液	212/1235	（17.1）
心肌炎		（>50）
心肌梗死	21/1545	（1.4）
死亡	8/1545	（0.5）

摘自 Kurume University 1973—1993。

（一）冠状动脉瘤

冠状动脉炎多致冠状动脉扩张，其中一部分发展为冠状动脉瘤（coronary artery aneurysms，CAA），是川崎病最严重的并发症。冠状动脉瘤的发病率为 15%～30%（急性期未治疗者）。在急性期后，炎症消失，动脉瘤消退或冠状动脉瘤持续存在，部分病例发展为冠状动脉狭窄、闭塞，导致缺血性心脏病或心肌梗死等，并可引起猝死。

1. 冠状动脉瘤的诊断　冠状动脉瘤临床表现常无心血管系统症状和体征，胸部 X 线和心电图检查无特异改变，目前诊断冠状动脉瘤的方法有冠状动脉造影、二维超声心动图及电子束 CT。

（1）冠状动脉造影：是诊断冠状动脉病变最精确的方法，但属创伤性检查。根据冠状动脉造影下冠状动脉瘤的特征，可确定冠状动脉瘤的类型（弥漫型、球囊型、梭状型及小瘤或扩张型）（见图 10-9）、分级（1～3 级）及部位。冠状动脉瘤绝大多数病例发生于冠状动脉主支近端，远端的动脉瘤总是伴随近端动脉瘤而存在。左冠状动脉主支近段是动脉瘤最常见部位。其次受累部位为右冠状动脉近段、右冠状动脉中段（或水平段）、左前降支及左回旋支。

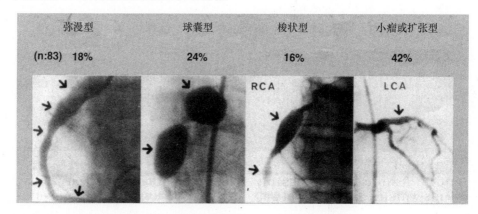

图 10-9　冠状动脉造影显示冠状动脉瘤类型

（2）二维超声心动图检查：是有效的无创性方法。重复性好，其特异性、敏感性与冠状动脉造影相比分别为 97% 及 100%。

正常冠状动脉主干内径：0～3 岁<2.5 mm，4～9 岁<3 mm，10～14 岁<3.5 mm。冠状动脉内径超过正常范围提示扩张（多为一过性，病程 3～4 周恢复正常），如病程超过 4 周仍扩张或呈瘤样改变，则为动脉瘤。如内径大于 8 mm 为巨大动脉瘤。冠状动脉瘤在二维超声心动图上显示在冠状动脉相应部位出现瘤样、边界清晰的无回声区（图 10-10）。但二维超声心动图检查对于冠状动脉瘤远端以及狭窄或阻塞病变是不敏感的。

2. 冠状动脉瘤的自然病程　Kato 等对川崎病急性期后 810 例患儿进行经选择性冠状动脉造影，发现冠状动脉瘤 191 例（20.1%），其中 171 例经 1～1.5 年后造影复查，发现 99 例（58%）冠状动脉瘤消退，余 72 例（42%）仍有异常改变。部分患儿发展为冠状动脉狭窄或阻塞性病变，引起心肌缺血、心肌梗死。

（二）冠状动脉瘤并发心肌梗死

川崎病发生心肌梗死的高危因素有：①冠状

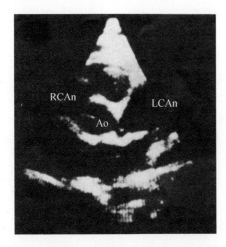

图 10-10　二维超声心动图显示冠状动脉出现瘤样扩张
RCAn：右冠状窦瘤；LCAn：左冠状窦瘤；Ao：主动脉。

动脉瘤的最大直径＞8 mm，②冠状动脉瘤形态为球囊状、念珠状、香肠状，③急性期发热持续21 天以上，④急性期单独使用皮质激素，⑤发病年龄 2 岁以上。川崎病并发心肌梗死约占 1%～2%，多于病程 1 年内（尤其是病程 1～11 个月内发生）；根据 Kato 对川崎病并发心肌梗死195 例病例临床分析，临床表现有以下特点：①多在休息安静或睡眠中突然发生；②多表现为休克、强烈哭叫、胸痛及腹痛、呕吐等消化道症状，婴儿主诉胸痛者少（可能与年龄有关），亦可表现为呼吸困难、心力衰竭及心律失常；③无症状者占较大比例（占 37%，73/195）；④心肌梗死的预后与再梗死次数及冠状动脉阻塞部位有关。

心肌梗死的诊断主要依靠心电图检查。心电图对心肌梗死的诊断、定位、范围、估计病情演变和预后都有帮助。心电图特征性改变：①宽而深的 Q 波；②ST 段抬高呈弓背向上型（持续数小时至数周）；③T 波倒置。川崎病并发心肌梗死的心电图改变（根据 Kato195 例分析）：①心电图证实心肌梗死占 85%（165/195）；②异常 Q 波出现率，存活者中占 91%（117/128），主要出现在Ⅱ、Ⅲ、aVF 导联；死亡者中占 86%（32/37），仅出现在Ⅱ、Ⅲ、aVF 导联 10 例，仅出现在心前区导联 16 例，肢体导联和心前区导联同时出现 6例；③经心电图分析（97 例），Q/R 比例＞0.3 占84.5%（82/97），QS 波形在存活者中占 17%（12/72），死亡者中占 28%（7/25）。

（三）冠状动脉瘤并发冠状动脉狭窄病变

狭窄病变多于发病后 4～7 周开始发生，即紧接于冠状动脉瘤开始发生之后，狭窄一般位于 CAA 的流入口或流出口，经数月、数年或十余年缓慢进行，形成狭窄病变。有狭窄病变者，愈年轻者侧支循环发生越早。冠状动脉狭窄表现为阻塞、阶段性狭窄及局限性狭窄。Suzuki 等从 4562 例川崎病患者中筛选出 1392 例进行冠状动脉造影，395 例有冠状动脉病变，其中有 62 例（68 个分支）冠状动脉分支呈节段性狭窄，其主要发生部位在右冠状动脉，其次为左冠状动脉左前降支、左回旋支。局限性狭窄病变多在一年后发生。Suzuki 等对 408 例川崎病患儿进行经选择性冠状动脉造影（经过 6 年±3.8 年），冠状动脉阻塞（多为瘤内血栓形成导致闭塞）发生率为9.3%，节段性狭窄（闭塞后再疏通、形成数根新生血管）占 14.2%，局限性狭窄（冠状动脉狭窄＞75%）占 11.3%。

川崎病并发冠状动脉狭窄多导致缺血性心脏病，但引起劳力性心绞痛少见，多为无症状性心肌缺血。

冠状动脉狭窄诊断主要依靠：

1. 负荷心电图　年幼者以药物负荷为主，常用药物为双嘧达莫或多巴酚丁胺。负荷后出现 ST 段下移（ST 段压低≥2 mm，并且在 J 点后延长至少 0.06 s，呈水平或下斜型）或心绞痛症状。负荷中止后，心电图改变恢复延迟。负荷心电图诊断冠状动脉狭窄特异性强（约为 95%），但敏感性较低（约为 50%）。

2. 多巴酚丁胺（DOB）负荷超声心动图　DOB 负荷后评价室壁运动功能，以检测川崎病并发冠状动脉狭窄。据 Noto 等 1996 年资料分析：50 例川崎病恢复期，分两组：冠状动脉病变组 26 例（血管造影：主要血管≥50%狭窄者 21 例）；冠状动脉正常组 24 例（UCG 中冠状动脉正常）。DOB 剂量：最大量 30 μg/(kg·min)。结果：21 例冠状动脉狭窄者中 19 例证明节段性室壁运动异常，敏感性为 90%，特异性为 100%；冠状动脉正常的 24 例患者中无 1 例异常。

3. 放射性核素心肌显像或兼做负荷试验　多采用 ^{201}TI（铊）或 ^{99m}Tc-MIBI 心肌灌注法。

冠状动脉狭窄局部心肌血流量减少，放射性核素摄取量减少（核素摄取量与局部血流量呈正比），核素心肌显像显示心肌局部放射性稀疏或缺损。在冠状动脉供血不足部位的心肌，明显的灌注缺损仅见于运动后或药物负荷后的缺血区。静脉注射双嘧达莫（或多巴酚丁胺或腺苷）后，使冠状动脉扩张，引起"冠状动脉窃血"，产生局部心肌缺血。安静状态下放射性核素心肌显像冠状动脉狭窄的敏感性为45%左右，运动后、药物负荷后的敏感性为90%左右。极坐标图（靶心图）SPECT显像的定量：它是以心肌短轴断层图建立的圆周剖面曲线为基础，短轴图像上放射性药物分布被压缩成彩色编码同心圆，这是由计算机自动完成的一种心肌灌注显像定量分析方法。彩色色阶：白、黄、橙（以上为正常灌注），以及红、紫、蓝和黑（为计数活性减弱），并可显示左前降支、左回旋支和右冠状动脉分布。

4. 血管内超声技术（intravascular ultrasound，IVUS） IVUS是将频率在20～30 MHz的超声探头装在导管的顶端，将其直接插入冠状血管内腔，扫描角度为360°，观察评价血管内腔大小和血管壁病变形态。正常小儿的冠状动脉为对称性圆形内腔，血管壁平滑，小儿血管壁薄不能显示3层（内膜、中层和外膜）结构。如果小儿显示血管壁有3层结构（正常成人显示3层结构），提示内膜肥厚（图10-11）。

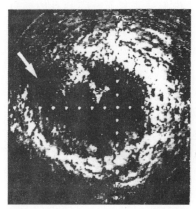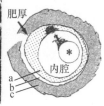

图 10-11　小儿的冠状动脉血管内超声检查
a，内膜；b，中膜；c，外膜。

5. 电子束CT　川崎病并发冠状动脉狭窄，可显示钙化（多提示有狭窄）、节段性狭窄。Suzuki等长期追踪川崎病并发CAA患儿，经冠状

动脉造影证实CAA最大径大小与瘤病变的长度和预后（发生狭窄）有关：

CAA最大径>9 mm（左或右），全部病例均发生狭窄（包括阻塞、节段性狭窄、局限性狭窄）；

CAA最大径<5 mm（左或右），经8年以上随诊未发生狭窄；

CAA最大径>5 mm（但<9 mm），而瘤变长度>15 mm（左冠状动脉）或>30 mm（右冠状动脉）者，多发生狭窄。

（四）冠状动脉瘤伴血栓形成

CAA尤其是巨大动脉瘤（内径>8 mm）易发生血栓，大块血栓可伴有心肌梗死或阻塞。血栓诊断主要依靠二维超声检查（图10-12）、冠状动脉造影、电子束CT。

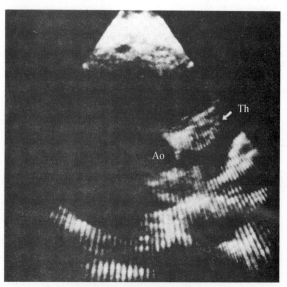

图 10-12　超声检查示冠状动脉血管内血栓形成

（五）冠状动脉瘤破裂伴心包积血

突然发病，心源性休克，心脏压塞，甚至猝死。北京市儿童医院曾报道1例11个月男孩，高热持续3周，第4周仍低热，于病程28天猝死，尸检冠状动脉全层炎症，双侧冠状动脉瘤伴右冠状动脉瘤破裂。

（六）川崎病并发全身（体）动脉瘤（systemic artery aneurysms，SAA）

川崎病并发SAA发生率占1.7%（27/1545）；川崎病并发SAA患者均伴随有CAA，

故并发 ASS 者均可确认 CAA 病变存在。川崎病并发 CAA135 例中伴 SAA 者 19 例（51 个动脉瘤），主要部位：腋动脉、髂动脉、肾动脉和肠系膜动脉等。

（七）川崎病并发心肌炎、心包炎（心包积液）和心瓣膜炎

1. 川崎病并发心肌炎　多发生于病程 1～2 周内，发生率>50%（经心内膜心肌活检证实），临床以轻症或亚临床表现为主，多数无特异症状，诊断较困难。心电图：PR 或 QT 间期延长、ST-T 改变、低电压等提示心肌炎；心力衰竭或心源性休克罕见。川崎病急性期血清 cTnI、cTnT 和 CK-MB 升高，提示心肌炎或心肌损伤。^{67}Ga 心肌显像（炎症病变）和 MRI 显示心肌间质水肿均可提示心肌炎。

2. 川崎病并发心包积液（心包炎）　多发生于病初 1～2 周内，发生率平均为 25%；多为急性期一过性少量心包积液（超声心动图证实），临床多无症状，未见有慢性及缩窄性心包炎的报道；少数病例可有大量心包积液（急性早期，血性浆液性）或心脏压塞（急性后期，浆液性），见图 10-13。

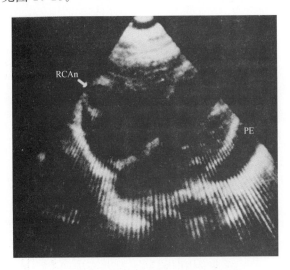

图 10-13　川崎病急性期合并心包积液

五、治疗[9-12,14-16]

（一）急性期治疗

治疗目的：控制全身非特异性血管炎症，防止冠状动脉瘤形成及血栓性阻塞。

1. 阿司匹林（ASA）　为治疗本病首选药物，它具有抗炎、抗血小板作用。其作用机制是抑制环氧酶，减少前列腺素的合成。日本学者推荐中等剂量，即口服剂量为 30～50 mg/(kg·d)，热退后 5～10 mg/(kg·d)，每日 1 次，一般持续用药达 2 个月，视冠状动脉有无损害决定。有肝损害（谷丙转氨酶、谷草转氨酶升高）时，可改用氟比洛芬（flurbiprofen），口服剂量为 2～4 mg/(kg·d)，分 3 次服。美国心脏学会（AHA）提出，推荐大剂量 ASA，口服剂量为 80～100 mg/(kg·d)，持续用药至病程 14 天，以后 3～5 mg/(kg·d)，至病程 6～8 周。但大剂量 ASA 抑制内皮细胞环氧酶阻止前列环素（PGI$_2$）合成，促进血小板聚集，损伤肝细胞。国内一般多采用中等剂量 ASA。

2. 大剂量静脉注射丙种球蛋白（intravenous gamma globulin，IVGG，IVIG）　目前多主张早期（发病 10 天内）静脉注射大剂量 IVGG。

（1）IVGG 疗法的效果：经研究报道，单用阿司匹林组，急性期冠状动脉扩大性病变发生率为 35%～45%；阿司匹林及 IVGG 联用组发生率为 15%～25%。日本川崎病研究组报道 IVGG 加 ASA 治疗川崎病，可防治冠状动脉病变，见表 10-2。

表 10-2　IVGG＋ASA 治疗川崎病的效果

治疗组	例数	冠状动脉病变	
		亚急性（%）	恢复期（%）
A 单用	195	44/187（23.5）	27/183（14.7）
A＋总量 IVGG< 1 g/kg	275	33/269（12.2）	23/266（8.6）
A＋总量 IVGG 1～1.2 g/kg	400	55/399（13.7）	7/100（7.0）
A＋总量 IVGG 1.6 g/kg	365	20/348（5.7）	13/351（3.7）
A＋总量 IVGG 2.0 g/kg	573	21/570（3.7）	11/417（2.6）+

A：ASA，$P<0.0001$，+ $P<0.001$。

（2）IVGG 疗法的适应证：美国心脏学会（AHA）提出，川崎病急性期患儿均应用 IVGG 疗法。日本川崎病研究组 IVGG 疗法适应证为冠

状动脉瘤高危患者,多采用原田计分法:①白细胞数>12×10⁹/L;②血小板数<350×10⁹/L;③CRP强阳性(>40 mg/L);④血细胞比容<0.35;⑤血浆白蛋白<35 g/L;⑥年龄≤12个月;⑦男性。以上计分方法在发病7天内积分,每项为1分,计分4分以上为IVGG疗法的适应证。目前国内基本采用一旦确诊患儿为川崎病,均给予IVGG治疗的方法。

(3)IVGG的使用方法:采用大剂量静脉注射丙种球蛋白治疗越早效果越好,但对于是否可在发病5天内应用IVGG尚有争论,因有研究表明,如果在5天内已确诊的川崎病患儿应用IVGG,会导致患儿的复发率增高。用量400 mg/(kg·d),速度0.5～1 ml/min(5%的溶液),全量在2 h注入(病程7天以内),连续注射5日;或用1 g/kg,5～6 h输入,每日1次,共2日。目前国际上多推荐使用IVGG单次剂量为2 g/kg,10～12 h输入,取得较好疗效,疗效优于前两种用法。

(4)IVGG+ASA治疗川崎病的评价:Terai和Sbulman(1997年)研究分析:使用不同剂量IVGG+ASA联合治疗川崎病(1629例,病程7～10天内)防止冠状动脉病变的评价。日本研究组:868例,中等剂量ASA 30～50 mg/(kg·d)+不同剂量IVGG;美国研究组:761例,大剂量ASA 80～100 mg/(kg·d)+不同剂量IVGG。结果表明防止冠状动脉病变的患病率依赖IVGG的剂量(总量2 g/kg防止冠状动脉病变效果最佳),而不依赖于ASA的剂量。

(5)IVGG防止川崎病并发冠状动脉病变的机制:其作用机制可能为:①IVGG封闭了血液中的单核细胞/血小板或血管内皮细胞表面的Ig-Fc受体,从而阻断了IgFc段与IgFc受体的免疫反应;②IVGG可使抗独特型(idiotype)抗体的修复(抗原进入机体后导致特异抗体的产生,当达到一定量时将引起抗Ig分子独特的免疫应答,即抗抗体的产生,它维持免疫应答的稳定平衡);③提供某种特异性抗体,中和抗原(毒素)作用;④IVGG抑制血小板源生长因子(PDGF),与PDGF途径的激活有关。

3. 糖皮质激素 1979年Kato等应用皮质激

素治疗川崎病的观察,认为应用泼尼松可促进冠状动脉瘤形成,单用泼尼松组冠状动脉瘤发生率为65%(单用ASA发生率为11%)。但Cremer等(1988年)采用ASA及泼尼松龙联合治疗川崎病的方法未发现有促进冠状动脉瘤的危险。简瑞祥等(日本,1990年)报告ASA合用泼尼松龙治愈195例川崎病患儿(同时单用ASA治疗60例川崎病患儿作对照研究),研究结果ASA合用泼尼松龙(口服)组,冠状动脉病变(包括冠状动脉扩张)发生率,3个月为6.3%(单用ASA组为16.7%),发病后1年为3.5%(单用ASA组为8.3%)。Nonaka等(1995年)采用静脉注射泼尼松龙及IVGG治疗川崎病的随机研究(两组均加用ASA和双嘧达莫),随访3～6个月,研究结果显示泼尼松龙加用ASA治疗川崎病是安全、有效的,并可预防和减少冠状动脉瘤的发生。

皮质激素治疗川崎病尚有争议。

4. IVGG不反应者(nonresponders)和对策 IVGG不反应者指发病3～9天内,大剂量IVGG治疗川崎病后发热(>38℃)仍持续48～72 h及CRP等检查结果未改善者。表10-3可作为川崎病对大剂量IVGG不反应判断的参考。

表10-3 川崎病对大剂量IVGG不反应者的判断

发热不退(>38℃)
CRP不下降
白细胞数(尤其中性粒细胞)不下降
血浆白蛋白降低(尤其<3 g/dl)
血小板数减少
血FDP-F/D-二聚体和尿β₂-微球蛋白不下降
UCG:冠状动脉壁辉度增强

IVGG不反应者的对策:①重复IVGG;②糖皮质激素;③给予乌司他丁;④抗细胞因子疗法。

(1)重复使用IVGG:对大剂量IVGG治疗后发热持续或退热后立即发热,可重复使用IVGG 1～2 g/kg。Newburgey等对川崎病患儿使用IVGG 2 g/kg,不反应者占19.1%(52/273)。Kato等对227例川崎病患儿使用IVGG 2 g/kg,不反应者35例,重复使用IVGG 1 g/kg,仍有半数(17例)为不反应者。其中12例

（71%）形成冠状动脉瘤（IVGG 不反应者冠状动脉瘤发生率高）。总之，首次 IVGG 不反应者占 15.4%，重复使用后仍不反应者占 7.5%。应指出大量的大分子 IgG 蛋白输入使血液黏稠度异常增加。

（2）糖皮质激素：Nonaka（2000 年）对 IVGG 不反应者推荐泼尼松龙（CP）加 IVGG 联合治疗，其适应证采用危险度评价（评分法），包括入院时危险度评价和 IVGG 治疗后危险度评价（见表 10-4 和表 10-5）。

表 10-4　入院时危险度评价（评分法）

1. 性别：男性
2. 年龄<12 个月，年龄<6 个月*
3. 血细胞比容<0.35
4. 血浆白蛋白<35 g/L
5. 血浆总蛋白<65 g/L
6. CRP>13 mg/dl
7. 血 Na^+<130 mmol/L，血高密度脂蛋白-胆固醇（HDL-C）<20 mg/dl，血沉>70 mm/h

入院时危险度评价：每项 1 分（*每项 2 分），各项相加<3 分为低危型，≥5 分为危险型，≥7 分为高危型。

表 10-5　治疗（包括 IVGG）后危险度评价

1. IVGG 治疗后 48 h 不退热
2. 治疗后 24 h 不退热
3. IVGG 治疗后病程>8 日不退热
4. IVGG 治疗后 24 h 内 CRP 不改善

以上每项 1 分，和住院后新出现的危险度评价（依据入院时危险度评价的 3～7 项，每项 1 或 2 分）总计评分。

若重新评为高危型，以不退热为前提，可合用 IVGG＋皮质激素治疗。泼尼松龙：剂量 2 mg/(kg·d)，分 3 次静脉输入；IVGG 追加使用（总量原则上为 1～2 g/kg）；同时并用 ASA 和双嘧达莫，如合用治疗后退热、CRP 改善，改为泼尼松龙口服；泼尼松龙合用治疗开始后 24 h 内或病程 8 日仍不退热为超高危型，可选用乌司他丁治疗。

甲泼尼龙冲击疗法：Wright 等（1996 年）对大剂量 IVGG（3～5 g/kg）不反应者的重症川崎病患儿（4 例，持续发热伴冠状动脉病变），使用甲泼尼龙 30 mg/(kg·d)，于 1～2 h 内静脉滴注，1～3 日。临床有效，冠状动脉病变多可停止进展。

（3）乌司他丁（ulinastatin，UTI）：为蛋白酶抑制剂。研究表明：中性粒细胞-弹性硬蛋白酶（PMN-elastase）在川崎病并发冠状动脉瘤的发生机制中起重要作用。血管炎时中性粒细胞（PMN）被激活，释放中性粒细胞-弹性硬蛋白酶，后者可分解血管壁弹性硬蛋白（冠状动脉内膜弹性板断裂）和分解纤维整合素（形成血管间隙空洞化，血管内皮细胞功能障碍，血管壁通透性增强，血浆白蛋白降低），而导致冠状动脉的扩张和瘤的形成。

UTI 的药理作用可能为：①抑制中性粒细胞-弹性硬蛋白酶的释放；②中性粒细胞-弹性硬蛋白酶非活化；③消除过多的氧化物；④抑制单核细胞产生干扰素-α（INF-α）、白介素-1（IL-1）和白介素-6（IL-6）。UTI 经临床应用于川崎病急性期的资料证明，可减轻血管炎症，防止冠状动脉瘤形成。鉴于 IVGG 疗法不能完全防止冠状动脉瘤形成，目前 UTI 用于冠状动脉瘤高危患者或 IVGG 不反应者。UTI 和 IVGG 联用，UTI 的用量为每次剂量 3000～5000 U/kg，3 次/日，缓慢静脉注射，连续 5～9 日左右。

（4）抗细胞因子疗法：川崎病患儿多呈"高细胞因子血症"[血肿瘤坏死因子-α（TNF-α）、和可溶性细胞黏附分子-1（sICAM-1）呈高值，并发 CAA 者尤为显著]。

①血浆置换：去除高细胞因子血症。横田等对 21 例重症川崎病患儿用此方法治疗，效果表明 95% 控制炎症有效（5% 白蛋白液置换），疗程 3 日。

②乙酮可可碱（pentoxifylline）：抑制多种细胞因子（INF-α、IL-1 和 IL-6），川崎病临床随机研究表明：乙酮可可碱可降低 TNF-α 水平，减少 CA 损害。

（二）急性期后治疗

超声心动图检查冠状动脉正常者，可停用阿司匹林。冠状动脉有扩大者多为轻度（内径<3～4 mm）扩张，发病 30～60 日多可恢复正常；仍残留病变者，易形成血栓，故以抗血栓为主。

1. 阿司匹林　阿司匹林抗血栓作用与剂量有关。小剂量可特异性地抑制血小板内环氧化酶而减少血栓素 A2 的产生，从而抑制血小板的聚集；而大剂量可抑制血管内皮细胞中环氧化酶从而减少前列腺素的合成。因前列腺素是强力抑制血小板聚集物质，故大剂量反能促进血小板聚集。口服剂量为 2～5 mg/kg，每 1～2 日 1 次，有良好疗效。疗程至少 2～3 个月，有冠状动脉病变者用至病变恢复为止。冠状动脉瘤较大者应合用其他抗血栓药物。

2. 氟比洛芬（flurbiprofen）为非甾体抗炎药，以抑制血小板功能作用强、引起肝损害少为其特点。用药剂量为 2～4 mg/(kg·d)，每日分 2～3 次服。不良反应为消化不良、胃灼热，胃溃疡及哮喘患者慎用。

3. 噻氯匹定（ticlopidine）为强力抗血小板药，具有抗血小板聚集和黏附作用。用药剂量为 2～5 mg/(kg·d)，每日 2 次服用，用药早期应注意粒细胞减少的副作用。

4. 双嘧达莫（潘生丁）可抑制磷酸二酯酶，使血小板内环磷酸腺苷（cAMP）浓度增高，而产生抗血小板作用（因血小板聚集受 cAMP 的调节）。通常用量为 5～6 mg/(kg·d)，分 2～3 次服。因抗血小板作用较弱，目前不主张单独使用。

6. 华法林（warfarin）主要作用在肝微粒体内抑制维生素 K 依赖性凝血因子 Ⅱ、Ⅶ、Ⅸ、Ⅹ 的合成。预防巨大冠状动脉瘤内血栓可应用本药。首次剂量 0.2 mg/(kg·d)，1 次口服，继以 0.08～0.12 mg/(kg·d) 维持，可监测国际标准化比值（INR）参考，一般以 INR 1.5～2.5 s 的范围调节药物剂量，临床抗凝效果受个体差异、饮食等影响。

（三）心肌梗死发作时的治疗

梗死发作时（或巨大动脉瘤内血栓），早期（尤其是发作 6 h 内）应采用溶栓疗法。可分为静脉内或局部动脉内血栓溶解方法。选用药物以尿激酶最为常用。亦可选用重组组织型纤溶酶原激活剂（rt-PA）。

心肌梗死伴发心源性休克、心力衰竭及心律失常时，应给予相应治疗。

［附］血栓溶解药物治疗注意事项

（1）指导治疗及预防出血并发症，应进行凝血功能监测，可选用出凝血时间、凝血酶原、血纤维蛋白原、α₂ 血抗纤维蛋白酶-纤维蛋白溶酶复合物（PIC）及纤维蛋白降解产物（FDP）定量；如使用组织型纤溶酶原激活物（t-PA），应测定血 t-PA 活性和纤维蛋白酶原激活抑制物（PAI）。

治疗开始后 2～4 h 内重复检查，纤维蛋白原水平降低（含量下降与疗效呈正比），凝血酶原时间应延长或 PIC 增加，如未达到说明药物未发挥作用，应更换药物。纤维蛋白原下降到 1 g/L 以下即有出血危险性。FDP 大于正常值的 3 倍提示纤维蛋白原溶解活力增强。

（2）血栓溶解药物的并发症主要是出血。一旦发生出血即应采取下列措施：①停用血栓溶解药治疗；②重度出血者用抗纤溶酶药物，如氨甲环酸（凝血酸）、氨甲苯酸、6-氨基乙酸等。

（3）应用 rt-PA 前多主张先给予肝素治疗。

（四）冠状动脉狭窄病变的经皮冠状动脉介入术（percutaneous coronary interventions，PCI）

PCI 即用经皮穿刺方法送入球囊导管，扩张冠状动脉狭窄的一种心导管治疗技术。现已成为冠心病血运重建的有效方法之一。PCI 治疗川崎病伴冠状动脉狭窄的经验十分有限。根据初期资料，川崎病后冠状动脉病变进行经皮腔内冠状动脉成形术（PTCA）的 12 例治疗结果，除 1 例为冠状动脉瘤，施行冠状动脉旁路移植手术后发生吻合部狭窄外，余 11 例中仅 6 例扩张成功（55%），较成人缺血性心脏病（成功率 90% 左右）为低。且成功患者中，1 例因发生术后再狭窄而行冠状动脉旁路移植手术。2 例经过发展成为完全冠状动脉阻塞。国际上报道最多的是来自日本的 Akagi 等的报道和 Ishii 等的报道。其中 Akagi 等报道对 57 例川崎病患儿进行了 PCI 的治疗，其中 34 例患儿接受了 PTCA 治疗，7 例患儿接受了冠状动脉内支架置入术，13 例患儿进行了经皮腔内冠状动脉旋切术（percutaneous transluminal coronary rotational ablation，PT-CRA）；Ishii 等报道对 22 例患儿进行 PCI 治疗，其中 4 例进行了 PTCA 治疗，7 例进行了冠状动脉内支架置入术，10 例进行了 PTCRA 的治疗，还有 2 例进行了 PTCRA 联合支架术的治疗。综合这两项最大病例数的报道，采用 PCI 治疗川崎病患儿的严重冠状动脉病变总的近期有效率＞80％。我们也对 2 例川崎病合并心肌梗死的患儿进行了 PCI 治疗，这 2 例患儿 1 例为左回旋支瘤样扩张后狭窄达 99％，而另 1 例则表现为右冠状动脉完全闭塞（见图 10-14），并且这 2 例患儿经心肌 ^{18}F-FDG 代谢显像提示存在存活心肌，年龄均在 10 岁以上，与其发生川崎病的时间相距均大于 6 年，因此这 2 例患儿均接受了冠状动脉内支架置入术，近期效果均较理想。根据日本循环协会制定的最新的《诊断和治疗川崎病心血管并发症的指南》及美国心脏病学会制定《川崎病诊断、治疗和长期处理指南》，对于川崎病发病后 6 年内发生的严重心肌缺血或梗死病变患儿，有人主张可进行单纯 PTCA 治疗，而对于发生了明显的冠状动脉钙化的患儿有人主张应当进行 PTCRA 治疗。

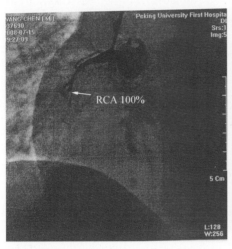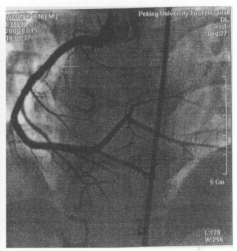

图 10-14　心肌梗死后冠状动脉造影示右冠状动脉完全闭塞；右图示给患儿进行了冠状动脉扩张成形术和支架置入术后，右冠状动脉血运恢复

（五）冠状动脉病变的外科治疗

应根据临床症状和冠状动脉造影以及负荷心电图、负荷超声心动图、放射核素心肌显像、心室造影等检查进行综合判断。确定缺血心肌的部位和存活心肌，后者以正电子发射断层显像（PET）为较有效的确定方法。PET 显像评估心肌活力包括局部心肌灌注和葡萄糖利用的比较；^{18}F 脱氧葡萄糖（^{18}F-FDG）则用来显示局部心肌代谢；PET 显像示血液-代谢不匹配区表示低灌注但具有存活的心肌（血流减少，葡萄糖摄取增加），我们曾经对 1 例 2 岁 7 个月的川崎病合并心肌梗死的患儿行冠状动脉造影术，发现其存在左主干狭窄达 90％，左前降支完全闭塞，但由于患儿病情重、心功能差，且存在室壁瘤，因此对其进行了冠状动脉旁路移植术，目前已于术后随访 6 年以上，心功能及生长发育均正常。

冠状动脉旁路移植术的适应证：经冠状动脉造影证实：①左冠状动脉主干高度阻塞；②多支（2～3 支）高度阻塞；③左前降支高位高度阻塞；④侧支循环呈危险状态或发生再阻塞者应考虑采用冠状动脉旁路移植术（冠状动脉搭桥术）。

（张清友）

参考文献

1. Newburger JW, Takahashi M, Gerber MA, et al. Diagnosis, treatment, and long-term management of Kawasaki disease: a statement for Health Professionals from the Committee on Rheumatic Fever, Endocarditis and Kawasaki Disease, Council on Cardiovascular Disease in the Young, American Heart Association. Circulation, 2004, 110: 2747-2771.

2. Ayuswa M, Sonobe T, Uemura S, et al.

Revision of diagnostic guidelines for Kawasaki disease (the 5th revised edition). Pediatr Int, 2005, 47: 232-234.

3. Freeman AF, Shulman ST. Issues in the diagnosis of Kawasaki disease. Prog in Pediatr Cardiol, 2004, 19: 123-128.

4. 李万镇. 加强对川崎病诊治的研究. 中华儿科杂志, 2002, 40: 65-67.

5. Shulman ST, Rowley AH. Advances in Kawasaki disease. Eur J Pediatr, 2004, 163: 285-291.

6. 杜军保, 张清友. 川崎病治疗的若干新观点. 实用儿科临床杂志, 2001, 16: 339-341.

7. 张清友, 杜军保, 陈永红, 等. N-末端脑利钠肽原在川崎病患儿中的变化及其意义. 中华儿科杂志, 2006, 44: 886-890.

8. 张清友, 杜军保. 不完全川崎病的诊治现状. 中华儿科杂志, 2006, 44: 339-341.

9. 李万镇. 川崎病和心血管并发症. 2007年全国小儿心血管疾病学术会议论文汇编, 2007: 6-26.

10. Japanese Circulation Society Joint Research Group. Guideline for diagnosis and management of cardiovascular sequelae of Kawasaki disease. Pediatr Int, 2005, 47: 711-732.

11. Akagi T, Ogawa S, Ino T, et al. Catheter interventional treatment in Kawasaki disease: a report from the Japanese pediatric interventionalcardiology investigation group. J Pediatr, 2000, 137: 181-186.

12. Ishii M, Ueno T, Ikeda H, et al. Sequential follow-up results of catheter intervention for coronary artery lesions after Kawasaki disease: quantitative coronary artery angiography and intravascular ultrasound imaging study. Circulation, 2002, 105: 3004-3010.

13. 张丽, 于明华, 张靖, 等. 选择性冠状动脉造影在远期追踪小儿川崎病冠状动脉损害中的作用（附9例报告）. 中国实用儿科杂志, 2008, 23: 430-432.

14. Wood L, Tulloh R. Kawasaki disease: diagnosis, management and cardiac sequelae. Expert Rev Cardiovasc Ther, 2007, 5 (3): 553-561.

15. Wood LE, Tulloh RM. Kawasaki disease in children. Heart, 2009, 95 (10): 787-792.

16. Newburger JW, Sleeper LA, McCrindle BW, et al. Randomized trial of pulsed corticosteroid therapy for primary treatment of Kawasaki disease. N Engl J Med, 2007, 356: 663-675.

第十一章　心律失常

第一节　心律失常的发生机制

心律失常多数继发于各种器质性心脏病或心肌损害，部分情况下可以发生在心脏结构正常者。由于心律失常的发生可以给患者带来灾难性后果，因此人们一直致力于其发生机制的研究。目前的研究认为，尽管心律失常的起源部位不同、累及部位不同、表现形式不同、预后不同，但引起其发生的机制却大致相同，主要涉及激动的传导异常和起源异常。随着研究手段的提高和新技术的应用，人们对心律失常发生机制的认识已逐步从宏观发展到微观世界。本文将对心律失常的发生机制进行简要的介绍。

一、激动的传导异常

激动的传导异常包括传导障碍和折返激动，传导障碍导致各类传导阻滞的发生，而折返激动是引起快速性心律失常发生的最常见机制。传导障碍常由各种因素对心脏传导系统直接损害或因传导系统本身退行性变所致，由此可引发各类传导阻滞的出现，如窦房传导阻滞、房室传导阻滞、束支传导阻滞等。因为传导功能障碍导致的心律失常较易理解，我们着重介绍折返激动的发生机制。

折返激动是指一次激动经过传导再次激动心脏某一部位的现象，几乎可以发生在心脏的任何部位，由其引发的心律失常包括窦房折返性心动过速、折返性房性心动过速、心房颤动、心房扑动、房室折返性心动过速、房室交界区折返性心动过速、室性心动过速、心室颤动等。目前认为，折返激动包括环形运动、2相折返和反射折返3种形式[1]。

1. 环形运动　是引起折返激动的最常见机制，这种环形运动的环路可以是解剖性的，也可以是功能性的，人们根据环路的特性，将环形运

动形成的折返激动分为解剖性折返和功能性折返。在功能性折返中，人们又按照折返环形式将其分为主导环折返、8字折返和螺旋折返。当激动沿连接成环的双径路同时下传时，激动一定会在某一点发生碰撞而终止。因此，只有当某一条路径发生激动方向上的前向阻滞而逆向传导保留时，即单向传导阻滞，激动才能在环路上顺序进行。正常的心肌组织均有双向传导功能，但在一些特定环境下可以发生单向传导阻滞。单向传导阻滞的机制主要是递减性传导，这取决于心肌细胞静息电位和动作电位的改变。动作电位0相除极的速度和幅度决定了心肌的传导速度，而0相除极又受到静息电位大小的制约。当静息电位绝对值显著降低，引起钠通道全部失活时，使得心肌细胞0期除极的上升速度和幅度明显降低，进而导致传导速度减慢。递减传导使相邻心肌细胞动作电位0期电位水平不断降低，最终传导因电位过低完全停止而发生单向阻滞。虽然单向阻滞的发生为冲动在折返环上顺序传导提供了条件，但折返激动能否发生还取决于激动在另一条路径上的传导速度。大家知道，激动能否在折返环路内运转要看折返环周长与折返激动波长的关系。周长等于波长加可激动间期，波长等于不应期乘以激动传导速度，只有在周长大于波长的时候折返才能维持。因此，如果激动传导速度过快，传导波阵前方的心肌尚处于不应期时，传导将不能继续。综上所述，环形运动的形成和维持必须同时具备三个基本条件：传导方向存在解剖学或功能学的双径路并连接成环；一条径路发生了前向的单向阻滞；另一条径路存在缓慢的前向传导。

2. 2相折返　是指动作电位2相复极化电流沿折返环路传导而形成的折返激动。正常情况下，心肌细胞的复极过程存在明显的异质性。这

种异质性不仅存在于心房肌和心室肌之间，而且存在于同一心腔的各层心肌细胞间，甚至存在于单层心肌细胞之间。如果各种因素使这种差异扩大，导致心外膜心肌细胞或 M 细胞动作电位平台期丢失而心内膜心肌细胞动作电位仍存在明显平台期，便会在两者之间产生显著的电压梯度进而形成跨壁电流（2 相电流）。当跨壁电流使心外膜心肌细胞或 M 细胞再次除极而心内膜心肌细胞完成复极时，又会在两者之间形成反向电流，如此往复便形成 2 相折返。同理，2 相折返可发生在同层细胞间。

3. 反射折返　是一种功能性折返，可以发生在没有折返环路的同段心肌纤维上。当某段心肌的中心区域发生不完全性的传导阻滞时，近端激动通过该区域会发生延迟和衰减。如果衰减的激动仍能兴奋远端心肌，而且激动延迟时间足以使近端心肌恢复可兴奋性时，远端心肌发放的可布性冲动又可通过阻滞区逆向兴奋近端心肌。上述激动在同段心肌纤维中来回兴奋近端及远端心肌，便形成反射折返。

二、激动起源异常

可分为被动性起源异常和主动性起源异常。

1. 被动性起源异常　正常情况下，心脏高位起搏点通过超速抑制的方式抑制下位起搏点发放冲动，但当高位起搏点的冲动形成或传出障碍时，下位起搏点就会按照其固有频率发放冲动以保障心脏的电-机械活动，这一形式的激动起源异常被称为被动性起源异常。

2. 主动性起源异常　在某些情况下，下位起搏点或心肌工作细胞发放了频率高于窦房结频率的冲动，便形成了主动性起源异常，主动性起源异常主要涉及自律性增高和触发活动。

（1）自律性增高：自律性是指心肌细胞在复极到最大舒张电位（4 期）时能够自发去极化的特性，主要由 K^+ 外流减弱和 Na^+ 或 Ca^{2+} 内流引起。任何导致 K^+ 外流减少和 Na^+ 或 Ca^{2+} 内流增加的因素均可使心肌细胞的自律性增高而引发快速性心律失常。

（2）触发活动：是指动作电位复极过程中或复极完成后出现的膜电位震荡，又被称为后除极。当后除极电位达到阈电位时便可使心肌细胞再次除极，如此反复就会引发心律失常。按后除极发生时间的早晚将其分为早期后除极（early after depolarization，EAD）和延迟后除极（delayed after depolarization，DAD），前者发生于动作电位的平台期（2 相）或 3 相，后者发生于复极后（4 相）。EAD 的发生是由于各种原因使复极过程中 K^+ 外流受阻，膜电位 2 相平台期相对延长，此时晚钠电流或 L 型钙内流导致膜电位第 2 次或多次除极。既往人们对 EAD 的研究多集中在 M 细胞上，但随着研究的不断深入，人们发现 EAD 依据不同原因可以始发于心肌壁各层，并形成各层间跨室壁复极离散度（TDR），而 TDR 增加在 EAD 导致的室性心律失常机制中发挥着重要作用[2]。DAD 表现为动作电位完全复极后出现的膜电位反复振荡除极，它的离子流基础是细胞内钙超载引发的瞬时性内向离子流（Iti）。当细胞内 Ca^{2+} 浓度异常增高超过肌浆网的储存能力时，部分 Ca^{2+} 从肌浆网漏出至胞浆，当胞浆内 Ca^{2+} 浓度达到一定水平后就可促使细胞膜 Iti 电流。Iti 电流是一种混合离子流，其成分十分复杂，包括钠-钙交换流（$I_{Na^+-Ca^{2+}}$）、钙激活氯流（$I_{Cl^--Ca^{2+}}$）和非特异性正离子流（INS）等。在 DAD 的发生机制中，还涉及细胞肌浆网膜 ryanodine 受体（钙释放通道）的功能。

触发活动和自律性增高的区别在于触发活动常由一个提前出现的激动驱动或诱发，而自律性增高无此表现。

三、基因突变

近年来，随着基因分子生物学的飞速发展，人们对遗传性和获得性心律失常的机制研究已深入到基因水平。现已证实，很多心律失常发生与基因突变所致离子通道蛋白的功能或结构改变有关[3]。根据致病基因功能不同，可将这些基因分为 5 类[4]：①离子通道基因：包括 KCNQ1、KCNH2、SCN5A、KCNE1、KCNE2、KCNJ2 及 RyR2；②胞浆通道相互作用蛋白基因：KChIP2；③缝隙连接蛋白基因：CX40 及 CX43；④转录因子基因：HF-1b、Nkx2.5 及 Tbx5；⑤AMP 激活的蛋白激酶 γ2 亚单位基因：PRKAG2。

目前的临床研究多集中在对特定心律失常致病基因的探讨，并取得了长足的进步。在对长 QT 间期综合征（long QT syndrome，LQTS）的研究中，人们至少发现了 10 种基因突变，其中主要包括 KCNQ1（LQT1-KvLQT1，IKsα 亚单位），KCNH2（LQT2，IKr），KCNE1（LQT5，HMINK，IKsβ 亚单位），KCNE2（LQT6）和 SCN5A（LQT3，INa）。这些基因突变造成调控 K^+ 外流和 Na^+ 离子内流的离子通道发生功能变化，使 K^+ 外流减少或 Na^+ 内流增多，导致心肌细胞复极过程延长因而心电图表现为 QT 间期延长。由于延长的动作电位时程（action potential duration，APD）可以导致 DAD 的发生，因而造成 LQTS 患者易发生尖端扭转型室性心动过速并最终导致心室颤动的出现。当上述基因突变使离子通道功能发生相反变化时，又会引发其他临床表现的心律失常。如果突变使 K^+ 外流增强，则临床表现为短 QT 间期综合征（short QT syndrome，SQTS）。如果突变的 SCN5A 基因使 Na^+ 内流减弱，临床则表现为 Brugada 综合征。由于上述改变引起心肌细胞复极过程不均一缩短，因而易于形成折返机制所诱发的快速性心律失常。

在对预激综合征的研究中人们发现，基因突变似乎也参与了预激综合征的发生。Blair 等在对 2 个家族性肥厚型心肌病合并预激综合征的家系研究后指出，PRKAG2 突变可能与预激综合征的发生有关[5]。

除遗传性心律失常外，许多获得性心律失常也是通过改变心脏基因表型的表达而导致心律失常的。包括抗心律失常药在内的不少药物可对 HERG 和 SCN5A 基因产生影响，进而改变其调控的离子通道功能，造成 K^+ 外流或 Na^+ 内流异常，促使心肌细胞 APD 延长而诱发心律失常。在心力衰竭、致心律失常性右心室心肌病等病变心肌中，RyR2、稳钙蛋白（FKBP12.6）的下调会导致细胞内钙调控异常，这是导致严重致死性心律失常的十分重要的分子生物学机制[6]。

尽管心脏传导系统的阻滞常系各种因素对心脏传导系统直接损害的结果，但近年来发现，由遗传因素所引发的家族性或特发性心脏传导阻滞在临床中并不罕见。分子遗传学研究表明，SCN5A 基因、NKX2.5 基因以及核纤层蛋白基因（LMNA）在心脏传导系统的发生、发育和功能形成方面具有重要的调节作用，当这些基因表达异常时均可造成遗传性心脏传导阻滞。目前已发现 SCN5A 上的 14 个突变位点与心脏传导阻滞有关，各种突变通过相似或不同的机制影响 Na^+ 通道的正常功能，造成 Na^+ 内流减少和失活加速，抑制 APD 的 0 期去极化过程，导致心肌细胞动作电位上升幅度减低和传导速率减慢[7]。NKX2.5 基因是心脏前体细胞分化的最早期标志之一，通过电生理检查发现，NKX2.5 基因表达缺陷患者发生房室传导阻滞的概率很高，因此提示 NKX2.5 基因表达在维持房室结的功能方面起着关键作用。心肌细胞可扩布性兴奋主要是通过缝隙连接完成的，胞浆内各离子物质通过缝隙连接相互传递从而形成细胞间电激动耦联和兴奋传播。当编码缝隙连接蛋白的 CX40 及 CX43 基因发生变异时，将造成细胞间兴奋传导速度减慢，同时使得传导的各向异性增加，APD 离散度扩大。近来发现的遗传性病态窦房结综合征也被认为与 SCN5A 基因的变异有关，而且无论是 SCN5A 变异引发的 Na^+ 通道功能增强和（或）功能减弱都能导致窦房结功能不全，其中的具体机制仍有待研究。

值得注意的是，心律失常的发生在遗传学上存在不均一性，同一基因可有数个不同的突变，不同的基因突变可导致相同类型的心律失常，而携带相同基因相同突变的个体其临床表现也可以出现差异，因而人们推测心律失常的发生应该是多种因素相互作用的结果。随着研究手段的提高，相信人们会对心律失常的发生机制有更加深入的了解，这也将带动临床诊疗工作的发展。

（王禹川　丁燕生）

第二节 心脏电生理检查

机械活动与电活动是心脏的两种基本活动形式，通过心脏电机械收缩耦联，电活动使心肌产生机械活动，即收缩与舒张，从而发挥心脏的泵功能，因此心脏的电活动是心脏功能正常发挥的基础。电活动的障碍和紊乱将直接导致机械活动的异常，严重时会引起患者发生心脏性猝死。因此了解、掌握心脏电活动的特点具有十分重要的意义。1887年，Waller首次描记了人类心脏电活动情况，心电图成为人们诊断心脏电活动紊乱最直接的方法。1960年，Holter发明了动态心电图记录法，使发现和诊断心律失常的能力得到了进一步提高。然而，无论是静态心电图还是动态心电图均只能描记心律失常发生时的情况，因此对于发作间隔长、持续时间短的异常电活动常常漏诊。1969年，Scherlag首次经导管记录到心腔内电图。1971年，Wellens等开始利用心腔内程序刺激的方法了解预激综合征的电活动情况。与心电图不同的是，心腔内电刺激的方法不再是被动地记录心脏电活动，而是通过相对复杂的电刺激主动诱发各种心律失常，使得病人较少发生的、经心电图不易记录到的异常电活动能得到复制。心腔内电图记录技术与心电刺激技术的结合，促进了心脏电生理学的飞速发展，在20世纪70年代后，心律失常的诊断由体表心电图阶段过渡到了心脏电生理阶段。

临床心脏电生理学是利用心腔内和体表心电图结合电刺激等方法，研究心脏生物电活动变化的一门学科，包括心脏内电生理、食管心脏电生理、程序电刺激、心脏内膜与心脏外膜标测等。通过心脏电生理检查，可以了解心脏传导系统的电生理特性，探讨心律失常的发生机制，确定心律失常的治疗方案，预测抗心律失常药物的疗效并判断患者预后。随着心脏电生理学内容不断丰富、应用范围不断扩大，心脏电生理学不仅为临床医师提供了一种检查手段，还在各种心律失常的治疗中发挥了重要的作用，因此心脏电生理学是近代临床心脏病学重大发展之一[8]。近十年来，心脏电生理学在我国的临床应用中也取得了较大的进展。

一、心脏的电传导系统

窦房结是心脏自主节律时的正常起搏点，其自发的、有节奏地产生可扩布性动作电位，并通过心脏的电传导系统在心腔内规律传导。在正常情况下，窦房结自发产生的动作电位沿心房内的前、中、后三条结间束从一个心肌细胞扩布至下一个心肌细胞，直至激动整个心房，心电图表现为正常的P波。前结间束是心脏电活动从右心房传导至左心房的主要通道，激动最终到达心房与心室交界处的房室结。房室结是心脏电活动在房室之间传导的正常连接点，电传导在房室结具有特征性改变，传导速度较慢并具有30～40 ms的生理性延迟，因而保证房室的顺序性收缩。房室结分为房结区、结区和结希区，结区是真正意义上的房室结，其电活动可通过心电图的PR间期变化得以表现。激动自房室结传出后沿希氏束、左右束支和浦肯野纤维向心尖部的心肌迅速传布，同时动作电位也通过缝隙连接在细胞间传导，直至心室内心肌细胞完全除极，心电图表现为QRS复合波。心脏的电传导系统在任何部位出现异常或电传导系统以外的任何异常电活动的出现都会导致心律失常。

二、有创性心脏电生理检查技术

（一）设备

1. 电极导管　是心脏电生理检查中的重要工具，用于记录心腔内各部位的电活动情况。电极导管外径通常为5～7 F（直径1.67～2.33 mm），长度分为105 cm、120 cm及125 cm不等。电极导管上电极的数目也视用途的不同从2个至20个环状电极不等，特殊用途的网状电极可多达64～128个。电极间距多为5 mm或10 mm，网状电极间距≤1mm。常用的电极导管包括：①希氏束电极：多为顶端呈J状的小弯4极导管；②心房、心室起搏及标测电极：一般采用大弯4极导管；③冠状静脉窦电极：常采用 4～10 极的多电极导管。其他新型标测导管的出现，如 20 极心房界嵴标测导管、环形肺静脉电位标测导管 Lasso、10 极冠状静脉窦标测导管等，使心内电生理检查更加细致、精确，从而拓宽了检查的适应证。

2. 多功能心脏刺激仪　发放各种程控和非程控直流电脉冲，通过导管电极对心脏某部位进行特定的电刺激，用以激发或终止心动过速，了解电传导路径，评估传导系统功能。

3. 多导电生理记录仪　应至少同步记录 3 个导联体表心电图和 4～8 个部位的心腔内电图。如能同步记录 12 导联体表心电图和 12 个以上部位的心腔内心电图，则可进行详细的心内膜标测。此外，多导电生理记录仪还应具有冻结、储存、回放、坐标、游标、调整电压、调整速度等功能。体表心电图最好选择代表 3 个不同平面的导联，如 I、aVF 及 V_1 导联，以获得较为完整的心电信息。现在进口及国产的多导电生理记录仪均采用计算机储存、打印配备，配有 2 个由计算机控制的高分辨率彩色监视器，其中一个实时监测心电信息，另一个在采样记录的同时可以进行回忆分析、事件编辑、自动测量及打印报告等。

4. X 线设备　用于了解电极导管在心腔内的部位，指导消融电极的操作。

5. 心脏除颤器、监护仪及抢救药品　用于监测患者手术过程中的生命指标，发生意外时能对患者进行及时的救治。

（二）电极导管的放置部位（图 11-1）

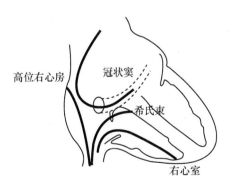

图 11-1　心脏内电极放置部位示意图

1. 右心房电极　最常用的右心房内刺激部位是上腔静脉与高位右心房（HRA）后侧壁交界处，其他可选用部位还包括右心房中部侧壁、右心房侧壁下部与下腔静脉交界处、冠状静脉窦口、卵圆孔边缘处的房间隔、右心耳、三尖瓣处的房室交界处。

2. 冠状窦电极　冠状窦电极是左心系统常用的标测电极，常通过左锁骨下静脉、右颈内静脉、右锁骨下静脉等途径植入，如上述途径不能植入，还可以考虑经股静脉放置。放置冠状窦电极时应熟悉冠状窦（CS）走行的解剖特点，了解不同的投照角度下冠状窦口的部位及冠状窦的形态，以提高放置冠状窦电极的成功率。

3. 希氏束电极　希氏束（HIS）位于房间隔右侧面，靠近三尖瓣口，位于冠状窦口的左上方和卵圆窝的左下方。放置希氏束电极时应先在 X 线透视下将 4 极电极导管经下腔静脉、右心房送入右心室，此时记录仪显示心室波（V 波）大而心房波（A 波）小。缓慢地将电极导管后撤，当导管尖端经三尖瓣口时，使其紧贴三尖瓣环上缘，并指向背侧的右心房壁，这样导管电极易碰到希氏束。当记录仪显示 A 波与 V 波大致相等时，应细微调整导管方位以寻找双相或三相的尖锐希氏束电位（H 波），当出现 A-H-V 固定传导关系时，即可认为是希氏束电图。值得注意的是，当导管电极进入右心室过深时，在 V 波前也可记录到一单相或双相波，此电位多为右束支（right bundle，RB）电位，应加以区别。H-V 间期＞35 ms，而 RB-V 间期＜30 ms。当 A 波变大，H 波与 V 波均消失时，说明导管完全退入右心房，应重新放置导管。

4. 右心室电极　常将电极导管放置于右心室（RV）心尖部，通过三尖瓣环时动作应自然柔顺，切忌粗鲁，以免损伤三尖瓣环和腱索。

5. 三尖瓣环电极　环三尖瓣标测在房性心律失常的诊断中具有重要的作用，常将 20 极 Hallo 电极呈逆时针方向沿三尖瓣环放置。电极的近端置于冠状窦口周围，有时还可将 Hallo 电极的远端送入冠状窦充当冠状窦电极使用。

6. 左心房电极　左心房电活动的记录和起搏较困难，常需通过用房间隔穿刺技术将电极导管从右心房送入左心房，一般自右侧股静脉插管最易成功，也可以穿刺动脉插入电极导管逆行进入左心室，然后越过二尖瓣逆向进入左心房。若不能进入左心房也可把电极导管置于主肺动脉，可记录到左心房前部的电位，或自食管插入电极导管，记录左心房后部的电位。

7. 左心室电极　常规电生理检查不必进行左心室电极放置，但在下列情况下则需放置左心室电极：①确定左心室的电活动激动顺序；②少数室性心动过速患者右心室刺激不能诱发，需要左心室刺激诱发；③对左心室系统的旁路进行标测和消融。左心室电极通过动脉系统放置，通过动脉逆行进入左心室，跨越主动脉瓣时应避免将其损伤。放置电极后，需要给予肝素抗凝治疗。

（三）基本标测方法

1. 传统标测方法

（1）激动顺序标测：激动顺序标测是以体表心电图或稳定的心腔内电信号为时间参考零点，比较标测消融导管头端局部电信号与参考零点间先后顺序的一种标测方法。激动标测的着眼点是局部激动的时间先后，即时间提前度，其单位多以 ms 表示。对于期前收缩、局灶性心动过速或微折返性心动过速，激动标测能标测出最早的激动点或心动过速的起源点，优势明显。

（2）起搏标测：起搏标测是以心动过速时体表 12 导联心电图的形态为参照，在心动过速休止期通过标测消融导管头端，起搏心脏局部感兴趣区域，比较起搏体表心电图与心律失常自身体表心电图之间吻合度的一种标测方法。消融时通常需要 12 导联心电图的形态完全吻合，至少不少于 11 个心电图导联，否则消融成功率低[9]。起搏标测时起搏频率应与自发性心动过速的频率接近或相同，因为不同的起搏频率会导致心室内传导发生变化从而影响 QRS 波形态。由于起搏标测时心脏激动是以类似于同心圆的扩布形式向外周传导的，因此对于局灶性心动过速或微折返心动过速，起搏标测有一定的优势。而大折返性心动过速是通过大环折返完成的，所以起搏标测并不适用。起搏标测主要适用于电生理检查过程中不能诱发的、诱发不能持续的或持续时血流动力学不稳定的病例，也可作为验证激动标测靶点的手段。起搏标测时，体表心电图与心律失常自身体表心电图吻合度高的起搏点被视为心律失常起源点或接近起源点。值得强调的是，由于起搏标测可导致远场夺获，因此可能出现以下两种情况：①起搏点与起源点相同，但起搏心电图与心律失常心电图不同；②起搏点与起源点不同，而起搏心电图与心律失常心电图相同。所以在临床运用中，我们需要加以关注。

（3）拖带标测：拖带是利用高于心动过速的频率在心动过速发生时进行超速起搏，当心动过速不存在保护性传入阻滞时，心动过速的频率升高到起搏频率，当超速起搏停止或起搏频率降低到原心动过速频率以下时，心动过速的频率又恢复到原来频率的现象。拖带标测是用于诊断折返性心动过速，特别是大折返性心动过速所采用的一种标测手段。应用连续超速起搏的方法进行心动过速拖带有两种方法，选择起搏间期和选择起搏频率。在以起搏间期为设定值时，应先确定心动过速的间期，再选择比心动过速间期短 10 ms 的起搏间期起搏，起搏后观察能否拖带心动过速。选择起搏频率时，要以比心动过速频率高 5 次/分的频率作为起搏频率，有效拖带后可把起搏频率再提高 5 次/分进行起搏。每级超速起搏持续时间 2～60 s，当一级超速起搏有效拖带后，可逐步提高起搏频率进行拖带，升级的步长常选用＋5 次/分或−10 ms（起搏间期递减）。进行拖带的起搏部位越靠近心动过速的折返环，引发拖带的概率越大。多数情况下，起搏部位与折返环部位在一个电心腔中（指双房单腔或双室单腔），在少数情况下，应用心房起搏也可拖带室速。房室折返性心动过速的折环包括心房及心室，因此，心房或心室超速起搏均可能拖带旁路参与的心动过速。

2. 新式标测系统及方法　随着导管消融应用范围的拓宽，加之全新导管技术和电脑化标测系统的出现，标测技术有了极大的发展。新兴的标测系统主要有三维电磁标测定位系统（CARTO系统）、非接触式球囊电极标测系统（Ensite 3000）、接触式网篮电极标测系统。三维标测系统的诞生是心脏电生理技术的一次革命，其将心脏的电激动特征与心脏的解剖特征密切联系起来，将电位的振幅、传导和三维空间分布尽显眼前，使得抽象的电激动变得具体、明确，同时大大减少了介入医师和患者的 X 线曝光时间。

（1）CARTO 系统：CARTO 标测系统由美国强生公司发明，利用此系统人们可以完成多种标测。

①解剖标测：CARTO 标测系统类似于全球定位系统，在患者心脏区域的手术台下方固定有正三角形定位板，定位板每个角有一超低磁场发生器，磁场空间范围有效覆盖患者的心脏。心腔内的标测消融导管顶端装有磁场感应器，当标测消融导管头端与心内膜贴靠稳定时，通过感知 3 个磁场的不同强度从而分辨出相应心内膜的空间位置并加以记录。随着电极在心腔内移动，采点数目如果足够多时，虚拟的心腔三维结构便能接近真实心腔的结构。CARTO 系统的融合功能还可将 CT 或 MRI 三维心脏图像与 CARTO 系统构建的三维心脏解剖图像融合起来，形成更直观、准确的心脏解剖图像。而且，在重建心腔三维电解剖模型后，无需 X 线透视即可知晓标测消融导管头端位置，显著减少了患者与术者暴露于放射线的时间。

②电压标测：电压标测也称为心律失常的基质标测。由于心律失常的产生和维持均与病变心肌相关，而病变心肌往往会发生局部电位的消失或减弱，因此通过标测各区域心肌组织的电压并以不同颜色表达于三维解剖模型上，可以发现心肌病变部位的区域和大小。通常将心房内局部电位＜0.05 mV 的区域定义为瘢痕组织，而将心室内局部电位＜0.5 mV 的组织设定为瘢痕组织。因为该标测方法能够在窦性心律时完成，所以对于血流动力学不稳定的快速心律失常，电压标测是指导消融的重要手段。

③电传导标测：CARTO 系统将局部激动时间（local activation time，LAT）的数值差异以不同颜色标示，通过观察色彩变化，可推断激动的起始点、传导方向、传导速度和传导途径，并可由此判断心动过速的机制和关键部位等。但是，CARTO 系统也有其不足之处。由于需要顺序采集许多解剖位置并记录相应的电图以建立电传导激动顺序图和解剖图，因而无法应用于非持续性心动过速的治疗。

（2）Ensite 系统：美国圣尤达公司发明的非接触心内膜激动标测系统（EnSite3000）利用 64 极球囊电极可同时标测心腔 3360 个位点的心内电图，以等时或等电位的三维图形显示该心腔，并能确定最早激动部位、激动传导顺序和心动过速的关键峡部。该系统最突出的优势是在采集心动过速信号时只需记录较短阵的心动过速周期甚至单个期前收缩（早搏），计算机系统便可分析出异位激动的起源点或出口，这样可在窦性心律下进行消融，更适用于伴血流动力学不稳定或非持续性室速的标测和消融。Ensite3000 的 Navx 功能采用 3 对贴于体表的驱动电极建立三维交流低压电场，由于身体组织电位的分布与测量探头及体表驱动电极的相对距离呈单调函数关系，结合导管在心壁某一点记录到的电位值，便可计算出该点的空间位置信息。Navx 系统可实时显示消融导管电极、Lasso 电极和冠状窦电极的空间位置，这是其优势所在。但是，由于 Ensite3000 通过导管电极阵远场电位逆运算求近场电位，而且 Ensite 3000 构建的三维心腔图为虚拟心内膜结构，在其指导消融治疗时如同在心脏的"影子"上操作，故视觉效果和准确性均受到一定限制。

（3）接触式网篮电极标测系统：篮状电极导管顶端共包含 64 个电极，通过电极与心内膜的接触，记录心内电图，并且只需几次异位搏动及小于 10 s 的时间就可完成标测。然而由于电极的柔韧性较差导致系统的可操纵性降低，篮状电极形状不能适应所有心腔使标测产生误差，而且有导致血栓形成的潜在危险性，因此限制了其在临床中的使用。

（四）心脏电生理检查的基本图形

在 X 线透视下，通过周围静脉或动脉将电极导管送到心脏内不同部位所记录到的局部心电活动，可以用来诊断经心电图及各项非有创性电生理检查不能确诊的心律失常。而且除诊断目的外，心腔内电图能够对心电活动的异常进行定性、定量、定位分析，为进行射频消融等根治性治疗提供必不可少的信息（图 11-2）。

1. 右心房电图　表现为高尖的心房波（A 波），心房波后的心室波（V 波）很小，甚至看不清。

2. 冠状静脉窦电图　10 极冠状窦电极导管可记录到心房心室电位。近端一对电极记录左心

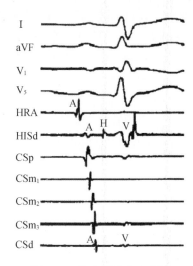

图 11-2 体表及腔内心电图

HRA，高位右心房；HISd，希氏束远端；CSp，冠状窦近端；CSm，冠状窦中部；CSd，冠状窦远端。

房内侧电位，呈现为大 A 波，无或小 V 波。远端一对电极记录左心房、左心室外侧电位，表现为大 A 波和小或大 V 波。中间电极可进一步区分冠状窦的不同区域。

3. 希氏束电图　希氏束电极可同时记录到 A 波、希氏束电位（H 波）和 V 波，H 波表现为一时间很短的快速尖锐双相或三相波，标测时应注意排除右束支电位。记录时通常选择 100～200 mm/s 的屏显速度，并将滤波范围设定在 40～500 Hz，以滤去 40 Hz 以下的低频电位和 500 Hz 以上的高频电位防止干扰。希氏束电图是临床心脏电生理检查中最重要的记录方法，通过测量各传导间期可掌握和了解电传导特性。

①P-A 间期：为体表心电图 P 波开始至希氏束电图 A 波起始的时距，大致反映了右心房内的激动传导时间，正常值为 25～60 ms。

②S-A 间期：为刺激脉冲 S 波至希氏束电图中 A 波起始的间期，反映起搏电极导管所在心房部位至右心房后下间隔部的传导时间。如起搏电极导管位于高位右心房时，S-A 间期也代表右心房内的传导时间。

③A-H 间期：为希氏束电图上 A 波起始点至希氏束 H 波起始的间距，反映右心房后下间隔部激动通过房室结到达希氏束的传导时间，大致代表房室结传导时间。由于受到自主神经影

响，其正常值变化较大，Narula 等报告在 50～120 ms 之间，＞120 ms 表示房室结传导阻滞。

④H 波间期：反映希氏束内传导时间，正常值为 10～15 ms，＞20 ms 表示希氏束内传导阻滞。

⑤H-V 间期：从希氏束电图上 H 波起始点至 V 波起始点，代表激动从希氏束近端至心室肌的传导时间，正常值为 35～55 ms。如 H-V 间期＜30 ms，要考虑该 H 波是否为右束支电位；＞60 ms 表示希氏束远端阻滞。

⑥S-V 间期：为刺激脉冲 S 波至 V 波间期，反映起搏电极导管所在部位至记录导管所在心室肌间的传导时间。采用右心室心尖部起搏时，希氏束电图中 S-V 间期代表右心室内的逆向传导时间。

4. 右心室电图　右心室心尖部电图表现为大 V 波、无 A 波。

（五）刺激方法

心脏电刺激技术是临床心脏电生理学研究的重要方法，是揭示心律失常及心电生理现象的重要手段。在电生理检查前应停用各种抗心律失常药物至少 5 个半衰期，检查时不要给予任何对心律产生影响的镇静剂。心内电刺激时必须使用直流电以避免漏电造成的不良事件，同时应准备好抢救设备以防不测。

1. 刺激方式分类　临床应用的刺激方式可分为：①程控刺激和非程控刺激；②起搏刺激、超速刺激、亚速刺激和猝发刺激等；③阈上刺激和阈下刺激；④定时、定数发放等。除阈下刺激外，进行心脏起搏时通常将刺激强度设置为起搏阈值的两倍，以保证每个起搏信号起搏心脏有效。

2. 刺激部位　常规电生理检查的刺激部位是右心房、右心室，也可在心房或心室的其他部位进行刺激，同时应用多导电生理仪记录相应部位的电活动特点。高位右心房刺激时，能形成接近窦性心律时的心脏激动顺序。冠状窦内发放电刺激，可代表左心房起搏。希氏束区域刺激形成正常 QRS 波群时，可证实在该部位记录到的局部电位是 H 波而非右束支电位。

3. 常用刺激方法

（1）非程序控制刺激法：亦称 S_1S_1 刺激法，

为恒定频率或变频的刺激脉冲，适用于测定窦房结和房室结功能、阐明房室结双径路、研究预激综合征电生理特性、诱发和终止心动过速等。该法又分为：

①分级递增刺激法：亦称增频刺激法，是最常用的非程控刺激法。采用比自身窦性心律下的频率快 10～20 次/分的频率开始刺激，每次刺激 30～60 s，间隔 2 min 后每级递增起搏频率 10～20 次/分，直到需观察的电生理现象出现。心室刺激的频率不宜超过 240 次/分（>250 ms），以防诱发出心室颤动。

②连续递增刺激法：开始时采用接近自身心率的频率进行刺激，随后连续地逐渐递增刺激频率，直至能观察到相关电生理变化时终止。

③连续递减刺激法：开始时采用较快的刺激频率，随后连续地逐渐递减刺激频率，直至能观察到相关电生理变化时终止。

④超速刺激法：常应用于终止心动过速，刺激的频率高于自身心率 30～50 次/分，一般持续 3～5 s 即可终止心动过速。

⑤亚速刺激法：采用低于心动过速的频率进行连续刺激，电脉冲随机进入折返环路后可终止频率较慢的心动过速。

⑥短阵猝发刺激：采用比心动过速快约 40% 的频率，每次发放 5～10 次电脉冲，用于终止阵发性室上性心动过速。因频率太快，猝发刺激很少用于心室刺激，以防止诱发致命性室性心律失常。

（2）程序控制期前刺激法：即按照事先编程进行期前刺激，可在基础刺激情况下发放期前刺激，也可在自身心率的基础上发放期前刺激。因心脏各部位的不应期及电生理特性与心动周期长短相关，通常要在 3～4 次基础刺激（S_1 刺激）后才达到稳定，因此在稳定起搏的 4～8 次基础刺激后发放期前刺激才能保证得到准确的电生理数据。该方法适用于测定心肌不应期、阐明房室结双径路、研究预激综合征旁路电生理特性、诱发和终止阵发性折返性心动过速、揭示常见的心电生理现象等。本法又可分为：

①S_1S_2 刺激法：以 S_1S_1 作为基础刺激，刺激周长一般要比窦性心律时的周长短 100～200 ms，便于稳定夺获心脏。每 4～8 个 S_1 刺激后加 1 个期前刺激 S_2，然后 S_1-S_2 间期每间隔 10～20 ms 逐次缩短（负扫描），亦可以每间隔 10～20 ms 逐次延长（正扫描）。临床上常在电生理检查中采用负扫描方法，即从心房或心室舒张晚期开始期前刺激，这样可以观察到心脏电生理特性的顺序改变。一般 S_1S_2 刺激即可满足常规电生理检查的需要，如有必要可加发 S_3 或 S_4 刺激。

②S_2S_3 刺激法：在 S_1S_2 刺激基础上增加 S_3 刺激（第 2 个期前刺激脉冲），固定 S_1S_2 期前刺激的偶联间期后，以 S_2-S_3 偶联间期进行扫描。

③$S_2S_3S_4$ 刺激法：在 $S_1S_2S_3$ 刺激基础上增加 S_4 刺激（第 3 个期前刺激脉冲），分别固定各期前刺激的偶联间期后，以最后一次期前刺激进行扫描。

④RS_2 法：以患者窦性心律或心动过速为基础刺激（R），再给予与 R 同步的 S_2 刺激，称为 RS_2 刺激。在感知自身心搏 4～8 次后，发放一次期前刺激，进行负扫描或正扫描。

（3）药物激发试验：接受射频消融手术的患者会因为疼痛、损伤刺激、迷走神经作用增强等原因使心律失常不易诱发或心动过速频率减慢甚至突然终止，干扰术者对心律失常性质及对消融终点的判断。因此，对于一些不易被诱发或不易鉴别的心律失常，可以借助药物激发试验来明确诊断。异丙肾上腺素通过激动 β 受体和兴奋交感神经，一方面增强缓慢激活延迟整流钾通道（Iks）和超快速激活延迟整流钾通道（Ikur），另一方面促进儿茶酚胺释放导致钙通道开放率增加，从而加速心肌细胞动作电位（action potential，AP）的复极过程和心肌自律细胞舒张期自动除极，并使心肌慢反应细胞 0 期除极速度和幅度增加。因此在心律失常不能被诱发或手术终点难以判断时，可以考虑静脉点滴异丙肾上腺素。腺苷通过激动腺苷受体（A_1）兴奋迷走神经，而产生房室结抑制作用，可用于房性心动过速、房室结双径路及旁路，尤其是后间隔旁路的鉴别诊断。腺苷减慢房室传导的作用还有利于揭示预激综合征经旁路前传。近年发现，腺苷对肺静脉电隔离过程中的组织传导休眠现象有催醒作用，故被用于判定心房颤动肺静脉前庭隔离效果，指导补充消融，从而降低心房颤动复发率[10]。阿托品通过阻断 M 型胆碱受体，可以减低迷走神经张力从而去除迷走神经对窦房结和房室结功能的影响，常用于病态窦房结综合征的鉴别诊断。需要注意的是，阿托品试验可诱发急性心肌缺血，导致快速性心律失常，加重青光眼和尿潴留，故其临床应用现已有减少趋势。

（六）心脏电生理检查的临床应用

1. 窦房结（sino-atrial node，SAN）功能检查　测定 SAN 功能对确诊病态窦房结综合征（sick sinus syndrome，SSS），决定是否安装心脏起搏器有指导意义。无临床症状的 SSS 患者，应在电生理检查后才决定是否安装永久起搏器。用心房分级递增快速刺激检测 SAN 功能时，需要了解以下几个参数：

（1）SAN 恢复时间（sinus node recovery time，SNRT）：用 S_1S_1 刺激法予以分级递增刺激，每次刺激历时 30～60 s，间歇 2～3 min 后起搏频率每次增加 20 次/分继续给予刺激，直至频率达到 150 次/分。停止刺激后，计算最后一个刺激信号 S 至恢复第一个窦性 P 波所需的时间（S-P 间期），即为 SNRT。SNRT 正常值<1400 ms，老年人<1680 ms，若>2000 ms 具有临床诊断窦房结功能不良的意义。

（2）校正的 SNRT：即最大 SNRT－自身心动周期（SCL），超过 550ms 为异常。

（3）SNRT 指数：为最大 SNRT 与 SCL 的比值，应<150%。

（4）窦房传导时间（sino-atrial conduction time，SACT）：可由导管法直接记录窦房结电图而测得 SACT，也可根据 SAN 对心房期前刺激的反应来间接推算，临床多采用间接法测量。间接测定方法有两种：

1）Strause 心房程序期前刺激法：每 8 个 S_1 基础刺激后，提前发放 S_2 刺激，S_2 刺激从舒张晚期开始，逐次提前 10～20 ms，直至心房不应期为止。SAN 对配对时间逐渐缩短的心房期前刺激可有四种反应：①A_1-A_3 间期＝$2A_1$-A_1 间期，呈完全代偿间歇；②A_1-A_3 间期<$2A_1$-A_1 间期，呈不完全代偿间歇；③A_1-A_3 间期＝A_1-A_1 间期，形成插入性早搏；④A_1-A_3 间期<A_1-A_1 间期，产生折返性窦性搏动。第二种反应是 A_2 侵入 SAN 后干扰了原搏出的窦性冲动，导致

窦性激动周期重排，因此产生的 A_2-A_3 间期要比原来的 A_1-A_1 间期长。A_2-A_3 间期包括三段时间：A-S 传入时间、窦性回复时间、S-A 传出时间。假若 A-S 传入时间等于 S-A 传出时间，窦性回复周期等于基础窦性周期，即 A_2-A_3 间期＝A_1-A_1 间期＋2SACT，故 SACT＝1/2×（A_2-A_3 间期－A_1-A_1 间期）。

2）Narula 心房连续刺激法：先记录起搏前十余个心搏，取其平均 P-P 间期作为窦房结的基本激动周长。其后以较窦性心律下的频率快 8～10 次的 S_1 连续刺激 8～10 次，夺获心房但不抑制窦房结。起搏停止后的起搏后间期（S_1-P 间期）等于 P-P 间期加上传入到窦房结时间和从窦房结传出的时间，故 SACT＝1/2×（S_1-P 间期－P-P 间期）。目前认为 SACT<120 m 为正常，如 SACT>120 ms 为延长，>200 ms 为明显延长，提示传导细胞可能发生纤维化，因传导延缓而易发生折返性心动过速。SACT 值受刺激时间、S_1 对 P 细胞的抑制和自身自主神经张力等因素影响，故导致其测量出现误差的因素较多，所以重复性也较差。

SAN 功能障碍从电生理角度可分为：①SAN 起搏功能障碍，表现为 SNRT 延长，SACT 正常；②窦房传导功能障碍，表现为 SACT 延长，SNRT 正常；③起搏、传导功能同时障碍，表现为 SNRT 和 SACT 均延长。临床上以①或③最常见。

2. 固有心率（IHR）　SAN 自动除极受自主神经的影响，应用自主神经阻滞剂可使心脏起搏功能暂时地脱离自主神经的影响，所测到的心率可认为是心脏本身固有心率。IHR 反映了 SAN 的自律性，其敏感性和可靠性都很强。IHR 测定方法：①受检者取静息仰卧位，记录体表心电图；②在 3 min 内静脉注射阿托品 2 mg 和普萘洛尔（心得安）5 mg 的混合液；③注射后第 1、3、5、10、30 分钟分别记录窦性心律的频率，其最高心率即为实测固有心率（IHRO），IHRO<80 次/分提示 SAN 功能低下。由于 IHR 与年龄有关，随年龄增长而下降，因此有人提出一个结合年龄预测固有心率（IHRP）的公式，IHRP＝118.1－（0.57×年龄）。若 IHRO<IHRP 为 SAN 功能低下。平静心率>IHR，表示交感神经张力占优势；

平静心率＜IHR，表示迷走神经张力占优势。

3. 测定不应期（refractory period，RP）　心脏局部组织的 RP 是指该组织对期前刺激的反应情况而言。相对 RP（relative refractory period，RRP）是指心肌组织在前一次激动后应激性尚未完全恢复的时期，表现为传导时间延长。有效 RP（effective refractory period，ERP）是指心肌组织在前一次激动后尚未恢复应激反应的时期，表现为传导阻滞。功能 RP（functional refractory period，FRP）是指心肌组织能容许两次激动连续通过的最短时间。RP 可作为心脏电生理特性的参数，协助阐明心律失常的机制。不同药物对 A-H 和 H-V 间期作用不同，对比用药前后房室传导和 RP 的变化，有助于了解抗心律失常药物的作用机制，评价某种药物或电刺激对传导系统的作用。

（1）ERP：在某一基本节律下，对受测定组织给予联律间期逐渐缩短的期前刺激，当达到某一联律间期期前冲动不能贯穿这一组织时，这一联律间期就是该组织的 ERP。换言之，ERP 为刚巧使组织不能应激的最长刺激间期，心脏各部分组织均有自身的 ERP。ERP 按传导方向可分为正向传导 ERP 与逆向传导 ERP，分别用心房程序期前刺激与心室程序期前刺激测定。①心房 ERP：对心房作 S_1S_2 程序期前刺激，在某一基本 S_1S_1 节律下，S_2 刺激后无 P_2 的最长 S_1-S_2 间期即为心房的 ERP。②房室结 ERP：在心房期前程序刺激下，S_2（A_2）刺激后无 H_2 的最长的 A_1-A_2 间期。③房室结双径路的 ERP：在心房程序期前刺激下，S_2（A_2）刺激后出现 A_2-H_2 间期突然延长的最长 A_1-A_2 间期为快径路的 ERP。在 A_2-H_2 间期突然延长后，若再进行 S_1S_2 期前刺激，刚巧使 H_2 消失的最长的 A_1-A_2 间期为慢径路的 ERP。④旁路 ERP：在心房程序期前刺激下，刚巧使旁路传导阻滞的最长 S_1-S_2（A_1-A_2）间期，为旁路正向传导 ERP。⑤希-浦系统 ERP：在心房程序期前刺激下，A_2 后出现 H_2，而 H_2 后不能出现 V_2 的最长 H_1-H_2 间期。

（2）RRP：在程序期前刺激下，刚巧使该组织出现传导延迟的最长刺激间期，检测方法同上。

4. 诊断预激综合征　预激综合征电生理检查的目的是确定诊断、定位旁路、测定旁路的 RP 以及明确药物对旁路的影响。房室结和旁路的电生理特性不同，前者对期前刺激的反应为传导时间延长，而后者对刺激的反应为"全或无"方式，即在一定的刺激频率范围内，旁路传导速度并不会由于刺激频率加快而变慢（表 11-1）。

表 11-1　预激综合征的电生理特性

类型	A-H 间期	H-V 间期	心房程序刺激
房室旁路（Kent 束）	正常	缩短	A-H 间期延长，H-V 间期进一步缩短
结内旁路（James 束）	缩短	正常	A-H 间期和 H-V 间期无改变
结室旁路（Mahaim 束）	正常	缩短	A-H 间期延长，H-V 间期无改变
结内和结室旁路并存	缩短	缩短	A-H 间期和 H-V 间期无改变

5. 快速性心律失常的诊治　快速性心律失常的发生机制包括异常自律性增高、折返激动和触发活动，用心腔内电生理检查的方法可以了解快速性心律失常发生的确切机制。如果程序期前刺激能够引发和终止心动过速，则心动过速可能由折返或触发引起。触发性心动过速一般由延迟后除极（DAD）引发，当心率越快或早搏越提前时，DAD 发生的时间就越早，如果 DAD 达到阈刺激时就能产生触发激动。因此，假若程序期前刺激引发心动过速的回响周期（早搏刺激到心动过速的第一个心搏之间的间期）与期前刺激的联律间期（S_1-S_2 间期）呈一致关系时，有利于触发性心动过速的诊断；呈相反关系时，则有利于折返性心动过速的诊断。假如心动过速不能被程序期前电刺激诱发和终止，则考虑心动过速由异位心肌自律性增高引起。目前，心脏电生理检查和射频消融治疗是诊断和治疗快速性心律失常的重要手段。在快速性心律失常进行射频消融治疗的全部过程中，心内电生理检查可以用来确定诊断、明确定位及观察疗效。90％以上的阵发性室上性心动过速（paroxysmal supraventricular tachycardia，PSVT）由折返引起，产生折返的部位可在窦房结、房室结、心房内和房室间（旁路折返），利用不同的 PSVT 电生理特点能够确

定其发生的部位。在确定室性心动过速（ventricular tachycardia，VT）的起源部位时，需用多电极导管分别置于左、右心室内，同步记录 15～20 个部位（右心室 5 个，左心室 10～15 个）或更多的心内电图。观察 VT 发作时心室各部位的电激动顺序，激动最早出现且有波形分裂处，系产生折返性 VT 的起源处。此外，起搏标测也可以用来判断 VT 发生的解剖部位（表 11-2）。

表 11-2　常见室上性心动过速电生理检查特点

折返部位	刺激至传导延迟部位	心房内标测	房室传导阻滞	房室关系	刺激迷走神经效果
窦房结折返		心房激动似窦性	可发生 A-H 阻滞	P-R 间期>0.12s	终止
房内折返	P-A 间期延长	房内折返环	发生 A-H 阻滞	P-R 间期>0.12s	（一）
房室结慢-快型折返	A-H 间期延长	向心性逆向心房激动	偶在 His 束内阻滞	P'-R 间期/ R-P'间期>1，R-P'间期<70ms	终止
旁路折返（顺向型）	无 A-H 间期延长	离心性逆向心房激动	无	P'-R 间期/ R-P'间期>1，R-P'间期>70ms	终止

6. 缓慢性心律失常的诊治　对于缓慢性心律失常患者，尤其是有晕厥发作史的病人，心脏电生理检查可用于评价患者 SAN 的起搏及传导功能、了解房室结（atrioventricular node，AVN）传导功能，并能根据各种电生理指标变化情况确定发病的确切机制。对于需要植入永久起搏器的患者，心脏电生理检查对于选择起搏器类型和确定起搏部位具有指导性意义。如在单纯的 SAN 病变患者可选用心房单腔起搏器；单纯 AVN 病变或双结病变则可选用双腔起搏器；合并心房颤动时则需要选用心室单腔起搏器；合并阵发性心房颤动者则可考虑心房双腔、心室单腔的心房颤动模式自动转化的三腔起搏器等等，从而最大限度地发挥病人的生理功能，使起搏器植入的患者能够从该项治疗中获得最大的益处。

7. 房室传导阻滞（atrial ventricular block，AVB）的定位　无论是一度、二度、三度 AVB，阻滞部位均可发生在 AVN、希氏束或希氏束远端。希氏束电图（His bundle electrogram，HBE）能精确地显示 AVB 阻滞部位，为评估预后和选择治疗提供可靠的帮助。

（1）一度 AVB：体表心电图 P-R 间期>0.20 s，结合 HBE 可进一步明确阻滞部位。

①心房内传导阻滞：表现为 P-A 间期延长，A 波、H 波和 V 波顺序出现，无脱落现象。②房室结内传导阻滞：表现为 A-H 间期延长，>140 ms，而 P-A 间期与 H-V 间期均正常。③希氏束内阻滞：表现为 H-H'间期延长，>20 ms，A-H 间期和 H'-V 间期正常。④希氏束远端阻滞：表现为 H-V 间期延长，>60 ms，P-A 间期和 A-H 间期均正常，心电图显示 QRS 波形增宽呈束支传导阻滞图形。一般认为，A-H 间期延长为希氏束近端阻滞，预后良好；H-V 间期延长为希氏束远端阻滞，预后较差。

（2）二度 AVB：可分为文氏（Ⅰ型）和莫氏（Ⅱ型）传导阻滞。

二度Ⅰ型 AVB 按阻滞发生部位分为：①房室结内阻滞：占80%，表现为 A-H 间期逐渐延长直到 A 波后无 H 波，而 H-V 间期始终固定。②希氏束内阻滞：表现为 H-H'间期逐渐延长直至 H 波后无 H'波，而 A-H 间期和 H'-V 间期正常。③希氏束远端阻滞：表现为 H-V 间期逐渐延长直至 H 波后无 V 波，而 A-H 间期正常。

二度Ⅱ型 AVB 按阻滞发生部位分为：①房室结内阻滞：表现为下传的 A-H 间期、H-V 间期和心电图上的 P-R 间期均恒定，不能下传的 A 波后无 H 波和 V 波。②希氏束内阻滞：表现为下传的搏动中，HBE 出现 H 波分裂，A-H 间期、H'-V 间期均恒定，受阻的 A 波后有 H 波但无 H'波和 V 波出现。③希氏束远端阻滞：占

70%，表现为下传的搏动中 A-H 间期与 H-V 间期均恒定，受阻时 A 波后有 H 波而无 V 波。二度 I 型 AVB 极大部分阻滞在希氏束近端，预后良好，若发生在希氏束远端应加强随访。二度 II 型 AVB 极大部分发生在希氏束远端，病变不可逆且预后差，有发展为完全性 AVB 的可能性，对于有晕厥病史的患者应植入永久起搏器[11]。

（3）三度 AVB：三度 AVB 根据阻滞部位分为：①房室结内阻滞：先天性多见，HBE 表现为 A 波后无 H 波，而 V 波前有 H′波，A 波与 H′-V 波群无关系。②希氏束内阻滞：每个 A 波后有 H 波，A-H 间期恒定，V 波前有 H′波，H′-V 间期也恒定，但 A-H 波群与 H′-V 波群无相关性。③希氏束远端阻滞：表现为 H-V 阻滞，A 波有 H 波，A-H 间期固定，但 H 波不能下传，其后无 V 波。当低位起搏点代偿性出现逸搏时，因逸搏点在束支系统中，故 V 波增宽，A-H 波群与 V 波无固定关系。

（4）束支传导阻滞：自希氏束远端传导系统又分为三分支，包括右束支、左前分支与左后分支。三支中任何一支或多支如果发生阻滞，就会出现束支传导阻滞的特征性心电图表现，因此我们可以根据心电图表现来判断束支传导阻滞的情况。单支阻滞包括孤立性右束支传导阻滞（right bundle branch block，RBBB）、左前分支阻滞（left anterior branch block，LAFB）或左后分支阻滞（left posterior branch block，LPFB）。双支阻滞包括左束支传导阻滞（LBBB）、RBBB＋LAFB、RBBB＋LPFB 和交替性 LAFB 和 LPFB。三支阻滞包括部分三度 AVB、交替性 RBBB 和 LBBB 或 RBBB 伴交替性 LAFB 和 LPFB。希氏束电图中 H-V 间期反映希氏束远端至心室的传导时间，由于 H-V 间期仅占心电图 P-R 间期的一小部分，因此单凭 P-R 期间不能鉴别双支阻滞和三支阻滞，必须结合 HBE。当表现为双束支传导阻滞的心电图伴有 H-V 间期延长时，才能诊断三支阻滞。

传导阻滞发生的部位直接影响患者的预后，阻滞部位越低病人的预后也越差，因此希氏束和其以下部位的阻滞一般倾向于安装永久起搏器。无症状的三度 AVB 一般需要进行电生理检查，根据 HBE 诊断阻滞部位后再决定是否安装永久

起搏器。无临床症状的双束支阻滞（bilateral bundle branch block，BBBB）伴有阵发的二度或三度 AVB，或有临床症状的 BBBB 但无临床诱因，也未发现二度或三度 AVB，这两种情况均应进行电生理检查。若 HBE 上显示 H-V 间期延长，则提示存在三束支阻滞，为防止突然恶化为三度 AVB 导致阿-斯综合征的发生，应考虑安装永久起搏器[11]。

8. 了解 AVN 有无双通道　AVN 功能性的纵向分离使之出现了两条传导通道，称为慢通道（slow pathway，SP）和快通道（fast pathway，FP）。SP 不应期短传导速度慢，而 FP 不应期长传导速度快。S_1S_2 刺激时，如果配对间期较长，虽然 SP 和 FP 都能应激，但因 FP 传导速度快激动从 FP 优先下传，SP 不能显示。当期前刺激的配对间期缩短到一定程度时，激动遭遇 FP 的 RP 只能从 SP 下传，表现为 A_2-H_2 间期突然跳跃式延长。因此当传导出现跳跃时，常提示 AVN 内双通道存在。

9. 宽 QRS 波的鉴别　宽大畸形的 QRS 波可以是室性异位搏动，也可以是室上性搏动伴室内差异性传导或束支传导阻滞，心电图和常用的临床方法有时难以确诊。明确宽 QRS 波性质对病人的预后和治疗十分重要，因此需要利用 HBE 加以鉴别。1) 室性异位搏动：①V 波前无 H 波；②V 波前虽有 H 波但与 V 波无关；③H 波出现在 V 波之后，可能是室性异位搏动逆行激动 HB 所产生的。2) 室上性异位搏动伴室内差异性传导：V 波前有 H 波且有相关性，H-V 间期正常或大于正常。

10. 药理学研究（抗心律失常药物的电生理试验）：通过心脏电生理检查，我们能够了解抗心律失常药物对心脏电活动的影响，掌握药物治疗后心脏起搏细胞自律性、传导性、不应期的变化情况，观察药物的作用部位。因此，心脏电生理检查可以用来证实药物的疗效，并指导抗心律失常药物的选择。一般认为，如果某一药物能防止程序刺激诱发的心动过速，则在临床上可长期有效地预防心律失常发作，人们经常通过心脏电生理检查来筛选能够预防室性快速性心律失常发作的药物[12]。对于新型抗心律失常药物的研发、临床作用效果的评价来讲，心脏电生理检查也是

重要的检测手段。

三、无创性心脏电生理检查

尽管有创性心脏电生理检查发展迅速，但由于其相对昂贵的价格、X线对医患人员的危害、穿刺对机体的创伤和潜在的并发症，因而重复有创性心脏电生理检查受到限制。由于上述原因，近年来无创性心脏电生理检查也逐渐受到重视。目前应用的无创性心脏电生理检查项目主要包括：①长程心电记录：动态心电图Holter、体外事件记录器以及植入式心电事件记录器；②心率变异性；③经食管心脏电生理检查；④心室晚电位；⑤T波电交替；⑥QT间期离散度；⑦P波离散度；⑧直立倾斜试验；⑨压力感受器敏感性试验；⑩体表等电位标测图等。无创性心电检查与有创性心电检查的有机结合，极大促进了心电生理学的发展。

心脏电生理检查近年来发展迅速，它不仅可以用于心律失常的诊断，还可以协助心律失常的治疗。三维标测系统的出现，使导管消融治疗各种复杂心律失常成为可能，因此心电生理检查已成为一门新兴的学科，临床医师应了解、熟悉、掌握这一技术。值得强调的是，有创电生理检查终究是一项侵入性检查，有一定并发症，而且需要医师熟练掌握有关知识和操作技能，因此必须严格掌握其适应证。

（王禹川　丁燕生）

第三节　食管心房调搏

1906年，人类通过1根放置在食管内的银制电极第一次记录到心房的电活动。1957年Shafiroff和Linder首次报告了经食管心房调搏（transesophageal atrial pacing，TEAP）在人类的应用。1978年，蒋文平等率先在我国开展了TEAP的研究[13]，并于1982年首次报道了经TEAP对窦房结功能的研究。作为一种无创性心脏电生理检查手段，TEAP在评估窦房结和房室结功能、了解房室不应期、探寻室上性心动过速（supraventricular tachycardia，SVT）发病机制等方面发挥了重要的作用。1983年，Benson首次发表了关于TEAP对儿童心律失常的研究，我国也在1985年第一次报道了TEAP在小儿中的应用[14-15]。由于TEAP所需的设备简单，且具有方便易学、操作便捷、安全有效、费用低廉等特点，目前已在临床中运用[16]。

一、原理及方法

由于食管和心脏在纵隔内相邻，食管的前壁与左心房后壁紧贴在一起，利用这种解剖关系，可在食管内记录到心脏的电活动。如果在食管内放置电极导管并发放电刺激，便可间接刺激心房，并能比较刺激前后心脏电活动的变化，从而对心脏各个部位的电生理参数进行测量。利用这种方法还可以诱发某些不易观察到的心律失常，揭示心律失常的发生机制，而且由于食管内心电图常可以记录到清晰P波，有利于心律失常鉴别。通过在食管内发放电冲动，还可以终止某些对药物治疗反应不佳的快速性心律失常。

在进行TEAP时，只需具备刺激仪、电极导管和单导联心电图记录仪便可完成相应的检查和治疗。进行检查前，最好能够停用影响心脏电活动的药物5个半衰期，至少要48 h。为避免患儿出现恶心呕吐，TEAP前应禁食。患儿取平卧位，把已消毒好的食管电极导管用液状石蜡均匀涂擦，导管头部稍弯一弧度，用纱布持导管经口腔或鼻孔插入食管。由于儿童年龄小、耐受性差，对不耐受或不配合的儿童必要时可以给予适当的镇静药物。插入电极导管时动作要轻柔，如遇阻力不可用力猛插，应退回少许后稍稍转动导管再往前推送。为减少送管时引起的不适刺激，可嘱病人在送管时做吞咽动作以增加协调性。一般将食管电极送入食管内约30～45 cm，儿童也可参考公式法计算插管深度：深度＝0.15×身高＋7 cm。电极大致到位后将食管电极与心电图机胸导联连接，观察电极记录的P波形态，进一步明确电极位置。

根据部位的不同，电极通常能够记录到 4 种 P 波变化：①心室区：P 波直立振幅小；②移行区：P 波正负双向振幅小；③心房区：P 波正负双向振幅较大；④心房上区：P 波倒置。理想的定位标准应在心房区，但并非所有患者都遵循此规律。电极到位后与脉冲发生器相连并测试起搏阈值，通常将刺激脉冲的电压设置在起搏阈值的 2 倍以确保刺激脉冲能全部起搏心房。上述过程完成后，根据临床需要发放各种刺激脉冲以完成相应的检查或治疗。

二、食管心房调搏的心电生理应用

（一）检测窦房结功能

对于窦性心动过缓的患者，特别是可疑病态窦房结综合征患者，通过 TEAP 检查可以判断窦性心动过缓的原因和性质，明确相关诊断和制订治疗方案。

1. 窦房结恢复时间

（1）窦房结恢复时间（sinoatrial recovery time，SNRT）：多采用分级递增的刺激方法，以高于受检者自身心率 20 次/分的频率开始心房起搏，起搏脉宽 10ms，每次刺激持续 30 s 或 60 s，停止起搏后测量最后 1 次起搏脉冲至首先恢复的窦性 P 波的间期。各级刺激之间间隔 1 min，待心率恢复正常后再按分级递增 20 次/分的频率进行下一次刺激，一直持续到 SNRT 不再延长或出现房室结 2：1 下传或发生窦房结的逆传阻滞。正常成人 SNRT<1400ms，若>3000ms 则可诊断病态窦房结综合征。

（2）校正的窦房结恢复时间（corrected si-nus node recovery time，CSNRT）：CSNRT 便于不同窦性周长（sinus cycle length，SCL）的病人间比较超速抑制的作用，检测法同 SNRT 的检测。CSNRT＝SNRT-SCL，正常<500ms，如>600 ms 为异常。

（3）窦房结恢复时间指数：反映窦房结在超速抑制中的相对抑制程度，以 SNRT 与 SCL 的比值表示，正常值<1.5。

（4）总恢复时间：刺激终止到窦性心律的频率恢复至刺激前水平的时间，正常<5 s 或<6 个搏动周期。

（5）继发性长间歇：正常情况下，最长的起搏后间歇应为最后 1 个刺激波至第 1 个窦性 P 波恢复时的时限。然而，某些窦房结功能障碍者最长的起搏后间歇不是出现在最后 1 个刺激波至第 1 个窦性 P 波之间，而是出现在第 2 个、第 3 个甚至是第 4、5 个心动周期，这是窦房结功能障碍较特征性的表现。

2. 窦房结传导时间（sinoatrial conduction time，SACT）　直接进行窦房结传导时间测定较困难，目前常用 Narula 法间接测量（图 11-3）。以比自身心率高 5～10 次/分的频率起搏心房，希望这种与窦性频率接近的起搏频率对窦房结不起抑制作用。连续给予心房 8 个刺激，停止起搏后测量最后 1 次起搏脉冲至首先恢复的窦性 P 波的间期（S_1-P 间期）。用 S_1-P 间期减去 SCL 相当于窦房结传入和传出时间，再除以 2 即为 SACT，SACT＝［（S_1-P 间期）－SCL］/2。应多次测量，每次间隔 2 min，通常取 5 次平均值，正常值 120～160 ms，>200 ms 为阳性。

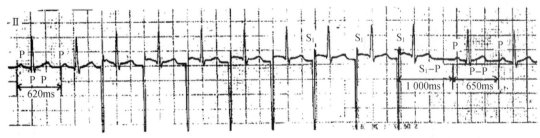

图 11-3　Narula 法测量 SACT

3. 固有心率（IHR）测定　正常情况下窦房结同时接受交感神经及迷走神经支配，假如上述检查中 SNRT 及 SACT 异常，则需要测量 IHR 以排除因迷走神经张力增高而引起的窦房结功能障碍。普萘洛尔 5 mg（0.1 mg/kg）加阿托品 2 mg（0.04 mg/kg）用 5%葡萄糖溶液稀释至 10ml，3～5 min 内静脉推注，测定注射完毕后 1、3、5、10、30 min 时的心率，取其中最高且稳定的心率为实测的固有心率。由于固有心率和年龄有关，随着年龄的增加心率逐渐减慢，为排除年龄因素对测定结果的影响，检查时还应计算预测的固有心率（IHRp），IHRp = 118.1 − (0.57×年龄)。如果测定的 IHR<80 次/分 或实测的 IHR<IHRp，则检查结果为阳性，提示窦房结起搏功能低下。用 IHR 和安静时心率（RHR）的比值还能判断自主神经对心率支配的方式和程度，当比值>1 提示迷走神经作用过强或交感神经作用过弱，比值<1 时则反之。正常人多为迷走神经支配占优势。

小儿心脏的自主神经支配发育尚未完善，因此儿童窦房结功能受自主神经影响较大。儿童正常窦房结功能电生理参数见表 11-3。SNRT 轻度延长可能为迷走神经张力增加所致，而交感神经功能代偿性增强，或房-窦传导阻滞导致的超速抑制作用减弱或消失，可掩饰病态窦房结综合征者的异常表现。给阿托品缓解或解除房-窦传导阻滞后可显示窦房结功能不良，故建议对可疑病态窦房结综合征患儿而常规测定 SNRT 正常者，给予阻滞剂后重复测量以排除假阴性。对已有调搏结果异常者，特别是 SNRT 轻度延长者，应给予阿托品后重复测量以减少假阳性，并估计迷走神经影响在窦房结功能障碍中的作用。

表 11-3　儿童正常窦房结功能电生理参数（ms）

	新生儿	<6 岁	>6 岁
窦房结恢复时间	487.0±87.9	1050	1150
校正的窦房结恢复时间	127.8±79.1	350	350
窦房结传导时间	46.6±33.5	130	150

（二）房室结功能检测（表 11-4）

1. 房室结传导功能　采用非程序刺激法以略快于自身窦性搏动时心率的频率起搏心房，每次持续 10 s，间歇 30 s 后再增加 10 次/分重复刺激，直至出现 2：1 阻滞为止。我们将导致一度房室传导阻滞的最低起搏频率称为一度阻滞点，将引起房室传导出现文氏型阻滞时的最

低起搏频率称为文氏阻滞点，将诱发 2：1 房室传导阻滞的最低起搏频率称为 2：1 阻滞点。正常时，一度阻滞点应≥120 次/分，文氏阻滞点应>130 次/分，2：1 阻滞点应>150 次/分。如果一度阻滞点<120 次/分或文氏阻滞点<130 次/分，提示有隐匿性房室传导阻滞。由于房室结传导功能受迷走神经影响，应注意除外迷走神经张力增高引起的功能性房室结传导阻滞。当起搏频率>200 次/分，尤其>220 次/分时仍能保持 1：1 的房室传导，提示房室结加速传导，其常规心电图表现为 P-R 间期缩短或正常。

表 11-4　儿童正常房室结功能电生理参数（ms）

	6 个月～3 岁	3～7 岁	7～14 岁
文氏阻滞点	(250±9) ms，191～237 次/分	(294±43) ms，211～239 次/分	(330±44) ms，160～210 次/分
2：1 阻滞点	(229±21) ms，172～216 次/分	(224±32) ms，194～234 次/分	(232±31) ms，228～299 次/分

2. 房室结起搏功能测定　对完全性房室传导阻滞者，应测定房室交界区恢复时间来指导治疗。先记录安静状态下自主心律的心电图，观察交界区心率的 R-R 间期。然后以 70～150 次/分不等的频率逐级起搏心室，停止刺激后，从最后一个刺激到第 1 个房室交界区逸搏之间的时距即房室交界区恢复时间。用实测的房室交界区恢复时间减去自主心律时交界区心律时的 R-R 间期，即得到校正的房室交界区恢复时间。如果校正的房室交界区恢复时间>200 ms，应安装永久起搏器治疗。需要指出的是，有室房逆传阻滞者不能测得房室交接区恢复时间。

3. 房室传导不应期测量　用程序控制法测得 $S_2R_2>S_1R_1$ 的最长 S_1-S_2 间期是房室结相对不应期，正常值为 400～600 ms。S_1 后不伴有 R_2 的最长 S_1-S_2 间期为房室结绝对不应期，正常值为 250～430 ms。

4. 房室结双径路检测　房室结双径路是引起阵发性室上性心动过速的常见原因，儿童房室结双径路的发生率高于成人。房室结由多条传导纤维构成，但正常时各传导纤维传导速度相同，因此可看做单径传导。当房室结受到某些因素影

响时，可使传导纤维间的传导速度发生显著改变，形成非同步传导。通常采用程序控制法明确是否存在双径路，当 S_1-S_2 间期缩短 10 ms 而 S_2-R 间期延长超过 50 ms 时表明双径路的存在。若将检查结果绘制成 S_2-R 曲线图，则表现为房室结传导曲线中断（图 11-4）。

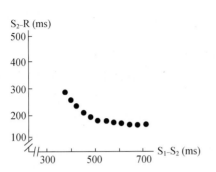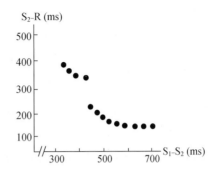

图 11-4 S_2-R 曲线

注：左图为正常房室结 S_2-R 曲线图，传导曲线连续；右图为房室结双径路 S_2-R 曲线图，房室结传导曲线中断。

（三）旁路的检测

房室旁路是分布于房室纤维环周围任一部位的肌纤维束，在胚胎发育中保持其连续性及传导功能。随着心脏传导系统的不断发育完善，旁路逐步退化，若出生后仍有旁路存在则会引起预激综合征。房室旁路介导的心动过速最易发生在婴儿期，但多数婴幼儿因无明显症状而被漏诊，而且部分患儿心动过速发作频率低也不易被发现。通过 TEAP 可以明确旁路的存在及其位置，了解旁路的电生理特性，并发现隐匿性预激综合征。

1. 旁路的定位 同步记录食管心房上、心房下和 V_1 导联，可确定旁路的位置。食管心房上导联的 P 波峰相当于左心房后侧壁上的 P 波激动时间，食管心房下导联 P 波峰相当于后侧壁下部的激动时间，V_1 导联 P 波峰则相当于右心房前侧壁的激动时间。逆行心房激动从左心房下→左心房上→右心房说明为左侧房室旁路，若以右心房→左心房下→左心房上则说明为右侧房室旁路。

2. 旁路前向不应期的定测 当快速的心房激动经旁路下传时可导致心排血量急剧下降，严重时还能诱发心室颤动，因此检测旁路前向不应期对指导临床治疗有重要意义。一般将 RS_2 或 S_1S_2 刺激 A_2 后△波消失的最长 S_1-S_2 间期定义为旁路的 ERP。当心房颤动患者 ERP＜300 ms 时会产生极快的心室反应，旁路 ERP＜230 ms

时会诱发心室颤动。

3. 隐匿性旁路的确定 如果通过 TEAP 可以诱发心动过速并将其终止，心动过速发作时 S-R 间期无明显延长，并且 R-P′ 间期＜P′-R 间期，R-P′ 间期＞70 ms，可确定隐匿性旁路存在。如果在 TEAP 检查中出现以下几点改变，则提示房室双旁路的存在：①心房递增起搏或期前刺激时，显示出两种不同的预激图形，尤其出现介于两种预激图形之间的 QRS 波群。②诱发出两种预激图形的宽 QRS 波群心动过速和（或）QRS 波群形态多变，并能排除功能性束支传导阻滞。③排除房室结双径路后，同一患者的逆向型 AVRT 的频率明显快于顺向型 AVRT 时。④顺向型 AVRT 时，出现 R-P′ 间期和 P′ 波形态多变并伴有心动周期改变。⑤逆传 P′ 波提示的旁路部位与显性预激的部位不同。⑥顺向型 AVRT 伴功能性束支传导阻滞时，R-R 间期周长出现与同侧旁路相矛盾的改变。

三、食管心房调搏的临床应用

（一）明确室上性心动过速的类型

SVT 患儿常因心动过速不能被及时发现而得不到诊断和治疗，而且对于房室结折返性心动过速和隐匿性旁路逆传的房室折返性心动过速，心电图往往难以鉴别。通过 TEAP 检查，可以明确折返环路的有无及构成，还可以确定旁路的位置和传导特性。

（二）鉴别宽 QRS 波心动过速

尽管有多种鉴别宽 QRS 波心动过速的方法，但仅依据体表心电图很难对其作出精准的判断[17]。TEAP 检查可以了解房室传导顺序及传导比例，因此能够协助医师作出正确的诊断。

（三）终止折返性心动过速

维持折返性心动过速的一个重要条件是折返环路中环形激动的波前总是存在可以应激的组织，即可激动间隙。如果这一可激动间隙在环形激动到来之前提前除极，导致环形激动到达时可激动间隙消失，折返便不能持续下去，心动过速即被终止。TEAP 可发放各种形式的电刺激使折返环路的可激动间隙提前除极，因而能够终止折返性心动过速。

（四）保护性心脏起搏

下列情况可利用 TEAP 进行保护性心脏起搏：①心脏外科手术时；②房室传导阻滞患者进行其他外科手术时；③冠状动脉造影时；④疑似窦房结功能障碍的心房颤动复律时。

（五）心脏骤停的抢救

由于某些病变引起的严重缓慢性心律失常，特别是急性心肌梗死引起的心搏骤停等情况，在不适合侵入性治疗时可选用此法。将双极食管电极经鼻孔插入足够深度行心脏起搏，病人可在几分钟内恢复意识。这种方法操作简单迅速，并可连续起搏数日，因此在必要时还可在 TEAP 的支持下给患者植入永久起搏器。

（六）心脏负荷试验

通过快速起搏心房增加心室率的方法，可以诱发心肌缺血的症状及表现，从而明确受检者是否存在缺血性心脏病。

（七）对特殊电生理现象的解释

如隐匿性传导、超常传导、空隙传导、蝉联现象等。

当前，TEAP 因其安全、可靠、简便、可重复性及无需昂贵设备等优点已广泛应用于临床实践中，特别是在不具备心内电生理检查条件的基层医院，TEAP 更具有实用性。但是由于 TEAP 在方法学上仍存在一定的局限性，因此在少数情况下可发生漏诊或误诊，这需要引起广大儿科医师的注意。

（王禹川　丁燕生）

第四节　窦性心动过速

窦性心动过速（sinus tachycardia，ST，简称窦速）是临床常见的快速性心律失常，可由生理性或病理性因素引起。生理性因素多见于运动、情绪激动等情况。近年来，人们逐渐认识到病理性因素引起的几种特殊类型 ST，其中包括不适当性窦性心动过速（inadequate sinus tachycardia，IST）、窦房折返性心动过速（sinoatrial reentry tachycardia，SART）和体位性心动过速综合征（postural orthostatic tachycardia syndrome，POTS）等。这些心律失常在发作时 P 波形态与窦性心律时相同，但各自又具有不同的临床表现和心电图特点。

一、不适当性窦性心动过速

不适当性窦性心动过速（IST）首先由 Bauernfeind 描述并提出，表现为休息时心率持续性增快或窦性心率增快与体力、情感、病理或药物的作用程度不相关或不成比例。IST 多见于女性患者，儿童中女性患儿约占 90%。患者多没有器质性心脏病和其他导致 ST 的继发原因，其主要症状有心悸、气短、胸痛、头晕或近乎晕厥，严重时可影响患者的生活质量。

根据心动过速持续程度可分为持续型和非持续型两种，以动态心电图中心动过速持续时间是否超过监测时间的 50% 为界。根据发病年龄可分为儿童型和成人型两种，儿童型 IST 导致心动过速性心肌病的概率较高。由于小儿基础心率较快，日常活动量相对较大，自觉症状常不明显，因此较少因主观症状而就诊，多系查体时发现或家长偶然发现而就诊。

引发 IST 的病理生理机制可能是：①窦房结自律性增高；②自主神经调节异常，交感神经张力过高，而副交感神经张力减退[18]；③与乙酰胆碱敏感性钾通道和腺苷敏感的钾通道的功能缺陷有关；④或许是起源于界嵴上段的房性心动过速，因起源部位紧邻窦房结，其心动过速的 P 波形态与窦性心律时的 P 波形态难以区分。

IST 的诊断是一种排他性诊断，要排除所有现知的可以引起 ST 的生理或病理因素。目前小儿 IST 的诊断多借鉴成人诊断标准：①P 波形态和心内电图的激动顺序与窦性心律相同；②心率在静息或轻微活动情况下过度增快，出现持续性 ST（心率＞100 次/分）；③心动过速和症状呈非阵发性；④清醒时的心率多在 100 次/分以上，最快可达 160～190 次/分，睡眠状态下心率可降至 60 次/分以下，24 h 动态心电图的平均心率＞90 次/分；⑤在标准 Bruce 活动平板试验中，最初 90 s 内心率即可超过 130 次/分。

电生理检查可以确诊，其条件是：①排除能被心房程序刺激诱发的心动过速，特别是起源于界嵴头端附近或右上肺静脉的房性心动过速。IST 与 SART 最主要的区别是后者可以反复被程序期前刺激诱发；②当心动过速的频率出现变化时，如静脉应用阿托品或异丙肾上腺素，界嵴处最早激动部位向上或向下移动；③证实心房激动顺序为自上而下，最早激动点位于界嵴上方；④心动过速的开始和终止呈频率逐渐加快或逐渐减慢的特点[19]。

β 受体阻滞剂是治疗 IST 的首选药物，对于大多数交感神经兴奋引起的 IST 患者是有益的，但对于迷走神经张力减退的患者疗效不佳。钙通道阻滞剂（如维拉帕米和地尔硫䓬）和 Ⅰc 类抗心律失常药也是经常使用的药物，如果单药效果欠佳可联合使用上述药物。所有上述药物可以中等程度地降低窦房结冲动的发放频率，但长期应用往往效果不佳，或者患儿难以长期耐受。

除药物治疗外，导管介入治疗也是有效的治疗方式。射频消融包括完全窦房结消融、窦房结改良、房室结消融加起搏器植入以及外科消融，目前大多数患者都采用窦房结改良的方法。在心动过速发作的情况下，通过界嵴电极标测最早激动点，以较体表心电图 P 波起始点提前 25～45 ms 处为消融靶点进行消融。由于 IST 的高频率起搏区多分布在窦房结上部，即终末嵴的顶端，且呈一定区域分布，因此消融时应从最早激动点开始沿界嵴逐点向下消融至界嵴的中下 1/3 交界处，通常需消融 3～4 cm。消融时输出功率 20～30 W 或预设温度 55～70℃，每点放电 30～60 s。消融过程中如果窦性频率突然加速继之显著下降，或出现交界性心律提示该处为有效消融部位，放电时间最少应延长至 60～90 s。消融终点为基础心率下降至 90 次/分以下或在异丙肾上腺素作用下窦性频率下降 20% 以上，同时伴有心房最早激动点的下移，但仍为窦性 P 波形态[20]。窦房结改良术常见并发症包括：①术后出现严重窦性心动过缓或窦性停搏而需植入永久起搏器；②右侧膈肌麻痹；③上腔静脉和右心房连接部位的狭窄。近年来随着三维电磁导管标测系统、非接触性标测系统的出现，IST 消融的成功率显著提高，且大大减轻了对窦房结的损伤程度，同时还避免了长时间暴露于 X 线下对人体产生的伤害[21]。IST 短期成功率可以达到 70%～100%，但长期随访结果存在显著差异，从 0 到 66% 不一，这与成功率评价方法的不同有关[22]。部分患者接受反复消融治疗也不能使心率减慢，其窦房结解剖位置的特殊性可能是疗效差的原因[23]。

对于药物及射频消融都无效的患儿，可选择外科手术治疗。通常方法为窦房结切除同时植入永久起搏器，但手术治疗有一定的危险性，因而多为最后的选择[24]。

二、窦房折返性心动过速

窦房折返性心动过速（SART）患者多伴有器质性心脏病或窦房结功能低下，常见的临床症状包括心悸、头晕和晕厥前兆的表现。患者很少发生晕厥，因为心动过速发作时患者心室率很少超过 180 次/分。电生理检查发现，在室上性心动过速的病人中，约 1.8%～16.9% 的患者为

SART，而在局灶性房性心动过速的患者中，约27%合并有SART。

当符合以下标准时应考虑SART诊断：①心动过速时P波形态与窦性心律的P波形态相同；②频率多在100～150次/分；③心动过速为突发突止，多呈短阵（10～20次）反复发作；④刺激迷走神经可减慢或突然终止心动过速；⑤可由早搏或心房期前刺激诱发和终止心动过速。

传导的异质性引发折返激动是导致SART发病的基础，但折返环的确切部位仍不明确。折返环可能仅局限在窦房结内部，也可能有窦房结周边的心房组织参与，或许还涉及部分界嵴区域。由于迷走神经兴奋和腺苷能够终止心动过速的发作，窦房结必定参与了折返[25]。

去除诱因和治疗基础心脏病是治疗SART的关键，心动过速发作时可通过兴奋迷走神经的方式使其终止。药物治疗可选用腺苷、β受体阻滞剂、钙通道阻滞剂、洋地黄及胺碘酮等。对药物治疗无效者或心动过速发作频繁者，射频消融常可有效控制[26]。射频消融成功的关键是靶点定位，常以心动过速中记录到比体表P波提前30 ms的A波处为靶点，部分可同时记录到碎裂电位，提示折返环的缓慢传导区。以低能量（10 W）试放电，如在数秒内终止心动过速应继续加大电量（20～30 W）放电30～60 s。由于部分SART患儿伴有窦房结功能低下，消融前应常规检测患儿窦房结功能，消融后除常规程序刺激确定是否能诱发SART外，还应复测窦房结功能有无损伤。

三、体位性心动过速综合征

体位性心动过速综合征（POTS）由Schondorf等在1993年率先提出。北京大学第一医院儿科于2005年首先报道我国儿童病例。临床多见于中青年女性及儿童。POTS可能是自主神经病变或功能失常的临床表现，部分患者发病可能与病毒感染有关。Grubb等根据患者对直立倾斜试验（head-up tilt test，HUT）的反应，将POTS定义为患者在平卧位时心率正常，直立位时心率显著增加。采用HUT标准，患者在倾斜后10 min内心率增加＞30次/分或最高心率＞120次/分，而血压无明显下降[27]。有关POTS的治疗尚处于探索阶段，一般预后良好。详见第十五章"直立不耐受和儿童晕厥"。

（王禹川　丁燕生）

第五节　期前收缩和逸搏

期前收缩是较心脏主导节律提前出现的异位心脏搏动，是异位起搏点自律性增高的一种表现。逸搏源于高位起搏点冲动发放或传导异常，是高位起搏点对下位起搏点失去频率抑制作用的一种表现。期前收缩如果连续出现便形成心动过速，而逸搏连续出现则形成逸搏心律。期前收缩是主动性心律失常，既可见于有器质性心脏病的患儿，也可见于健康儿童。逸搏是继发于其他心律失常的一种代偿性表现，为被动性心律失常，常见于器质性心脏病的患儿。由此可见，期前收缩和逸搏的发病机制、临床表现以及处理方式均有很多不同之处。

一、期前收缩

（一）分类

期前收缩按照冲动发放部位的不同，分为窦性期前收缩（premature sinus contraction，PSC）、房性期前收缩（premature atrial contraction，PAC，简称房早）、交界区期前收缩（premature junctional contraction，PJC）和室性期前收缩（premature ventricular contraction，PVC，简称室早）四类。前三种期前收缩的异位起搏点位于希氏束分叉以上，而PVC起搏点位于希氏束分叉以下。在临床中，PVC最多见也最重要，PAC和PJC次之，而PSC极为罕见。由于PVC

的特殊临床意义，人们又对其进行了多种分类尝试。根据各 PVC 的 QRS 波形态是否一致，可分为单形性及多形性 PVC。根据各期前收缩的偶联间期是否相等，分为单源性及多源性 PVC。根据 PVC 发作频率，可分为偶发（<6 次/分）及频发（≥6 次/分）。根据临床预后的不同，又将 PVC 分为功能性室性期前收缩和器质性室性期前收缩（表 11-5）。由于临床实践证实 Lown 分类标准存在很大的局限性，仅在急性心肌梗死时对 PVC 预后的判断有一定价值，因此目前已较少采用。

表 11-5　Schamaroth 室性期前收缩分类

体表心电图所见	功能性	器质性
QRS 波振幅（mm）	≥20	<10
QRS 波时限（s）	<0.14	>0.14
QRS 波切迹	少见	多见
ST 段等电位线	无	有
T 波	非对称性	对称性，高尖

（二）常见病因及发病机制

无器质性心脏病患儿期前收缩可因自主神经功能失衡而出现，如受到惊吓、精神紧张、焦虑等，也可见于左心室假腱索或无因可查。器质性心脏病如心肌炎、先天性心脏病、心肌病、心脏瓣膜病、充血性心力衰竭等也常伴有期前收缩。洋地黄中毒、缺氧、酸中毒、电解质紊乱、代谢性疾病等也会导致期前收缩的发生。折返激动、自律性增高或触发活动都可能是期前收缩发生的电生理机制。

（三）心电图表现

1. 窦性期前收缩　①在正常窦性心律的基础上 P 波突然提早出现，其形态在各导联均和窦性 P 波一致；②提前出现的 P 波和其前的窦性搏动间期固定不变，即配对间期恒定；③提前出现的 P 波和其后的窦性 P 波间距恰好等于 1 个正常的窦性周期，为等周期代偿（见图 11-5）。

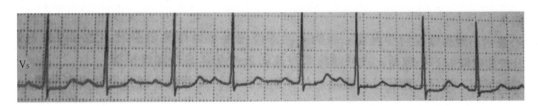

图 11-5　窦性期前收缩

2. 房性期前收缩　①提前出现的 P 波，其形态与窦性不同；②多数房性期前收缩 P-R 间期长于窦性 P-R 间期，但 P-R 间期也可正常；③QRS 波形态多数正常，若期前收缩发生较早可因室内差异性传导致 QRS 波宽大畸形，也可因期前收缩过早发生而不出现 QRS 波；④期前收缩后多为不完全代偿间期（见图 11-6）。

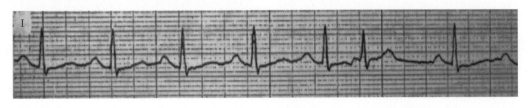

图 11-6　房性期前收缩

3. 交界区期前收缩　①提前出现的 QRS 波形态正常，如存在室内差异性传导或原有束支传导阻滞可致 QRS 波宽大畸形；②逆行 P 波可在 QRS 波之前（P-R 间期≤0.10 s）、之后（R-P 间期<0.20 s）或埋藏在 QRS 波中，有时也可无逆行 P 波；③P 波在 Ⅱ、Ⅲ、aVF 和 V₃～V₆ 导联倒置，aVR 导联直立，Ⅰ 导联平坦或双向；④期前收缩后多有完全代偿间歇（见图 11-7）。

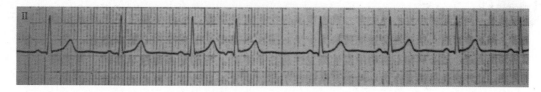

图 11-7　交界区期前收缩

4. 室性期前收缩　①提前出现的 QRS 波群其前无相关 P 波；②提前出现的 QRS 波群宽大畸形，婴儿＞0.08 s，儿童＞0.10 s；③T 波方向与主波方向相反；④期前收缩后多为完全代偿间歇（见图 11-8）。

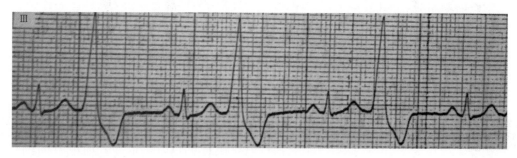

图 11-8　室性期前收缩

（四）治疗

除非室上性期前收缩诱发室上性心动过速或有下传阻滞引起严重心动过缓，否则很少需要治疗，尤其在婴幼儿。需要治疗时，首先要去除引起期前收缩的原发病和诱因，药物治疗可选择口服普罗帕酮、莫雷西嗪或 β₁ 受体阻滞剂。个别健康儿童 PAC 频发致心悸等症状明显者，短期应用 β₁ 受体阻滞剂治疗有助于患儿逐渐适应和耐受。

自从 CAST 研究结果公布以后，人们对室性心律失常治疗的认识发生了极大的改变。目前已认识到，无器质性心脏病的室性心律失常大多预后良好，通常无需抗心律失常药物治疗，因此针对不同 PVC 的治疗方案其目的也不尽相同。有些治疗以减少或消除症状为主，有些治疗是以抑制或消除病因为主，有些治疗则主要是为了预防致命性室性心律失常的发生。Alexander 等发现，心脏结构功能正常的儿童 PVC 发生率在青春期前下降到不足 5%，且很少发展为更持续的室性心律失常或影响预后的心脏病，此类期前收缩无需处理[28]。对部分期前收缩频发、自觉症状严重的患儿，首先要去除诱发或加重 PVC 的因素，同时应消除患儿及家长的紧张焦虑情绪。若症状仍明显，可短期应用 β₁ 受体阻滞剂、普罗帕酮或抗焦虑药物。此时用药目的是缓解症状以帮助患儿耐受和适应期前收缩所导致的不适，而并不是为了减少期前收缩。

在无器质性心脏病时，即使出现了更严重形式的 PVC，如短阵室性心动过速（VT）也不一定必须治疗，因其不增加患者猝死的危险性。相反，器质性心脏病患儿出现 PVC 必须引起足够的重视，因为这些期前收缩有可能发展为 VT、心室扑动及心室颤动（Vf）等恶性心律失常。此外，频发的 PVC 本身也会对血流动力学产生不良影响，诱发或加重心功能不全。对于这类患儿，应尽快找出造成 PVC 发作的病因及诱因，给予相应治疗。如 PVC 仅为偶发、对血流动力学影响不大，可暂时观察；若频繁发作应在治疗病因和诱因的同时积极控制 PVC。血流动力学稳定者可选择口服药物，首选 β₁ 受体阻滞剂口服，心功能正常者也可选用口服普罗帕酮。普罗帕酮不能用于心力衰竭患儿，因此药有明显的负性肌力作用。假如患儿合并较严重的心力衰竭，治疗 PVC 应选用胺碘酮。血流动力学不稳定者易发生 VT、Vf，应紧急静脉用药。胺碘酮对器质性心脏病患者的复杂性 PVC 有较好疗效，美国心脏病学会已将其推荐为儿科复苏后室性心律失常首选用药[29]。胺碘酮可 5 mg/kg 静脉滴注 30 min，之后以 10～15 mg/(kg·d) 维持 2～3 天。静脉用药时要注意给药速度，速度过快可造成低血压和心动过缓。对于 PVC 反复发作者，还可在静脉应用的同时开始口服治疗，以便尽快达到有效的血药浓度。

对于频发的期前收缩，尤其是 PVC，除药物治疗外还可以利用射频消融对其进行治疗。射频消融治疗有以下优点：①定位明确，有根治可能；②手术创伤小且并发症发生率低；③避免了长期的药物治疗及药物可能带来的副作用；④长期随访的临床疗效确切可靠，复发率低[30]。

二、逸搏和逸搏心律

（一）分类

心脏的窦房结、心房传导束、房室交界区和希浦系统细胞均具有自律性，但自律性依次逐级降低。正常情况下，窦房结慢反应细胞 4 相除极达到阈电位的速度最快，因此其自律性最高，发放的频率也最快，所以窦性心律成为心脏的主导心律。潜在起搏点激动之所以不表现出来，是因为其自发除极达到阈电位之前就已被从窦房结传出的激动所除极，同时还受到窦房结反复除极的抑制。因此，这些下位起搏点细胞并不发挥起搏功能，而处于潜伏状态。当窦房结冲动不能生成，或冲动不能传出，或发出激动的频率过低时，作为下位起搏点的心房才得以按照自身固有的频率发放冲动。以此类推，当各种原因使高位起搏点冲动不能传至交界区和心室，或高位起搏点冲动不能抑制交界区和心室发放冲动时，交界区和心室也会按照自身固有的频率发放冲动。

因此，我们根据起搏点起源的不同，将逸搏与逸搏心律分为房性、交界性及室性三类。当逸搏心律的频率慢于其本身的固有频率时，称为过缓的逸搏心律，其自律性强度介于停搏与逸搏之间，提示逸搏起搏点的自律性降低。按起源点的

不同，过缓的逸搏及逸搏心律也分为房性、交界性及室性三种。在某些病理或生理因素作用下，心脏异位起搏点的自律性可轻度增高，介于逸搏心律（自律性正常）和期前收缩性心动过速（自律性中度增高）之间，因此还可出现加速性逸搏心律（accelerate escape rhythm，AER）。AER 亦被称为非阵发性心动过速，按起源部位的不同也分为房性、交界区性和室性三类。

（二）病因及发病机制

房性逸搏及逸搏心律的出现是由于窦性激动的形成或传导受到抑制，使得房性潜在起搏点摆脱了窦房结的频率抑制而形成。交界性逸搏及逸搏心律的出现表明窦房结或心房的冲动生成或传导异常，致使交界区的次要起搏点能够按照自身固有频率发放冲动。室性逸搏及逸搏心律的出现说明没有来自窦房结、心房和交界区的冲动传至心室。

窦性心动过缓、窦性停搏或窦房传导阻滞和二度、三度房室传导阻滞是导致逸搏及逸搏心律出现的常见原发性心律失常，而病毒性心肌炎、先天性心脏病手术损伤、心肌病、中枢神经系统感染、甲状腺功能减退、电解质紊乱等是逸搏及逸搏心律出现的常见致病因素。当洋地黄过量、急性风湿热、心肌炎、心肌病等造成异位起搏点自律性轻度增高时，可引起加速性逸搏心律。

（三）心电图表现

1. 房性逸搏与逸搏心律　①在一个较窦性周期更长的间歇之后出现一个房性 P 波，其形态特点视房性异位起搏点部位而异，但与同导联的窦性 P 波不同。②每个房性 P 波之后多继而出现正常的 QRS 波群，且 P-R 间期在 0.1～0.20 s 之间。③如果房性 P 波连续 3 次或 3 次以上出现，则形成逸搏心律，频率在 50～60 次/分之间；发生过缓的房性逸搏或逸搏心律时，频率低于 50 次/分；出现加速性房性逸搏心律时，频率为 60～100 次/分。④逸搏心律时 P 波可呈多源性（见图 11-9）。

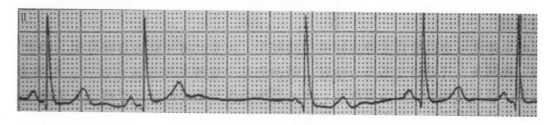

图 11-9　房性逸搏

2. 交界性逸搏与交界性逸搏心律　①在一个较长间歇后延迟出现 QRS 波群，其形态与窦性下传者相同。②QRS 波群前后可见逆行 P 波，P-R 间期<0.12 s 或 R-P 间期<0.20 s。③如果 QRS 波群连续 3 次或 3 次以上出现，则形成逸搏心律，频率在 40～60 次/分；发生过缓的交界性逸搏及逸搏心律时，频率低于 40 次/分；加速性交界区逸搏心律时，频率在 70～130 次/分。④偶尔可出现窦性 P 波，但 P-R 间期<0.10 s，说明两者无关（见图 11-10）。

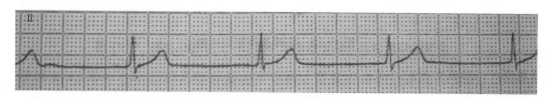

图 11-10　交界性逸搏心律

3. 室性逸搏与室性逸搏心律　①在一个较窦性周期长的间歇后，出现一个宽大畸形的室性 QRS 波群，时限多在 0.12～0.16 s。②ST 段与 T 波方向与 QRS 波群主波方向相反。③逸搏前间期多数不规则。④室性逸搏的 QRS 波群前后多无相关的 P 波。⑤当室性逸搏连续出现 3 次以上时即为室性逸搏心律，频率在 20～40 次/分；发生过缓的室性逸搏或逸搏心律时，频率低于 25 次/分；加速性室性逸搏心律时，频率为 60～100 次/分（见图 11-11）。

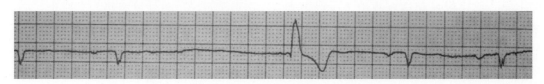

图 11-11　室性逸搏

尽管不同起源的逸搏各有特点，但它们也存在一些相似之处：①由于逸搏的出现源自高位起搏节律的消失，所以逸搏前间期总是长于一个窦性周期或基本心律的周期；②由于长期受到快频率的抑制，逸搏出现时最初的几个周期往往较长，然后逐渐缩短最终恢复其固有周期；③凡起源于同一起搏点的逸搏，其逸搏周期多是固定的，各周期间时限差距不超过 0.08 s；④多个异位起搏点可交替发放冲动，因而形态会有所变化；⑤频率愈慢节律愈不规则；⑥发生加速性逸搏心律时，心率变化呈逐步改变，而不是像阵发性心动过速那样突发突止。

（四）治疗

就心律失常本身而言，多数情况下逸搏、逸搏心律和加速性逸搏心律是心脏自我保护的一种表现，属于良性心律失常。它们的出现可减少心脏停搏对机体造成的伤害，避免发生严重的血流动力学障碍，因而多数情况下患儿没有不适表现。因此就单纯的逸搏、逸搏心律及加速性逸搏心律而言，不必干预和纠正。

然而，逸搏和逸搏心律是原发性心律失常的继发表现，必须根据具体的心电图改变、临床特征寻找引起逸搏发生的根本原因并加以治疗。需要指出的是，逸搏点的位置越低，频率越慢，因而持续时间越久，对患儿造成的血流动力学影响越严重。当发生过缓的逸搏时，患儿会出现头晕、乏力、昏厥等症状。因此当病因不能纠正，逸搏心律又不能满足患儿生理需要时，需要考虑永久起搏器治疗。

（王禹川　丁燕生）

第六节　室上性心动过速

室上性心动过速（supraventricular tachycardia，SVT，简称室上速）是小儿最常见的一种快速性心律失常，是指希氏束分叉以上的心脏组织，包括窦房结、心房、房室结、传导附加束、希氏束和其他异位兴奋灶，发放冲动的频率超过其固有频率范围的最高限而引起的心动过速。虽然儿童期 SVT 以房室折返性心动过速（atrioventricular reentrant tachycardia，AVRT）为主，但房室结折返性心动过速（atrioventricular node reentrant tachycardia，AVNRT）发病率随着年龄的增加而增长，这可能与附加束传导功能随年龄的增加而下降有关[31]。

一、发病机制

根据近几年的临床电生理研究，SVT 的主要发病机制包括折返、自律性增高和触发活动，自主神经调节紊乱也可能参与心律失常的发生。

（一）折返机制

心脏电生理学的研究结果证实，绝大多数 SVT 的发病机制为折返，具有突发突止的特性。一般认为形成折返激动需要同时存在以下条件：①存在两条或两条以上功能性或解剖上的传导途径，且这些传导路径在近端和远端形成闭合环；②其中一条传导路径具有单向传导阻滞；③激动在非单向阻滞的路径传导的时间足够长，使得单向传导阻滞的路径不应期得以恢复，激动由此可以逆传。常见折返机制引发的 SVT 包括窦房结折返性心动过速（sinus node reentrant tachycardia，SNRT）、房内折返性心动过速（intraatrial reentrant tachycardia，INRT）、心房扑动（atrial flutter，AF）、AVRT、AVNRT、持续性交界区折返性心动过速（permanent junctional reciprocating tachycardia，PJRT）等。

（二）自律性增高

冲动频率的加速可发生于具有正常自律性的细胞，也可出现在病理状态下的心肌工作细胞。自律性增高导致的心动过速通常具有"温醒"和"降温"现象，即发作时心率逐步增加，终止前心率逐渐下降。自律性增高所致的 SVT 几乎都有器质性心脏病的基础，常见的心律失常有不恰当性窦性心动过速（IST）、自律性房性心动过速（automatic atrial tachycardia，AAT）和非阵发性房室交界性心动过速（non-paroxysmal AV junctional tachycardia，NPJT）。

（三）触发活动

此类心动过速多为复极过程紊乱所致，由于细胞内 Ca^{2+} 超载，在复极过程中可产生局部除极电位，即后除极电位，当后除极电位达到阈值时就可造成新的动作电位发生。后除极可分为早期后除极和延迟后除极，早期后除极发生在动作电位 2 相或 3 相，延迟后除极发生在动作电位 4 相。

二、临床诊断

（一）窦房结折返性心动过速

窦房结折返性心动过速（SNRT）在儿童相对少见，按其受累部位又可分为窦房结内和窦房间折返性心动过速，临床工作中很难将二者区分。符合下列标准时，可以考虑诊断 SNRT：①P 波形态、激动顺序与窦性 P 波相同；②心动过速突发突止，频率多在 100～150 次/分，常呈短阵（10～20 次）反复发作；③心房和心室起搏、房性期前刺激、室性期前刺激可诱发和终止心动过速；④出现房室结传导阻滞时，不影响心动过速发生。

（二）房内折返性心动过速

房内折返性心动过速（IART）多见于器质性心脏病患儿，由于心房局部组织病变导致心房内组织传导不均匀和不应期不一致，导致激动折返而形成。心电图表现为：①引发心动过速的房性期前收缩其P波向量和形态与窦性及其后的P波均不相同；②心房频率通常在160～220次/分，P-P间期一致；③心动过速呈突发突止，无温醒现象。

（三）自律性房性心动过速

自律性房性心动过速（AAT）由心房肌细胞自律性增强所引起，多见于无明显器质性心脏病的儿童。发作时心房率逐渐加快，终止前心房率逐渐减慢，迷走神经兴奋及程序刺激不能终止心动过速发作。心电图表现为：①心房频率多在70～140次/分，通常不超过175次/分，患儿年龄越小频率越快；②因缺乏保护性传入阻滞，心动过速常与窦性心律竞争性交替出现，在此过程中可形成不同程度的房性融合波；③心动过速发生与终止时，心房率呈逐步递增和递减过程。

（四）触发性房性心动过速

触发活动引起的触发性房性心动过速（TAT）可被期前刺激或快速心房起搏诱发，程序刺激心房能够终止TAT，但TAT不能被拖带。从心电图区分TAT和AAT较困难，因为心电图诊断标准缺乏特异性，但静脉注射腺苷或维拉帕米及兴奋迷走神经均可终止TAT发作。

（五）无休止性房性心动过速

在多次长程心电监护记录中，如果AT持续时间超过记录时间的50%可诊断为无休止性房性心动过速（IAT），部分患者AT持续时间可达记录时间的90%。IAT常见于婴幼儿，也可见于正常青年人。因静点异丙肾上腺素可诱发心动过速，且其发生和终止时常常有"温醒"现象，提示发病机制可能为自律性异常。IAT心电图表现可因起源部位的不同而有较大差异，但多数IAT从心电图上较难与ST相鉴别。

（六）紊乱性房性心动过速

紊乱性房性心动过速（chaotic atrial tachycardia，CAT）也被称为多源性AT，在小儿，尽管CAT可发生在器质性心脏病患儿，但更多见于心脏结构正常的围生期、新生儿期及婴儿期儿童[32]。心动过速可自行缓解，并且常在出生后1～4个月内消失，对药物治疗反应差。CAT的发生可能与发育中的心房肌动作电位及自律性变异有关，也可能与心脏传导系统发育未成熟有关。心电图的诊断标准：①在同一导联上至少有3种或3种以上不同形态的P波；②P-P之间有等电位线；③P-R间期、R-R间期及P-P间期不等；④心房率在115～500次/分，心室率在50～250次/分；⑥发作时常伴短阵心房扑动、心房颤动和房性期前收缩；⑤可出现室内差异性传导（图11-12）。

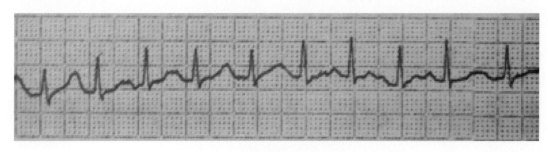

图11-12　紊乱性房性心动过速

（七）房室交界区折返性心动过速

房室交界区折返性心动过速（AVJRT）通常由房室结双径路引起，根据激动前传及逆传的路径不同，分为慢-快型和快-慢型两种。慢-快型 AVJRT 是指激动经慢径前传，快径逆传，此时逆行 P 波通常与 QRS 波重叠而不易被发现或出现于 QRS 波终末部而酷似 r′ 或 s′ 波（图 11-13）。反之，快-慢型 AVJRT 是指激动经快径前传而慢径逆传，逆行 P 波通常不与 QRS 波重叠，因而容易被发现（图 11-14）。在诊断 AVJRT 后，通常可以根据 R-P 间期和 P-R 间期的长短对心动过速进行分型。在慢-快型，R-P 间期很短，常<70 ms，R-P′ 间期<P′-R 间期；在快-慢型，R-P 间期>P-R 间期。电生理检查出现 A-H 间期跳跃现象，即电刺激 S1-S2 间期递减 10 ms 相应 A-H 间期延长>50 ms，是诊断房室结双径路的常用指标。若 A-H 间期跳跃后出现心动过速，则可明确诊断 AVJRT。

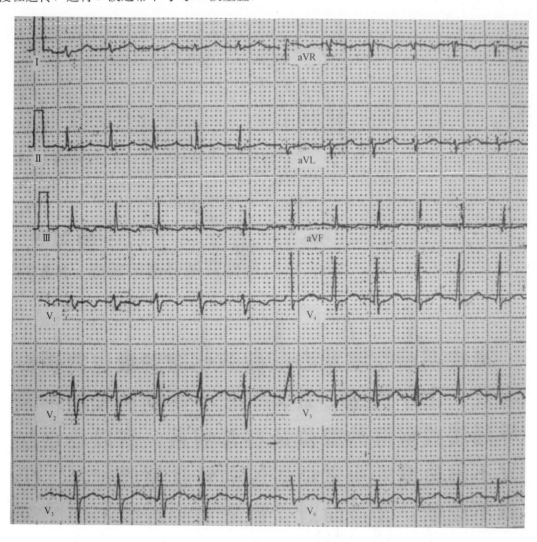

图 11-13 慢-快型房室交界区折返性心动过速

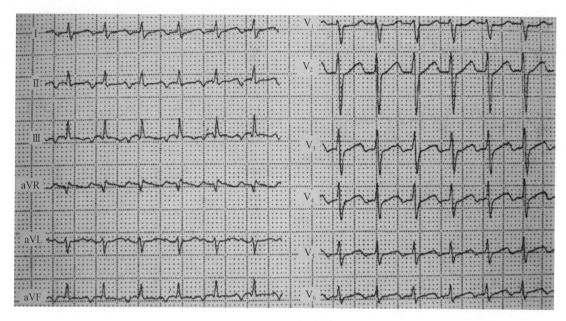

图 11-14　快-慢型房室交界区折返性心动过速

（八）房室折返性心动过速

房室折返性心动过速（AVRT）由残存的房室旁路介导，根据激动传导顺序将 AVRT 分为顺向型 AVRT（OAVRT）和逆向型 AVRT（AAVRT）。房室旁路介导的心动过速最易发生在婴儿期，1 岁之内 60%～90% 心动过速自然消失。然而，婴儿期消失的心动过速约 1/3 在以后会复发，复发常发生在 4～6 岁[33]。

OAVRT 常由期前收缩诱发，激动自心房通过房室结前传到达心室，经房室旁路逆传至心房，其心电图特点为：①窄 QRS 波心动过速；②激动经旁路逆传心房速度相对较快，逆行 P 波位于 QRS 波群之后，且 R-P'间期<P'-R 间期（图 11-15）。

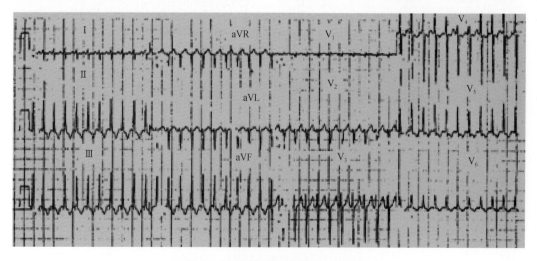

图 11-15　顺向型房室折返性心动过速

AAVRT 激动传导顺序与 OAVRT 相反，激动从心房经旁路前传至心室，产生完全预激的 QRS 波形，从心室经房室结向心房逆传。心电图特点为：①宽 QRS 波心动过速；②逆行 P 波常隐匿于 QRS 波群之中，R- P'间期>P'-R 间期（图 11-16）。AAVRT 终止后体表心电图有显性预激的表现，即短 P-R 间期、△波和 QRS 波增宽。

PJRT 也是房室旁路参与的房室折返性心动

过速，这种旁路只有室房逆传功能，且逆传速度慢，不应期短，并具有递减传导的特性。此类心动过速的特点是：①呈持续性反复发作性，无休止性，药物难以控制；②P波在Ⅱ、Ⅲ、aVF及V₄～V₆导联呈负向，在aVR导联呈正向；③有1∶1室房传导关系；④R-P′间期＞110 ms，且R-P′间期＞P′-R间期；⑤心动过速期间可以有短阵窦性搏动（图11-17）。

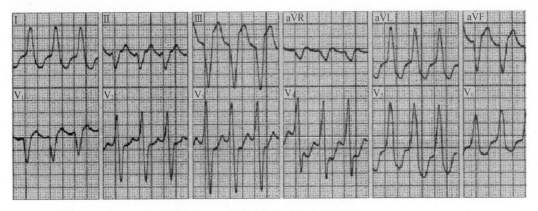

图 11-16　逆向型房室折返性心动过速

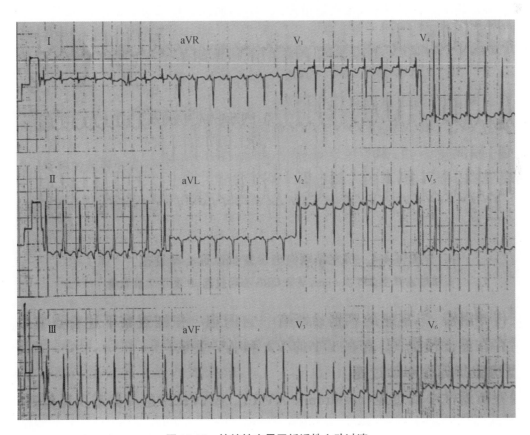

图 11-17　持续性交界区折返性心动过速

（九）非阵发性房室交界区性心动过速

非阵发性房室交界区性心动过速多与器质性心脏病有关，见于心脏手术、洋地黄中毒以及急性心肌炎。目前认为，其可能的电生理机制包括自律性增加及触发活动。临床心电图特征有：①心率在70～140次/分；②窄QRS波，与窦房结节律无关；③当交界区冲动逆传激动心房时，可见 1:1 的逆行 P 波，无逆传心房时则表现为房室分离；④各种形式的房性融合波。

临床上又根据发作时心室率不同将其分为：①<70 次/分称为交界区心律（JR）；②70～140 次/分称为非阵发性房室交界区性心动过速（NPJT）；③>140 次/分称为交界区逸搏性心动过速（JET）。

三、临床表现

SVT 可发生于先天性心脏病、心肌炎、心内膜弹力纤维增生症等器质性心脏病基础上，但多数患儿 SVT 由感染、疲劳、精神紧张、过度换气、心导管检查等因素诱发而无器质性心脏疾患。

患儿的临床症状和表现与 SVT 发作的频率、发作持续时间长短、发作时心室率快慢、是否合并器质性心肺疾病及疾病的严重程度密切相关。新生儿和婴幼儿临床表现有很大的隐蔽性，由于不能自主表达，加之正常时基础心率快，因此这些病例往往容易漏诊。另外，部分婴幼儿伴有器质性心脏病，如房间隔缺损、Ebstein 畸形、心肌病等，因而婴幼儿就诊时病情往往较重，易并发心动过速心肌病、心力衰竭等。

主要表现为面色苍白、气促、拒奶、烦躁、发绀、少哭、低血压、水肿。年长儿典型的症状表现为心悸、胸闷、焦虑不安，如果持续时间较长也可引起血流动力学紊乱，导致晕厥、心绞痛甚至发生休克。

四、实验室检查

目前，我国绝大多数医院儿科对于 SVT 的诊断仍然主要依靠体表心电图。对于已经确诊的持续性室上速，为了排除可能存在的器质性心脏病，除常规体格检查和记录 12 导联心电图外，还应进行心脏超声检查。对于频发短暂心动过速的患儿，应行 24 h 动态心电图检查。如果心动过速发作次数少（如每月少于 2 次），且每次发作持续时间短或不能及时就诊，而发作时又伴有严重血流动力学不稳定的患儿，可选择埋置型循环记录器，这对记录事件有利。如果通过上述措施未能证实心律失常存在，可选择经食管心房起搏或心内电生理检查以明确是否存在心律失常及心律失常的性质。

五、鉴别诊断

P 波形态的变化对确定心动过速类型有重要指导作用。如果心动过速时 P 波形态、向量与窦性心律时完全或基本一致，应考虑心动过速起源于窦房结或邻近窦房结部位。假如心动过速时 P 波形态发生了明显的变化，应考虑房性或交界区心律。P-R 间期是否≥0.12 s 可以帮助区分交界区心律和房性心律。心率的快慢也可用来协助诊断，但由于各种心动过速间心率快慢的重叠性很大，因此仅能作为鉴别诊断的参考指标。心动过速时，测量并比较 R-P 间期和 P-R 间期也可用来协助鉴别和判断心律失常的类型。典型的 AVNRT 其 R-P′间期<70 ms；OAVRT 时，R-P′间期<P′-R 间期；若 R-P′间期>P′-R 间期，可见于非典型 AVNRT、AAVRT、PJRT 或 AT。心动过速时 ST 段改变也是一种常见的心电现象，既往认为 ST 段改变是由于心动过速时产生的心肌缺血所引起，但 Nelson 等的研究否定了这一推断[34]。目前认为，窄 QRS 波心动过速时产生的 ST 段改变为逆传 P 波重叠于 ST 段上所致。Ho 等提出用 aVR 导联 ST 段抬高来鉴别窄 QRS 波心动过速[35]。在 AVNRT 时，逆传激动几乎同步激动间隔及左、右心房，逆传 P 波向量垂直于 aVR 导联，因此在 AVNRT 时大多数 aVR 导联的 ST 段不抬高。当 AVRT 时，逆传激动由旁路在心房附着点处经低速传导的纵向或横向肌纤维激动心房。左侧旁路的逆向心房激动由左心房侧壁经房间隔向右心房传导，逆传激动向量为向右上方，与 aVR 导联方向一致，因此在 aVR 导联上表现为 ST 段抬高。右侧旁路时心房逆向激动经右心房下部、房间隔到左心房，激动向量为向左上，因此在 aVR 导联上投影较小，故 aVR 导联也常无 ST 段抬高。当 SVT 合并束支或室内传导阻滞时，必须要和室性心动过速进行鉴别，因为两者的治疗与预后截然不同。由于各种心律失常表现复杂并且心电图表现可能会有一定的相似性，因此对于诊断不明确的患儿，还可以考虑通过食管调搏或心内电生理检查的方式明确诊断（图 11-18，图 11-19）。

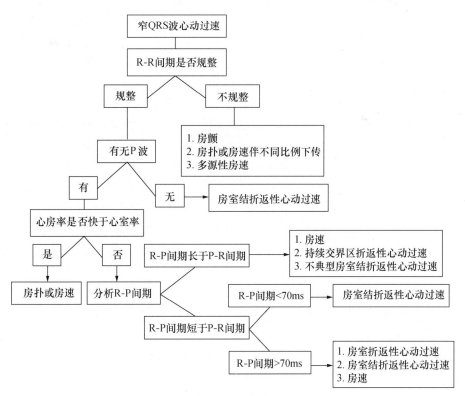

图 11-18　心电图窄 QRS 波心动过速鉴别诊断流程图[36]

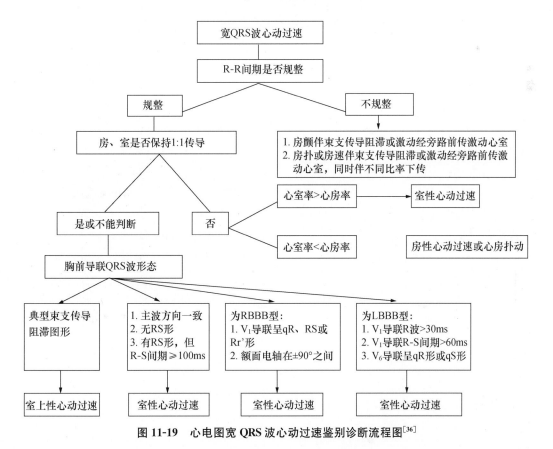

图 11-19　心电图宽 QRS 波心动过速鉴别诊断流程图[36]

六、治疗

针对 SVT 的治疗原则主要包括：①去除诱因；②发作时控制心室率并及时复律；③预防心动过速发作。

（一）对因治疗

小儿 SVT 的发生多有一些诱因，积极的抗感染治疗、避免过度运动、电解质紊乱的纠正常可使一些心律失常自动消失，因此寻找和处理诱因对于 SVT 的治疗非常重要。

（二）刺激迷走神经

大多数 SVT 发作时，通过刺激迷走神经可以减慢房室结传导并能将其终止，因此通过物理方式兴奋迷走神经是治疗血流动力学稳定患儿的首选方法。

通过以下方法，可以达到兴奋迷走神经的目的：

1. Valsalva 法　对于年长患儿，可嘱其深吸气后屏气，然后做用力呼气动作。

2. 诱导恶心　可让患儿用手指或筷子等刺激咽喉部诱导恶心。

3. 颈动脉窦按摩　按压部位为颈动脉平环状软骨水平，每次持续 5～10 s，间隔 15 s，一旦有效立即停止。先按一侧，无效时再换另一侧，禁止双侧同时按压。

4. 冰水毛巾敷脸法　予冰水浸湿的毛巾敷盖于患儿整个面部 10～15 s，无效者可隔 3～5 min 再试一次。

采用上述方法时，应常规监测心电图变化，有助于判断治疗效果。

（三）药物治疗

如果刺激迷走神经不能终止 SVT，则需考虑药物治疗，腺苷、普罗帕酮、地高辛等药物是终止儿童 SVT 发作最常用的方法[37]。

对于窄 QRS 波心动过速来说，AVJRT 和 OAVRT 最为常见，应首选腺苷或腺苷三磷酸（ATP）治疗。腺苷 50 μg/kg 快速静脉注射，无效 2 min 后重复，每次增加 50～100 μg/kg，总量 < 300 μg/kg；ATP 静脉弹丸式注射，每次 0.2～0.4 mg/kg，从小剂量开始，无效可 3～5 min 后加量，最大每次不超过 10 mg，重复应用 1～2 次。ATP 在体内迅速代谢成腺苷而发挥作用，腺苷能够与特异的 G 蛋白结合，通过腺苷受体和刺激迷走神经产生负性变时和负性变传导作用。腺苷或 ATP 对窦房结和房室结传导有很强的抑制作用，可以造成窦性停搏及完全性房室传导阻滞，因此用药过程中需连续心电监测，准备好必要的抢救设备。由于药物作用持续时间短，不良反应常常于用药后数秒内消失，因此多数情况下不需特殊处理。维拉帕米或 β 受体阻滞剂也可用于终止 SVT，但维拉帕米易导致小儿血流动力学恶化，一般禁用于婴幼儿。地高辛对快速性室上性心动过速疗效肯定，尤其是对于小婴儿，适用于有器质性心脏病或有明显心力衰竭者，不良反应少。普罗帕酮为 IC 类抗心律失常药，可延长心房、房室结、房室旁路和心室不应期，减慢房室结传导及旁路下传，抑制自律性，对折返型心动过速效果好。普罗帕酮（心律平）静脉注射每次 1～2 mg/kg，用 5% 葡萄糖稀释 1 倍后缓慢注射，若无效 15～20 min 后可重复 1～2 次，总量不超过 6 mg/kg。作为广谱抗心律失常药物，胺碘酮对儿童的 SVT 也是安全有效的药物，5 mg/kg 缓慢静脉注射 30 min 后以 10～15 mg/(kg·d) 维持。

对于宽 QRS 波心动过速，应注意 SVT 合并束支传导阻滞、AAVRT、预激合并 Af、室性心动过速（VT）的鉴别，当不能明确诊断时，应按照 VT 治疗。SVT 合并束支传导阻滞可以按照窄 QRS 波心动过速的处理原则治疗。AAVRT 和预激伴 Af 时，禁用钙通道阻滞剂、β 受体阻滞剂、强心苷制剂。对无器质性心脏病患儿，此时可选用普罗帕酮、索他洛尔和普鲁卡因胺，对左心室功能损害或有心力衰竭征象者，宜用胺碘酮。

当患儿出现血流动力学不稳定表现时，直流电转复是唯一的治疗选择，若心动过速终止后反复发作，需要药物维持。在有条件的单位，也可选择食管调搏来终止 SVT，这一方法对新生儿有重要应用价值。

（四）射频消融术

儿童 SVT 有反复发作的特点，尤其在运动、紧张和感染等诱因作用下容易复发，可严重影响患儿的学习和生活质量。因此，对于药物治疗效果差或长期服药不能耐受的患儿，应考虑采用导管射频消融（radiofrequency catheter ablation, RF-CA）对 SVT 进行根治性治疗。RFCA 自 1991 年开始在国内外广泛应用，因其成功率高、创伤性小、安全可靠、并发症少、复发率低等特点，目前已成为儿童心律失常的主要根治手段。

AVJRT 消融时应采用下位法从低位开始消融，寻找小 A 大 V 且无 H 电位的部位放电，放电前要确保消融电极与希氏束导管保持一定距离。放电时出现交界性心律失常是消融有效的标志，但如果出现过快交界区心律或 P-R 间期延长，应立刻停止放电，以避免造成严重的房室传导阻滞。消融导管在寻找靶点时操作要轻柔，避免对未成熟的房室结产生机械性损伤，消融时应确保大头稳定。在对左侧旁路的 AVRT 消融时，消融导管逆行跨越主动脉瓣进出左心室应严格遵循"弯进直出"的跨瓣原则，并避免反复多次跨瓣对主动脉瓣造成机械性损伤。小儿右心室壁薄，应尽可能缩短放电时间，所以要在室房融合最佳处放电，且放电时温度设置应尽量小，以避免导致心壁穿孔等严重并发症。对儿童间隔旁路消融时，原则同 AVNRT 的双径路消融。尽管小儿患者 RFCA 的操作基本同成年患者，手术成功率也较高，但由于儿童心血管系统尚未完全发育，存在心腔小、心脏壁薄、血管细、冠状窦内径窄而浅等特点，

所以增加了操作的难度，较成人更易出现血管损伤、心脏压塞等并发症。小儿房室结发育尚未完全，其功能可能会随年龄的增长而发生变化，而且儿童心脏的房室结区较小，快径和慢径十分接近，如消融慢径时导管操作稍有不慎极易损伤快径而造成三度 AVB，因此要严格掌握 RFCA 的适应证。2002 年，我国《射频导管消融治疗快速性心律失常指南》明确了小儿 RFCA 治疗的适应证、相对适应证和非适应证。为减少并发症的出现，儿童 RFCA 在确保手术成功的前提下，不必苛求完整的电生理检查资料，应尽量减少导管放置数量。在放置冠状窦电极时不宜用力过大或放置过深，避免造成锁骨下静脉及冠状窦损伤。对大龄儿童，术前应和患儿沟通，尽量不用全身麻醉，以防止对电生理检查的干扰。

SVT 是一种常见的心律失常，虽多为非致命性，但发生率高，有复发倾向，因此必须了解心动过速的发生机制才能有针对性地进行治疗以提高疗效。药物治疗仍是目前最常用的治疗手段，但随着近年来射频消融 RFCA 技术的成熟，导管消融治疗可以明显改善患者的生活质量，与抗心律失常药物相比，具有更好的效价比。对于反复发作的 SVT，RFCA 已成为择期治疗的首选方法。

（王禹川　丁燕生）

第七节　室性心动过速

室性心动过速（ventricular tachycardia, VT，简称室速）是由连续 3 个或 3 个以上源自心室的搏动构成的快速性心律失常，冲动常起源于希氏束以下的束支、浦肯野纤维和心室肌细胞。小儿 VT 多见于有器质性心脏病患儿，少数儿童可无器质性心脏病。心电图表现为：①异常的 QRS 波，频率常 >120 次/分，多在 140~180 次/分，甚至可达 200 次/分以上；②QRS 波时限增宽，婴儿期 >0.06 s，3 岁以上患儿 >0.09 s；③室房分离，P 波频率慢于 QRS 波频率且与 QRS 波群无关；④可出现室性融合波；⑤T 波方向与 QRS 波主波方向相反，QT 间期可

正常也可延长。

一、分类

出于不同的临床需要，人们对 VT 进行了多种分类。如根据有无导致 VT 发生的基础心脏病，将 VT 分为器质性心脏病 VT 和特发性 VT；根据临床预后情况，将 VT 分为良性、潜在恶性和恶性 VT；根据 VT 持续的时间，将 VT 分为持续性和非持续性 VT。临床工作中人们还根据 VT 的起源部位、对药物的反应、形成机制、发生频率和 QRS 波群形态等进行分类。

二、发生机制

VT 发生的机制包括折返激动、自律性增高和触发活动。

大部分器质性心脏病诱发的 VT 常与折返相关，特别是与心肌瘢痕组织相关的 VT。折返激动形成必须具备 3 个条件：①解剖上或功能上存在至少两条首尾相连而形成传导环路的潜在通道；②上述通道之一存在单向阻滞；③无阻滞的通道传导缓慢，允许阻滞的通道有足够的时间恢复应激。当两个通道的传导延缓和不应期适当时，在适当条件诱发下便会形成周而复始的循环激动，导致心动过速发生。折返机制形成的 VT 可被期前收缩或快速起搏诱发与终止，在临床中最为常见。非器质性心脏病伴发的 VT 常由触发活动和自律性增高所引起，亦可为折返激动形成。

自律性异常增高所致 VT 常表现出温醒和降温现象，即在心动过速发生和终止时心率有一逐渐增快和减慢过程，此类 VT 不能由超速起搏或期前刺激诱发与终止。

触发活动是除极后细胞对先前动作电位的一种反应，是心脏除极后引发的膜振荡性电位。触发活动又被称为后除极，分为早期后除极与延迟后除极两种形式。早期后除极发生在复极结束之前，即动作电位第 3 时相，多因背景性钾电流（I_{K1}）减弱而某种内向电流（I_{Na} 或 I_{Ca}）增强引起。目前认为早期后除极与心肌细胞受损及创伤引发的心律失常有关联，因此可解释一些发生在心脏手术后或药物治疗过程中出现的 VT。延迟后除极发生在动作电位第 3 时相末或第 4 时相，是心肌细胞内 Ca^{2+} 浓度异常增高而引起的瞬时内向电流（I_{ti}）所致，而并非由 Ca^{2+} 直接内流形成。地高辛中毒、低钾血症以及儿茶酚胺诱发的 VT 可能与延迟后除极有关。

三、常见病因

（一）器质性心脏病室性心动过速

作为一种继发表现，VT 的出现常常提示患儿存在器质性心脏病变，因此应积极寻找引起 VT 发生的原发疾病。

1. 心肌病 在尚未明确病因的心肌病变中，

肥厚型心肌病（hypertrophic cardiomyopathy，HCM）、扩张型心肌病（dilated cardiomyopathy，DCM）和致心律失常性右心室心肌病（arrhythmogenic right ventricular cardiomyopathy，ARVC）患儿常会发生 VT。HCM 主要累及左心室，尤以左心室间隔肥厚为特征，也可涉及心腔其他部位。心电图可见 ST-T 改变和左心室肥大征象，V_5、V_6、I、aVL 导联出现异常 Q 波是室间隔不对称性肥厚的表现。HCM 具有家族遗传性，常见于青少年，超声心动图检查是极为重要的无创性诊断方法。DCM 以单侧或双侧心室扩大为特征，各年龄均可发病，但以中年居多。心电图改变以心脏肥大、心肌损害和心律失常为主，少数患者可有病理性 Q 波，类似心肌梗死，其部位多在 V_1、V_2 导联。Dalla 等于 1961 年率先对致心律失常性右心室发育不良进行了描述，1995 年世界卫生组织和国际心脏学会及联合会心肌病学会将此病命名为致心律失常性右心室心肌病（ARVC）。右心室心肌被脂肪浸润及纤维组织所替代为本病特点，疾病晚期左心室也可受累。ARVC 主要表现为右心室扩大、右心室功能不全伴左束支传导阻滞图形 VT，在窦性心律时 $V_1 \sim V_3$ 导联 QRS 波群末尾或 ST 段起始处出现 Epsilon 波是其在心电图上较特异的表现。儿童期 ARVC 相对少见，尽管右心室多发微小病变伴 VT 见于儿童期，尚无证据表明两者是同一疾病，也未证明这种儿童期"轻微"心肌病变到了成年期会进展为典型的 ARVC[38]。

2. 心脏离子通道病 心脏离子通道病所致室性心律失常也是儿童期猝死的主要原因之一。由编码心脏离子通道的基因突变所致的心律失常，临床特点为心脏结构正常和多形性 VT。目前已认识的疾病有 5 类：①长 QT 间期综合征；②Brugada 综合征；③短联律间期的变异性尖端扭转型 VT；④心电图正常的特发性心室颤动；⑤儿茶酚胺敏感性 VT。关于离子通道病所致的心律失常确切机制仍不甚明了，还需进一步研究。

3. 先天性心脏病及相关手术 先天性心脏病患儿可并发各种心律失常，其中 VT 的发生率并不少见，室间隔缺损、主动脉瓣狭窄、冠状动脉畸形患儿都可因 VT 的出现而发生猝死。先天性心脏病术后早期 VT 并不常见，多见于法洛四联症术后晚期[39]。右心室流出道瘢痕区或补片的减慢传导引起心室内折返是引发 VT 的主要机制。

4. 瓣膜病变　风湿性瓣膜病、先天性瓣膜病及二尖瓣脱垂（MVP）等均可导致 VT 的发生，推测与继发的心功能不全、神经内分泌调节异常有关。MVP 在儿童少见，尽管 MVP 伴发的 VT 在成年患者与晕厥或猝死密切相关，但 VT 似乎对 MVP 患儿的预后无重要意义。

5. 心肌炎　严重的心肌炎患儿常会发生 VT，这可能与疾病早期病毒直接侵犯心肌细胞、疾病后期免疫介导反应损伤心肌细胞有关。

（二）特发性室性心动过速

1922 年，Gallavardin 首先报告了无器质性心脏病证据的个体出现阵发性 VT 这一临床现象，此后越来越多的作者报道了类似的病例。目前将特发性室性心动过速（idiopathic ventricular tachycardia，IVT）定义为经临床体格检查、X 线胸片、心电图、超声心动图、冠状动脉造影等常规检查未发现器质性心脏病证据，且无促心律失常因素存在的 VT，但尚未包括核磁共振、心内膜活检等特殊技术。右心室流出道（图 11-20）和左心室中后间隔（图 11-21）是 IVT 起源的常见部位，其他起源部位还包括右心室流入道、心尖部、间隔部及左心室的流出道、左前分支、左前游离壁、左希氏束旁等。绝大多数流出道 IVT 与儿茶酚胺介导的延迟后除极有关，而左心室间隔部 IVT 常为折返机制所诱发[40-41]。

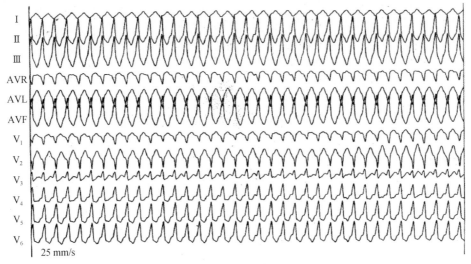

图 11-20　右心室流出道室性心动过速[42]

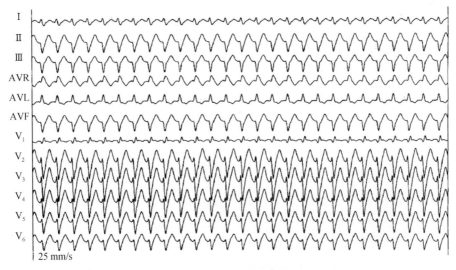

图 11-21　左后分支室性心动过速[42]

（三）其他诱因

低钾血症、高钾血症、低镁血症及酸中毒常常为 VT 的诱因。强心苷毒性反应、拟交感神经药物过量以及抗心律失常药物、抗生素和三环类抗抑郁药导致的继发性 QT 间期延长均可诱发 VT。此外，低温麻醉、心肺手术或心导管的机械性刺激也可引起 VT 发作。

四、鉴别诊断

常见的宽 QRS 波心动过速包括 VT、室上性心动过速伴室内差异性传导、室上性心动过速伴束支传导阻滞和预激综合征旁路前传的心动过速。尽管上述心律失常均可因过快的心室率造成患儿出现血流动力学异常，但其临床意义、远期预后、治疗选择均有很大差异，因此要加以鉴别。房室分离和心室夺获是诊断 VT 的最有用标准，但因诸多因素的影响，在体表心电图上很少出现典型表现或很难辨认。其他指标诸如 QRS 波时限、形态、电轴方向等对鉴别诊断都有提示

作用，但特异性及敏感性不高。

目前最为常用的鉴别方法是 Brugada 在 1991 年提出的 4 步法：①胸前导联 QRS 波有无 RS 型，如不存在 RS 型诊断为 VT。②当胸前导联 QRS 波存在 RS 型时，若 R 波起点至 S 波谷、峰间的间期（RS 间期）在一个导联中 >100 ms，则可以诊断为 VT。③若 RS 间期 <100 ms，寻找有无室房分离，如存在则诊断为 VT。④查看 V_1 和 V_6 导联 QRS 波形态是否符合 VT 图形：QRS 波呈右束支传导阻滞型时，V_1 导联呈单向 R 波和 RS 型，其 R 波时限 ≥30 ms，或呈 Rs 及 qR 型，V_6 导联 QRS 波表现为 rS 型、Qrs 型、QS 型、QR 型或单向 R 波时提示 VT，如呈 RS 型且 R/S<1 时也提示 VT（图 11-22）；QRS 波呈左束支传导阻滞型时，V_1 或 V_2 导联 R 波时限 >30 ms 且伴有切迹或 RS 间期 >70 ms，S 波下行支有明显切迹，V_6 导联 QRS 波呈 QR 型、QS 型、QrS 型或 Rr 型（图 11-23）。

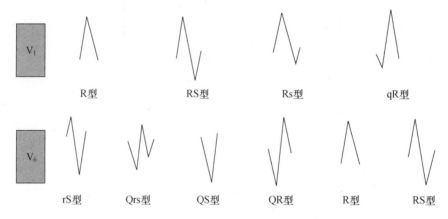

V_1 R型   RS型   Rs型   qR型

V_6 rS型   Qrs型   QS型   QR型   R型   RS型

图 11-22　QRS 波呈右束支传导阻滞型时 V_1 和 V_6 导联 QRS 波形态

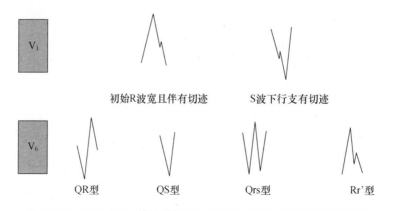

V_1 初始R波宽且伴有切迹   S波下行支有切迹

V_6 QR型   QS型   Qrs型   Rr'型

图 11-23　QRS 波呈左束支传导阻滞型时 V_1 和 V_6 导联 QRS 波形态

2007 年，Vereckei 等提出了一种新的鉴别诊断标准，并认为该方法的敏感性和特异性较 Brugada 的 4 步法更高：①是否有室房分离，有为 VT；②在 aVR 导联 QRS 波起始部是否为 R 波，是为 VT；③QRS 波形是否与束支传导阻滞或分支传导阻滞的图形不相似，是为 VT；④V_i/V_t 是否≤1，是为 VT，否为 SVT[43]。V_i 和 V_t 分别指 QRS 波起始后和终止前 40ms 时的振幅的绝对值，应在 QRS 波显示最清楚的导联进行测量。尽管人们推出了各式各样的鉴别方法，由于体表心电图的局限性，在对宽 QRS 波心动过速进行鉴别时仍时常会遇到困难，此时结合其他临床资料进行综合分析将有助于我们提高判断的准确性。

五、实验室检查

小儿 VT 的预后与基础疾病的严重程度、VT 的类型、年龄及诊治情况等密切相关。对于确诊 VT 的儿童，要进一步明确病因。详细询问既往史或者相关症状有助于辨别心脏疾病，同时应详细采集家族史。仔细的体格检查可能发现一些与器质性心脏病相关的体征，如二尖瓣脱垂、肥厚型心肌病等。应常规进行心电图、胸部 X 线、超声心动图（UCG）和动态心电图检测。窦性心律时的心电图有助于了解有无 QT 间期延长和少见的冠状动脉异常，24 h 动态心电图检查更有助于 VT 及其类型的诊断。UCG 可发现是否有心脏结构性病变，动态心电图监测则能够了解 VT 的发作频度、发作持续时间。某些患儿为明确病因需选择性进行运动试验、血液化验以及电生理检查。电生理检查不是 VT 患者的必做项目，以下情况时应考虑：①明确 VT 的诊断，对机制不明的宽 QRS 波心动过速鉴别诊断；②阐明 VT 的机制，根据其电生理特性鉴别心动过速的电生理机制是折返、自律性改变抑或触发活动；③确定 VT 起源点，指导射频导管消融；④评估植入埋藏式心脏复律除颤器（implantable cardiac defibrillator，ICD）的可行性；⑤药物电生理研究，筛选抗心律失常药物，评价治疗效果；⑥对不明原因的晕厥，进行电生理检查了解是否存在导致晕厥的心律失常，特别是临床存在导致 VT 的诱因。

六、治疗

由于 VT 可以使心排血量急剧下降，并随时有发展为心室颤动的危险，因此属于致命性心律失常，必须立即给予治疗以终止其发作。

CAST 研究结果的公布，极大改变了临床医师对抗心律失常药物的认识。近年来的研究证实 β 受体阻滞剂对所有长 QT 间期综合征合并的室性心律失常、儿茶酚胺敏感性 VT 和右心室特发性 VT 均有效，因此美国心脏学会/美国心脏病学会/欧洲心脏学会（AHA/ACC/ESC）将 β 受体阻滞剂列为预防上述 VT 发作的一线药物[44]。目前临床中常用的口服制剂为美托洛尔，初始剂量 0.5 mg/(kg•d)，每 12 h，每周递增 0.5 mg/(kg•d)，2～3 周内逐渐增至 1.5～2 mg/(kg•d)，应长期服用。胺碘酮作为广谱抗心律失常药，其抗心律失常范围更广，与其他抗心律失常药物相比不仅疗效好且致心律失常作用更低，因此胺碘酮也是预防 VT 发作的重要药物[45]。口服初始剂量 10～15 mg/(kg•d)，每 12 h，共 5～7 天；继之 6～10 mg/(kg•d)，共 5～7 天；以后减为维持量 2.5 mg/(kg•d)，每天给药或每周给药 5 天。近年有人建议小剂量 1～2 mg/(kg•d) 维持，以减轻药物的毒副作用。

左心室间隔部的 IVT 其折返环的缓慢传导区为钙通道依赖性的，所以治疗时以维拉帕米为首选。IVT 发作时静脉缓慢注射维拉帕米 0.1～0.3 mg/kg（注射速度<1 mg/min），一次量不超过 5 mg。20 min 后可重复，但不超过 3 次，累积量<15 mg。注意婴儿禁忌应用维拉帕米。

对于误食药物引起的 VT，除一般处理外还应洗胃。近年来一些多中心随机试验结果提示某些抗心律失常药物对 VT 患者的长期预防性治疗有效，能减少或控制 VT 复发，降低心脏猝死发生率，改善生活质量，因此反复发作 VT 的患儿要考虑药物预防。

如果 VT 导致患儿出现低血压、休克、心力衰竭、晕厥等血流动力学障碍的表现，除静脉给予抗心律失常药外应紧急进行同步直流电复律。如果患儿有血流动力学障碍但不宜电转复时，可采用股静脉插管至右心室起搏治疗，通过超速抑制法终止 VT。对于有发生心室颤动猝死可能的患儿，应考虑植入埋藏式心脏复律除颤器。凡有症状的 VT 如药物治疗无效或不能耐受，或不愿接受长期药物治疗时，均可考虑采用射频消融或手术的方式加以治疗。射频消融的常规标测技术包括起搏标测与激动标测，两者各有优缺点。激动顺序标测法精确、简便、快速、成功率高，但对于 VT 发作时血流动力学不稳定或诱发困难的 VT 其使用受到限制。起搏标测法比较简便，可在窦性心律时

完成，但耗时长、精确度稍差，靶点周围 1 cm 范围内起搏的体表心电图都可能类似，适用于不宜采用激动顺序标测方法者。常规 VT 的标测和消融方法有很多局限性，随着三维标测系统（CARTO 和 Ensite3000）的出现，使 VT 消融的成功率显著提高，并能显著减少 X 射线对患儿及术者的伤害[46]。

（王禹川　丁燕生）

第八节　扑动与颤动

扑动和颤动是发生在心房或心室的快速性心律失常，尽管发病机制相似，但心房扑动（AF）及颤动（Af）与心室扑动（ventricular flutter，VF）及颤动（ventricular fibrillation，Vf）对患者的影响却存在着本质上的差异。AF 和 Af 虽可引起患者不适，长时间发作也会引发一系列不良病变，但 AF 和 Af 为非致死性心律失常。与 AF 和 Af 不同，VF 和 Vf 若不及时处理，常在 3～5 min 内即可导致患者死亡，为致死性心律失常。因此，人们对于它们的认知、处理和预防截然不同，下面分别予以阐述。

一、心房扑动

AF 是心电图上具有典型的锯齿样心房波的快速、规律的房性心律失常，儿童期发病率高于成人。儿童 AF 可见于先天性心脏病，如三尖瓣闭锁、三尖瓣下移畸形等，也可发生于先天性心脏病术后，尚可见于风湿性心脏病、心肌炎、心肌病等。

患儿的症状和体征与心脏基础病变的轻重及心室率的快慢有关，轻者无任何表现，重者可发生心力衰竭、晕厥、心源性休克等。如 AF 长时间持续存在或频繁发作，可引起患儿心动过速性心肌病。体格检查时，患儿心音低钝、强弱不等，可有脉搏脱漏。

多年来，许多学者根据体表心电图的特点和心内电图中心房激动顺序将 AF 分为 I 型和 II 型。I 型 AF 又被称为普通型或典型型，心电图特征为：①AF 波（F 波）规则，频率在 250～340 次/分；②F 波在 II、III、aVF 导联呈负向或双向，在 V₁ 导联呈正向波，而在 V₆ 导联呈负向波（图 11-24）。II 型 AF 又称为非普通型或非典型型，心电图特征为：①F 波频率在 340～430 次/分；②II、III、aVF 导联 F 波呈正向波，在 V₁ 导联呈负波，在 V₆ 导联呈正向波（图 11-25）。

Scheinman 于 2004 年提出了新的 AF 分类方法，根据其起源部位将 AF 分为右心房 AF 和左心房 AF[47]。右心房 AF 包括右心房腔静脉-三尖瓣环-峡部依赖型 AF 和右心房非腔静脉-三尖瓣环-峡部依赖型 AF。峡部依赖型 AF 又包含峡部依赖型逆钟向 AF、峡部依赖型顺钟向 AF、双波折返型 AF、低位环形折返型 AF、峡内折返型 AF，其中逆钟向 AF 是最常见的 AF；非峡部依赖型 AF 包括切口相关型 AF 及高位环形折返型 AF。左心房 AF 包括二尖瓣相关 AF、切口-肺静脉相关 AF、冠状窦相关 AF、左间隔相关 AF[48]。详尽的动物实验和大量临床研究表明，折返是各型 AF 的发生机制，能够被心房程序刺激诱发和终止，有拖带现象。

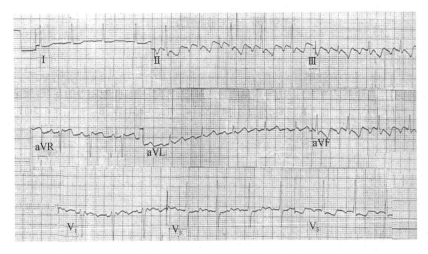

图 11-24　Ⅰ型心房扑动

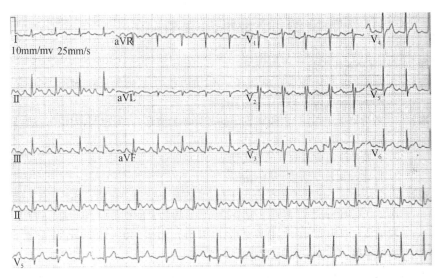

图 11-25　Ⅱ型心房扑动

对于需要即刻恢复窦性心律的 AF，可以考虑药物转复、直流电转复和超速起搏抑制的方法。有血流动力学不稳定或患儿有明显症状时，首选同步直流电转复。单相波能量选择100J，双相波能量选择 70J，多数均能成功复律。心房超速起搏时有两种方法，一种是固定频率的快速起搏，另一种是递增性心房起搏。1992 年，Fel 等发现射频消融治疗右心房腔静脉-三尖瓣环-峡部依赖型 AF 安全且有效。北美起搏和电生理学会（NASPE）1998 年的统计数据显示，射频消融治疗 AF 即刻成功率为86%，当峡部双向阻滞时远期成功率在 90% 以上[49-50]。根据 2003 年 ACC/AHA/ESC 临床指南，以下情况属于 AF 射频消融的Ⅰ类指征：

复发性 AF、不能耐受的 AF、服用Ⅰc 类抗心律失常药或胺碘酮治疗 Af 后出现的 AF[51]。在治疗峡部依赖型 AF 时，三尖瓣环至下腔静脉口的连线是有效的消融路径；从瘢痕至下腔静脉的消融线可中断切口相关型 AF 的折返环；界嵴的传导减慢区是高位环形折返型 AF 射频消融的靶点；治疗二尖瓣相关 AF 时，二尖瓣至另一折返形成区（左上肺静脉、右上肺静脉、瘢痕区、左心房顶部）线性消融可终止此种 AF；冠状窦内消融可治疗冠状窦相关 AF；在间隔起始部至肺静脉或二尖瓣间进行线性消融可治疗左间隔相关 AF；切口-肺静脉相关AF 可在肺静脉到二尖瓣或肺静脉到对侧肺静脉处进行线性消融。

对于 AF 发作频繁但没有条件或不愿接受射频消融治疗的患儿，可以给予Ic类抗心律失常药或胺碘酮治疗。胺碘酮口服初始剂量 10～15 mg/(kg·d)，每 12 h 给予，共 5～7 天；继之 6～10 mg/(kg·d)，共 5～7 天；以后减为维持量 2.5 mg/(kg·d)，每天给予或每周给药 5 天。近年有人建议小剂量 1～2 mg/(kg·d) 维持，以减轻药物的毒副作用。普罗帕酮 10～20 mg/(kg·d)（<15 kg）或 7～15 mg/(kg·d)（>15 kg），分 3 次口服。长期药物治疗应注意药物的不良反应。为防止不能恢复窦性心律的患儿因过快的心室率出现心动过速性心肌病，控制 AF 时的心室率是必要的治疗。

二、心房颤动

Af 是不协调的心房活动引发的一种室上性心动过速，心电图表现为 P 波消失，出现快速且不规则的震荡波（f 波），频率多在 400～700 次/分，f 波的大小、形态、时限不断变化并伴有迅速而不规则的心室率（图 11-26）。儿科患者中 Af 少见，大多发生于器质性心脏病，以风湿性心脏病二尖瓣病变伴左心房扩大最为常见，先天性心脏病、心肌病、甲状腺功能亢进伴心房扩大以及心脏手术后的患儿也可发生 Af。Af 发作时患儿常主诉心悸、胸闷、气促，严重者可发生心力衰竭或休克。第一心音强弱不等、心律绝对不齐、脉率小于心率是诊断 Af 的重要体征。

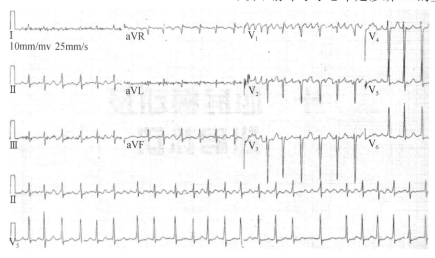

图 11-26　心房颤动

既往 Af 的分类方法很多，目前多根据 NASPE 制定的统一分类方法将 Af 分为初发性、阵发性、持续性及永久性。初发性 Af 定义为首次发现的 Af，不论其有无症状和能否自行转复；阵发性 Af 指持续时间≤7 天的 Af，一般<48 h，多为自限性；持续性 Af 为持续时间>7 天的 Af，一般不能自行转复；永久性 Af 为转复失败的或转复后 24 h 内又复发的 Af。Af 发生的确切机制仍不明了，近百年来人们提出了多种学说，目前认为 Af 是多种机制共同作用的结果[52]。

治疗 Af 时要注意去除引起 Af 的病因及诱因，假若 Af 持续时间不详或已超过 48 h，除非患儿已出现血流动力学障碍，否则必须在充分抗凝后才能考虑复律。对于需要立即复律治疗的患儿，如果 Af 持续时间≥48 h，可静脉给予肝素后再行转复。电复律时，单相波能量选择 200 J，双相波能量可设定在 120～150 J[53]。目前用于复律 Af 和维持窦性心律的药物主要包括Ia、Ic、Ⅲ类抗心律失常药，为避免严重的不良反应，目前奎尼丁和氟卡尼等药物已很少在临床使用，有心功能不全表现的患儿，不应使用Ⅰ类抗心律失常药。为预防心脏手术后出现的 Af，若无禁忌则可口服β受体阻滞剂、胺碘酮和索他洛尔。美托洛尔初始剂量 0.5 mg/(kg·d)，每 12 h 服用；每周递增 0.5 mg/(kg·d)，2～3 周内渐增至 1.5～2 mg/(kg·d)。索他洛尔 2～8 mg/(kg·d)或 90～200 mg/(m²·d)，分 2 次使用。胺碘酮用法参见 AF 治疗。射频消融治疗 Af 在我国已较为常见，三维标测系统为我们提供了心脏的三维解剖图像及电活动情况，因此手术成功率较高。由于肺静脉在 Af 的发生和维持中起重要作用，因此肺静脉的电学隔离是 Af 导管消融的关键[54]。植入埋藏式心脏复律除颤器对反复发作的 Af 也是一种治疗方法，但成人患者多用，而小儿应用较少，不宜作为常规的治疗方法。如果患儿 Af 持续存在不能纠正，应注意控制患儿的心室率，并给予必要的抗凝治疗。

三、心室扑动

VF 为介于室性心动过速与 Vf 之间的室性心律失常，发生时心室呈快速而规则的收缩，常常是 Vf 发生的先兆。心电图上 P 波、QRS 波与 T 波完全消失，取而代之的是形态规则的心室扑动波（F 波）。每个 F 波由圆钝的上升段和下降段组成，形态似正弦波，频率约为 150～250 次/分（图 11-27）。VF 发作时心肌呈无力状态的快速收缩，心排血量明显下降，机体的血流基本处于停顿的状态，因此患儿可出现晕厥、意识丧失、抽搐、呼吸停止等症状。如不及时处理，VF 常在数分钟内转为 Vf。由于 VF 与 Vf 所引发的病理生理改变相似，临床结局相仿，因此处理方案与 Vf 治疗方案完全相同。

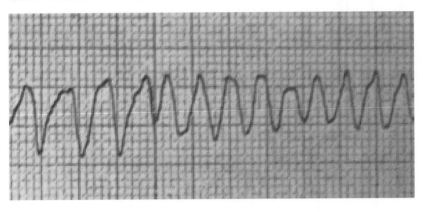

图 11-27　心室扑动

四、心室颤动

Vf 是心室肌丧失协调性运动而呈不规则收缩的一种危重状态，心电图表现为 P 波、QRS 波与 T 波完全消失，代之以形态不同、大小各异、极不规则的颤动波（f 波），频率为 250～500 次/分。引起儿童 Vf 的常见原因为先天性心脏病、心肌病、遗传性心律失常综合征。由于心室失去收缩功能，各脏器不能得到有效的血流灌注，患者表现为突然的意识丧失、心音及脉搏消失、呼吸停止、皮肤及黏膜发绀或苍白，部分患者还可出现短暂抽搐及大小便失禁，多数患者瞳孔散大。

临床上根据 Vf 发病原因的不同，将 Vf 分为原发性 Vf、继发性 Vf 和特发性 Vf。原发性 Vf 是指 Vf 发生之前无心力衰竭、低血压或休克等循环障碍的情况，Vf 的发生是由局部心肌异常导致的可逆性心电活动紊乱所引起的。继发性 Vf 见于各种严重的疾病，尤其是终末期心脏病的患者，患者的心脏可能发生了结构学、形态学或组织学上的严重病变。特发性 Vf 是指经过详细的临床检查未发现心脏结构性异常的自发性 Vf。根据心电图特征，人们还将 Vf 分为粗颤和细颤，如果 f 波振幅＞0.5 mV 为粗颤（图 11-28），＜0.5 mV 为细颤（图 11-29）。Vf 发生的确切机制尚不清楚，目前认为与心肌细胞间复极离散度增大密切相关。细胞间复极的差异可以导致心室内折返环的形成，当心室内出现多个随机性微折返并除极一定数量的心室肌时，便可引发 Vf。除折返机制外，触发活动及自主神经调节异常也是引起 Vf 发生的重要机制。

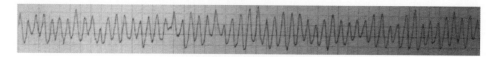

图11-28　心室颤动（粗颤）

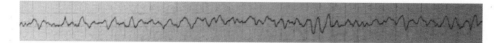

图11-29　心室颤动（细颤）

除极少数Vf可自行终止外，大多数Vf如不立即处理会很快导致患者死亡，因此争分夺秒地展开救治是成功的关键。对于医务人员来说，应在10 s内完成对患儿意识情况和生命体征的判断，如确认事件后应即刻开始心肺复苏治疗。尽管高能量除颤会扩大对心肌的损伤，但尽快恢复血流动力学稳定更为重要，因此电除颤时应尽量选择高能量，儿童除颤的能量可根据4 J/kg的标准计算。静脉应用胺碘酮是目前终止室性心律失常的首选药物，5 mg/kg缓慢静脉注射，之后以10～15 mg/(kg·d)维持。利多卡因仅在无胺碘酮或在胺碘酮疗效不佳时选用。β受体阻滞剂对于心律失常猝死的远期防治作用已获公认，因此有发生Vf可能或已发生Vf的患儿在无禁忌证的情况下应常规接受β受体阻滞剂治疗[55]。埋藏式心脏复律除颤器（ICD）可以在患者发生恶性室性心律失常时自动放电而拯救患者的生命，是治疗危及生命的恶性心律失常最有效的方法。在排除可逆因素后，心脏骤停的幸存儿、先天性心脏病伴症状性持续性室速的患儿、反复发作不明原因晕厥伴心功能不全或电生理检查诱发出室性心律失常的先天性心脏病患儿，均应行ICD治疗[56]。由于Vf极高的死亡率，及时筛选出此类高危患儿并植入ICD的一级预防策略已被人们认可[57]。室性期前收缩（premature ventricular contraction，PVC）作为Vf的触发因素常可导致Vf的发生，因此消融PVC也成为治疗Vf的一种有效方法[58]。由于对引发Vf的机制认识尚不充分，尽管消融治疗的即刻成功率较高，但远期效果似乎不甚理想。因此对于Vf而言，射频消融目前只能作为ICD治疗的一种补充手段，其技术、策略和适应证仍需进一步探讨[59]。

（王禹川　丁燕生）

第九节　心脏传导阻滞

正常心脏激动起源于窦房结，然后按一定的顺序、方向、速度从结间束、房室结、希氏束、左右束支及浦肯野纤维传至心室。如果心脏激动不能循正常顺序或速度下传至心脏各部位，称为传导阻滞或传导障碍。人们通常按传导阻滞发生部位的不同，将其分为窦房传导阻滞（sinoatrial block，SAB）、房内传导阻滞（intra-atrial block，IAB）、房室传导阻滞（atrial ventricular block，AVB）和室内传导阻滞（intra-ventricular block，IVB）。

一、病因

小儿心脏的传导阻滞既可以在出生时就有表现，也可在后天的发育中出现。出生时即表现为传导阻滞者称为先天性传导阻滞，可能与胎儿传导系统发育缺陷、宫内感染、遗传和母亲免疫性疾病有关[60]。在后天获得性传导阻滞中，多数为器质性因素造成，但也可能由功能性因素引起，医源性因素也已成为不可忽视的原因。在引起小儿传导阻滞的病变中，急性心肌炎最常见，其中以病毒性心肌炎多见，还可为细菌感染、风湿病变等。各种导致心肌缺氧、缺血的病变，引发电解质紊乱的病变，均可引起心脏传导阻滞。许多资料显示，药物引发的传导阻滞并不少见，以循环系统用药最常见，特别是强心苷类药物，其次为作用于自主神经系统的药物[61]。随着外科手术治疗先天性心脏病及介入封堵术和射频消融术的广泛开展，术后出现 AVB 的病例也日趋增多。

二、传导阻滞的分类、分型及阻滞特点

（一）窦房传导阻滞

SAB 为起自窦房结的冲动在传入心房肌时发生的阻滞，造成窦性激动传入心房时发生延迟或不能传入，一般根据其阻滞的程度将其分为三度。一度 SAB 时窦性激动均能传入心房，只是传导时间延长。在二度 SAB 时，间断出现窦性激动不能传入心房的情况。如果发生阻滞前窦房传导时间逐渐延长，则为二度 I 型传导阻滞；如果发生阻滞前窦房传导时间无变化，则为二度 II 型传导阻滞。三度 SAB 时，窦性激动完全不能传入心房。

（二）房内传导阻滞

IAB 是指冲动在心房内的延迟，可分为完全性和不完全性 IAB。不完全性 IAB 时，冲动只是在心房内发生了延迟而无中断表现，可以呈间歇性或固定性。完全性 IAB 指房间束或心房内局限性的完全阻断，又称为心房分离，是临床上少见的一种房性心律失常，常发生于有严重器质性心脏病的患者。完全性 IAB 时，心房的某一部分与心房的其余部分分别被两个独立起搏点所激动。其中一个节律点激动能下传心室并控制心室活动，称为主导节律点，以窦性心律为常见。另一异位起搏点因周围存在传入阻滞和传出阻滞，既不受外界影响也不能将激动传出。因此，两个起搏点互不侵犯、互不干扰，各自保持固有的频率和形态。根据异位节律的类型可将心房分离分为四型：①单侧缓慢的异位心房节律型；②单侧心房颤动型；③单侧心房扑动型；④单侧房性心动过速型。

（三）房室传导阻滞

AVB 是由于房室传导系统某部位的不应期异常延长，激动自心房向心室传播过程中传导延缓或部分甚至全部不能下传的结果。人们根据激动在房室间传导的特点，将 AVB 分为三度。一度 AVB 时，房室传导时间延长，但每个心房激动均能传到心室。二度 AVB 时，部分心房激动不能下传到心室，出现间歇性心室激动脱落。根据心室激动脱落的特点，又将二度 AVB 分为文氏型（I 型）和莫氏型（II 型）。二度 AVB 时房室传导比例多为 2∶1 或 3∶1，≥3∶1 的 AVB 被称为高度 AVB。三度 AVB 又称为完全性 AVB，心房激动完全不能下传至心室。AVB 还常可见到分层阻滞现象，多见形式为房室结区一度阻滞伴结下区的二度阻滞，使房室传导呈多样化的复杂情况，需引起重视。

（四）室内传导阻滞

IVB 是指发生在房室束以下的传导阻滞，包括束支传导阻滞和不定型室内传导阻滞两大类。束支传导阻滞可分为单支阻滞、双支阻滞和三支阻滞。单支阻滞包括孤立性右束支传导阻滞（RBBB）、左前分支阻滞（LAFB）或左后分支阻滞（LPFB）。双支阻滞包括左束支传导阻滞（LBBB）、RBBB 伴 LAFB、RBBB 伴 LPFB、交替性 LAFB 和 LPFB。三支阻滞包括部分三度 AVB、交替性 RBBB 和 LBBB 或 RBBB 伴交替性 LAFB 和 LPFB。人们根据阻滞的程度将束支传导阻滞分为不完全性和完全性，患儿 QRS 波间期如果≥0.10 s 为完全性束支传导阻滞，如果<0.10 s 为不完全性束支传导阻滞。不定型室内传导阻滞是指 QRS 波时限延长，但形态既不像 LBBB 又不像 RBBB 的一种阻滞形式，其阻滞部位难以确定。

三、心电图诊断及鉴别诊断

（一）窦房传导阻滞

一度 SAB 时，因窦房结除极在体表心电图上无显示，故体表心电图无法诊断。二度 SAB 时，根据体表心电图 P-P 间期的变化，可将其分为 I 型或是 II 型。I 型传导阻滞时心电图上规律

出现 P-P 间期逐渐缩短，最短的 P-P 间期后继之最长 P-P 间期，最长的 P-P 间期小于任何两个 P-P 间期之和（图 11-30）。Ⅱ型传导阻滞时，心电图通常表现为 P 波和 QRS 波规律消失，无演变过程，长的 P-P 间期为短 P-P 间期的整倍数，通常为 2~3 倍（图 11-31）。Ⅲ度 SAB 时窦性激动不能传入心房，常规心电图无 P 波，但单纯依靠体表心电图难以和窦性静止区分。

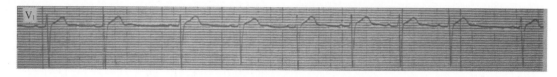

图 11-30　二度Ⅰ型窦房传导阻滞

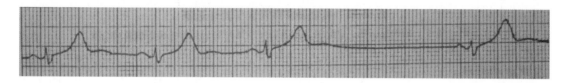

图 11-31　二度Ⅱ型窦房传导阻滞

（二）房内传导阻滞

不完全性 IAB 体表心电图仅表现为 P 波时限及形态改变，而不伴频率及节律的变化。当不完全性 IAB 呈间歇发作时，需与引起间歇性 P 波改变的其他心律失常相鉴别。房内差异性传导一般见于各类期前收缩（早搏）或并行心律后，表现为紧随的一个或数个窦性 P 波发生形态改变；窦-房游走心律、呼吸性 P 波异常及紊乱性心房节律时，除 P 波形态发生变化外，必伴有 P-P 间期及 P-R 间期周期性变化或明显的不等。呼吸性 P 波异常尚可于屏气后恢复正常，此均有别于间歇性不完全性 IAB。固定性不完全性 IAB 其体表心电图上 P 波多类似于肺性 P 波或二尖瓣型 P 波，常需结合 X 线、超声心动图加以鉴别。完全性 IAB 时，心电图在表现为窦性心律的同时，可见另一组房性异位心律，多为缓慢的单侧心房律，但也可为非阵发性房性心动过速、心房扑动或心房颤动（图 11-32）。由于目前对完全性 IAB 的诊断争议较大，因此在确定诊断时要排除各种干扰伪差，注意与房性并行心律、呼吸肌电波及电极松脱等相鉴别。一般房性并行心律只伴传入阻滞而不伴传出阻滞，当其传出激动恰好遇到其他心肌细胞处于相对不应期或应激期时，多可下传至心室使心室肌激动。另外，完全性 IAB 时异位 P′ 波系小块心房肌除极的表现，故常较房性并行心律时的 P′ 波小。呼吸肌电波一般表现为短阵、高频、纤细的颤动波，多与呼吸频率一致，于屏气后消失，不难鉴别。

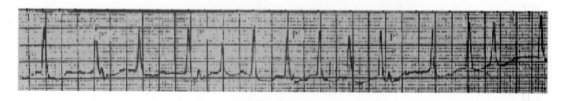

图 11-32　心房颤动伴完全性房内传导阻滞

（三）房室传导阻滞

一度 AVB 时 P 波均能下传心室，只是出现 P-R 间期的延长（图 11-33）。如按照年龄和心率计算，一般小儿 P-R 间期 >0.18 s 为延长。假如计算 P-R 间期在正常数值范围，但在心率未变或较快时 P-R 间期较原先延长 0.04 s 以上，也应视为异常。二度Ⅰ型 AVB 时 P-R 间期逐渐延长，R-R 间期逐渐缩短直至发生心室脱落，伴有心室脱落的 R-R 间期小于 2 个 P-P 间期（图 11-

34)。二度Ⅱ型AVB时P-R间期恒定，可在正常范围内也可延长。P波规律出现，但部分P波后不继以QRS波，伴有心室激动脱落的R-R间期为P-P间期的简单倍数（图11-35）。三度AVB时P-P间期与R-R间期各有其固定规律，P波与QRS波无关，心房率快于心室率（图11-36）。心室节律为交界性或室性逸搏心律，若为

交界区性逸搏心律，心室率常在50～60次/分；若为室性逸搏心律，心室率常在30～40次/分。QRS波的形态视异位起搏点的部位而异，若起搏点在房室束分支以上或附近，QRS波与正常窦性搏动者相同或相似；若起搏点在房室束分支以下，QRS波则宽大畸形。

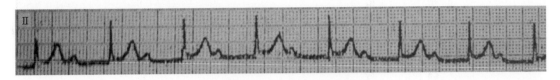

图11-33 一度房室传导阻滞

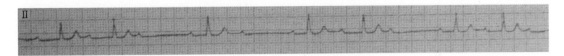

图11-34 二度Ⅰ型房室传导阻滞

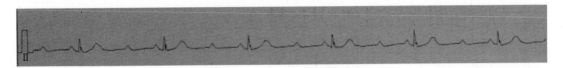

图11-35 二度Ⅱ型房室传导阻滞

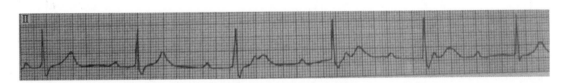

图11-36 三度房室传导阻滞

Ⅰ度AVB有时需要和功能性AVB及交界性心律相鉴别。当房性早搏过早出现或阵发性房速心房率过快时，可因房室交界区正处于相对不应期而导致P-R间期延长。当Ⅰ度AVB心率较快或P-R间期明显延长时，有时难与交界性心律和交界区自律性心动过速区分，应注意T波有无微小的改变，压迫颈动脉窦可使心率减慢而显露出P波。二度AVB首先要在其Ⅰ型和Ⅱ型之间进行鉴别，二度Ⅱ型的特征是发生激动脱落之前和之后的所有下传搏动的P-R间期是恒定的，这是二度Ⅱ型阻滞区别于Ⅰ型阻滞的标志。二度AVB呈2：1下传时，应与未下传的房早二联律鉴别，后者提前发生的异位P波多与其前的T波融合。二度AVB在2：1传导时还要

注意与窦性心动过缓相鉴别，此时也应在T波中寻找有无P波叠加。房速和房扑心房率＞250次/分时也可发生2：1房室传导，多为交界区功能性阻滞所致。需要指出的是，二度Ⅱ型房室传导阻滞可与一度、高度、完全性AVB相互转化，应该引起大家的注意。三度AVB主要与干扰性完全性房室分离鉴别，后者心室率较心房率快或与心房率相近。

（四）室内传导阻滞

发生完全性室内传导阻滞时QRS波间期明显增宽，在婴儿≥0.09 s、年长儿≥0.10 s。若QRS波间期增宽但未达上述标准时，诊断不完全性传导阻滞。在RBBB，V_1导联QRS波呈

rsR′型，或 R 波宽钝、有顿挫；V₅ 导联的 S 波宽钝、有顿挫而不深；S₁ 及 R_{aVR} 宽钝、有顿挫；ST-T 的方向与 QRS 波的主波方向常相反，常见电轴右偏（图 11-37）。在 LBBB，V₅ 导联 QRS 波呈 R 型，R 波宽钝、有顿挫，一般无 q 波及 S 波；V₁ 导联 QRS 波呈 Qs 型或 rS 型，r 波极小，S 波宽钝有顿挫；ST-T 方向与 QRS 主波方向相反，电轴可以左偏（图 11-38）。LAFB 时 QRS 波电轴常重度左偏，在负的 30°～90°；Ⅰ、aVL 导联 QRS 波呈 qR 型，R_{aVL} ＞ R_Ⅰ；Ⅱ、Ⅲ、aVF 导联呈 rS 型，S_Ⅲ ＞ S_Ⅱ；

QRS 波时间轻度延长。LPFB 时 QRS 波电轴右偏可 ＞120°；Ⅰ、aVL 导联 QRS 波呈 rS 型；Ⅱ、Ⅲ、aVF 导联呈 qR 型；QRS 波时间轻度延长。多束支传导阻滞时，心电图兼有各束支传导阻滞的特点。不定型 IVB 在心电图上 QRS 波时间增宽，但没有明确的束支传导阻滞图形或其他传导阻滞图形。正常小儿右心导联的 QRS 波常出现 M 型，或有 R 波粗钝、有顿挫，因此在诊断不完全性 RBBB 时，除 V₁ 导联呈 M 型外，还必须具备其他诊断 RBBB 的条件。LBBB 应与左心室肥厚及心肌梗死等鉴别。

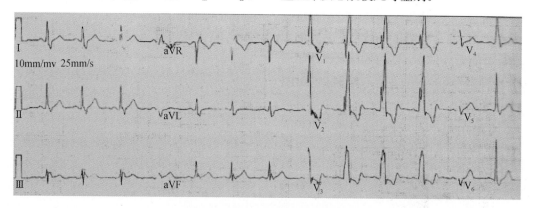

图 11-37　完全性右束支传导阻滞

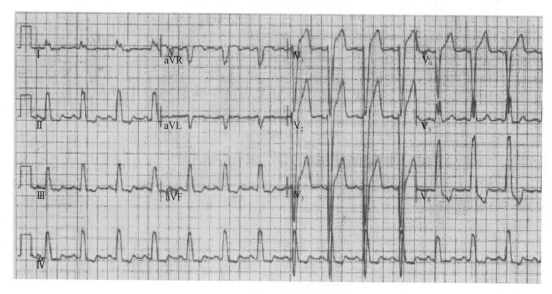

图 11-38　完全性左束支传导阻滞

四、传导阻滞的定位

传导阻滞的定位对于判断预后、指导治疗有十分重要的指导意义，虽然体表心电图对阻滞发生部位有一定的提示作用，但其准确性差，特别是在判断 AVB 发生部位时。无论是一度、二度、三度 AVB，阻滞部位均可发生在房室结、希氏束或希氏束远端，因此只有依靠心内电生理检查，才能准确标测出阻滞部位，为评估预后和选择治疗提供可靠的帮助。一般来说，阻滞部位越低，患儿预后越差。

IAB 时 P-A 间期延长，A 波、H 波和 V 波顺序出现，无脱落现象。一度 AVB 时，如阻滞发生在房室结，表现为 A-H 间期延长＞140 ms，而 P-A 间期与 H-V 间期均正常；如阻滞发生在希氏束内，将出现 H-H′间期＞20 ms，A-H 间期和 H′-V 间期正常；如阻滞发生在希氏束远端，则出现 H-V 间期延长＞60 ms，P-A 间期和 A-H 间期均正常。二度 Ⅰ 型 AVB 时，约 80％发生在房室结内，表现为 A-H 间期逐个延长直到 A 波后无 H 波，而 H-V 间期始终固定；若阻滞发生在希氏束内，表现为 H-H′间期逐个延长直至 H 波后无 H′波，而 A-H 间期和 H′-V 间期正常；若阻滞发生在希氏束远端，则 H-V 间期逐个延长直至 H 波后无 V 波，而 A-H 间期正常。二度 Ⅱ 型 AVB 时，房室结内阻滞表现为下传的 A-H 间期、H-V 间期和心电图上的 P-R 间期均恒定，不能下传的 A 波后无 H 波和 V 波；希氏束内阻滞时出现 H 波分裂，A-H 间期、H′-V 间期均恒定，受阻的 A 波后有 H 波，而不继以出现 H′波和 V 波；约 70％的二度 Ⅱ 型 AVB 发生在希氏束远端，表现为 A-H 间期与 H-V 间期恒定，受阻时 A 波后有 H 波而无 V 波。三度 AVB 时，若阻滞发生在房室结内，表现为 A 波后无 H 波，而 V 波前有 H′波，A 波与 H′-V 波群无关系；希氏束内阻滞时每个 A 波后有 H 波，A-H 间期恒定，V 波前有 H′波，H′-V 间期也恒定，但 A-H 波群与 H′-V 波群无相关性；希氏束远端阻滞表现为 H-V 阻滞，A 波后有 H 波，A-H 间期固定，但 H 波不能下传，其后无 V 波。当低位起搏点代偿性出现逸搏时，可出现增宽的 V 波，A-H 波群与 V 波无固定关系。

五、临床表现

心脏传导阻滞引发的临床症状与其发生的速度、程度、持续时间的长短、基础心脏病变等有关。如果短时间内发生严重的传导阻滞，如三度 AVB，可能会因下位起搏点不稳定或心室停顿而出现短暂的意识丧失。如心室停顿＞15 s，还可引发阿-斯综合征，表现为昏厥、抽搐等，也可出现急性左心衰竭。慢性持续的传导阻滞尽管患者多数耐受良好，但长期的心房间、房室间或心室间非同步运动也会导致心脏扩大、心力衰竭、恶性心律失常等情况发生。完全性 AVB 时，由于心房与心室收缩不同步，因此第一心音强弱不等，有时可闻及"大炮音"和第四心音。因为心室舒张期充盈量和心排血量相对增加，收缩期血压可增高，脉压增大，出现水冲脉、股动脉枪击音等。

六、治疗

（一）纠正病因

1. 原发病治疗　对于新发生的传导阻滞，患者应积极寻找病因并对其进行治疗，否则很容易恶化。多数患者只要能够做到早诊断、早治疗，其预后是乐观的，即使是三度 AVB 也可在几天内恢复正常窦性心律[62-63]。新生儿先天性二度、三度 AVB 在产前检查时便可发现和诊断，与快速性心律失常相比，新生儿缓慢性心律失常预后差，因此当监测到胎儿因 AVB 导致心功能不全进行性加重时，建议立即终止妊娠[64]。

2. 停用引发传导阻滞的药物　一些资料显示，药物引发的传导阻滞可在短时间内发生，也可在长期应用后发生。医务人员应关注药物对患儿传导系统的影响，一旦患儿用药后出现心脏不适的表现应及时行心电图检查，发现传导阻滞后立即停药。

3. 减少医源性因素　为了减少介入封堵术引发 AVB，应在术前通过超声心动图确定房间隔或室间隔缺损的解剖类型及亚型，严格掌握适应证和禁忌证。术中行造影精确测量缺损的直径，尽可能安置与缺损口直径接近的封堵器。在行射频消融手术时，切忌在出现 H 波部位放电，一旦有迹象提示正常传导系统受损应即刻停止放电。在行先天性心脏病修补手术时，外科医生要熟悉传导系统的解剖部位，提高手术技巧，同时做到动作轻柔、小心谨慎。

4. 糖皮质激素治疗　糖皮质激素治疗具有抑制抗原抗体反应、消除心肌局部炎症和水肿、增加交感神经兴奋性、加速房室传导的作用。对由急性心肌炎、心脏手术、心肌缺血等因素所致的传导阻滞，特别是完全性传导阻滞在应用异丙肾上腺素或安装临时起搏器维持有效心率的同时，应尽早足量应用，以促进患儿心脏房室传导功能的恢复。通常静脉给予甲泼尼松龙 2～10 mg/(kg·d) 连用 3 天，以后改为口服泼尼松 1～2 mg/(kg·d) 应用 2～4 周逐渐停药，也有文献报道激素冲击治疗时给予 20～30 mg/(kg·d)。近来研究表明，对先天性三度 AVB 的新生儿，产前使用地塞米松和 β 受体激动剂，也可改善患儿预后，并能降低死亡率[65]。

（二）维持心室率

发生心脏传导阻滞，尤其在发生三度 AVB 时，可导致心室率显著下降。在严重心动过缓时，尽管心肌通过增加收缩力会起到一定代偿作用，但每分钟的心排血量仍是减少的。长时间严重心动过缓可并发心源性休克导致死亡，维持有效心率是防止阿-斯综合征及心源性休克发生的关键。一般认为，如果 AVB 发生在房室束近端，患儿心电图 QRS 波形、时限多正常，心室率一般不低于 45 次/分。此时患儿对药物治疗反应较好，持续应用阿托品（0.01～0.05 mg/kg 静脉注射）、异丙肾上腺素 [0.1～4 μg/(kg·min) 静脉滴注] 等药物可将心室率提高至 60 次/分以上，从而维持有效的心排血量。如果 AVB 发生在希氏束内或其远端时，QRS 波常常表现为宽大畸形，心室率一般在 40 次/分以下。这部分患儿对药物反应不敏感，且大剂量应用时还可导致室性心律失常，

所以对此类患儿应早期行心脏起搏器治疗。因为大部分急性心肌炎引发的三度 AVB 是由于心脏传导系统受水肿压迫所致，并非细胞的永久性破坏，通过积极有效的治疗，心脏传导功能可完全或部分恢复，所以首选临时起搏器治疗。如果传导阻滞持续不能纠正，且患儿心室率明显偏慢时，需要考虑行永久起搏器治疗。目前国内外相关指南认为，符合下列条件者必须行起搏器治疗：①进展性二度或三度 AVB，合并心动过缓引起的临床不适及心功能障碍或低心排血量；②窦房结功能障碍伴与年龄相对应的心动过缓；③手术后出现的进展性二度或三度 AVB，预期不能恢复者或持续时间＞7 天；④先天性三度 AVB，伴有宽 QRS 波逸搏心律或室性逸搏心律或合并心功能不全；⑤先天性三度 AVB 婴儿的心室率＜55 次/分，如伴有其他先天性心脏病则心室率＜70 次/分。

（三）心脏再同步治疗

IVB 可以造成左、右心室的非同步收缩，对于许多心功能本已受损的患儿来说，长期的非同步收缩将导致心功能进一步恶化。通过心脏再同步治疗，可以减少二尖瓣功能性反流，改善运动功能，并能使部分患者的心脏发生良性重构。因此，对于合并严重心功能不全的 IVB 患儿，如果已接受了最佳的药物治疗但心功能仍无改善，应考虑进行心脏再同步治疗[66]。

（王禹川　丁燕生）

第十节　窦房结功能障碍

窦房结功能障碍（sinus node dysfunction，SND）是由于窦房结及周围组织器质性病变或功能性障碍，导致窦房结起搏功能或窦房之间冲动传导障碍而产生的缓慢性心律失常。自 Rein 于 1985 年报道新生儿 SND 以来，已引起广大儿科医生的关注[67]。

一、病因

在儿童中，特发性 SND 相对少见，一旦发生 SND 常有因可循。病毒性心肌炎及先天性心脏病手术损伤是引起 SND 的常见心源性因素，心肌缺血、先天性长 QT 间期综合征、肿瘤细胞浸润、浸润性疾病等也可导致 SND 的发生。引

起 SND 的心外因素包括：①中枢神经系统感染导致的颅内压增高是引起新生儿窦性心动过缓和窦房传导阻滞的常见原因；②迷走神经张力的异常增高；③使用某些药物，如 β 受体阻滞剂、钙通道阻滞剂和抗心律失常药物等；④患有代谢性疾病，如甲状腺功能减退、脑垂体功能减退、电解质紊乱等；⑤胸部的贯通伤；⑥低体温。

二、临床表现

SND 患儿可出现胸闷气短、头晕乏力、运动不耐受、夜尿增多等症状，严重时可发生心绞痛、晕厥、氮质血症等，这主要是心排血量不能满足机体脏器灌注需求所致。值得注意的是，多数 SND 患儿由于下位起搏点代偿良好，平日并无明显症状，仅在常规体检时被发现。如果下位起搏点不能及时发放冲动，患儿的临床症状常较明显，严重者可引起惊厥甚至导致猝死。

三、实验室检查

（一）心电图

标准心电图及 24 h 动态心电图（dynamic e-lectrocardiogram，DCG）作为无创性检查，是评价窦房结功能的简便而有效的方法。当检查提示患儿窦性搏动的频率低于同一年龄组正常范围的下限时，应考虑窦性心动过缓（表 11-6，表 11-7，图 11-39）。一度窦房传导阻滞（SAB）时，冲动经结周纤维至高位右心房传导延迟但并未发生脱落，心电图上 P 波正常出现，因此无法被体表心电图直接证实。二度 SAB 被分为Ⅰ（文氏型）、Ⅱ（莫氏型）两型。二度Ⅰ型 SAB 心电图表现为 P-P 间期逐渐缩短直至脱落，最长的 P-P 间期小于任何两个 P-P 间期之和（图 11-40）。二度Ⅱ型 SAB 较为多见，心电图表现为规律出现 P 波脱落，P 波脱落前 P-P 间期一致，P 波脱落所致长间歇是窦性周期的整倍数（图 11-41）。三度 SAB 时，窦房结冲动发生正常，但激动不能传至右心房。体表心电图上常难与窦房结自律性减低所致的窦性停搏相鉴别。如果心电图示正常窦性心律后突然有 P-QRS-T 漏搏超过 2s，所造成的长 P-P 间期与窦性 P-P 间期无固定的整数倍关系，应该考虑窦性停搏或静止。

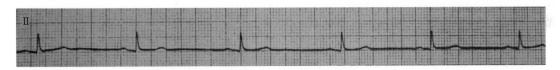

图 11-39　窦性心动过缓

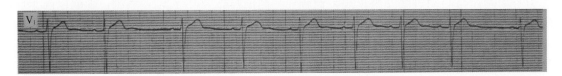

图 11-40　二度Ⅰ型窦房传导阻滞

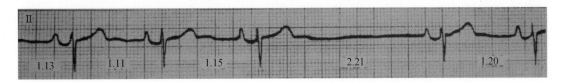

图 11-41　二度Ⅱ型窦房传导阻滞

表 11-6　不同年龄组窦性心律时心率正常范围低限（标准体表心电图）

年龄	心率（次/分）
1个月～3岁	100
3～9岁	60
9～16岁	50
＞16岁	40

表 11-7　不同年龄组窦性心律时心率正常范围低限（24 小时动态心电图）

年龄	白天心率（次/分）	夜晚心率（次/分）
1个月～3岁	100	70
3～10岁	60	45
10～16岁	50	35

在对 SND 患儿行 DCG 检查时，除上述发现外，还常可见到逸搏心律和快速性心律失常。窦性停搏时，可发生下位起搏点的逸搏，直到窦房结起搏功能恢复。因 SND 导致下位起搏点连续发放冲动≥3 小时，被称为逸搏心律。逸搏或逸搏心律可起源于右心房、左心房、交界区或心室，如果窦性停搏后没有逸搏出现，提示存在房室结或希氏束功能异常。SND 患者还时常出现快速性心律失常，表现为继发于心动过缓的心动过速与心动过缓交替出现，此种现象被称为慢-快综合征。由于心率减慢导致心肌不应期延长、离散度加大，使随后的期前收缩易落入心肌细胞的易损期而产生折返性心动过速。心动过速几乎包含了快速性心律失常的所有类型，常见的是心房颤动和心房扑动，呈持续性或阵发性。慢-快综合征是诊断窦房结功能障碍的有力证据。

（二）心电图运动负荷试验

作为无创检查方法，心电图运动负荷试验也是评价窦房结功能的有效手段。心电图运动负荷试验包括活动平板负荷试验和踏车负荷试验，通过相应运动量的最大心率来评估窦房结功能。任何怀疑 SND 的患儿均应行心电图运动负荷试验

以明确诊断，同时评判病变的严重程度。正常 4～18 岁儿童运动后最快心率可达 185～215 次/分，若最快心率低于 180 次/分提示 SND。

（三）阿托品试验

阿托品试验同样可以用来判断窦房结功能。静脉快速推注阿托品 0.02 mg/kg，描记注射前及注射后 1 min、2 min、3 min、5 min、10 min、15 min、20 min、30 min 心电图。正常人心率一般增加 30～40 次/分，或比基础心率增加 40%～60%。当出现下列情况时，提示窦房结功能障碍：①心率增加小于原有心率的 40%；②出现交界区心律，特别是交界区心律持续存在者；③心率减慢，甚至出现 SAB 和窦性停搏。应当指出，SND 患者阿托品试验可呈假阴性，而某些正常人也可出现阳性结果，因此需要我们结合临床情况加以鉴别。有学者发现，腺苷对窦房结恢复时间（SNRT）诊断的敏感性为 87%、特异性为 97%，因此建议代替侵入性的电生理检查[68]。静脉滴注异丙肾上腺素对判断窦房结功能也有一定作用。

（四）电生理检查

通过电生理检查测定窦房结恢复时间（SNRT）、校正窦房结恢复时间（CSNRT）和窦房传导时间（SACT），可以将 SND 进一步划分为起搏功能障碍和传导功能障碍。在食管内或高位右心房内行 S_1S_1 刺激，刺激以高于基础心率 10 次/分开始，逐渐增快直至出现文氏传导或 2∶1 阻滞，每次刺激持续时间 30s 或 60s，取超速起搏终止的最后一个起搏信号至第 1 个窦性 P 波的最大值作为 SNRT。由于 SNRT 受心率影响较大，通常不以此作为评判指标。CSNRT＝SNRT－基础 P-P 间期，剔除了基础心率对 SNRT 的影响，小儿＞275 ms 应怀疑窦房结起搏功能异常。SACT＝$(A_2A_3－A_1A_1)/2$，正常值＜100ms，若异常提示传导功能障碍。

四、鉴别诊断

当 SND 患儿因心动过缓出现逸搏心律时，要与异常自律性增加导致的异位心律相鉴别。逸搏心律是对窦房结功能低下的代偿反应，是

机体的一种正常保护机制，仅发生在正常心率减慢时。而自律性增加所致的异位心律是由于异位兴奋点自律性超过窦房结自律性所致，常发生在窦性节律的心率正常时。出现慢-快综合征的患者，要与快-慢综合征相鉴别。快-慢综合征多发生于年轻人，患者多无器质性心脏病，平日心电图表现正常无 SND 的表现。当发生房性心动过速后，常继发严重的窦性心动过缓、窦房阻滞、窦性停搏等缓慢性心律失常。快-慢综合征发生的确切机制不详，可能是心动过速引起窦房结功能一过性抑制的表现。这种继发性窦房结功能不全是可逆的，如能及时根治快速性房性心律失常，窦房结功能仍可恢复。有时房性期前收缩未下传也会引起长间歇，需要与窦性停搏相鉴别。

五、治疗

关于无症状 SND 患儿是否需要治疗仍在探讨之中，但出现临床症状的患者肯定需要治疗。有因可循的患儿应积极治疗原发病，剔除诱因后部分患儿窦房结功能可恢复。阿托品（0.01～0.05 mg/kg）或异丙肾上腺素［2 μg/(kg·min)］可作为提高心率的应急药物，为起搏治疗争取时间。窦房结功能永久损害者植入永久性心脏起搏器是唯一有效的治疗方法。目前常用的起搏方式包括心房抑制型按需起搏（AAI）、心室抑制型按需起搏（VVI）和双腔按需起搏（DDD）。有研究显示，无论是急性期的血流动力学效应还是长期的临床效益，AAI 起搏都优于 DDD 起搏，因此无论从经济角度还是临床益处考虑，对于存在 SND 而房室结功能正常的患儿推荐行 AAI 治疗[69]。VVI 起搏方式的主要弊病是房室收缩不同步导致的心排血量降低，加重心房电活动紊乱，远期预后差。因此对合并房室结病变的大龄患儿，如果经济条件许可，不建议单独使用 VVI 起搏[70]。目前有学者尝试在解剖学指导下对 3 个心外膜脂肪垫进行射频消融，试图通过改良心脏自主神经的方法治疗功能性缓慢性心律失常（图 11-42）[71]。研究结果发现，该方法能有效地减轻神经介导性晕厥、功能性高度房室传导阻滞和 SND 引发的临床症状，或许是未来治疗功能性缓慢性心律失常的一种新方法。

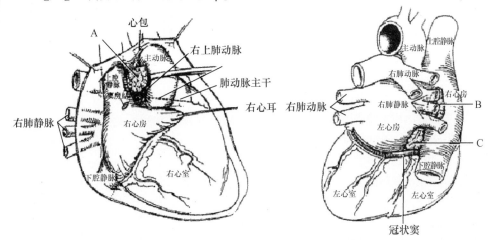

图 11-42　解剖学指导下的脂肪垫消融部位

A 代表位于主动脉和上腔静脉之间的脂肪垫；B 代表位于右肺静脉和右心房之间的脂肪垫；C 代表位于下腔静脉的右后房间隔脂肪垫。

（王禹川　丁燕生）

第十一节　预激综合征

人体在胚胎发育早期心房和心室为一连续结构，随着胚胎的发育，房室间肌性连接逐渐退化消失，由纤维环替代。部分患者因为纤维环形成不完全，心房和心室间除正常的房室结相连接外，常残留一些非特异性心肌纤维束构成的连接通路（旁路），目前已证实的旁路包括 Kent 束、James 束、Mahaim 束等。由于这些旁路具有房室传导功能，因而可以引起部分心室肌提前激动，改变了心室肌激动的程序性、同步性及统一性，我们将这种异常房室旁路导致的心律失常称为预激综合征（pre-excitation syndrome），其发生率为 0.015％～0.31％[72]。预激综合征是一种常见疾病，于 1930 年由 Wolff、Parkinson、White 率先报导，因此又称为 Wolff-Parkinson-White（沃-帕-怀）综合征（WPW 综合征），是小儿室上性心动过速中最常见类型，约占 60％。由于房室间肌性连接退化过程是受基因控制的凋亡过程，因此 Gillette 提出了预激综合征为常染色体显性遗传性疾病，并已得到证实。

一、临床表现

在婴儿期，预激综合征介导的心动过速常因患儿无明显症状而被漏诊，多数心动过速在 1 岁之内自然消失。然而，1/3 患儿心动过速将在 4～6 岁再发，并于 21～40 岁时达到发病高峰[73]。这一特点可能与儿童期旁路前传功能差，而青春期后旁路前传功能增强有关。患儿临床表现差异较大，其症状主要由房室折返性心动过速所致。轻者毫无感觉，但心室率达 200～300 次/分时患儿可因血流动力学发生明显改变而出现食欲减退、面色苍白、精神委靡等症状，少数患儿甚至形成心室颤动（Vf）而猝死。持续异常的心动过速可导致心功能不全，临床称为心动过速性心肌病[74]。由于小儿心动过速不易被发现和诊断，心动过速介导的心肌病常被误诊为扩张型心肌病。

二、旁路的分类、特性及心电图表现

（一）显性旁路

显性旁路既具有前传功能也具有逆传功能，而且前传速度快于房室结传导。窦性心律时虽然心房激动经正常传导系统及旁路同时下传心室，但由于旁路的传导速度快于房室结，因此与旁路相连的心室肌提前激动，从而产生显性预激的预激波（△波）。窦性心律时，显性预激体表心电图表现为：①P-R 间期<0.12 s；②QRS 波群>0.10 s；③PJ 间期<0.27 s；④QRS 波起始部有△波；⑤有继发性 ST-T 改变。

（二）不完全潜在性旁路

这类旁路前传激动心室的速度接近或略慢于房室结前传心室的速度（差距<0.04～0.06 s），因此激动经旁路和房室结下传激动心室后可形成融合波，此类旁路由我国学者刘仁光首先命名[75]。心电图表现为：①窦性心律时 P-R 间期正常，无△波；②QRS 波主波或终末向量发生改变，而且与 AVRT 发作时不同，并能排除室内差异性传导和重叠 P 波。

（三）隐性旁路

旁路具有潜在的前传功能，但由于房室结下传速度快于旁路下传，因此心室未被提前激动，窦性心律时心电图完全正常。

（四）隐匿性旁路

这类旁路没有前传功能而只具备逆传功能，且少数此类旁路具有传导速度慢、不应期短、递减传导的特性。

（五）慢旁路

房室慢旁路是一种特殊的房室旁路，具有房室结的递减传导功能，亦称为附加的房室结，后

间隔房室旁路、右侧游离壁房室旁路、Mahaim
束等常具有慢旁路特性。

三、旁路的心电图定位

（一）显性旁路的心电图定位

根据体表心电图确定显性旁路部位时，主要
依据：①△波方向；②QRS波主波方向；③
QRS波额面电轴的变化；④终末向量的改变。
首先根据 V_1 导联 QRS 波和△波方向定左右，
然后右侧旁路根据 aVF、Ⅱ导联△波方向和胸前
导联 R 波的移行定前后，左侧旁路根据 aVL、
Ⅰ导联的 QRS 波及△波方向结合Ⅱ、Ⅲ、aVF
导联△波方向定前后。

（二）显性旁路的心电图定位

①室上性心动过速发作时，仔细测量 V_1、
V_5 导联的 R-P′间期及食管心电图的 R-P′间期，
如 V_1 导联的 R-P′间期＜V_5 导联的 R-P′间期，
提示旁路位于右侧；反之，则位于左侧。②P′波
极性：Ⅰ、Ⅱ及 aVL 导联 P′波负向时，旁路多
位于左侧；V_1 导联 P′波呈负向而 V_6 导联呈正向
时，旁路多为右侧。③测定室上性心动过速（室
上速）伴有功能性束支传导阻滞时的心率变化：
心动过速伴功能性左束支传导阻滞时，如心率无
减慢提示旁路位于右侧，心率减慢则提示旁路多
位于左侧；当伴功能性右束支传导阻滞时，心
率减慢则旁路位于右侧；心率无变化时旁路位
于左侧。若 R-P′间期同时延长≥35 ms 时，多
为游离壁旁路；当 R-P′间期延长＜25 ms，多为
间隔旁路。

四、预激合并快速性心律失常

存在旁路的患者经常会并发快速性心律失
常，其中房室折返性心动过速（AVRT）最为
常见。心房、心室、旁路和房室结共同组成折
返环，根据折返环传导方向和旁路电生理特性
的不同，将房室折返性心动过速分为顺向型
AVRT、逆向型 AVRT 和慢旁路介导的折返性

心动过速。近几年随着心脏电生理研究的进
展，人们又提出了预激性心动过速这一概念。
预激性心动过速是指预激综合征伴经旁路（含
房束和束室旁路）前传心室的心动过速的总
称，包括窦性、房性、房室折返、房室结折返
性心动过速和 AF、Af 伴旁路前传心室的快速
性心律失常[76]。

根据旁路在心动过速中的作用，将此类心
动过速分为：①旁路折返的预激性心动过速：
旁路是心动过速折返环路的组成部分，同时又
是前传心室的路径，相当于逆向型 AVRT，抑
制旁路传导可终止心动过速。②"无辜旁路"
的预激性心动过速：旁路只是激动下传心室的
路径，并不参加折返环路的组成，抑制旁路只
能控制心室率而不能终止心动过速。需要指出
的是，无辜旁路有别于旁观旁路，无辜旁路参
与激动的下传而旁观旁路既不参与折返也不参
与传导。

（一）顺向型房室折返性心动过速

顺向型房室折返性心动过速（OAVRT）是
病理性大折返性心动过速，激动自心房通过房室
结前传到达心室，经房室旁路逆传至心房。心动
过速通常由期前收缩诱发，这是由于房性期前收
缩、室性期前收缩或自律性的突然变化，扰乱了
心律和房室结的电生理特性。OAVRT 是房室旁
路所致快速性心律失常的最常见类型，占旁路折
返室上速的 90% 左右，其心电图特点为：①多
呈窄 QRS 波心动过速，心率多在 140～250 次/
分；②节律规则，但在频率过快或伴房室结双径
路时可出现 R-R 间期长短交替现象；③激动经
旁路逆传心房速度相对较快，因此 R-P′间期＜
P′-R 间期，R-P′间期＞70 ms；④无论心室率是
快还是慢，房室之间总是呈 1∶1 传导，一旦出
现二度阻滞，心动过速将立即终止；⑤如心动过
速频率达到特殊传导系统不应期，会产生频率依
赖性束支传导阻滞，以右束支传导阻滞为多见
（图 11-43）。

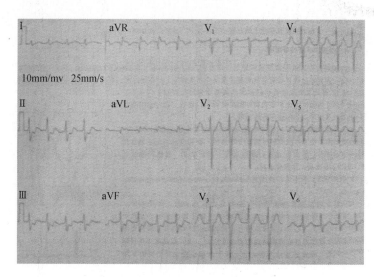

图 11-43　顺向型房室折返性心动过速

临床中还存在一种旁路，此类旁路只有室房逆传功能，且逆传速度慢、不应期短，同时有递减传导的特性。这类旁路常位于后房室沟，我们称为后间隔房室旁路，由这类旁路介导的 OAVRT 又被称为持续性交界区反复性心动过速（permanent junctional reciprocating tachycardia，

PJRT）。PJRT 的心电图特点为：①心动过速持续反复发作，呈无休止性，心动过速期间可有短阵窦性搏动；②心动过速时 P′ 波在 Ⅱ、Ⅲ、aVF 及 V$_4$～V$_6$ 导联呈负向，在 aVR 导联呈正向，且有 1∶1 室房传导关系；③R-P′ 间期＞110 ms，R-P′ 间期＞P′-R 间期（图 11-44）。

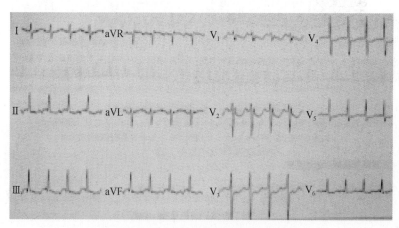

图 11-44 持续性交界区反复性心动过速

（二）逆向型房室折返性心动过速

逆向型房室折返性心动过速（AAVRT）时激动传导方向与顺向型相反，从心房经旁路前传至心室，然后从心室经房室结向心房逆传。还有

一种少见的情况是另外还存在一条旁路，利用第二条旁路逆行传导。心电图特点：①QRS 宽大畸形呈完全预激图形，初始向量与预激波方向一致；②R-R 间期规整，心率多在 200 次/分以上；③R-P′ 间期＞P′-R 间期（图 11-45）。

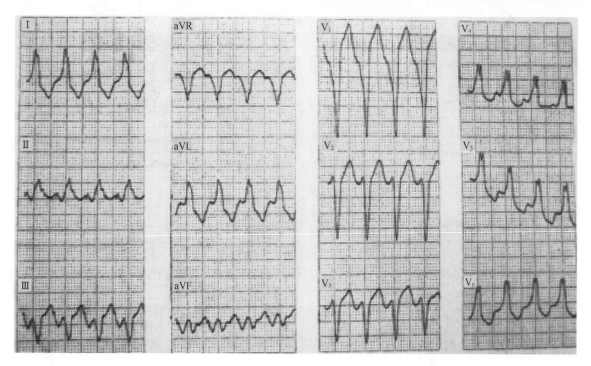

图 11-45   逆向型房室折返性心动过速

（三）预激综合征伴心房扑动

Benditt 的资料表明，预激伴发的宽 QRS 波心动过速中，将近 60% 合并心房扑动（AF）。由于 F 波常重叠于快速宽大畸形的 QRS-T 波中而难以辨认，因此描记食管导联或改变房室传导比例均有助于明确 F 波的存在。因 F 波常呈 2：1 下传心室，心室率多在 150 次/分左右。偶尔 F 波以 1：1 的比例下传心室时，心室率可≥250 次/分，易导致 Vf。宽 QRS 波初始向量与窦性心律时△波极性相同，是判定旁路下传的可靠依据（图 11-46）。

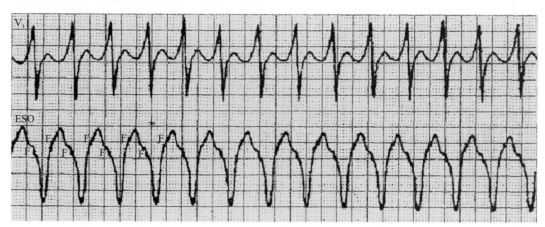

图 11-46   预激综合征伴心房扑动

（四）预激综合征伴心房颤动

预激综合征伴心房颤动（Af）的发生率在 11%～39%，由于旁路具有全或无的传导特征，且不应期随心率加快而缩短，因此预激综合征伴 Af 时易诱发 Vf，因此应予以高度重视[77]。心电图特点为：①P 波消失，但 f 波也常由于心室率过快而不能清楚显示。②QRS 波群宽大畸形，具有多变性：当激动仅通过旁路下传时，QRS 波呈宽大畸形的完全预激图形；当激动仅通过房室结下传时，QRS 波形态正常；当激动同时经旁路和房室结下传时，产生不同程度的不完全心室预激图形。③R-R 间期不等，在心室率快速时可不明显，心室率常＞180 次/分。④宽 QRS 波初始向量与窦性心律时△波极性相同。⑤呈阵发性反复发作（图 11-47）。

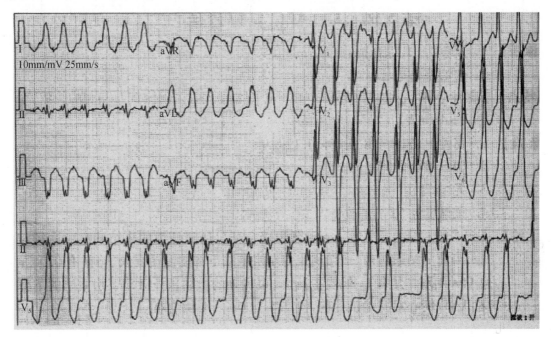

10mm/mV 25mm/s

图 11-47　预激综合征伴心房颤动

五、预激综合征合并其他心律失常的心电图表现

1. 预激综合征合并房室传导阻滞　预激综合征合并一度房室传导阻滞（AVB）时，激动经房室结下传心室的时间延长，而经旁路除极全部心室肌，心电图表现为 QRS 波呈完全预激波。合并二度Ⅰ型 AVB 时，激动经房室结下传心室的时间逐渐延长直至脱落，因此 QRS 波群呈不完全预激至完全预激的周期性变化。合并二度Ⅱ型 AVB 时，激动经房室结下传心室定期脱落，因此 QRS 波群呈周期性完全预激的表现。合并三度 AVB 时激动全部经旁路下传，所以 QRS 波呈完全预激表现，而且从无 AVRT 发作。

2. 预激综合征合并束支传导阻滞　当旁路与传导阻滞的束支同侧或呈完全性心室预激时，束支传导阻滞的心电图表现常被掩盖，此时如 P-J 间期＞0.27 s，AVRT 发作时呈典型束支传导阻滞型，可作为预激合并束支传导阻滞的诊断线索。当旁路与传导阻滞的束支位于异侧或呈不完全心室预激时，QRS 波初始表现为△波，而中部或尾部会出现提示束支传导阻滞的特征性粗钝。如果预激波间歇消失时出现束支传导阻滞的心电图表现，则是预激综合征合并束支传导阻滞的可靠诊断依据。

六、治疗

预激综合征的治疗分为药物治疗和非药物治疗。药物治疗主要用于终止心动过速，而非心动过速发作期通常无需治疗。如果患儿心动过速发作频繁，发作时心室率很快，发作时间较长或临床症状较重，应考虑采用射频消融的方法将旁路消除。射频消融是目前唯一相对安全且有效的根治方法，不仅成功率高而且并发症发生率低。

（一）心动过速发作时的处理

预激合并快速性心律失常是常见的急症，发作时如心室率很快则有诱发 Vf 的可能，因此应尽快将其终止。值得强调的是，用药前一定要明确心动过速的类型，特别是在宽 QRS 波心动过速时。宽 QRS 波心动过速是 AAVRT 还是 OAVRT 伴室内差异性传导，抑或是室性心动过速，必须加以鉴别[78]。由于 β 受体阻滞剂、钙通道阻滞剂、强心苷可缩短旁路不应期，因此禁用于 AAVRT。对于有血流动力学障碍的患者，应即刻行电转复治疗。静脉快速推注三磷腺苷或腺苷可减缓或阻断房室传导而终止心动过速，该药于体内半衰期仅数秒钟，剂量不过多时副作用不明显。腺苷三磷酸一次静脉注射不宜超过 $0.2 \sim 0.4\,mg/kg$，不稀释，弹丸式注射。从小剂量开始，无效可 $3 \sim 5\,min$ 后加量，重复应用 $1 \sim 2$ 次；腺苷起始 $50\,\mu g/kg$，快速注射，无效 $2\,min$ 后重复，每次增加 $50 \sim 100\,\mu g/kg$。总量 $<300\,\mu g/kg$，若超过上述剂量可能造成一过性窦性停搏或室性心律失常及血压下降。普罗帕酮静脉注射也可有效终止发作，每次 $1 \sim 2\,mg/kg$，用 5% 葡萄糖稀释 1 倍后缓慢注射。无效 $15 \sim 20\,min$ 后可重复 $1 \sim 2$ 次，总量不超过 $6\,mg/kg$。胺碘酮 $5\,mg/kg$ 缓慢静脉注射也有终止的效果，但起效较慢。地高辛或 β 受体阻滞剂的效果不如上述药物，而且地高辛有诱发逆向型折返性心动过速的可能性，现多已不用。对于年龄较大的儿童，顺向型折返性心动过速时，可给予维拉帕米静脉注射，每次 $0.1 \sim 0.3\,mg/kg$，

缓慢注射（$<1\,mg/min$），一次量不超过 $5\,mg$。$20\,min$ 后可重复，但不超过 3 次，累积量 $<15\,mg$。适量的维拉帕米效果较好且副作用不多，但应用时需监测血压及心律变化，以免造成明显的窦性心动过缓或 AVB。但是维拉帕米在婴儿禁用。逆向型折返性心动过速与预激合并 Af 多引起较明显的血流动力学障碍，而且一般的抗心律失常药物疗效常不令人满意，因此应尽早给予直流电同步复律。终止心动过速后，可药物预防再发或进行消融治疗。

（二）射频消融术

当前，射频消融技术已相当成熟，因此已成为治疗预激综合征的首选方法。对那些反复发作的快速性心律失常患者，尤其是有高危倾向的逆向型折返性心动过速或合并 Af 的患者，更应该选择射频消融术以彻底治愈[79]。对于存在旁路但无心动过速发作的患儿是否需要预防性治疗，目前仍有争议。

（王禹川　丁燕生）

第十二节　长 QT 间期综合征

长 QT 间期综合征（LQTS）是一种病因不明，心电图表现为 QT 间期延长，伴或不伴 T 波及 U 波异常的一组综合征，分为先天性和获得性两类。LQTS 常伴恶性室性心律失常，如尖端扭转型室速（TdP）或心室颤动（Vf），其最主要的临床表现为反复发生的晕厥和猝死。本症常见于儿童和青年，多有家族史，属遗传性心脏电生理异常，但部分病例可无家族史。

一、发病机制

先天性 LQTS 为遗传性疾病，与编码跨膜钠、钾等离子通道的基因异常相关（表 11-8）。自 1991 年 Keating 等发现第一个 LQTS 致病基因以来，已经发现 10 种基因缺陷，临床表现为 4 种综合征[80]。第 11 号染色体 H-ras-1 基因旁的致病基因是人类发现的第一个与先天性 LQTS 有关的遗传物质，以后人们又陆续在第 3、4、

7、11 号染色体上发现了致病基因。K_VLQT1 突变基因在 LQTS 家系基因中最常见，包括 1 个缺失突变和 10 个错义突变[81]。它编码的 K^+ 通道无生物学特性，与 Mink 共同装配形成缓慢激活的延迟整流 K^+ 通道（I_{Ks}），使 I_{Ks} 功能减弱，心室肌细胞复极化减慢，导致动作电位时程（APD）延长。HERG 突变基因占已发现的 LQTS 家系基因型第二位，包括 2 个缺失突变和 5 个错义突变[82]。突变的 HERG 基因使快速激活的延迟整流 K^+ 通道（I_{Kr}）数目减少，且变异的蛋白质不仅不能形成功能通道，还对 I_{Kr} 起负性抑制作用，因此影响了心肌的复极过程。突变的 SCN5A 基因表达产物使快 Na^+ 内向电流通道（I_{Na^+}）失活减慢，引起小量持续内向电流，破坏平台期电流平衡，延长 APD[83]。KCNE1 基因突变可使构成 I_{Ks} 通道的 β 亚单位发生异常，影响 I_{Ks} 通道的功能，引起 QT 间期延长。

表 11-8   先天性长 QT 间期综合征的分子生物学基础及临床特点

综合征	类型	缺陷基因	离子流	诱因	心电图特点	合并表现
JLNS	JLNS1	*KCNQ1*	I_{Ks} ↓	无特殊	无特殊	先天性耳聋
	JLNS2	*KCNE1*	I_{Ks} ↓	无特殊	无特殊	先天性耳聋
RWS	LQTS1	*KCNQ1*	I_{Ks} ↓	激动/游泳	宽基底 T 波	无
	LQTS2	*KCNH2*	I_{Kr} ↓	声音刺激	T 波低平有切迹	无
	LQTS3	*SCN5A*	I_{Na} ↑	睡眠	ST 段长、T 波尖	无
	LQTS4	*ANKB*	影响 Na-Ca 交换	运动，精神压力大	长间歇后 T 波双向	无
	LQTS5	*KCNE1*	I_{Ks} ↓	无特殊	无特殊	无
	LQTS6	*KCNH2*	I_{Ks} ↓	无特殊	无特殊	无
ATS	LQTS7	*KCNJ2*	I_{K1} ↓	低钾血症	U 波宽，与 T 分离，室性期前收缩多	周期性瘫痪、恐惧
TS	LQTS8	*CACNA1C*	I_{ca-L} ↑	无特殊	无特殊	先天性心脏病、并指畸形等
其他	LQTS9	*CAV3*	I_{Na} ↑	无特殊	无特殊	无
	LQTS10	*SCN4B*	$I_{Nav1.5}$ ↑	无特殊	无特殊	无
	LQTS11	*AKAP9*				

获得性 LQTS 与药物、电解质紊乱、冠心病、脑血管疾病等因素相关。摄入药物是导致获得性 LQTS 的常见原因，其机制可能为影响编码 K^+ 通道的 *HERG* 基因，导致 I_{Kr} 减少。中枢神经系统损伤使自主神经系统对心室复极的调节发生变化，也可引起 QT 间期延长。

LQTS 引起尖端扭转型室速（TdP）的机制尚需研究，但很可能包含触发活动和折返两种机制[84]。由于上述各种基因突变导致 I_{Kr}、I_{Ks} 减小，I_{Na+} 增加，使心肌细胞复极时间和 APD 延长，易于诱发早期后除极（EAD），当 EAD 振幅达到阈电位时便可诱发 TdP，此为触发活动。由于心室内、中、外三层心肌细胞动作电位的不均一性扩大，导致各层间和各细胞间复极离散度显著增加，产生的电位差加大，从而形成不稳定的折返环路也可诱发 TdP。多数 TdP 的第一个心搏都起源于心内膜下，因此触发活动可能为始动因素，而折返机制使异位节律得以维持。

二、临床分类

（一）按发病原因分类

①先天性 LQTS：与编码心肌细胞膜某些离子通道蛋白质的基因缺陷有关，表现为常染色体显性或隐性遗传。②获得性 LQTS：由多种因素如电解质紊乱、药物、饥饿、中枢神经系统损伤、严重心动过缓等引起。

（二）根据临床表现分类

①Jervell-Lange-Nielsen 综合征（JLNS）：亦称心-耳综合征或聋-心综合征，此类病变呈常染色体隐性遗传，其特征是先天性神经性耳聋；②Romano-Ward 综合征（RWS）：此类患者听力正常，病变为常染色体显性遗传；③Andersen-Tawil syndrome 综合征（ATS）：此型患者合并有骨骼肌异常[85]；④Timothy 综合征（TS）：常合并指（趾）、心脏畸形、智力缺陷等特征[86]。

（三）根据致病基因分类

按致病基因的不同，可将先天性 LQTS 分为 13 个亚型，但最近有学者提出，不应将以 U 波异常为主要改变的基因表型包括在 LQTS 里。

（四）根据导致 TdP 发作的诱因分类

Jackman 按诱发 TdP 的诱因将 LQTS 分为两种类型，间歇依赖型和肾上腺素能依赖型。①间歇依赖型：常由药物（如Ⅲ类抗心律失常药)、电解质紊乱(如低血钾、低血镁、低血钙)和各种原因心动过缓引起,心动过速发作前常可见到长间歇和巨大 U 波,且间歇长度与 U 波程度和间歇前心室率呈正相关。当 U 波振幅达到一定幅度(阈值)时即激发 TdP,TdP 可反复发作或自行终止,亦可蜕变为 Vf。②肾上腺素能依赖型:常由突然运动、恐惧、疼痛、惊吓或情绪激动诱发,发作前 QTU 间期常进行性延长,T 波和 U 波振幅极易发生周期性变化。由于部分患者兼有上述两型的特点,又被称为中间型。

三、临床表现

LQTS 伴发心律失常时轻者表现为黑朦,重者发生晕厥,可伴有抽搐,常由劳累、运动、情绪激动和精神刺激等诱发,但部分患者上述症状可发生在休息或睡眠中,多见于 *HERG* 及 *SCN5A* 基因突变者。晕厥多由 TdP 所致,TdP 可自行终止也可发展成 Vf。先天性 LQTS 发病率约在 1/10 000～2/10 000,女性多见,首次出现症状的平均年龄为 12 岁,而获得性 LQTS 通常在 50～60 岁左右发病。相比之下,JLNS 发病年龄较早,多在婴幼儿期,其他类型的病变发病较晚,可在儿童期发病,也可延迟至成年后发病。由于 LQTS1 患者运动时 QT 间期不能随心率加快而缩短,故心脏事件多发生于运动和精神处于兴奋状态时,其中特别是在游泳时多见,只有约 3% 的患者在睡眠或休息时发病。LQTS2 患者多数心脏事件发生于夜间,常因听觉受刺激诱发,如夜间突然被闹钟或电话铃声惊醒等。LQTS3 患者在临床上并不多见,与 LQTS1 相反,其心脏事件绝大多数发生在睡眠或休息时。女性患者还易在产后或月经期发病。心电图检查提示 QT 间期延长、QT 间期离散度增加、T 波电交替、T 波形态异常等,患者常会合并心动过缓或窦性停搏,少数患者 QT 间期在正常范围。就 T 波而言,LQTS1 患者 T 波曲线平滑、基底部较宽;LQTS2 患者常见低振幅和有切迹的 T 波;LQTS3 患者以延迟出现的高尖 T 波为特征[87]。

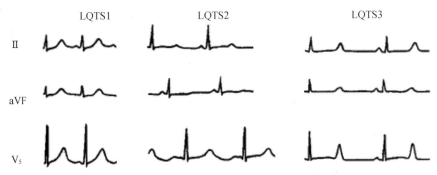

图 11-48　不同基因型 LQTS 的体表心电图特征

四、诊断标准

目前诊断先天性 LQTS 主要参照 1993 年国际 LQTS 协作组颁布的积分标准,包括心电图特征、临床表现及家族史等指标[88]。除外获得性 LQTS 后,得分＞4 分可确诊;2～3 分为可疑,需进行心电图跟踪。目前尚未将遗传学检测作为诊断 LQTS 的常规方法,诊断评分标准包括:① QTc(经心率校正后的 QT 间期)≥0.48 s 计 3 分,QTc 在 0.46～0.47 s 之间计 2 分,男性 QTc＞0.45 s 计 1 分;②伴有 TdP 计 2 分;③T 波电交替计 1 分,三个导联 T 波有切迹计 1 分;④休息状态心率低于正常同龄人 2 个百分位数计 0.5 分;⑤晕厥伴应激状态计 2 分,不伴应激状态计 1 分;⑥先天性耳聋计 0.5 分;⑦家族中有先天性 LQTS 成员计 1 分,直系亲属中＜30 岁不明原因心脏性猝死计 0.5 分。在按照上述标准诊断先天性 LQTS 时,需要注意以下几点:①QTc 以 Bezett 公式计算:QTc＝QT 间期/(RR 间期)$^{1/2}$;②TdP 与晕厥同时存在时计分只取二者之一;③家族史中 2 项同时具备时计分只取二者之一。

五、临床治疗

由于获得性 LQTS 纠正病因后即可消除,因此我们着重介绍一下先天性 LQTS 的长期治疗和 TdP 的紧急处理。

（一）关于 LQTS 的治疗

对于先天性 LQTS 患儿，无论其有无症状均应治疗，因为约 30%～40%患者以猝死为首发症状。尽管目前已发现 LQTS 的多种分型，但在临床治疗上只对前 3 种较为成熟，即 LQTS1、LQTS2 和 LQTS3。患儿要避免诱发因素，如 LQTS1 患者要避免竞技性运动，游泳时需有人看护；LQTS2 患者要避免声音刺激。避免服用可能引起 QT 间期延长的药物，纠正电解质紊乱。β 受体阻滞剂可以作为所有患者的首选用药，LQTS1 和 LQTS2 患者对 β 受体阻滞剂反应较好，大多无需使用埋藏式心脏复律除颤器（ICD）治疗。β 受体阻滞剂对 LQTS3 患者效果不佳，此类患者治疗可经手术切除左心交感神经或植入 ICD。家人要尽量与病人同住，家中需配备体外除颤器。因 LQTS3 患者在运动时 QT 间期可正常缩短，故对此类患者不必限制运动。患者突变基因不同，在临床症状表现上也各有特点。射频消融治疗先天性 LQTS 已有报导，但技术尚未成熟，针对 LQTS 的基因治疗也仍处于试验阶段。

（二）关于 TdP 的预防及治疗

1. 间歇依赖型　①去除诱因，包括停用引起 QT 间期延长的药物和纠正电解质紊乱；②静脉滴注异丙肾上腺素，将心率提升至 90 次/分以上，缩短 QTU 间期，减小 U 波；③起搏疗法是预防心动过缓诱发 TdP 的有效方法，植入起搏器将心率维持在 90～110 次/分左右可消除长间歇和降低 U 波振幅；④急性期室速不能自行终止者，可用电转复；⑤注入硫酸镁或维拉帕米可抑制钙离子超载导致的早期后除极。将硫酸镁制成 1%～2% 溶液，以 0.1～0.15 g/kg 缓慢静推，必要时隔 5～15 min 重复使用，也可以 30～50 mg/(kg·h) 的速度持续静滴。补镁时必须同时补钾，使血清钾水平＞4.5 mmol/L。维拉帕米 0.1～0.3 mg/kg 缓慢推注，每分钟不超过 1mg，一次量不超过 5 mg，继之以 75～100 μg/min 维持静点，亦可每日口服维拉帕米 2～5 mg/kg，分 3 次服用。

2. 肾上腺素能依赖型　①减少或避免诱发因素，如避免剧烈体力活动和情绪激动、精神刺激，避免应用延长 QT 间期的药物，纠正电解质紊乱；②β 受体阻滞剂为有症状 LQTS 患者的首选药物，普萘洛尔 2～4 mg/(kg·d)，纳多洛尔 0.5～1 mg/(kg·d)，美托洛尔 1.5～2 mg/(kg·d)，应长期服用。所有病人均应使用可耐受的最大剂量，运动试验时峰值心率下降 30% 可以作为 β 受体阻滞剂达到最大合适剂量的指标之一。β 受体阻滞剂也可用于 LQTS 患者的一级及二级预防[89]；③某些亚型 TdP 的发生可能与钠通道不完全失活导致内向电流成分增加，引起复极延迟而诱发触发活动有关，因此可给予钠通道阻滞剂美西律治疗；④某些亚型 TdP 的发生和钾离子外流减少有关，此时钾通道开放剂有效；⑤刺激左侧星状神经节可引起 QT 间期延长，手术阻断或者消融左侧星状神经节已被用来治疗长 QT 间期综合征，切除范围包括左星状神经节下半部及胸 1 至胸 4 或胸 1 至胸 5 交感神经节[90]；⑥植入起搏器或 ICD 并联合应用 β 受体阻滞剂，ICD 是目前预防心脏性猝死最有效的措施。

（王禹川　丁燕生）

第十三节　Brugada 综合征

1992 年，西班牙的 Brugada 兄弟报道了一组发作性多形性室性心动过速（VT）或心室颤动（Vf）患者[91]。这些患者心电图呈右束支传导阻滞图形，右胸导联（V_1～V_3 导联）ST 段持续抬高，QT 间期正常，而心脏超声、心室造影和部分病例心内膜活检均未见异常。此后，不断有类似病例报导出现，因此人们将具有上述特征的病变命名为 Brugada 综合征。现已认识到，Brugada 综合征是一种有明显遗传倾向的原发性心电疾病[92]。近年来，国内 Brugada 综合征的临床病例报告日益增多，说明该综合征在我国并不罕见。

一、发病机制

尽管有学者提出 Brugada 综合征可能是心肌病的一种表现，但依据目前的研究，多数学者认为 Brugada 综合征是一种常染色体显性遗传性心脏离子通道疾病。在 Brugada 综合征患者中，约 30% 的患者是由于位于第 3 号染色体上编码钠通道 α 亚单位的 SCN5A 基因突变导致钠通道功能丧失而引起的。众所周知，心肌细胞动作电位 2 相是 I_{to}（K^+ 外流）、$I_{Ca^{2+}}$（Ca^{2+} 内流）和 I_{Na^+}（Na^+ 内流）共同形成的。正常时 3 种离子流跨心肌细胞膜的进出平衡而形成 2 相的平台期（ST 段），结果 ST 段在缓慢的 2 相复极期回到等电位线。Brugada 综合征患者由于 SCN5A 基因异常导致心肌细胞膜钠通道功能下降或数量减少，致使部分右心室外膜心肌细胞复极 1 相末 I_{Na^+} 电流减少或消失，I_{to} 电流相对增加，破坏了 I_{Na^+}、$I_{Ca^{2+}}$ 和 I_{to} 在 2 相平台期的平衡，导致复极过程中 2 相平台期全部或部分丢失。心脏电活动正常时，右心室心外膜层和心内膜层心肌细胞的复极就因 I_{to} 电流的分布不均存在一定的差异，当发生 SCN5A 基因异常时这种差异进一步扩大。由于右心室心外膜和心内膜之间复极离散度增加、电位差异增大，表现在心电图上即为异常的 J 波和 ST 段抬高。当心肌发生病变时，不仅是心外膜层和心内膜层心肌细胞间会发生复极差异，即使同在心外膜层，心肌细胞间也会出现平台期电位差。当上述心外膜表面不同部位之间或心内膜和心外膜之间电位差足够大时，便可形成新的动作电位，即发生 2 相折返，因而容易触发 VT 或 Vf 的发生[93-94]。由于 I_{to} 电流在左心室外膜心肌细胞动作电位复极 1 相及 2 相中作用非常小，因而 I_{Na^+} 电流异常对动作电位 2 相平台期的影响不显著，所以 2 相折返性心律失常在左心室很难诱发[95]。

二、Brugada 波及其临床意义

Brugada 波是由于面对探查电极的心外膜与心内膜之间存在的显著复极差异而形成的，根据心电图特征可将 Brugada 波分为穹窿型（1 型）、马鞍型（2 型）、低马鞍型或低穹窿型（3 型）三种[96]。心电图表现为：①右胸导联类似右束支传导阻滞图形，呈 rsR′ 型，R′ 波宽钝；② V_1、V_2 或 V_3 导联 ST 段抬高呈下斜型逐渐下降（1 型），或马鞍型持续抬高 ≥1 mm（2 型），或低马鞍型抬高 <1 mm（3 型）；③ V_1、V_2 或 V_3 导联 T 波倒置、双向或直立。目前认为该 R′ 波其实为 J 波，J 波幅度 ≥2 mm，因此 Brugada 波实际是由 J 波、T 波和不同形态的 ST 段改变而组成。这种特征性的心电图常在右胸 V_1～V_3 导联中的 1 个或 1 个以上导联出现，极少数情况下也可能出现在 V_4 导联（图 11-49，表 11-9）。

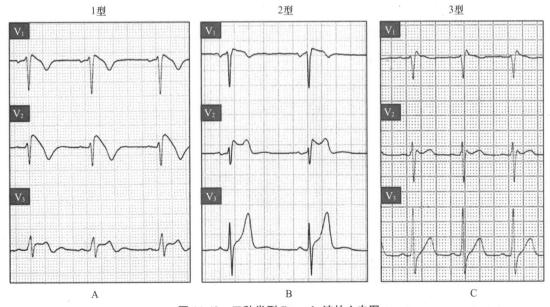

图 11-49　三种类型 Brugada 波的心电图
A. 穹窿型；B. 马鞍型；C. 低马鞍型。

表 11-9　Brugada 波的体表心电图特征

	1 型	2 型	3 型
J 波幅度	≥2 mm	≥2 mm	≥2 mm
ST 段形态	下斜型，逐渐下降	马鞍型，抬高≥1 mm	低马鞍型，抬高<1 mm
T 波	倒置	直立或双向	直立

Brugada 波具有如下特征：①一般情况下 Brugada 波不易出现，但药物激发试验后常可显现，因此具有隐匿性；②在不同次的心电图记录中患者 Brugada 波时有时无，呈现出间歇性特点；③同一患者在不同次的心电图记录中 Brugada 波的形态可发生显著的变化，表现出多变的特性；④多数情况下患者在慢心率的时候 Brugada 波变得明显，随着心率的加快 Brugada 波甚至可以消失，显示出慢频率依赖性；⑤Brugada 波易受到自主神经和药物的影响，当迷走神经兴奋时 Brugada 波变得明显，交感神经兴奋则反之；⑥任何对 I_{Na^+}、$I_{Ca^{2+}}$ 和 I_{to} 产生影响的药物均能使 Brugada 波发生变化。

流行病学显示，在一般人群的心电图普查中 2 型及 3 型 Brugada 波的检出率是 1 型 Brugada 波检出率的 5 倍，男性 Brugada 波的检出率远远高于女性。目前认为，1 型 Brugada 波有较强的诊断意义，而 2 型及 3 型 Brugada 波即使明确存在也无确诊价值，不能作为 Brugada 综合征的诊断依据[97]。

三、诊断及鉴别诊断

在确定 Brugada 综合征的诊断中，患者有自发性或诱发性 1 型 Brugada 波是必不可少的条件。此外，患儿还至少需要具备下列 5 种情况中的一项：①有 Vf 或多形性 VT 发作；②有晕厥或夜间濒死呼吸病史；③电生理检查可诱发 Vf、VT；④家族成员有 45 岁以下猝死者；⑤家族成员有 1 型 Brugada 波。需要指出的是，Brugada 综合征引发的 Vf、VT 常发生在夜间，约 50% 患者因在睡眠中而无任何感觉，因此患儿或家长叙述无晕厥或无 Vf 发生可能并不真实。

不少学者发现，一些心电图具有 Brugada 综合征表现的患者临床上并无晕厥、猝死等症状，而在其他临床情况下，如服用抗心律失常药物、

电解质紊乱等也可引起心电图类似的 Brugada 综合征的表现。由于不同的疾病将会使患者的预后大相径庭，因此必须加以鉴别。

（一）早期复极综合征

Brugada 综合征和早期复极综合征都以特发的 ST 段抬高为特征，又都常发生在"健康青年人"，故两者的鉴别十分重要（表 11-10）。早期复极综合征患者 ST 段抬高通常发生在 $V_3 \sim V_5$ 导联且弓背向下，J 点顿挫和 T 波直立，而 Brugada 综合征 ST 段抬高仅限于右胸导联，且呈缓慢向下，T 波倒置。

表 11-10　Brugada 综合征与早期复极综合征的鉴别

	Brugada 综合征	早期复极综合征
J 点	不明显	明显，有顿挫
J 波	J 波与 ST 段分界不明显	J 波与 ST 段分界明显
ST 段形态	下斜型抬高（1 型）	凹面向上抬高
变化导联	右胸导联（$V_1 \sim V_3$）	中胸导联（$V_3 \sim V_5$）

（二）致心律失常性右心室心肌病（ARVC）

Brugada 综合征与 ARVC 均为常染色体显性遗传和基因变异表达性疾病，都可发生在儿童或青少年，都可能发生致命性室性心律失常，心电图改变也都集中在右胸导联且均有类似右束支传导阻滞的改变，因而两者需要鉴别（表 11-11）。

表 11-11　Brugada 综合征与 ARVC 的鉴别

	Brugada 综合征	ARVC
心电图		
Epsilon 波	无	有
ST 段抬高	有	有
T 波倒置	有	有
H-V 间期	2/3 患者延长	无
室速类型	多形性	单形性
超声心动图	正常	右心室扩张或室壁瘤
I 类抗心律失常药物诱发	ST 段抬高	对 ST 段无影响

（三）右束支传导阻滞

尽管 Brugada 综合征患者右胸导联常具有类似右束支传导阻滞图形，但大多数 Brugada 综合征患者在左胸导联上并不存在典型加宽的 S 波，因而提示大多数该综合征患者并不存在真正的右束支传导阻滞。

（四）原发性心室颤动

原发性 Vf 患者无器质性心脏病，心电图不具有右束支传导阻滞及 $V_1 \sim V_3$ 导联 ST 段抬高的特点，Vf 发作时常呈尖端扭转型，同时伴有 QT 间期的延长。Brugada 综合征患者 VT 室速不同于尖端扭转型 VT，且 QT 间期正常，但 Brugada 却提出原发性 Vf 可能为 Brugada 综合征的一种中间状态。

（五）其他

Brugada 综合征与基因缺陷所致心肌钠通道异常有关，因此服用任何抑制钠通道的药物都可引起相似的心电图变化。除 I 类抗心律失常药物外，可卡因、三环类抗抑郁药、抗精神病药和止痛药在中毒剂量时也都有可能导致心电图出现 Brugada 波。高钾血症时，细胞外高钾可抑制心肌钠通道，所以在严重的高钾血症患者心电图中也能发现 Brugada 波[98]。

四、常用的筛查方案

Brugada 综合征患者有较高的猝死发生率，所以尽早确诊此类患者有重要意义。然而 Brugada 波具有隐匿性、间歇性、多变性等特点，除非病人有自发、典型的 1 型 Brugada 波，否则都需经过各种努力才能获得 1 型 Brugada 波的心电图证据[99]。当患儿有以下几种情况时，应采取进一步措施加以明确：①仅有 2 型或 3 型 Brugada 波；②从来就无 Brugada 波，但临床和病史高度怀疑或需除外 Brugada 综合征者；③1 型 Brugada 波不典型或可疑者。

（一）提高右胸导联心电图的记录位置

将 $V_1 \sim V_3$ 导联的记录电极从第 4 肋间垂直提高到第 3 肋间或第 2 肋间，可提高 1 型 Bruga-da 波的检出率，包括下述药物激发试验结果阴性及阳性的患者。

（二）药物激发试验

应用钠通道阻滞剂可引起钠通道失活加速，促使 Ito 电流相对性增加，进而使心内膜、心外膜的复极离散度加大，使 1 型 Brugada 波出现或变得更加典型。出现下列情况时立即停止给药：①出现 1 型 Brugada 波；②出现 2 型 Brugada 波伴 ST 段抬高≥2 mm；③QRS 波时限在用药后增加 30% 以上；④出现室性期前收缩或其他心律失常。患者在进行药物激发试验时都有发生严重恶性室性心律失常的可能，所以用于 Brugada 综合征诊断和研究目的的药物激发试验应在具有高级心肺复苏设备和有经验的医务人员严格监护下进行。

（三）电生理检查

心室程序刺激是电生理检查的核心部分，心室刺激部位可依次选择右心室心尖部、右心室流出道及右心室游离壁。右心室心尖部与右心室流出道相比，前者恶性室性心律失常的诱发率约 30%，明显低于后者 70% 的诱发率，而右心室游离壁的诱发率更高。常用程序刺激的检查方法，基础 S_1S_1 刺激在 350～600 ms 之间，可加发 1～3 个期前刺激。发放期前刺激的最短联律间期不应短于 200 ms，检查的阳性率随期前刺激数目的增加而提高。检查终点：①诱发出持续性 VT 或 Vf；②能够反复多次、重复诱发出非持续性、多形性 VT；非持续性 VT 是指每阵大于 6 个周期、持续时间 <30 s 的 VT。被诱发的非持续性 VT 的心室率一般较快，多在 200～300 次/分。常规电生理检查结果阴性时，可给予药物后重复上述电生理检查。

五、临床治疗

在治疗前首先对 Brugada 综合征患者进行危险分层十分重要，因为尽管 ICD 可以有效地防治患者猝死的发生，但其费用昂贵。因此，根据危险分层的结果制订适当的治疗方案可以避免患者接受不必要的治疗，同时对高危患者也能尽量避免其发生意外[100]。无症状的 Brugada 综合征患者若自发出现 1 型 Brugada 波或能诱发出 VT 和 Vf，则患者为猝死的高危人群。心脏电生理检查诱发出持续的室性心律失常被认为是最强的危险因素，但也有学者提出了相反的观点。确诊 Brugada 综合征的患者中，男性是一个独立的危险因素，其猝死的风险是女性患者的 8～10 倍[101]。

（一）ICD 治疗

植入 ICD 是唯一已被证实对 Brugada 综合征治疗有效的方法，所有发生过猝死、晕厥、猝死先兆的病人，都应植入 ICD 进行二级预防。是否应对症状轻微甚至根本无症状的病人进行 ICD 的一级预防治疗，目前的观点尚有不同。根据现有资料显示，无症状的心电图 Brugada 综合征表现并不增加死亡的危险性，对这类患者应进行临床观察，同时要注意除外严重高血钾、药物中毒或右心室心肌病变所致的心电图异常。对于年龄较小的婴幼儿患者，是否给予 ICD 治疗仍需探讨。

（二）起搏器治疗

鉴于 Brugada 综合征患者的猝死和晕厥常发生在夜间心率较慢时，对这部分患者可考虑通过植入心脏起搏器以消除夜间发生的缓慢心率，进而防治慢频率依赖性 VT 或 Vf 的发生。

（三）射频消融治疗

射频消融能够消除触发 VT 或 Vf 的室性早搏，从而防治 VT 或 Vf 的发生，但目前这种方法的可靠性尚待研究。

（四）药物治疗

I_{to} 电流相对过强是 Brugada 综合征患者发病的原因之一，因此用药物选择性阻滞心脏 I_{to} 电流应当有效。目前唯一能显著阻断 I_{to} 电流的药物是奎尼丁，它是一个兼有 Na^+ 通道阻滞作用及 I_{to} 阻滞作用的特殊I类抗心律失常药物。奎尼丁可使心外膜动作电位的 1 相与 2 相恢复，并使升高的 ST 段恢复正常，进而预防 2 相折返的发生。奎尼丁使用时应当给予大剂量，首次 2mg/kg，如无不良反应 15～60 mg/(kg·d)，分 4～6 次服用。除奎尼丁外，异丙肾上腺素、西洛他唑可增强 L 型钙通道的钙内流，使患者抬高的 ST 段恢复正常，也可用于 Brugada 综合征的治疗，但这些药物治疗的确切疗效还有待确定。

（王禹川　丁燕生）

第十四节　先天性心脏病术后心律失常

随着手术技巧及熟练程度的提高、介入器械的改进，通过心脏直视手术或介入手术的方式纠正患儿心脏解剖结构的先天性异常已成为一种常规手段。与此同时，先天性心脏病（先心病）术后的并发症，特别是心律失常并发症也越来越受到人们的关注。先心病术后的心律失常可见于术后早期，也可见于术后晚期，甚至有些心律失常发生在手术后十余年。其形式多样，原因及影响因素迥异，处理方式也各不相同，因此需要临床医师熟悉。

一、快速性心律失常

（一）房性心律失常

房性心律失常多见于完全性大血管错位

Mustard、Senning 术后及 Fontan 术后，亦可见于房室瓣置换术后、房间隔缺损及肺静脉异位引流修补术后[102-104]。多数心律失常见于术后晚期，也有部分心律失常在术后很短的时间内便可出现。目前普遍认为，先心病术后多数快速性房性心律失常与折返机制相关，因此被称为房内折返性心动过速（IART）[105]。由于心房内存在手术切口瘢痕和（或）其他的解剖屏障，可以保护折返激动在缓慢传导区内不受到其他部位激动的干扰，因而激动得以维持。Kalman 等于 1996 年提出了切口折返的概念，专指折返环位于心房瘢痕之间或心房切口和房室沟之间"峡部"的折返性心动过速[106]。David 认为，应该将典型房扑峡部参与的术后折返性心动过速命名为术后峡部依赖性房扑。目前在大多数文献中，狭义的IART是指切口折返性心动过速，广义的IART包括术后峡部依赖性房扑[107]。由于两者有着十分相似的发生机制，因此临床诊断有时仅能依靠体表心电图上的心房率的不同加以区分（图11-50）。

引起IART发生的原因复杂，可能涉及以下因素：①手术切口造成的心房瘢痕、长距离缝合、心包瘢痕或补片导致折返环形成；②手术造成的心房容积和压力异常，导致心房壁肥厚和张力增高，最终引起心房扩张和心房肌病变，有助于引发和维持IART；③先天性因素造成的心房结构异常；④手术造成窦房结功能减退，可以引发心房不应期的改变，导致IART的发生；⑤心房壁的外科缝线引起淋巴回流受阻，造成弥散性的心内膜纤维弹性组织增生。

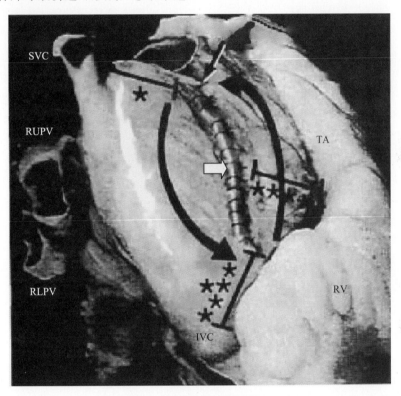

图 11-50　切口性房性心动过速示意图

白色箭头所指为手术切口；黑色箭头代表心动过速折返环；＊处为消融房速时的阻滞线。

（二）交界区性异位性心动过速

交界区性异位性心动过速（junctional ectopic tachycardia，JET）多发生于先天性心脏病术后24 h之内，见于法洛四联症（taralogy of Fallot，TOF）、室间隔缺损、完全性肺静脉异位引流术后及Mustard、Fontan术后[108]。术后JET是儿科相对特有的一种心律失常，多发生于婴幼儿，成人非常罕见。体表心电图诊断JET较为困难，部分需结合食管内心电图方能确立诊断（图11-51）。在多数情况下，JET可以在术后第2~8天自行缓解，但它却由于心室充盈障碍和房室收缩不同步，成为对患儿生命威胁最大的一种快速性心律失常。

与手术因素有关的JET发生机制尚不确切，一般认为是由于对His束不同形式的刺激或微创造成房室交界区局部自律性增高所引起。手术操作和手术缝线引起希氏束损伤、水肿，术后肺动脉压力增高使束支紧张性增高均可诱发JET的发生。

（三）室性心动过速

室性心动过速（VT）在先天性心脏病术后早期并不常见，多见于TOF术后晚期。右心室流出道瘢痕区或补片的减慢传导引起心室内折返是引发VT的主要机制，偶见有触发活动参与。

二、缓慢性心律失常

（一）窦房结功能不良

窦房结功能异常见于 Mustard、Fontan、房间隔缺损修补术及肺静脉畸形引流矫正术后。手术损伤窦房结及其邻近区域或窦房结动脉受损是导致窦房结功能不良的主要原因。近年来，随着手术技巧的提高，操作手法的改进，已使术后窦房结功能失常的发生率大幅度下降。

（二）房室传导阻滞和室内传导阻滞

先心病术后传导阻滞多发生于手术涉及房室结、希氏束或束支的区域，如房室隔和室间隔缺损修补术、Mustard 或 Senning 术和房室瓣置换术。手术直接损伤传导系统是引起传导阻滞的主要原因，当复杂心脏畸形造成心脏传导系统发生较大变异或缺损比较靠近传导束时，更易伤及传导系统。手术损伤传导系统的营养血管，毛细血管壁破裂出血也可导致传导阻滞的发生。体外循环阻断主动脉后会导致心肌缺血、缺氧及代谢产物堆积，当主动脉开放、冠状动脉恢复血液灌注后，产生的心肌细胞再灌注损伤、微循环栓塞都会影响到心脏传导功能[109]。手术中低温措施会引起心肌弥漫性或局部代谢障碍，从而发生传导异常，因此低温也是引起术后传导阻滞的危险因素之一。血清钾增高时，心肌动作电位 0 期膜内电位上升的速度减慢，幅度减小，因此兴奋的扩布减慢，传导性降低，发生传导阻滞。

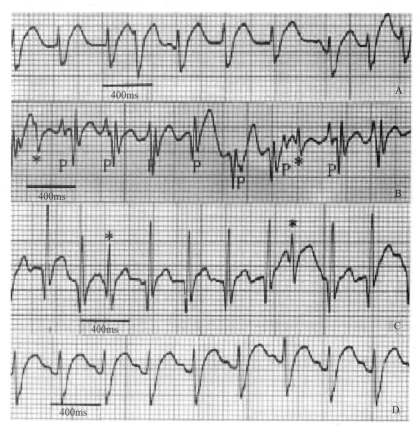

图 11-51　交界区性异位性心动过速典型心电图[110]

A. I 导联心电图，QRS 波呈 RBBB；B. 为食管心房导联心电图，可见正负双向的 P 波与 QRS 波分离或 P 波与 QRS 波融合，心室率快于心房率，*代表窦性夺获的 QRS 波；C. 食管心室导联心电图，该导联无明显 P 波（*处）；D. 转为窦性心律后 I 导联心电图，QRS 波呈 RBBB，形态与 JET 发作时一致。

以上简要介绍了常见的先心病术后心律失常及其产生原因，但除上述谈及的心律失常致病因素外，还有一些因素可以影响心律失常的发生[111]。Kirklin 认为，婴幼儿心脏的神经-体液调节及窦房结功能均发育不完全，易发生心律失常，因此年龄是影响心律失常发生的独立因素。术前心功能不佳者，因其心脏负荷过重，长期处于低氧血症、高碳酸血症、高儿茶酚胺水平的心功能失代偿状态，术后发生心律失常的概率增高。手术的难易程度也决定了心律失常的发生率。

三、治疗

首先，应尽量避免和减少先心病术后心律失常的发生。例如严格掌握房、室间隔封堵术的适应证和禁忌证，详细了解间隔缺损的大小、类型，选择适当直径的封堵器，术中精确的定位可避免或减少房室传导阻滞的发生。室间隔缺损修补术可经右心房、右心室、肺动脉及左心室等几种切口入路，采用右心房切口替代右心室切口可减少右束支传导阻滞的发生。此外，尽量缩短体外循环和阻断主动脉时间、加强术中心肌保护、术中轻柔操作、防止过度牵拉或损伤传导系统也是防止发生术后心律失常的重要措施。所以说，如果术前能够对患者的病情作详细的了解，对手术作精心的准备，一些由先心病手术引发的心律失常是完全可以避免的。一旦术后发生心律失常，也要采取积极的治疗措施以防止患儿发生不测。

先心病术后如合并快速性心律失常，治疗应当以预防发作、发作时及时转复和控制心室率为主。无论是短期抑或是长期用药，均需关注患儿的心功能情况。在器质性心脏病伴心力衰竭征象的患儿，如果血流动力学尚能耐受，可应用胺碘酮，此时不宜使用Ⅰ类抗心律失常药物。若无心力衰竭征象，则可应用Ⅰa、Ⅰc类和Ⅲ类药物。选择性β_1受体阻滞剂具有减慢静息和运动心率、降低血压、降低心肌耗氧量的作用。因而能有效控制心率，延长心肌舒张期使冠状动脉获得充分灌注及降低心动过速者的心脏作功，而使心功能得到适当改善。对血流动力学不稳定的患儿，需立即直流电复律。对反复发作的心动过速，如果药物治疗效果不佳或不愿长期接受药物治疗者，应考虑射频消融治疗。术后获得性心动过速的机制多为大折返环的形成，心肌上的手术瘢痕、手术缝线及植入物的部位可成为心动过速产生的关键部位。通过阻断激动在缓慢传导区的传导，射频消

融可有效治疗先心病术后的快速性心律失常。传统的多极导管技术很难明确各种心动过速的关键峡部，目前的三维标测技术可直接反映折返的激动传导顺序，确定慢传导区，因而克服了传统标测的不足（图11-52）[112]。纠正发热，采用低温疗法将患儿体温降低至33～35℃，或许对JET有效。

心脏手术后发生AVB者经及时处理多能转复为窦性心律，但如果处理不及时则可转成永久性AVB。一度AVB一般对血流动力学无明显影响，可不予处理，偶有转为二度者，也多能自行

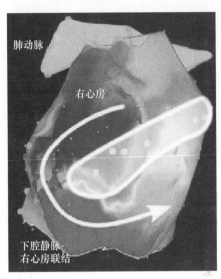

肺动脉

右心房

下腔静脉-
右心房联结

图11-52　Fontan术后折返性房速的三维激动标测图

恢复。较轻的二度Ⅰ型AVB多数对血流动力学影响不明显，也可不予处理。但对较重的二度Ⅰ型和二度Ⅱ型AVB，则必须及时治疗。异丙肾上腺素为首选药物［0.1～4μg/(kg·min)］，可同时应用糖皮质激素消除心肌水肿，并及时纠正各种代谢紊乱。对于永久性二度AVB，有时口服药物治疗可长期维持正常的心率而不会出现严重的并发症，但应注意长期药物治疗的副作用。对于术中发现的三度AVB，心外膜临时人工起搏是首选的治疗方案。若超过7天以上未出现自主心律，应考虑安装永久性起搏器。对于先心病术后出现窦房结功能不良伴明显临床症状，或心动过速-心动过缓综合征需长期应用抗心律失常药物者也应行永久起搏器治疗。

（王禹川　丁燕生）

第十五节　新生儿心律失常

新生儿可发生任何心律失常，国外报道新生儿以室上性心律失常多见，年长儿及成年人以室性心律失常占多数。国内报道宫内窘迫、娩出窒息、早产与心律失常发生有关[113-114]，胎儿心律失常往往伴随先天性心脏病（占 26.67%）或胎儿心肌炎，出生后的心律失常以缺氧心肌损害为主（占 44.44%），其次为电解质紊乱。新生儿心律失常多为功能性和暂时性，预后较年长儿及成年人好[115]。

一、新生儿心动过速

（一）新生儿房性及交界区性心动过速

新生儿心动过速常表现为心力衰竭，可出现气促、纳差及心源性休克等，需与感染及代谢性疾病鉴别。窦性心动过速的频率可能会超过 200 次/分，而房室折返性心动过速的频率很少小于 270 次/分（除外早产）。中止心动过速发作的方法：以 150～300 μg/kg 的腺苷快速静脉注射，必要时重复给药[116]。面部浸入冰水中或面部敷用冰袋也常奏效（潜水反射）。一旦恢复窦性节律，患儿状况很快改善。心动过速药物治疗后短期内可能复发，索他洛尔、氟卡尼或胺碘酮能有效抑制心动过速发作，多数患儿在药物撤退后 6～12 个月内不复发[117]。下面介绍几种常见的新生儿室上性心动过速。

1. 新生儿心房扑动　常发生在出生前或出生时，由右心房内折返引起。心电图常在 Ⅱ、Ⅲ 及 aVF 导联见到锯齿状扑动波，心房率约 400 次/分并出现房室 2：1 传导，心室率约 200 次/分。有原发疾病与并发症者对因及对症治疗，严重者选用抗心律失常药物，经心脏电复律或经食管心房调搏可恢复窦性节律，心房扑动很少复发。

2. 心房异位性心动过速（atrial ectopic tachy-cardia，AET）　婴儿早期常表现为持续性心律失常，系左、右心房自律性增高所致。AET 是儿童阵发性室上性心动过速的常见原因，幼儿自行消退率为 78%。6 个月后的婴儿常自行消退[118]。

3. 持续性交界区反复性心动过速（PJRT）

为顺向型房室折返，其旁路接近冠状窦，传导速度相对较慢。胺碘酮及维拉帕米对 PJRT 患儿最有效，单用或联合地高辛的有效率为 84%～94%[119]。22% 的 PJRT 患者自发消退。索他洛尔、氟卡尼或胺碘酮等常常有效，射频消融适用于年长儿童或心率得不到控制时（特别是左心室功能紊乱者）。

（二）新生儿室性心动过速

新生儿室性心动过速（VT）诊断比较困难，大部分病例起初都易被误诊为阵发性室上性心动过速。心动过速时 QRS 波越异常，诊断为室性心动过速的可能性就更大。

1. 持续性特发性婴儿室性心动过速　常表现为继发性心室功能减退，往往出现在婴儿后期。心电图常显示右束支传导阻滞及电轴右偏，预测起源于左心室下方。大多数病例可能由心肌错构瘤的微小肿瘤引起。胺碘酮、氟卡尼控制心律失常通常有效，5 岁后室性心动过速常可消退。

2. 新生儿加速性心室自主节律　无症状，常有左束支传导阻滞（可能为右心室源性）且可表现出间歇性窦性节律。选择索他洛尔、氟卡尼、胺碘酮治疗。这种心律失常可自发消退，不遗留长期后遗症。

二、新生儿心动过缓

（一）房性心动过缓

1. 新生儿窦性心动过缓　排尿、排便、吞咽、打嗝、哈欠等生理活动及新生儿呼吸暂停、胎儿宫内窘迫、新生儿窒息、低体温、肺炎、颅内压升高、某些药物、某些器质性心脏病（如病毒性心肌炎、先天性心脏病、窦房结先天和后天性疾病等）可引起新生儿窦性心动过缓。表现为动态心电图监测睡眠心率<60 次/分，清醒心率<80 次/分（不哭闹时）。治疗主要针对原发病，严重者可给予阿托品、异丙肾上腺素等提高心率。

2. 新生儿窦房结功能不良（sinus node dysfunction，SND） SND 指除原发病表现外，主要表现为发绀、呼吸急促，心率改变以心率缓慢为主，也可有快慢交替，严重者有惊厥、昏迷、心搏骤停等。心电图表现为反复出现的窦性心动过缓、P 波形态异常、窦性停搏、窦房阻滞、慢–快综合征等，确诊可进行阿托品试验及食管心房调搏检测窦房结功能。SND 分症状性和非症状性两种。症状性 SND 系由于新生儿尤其是早产儿、低体重儿窦房结暂时发育不完善，某些疾病如新生儿窒息、缺氧、呼吸暂停、肺透明膜病、肺炎、血液黏滞等使窦房结缺血、缺氧而出现一系列症状，多为一过性，预后较好。非症状性 SND 系由于窦房结先天性发育异常、器质性心脏病如先天性心脏病致窦房结异常、病毒性心肌炎致窦房结变性或坏死以及心胸外科手术损伤窦房结而引起，多为持续性或永久性损害，预后较差。治疗方面积极治疗原发病，给予心肌营养和供氧。对过缓的心率、窦房阻滞、窦性停搏等可给予阿托品、异丙肾上腺素等提高心率，严重者进行起搏治疗。

3. 新生儿窦房结传出阻滞 指窦房结冲动经结周纤维至心房的传导异常，分一度、二度及三度传导阻滞，二度又分为 Ⅰ 型和 Ⅱ 型。二度 Ⅰ 型体表心电图可表现为 P-P 间期缩短，随之出现一个窦性停搏，停搏后的长 P-P 间期小于短 P-P 间期的 2 倍。二度 Ⅱ 型体表心电图表现为周期性数个 P 波之后有 1 次 P 波脱漏，形成长 P-P 间期，窦房结传出阻滞的 P-P 间期是窦性 P-P 间期的整数倍。治疗主要是针对原发病，除家族性症状性窦性心动过缓外，通常需起搏治疗。

（二）房室传导阻滞

新生儿心动过缓中常见房室传导阻滞，指心房到心室的兴奋传导异常。

1. 获得性 获得性完全性心脏传导阻滞常见于心脏手术破坏房室结或希氏束、心导管插管及心血管造影、射频消融等损伤窦房结，以及心肌炎、风湿性心脏病、白喉、先天性梅毒、心脏肿瘤等。手术造成的完全性心脏传导阻滞可能是暂时性的，也可能是永久性的。

2. 先天性 分免疫相关性及先天性心脏病性，先天性完全性房室传导阻滞即为免疫相关性，是持续性心动过缓最常见原因，常在分娩过程中确诊，并因考虑胎儿窘迫致使急行剖宫产术。治疗主要根据心室率，如果心室率低于 50 次/分，常起搏治疗。新生儿先天性心脏病借助超声心动图即可明确诊断，先天性心脏传导阻滞合并先天性心脏病患儿病死率较高，清醒时心率低于 65 次/分的患儿即使无症状也推荐安装起搏器。

新生儿心律失常多为功能性及暂时性，预后取决于引起心律失常的原发病。无严重全身疾病或器质性心脏病以及严重心律失常者，大多预后良好。

（王　成　谢振武）

第十六节　心律失常的药物治疗

随着小儿心血管疾病的发病率日益增长，心律失常的发生也相应增多。心律失常可见于各种器质性心脏病，也可发生在健康儿童中。近年来心律失常的治疗有了长足进步，主要表现在非药物治疗方面，包括除颤、起搏、消融、手术等。尽管如此，由于受到经济、观念等方面的影响，大部分患儿家长仍将药物治疗作为首选方案。由于所有抗心律失常药物（antiarrhythmic drug，AAD）都不同程度地抑制心脏的自律性、传导性以及收缩功能，并存在致心律失常的副作用，因此心血管专科医师和内科医师必须掌握 AAD 分类，熟知 AAD 的药代动力学、药效学及其治疗心律失常的作用机制，并能结合临床实际情况灵活运用。

一、分类

AAD 分类方法繁多，各有优势，但由于不少 AAD 具有多种作用，因此尚无一种分类方法可以完全阐明每个 AAD 的特性。在众多的分类方法中，最为人们熟悉的是 Vaughan-Williams 分类法。根据药物对动作电位各时相离子流转运的影响，Vaughan-Williams 分类法将 AAD 分为四类（表 11-12）。其中 Ⅰ 类 AAD 又根据药物对通道作用的动力学和阻滞强度的不同细分为 Ⅰa、Ⅰb 和 Ⅰc 三类。与钠通道的结合/解离时间常数 <1 s 者为 Ⅰb 类药物；≥12 s 者为 Ⅰc 类药物；介于二者之间者为 Ⅰa 类药物。为了使人们更好地理解 AAD 的作用机制，1991 年美国心脏学会（AHA）和美国心脏病学会（ACC）公布了一种新的分类方法——西西里策略。由于西西里策略的理论性较强，需要临床医师有丰富的心电生理学和药理学知识，因此其实用性受到很大的限制。临床上要确定一种心律失常的发病机制较为困难，且一般临床医生对离子通道、受体等并不熟悉，因此相对简单的 Vaughan-Williams 分类法更容易被广大心血管医生接受和熟记，所以 Vaughan-Williams 分类仍是目前临床上最为常用的分类方法。

表 11-12 Vaughan-Williams 分类法

	Ⅰ 类		Ⅱ 类	Ⅲ 类	Ⅳ 类
Ⅰa 类	Ⅰb 类	Ⅰc 类			
奎尼丁	利多卡因	氟卡尼	普萘洛尔	胺碘酮	维拉帕米
普鲁卡因胺	美西律	恩卡尼	美托洛尔		地尔硫䓬
丙吡胺	苯妥英钠	普罗帕酮	阿替洛尔		

二、作用机制

（一）Ⅰ 类抗心律失常药物

Ⅰ 类 AAD 主要阻滞快钠通道，降低 APD 的 0 相上升速率，减慢心肌传导，能有效终止钠通道依赖的折返。人们又根据药物的膜稳定作用和对复极影响，将 Ⅰ 类 AAD 划分为 Ⅰa、Ⅰb、Ⅰc 三个亚组。Ⅰa 类药物的膜稳定作用强度中等；Ⅰb 类最弱；Ⅰc 类最强。就延长复极过程而言，Ⅰa 类药物中度延长复极；Ⅰb 类缩短复极；Ⅰc 类除普罗帕酮中度延长复极外，其他药物对复极无影响或影响极小。

（二）Ⅱ 类抗心律失常药物

β 受体阻滞剂能抑制 L-型钙电流（I_{Ca-L}）和起搏电流（If），由此减弱心肌细胞自律性，同时可减慢房室结的传导。β 受体阻滞剂还可以降低交感神经张力，减轻因交感神经兴奋而介导的

心律失常。长期口服对病态心肌细胞的复极时间可能有缩短作用，能降低缺血心肌的复极离散度，并能提高致颤阈值，由此降低患者猝死率。

（三）Ⅲ 类抗心律失常药物

Ⅲ 类 AAD 共同的作用机制为特异性地延迟整流性钾电流，包括快速激活钾电流（I_{Kr}）和缓慢激活钾电流（I_{Ks}）；延长心肌的 APD 及有效不应期（EPR）。Ⅲ 类 AAD 还可根据其研发与应用的先后顺序进一步划分。第一代 Ⅲ 类 AAD 以胺碘酮（amiodarone）和索他洛尔（sotalol）为代表，兼有多种抗心律失常机制。胺碘酮依使用途径不同显示不同的作用机制，静脉注射时以阻滞 I_{Na}^{+}、I_{Ca-L} 为主，对外向电流 I_{Kr}、I_{Ks}、I_{to}、I_{KAch} 阻滞作用轻，QT 间期延长程度小；口服时主要表现为对复极的影响，明显阻滞 I_{Kr}、I_{Ks}、I_{to}、I_{KAch} 使 QT 间期延长，而对 I_{Na}、I_{Ca-L} 的阻滞较轻。当体内胺碘酮的血药浓度较大或静脉使用时，它还表现出第 Ⅰ、Ⅱ、Ⅳ 类 AAD 作用。索他洛尔是 d-索他洛尔和 l-索他洛尔的消旋体，兼有 Ⅱ 类和 Ⅲ 类 AAD 作用。第二代 Ⅲ 类 AAD 以多非利特（dofetilide）、伊布利特（ibutilide）为代表，单纯地阻滞 I_{Kr}，为纯 Ⅲ 类 AAD。由于 I_{Kr} 是心动过缓时的主要复极电流，故此类药物在心率减慢时作用最大，因此易诱发尖端扭转型室速。当心率增快时，I_{Ks} 成为复极过程的主要电流，此时特异性阻滞 I_{Kr} 的第二代药物延长 APD 作用将逐渐减弱或消失。为此，人们又研发出能同时阻滞 I_{Kr} 及 I_{Ks} 的药物第三代 Ⅲ 类 AAD，以 azimilide、ambasilide 为代表，属多通道阻断剂，并且对 $I_{Ca^{2+}-L}$、I_{Na}^{+} 也产生作用[120]。azimilide 尚是 β 受体拮抗剂和 α 受体、毒蕈碱受体的激动剂，可优先增加缺血区的 ERP 并能提高 VF 的阈值，因此可以降低猝死率，而其他 Ⅲ 类 AAD 无此作用。ambasilide 能同时阻断内向整流性钾电流（又称背景电流 I_{Kl}）和乙酰胆碱敏感的钾电流（I_{KAch}），产生瞬间外向钾电流（I_{to}），对人心房 APD 的延长呈非频率依赖性。

（四）Ⅳ 类抗心律失常药物

Ⅳ 类 AAD 为钙通道阻滞剂，主要用于阻滞 I_{Ca-L}，因此可以减慢窦房结和房室结的传导，延

长房室结有效不应期。

三、常见心律失常的药物治疗

（一）室上性心律失常的药物治疗

1. 房性期前收缩（PAC）　见于器质性心脏病和无器质性心脏病者。对于无器质性心脏病者，单纯 PAC 去除诱因后一般不需治疗，症状十分明显者可考虑使用 β 受体阻滞剂。美托洛尔初始剂量 0.5 mg/(kg·d)，每 8～12 h 给予；每周递增 0.5 mg/(kg·d)，2～3 周内渐增至 1.5～2 mg/(kg·d)。伴有缺血或心力衰竭的 PAC 随着原发病因的控制往往也能消失，因而不主张长期服用 AAD。对于会诱发室上速或心房颤动的 PAC 应给予治疗。

2. 房性心动过速（AT）　有器质性心脏病患儿伴发的 AT 药物治疗效果往往较差，治疗时应以治疗基础疾病和去除诱因为主。当 AT 发作时，为终止心动过速或控制心室率，可静脉注射毛花苷 C（西地兰）（20～40 μg/kg）、β 受体阻滞剂、胺碘酮、普罗帕酮 [1～2 mg/kg 缓慢注射，无效 15～20 min 后可重复 1～2 次，总量不超过 6 mg/kg，如有效可用 4～7 μg/(kg·min) 静脉维持]、维拉帕米（0.1～0.3 mg/kg 缓慢注射，如无效间隔 10～20 min 重复用药，总量不超过 15 mg，注意年龄小的婴幼儿禁用），刺激迷走神经的方法通常无效。对血流动力学不稳定者需直流电复律，对反复发作的 AT，应考虑射频消融治疗。无条件或不愿接受者，应根据心脏基础病变及心功能状况酌情选用 β 受体阻滞剂、非二氢吡啶类钙通道阻滞剂、强心苷、Ia 类、Ic 类或Ⅲ类 AAD。对合并病态窦房结综合征或房室传导功能障碍者，若需长期用药，必须安置心脏起搏器。

3. 心房扑动（AF）　控制心室率、恢复窦性心律并减少复发、预防血栓栓塞并发症是治疗的三大原则。在器质性心脏病伴心力衰竭征象的患儿，如果血流动力学尚能耐受，可考虑应用胺碘酮，此时不应使用 Ic 类药物。若无心力衰竭征象，则可应用Ia、Ic 类和Ⅲ类药物。对于血流动力学恶化患儿，应即刻直流电复律。由于目前已发现 AF 像心房颤动（Af）一样，同样存在血栓形成的风险，因此 AF 持续≥48 h 或持续时间不明确者均需遵循指南要求，复律前充分抗凝三周，复律后继续抗凝四周。对于需要紧急复律者，可静点普通肝素使 APTT 达正常值 1.5～2 倍后复律。Ⅰ型 AF 大环折返机制现已明确，因此反复发作的Ⅰ型 AF 射频消融是首选治疗方法。

4. 房室交界区和房室折返性心动过速　射频消融已成为有效的根治办法，因此对有条件的患者，如心动过速反复发作应首选射频消融治疗。心动过速发作时，如血流动力学不稳定需即刻直流电复律。对于血流动力学稳定者首选刺激迷走神经的手法，如诱导恶心、Valsalva 动作。无效者静脉注射腺苷（50 μg/kg 快速注射，无效 2 min 后重复，每次增加 50～100 μg/kg，总量＜300 μg/kg）或腺苷三磷酸（0.2～0.4 mg/kg 静推，无效可 3～5 min 后加量，重复应用 1～2 次），还可选择 β 受体阻滞剂，无器质性心脏病者还可静脉推注普罗帕酮。对有器质性心脏病和心功能不全者，应静脉注射毛花苷 C（西地兰）或胺碘酮。在用药过程中要进行心电监护，当室上速终止或出现明显的心动过缓和（或）传导阻滞时应立即停止给药。

5. 加速性交界区自主心律　见于心肌炎、心脏手术后、洋地黄过量患儿，也可见于正常儿童。异位节律点位于房室交界区，频率多为 70～130 次/分。积极治疗基础疾病后心动过速仍反复发作并伴有明显症状者，可选用 β 受体阻滞剂。如系强心苷过量所致，应停用强心苷，低血钾患者需补充钾盐，必要时可选用利多卡因或苯妥英钠。

（二）室性心律失常的药物治疗

多数患儿的室性心律失常仍是依靠药物治疗，时至今日尚无一种安全、有效的药物可供临床医生使用。现已认识到，并非所有的室性心律失常都需要治疗，因此在药物治疗前我们必须明确如下内容：①何种室性心律失常需要治疗；②选用何种药物较安全有效；③哪些药物有较多的循证依据。

1. 室性期前收缩（premature ventricular contraction，PVC）　因为 PVC 的预后因心脏基础情况不同而有很大差异，所以治疗前应进行详细的危险评估。对不伴有器质性心脏病的 PVC，即使在 24 h 动态心电图监测中属于频发或少数 PVC 为多形、成对或成串，其预后一般良好，从危险-效益比的角度不支持常规 AAD

治疗[121]。此类患者治疗终点是缓解症状，而非 PVC 数目的明显减少。治疗时应去除患者诱发因素，对有精神紧张和焦虑者可使用镇静剂或 β 受体阻滞剂[美托洛尔初始剂量 0.5 mg/（kg·d），每 8～12 h，根据早搏情况渐增至 1.5～2 mg/（kg·d）]，对于某些患者可考虑短时间使用 I b、I c 或 Ⅲ 类抗心律失常药。伴有器质性心脏病的 PVC 患者，特别是多形、成对、成串的 PVC 伴有心功能不全者预后差。对于这些患儿，应根据病史、PVC 的复杂程度、左心室射血分数（EF）等对其进行危险分层，越是高危的患儿越要加强治疗。首先应治疗原发疾病、控制促发因素，在此基础上用 β 受体阻滞剂作为起始治疗。如伴有心功能低下，EF≤35%，则应选用胺碘酮[10～15 mg/（kg·d），每 8～12 h，共 5～7 天；继而 6～10 mg/（kg·d），共 5～7 天；以后 1～2.5 mg/（kg·d）维持]。对胺碘酮不能耐受者，如甲状腺病变，可选用索他洛尔[2～8 mg/（kg·d）或 90～200 mg/（m²·d），分 2 次使用]。无器质性心脏病的 PVC 如症状明显，可选用美西律、莫雷西嗪、普罗帕酮等致严重心律失常作用较少的药物，如 PVC 顽固且频发，可考虑选用胺碘酮或索他洛尔。

2. 室性心动过速（VT）　特发性 VT 见于无器质性心脏病患儿。对起源于右心室流出道的特发性 VT，可选用维拉帕米、β 受体阻滞剂、腺苷或 I 类及 Ⅲ 类 AAD，但应避免使用恩卡尼、氟卡尼等风险较大的药物。左心室特发性 VT 对维拉帕米敏感，发作时可静脉注射维拉帕米。应当指出，射频消融术对治疗特发性 VT 有很好疗效，因此可以建议患者首选射频消融治疗。发生于器质性心脏病患儿的 VT 多预后不良，容易引起心脏性猝死。除了治疗基础心脏病及去除诱因外，必须及时治疗 VT 本身。有血流动力学障碍者立即同步电复律，对于多形性 VT 也可进行非同步转复。药物复律时，若不伴有心功能异常可先静脉给予 β 受体阻滞剂，常用美托洛尔 5～10 mg 稀释后在心电监护下缓慢静注，VT 终止时立即停药。β 受体阻滞剂无效者，再使用胺碘酮或利多卡因，也可试用普鲁卡因胺或普罗帕酮。合并心功能不全患者，首选胺碘酮。对于非一过性因素所致的反复发作的 VT，ICD 植入可

显著降低这类患者总死亡率和心律失常猝死率。无条件安置 ICD 的患者，可长期给予胺碘酮治疗预防复发，单用胺碘酮无效或疗效不满意者可以合用 β 受体阻滞剂。

3. 恶性室性心律失常　目前国内用于治疗恶性室性心律失常的药物主要为胺碘酮、索他洛尔或利多卡因，因此在患者无条件植入 ICD 时首选胺碘酮或索他洛尔。当患者出现严重血流动力学障碍时，首选电击复律，之后再选用胺碘酮或索他洛尔维持窦性心律。由于近年来研究发现利多卡因终止器质性心脏病或心力衰竭患者中 VT 的有效率低且远期死亡率上升，因此利多卡因已不再是终止 VT 和 Vf 的首选药物。近年来各大指南均建议应用胺碘酮替代利多卡因，尤其在心肌梗死、心力衰竭患者中 VT 及 Vf 的治疗要首选胺碘酮[5 mg/kg 负荷给药，继之以 10～15 mg/（kg·d）维持]，仅在无胺碘酮或胺碘酮疗效不佳时选用或加用利多卡因[每次 1 mg/kg 缓慢注射，无效可 10～15 min 后重复，有效后 20～50 μg/（kg·min）维持，总量不超过 5 mg/kg]。从远期预防来说，目前除 β 受体阻滞剂外，其他 AAD 都不主张用于室性心律失常的一级预防。在 VT 和 Vf 的二级预防中，口服胺碘酮和 β 受体阻滞剂用于高危患者还能受益，但可靠的二级预防措施还是植入 ICD[122-127]。

4. 加速性室性自主心律　为一种异位室性心律，多见于器质性心脏病患者，也可发生于正常成人和儿童。这是一种良性异位心律，多为一过性。由于 60～110 次/分的心室率多可耐受，除治疗基础疾病外，对心律失常本身一般不需特殊处理。由于丧失了心房同步收缩功能，原有心功能不全的患者症状可能加重，此时通过静脉注射阿托品（0.01～0.05 mg/kg）提高窦性心律下心率的方法，可以夺获心室而使其终止。

在儿童，特别是婴幼儿，由于脏器的发育和功能尚未成熟，因而药物在小儿体内的吸收、分布、代谢与成人有很大区别，给药时需根据小儿药代动力学及药效动力学的特点调整药物使用的剂量。

四、抗心律失常药物的促心律失常作用

AAD 的促心律失常作用是指用药后诱发既往

未曾发生过的心律失常或者使原有的心律失常恶化，多发生在开始用药的24～48 h，72 h后逐渐减少，诊断前必须除外药物中毒或过量导致的各种心律失常以及自身心律失常的恶化。Podrid等报道，I类AAD在左心室EF<35%和>35%患者中促心律失常率分别为43%和26%；在心肌缺血、心肌肥厚或心腔扩大时，Ic类药物可加重正常心肌与病变心肌间不均匀的复极和传导，导致折返性快速性心律失常的出现[128]。由此可见，AAD的促心律失常作用明显受心脏整体状况的影响，其他因素如肝肾功能障碍、电解质紊乱、甲状腺功能异常等也会影响药物的促心律失常作用。

当出现以下情况时，应考虑促心律失常作用[129-130]：

1. 新发的心律失常　①窦性心动过缓或窦性停搏；②房室传导阻滞；③QRS波群明显增宽；④持续性单形性VT；⑤房扑1∶1传导；⑥QT间期延长的尖端扭转型VT；⑦QT间期

正常的多形性VT；⑧Vf。

2. 原有心律失常恶化　①非持续性转变为持续性；②心动过速频率加快。

为避免AAD的促心律失常作用，我们应严格掌握AAD的适应证，定期监测血电解质浓度，若使用易于发生促心律失常作用的药物应在医院内开始给药。

五、抗心律失常药物的相互作用

在多数情况下，不主张AAD的联合使用，但当单药治疗效果差或需要很大剂量才能控制心律失常而不考虑非药物治疗时，可以考虑AAD的联合使用。合理的药物联用不仅可以增加疗效，还能避免单药治疗时过大剂量造成的毒副作用，但运用失当时其作用可以相互抵消甚至导致心律失常的发生。在此，我们列举一些常用AAD的相互作用供大家参考（表11-13）。

表 11-13　常见药物与抗心律失常药物的相互作用

抗心律失常药物	相互作用的药物	机制	可能的不良反应	预防措施
奎尼丁	胺碘酮	提高奎尼丁浓度，延长QT间期	尖端扭转型室速	监测QT间期和血钾浓度
	西咪替丁	抑制奎尼丁氧化代谢	奎尼丁中毒	监测奎尼丁浓度
	地高辛	减少地高辛清除	地高辛中毒	监测地高辛浓度
	地尔硫䓬	增加窦房结抑制	明显心动过缓	监测心率
	排钾利尿药	低血钾、延长QT间期	尖端扭转型室速	监测QT间期和血钾浓度
	肝酶诱导剂	增加肝对奎尼丁代谢	降低奎尼丁浓度	监测奎尼丁浓度
	华法林	肝与奎尼丁相互作用	增加出血趋势	监测凝血酶原时间
利多卡因	维拉帕米	负性肌力作用协同	低血压	避免静脉用药
	西咪替丁	降低肝代谢	提高利多卡因浓度	减少利多卡因剂量
	β受体阻滞剂	减少肝血流	提高利多卡因浓度	减少利多卡因剂量
美西律	肝酶诱导剂	增加肝代谢	降低美西律浓度	增加美西律剂量
普罗帕酮	地高辛	减少地高辛清除	提高地高辛浓度	减少地高辛剂量
胺碘酮	延长QT间期药物	复极作用相加	尖端扭转型室速	避免低血钾、避免合用
	β受体阻滞剂	共同抑制房室结	传导阻滞	慎用，必要时植入起搏器
	奎尼丁	抑制肝内代谢酶	提高奎尼丁浓度	监测奎尼丁浓度
	华法林	不详	增加机体对华法林敏感	调整华法林剂量
索他洛尔	排钾利尿药	低血钾、延长QT间期	尖端扭转型室速	监测QT间期和血钾浓度

（王禹川　丁燕生）

第十七节　射频导管消融治疗

20 世纪 80 年代以来，心律失常的非药物治疗取得了巨大成就，尤其是经射频导管消融（radiofrequency current catheter ablation，RFCA）技术的开展，使一些快速性心律失常的治疗发生了革命性的变化。1987 年，Borggrefe 首先尝试应用 RFCA 治疗心律失常，1991 年北京大学第一医院首先在国内以 RFCA 成功治疗儿童预激综合征[131-132]。RFCA 的运用使心脏电生理导管介入技术从单纯诊断进入到诊断与治疗相结合的时代，使许多既往难以解决的心律失常诊断和治疗取得可喜的突破，近 10 年来，RFCA 治疗小儿快速性心律失常获得长足进展，已成为与药物、外科手术并驾齐驱的治疗手段，并已成为治疗 SVT 的首选方法和唯一根治方法。由于儿童患者的解剖生理特点，对开展儿科 RFCA 的医师来说不但要具有丰富的儿科临床知识，还需具备扎实的心脏电生理学基础、丰富的心血管影像学知识及熟练掌握导管操作技术。

一、适应证

儿童射频消融适应证与成人有所不同，而且是否有必要在小年龄儿童中进行 RFCA 治疗仍存有争论。Case 认为，婴儿 SVT 对药物治疗反应良好，且有相当比例的 SVT 会在 1 岁以后自然消失，加之 RFCA 可对不成熟心肌造成不可逆损害，因此不应在小婴儿中进行 RFCA 治疗[133]。Lee 也认为 RFCA 更易在小儿患者中引发严重的并发症，因此 4 岁以下小儿应限制采用 RFCA 方式治疗[134]。Blaufox 等则提出，对于那些已经威胁患儿生命且药物治疗无效的快速性心律失常，即使在婴儿期也应进行 RFCA[135]。2002 年，《中国射频导管消融治疗快速性心律失常指南》以 4 岁为分界，制定了＜4 岁和≥4 岁患儿的 RFCA 明确适应证、相对适应证和非适应证。由于考虑到儿童房室交界区折返性心动过速（AVJRT）及先天性心脏病患儿术前、术后伴发的心律失常的特殊性，指南又对上述两种情况作了单独的规定。

（一）年龄小于 4 岁的患儿

（1）明确适应证　①房室折返性心动过速（AVRT）和典型房扑（AF），心动过速呈持续性或反复发作性，有血流动力学障碍，所有 AAD 治疗无效者；②显性预激综合征右侧游离壁旁路，心动过速呈持续性发作，有血流动力学障碍者。

（2）相对适应证　①AVRT、典型 AF，心动过速呈持续性或反复性发作，有血流动力学障碍者；②显性预激综合征右侧游离壁旁路，心动过速呈持续性或反复性发作者。

（3）非适应证　①AVRT、AVJRT、典型 AF，心动过速呈持续性或反复发作性，无血流动力学障碍者；②显性预激综合征右侧游离壁旁路，心动过速发作次数少、症状轻。

（二）年龄大于 4 岁者

（1）明确适应证　①房性心动过速（AT）呈持续性或反复发作性，有血流动力学障碍，所有 AAD 治疗无效者；②AVRT、特发性室速（idiopathic ventricular tachycardia，IVT），心动过速呈持续性或反复发作性，有血流动力学障碍者；③预激综合征伴晕厥；④预激综合征合并心房颤动及快速心室率。

（2）相对适应证　①AT 呈持续性或反复发作性，有血流动力学障碍，除胺碘酮以外的 AAD 治疗无效者；②AVRT、IVT，心动过速呈持续性或反复发作者；③预激综合征合并心房颤动心室率不快者。

（3）非适应证　①AT 呈持续性或反复发作性，有血流动力学障碍，除胺碘酮以外的 AAD 治疗有效者；②AVRT、AVJRT 和 IVT，心动过速发作次数少、症状轻。

（三）房室交界区折返性心动过速

（1）明确适应证　①年龄小于 7 岁，心动过速呈持续性或反复发作性，有血流动力学障碍，所有 AAD 治疗无效者；②年龄大于 7 岁，心动过速呈持续性或反复发作性，有血流动力学障碍者。

（2）相对适应证　①年龄小于 7 岁，心动过速呈持续性或反复发作性，有血流动力学障碍，除胺碘酮以外的 AAD 治疗无效者；②年龄大于 7 岁，心动过速呈持续性或反复发作者。

（四）先天性心脏病患儿伴发的快速性心律失常

（1）相对适应证　①手术前发生的 AVRT 和 AVJRT，术前进行射频消融治疗可缩短手术时间和降低手术危险性；②先天性心脏病手术后获得性持续性 AF，除外因心脏手术残余畸形导致的血流动力学改变所引起者，真正意义的切口折返性 AT。

（2）非适应证　先天性心脏病手术后切口折返性 AT，因心脏手术残余畸形血流动力学改变所致的 AT。

二、常见快速性心律失常的射频消融治疗

射频导管消融治疗心律失常前，应常规放置冠状窦（coronary sinus，CS）、高位右心房（high right atrium，HRA）、希氏束（His bundle，HB）、右心室心尖部（apex of right ventricle，RVA）电极并进行心内电生理检查，明确心律失常的机制及类型，以便确定介入治疗的方案。

（一）房室交界区折返性心动过速

AVJRT 是成人最常见的 SVT 之一，在儿童期较为少见，仅占儿童 SVT 的 13%～16%，婴儿期更为罕见。随年龄的增长，AVJRT 发生率逐渐增加，至青春期成为 SVT 最常见原因[136]。房室交界区双径路是引发 AVJRT 的基础，精细标测表明，快径路位于 Koch 三角的前部，靠近前间隔希氏束处；慢径路的心房插入点在 Koch 三角内，处于下腔静脉口、冠状窦口和三尖瓣环之间，RFCA 破坏其中任一路径即可根治该类心律失常。消融前常规行电生理检查，必要时加用药物诱发心动过速。对于电生理检查未

能诱发心动过速患者，如心电图符合典型 AVJRT 特征，且电生理检查有明确的房室结前传跳跃现象，可按 AVJRT 进行房室结改良；如心电图达不到典型 AVJRT 的诊断标准，不宜进行消融；对病史明确但是无心电图记录患者，即使电生理检查有房室结前传跳越现象，也不应进行消融。常规采用股静脉途径在右心房侧消融，少数情况下需要在左后间隔沿二尖瓣环放电方能成功消融。以消融慢径为主要方法，成功率 ＞ 96%，而产生完全房室传导阻滞的危险仅为 0.5%[137]。一般将 His 束至冠状静脉窦口分为上、中、下 3 个区，首先在中 1/3 段与下 1/3 段交界处附近标测，以记录到小 A 大 V 波（A∶V ≤0.5）、A 波较宽、无 H 波且心电波形稳定处为靶点，必要时可略微向上或向下移动电极以寻找有效靶点。X 线透视下右前斜位 30°（RAO 30°）可精确判断消融电极的前（心室）、后（心房）、上（His 束）、下（冠状静脉窦）位置，左前斜位 45°（LAO 45°）便于明确消融电极上、下和左（游离壁）、右（冠状静脉窦）位置。多在窦性心律下采用温度控制消融，预设温度为 55～60℃，非温度控制消融时根据消融电极贴靠程度选择功率 15～30 W，对导管贴靠不稳者可采用 SR0 号 SWARTZ 鞘加强支持。出现 ＜100 次/分的交界区心律是消融有效的标志，如放电 15～20 s 后无交界区心律出现应重新标测。如出现以下情况应立即停止放电：①交界区心律 ＞ 130 次/分，提示消融部位邻近快径或 His 束，易发生房室传导阻滞；②VA 阻滞，说明消融慢径的同时阻断了快径，是发生房室传导阻滞的先兆；③PR 间期延长；④消融电极移位；⑤阻抗升高。放电过程中交界区心律逐渐减少是消融成功的间接指标，放电时间一般在 60 s 以上。房室结前传跳跃消失，且不能诱发 AVJRT 或房室结前传跳跃未消失，但静脉点滴异丙肾上腺素后仍不能诱发 AVJRT 均可视为消融成功。尽管消融的理想终点是完全消融慢径路，但研究证实慢径路完全消融组与功能残存组 AVNRT 的随访复发率差异无显著性[138]。

（二）房室折返性心动过速

AVRT 是小儿常见的 SVT，RFCA 治疗小

儿 AVRT 方法最成熟、疗效最肯定，总成功率>96%[139]。引起 AVRT 的旁路大多位于左心室游离壁，20%旁路位于后间隔区，其他多位于右心室游离壁，仅 2%左右的旁路分布于前间隔或中间隔。经动脉逆行途径在二尖瓣环心室侧标测消融，是消融左侧旁路的常用途径。对于导管钩挂到瓣下困难或虽可以钩挂在瓣下但不能成功消融时，消融电极可在二尖瓣环心房侧标测消融或改用穿房间隔途径。右侧旁路多采用股静脉途径在三尖瓣心房侧进行消融，当发生下腔静脉闭塞时，可选择上腔静脉途径。中小弯度的消融导管可适应于大约 80%的左侧旁路的消融，其余20%的旁路可能需要其他弯度的导管。右侧游离壁及右侧间隔旁路选择中弯加硬导管，对三尖瓣环上右前 10~11 点位置的旁路用小弯导管。消融右侧游离壁旁路时如导管贴靠不稳，还可通过消融导管的倒 U 字塑形或采用 SR 0 号 SWAR-TZ 鞘管的方法加强支持。左侧旁路消融常用RAO 30°投照体位，该角度使左心室长轴展开充分，易指引消融导管钩挂到二尖瓣环下。LAO 45°是重要补充，有助于判断导管贴靠于间隔或游离壁。旁路参与的心动过速在发作时标测的靶点最可靠，对显性旁路可在窦性心律下标测。显性旁路的消融靶点为窦性心律时相对预激波最早的心室激动点（EVA）；隐匿性旁路消融靶点是心室起搏或诱发 SVT 时的心房最早逆传激动点（EAA）。由于旁路多数为斜行走向，因此 EVA 与 EAA 常不在同一部位。在间隔部位标测时应严密监测 QRS 波形态及心内激动顺序的变化，以便及时发现机械刺激阻断旁路传导的部位。建议采用温度控制消融，以减少焦痂形成的概率。预设温度为 55~70℃，功率一般为 50 W，实测温度以不低于 50℃为宜。非温度控制消融时，消融电极在二尖瓣环下贴靠较好，且周围血流少，散热慢，因而选择 10~15 W 的低功率；在二尖瓣环上和三尖瓣环上消融时由于电极常贴靠不紧密，且周围血流多散热快，需选择 20~50 W的较高功率。放电时要严密监测阻抗，如 5~10 s内未阻断旁路传导者应停止放电，采用温度控制消融时可要求在 10 s 内阻断旁路传导，如有效则继续消融 30~60 s。消融成功后应进行详细电生理检查，半小时后再重复一次，以证实旁路的前

传和逆传功能均被阻断。显性旁路、邻近 His 束和房室结旁路的消融需在窦性心律下放电，少部分隐匿性旁路由于在心室起搏时消融电极反复移位易导致消融失败，也应在窦性心律下放电。His 束旁旁路和房室结旁路为显性时，试放电 5 s如不能阻断旁路应停止放电；为隐性时，可在放电 5~10 s 后在继续放电的同时给予 2~3 s 的心室起搏观察是否出现室房分离或激动顺序改变等旁路阻断的表现，如旁路已阻断，则继续巩固放电，如旁路未被阻断，则停止放电。因 His 束旁旁路易被机械刺激阻断传导，所以机械刺激后如果旁路传导功能消失超过 5 min 以上者，可在窦性心律下于机械刺激阻断旁路传导处巩固消融。房室结旁路消融时出现交界心律应立即停止放电，以免损伤房室结。对于邻近 His 束和房室结旁路亦可以在其参与的 AVRT 时消融，当心动过速突然终止并恢复窦性心律时，即刻行电生理检查以明确阻断部位是旁路还是正常传导途径。如果阻断旁路则可在窦性心律下继续巩固放电，否则立即停止放电。后间隔旁路在典型右后间隔部位消融失败和在左后间隔部位标测不到更好的靶点图时，应考虑到冠状静脉窦口内标测与消融，此时需减少放电次数及功率，并采用温度控制消融，以免引起冠状窦狭窄。

近年来，人们已认识到心外膜旁路从组织胚胎发育到旁路特点与心内膜旁路是完全不同的两种旁路[140]。左侧心外膜旁路最佳消融点位于心中静脉、心后静脉或冠状窦憩室中，其靶点处的EAA 常较冠状窦标测电极的 EAA 提前 5 ms 以上。由于冠状动脉造影中发现理想消融靶点到动脉的距离常≤2 mm，因此需要适当移动消融电极的位置以避免引起冠状动脉损伤，电极距动脉的距离应>5 mm。因左心房壁薄，经穿房间隔途径在心房内对左侧心外膜旁路进行消融也有一定意义。在二尖瓣环心房侧消融可以穿透心房壁全层，因此可以阻断心外膜旁路。右侧心外膜旁路在三尖瓣环水平心内膜消融不易被阻断，但是在心房侧旁路的入口距心内膜距离短，仅为右心房房壁厚度，在此处消融易阻断心外膜旁路。

（三）房性心动过速

小儿 AT 约占儿童 SVT 的 4%~10%，包

括局灶性 AT 和大折返性 AT 两类，可表现为短阵自限性、阵发持续性和持续无休止性。目前 AT 的治疗以药物为主，RFCA 不作为首选，但对于已出现心力衰竭征象的患儿应尽早选择 RF-CA 治疗。局灶性 AT 多见于右心房，病灶常分布在界嵴、三尖瓣环及冠状静脉窦口附近。少数局灶性 AT 起源于左心房，以二尖瓣环及肺静脉开口附近最为常见。局灶性 AT 主要采用激动标测，首先根据 AT 时高位右心房、冠状静脉窦、终末嵴、His 束等处记录的 A 波提前情况，初步确定异位灶的大致部位。然后右心房 AT 用 1~2 根消融导管、左心房 AT 用 1 根消融导管通过未闭卵圆窗孔或穿房间隔在右、左心房内进行标测，寻找最提前的 A 波，多电极多部位同步标测有助于识别 AT 时的最早激动点。当所记录的 A 波比体表心电图最早 P 波提前 25 ms 以上，并为心房内最早激动时即可进行试放电。最好采用温控消融，输出功率 20~30 W 或预设温度 55~60℃，试放电 10 s，如 AT 终止继续放电至 120 s。重复电生理检查，如果各种心房刺激方式包括静脉滴注异丙肾上腺素后均不能诱发 AT，观察 30 min 重复上述刺激仍不能诱发心动过速为消融成功[141]。大折返性 AT 患者心房壁常存在瘢痕组织、外科缝合创口或无电活动功能的解剖区，激动沿上述部位折返形成 AT。拖带标测和分析起搏后间期有助于识别折返环中关键峡部，对峡部进行线性消融是治疗的关键。为提高手术成功率，目前大折返性 AT 消融多采用空间三维重建标测系统辅助，包括 CARTO 电解剖标测系统和非接触式心内膜激动标测 Ensite3000 系统等。

（四）心房扑动

儿童 AF 的发生率高于成人，自胎儿、新生儿期至年长儿均可发病[142]。常见于：①先天性心脏病瓣膜异常合并右心房扩大；②先天性心脏病术后；③病态窦房结综合征；④心脏结构正常者。根据折返环路的缓慢传导区是否位于三尖瓣环-下腔静脉峡部，将 AF 分为典型 AF 和非典型 AF。典型 AF 的成功消融取决于是否将折返环路阻断，目前最有效的方法为右心房峡部线性消融，消融路径为三尖瓣环和下腔静脉间的最短连线。消融时在 LAO 45°透视下于三尖瓣环 5~

6 点附近寻找局部电图为小 A 波大 V 波的部位为起点，然后在 RAO 30°透视下逐点消融并回撤导管直至下腔静脉开口。预设温度 60℃，每次撤 2~3 mm 消融 20~30 s，以造成双向阻滞为终点，成功率为 90%~95%，且复发率低。回撤消融导管过程中应强调保持导管顶端始终在冠状静脉窦电极下方，以确保消融时不伤及房室结。非典型 AF 常规消融方法难以成功，但 CARTO 或 Ensite3000 标测系统可直观地显示心内电传导的关键峡部，使成功率明显提高。

（五）心房颤动（Af）

小儿 Af 常见于先天性心脏病术后，亦称切口折返性 AT，是导致术后晚期发病和病死的最常见原因。AAD 对此类心律失常常无效，传统的多极导管技术也很难明确其发病机制及折返环位置。新型的三位标测系统不仅能构建心脏的三维图像，还能提供直观的心内电活动情况，使得我们能够针对不同患者设计各自独特的消融线，因此手术成功率明显提高。

（六）室性期前收缩（PVC）及室性心动过速（VT）[143]

不伴有器质性心脏病的 IVT 在儿童少见，但不伴有器质性心脏病的 PVC 在儿童期却非常常见。小儿 IVT 如发作频繁、症状明显或 AAD 控制不满意者，可选择射频消融。对于频发的 PVC（>1 万次/24 小时），如症状明显或客观检查提示左心室扩大、射血分数降低者，也可选择射频消融治疗。消融右心室流出道 IVT 或 PVC 时，多采用起搏标测法，以起搏的 12 导联 QRS 波群图形与发作时 IVT 或 PVC 的 QRS 波群图形完全一致处为最佳消融靶点。对于左心室流出道 IVT 或 PVC，常采用激动顺序标测，以局部电位较体表心电图提前 20 ms 处为消融靶点，靶点图 V 波前可见高频低幅的 P 电位（浦肯野纤维电位）。起源于其他部位的 VT 以及器质性心脏病并发的 VT 标测较困难，成功率也较低，在有条件的电生理中心可选择应用三维标测系统。右心室流出道 VT/PVC 的射频消融对小儿而言相对安全，手术年龄可相对放宽。左心室中后间隔部 VT 由于手术可引起左束支损伤，因此对于 <2 岁患儿应极为慎重。

三、术前准备、术中监护和术后处理

RFCA 术前应详细了解患儿的病史，对其进行体格和客观指标的检查，并全面复习患者的心电图及其他心电生理资料，这样有利于缩短手术及 X 线曝光时间。对于正采用药物治疗的患儿，术前应停用所有 AAD 至少 5 个半衰期。如果停药后心动过速频繁发作，可选用半衰期短的 AAD 或通过非药物手段终止心动过速发作。向患儿家长详细交代手术事宜及可能的并发症，取得家长的理解并签字。术前禁食 8h 并仔细清洗两侧腹股沟和颈胸部，必要时备皮。导管室应配备经皮血氧监测仪、麻醉机和适合于小儿的除颤器。术中至少开放一条静脉通路，并有专人负责监护患儿的生命体征及心脏 X 线影像的变化，以及时发现并处理心脏压塞等严重并发症。手术要在麻醉医师配合下进行，对于 <9 岁或 >9 岁但精神紧张不能充分合作的患儿需给予适当的镇静麻醉，尽量选择对心脏传导系统无影响的麻醉药物。如涉及左心导管及婴幼儿的右心导管操作，常规使用肝素。放入动脉鞘管后即静脉给予首剂肝素 50 U/kg，最大剂量不超过 2000 U，之后每小时追加 1 次首剂的半量。术中要对患儿的甲状腺及性腺加以保护。X 线曝光时间严格控制在 60 min 以内，一般不超过 40 min[144]。穿刺动脉的患儿应卧床 12～24 h，沙袋压迫穿刺部位 6 h；仅穿刺静脉者卧床 6 h，沙袋压迫穿刺部位 2 h。RFCA 过程顺利，无并发症的患儿无需在监护室观察，有并发症的病人经及时处理后应在监护室内监护。术后口服肠溶阿司匹林 2 mg/kg，每日 1 次，连服 1～3 个月。

四、射频消融的常见并发症及处理

（一）急性心脏压塞

多与放置标测电极和操作消融电极时方法不当有关，在进行房间隔穿刺时也可引起，消融导致的心脏破裂少见。发生急性心脏压塞时患者常表现为面色苍白、心率减慢、血压降低，严重者意识丧失、呼吸心跳停止。透视下可见心影增大或沿心缘的透光带，超声心动图可确诊。对于怀疑心脏压塞而血流动力学尚稳定者，可在超声检查后再行处理，但对于血流动力学不稳定者应立即在 X 线透视和造影剂指示下行心包穿刺术。心包穿刺引流后仍出血不止者，应采用开胸手术修补。

（二）完全性房室传导阻滞

与手术损伤房室结及 His 束有关，避免消融区存在 His 束电位、操作轻柔和发现异常及时终止放电是预防的关键。一般认为术后两周如阻滞未改善即应考虑安置永久起搏，但个别资料显示正常传导有在 6 个月后恢复者，因此对无严重心动过缓症状者可适当延长观察时间。

（三）肺栓塞

主要发生在解除卧位开始活动时，临床表现与栓子的大小、栓塞的部位及患儿的基础疾病有关。缩短卧床时间可有效减少栓塞的发生，穿刺股静脉者制动不超过 6 h，穿刺股动脉者不超过 12 h。对有形成深静脉血栓高危因素的儿童，可在血管包扎 2 h 后应用肝素预防血栓形成。

（四）迷走反射

可发生于术中和术后，表现为意识模糊、血压下降、心率变慢，严重者会有呼吸心搏骤停。在除外急性心脏压塞后静脉给予阿托品、多巴胺、补充血容量等措施可纠正。

（五）与血管穿刺有关的并发症

穿刺不当可造成出血、血肿、血/气胸、动静脉瘘、假性动脉瘤、动脉夹层等，严重时危及患者生命。了解血管走行、熟练掌握穿刺技巧、避免暴力操作是预防的关键。对症状轻微者，压迫止血及引流多可解决问题，严重者需手术治疗。

（王禹川　丁燕生）

第十八节　电复律治疗

心脏电复律是利用较强的脉冲电流在瞬间通过心肌，使各部分心肌细胞同时除极以终止异位快速心律，促使窦性心律恢复的一种方法，具有简便、快速、疗效高、相对安全等特点。自从1774年人们偶然发现电击能够挽救生命这一现象以来，电学治疗取得了长足的进展，已成为现代心肺复苏术治疗必不可少的重要手段。在小儿，多数心律失常对血流动力学的影响轻，但部分患儿因心律失常持续时间长、性质严重或合并原发性心脏病会出现心力衰竭、休克甚至猝死等危急情况。这类心律失常往往药物治疗无效或效果不佳，此时电学治疗在该类病例的急救中发挥着独有的作用。

一、电复律的作用机制

异位快速性心律失常通常由折返机制引起，当心动过速发生时给予外加的短暂高能脉冲电流，能使所有心肌或折返环路中部分心肌发生除极，从而打断折返途径恢复窦性心律。对于自律性增高或触发活动引起的心律失常，在短时间内通过高能脉冲电流造成心肌各部瞬时除极能使异位兴奋灶失去自律性，借此具有最高自律性的窦房结可以恢复其主导功能而再次控制心律。

电复律能否成功取决于下列三种因素：①所用电击能量的大小：过小的电能量不足以使整体心肌或参与折返环路的心肌除极，将不能消除异位兴奋灶或中断折返环路；②心肌异位起搏点兴奋性的高低：如心肌异位起搏点的兴奋性过高，则在心肌整体除极后心搏仍有可能为异位起搏点所控制；③窦房结功能：如果窦房结起搏功能低下，则心肌整体除极后仍将无法恢复主导心律，严重时还可能发生心脏停搏。

二、电复律的分类

（一）根据电极与心脏接触方式的分类

分为胸内与经胸电复律。胸内电复律仅用于开胸手术时或植入埋藏式心脏复律除颤器（im-

planted cardiac defibrillator，ICD）后。

（二）根据发放电流不同的分类

分为交流电电复律与直流电电复律两种。早期电复律均以交流电为主，自1962年直流电复律被广泛应用以来，交流电复律已罕见使用。与交流电复律相比，直流电复律具有电量易于控制、安全性高、对组织损伤少、效果明显等特点。

（三）根据电流波形的分类

分为单相波与双相波电复律。双相波电复律具有复律能量低、对心肌损伤小、复律成功率高等优点，因此从20世纪80年代起，双相波电复律逐渐取代了单相波电复律。

（四）根据电流发放时机的分类

分为同步与非同步电复律。同步电复律是利用同步触发装置，在患者R波的降支或R波开始后30 ms以内的心室绝对不应期发放电流，避免了心室颤动（Vf）的发生。非同步电复律，即电除颤，是在心律失常QRS波和T波分辨不清或不存在时的电脉冲发放方式。除Vf、多形性的室性心动过速（ventricular tachycardia，VT）、显性预激伴快速心房颤动（Af）外，绝大多数快速性心律失常的电转复均要求使用同步电复律，否则有导致Vf发生的可能[145]。

（五）根据体外发放除颤指令主体的分类

分为手动除颤和自动除颤。传统的除颤器均需经过专业培训的人员通过对心电信号的分析来决定是否实施除颤，而20世纪80年代自动体表除颤器（automated external defibrillator，AED）的诞生，使得未经过识别心脏节律培训的人员同样可以进行电复律操作。AED具有自动分析心律、自动充电放电等功能。

三、经胸电复律

经胸电复律（transthoratic electronic conversion，TEC）是临床最常使用的一种电复律方法，任何引起血流动力学异常的快速性心律失常或药物难治性快速性心律失常均可通过 TEC 的方式恢复窦性心律。如果患者存在以下情况时，电复律为禁忌：①病态窦房结综合征引起的快速性心律失常无起搏器保护时；②室上性心动过速伴高度或完全性房室传导阻滞无起搏器保护时；③洋地黄中毒引起的快速性心律失常；④尖端扭转型 VT 或多型性 VT 伴有低血钾；⑤电复律后药物无法维持窦性心律时。一般情况下，TEC 需在全麻或镇静的情况下进行，但对于致命性 Vf 或心室扑动，可以直接给予 TEC 治疗。实施 TEC 时，需要配备好心肺复苏的药物及设备，以防发生恶性事件。电击后要监测生命体征和心电图波的变化，一旦发生意外及时给予处理。

电极的放置关系到治疗能否成功，原则上要求电流必须穿过引起心律失常的心肌。将两个电极分别置于胸骨右缘第 2 肋间和左侧腋中线第 5 肋间水平是最常见的放置方法，另外，分别将电极置于两侧腋中线、左前胸壁和左肩胛下区以及左前胸壁和左（或右）背部上方都是可行的[146]。如果患儿曾行永久起搏器治疗，电极应避开起搏器放置的部位。为确保电极板紧贴患者胸壁，实施者在操作时要注意用力的强度，在成人患者需施加 8 kg 的外力，在 1～8 岁患儿，给予 5 kg 的外力[147-148]。最好使用专门为儿童设计的电极板，在没有的情况下可用成人电极板替代。成人电极板直径以 8～12 cm 为宜，儿童电极板直径不应<5 cm，过小的电极板可因高电流密度对心肌造成更大的损伤。电极板间不能接触以免发生短路，涂抹导电糊可以增强导电效果并能减少皮肤灼伤。放电时，所有人员不能贴靠患儿或病床，同时要去除与病人相接触的电子设备，避免人员受伤或仪器损毁。

目前尚无针对儿童电复律时能量、波形选择的临床研究，因此均参照成人标准进行。首次电复律时，能量的选择不仅与心律失常的类型以及电流波形有关，还应结合病人的病情、躯体状况等因素综合考虑。一般情况下，转复房扑和阵发

性室上速时，单相波能量选择 100 J，双相波能量选择 70 J；如果是 Af，单相波选择 200 J 能量，双相波能量可设定在 120～150 J；终止 VT 的能量取决于 VT 形态和频率，通常单相波选择 200 J，双相波为 120～150 J。Vf 是导致死亡的重要原因，尽管高能量除颤会扩大对心肌的损伤，但尽快恢复血流动力学稳定更为重要，因此首次除颤时单相波选择能量 360 J，双相波能量应该≥150 J，儿童除颤的能量也可以按 4 J/kg 的标准计算[146]。如果上述心动过速经首次电击治疗不能终止，应该逐步增加电转复的能量。针对 Vf 治疗，首次失败后单相波除颤应继续使用 360 J 的能量，而双相波除颤既可以维持原能量不变也可以增加能量。需要强调的是，如果首次除颤失败，应进行必要的复苏治疗后再予除颤治疗。倘若成功转复后心律失常复发，电复律或除颤时应选择既往成功转复的能量。

TEC 的并发症与电击能量的大小、电击次数和基础心脏病变有关，因此在确保复律成功的前提下，应尽可能选择低能量并减少电击次数。电复律引起的心律失常多自行消失，一般无需特殊处理。原有窦房结或房室结病变者，电击后有发生持续性心动过缓甚至停搏导致血流动力学紊乱可能，因此必要时静脉推注阿托品或异丙肾上腺素，极少情况下需要植入临时起搏器。若发生持续性 VT 或 Vf，则需再次电复律。电复律引起的暂时性 ST-T 改变和轻度心肌酶水平升高可能与电流穿过心脏引起心肌细胞损伤有关，数日后多能恢复正常，无需治疗。当出现长时间 ST-T 改变或心肌酶明显升高时，应给予一定的心肌营养药物。约 3%～4% 的病人恢复窦性心律后可出现低血压，这与高能量电击导致心肌收缩功能受损或患者有效循环容量不足有关。如扩容后未能纠正者，可适当使用多巴胺、间羟胺（阿拉明）等药物。不同程度的皮肤灼伤在电复律患者中常见，可按一般烧伤处理。电击前，电极板上均匀涂抹导电糊、清除电极板与皮肤接触部位一切能产生电阻的物质并将电极板贴紧病人胸壁可以减少灼伤的发生。电复律后，约 1%～2% 的患者发生体循环或肺循环栓塞，这与电击导致血栓自心腔脱落有关。对于有形成血栓可能的患儿，若情况允许，电复律前应充分抗凝，一旦发

生栓塞应及时进行抗凝治疗。约 $1\%\sim2\%$ 的患者电复律后出现肺水肿或心力衰竭，其确切机制尚不清楚，治疗以对症支持为主。

四、埋藏式心律复律除颤器

ICD 是一种能有效终止恶性心律失常的多功能、多程控参数的电子装置，植入体内后可以在患者发生恶性室性心律失常时自动放电而拯救患者的生命，已成为治疗恶性室性心律失常及防治心脏性猝死（sudden cardiac death, SCD）最有效的方法[149-150]。自 1980 年人类植入第一台 ICD 以来，ICD 已从单腔除颤仪发展为双腔及三腔除颤仪，功能也由原来的单纯除颤发展到同时具有生理性房室顺序起搏及再同步化治疗等功能。单腔 ICD 价格相对便宜，但不具备鉴别室上性快速性心律失常和室性快速性心律失常的功能，可发生误诊、误治，同时长期 VVI 起搏也已被证明存在诸多弊端。双腔 ICD 实现了房室顺序起搏，并且通过感知心房电活动可以准确鉴别室上性与室性心律失常。三腔 ICD 兼具心室再同步起搏与双腔 ICD 的共同特点，适用于难治性心功能不全合并恶性室性心律失常的患者。

SCD 患者存活的比例极低，而且多数 SCD 发生在医院外，因此针对 SCD 高危患者进行预防治疗有重大意义。ICD 的预防性治疗分为一级预防和二级预防，所谓一级预防是指对具有发生 SCD 高危因素但尚未发生过猝死的患者进行的预防性治疗，二级预防是防止 SCD 存活者再次发生 SCD 而进行的治疗。事实上，很多病人第一次恶性室性心律失常发作就导致了死亡，因此及时筛选出这类高危患者并植入 ICD 极为重要。儿童 SCD 的常见原因为先天性心脏病、心肌病、遗传性心律失常综合征。尽管缺乏小儿 ICD 治疗的临床研究，但参照成人 ICD 前瞻性研究的结果，目前儿童 ICD 治疗也已从心脏猝死的二级预防上升到一级预防。

2008 年，ACC/AHA/HRS 公布了新的儿童 ICD 治疗适应证。Ⅰ类适应证包括：①明确原因和排除可逆因素后，心脏骤停的生存者；②先天性心脏病伴症状性持续性 VT 患儿。Ⅱa 类适应证为：反复发作不明原因晕厥的先天性心脏病患儿，伴有心功能不全或电生理检查诱发出室性心律失常。Ⅱb 类适应证为：复杂性先天性心脏病伴严重心功能不全患儿，发生不能明确病因的反复晕厥。Ⅲ类适应证包括：①预期寿命少于 1 年的患儿，即使符合Ⅰ类、Ⅱa 类、Ⅱb 类适应证；②无休止 VT 或 Vf 患儿；③因植入 ICD 可能使精神疾患加重或不能系统随访者；④不能接受心脏移植或心脏再同步治疗——除颤器（CRT-D）治疗的纽约心功能分级为Ⅳ级的药物难治性充血性心力衰竭患儿；⑤未能诱发出室性快速性心律失常或发现器质性心脏病的不明原因晕厥患儿；⑥对于手术或介入治疗有反应的 VT 或 Vf 患儿；⑦无器质性心脏病患儿因可纠正因素发生 VT 或 Vf。对于 QRS 波时限 $\geqslant0.12$ s、射血分数 $\leqslant35\%$ 的药物难治性充血性心力衰竭，应考虑三腔 ICD 治疗。

ICD 的抗心动过速起搏、低能量复律和高能量除颤分别适用于无血流动力学障碍性 VT、有血流动力学障碍性 VT 和 Vf 这三种严重的心律失常，频率分析是其基本诊断方式。由于 VT 发作时 R-R 间期相对规整且多在 $320\sim400$ ms 之间，Vf 时 R-R 间期不规整且 <320 ms，通过设定 VT 和 Vf 的 R-R 间期识别标准，ICD 可以发放不同的治疗方案。双腔和三腔 ICD 除频率分析外，还可通过对心律失常时 P 波及 QRS 波各自频率和发生规律的分析来鉴别室上性快速性心律失常和室性快速性心律失常。心动过速时若 P-P 间期不恒定则诊断为 Af，若 P-P 间期恒定则进入下一步分析。P-P 间期 $>$ R-R 间期时诊断为 VT，如 P-P 间期与 R-R 间期以非 1∶1 的比例固定相伴则诊断为房扑。倘若 P-P 间期与 R-R 间期以 1∶1 的比例固定伴随，则又有三种可能，心房率突然加快者为房速，室率突然加快者为 VT，排除前两者则诊断为窦速。另外，心律失常的突发性、稳定性及 QRS 波宽度也可以作为 ICD 判断心律失常性质的标准，从而较好地避免误诊和误治。

ICD 植入的术前准备、术中注意事项及术后随访与普通起搏器植入术相似，但也有其特殊要求。起搏器囊袋应制作于左侧胸壁，以使电击治疗时电流可最大范围地覆盖心脏。因 ICD 体积较大，多数选择胸大肌下囊袋。右心室电极导线的植入部位应尽量靠近心尖部，以使近端除颤电极更接近或进入心脏。心房电极导线应植于右心房游离壁，使其与心室电极导线指向相反，从而最大限度地避免交叉感知。三腔 ICD 植入时，左心室电极尽可能靠近心尖部，通常选择左心室侧静脉或后侧静脉。为确保 ICD 能可靠工作，多数情况下术中应常规诱发 Vf 以明确 ICD 的除颤功能。值得指出的是，为了降低手术风险和确保安全除颤，目前常规将除颤能量设定在 20～30 J，无需测定除颤阈值。ICD 并发症除常规植入手术所遇到的并发症外，还有一些特殊的并发症，如误识别误放电、ICD 植入后电风暴、患者对放电恐慌等不良反应。定期随诊、及时调整参数、应用双腔或三腔 ICD、继续必要的药物治疗、加强心理干预，可减少上述并发症的出现。

五、自动体外除颤仪（AED）

AED 是一种具有自动分析心律、指导操作人员进行除颤治疗的急救设备。它体积小、重量轻，便于携带与使用，不仅专业人员，即使是非专业人员也可以安全正确使用，它的问世使院前对心脏骤停（cardiac arrest，CA）病人进行早期除颤得以实现。Vf 和无脉性 VT 是导致 CA 的主要原因，早期除颤决定着患者的转归。在 CA 发生 3 min 内给予除颤治疗，复苏成功率将 ＞50％，每延迟 1 min，成功率将减少 7％～10％，超过 12 min，成功率将 ＜5％。自 1986 年 AED 开始在院前急救中使用以来，已挽救了不少濒死者的生命。在儿童，Vf 的发生并不少见，AED 已被批准用于任何年龄阶段的需要除颤治疗的患儿[151-152]。已有专门为儿童设计的 AED 或配备有减能装置的 AED 供儿童使用，但在危急时刻，成人 ADE 同样可以用于儿童的抢救。

（王禹川　丁燕生）

第十九节　心脏起搏器治疗

自 1958 年 10 月在瑞典植入人类第一例人工心脏起搏器以来，起搏器的发展经历了四次大的飞跃，第一代固律（率）型起搏器（1958—1968 年）、第二代按需型起搏器（1968—1977 年）、第三代生理性起搏器（1978—1996 年）以及如今的第四代自动化起搏器（1996 至今）。随着起搏技术的飞速发展，新型起搏器的不断涌现，植入永久起搏器已成为人们治疗心电疾病和非心电疾病的重要手段。儿童心脏起搏器的应用始于 20 世纪 60 年代初，我国于 20 世纪 70 年代开始小儿起搏治疗，近年来也获得了长足进展。

一、起搏器的结构与功能特点

心脏起搏系统由脉冲发生器和电极-导线两大部分组成。脉冲发生器的主要功能是释放脉冲电流起搏心脏，由能源、外壳及电路组成。电极可以按接触心肌的方式分为心外膜电极、心内膜电极、心肌电极，除特殊情况外，临床多使用心内膜电极。目前，国际上采用的是北美心脏起搏与电生理协会和英国心脏起搏电生理协会修订的起搏器 5 位数字编码系统，根据各自不同的功能类型，起搏器有不同的编码（表 11-14）。

表 11-14　起搏器编码含义

1 位 起搏的心腔	2 位 感知的心腔	3 位 感知后反应	4 位 程控功能	5 位 其他
	O：无	O：无	O：无	略
A：心房	A：心房	I：抑制	P：单项程控	
V：心室	V：心室	T：触发	M：多项程控	
D：心房＋ 心室	D：心房＋ 心室	D：抑制＋ 触发	C：遥测	
S：心房或 心室	S：心房或 心室		R：频率应答	

临床中根据电极植入情况，将起搏器分为单腔、双腔、三腔和四腔起搏器。常用的单腔起搏器包括心室抑制型起搏（VVI）和心房抑制型起

搏（AAI）两种，分别将电极导线植入右心室和右心房。双腔起搏器常将两根电极导线分别植入右心房和右心室，进行房室顺序起搏。三腔起搏器包括双心房加右心室起搏和右心房加双心室起搏两种，四腔起搏器将电极导线植入双心房和双心室。

在目前的临床应用中，绝大多数都是单腔或双腔起搏器。AAI 起搏既能保持正常的房室收缩顺序，还能保持正常的心室间收缩顺序，对患者的预后影响已得到临床研究证实，主要适用于无房室传导障碍窦性心动过缓患儿[153]。VVI 起搏可应用于所有缓慢性心律失常，尤其适用于三度房室传导阻滞（AVB）及双结病变伴间歇性或持续性房扑、心房颤动的患儿。VVI 起搏方式的主要弊病是房室收缩的不同步，这不仅会导致心排血量的降低，长期应用还会引起一系列的临床问题，远期预后差[154]。近几年，起搏器研制已逐渐向更符合人体生理需求的方向发展。心房同步的心室按需起搏（VDD）保持了正常房室收缩顺序，对于窦房结功能正常的 AVB 患儿最为适用，但存在房室结逆传时该起搏类型为相对禁忌证。房室全能型起搏（DDD）能保证房室顺序收缩，使每搏量增加 30%，是治疗病态窦房结综合征及 AVB 患儿的理想起搏方式[155]。频率适应性起搏器主要用于治疗心脏变时功能不良，有增加运动时起搏频率、提高慢心室率患者运动耐量和生活质量的作用。顽固性心力衰竭患儿除药物治疗外，还可以通过三腔起搏器的再同步治疗改善预后。

二、起搏器植入适应证

尽管儿童起搏器治疗适应证与成年患者相似，但由于儿童尚处于生长发育阶段，因此起搏器治疗指征与成年患者仍有不同之处。2008年，ACC/AHA/HRS 公布了新的起搏器治疗指南，其中对儿童起搏器治疗适应证也进行了适当的修订。

符合下列条件者为Ⅰ类适应证，必须行起搏器治疗：①进展性二度或三度 AVB 合并心动过缓引起的临床不适及心功能障碍或低心排血量；②窦房结功能障碍伴与年龄相对应的心动过缓；③手术后出现的进展性二度或三度 AVB，预期

不能恢复者或术后至少持续 7 天；④先天性三度 AVB 伴宽 QRS 波逸搏心律或室性逸搏心律或合并心功能不全；⑤先天性三度 AVB 婴儿心室率<55 次/分，或者伴有先天性心脏病（CHD）心室率<70 次/分。

符合下列条件者为Ⅱa类适应证，行起搏器治疗可能利大于弊：①CHD 伴窦性心动过缓患儿，由于窦房结自身存在功能障碍或可能继发于药物治疗而出现的功能障碍，在预防房内折返性心动过速反复发作时；②1 岁以上的先天性三度 AVB 患儿平均心室率<50 次/分，或者出现相当于 2～3 倍基础心动周期的心跳停搏，或者因变时功能障碍引发不适；③复杂的 CHD 伴窦性心动过缓患儿静息时心室率<50 次/分，或者出现>3 s 的长间歇；④CHD 患儿由于窦性心动过缓或房室失同步出现血流动力学受损；⑤既往行 CHD 修补术患儿出现不明原因的晕厥，同时伴有短暂的由分支传导阻滞进展而来的房室完全阻滞，在排除其他原因后。

符合下列条件者为Ⅱb类适应证，行起搏器治疗可能弊大于利：①手术后出现的短暂三度 AVB，恢复窦性心律后出现双分支传导阻滞；②无症状的先天性三度 AVB 患儿，心室率尚可接受，且 QRS 波不宽、心功能正常；③CHD 双心室修补术后出现无症状的窦性心动过缓，即使静息时心室率<40 次/分或者出现>3 s 的长间歇。

以下为起搏器治疗的Ⅲ类适应证，不应该行起搏器治疗：①手术后出现短暂 AVB 但能恢复正常的无症状患儿；②既往无短暂三度 AVB 的 CHD 患儿，术后出现症状性双分支传导阻滞伴或不伴一度 AVB；③无症状的二度Ⅰ型 AVB；④无症状的窦性心动过缓患儿，静息时长间歇<3 s 且心室率>40 次/分。

三、起搏器及电极导线的选择和设置

儿童具有生存期长、体格小、皮肤及皮下组织薄、血管细小等特点，因此应尽可能选择寿命长、体积小、重量轻的起搏器，以减少将来的起搏器更换次数和并发症的出现。目前起搏技术可

提供多种起搏方式，在选择起搏器工作模式时要参考患儿心律失常的特点、心脏的结构及功能，以便获得最佳起搏效果。对于窦房结功能障碍而房室结功能正常患儿，优先考虑单腔心房按需起搏器（图11-53）。众所周知，双腔起搏器保持了房室顺序收缩，与单腔起搏器相比更符合人体生理需要，因此从理论上讲，AVB 患儿需植入起搏器时均应选择双腔起搏器（图11-54）。然而，由于儿童特别是婴幼儿血管细小，两根电极导线常无法植入，且植入两根电极导线常易引起穿刺静脉血栓形成和闭塞，加之双腔起搏器价格高、寿命短等原因，目前多数病例仍选择 VVI 起搏。一般来说，儿童活动量大，对心率要求高，因此对起搏器依赖者应选用具有频率应答功能的起搏器，以便满足患儿的生理特性[156]。在挑选电极

导线时，应选用类固醇激素释放电极和双极导线，以取得长期良好的起搏阈值和感知功能。主动固定电极具有不易脱位、容易拔出等特点，在不受经济因素影响时，心室电极应尽量选用此种电极。在设定小儿起搏器参数时，应尽量符合生理设置。固定频率起搏器常设置为70～100 次/分；频率应答起搏器设置下限频率60～70 次/分和上限频率 130～140 次/分，而且要根据年龄的变化做出适当的调整。为尽可能保证心室自身起搏，可设置相对较长的 A-V 延迟时间，但一般情况下不宜超过 0.3 s。不能仅为延长起搏器寿命而盲目追求低输出电压，通常将输出电压设为起搏阈值的 2 倍，这样既能达到节省能量、延长使用寿命的目的，又能保证安全有效起搏。

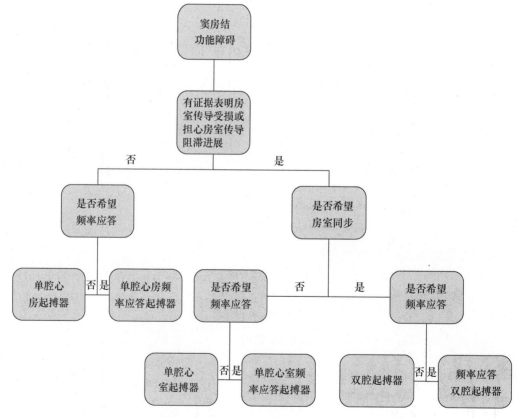

图 11-53　窦房结功能障碍患儿的起搏器选择流程

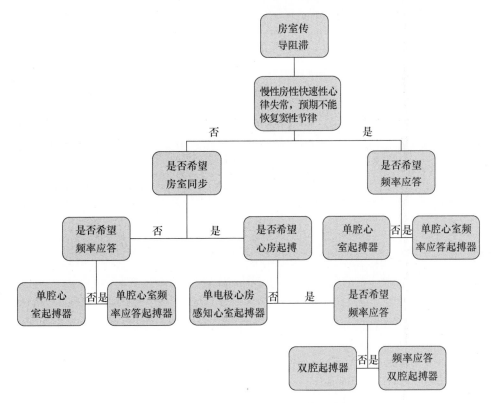

图 11-54　房室传导功能障碍患儿起搏器选择流程

四、起搏器植入注意事项

小儿手术不能配合，因此起搏器植入时应在全身麻醉或氯胺酮静脉分离麻醉下进行。

（一）囊袋的建立

心内膜起搏时，通常在胸前区或腋窝处建立囊袋。心外膜起搏时，囊袋可设在肾上方的腹膜外区域或剑突下腹直肌后方。体重≥30 kg 的患儿常选择皮下囊袋，体重＜30 kg 的患儿选择肌肉下囊袋。囊袋大小以略大于起搏器体积为宜，过小会导致起搏器植入处皮肤张力增大，易发生皮肤磨损、溃破、坏死；过大不利于起搏器固定。

（二）电极的植入

心内膜起搏为较大年龄患儿常用的电极安置方法，植入时常采用左锁骨下静脉途径。穿刺点应在锁骨中点外侧，这样可避免出现锁骨下静脉挤压综合征而损伤导线绝缘层。送入电极导线时，尽量选择适宜直径的鞘管以减少大号鞘管对血管的损伤，同时也便于两根鞘管的放置。为了满足患儿生长需要，导线必须在体内预留足够的长度，其长短与患儿的年龄和体重有关。一般来说，心房导线需预留约 80 mm 的长度，心室导线需在右心房内盘圈，婴儿预留约 190 mm，＞10 岁儿童约为 100 mm。值得注意的是，预留导线时不要使导线过长而坠入下腔静脉入口，以免静脉夹持导线引起电极脱位。双腔起搏时，一般先植入心室电极，再植入心房电极。心外膜起搏时，导线通过左胸切口或剑突下切口，偶尔亦可采用胸部正中切口植于右心室前壁表面，导线需在胸腔内盘绕数圈再通过横膈至腹部皮下与脉冲发生器连接。电极到位后要常规检测起搏阈值、电阻抗、P/R 波振幅，并确认无膈肌刺激。参数满意后，嘱患儿用力咳嗽、深呼吸或用力摇晃患儿，明确电极位置不变后方可固定电极。为防止电极脱位，电极植入后还应将导线缝合在起搏器囊袋内的肌肉上。

（三）起搏部位的选择

心室电极可固定于右心室心尖部或右心室流出道间隔部，目前人们已认识到心尖部起搏的诸多弊端，因此对于心室起搏比例高的患儿，在条件允许的情况下应选择室间隔起搏[157]。心房电极通常固定于右心耳，如为Fontan术后患儿仅可在心房游离壁起搏。心外膜起搏多用于体重<10 kg的婴儿，或用于由心脏外科手术引发的高度AVB者[158]。

五、起搏器植入术并发症及处理

起搏器植入术后并发症多出现在术后3个月内，常与操作医师的经验、技术熟练程度及起搏器材料的选择等密切相关[159]。

（一）膈肌和胸肌刺激

膈肌刺激与电极植入部位、电极的移位、输出电压过大等因素有关。采用双极感知电极可减少膈肌刺激的发生，术中应常规测试有无膈肌刺激。新出现的膈肌刺激应及时行X线检查，了解有无电极移位、穿孔。将起搏器的正极部位远离肌肉，特别是置于胸大肌下囊袋时正极部位应面向胸小肌，可避免胸肌刺激的出现。适当降低输出电压、加大输出脉宽，也可减少对膈肌和胸肌的刺激。

（二）起搏导线移位

随着电极导线结构的改进，目前发生电极导线明显脱位少见，而微脱位较多见。当大的输出电压仍不能很好地起搏心肌时，应考虑微脱位可能，X线透视可证实。出现该并发症时，需要将电极重新定位。

（三）导线及绝缘层的断裂

导线及绝缘层的断裂与电极的质量、导线的扭曲过大以及穿刺点的位置有关，而且小儿好动更易导致电极及绝缘层的磨损。放置导线时，穿刺点应在锁骨下静脉远端以减少锁骨对导线的挤压，同时避免过多地扭转导线。起搏导线在靠近静脉入口处与肌肉固定的部位也较易发生断裂，因此在该部位可使用袖套来保护固定。

（四）起搏器感知障碍

感知过度大多是由于肌电干扰或误感知了T波所造成的。感知不足多发生于术后早期，可能

与术后心肌与电极界面组织水肿、电极微脱位或P波振幅过低等相关。通过调整感知灵敏度，必要时更换电极植入部位，可使故障排除。

（五）皮肤腐蚀和伤口撕裂

由于小儿皮肤及皮下脂肪薄，加之其活动幅度大，易造成囊袋处皮肤受压、磨损，导致伤口皮肤腐蚀、撕裂。制作囊袋时要稍大于起搏器体积，对低体重和皮下脂肪少的患儿，将囊袋建在胸大肌与胸小肌之间。一旦发现上述情况，应改变起搏器植入部位。

（六）囊袋或电极导线感染

常发生于起搏系统植入数周或数月之内，多与手术消毒不严、操作时间过长、囊袋不合适、止血不彻底等有关。如果发生应尽早采取外科清创手术，摘除被感染的整个起搏系统，并在全身和局部进行抗感染治疗。由于起搏器原位植入感染再发生率高，因此感染控制后需选择其他合适的部位植入起搏系统。

（七）囊袋积血

主要由术中伤及小动脉、小静脉、毛细血管引起，表现为局部疼痛、隆起，触诊有波动感。当患者凝血功能不良、术前未按规定停用抗凝或抗血小板药物、术中止血不彻底、术后患肢过早过度活动时，易导致囊袋积血出现。除避免上述危险因素外，一旦发生囊袋血肿，应及时在无菌操作下穿刺抽吸积血或清创，将伤口加压包扎。

（八）起搏器综合征

主要由房室收缩不协调而引起，好发于VVI起搏方式，表现为起搏器工作时出现呼吸急促、心悸、头晕及充血性心力衰竭等症状[160]。选择生理性起搏，选用具有滞后功能的起搏器，减慢心室起搏频率等，可避免或减少起搏器综合征的发生。

（九）静脉血栓

表现为导线植入区域轻度水肿、疼痛和沉重感，有资料表明，儿童静脉血栓的发生与导线横截面积和体表面积之比相关[161]。一旦发生应给

予抗凝或抗血小板药物，严重者需拔除导线并行静脉球囊成形术。

（十）起搏器诱发的心律失常

较常见的是起搏器诱导的心动过速（pacemaker mediated tachycardia，PMT），常由心房电极感知早搏信号、过感知等引起。适当延长心室后心房不应期、缩短 A-V 间期、降低感知灵敏度可预防 PMT 的发生。

六、起搏器随访

起搏器并发症大多发生于术后 3 个月内，因此出院后 3 个月应进行初访，了解并发症的有无和起搏器工作状态。以后每年至少随访一次，并根据年龄变化和生理需求调整参数。每隔 2～3 年进行胸部 X 线检查，了解预留电极长度的变化。临近起搏器寿命上限时间时，需 2～4 周随诊一次，观察电池耗竭程度。

起搏技术于近年快速发展，起搏器体积虽然越来越小但功能却越来越齐全，更符合人体各项生理要求，因此越来越多的患儿接受了起搏器治疗。尽管儿童起搏治疗原则基本同成人，但小儿的心脏解剖结构和生长发育特点给起搏治疗带来了一系列问题，因此需根据不同患儿的特点选择适宜的起搏系统，熟练掌握植入技术并密切随访。

（王禹川　丁燕生）

参考文献

1. Antzelevitch C. Basic mechanisms of reentrant arrhythmias. Curr Opin Cardiol，2001，16（1）：1-7.

2. Yan GX，Wu Y，Liu T，et al. Phase 2 early afterdepolarization as a trigger of polymorphic ventricular tachycardia in acquired long-QT syndrome：direct evidence from intracellular recordings in the intact left ventricular wall. Circulation，2001，103（23）：2851-2856.

3. Nerbonne JM，Kass RS. Molecular physiology of cardiac repolarization. Physiol Rev，2005，85（4）：1205-1253.

4. Cheng CF，Kuo HC，Chien KR. Genetic modifiers of cardiac arrhythmias. Trends Mol Med，2003，9（2）：59-66.

5. Blair E，Redwood C，Ashrafian H，et al. Mutations in the gamma（2）subunit of AMP-activated protein kinase cause familial hypertrophic cardiomyopathy：evidence for the central role of energy compromise in disease pathogenesis. Hum Mol Genet，2001，10（11）：1215-1220.

6. Wehrens XH，Lehnart SE，Huang F，et al. FKBP12. 6 deficiency and defective calcium release channel（ryanodine receptor）function linked to exercise-induced sudden cardiac death. Cell，2003，113（7）：829-40.

7. Tan HL，Bink-Boelkens MT，Bezzina CR，et al. A sodium-channel mutation causes isolated cardiac conduction disease. Nature，2001，409（6823）：1043-1047.

8. American College of Cardiology，American Heart Association，American College of Physicians Task Force on Clinical Competence and Training，et al. American College of Cardiology/American Heart Association 2006 update of the clinical competence statement on invasive electrophysiology studies，catheter ablation，and cardioversion：a report of the American College of Cardiology/American Heart Association/American College of Physicians Task Force on Clinical Competence and Training：developed in collaboration with the Heart Rhythm Society. Circulation，2006，114（15）：1654-1668.

9. Coggins DL，Lee RJ，Sweeney J，et al. Radiofrequency catheter ablation as a cure for idiopathic tachycardia of both left and right ventricular origin. J Am Coll Cardiol，1994，23（6）：1333-1341.

10. Matsuo S，Yamane T，Date T，et al. Reduction of AF recurrence after pulmonary vein isolation by eliminating ATP-induced

transient venous re-conduction. J Cardiovasc Electrophysiol, 2007, 18 (7): 704-708.

11. Epstein AE, DiMarco JP, Ellenbogen KA, et al. ACC/AHA/HRS 2008 Guidelines for Device-Based Therapy of Cardiac Rhythm Abnormalities: a report of the American College of Cardiology/American Heart Association Task Force on Practice Guidelines (Writing Committee to Revise the ACC/AHA/NASPE 2002 Guideline Update for Implantation of Cardiac Pacemakers and Antiarrhythmia Devices) developed in collaboration with the American Association for Thoracic Surgery and Society of Thoracic Surgeons. J Am Coll Cardiol, 2008, 51 (21): e1-62.

12. Mitchell LB. The role of the transvenous catheter electrophysiologic study in the evaluation and management of ventricular tachyarrhythmias associated with ischemic heart disease. Card Electrophysiol Rev, 2002, 6 (4): 458-462.

13. 陈福华, 朱道程, 熊重廉, 等. 经食管心房调搏评定窦房结功能 (摘要). 苏州大学学报 (医学版), 1982, 02: 105.

14. Benson DW Jr, Dunnigan A, Sterba R, et al. Atrial pacing from the esophagus in the diagnosis and management of tachycardia and palpitations. J Pediatr, 1983, 102 (1): 40-46.

15. 蒋百康, 袁志昌, 陈福华, 等. 经食管心房起搏测定小儿窦房结功能的初步报告. 苏州大学学报 (医学版), 1985, 92-93.

16. Volkmann H, Kühnert H, Dannberg G. Electrophysiological evaluation of tachycardias using transesophageal pacing and recording. Pacing Clin Electrophysiol, 1990, 13 (12 Pt 2): 2044-2047.

17. Zipes DP, DiMarco JP, Gillette PC, et al. Guidelines for clinical intracardiac electrophysiological and catheter ablation procedures. A report of the American College of Cardiology/American Heart Association Task Force on Practice Guidelines (Committee on Clinical Intracardiac Electrophysiologic and Catheter Ablation Procedures), developed in collaboration with the North American Society of Pacing and Electrophysiology. J Am Coll Cardiol, 1995, 26 (2): 555-573.

18. Scherlag BJ, Yamanashi WS, Amin R, et al. Experimental model of inappropriate sinus tachycardia: initiation and ablation. J Interv Card Electrophysiol, 2005, 13 (1): 21-29.

19. 中国生物医学工程学会心脏起搏与电生理分会, 中华医学会心电生理和起搏分会, 《中国心脏起搏与心电生理杂志》编辑部. 射频导管消融治疗快速心律失常指南 (修订版). 中国心脏起搏与心电生理杂志, 2002, 16 (2): 81-95.

20. Man KC, Knight B, Tse HF, et al. Radiofrequency catheter ablation of inappropriate sinus tachycardia guided by activation mapping. J Am Coll Cardiol, 2000, 35 (2): 451-457.

21. Marrouche NF, Beheiry S, Tomassoni G, et al. Three-dimensional nonfluoroscopic mapping and ablation of inappropriate sinus tachycardia. Procedural strategies and long-term outcome. J Am Coll Cardiol, 2002, 39 (6): 1046-1054.

22. Shen WK. Modification and ablation for inappropriate sinus tachycardia: current status. Card Electrophysiol Rev, 2002, 6 (4): 349-355.

23. Koplan BA, Parkash R, Couper G, et al. Combined epicardial-endocardial approach to ablation of inappropriate sinus tachycardia. J Cardiovasc Electrophysiol, 2004, 15 (2): 237-240.

24. Kanjwal MY, Kosinski DJ, Grubb BP. Treatment of postural orthostatic tachycardia syndrome and inappropriate sinus tachycardia. Curr Cardiol Rep, 2003, 5 (5): 402-406.

25. Blomström-Lundqvist C, Scheinman MM,

Aliot EM, et al. ACC/AHA/ESC guidelines for the management of patients with supraventricular arrhythmias—executive summary: a report of the American College of Cardiology/American Heart Association Task Force on Practice Guidelines and the European Society of Cardiology Committee for Practice Guidelines (Writing Committee to Develop Guidelines for the Management of Patients With Supraventricular Arrhythmias). Circulation, 2003, 108 (15): 1871-1909.

26. Goya M, Iesaka Y, Takahashi A, et al. Radiofrequency catheter ablation for sinoatrial node reentrant tachycardia: electrophysiologic features of ablation sites. Jpn Circ J, 1999 , 63 (3): 177-183.

27. Grubb BP, Kosinski DJ, Boehm K, et al. The postural orthostatic tachycardia syndrome: a neurocardiogenic variant identified during head-up tilt table testing. Pacing Clin Electrophysiol, 1997, 20 (9 Pt 1): 2205-2212.

28. Alexander ME, Berul CI. Ventricular arrhythmias: when to worry. Pediatr Cardiol, 2000 , 21 (6): 532-541.

29. International Liaison Committee on Resuscitation. 2005 International Consensus on Cardiopulmonary Resuscitation and Emergency Cardiovascular Care Science with Treatment Recommendations. Resuscitation, 2005, 67 (2-3): 181-314.

30. 马长生, 王建安, 董建增, 等. 室性早搏经导管射频消融的评价. 中国心脏起搏与心电生理杂志, 2001, 15 (1): 11-13.

31. Ko JK, Deal BJ, Strasburger JF, et al. Supraventricular tachycardia mechanisms and their age distribution in pediatric patients. Am J Cardiol, 1992, 69 (12): 1028-1032.

32. Gouin S, Ali S. A patient with chaotic atrial tachycardia. Pediatr Emerg Care, 2003, 19 (2): 95-98.

33. Perry JC, Garson A Jr. Supraventricular tachycardia due to Wolff-Parkinson-White syndrome in children: early disappearance and late recurrence. J Am Coll Cardiol, 1990, 16 (5): 1215-1220.

34. Nelson SD, Kou WH, Annesley T, et al. Significance of ST segment depression during paroxysmal supraventricular tachycardia. J Am Coll Cardiol, 1988, 12 (2): 383-387.

35. Ho YL, Lin LY, Lin JL, et al. Usefulness of ST-segment elevation in lead aVR during tachycardia for determining the mechanism of narrow QRS complex tachycardia. Am J Cardiol, 2003, 92 (12): 1424-1428.

36. Blomström-Lundqvist C, Scheinman MM, Aliot EM, et al. ACC/AHA/ESC guidelines for the management of patients with supraventricular arrhythmias—executive summary. a report of the American college of cardiology/American heart association task force on practice guidelines and the European society of cardiology committee for practice guidelines (writing committee to develop guidelines for the management of patients with supraventricular arrhythmias) developed in collaboration with NASPE-Heart Rhythm Society. J Am Coll Cardiol, 2003, 42 (8): 1493-1531.

37. 李万镇. 抗心律失常药物临床应用的进展. 中华儿科杂志, 2003, 41 (11): 865-869.

38. Hulot JS, Jouven X, Empana JP, et al. Natural history and risk stratification of arrhythmogenic right ventricular dysplasia/cardiomyopathy. Circulation, 2004, 110 (14): 1879-1884.

39. Silka MJ, Cutler JE, Kron J. Catecholamine-dependent ventricular tachycardia following repair of tetralogy of Fallot. Am Heart J, 1991, 122 (2): 586-587.

40. Lerman BB, Belardinelli L, West GA, et al. Adenosine-sensitive ventricular tachycardia: evidence suggesting cyclic AMP-mediated triggered activity. Circulation, 1986, 74 (2): 270-280.

41. Tsuchiya T, Okumura K, Honda T, et al. Effects of verapamil and lidocaine on two components of the re-entry circuit of verapamil-sensitive idiopathic left ventricular tachycardia. J Am Coll Cardiol, 2001, 37 (5): 1415-1421.

42. Gupta AK, Kumar AV, Lokhandwala YY, et al, Primary radiofrequency ablation for incessant idiopathic ventricular tachycardia. Pacing Clin Electrophysiol, 2002, 25 (11): 1555-1560.

43. Vereckei A, Duray G, Szenasi G, et al. Application of a new algorithm in the differential diagnosis of wide QRS complex tachycardia. Eur Heart J, 2007, 28 (5): 589-600.

44. European Heart Rhythm Association, Heart Rhythm Society, Zipes DP, ACC/AHA/ESC 2006 guidelines for management of patients with ventricular arrhythmias and the prevention of sudden cardiac death: a report of the American College of Cardiology/American Heart Association Task Force and the European Society of Cardiology Committee for Practice Guidelines (Writing Committee to Develop Guidelines for Management of Patients With Ventricular Arrhythmias and the Prevention of Sudden Cardiac Death). J Am Coll Cardiol, 2006, 48 (5): e247-e346.

45. Dager WE, Sanoski CA, Wiggins BS, et al. Pharmacotherapy considerations in advanced cardiac life support. Pharmacotherapy, 2006, 26 (12): 1703-1729.

46. Li YG, Grönefeld G, Israel C, et al. Stepwise approach to substrate modification of ventricular tachycardia after myocardial infarction. Chin Med J (Engl), 2006, 119 (14): 1182-1189.

47. Scheinman MM, Yang Y, Cheng J. Atrial flutter: Part II Nomenclature. Pacing Clin Electrophysiol, 2004, 27 (4): 504-506.

48. Saoudi N, Cosío F, Waldo A, et al. A classification of atrial flutter and regular atrial tachycardia according to electrophysiological mechanisms and anatomical bases: a Statement from a Joint Expert Group from The Working Group of Arrhythmias of the European Society of Cardiology and the North American Society of Pacing and Electrophysiology. Eur Heart J, 2001, 22 (14): 1162-1182.

49. Scheinman MM, Huang S. The 1998 NASPE prospective catheter ablation registry. Pacing Clin Electrophysiol, 2000, 23 (6): 1020-1028.

50. Mangat I, Tschopp DR Jr, Yang Y, et al. Optimizing the detection of bidirectional block across the flutter isthmus for patients with typical isthmus-dependent atrial flutter. Am J Cardiol, 2003, 91 (5): 559-564.

51. Blomström-Lundqvist C, Scheinman MM, Aliot EM, et al. ACC/AHA/ESC guidelines for the management of patients with supraventricular arrhythmias—executive summary. a report of the American college of cardiology/American heart association task force on practice guidelines and the European society of cardiology committee for practice guidelines (writing committee to develop guidelines for the management of patients with supraventricular arrhythmias) developed in collaboration with NASPE-Heart Rhythm Society. J Am Coll Cardiol, 2003, 42 (8): 1493-531.

52. Fuster V, Rydén LE, Cannom DS, et al. A ACC/AHA/ESC 2006 Guidelines for the Management of Patients with Atrial Fibrillation: a report of the American College of Cardiology/American Heart Association Task Force on Practice Guidelines and the European Society of Cardiology Committee for Practice Guidelines (Writing Committee to Revise the 2001 Guidelines for the Management of Patients With Atrial Fibrillation): developed in collaboration with the

European Heart Rhythm Association and the Heart Rhythm Society. Circulation，2006，114（7）：e257-354.

53. Deakin CD，Nolan JP，European Resuscitation Council. European Resuscitation Council guidelines for resuscitation 2005. Section 3. Electrical therapies：automated external defibrillators，defibrillation，cardioversion and pacing. Resuscitation，2005，67 Suppl 1：S25-S37.

54. Ouyang F，Bänsch D，Ernst S，et al. Complete isolation of left atrium surrounding the pulmonary veins：new insights from the double-Lasso technique in paroxysmal atrial fibrillation. Circulation，2004，110（15）：2090-2096.

55. International Liaison Committee on Resuscitation. 2005 International Consensus on Cardiopulmonary Resuscitation and Emergency Cardiovascular Care Science with Treatment Recommendations. Resuscitation，2005，67（2-3）：181-314.

56. 《中国心脏起搏与心电生理杂志》编辑部，中国生物医学工程学会心脏起搏与电生理分会. 埋置心脏起搏器及抗心律失常器指南（修订版）. 中国心脏起搏与心电生理杂志，2003，17（5）：321-338.

57. Morita H，Fukushima-Kusano K，Nagase S，et al. Site-specific arrhythmogenesis in patients with Brugada syndrome. J Cardiovasc Electrophysiol，2003，14（4）：373-379.

58. Haïssaguerre M，Extramiana F，Hocini M，et al. Mapping and ablation of ventricular fibrillation associated with long-QT and Brugada syndromes. Circulation，2003，108（8）：925-928.

59. Segal OR，Chow AW，Markides V，et al. Long-term results after ablation of infarct-related ventricular tachycardia. Heart Rhythm，2005，2（5）：474-482.

60. Boutjdir M. Molecular and ionic basis of congenital complete heart block. Trends Cardiovasc Med，2000，10（3）：114-122.

61. Zeltser D，Justo D，Halkin A，et al. Drug-induced atrioventricular block：prognosis after discontinuation of the culprit drug. J Am Coll Cardiol，2004，44（1）：105-108.

62. Naccarelli GV，Luck JC，Wolbrette DL，et al. Pacing therapy for congestive heart failure：is it ready for prime time? Curr Opin Cardiol，1999，14（1）：1-3.

63. Wang JN，Tsai YC，Lee WL，et al. Complete atrioventricular block following myocarditis in children. Pediatr Cardiol，2002，23（5）：518-521.

64. Donofrio MT，Gullquist SD，Mehta ID，et al. Congenital complete heart block：fetal management protocol，review of the literature，and report of the smallest successful pacemaker implantation. J Perinatol，2004，24（2）：112-117.

65. Jaeggi ET，Fouron JC，Silverman ED，et al. Transplacental fetal treatment improves the outcome of prenatally diagnosed complete atrioventricular block without structural heart disease. Circulation，2004，110（12）：1542-1548.

66. Stellbrink C，Breithardt OA，Franke A，et al. Impact of cardiac resynchronization therapy using hemodynamically optimized pacing on left ventricular remodeling in patients with congestive heart failure and ventricular conduction disturbances. J Am Coll Cardiol，2001，38（7）：1957-1965.

67. Rein AJ，Simcha A，Ludomirsky A，et al. Symptomatic sinus bradycardia in infants with structurally normal hearts. J Pediatr，1985，107（5）：724-727.

68. Burnett D，Abi-Samra F，Vacek JL. Use of intravenous adenosine as a noninvasive diagnostic test for sick sinus syndrome. Am Heart J，1999，137（3）：435-438.

69. Kristensen L，Nielsen JC，Mortensen PT，et al. Incidence of atrial fibrillation and

thromboembolism in a randomized trial of atrial versus dual chamber pacing in 177 patients with sick sinus syndrome. Heart, 2004, 90 (6): 661-666.

70. Paxinos G, Katritsis D, Kakouros S, et al. Long-term effect of VVI pacing on atrial and ventricular function in patients with sick sinus syndrome. Pacing Clin Electrophysiol, 1998, 21 (4 Pt 1): 728-734.

71. Pachon JC, Pachon EI, Pachon JC, et al. "Cardioneuroablation" —new treatment for neurocardiogenic syncope, functional AV block and sinus dysfunction using catheter RF-ablation. Europace, 2005, 7 (1): 1-13.

72. Al-Khatib SM, Pritchett EL. Clinical features of Wolff-Parkinson-White syndrome. Am Heart J, 1999, 138 (3 Pt 1): 403-413.

73. Perry JC, Garson A Jr. Supraventricular tachycardia due to Wolff-Parkinson-White syndrome in children: early disappearance and late recurrence. J Am Coll Cardiol, 1990, 16 (5): 1215-1220.

74. Wu MH, Lin JL, Lai LP, et al. Radiofrequency catheter ablation of tachycardia in children with and without congenital heart disease: indications and limitations. Int J Cardiol, 2000, 72 (3): 221-227.

75. 刘仁光、徐兆龙. WPW 综合征电生理基础与临床诊断. 国际心血管病杂志, 2001, 3 (2): 175-176.

76. Benditt DG, Benson DW Jr, Dunnigan A, et al. Atrial flutter, atrial fibrillation, and other primary atrial tachycardias. Med Clin North Am, 1984, 68 (4): 895-918.

77. Lee PC, Hwang B, Tai CT, et al. The different electrophysiological characteristics in children with Wolff-Parkinson-White syndrome between those with and without atrial fibrillation. Pacing Clin Electrophysiol, 2004, 27 (2): 235-239.

78. Lau EW, Ng GA, Griffith MJ. Variability in the manifestation of pre-excited atrial fibrilla-tion: its quantification, theoretical origin, and diagnostic potential. Ann Noninvasive Electro-cardiol, 2001, 6 (2): 117-122.

79. Pappone C, Manguso F, Santinelli R, et al. Radiofrequency ablation in children with asymptomatic Wolff-Parkinson-White syndrome. N Engl J Med, 2004, 351 (12): 1197-1205.

80. Keating M, Atkinson D, Dunn C, et al. Linkage of a cardiac arrhythmia, the long QT syndrome, and the Harvey ras-1 gene. Science, 1991, 252 (5006): 704-706.

81. Wang Q, Curran ME, Splawski I, et al. Positional cloning of a novel potassium channel gene: KVLQT1 mutations cause cardiac arrhythmias. Nat Genet, 1996, 12 (1): 17-23.

82. Anderson CL, Delisle BP, Anson BD, et al. Most LQT2 mutations reduce Kv11.1 (hERG) current by a class 2 (trafficking-deficient) mechanism. Circulation, 2006, 113 (3): 365-373.

83. Christé G, Chahine M, Chevalier P, et al. Changes in action potentials and intracellular ionic homeostasis in a ventricular cell model related to a persistent sodium current in SCN5A mutations underlying LQT3. Prog Biophys Mol Biol, 2008, 96 (1-3): 281-293.

84. Noda T, Shimizu W, Satomi K, et al. Classification and mechanism of Torsade de Pointes initiation in patients with congenital long QT syndrome. Eur Heart J, 2004, 25 (23): 2149-2154.

85. Tristani-Firouzi M, Jensen JL, Donaldson MR, et al. Functional and clinical characterization of KCNJ2 mutations associated with LQT7 (Andersen syndrome). J Clin Invest, 2002, 110 (3): 381-388.

86. Splawski I, Timothy KW, Sharpe LM, et al. Ca (V) 1.2 calcium channel dysfunction causes a multisystem disorder including arrhythmia and autism. Cell, 2004, 119 (1): 19-31.

87. Zhang L，Timothy KW，Vincent GM，et al. Spectrum of ST-T-wave patterns and repolarization parameters in congenital long-QT syndrome：ECG findings identify genotypes. Circulation，2000，102（23）：2849-2855.

88. Schwartz PJ，Moss AJ，Vincent GM，et al. Diagnostic criteria for the long QT syndrome. An update. Circulation，1993，88（2）：782-784.

89. López-Sendón J，Swedberg K，McMurray J，et al. Expert consensus document on beta-adrenergic receptor blockers. Eur Heart J，2004，25（15）：1341-1362.

90. chwartz PJ，Priori SG，Cerrone M，et al. Left cardiac sympathetic denervation in the management of high-risk patients affected by the long-QT syndrome. Circulation，2004，109（15）：1826-1833.

91. Brugada P，Brugada J. Right bundle branch block，persistent ST segment elevation and sudden cardiac death：a distinct clinical and electrocardiographic syndrome. A multicenter report. J Am Coll Cardiol，1992，20（6）：1391-1396.

92. Corrado D，Nava A，Buja G，et al. Familial cardiomyopathy underlies syndrome of right bundle branch block，ST segment elevation and sudden death. J Am Coll Cardiol，1996，27（2）：443-448.

93. Chen Q，Kirsch GE，Zhang D，et al. Genetic basis and molecular mechanism for idiopathic ventricular fibrillation. Nature，1998，392（6673）：293-296.

94. Antzelevitch C. The Brugada syndrome. J Cardiovasc Electrophysiol，1998，9（5）：513-516.

95. Volders PG，Sipido KR，Carmeliet E，et al. Repolarizing K＋ currents ITO1 and IKs are larger in right than left canine ventricular midmyocardium. Circulation，1999，99（2）：206-210.

96. Benito B，Brugada R，Brugada J，et al. Brugada syndrome. Prog Cardiovasc Dis，2008，51（1）：1-22.

97. 郭继鸿. Brugada 综合征的诊断与治疗. 临床心电学杂志，2005，14（3）：215-223.

98. Antzelevitch C，Brugada P，Borggrefe M，et al. Brugada syndrome：report of the second consensus conference：endorsed by the Heart Rhythm Society and the European Heart Rhythm Association. Circulation，2005，111（5）：659-670.

99. Brugada J，Brugada P. Further characterization of the syndrome of right bundle branch block，ST segment elevation，and sudden cardiac death. J Cardiovasc Electrophysiol，1997，8（3）：325-331.

100. Priori SG，Aliot E，Blomstrom-Lundqvist C，et al. Task Force on Sudden Cardiac Death of the European Society of Cardiology. Europace 2002，4（1）：3-18.

101. Eckardt L. Gender differences in Brugada syndrome. J Cardiovasc Electrophysiol，2007，18（4）：422-4，74-450.

102. Saul JP，Triedman JK. Radiofrequency ablation of intraatrial reentrant tachycardia after surgery for congenital heart disease. Pacing Clin Electrophysiol，1997，20（8 Pt 2）：2112-2117.

103. Molenschot M，Ramanna H，Hoorntje T，et al. Catheter ablation of incisional atrial tachycardia using a novel mapping system：LocaLisa. Pacing Clin Electrophysiol，2001，24（11）：1616-1622.

104. Khairy P，Dore A，Talajic M，et al. Arrhythmias in adult congenital heart disease. Expert Rev Cardiovasc Ther，2006，4（1）：83-95.

105. Dorostkar PC，Cheng J，Scheinman MM. Electroanatomical mapping and ablation of the substrate supporting intraatrial reentrant tachycardia after palliation for complex congenital heart disease. Pacing Clin Electrophysiol，

1998，21（9）：1810-1819.

106. Kalman JM，VanHare GF，Olgin JE，et al. Ablation of 'incisional'reentrant atrial tachycardia complicating surgery for congenital heart disease. Use of entrainment to define a critical isthmus of conduction. Circulation，1996，93（3）：502-512.

107. Chan DP，Van Hare GF，Mackall JA，et al. Importance of atrial flutter isthmus in postoperative intra-atrial reentrant tachycardia. Circulation，2000，102（11）：1283-1289.

108. Dodge-Khatami A，Miller OI，Anderson RH，et al. Surgical substrates of postoperative junctional ectopic tachycardia in congenital heart defects. J Thorac Cardiovasc Surg，2002，123（4）：624-630.

109. Suzuki M，Sakaue T，Tanaka M，et al. Association between right bundle branch block and impaired myocardial tissue-level reperfusion in patients with acute myocardial infarction. J Am Coll Cardiol，2006，47（10）：2122-2124.

110. 王树水，李渝芬，曾少颖，等. 小儿先天性心脏病术后异位性心动过速常见类型及发生机制探讨. 中华胸心血管外科杂志，2004，20（2）：93-95.

111. Valsangiacomo E，Schmid ER，Schüpbach RW，et al. Early postoperative arrhythmias after cardiac operation in children. Ann Thorac Surg，2002，74（3）：792-796.

112. Triedman JK. Arrhythmias in adults with congenital heart disease. Heart，2002，87（4）：383-389.

113. 张晓敏，陈宇明，潘晓芬，等. 新生儿心律失常发病的影响因素及治疗. 中国现代医学杂志，2006，16（14）：2234-2236.

114. 李明梅，马夫天，李艳芝. 新生儿心律失常46例. 实用儿科临床杂志，2005，20（8）：760-761.

115. 王成，薛小红. 胎儿和新生儿心律失常诊断与治疗进展. 实用儿科临床杂志，2008，

23（2）：81-84.

116. Nakai K，Fukuhiro H，Kawazoe K，et al. Development of 64-channel magnetocardiography and clinical application. Rinsho Byori，2006，54（8）：844-849.

117. Salerno JC，Kertesz NJ，Friedman RA，et al. Clinical course of atrial ectopic tachycardia is age-dependent：results and treatment in children ＜3 or＞or＝3 years of age. J Am Coll Cardiol，2004，43（3）：438-444.

118. Jayaprasad N，Johnson F，Venugopal K. Congenital complete heart block and maternal connective tissue disease. Int J Cardiol，2006，112（2）：153-158.

119. Miller MS，Shannon KM，Wetzel GT. Neonatal bradycardia. Prog Pediatr Cardiol，2000，11（1）：19-24.

120. Bosch RF，Milek IV，Popovic K，et al. Ambasilide prolongs the action potential and blocks multiple potassium currents in human atrium. J Cardiovasc Pharmacol，1999，33（5）：762-771.

121. Kennedy HL，Whitlock JA，Sprague MK，et al. Long-term follow-up of asymptomatic healthy subjects with frequent and complex ventricular ectopy. N Engl J Med，1985，312（4）：193-197.

122. Naccarelli GV，Wolbrette DL，Dell'Orfano JT，et al. A decade of clinical trial developments in postmyocardial infarction，congestive heart failure，and sustained ventricular tachyarrhythmia patients：from CAST to AVID and beyond. Cardiac Arrhythmic Suppression Trial. Antiarrhythmic Versus Implantable Defibrillators. J Cardiovasc Electrophysiol，1998，9（8）：864-891.

123. Antman EM，Anbe DT，Armstrong PW，et al. ACC/AHA guidelines for the management of patients with ST-elevation myocardial infarction—executive summary. A

report of the American College of Cardiology/American Heart Association Task Force on Practice Guidelines（Writing Committee to revise the 1999 guidelines for the management of patients with acute myocardial infarction）. J Am Coll Cardiol，2004，44（3）：671-719.

124. Swedberg K，Cleland J，Dargie H，et al. Guidelines for the diagnosis and treatment of chronic heart failure：executive summary（update 2005）：The Task Force for the Diagnosis and Treatment of Chronic Heart Failure of the European Society of Cardiology. Eur Heart J，2005，26（11）：1115-1140.

125. International Liaison Committee on Resuscitation. 2005 International Consensus on Cardiopulmonary Resuscitation and Emergency Cardiovascular Care Science with Treatment Recommendations. Resuscitation，2005，67（2-3）：181-314.

126. Zipes DP，Camm AJ，Borggrefe M，et al. ACC/AHA/ESC 2006 Guidelines for Management of Patients With Ventricular Arrhythmias and the Prevention of Sudden Cardiac Death：a report of the American College of Cardiology/American Heart Association Task Force and the European Society of Cardiology Committee for Practice Guidelines（writing committee to develop Guidelines for Management of Patients With Ventricular Arrhythmias and the Prevention of Sudden Cardiac Death）：developed in collaboration with the European Heart Rhythm Association and the Heart Rhythm Society. Circulation，2006，114（10）：e385-e484.

127. Hammill SC. Cardiac arrhythmias. J Am Coll Cardiol，2004，44（2 Suppl A）：16A-18A.

128. Podrid PJ. Proarrhythmia. A serious complication of antiarrhythmic drugs. Curr Cardiol Rep，1999，1（4）：289-296.

129. Friedman PL，Stevenson WG. Proarrhythmia. Am J Cardiol，1998，82（8A）：50N-58N.

130. Opie LH. Adverse cardiovascular drug interactions. Curr Probl Cardiol，2000，25（9）：621-676.

131. Borggrefe M，Budde T，Podczeck A，et al. High frequency alternating current ablation of an accessory pathway in humans. J Am Coll Cardiol，1987，10（3）：576-582.

132. 李小梅，丁燕生，李万镇，等. 小儿室上性心动过速心内电生理研究及射频消蚀治疗. 中华儿科杂志，1996，34（3）：149-151.

133. Case CL. Radiofrequency catheter ablation of arrhythmias in infants and small children. Prog Pediatr Cardiol，2000，11（1）：77-82.

134. Lee SJ，Schueller WC. Tachycardias in infants，children and adolescents：safety and effectiveness of radiofrequency catheter ablation. Cardiology，2000，94（1）：44-51.

135. Blaufox AD，Felix GL，Saul JP，et al. Radiofrequency catheter ablation in infants $</=18$ months old：when is it done and how do they fare?：short-term data from the pediatric ablation registry. Circulation，2001，104（23）：2803-2808.

136. Blaufox AD，Rhodes JF，Fishberger SB. Age related changes in dual AV nodal physiology. Pacing Clin Electrophysiol，2000，23（4 Pt 1）：477-480.

137. Sarubbi B，Musto B，Ducceschi V，et al. Congenital junctional ectopic tachycardia in children and adolescents：a 20 year experience based study. Heart，2002，88（2）：188-190.

138. Hummel JD，Strickberger SA，Williamson BD，et al. Effect of residual slow pathway function on the time course of recurrences of atrioventricular nodal reen-

trant tachycardia after radiofrequency ablation of the slow pathway. Am J Cardiol, 1995, 75 (8): 628-630.

139. Nielsen JC, Kottkamp H, Piorkowski C, et al. Radiofrequency ablation in children and adolescents: results in 154 consecutive patients. Europace, 2006, 8 (5): 323-329.

140. Sun Y, Arruda M, Otomo K, et al. Coronary sinus-ventricular accessory connections producing posteroseptal and left posterior accessory pathways: incidence and electrophysiological identification. Circulation, 2002, 106 (11): 1362-1367.

141. Poty H, Saoudi N, Haissaguerre M, et al. Radiofrequency catheter ablation of atrial tachycardias. Am Heart J, 1996, 131 (3): 481-489.

142. Saoudi N, Cosío F, Waldo A, et al. A classification of atrial flutter and regular atrial tachycardia according to electrophysiological mechanisms and anatomical bases: a Statement from a Joint Expert Group from The Working Group of Arrhythmias of the European Society of Cardiology and the North American Society of Pacing and Electrophysiology. Eur Heart J, 2001, 22 (14): 1162-1182.

143. Pfammatter JP, Paul T. Idiopathic ventricular tachycardia in infancy and childhood: a multicenter study on clinical profile and outcome. Working Group on Dysrhythmias and Electrophysiology of the Association for European Pediatric Cardiology. J Am Coll Cardiol, 1999, 33 (7): 2067-2072.

144. Kugler JD, Danford DA, Deal BJ, et al. Radiofrequency catheter ablation for tachyarrhythmias in children and adolescents. The Pediatric Electrophysiology Society. N Engl J Med, 1994, 330 (21): 1481-1487.

145. Lown B. Electrical reversion of cardiac arrhythmias. Br Heart J, 1967, 29 (4):

469-489.

146. Deakin CD, Nolan JP, European Resuscitation Council. European Resuscitation Council guidelines for resuscitation 2005. Section 3. Electrical therapies: automated external defibrillators, defibrillation, cardioversion and pacing. Resuscitation, 2005, 67 (Suppl 1): S25-S37.

147. Deakin CD, Sado DM, Petley GW, et al. Determining the optimal paddle force for external defibrillation. Am J Cardiol, 2002, 90 (7): 812-813.

148. Deakin CD, Bennetts SH, Petley GW, et al. What is the optimal paddle force during paediatric external defibrillation? Resuscitation, 2003, 59 (1): 83-88.

149. O' Brien BJ, Connolly SJ, Goeree R, et al. Cost-effectiveness of the implantable cardioverter-defibrillator: results from the Canadian Implantable Defibrillator Study (CIDS). Circulation, 2001, 103 (10): 1416-1421.

150. Buxton AE, Lee KL, Fisher JD, et al. A randomized study of the prevention of sudden death in patients with coronary artery disease. Multicenter Unsustained Tachycardia Trial Investigators. N Engl J Med, 1999, 341 (25): 1882-1890.

151. Samson RA, Berg RA, Bingham R, et al. Use of automated external defibrillators for children: an update—an advisory statement from the Pediatric Advanced Life Support Task Force, International Liaison Committee on Resuscitation. Pediatrics, 2003, 112 (1 Pt 1): 163-168.

152. American Academy of Pediatrics Committee on Pediatric Emergency Medicine, American Academy of Pediatrics Section on Cardiology and Cardiac Surgery, Markenson D. Ventricular fibrillation and the use of automated external defibrillators on children. Pediatrics, 2007, 120 (5): 1159-1161.

153. Montanez A, Hennekens CH, Zebede J, et

al. Pacemaker mode selection: the evidence from randomized trials. Pacing Clin Electrophysiol, 2003, 26 (5): 1270-1282.

154. Paxinos G, Katritsis D, Kakouros S, et al. Long-term effect of VVI pacing on atrial and ventricular function in patients with sick sinus syndrome. Pacing Clin Electro physiol, 1998, 21 (4 Pt 1): 728-734.

155. Brady PA, Shen WK, Neubauer SA, et al. Pacing mode and long-term survival in elderly patients with congestive heart failure: 1980-1985. J Interv Card Electrophysiol, 1997, 1 (3): 193-201.

156. Cabrera ME, Portzline G, Aach S, et al. Can current minute ventilation rate adaptive pacemakers provide appropriate chronotropic response in pediatric patients? Pacing Clin Electrophysiol, 2002, 25 (6): 907-914.

157. Wilkoff BL, Dual Chamber and VVI Implantable Defibrillator trial investigators. The Dual Chamber and VVI Implantable Defibrillator (DAVID) Trial: rationale, design, results, clinical implications and lessons for future trials. Card Electrophysiol Rev, 2003, 7 (4): 468-472.

158. Cohen MI, Rhodes LA, Spray TL, et al. Efficacy of prophylactic epicardial pacing leads in children and young adults. Ann Thorac Surg, 2004, 78 (1): 197-202.

159. Kiviniemi MS, Pirnes MA, Eränen HJ, et al. Complications related to permanent pacemaker therapy. Pacing Clin Electrophysiol, 1999, 22 (5): 711-720.

160. Ross RA, Kenny RA. Pacemaker syndrome in older people. Age Ageing, 2000, 29 (1): 13-15.

161. Goto Y, Abe T, Sekine S, et al. Long-term thrombosis after transvenous permanent pacemaker implantation. Pacing Clin Electrophysiol, 1998, 21 (6): 1192-1195.

第十二章　高血压

高血压（hypertension）是一种以体循环动脉压升高为主要特点的临床综合征，是全球发病率最高、并发症最多、病死率较高的心血管疾病，其发病率随年龄增加而升高。高血压增加了心血管疾病和慢性肾病的危险性，并且高血压的严重程度与卒中、心血管事件、心力衰竭和肾病的危险程度密切相关。流行病学的研究显示，成人原发性高血压可能起始于儿童期，儿童青少年期高血压与成年后心血管疾病的发病率和病死率之间存在相关性，因此在生命早期对儿童高血压患者早期识别、早期诊断、早期干预，能够预防成人高血压及其并发症的发生[1]。近年来儿童青少年高血压的发病率也在逐年增加，这可能与儿童肥胖的流行有关。国内外资料显示儿童高血压总体发病率为 $1\%\sim3\%$。我国地域辽阔，民族众多，各民族的生存环境、生活及饮食习惯有很大不同，各地区、各民族儿童高血压发病率亦有很大差异。

一、正常血压的形成与调节

血压是指血管内的血液施于单位面积血管壁的侧压力，是推动血液流经血管的驱动力。血压＝血流量（心排血量）×外周血管阻力。心排血量和外周血管阻力的增加均能够导致血压的升高。一般情况下，收缩压反映每搏量的大小，舒张压主要反映外周阻力的大小，而脉压的增加可作为反映大动脉管壁弹性、反映大动脉硬化的一个指标。

正常血压受年龄、性别、情绪变化、体力活动和昼夜节律等的影响，会有一定的生理波动。血压随年龄增加逐渐升高，成年男性血压比同龄女性略高。体力活动或者情绪波动时，血压可暂时升高。站立位血压较平卧位时高。白天醒、夜间睡的正常人血压呈现特征性的勺型昼夜变化模式：夜间血压下降，清晨清醒时血压升高，白昼血压处于高水平。

血压调节是指机体通过神经性调节机制和体液性调节机制，使血压改变，从而使提供给机体及各器官组织的血流与不同的代谢需要相适应，以保证各组织器官功能的正常进行。神经性调节机制包括：对心脏的神经支配（交感神经和副交感神经），对血管的神经支配（交感缩血管神经纤维），心血管中枢及反射性调节。体液性调节机制主要是通过众多体液调节因子完成，包括：肾上腺素和去甲肾上腺素、肾素-血管紧张素-醛固酮系统（renin-angiotensin-aldosterone system，RAAS）、血管升压素、心房利钠肽家族、肾上腺髓质素、前列环素、一氧化氮、一氧化碳、硫化氢及内皮素等血管活性物质。最近北京大学第一医院杜军保课题组提出内源性二氧化硫为心血管新型气体信号分子[2]，参与血压的调节机制。

二、儿童血压的发展变化规律

近年儿童高血压流行病学纵向研究的许多资料显示，儿童血压的发展呈现"轨迹"现象，即：血压处于某一百分位数的儿童，经过一段时间后，其血压值仍然保持在原来百分位数位置上相对不变的现象。这种轨迹从婴幼儿开始，贯穿于儿童少年时期，一直延伸到成年时期。因此，对儿童血压轨迹现象的研究，不仅可对成年后的血压水平进行预测，而且可借此进行高血压的早期预防。但是，也有学者认为儿童血压缺乏轨迹现象，认为这种差异可能与儿童的身体生长发育及个体差异等因素有关。大量研究结果提示儿童血压轨迹现象具有以下特点：①轨迹强度较成人相对较弱；②轨迹系数与追踪观察的时间长短有关，测量间隔时间越长，轨迹系数相对越小；③轨迹系数与初测年龄有关，初测年龄越小，轨迹系数相对越小；④收缩压的轨迹现象较舒张压明显；⑤轨迹系数与初测血压值的大小有关，初测血压偏高组血压轨迹现象最明显，其次为血压正常组，血压偏低组最弱[3]。

不同地区、不同人群中儿童血压水平表现出一定程度的差异，但血压随年龄增长而增高的趋势是相对一致的。不同种族、年龄和性别儿童的血压变化规律表现为：①儿童血压水平的分布存在种族间的差异，不同民族的儿童血压水平存在差别。②不同国家和地区中男、女孩的血压水平均随年龄的增长而增长，且增长幅度表现为收缩压大于舒张压。③男、女孩血压的平均水平在不同年龄段表现出一定程度的差异。青春期男、女孩的血压变化具有一定的差别。青春期身体发育突增阶段以前，男孩的血压水平略低于同年龄组的女孩，青春期以后男孩的血压增长速度一直高于女孩，而且男、女孩的血压曲线交叉的年龄段与其身体形态发育的年龄大致相仿。

三、儿童高血压的发病机制

高血压的发病机制至今未明。目前认为本病是在一定的遗传易感性基础上经多种后天因素作用所致。

（一）遗传因素

遗传因素对人类血压的影响目前已经被国内外学者广泛地接受，且多倾向于多基因遗传的观点。对原发性高血压候选基因的观察研究已达150种左右，涉及交感神经系统、肾素-血管紧张素-醛固酮系统（RAAS）、内皮素、生长激素、胰岛素抵抗等诸多方面。已知可能参与高血压发病过程的候选基因有5～8种，这些基因的突变、缺少、重排和表达水平的差异，即多个"微效基因"的联合缺陷可能是导致高血压的基础。动物实验已筛选出遗传性高血压大鼠株。

儿童原发性高血压显示出强烈的家族性倾向，有很强的遗传学影响，这在婴幼儿期即可被察觉，而且这种影响在其他危险因素存在的情况下可以被增强。养父母与其子女之间血压的相关性显著低于亲生父母与其子女之间血压的相关性。双亲无高血压、一方有高血压或双亲均有高血压，其子女高血压发生概率分别为3%、28%和46%。高血压儿童其兄弟姐妹的血压显著高于那些血压低儿童的兄弟姐妹。

此外，有少数几种综合征伴随的严重高血压与单基因遗传有关。这些基因均参与了肾钠盐再吸收途径，基因突变会导致远端肾单位钠盐再吸收增加，血容量增加，从而导致高血压的发生。

Liddle综合征是一种常染色体显性遗传疾病，表现为严重高血压、代谢性酸中毒和低钾血症、高醛固酮血症，其发生目前认为与上皮钠通道（ENaC）三个亚基中的一个亚基基因的错义突变和移码突变有关，基因突变导致ENaC活性增加和降解减少，从而使集合管钠重吸收增加，血容量增加，导致高血压的发生[4]。

（二）肾素-血管紧张素-醛固酮系统平衡失调

肾素由肾小球旁细胞分泌，可激活肝产生的血管紧张素原而生成血管紧张素Ⅰ，血管紧张素Ⅰ在肺血管内皮细胞中被血管紧张素转化酶（angiotensin-converting enzyme，ACE）转变为血管紧张素Ⅱ（AT-Ⅱ），后者在氨基肽酶作用下转变为活性较弱的血管紧张素Ⅲ，并进而被水解为无活性的片断。ATⅡ是RAAS最重要的活性成分，可直接收缩血管，刺激醛固酮分泌从而使水钠潴留，增加交感神经活力，促进儿茶酚胺释放，从而使血压升高。此外ATⅡ和醛固酮还是组织生长的刺激因素，因此RAAS的激活在高血压的发生发展、靶器官的组织重构以及出现并发症等诸多环节都有重要作用。

（三）肥胖

肥胖作为心脑血管疾病的重要危险因素已经被各国学者普遍认同。国内外大量的研究成果表明肥胖是引起儿童血压升高及儿童高血压病的危险因素。肥胖儿童患高血压的危险性是非肥胖儿童的3倍。多元线性回归分析在控制了年龄、性别、社会及行为因素的混杂影响后，发现体质指数（BMI）与收缩压与舒张压之间均具有高度的相关性。脂肪分布在成人心血管危险因素中的重要性已有很多的描述，腹型肥胖在儿童及青少年时期即显示出其对心血管危险因素的决定性作用。青春期前儿童依据体格检查特征分为肥胖及非肥胖两组，发现肥胖组儿童的血压显著高于非肥胖组儿童，并且血压与腰围大小具有显著相关性。

（四）胰岛素抵抗

胰岛素抵抗是指机体对一定量的胰岛素的生物学反应低于预计正常水平的一种现象，血胰岛素水平可正常或高于正常，但它与胰岛素受体的结合能力以及受体后效应均减弱。代谢综合征是指伴有胰岛素抵抗的多种代谢和生理紊乱的聚集。现在普遍认为，代谢综合征的基础是胰岛素抵抗，肥胖、血脂代谢异常、血糖升高或胰岛素抵抗、高血压等都是其临床特点。儿童代谢综合征诊断标准为：①肥胖（腰围≥同年龄、同性别组第 90 百分位）；②三酰甘油≥同年龄、同性别组第 90 百分位；③高密度脂蛋白≤同年龄、同性别组第 10 百分位；④血压≥同年龄、同性别组第 90 百分位；⑤餐前血糖升高。满足以上 5 项指标中的 3 项及以上即可诊断。

高血压是代谢综合征的一个重要组成部分，大量流行病学研究发现高血压病患者存在胰岛素抵抗和代偿性高胰岛素血症，并认为胰岛素抵抗可能通过改变其他因素而导致高血压的发生。Bonora 等认为：高血压患者中约有 58.0% 存在胰岛素抵抗，明显高于普通人群。如果高血压患者同时合并糖、脂代谢紊乱，如糖耐量减低或 2 型糖尿病、血脂异常时，其胰岛素抵抗发生率显著升高，可达 95.2%。

胰岛素抵抗及代偿性高胰岛素血症引起血压增高的可能机制，目前认为有下列几个方面：①引起交感神经兴奋，从而使心排血量和外周血管阻力增加。②促进肾小管增加对钠的重吸收，导致水钠潴留、外周循环容量增加。③影响 RAAS 调节血压。④直接或间接通过胰岛素样生长因子刺激动脉壁平滑肌细胞增生或肥大，促进血管平滑肌细胞从血管中层向内膜迁移，使动脉内膜增厚，管壁硬化，阻力增加。⑤胰岛素抵抗时，胰岛素对 Na^+-K^+-ATP 酶的激活作用减弱，造成细胞内高钠，导致细胞水肿，平滑肌肿胀。同时 Ca^{2+}-ATP 酶活性降低，细胞内钙浓度增加，能够提高小动脉血管平滑肌对血管加压物质的反应，利于血管收缩，使外周血管阻力增加。⑥内皮细胞依赖的血管扩张功能减退。

（五）母亲妊娠期的情况

妊娠期母亲的血压与后代血压呈正相关。一项研究发现，母亲在妊娠期患有高血压而且在产后仍持续有高血压者，她们的后代在青少年时期的血压就显著高于母亲在妊娠期及产后血压都正常的后代。母亲妊娠期吸烟，后代血压偏高。胎儿宫内发育迟缓和出生时相对较低的体重都被认为是发展为高血压的危险因素。大量流行病学研究证实血压值与出生体重之间呈反比关系。出生体重每增加 1 kg，血压下降 1.5～2.0 mmHg。到 2004 年这方面共有 50 多个报道，大多数研究支持"慢性病胎儿起源（fetal origins of chronic disease）假说"。胎儿对宫内营养不良的反应使其自身代谢和器官的组织结构发生适应性调节，如果营养不良得不到及时纠正，这种适应性调节将导致肝、胰腺等机体组织和器官，在代谢结构上发生永久性改变，进而演变为成人期疾病。胎儿生长迟缓引起永久性血管结构改变，血管壁弹性丧失和糖皮质激素的作用过量，阻碍宫内发育，引起"程序（programming）性高血压"。

（六）膳食与营养

循证医学的研究确认，母乳喂养时间越长，儿童和成年后血压越低。早期母乳喂养对于心血管系统的健康是很有益处的。在成人盐敏感的高血压患者，减少盐的摄入对于降低血压是很有意义的，但是儿童却未发现钠与血压水平的直接联系。婴儿可能是对盐敏感的一个时期。早期饮食中钠的摄入量对于以后的血压水平可有影响。一项对婴儿的研究显示，婴儿早期限制盐摄入 6 个月，6 个月后血压水平平均低于未限制盐摄入组 2.1 mmHg，12 个月后两组血压差异不大。另有一项 15 年的研究发现，在婴儿早期限制盐摄入，15 年后血压明显降低。饮食补充钙可能对高血压患儿收缩压的降低有一定作用。镁和钾摄入与舒张压和收缩压之间可能存在负相关关系。在出生后早期添加长链不饱和脂肪酸对于降低血压是有益的。纤维素的摄入与舒张压呈负相关。热能摄入量与血压呈正相关，维生素 E 的摄入量与收缩压呈正相关[5]。

（七）心理与行为

国内外研究报道成人的 A 型性格与高血压的发生密切相关。有研究证实：当人处于压抑、焦虑状态，感情不能表达时，交感神经兴奋，心排血量和动脉外周阻力增加，从而使血压升高。有研究显示，血压偏高儿童倾向于内向型、稳定型个性。急性精神创伤或紧张状态产生血压生理性升高。紧张度过高、睡眠时间偏少等因素与儿童血压增高有关。

（八）其他

交感神经活性亢进、肾潴留过度钠盐等均会导致高血压的发生。吸烟、饮酒过度也易患高血压。社会经济状况、家庭收入、父母受教育程度、居住城市等均可影响儿童血压。而内皮细胞功能障碍可能是高血压导致靶器官损害及其合并症的重要原因。

四、高血压的病理改变

高血压的主要病理改变是动脉病变和左心室肥厚。随病程进展，心、脑、肾等重要器官均可受累。

（一）动脉

早期全身小动脉痉挛，长期反复的痉挛使小动脉内膜因压力负荷增加、缺血缺氧出现玻璃样变，中膜平滑肌细胞增殖、肥大、中膜增厚，血管壁结构重构，最后管壁纤维化、管腔狭窄呈现不可逆病变。大动脉逐渐硬化，顺应性下降。

（二）心脏

左心室肥厚是最特征性的心脏改变。长期全身小动脉管腔狭窄导致周围血管阻力上升是左心室肥厚的原因之一。此外，其他代谢内分泌因素引起心肌细胞体积增大和间质增生，也促使左心室体积和重量增加，导致左心室肥厚。心肌肥厚使冠状动脉血流储备下降，加上高血压时易有冠状动脉粥样硬化更促使心肌缺血而加重心脏病变。

（三）脑

脑部小动脉也可出现从痉挛到硬化的一系列改变，长期高血压时脑小动脉有微动脉瘤形成，破裂可导致脑出血。在小动脉硬化基础上有利于血栓形成而产生脑梗死。

（四）肾

肾小动脉病变最明显。病变血管管腔变窄甚至闭塞，造成肾实质缺血、肾小球纤维化、肾小管萎缩和肾间质纤维化，早期肾外观无改变，晚期肾萎缩变小，肾硬化，最终发生肾衰竭。

（五）视网膜

视网膜小动脉在本病初期发生痉挛，以后逐渐出现硬化，严重时发生视网膜出血和渗出，以后视神经水肿。

五、儿童高血压的临床表现

多隐匿起病，无症状，体检或者因其他疾病就诊时发现。持续的高血压会表现头晕、头痛、乏力、颜面潮红、恶心、呕吐、后颈部疼痛、后枕部或者颞部搏动感等。严重高血压或者长期存在的高血压出现心、脑、肾等靶器官损害或者合并症时，可有相应临床表现。高血压合并症的发生取决于高血压的严重性、持续时间和病因[6]。

（一）心脏

最初表现为左心室肥厚，体检可扪及抬举样心尖搏动，心尖搏动明显增强。搏动范围扩大以及搏动左移则提示左心室增大。主动脉瓣区第2心音可增强，带有金属音调。晚期会发生心力衰竭。如合并冠心病会发生心绞痛、心肌梗死和猝死等。

（二）脑

早期可有短暂性脑缺血发作（TIA），还可发生脑出血、脑血栓、脑栓塞和高血压脑病等，表现为惊厥、偏瘫、失语、昏迷等。如病变仅累及一侧大脑半球，对侧肢体出现无力或瘫痪；如病变累及大脑皮质，可出现失语和癫痫样发作；病变累及脑干和小脑，可有双侧肢体无力、感觉缺失、小脑性共济失调、眼球震颤和复视等。

（三）肾

尿中少量蛋白和红细胞，严重时发生肾衰竭。

（四）眼

视力进行性减退，发生视网膜血管病变。

六、儿童高血压的辅助检查

（一）儿童血压的测量

1. 血压测量方法　包括血管内直接测量和间接测量。间接法测量血压是利用装有气囊的袖带，在充气后阻断动脉血流，然后检测放气过程中血流开始间断性通过和血流完全通过的信号，这时气囊内的压力等于动脉壁上的收缩压和舒张压。监测血流信号的方法常用的有压力波振荡法、柯氏音（Korotkoff sound）法和柯氏音信号分析法3种。最常应用的是柯氏音法。其原理是当血流间断性通过时，产生一组音质与响度逐渐变化并与心脏搏动同步的声音，即柯氏音。根据音质和响度，柯氏音可分成5个时相：第1时相是第1次轻而清晰的敲击声，第2时相是较响的钝浊音，第3时相是较清脆的抨击音，第4时相是响度较轻而短促的低沉音，第5时相声音突然消失。人耳难以区分第1、2、3时相柯氏音。

目前临床上常用的血压仪包括水银柱式血压计、气压表式血压计、电子血压计和动态血压监测仪等。水银柱式血压计与柯氏音听诊法一起组成了目前临床测量血压的标准方法。目前血压的标准都是基于这些测量方法建立的。在测量中应该注意以下几方面[7]：

（1）测量以前应该避免刺激性的药物或食物，静坐5 min。

（2）尽量于坐位下测量右上肢血压，最好坐靠背椅，保证右上肢得到支撑，肘部与心脏在同一水平。临床上儿童常取坐位，婴幼儿取仰卧位。不论采用何种姿势，在测量血压时手臂必须得到支撑，尤其是肘部。只要肘部与心脏在同一水平，姿势的选择不会导致严重的误差。对于选择哪个手臂的问题尚有争议。合理的手段是在检查开始时同时测量两侧手臂血压，若差异大则需进行进一步检查。

（3）袖带的大小对于血压的准确测量很重要。通常根据被测儿童的上臂大小选择合适的袖带，气囊宽度与长度的比值大约是1:2。不同年龄儿童应采用的袖带标准尺寸见表12-1。袖带过小测得血压偏高，过大测得血压偏低。

如果袖带太小，应使用大一号袖带，即使它显得过大。

表 12-1　血压测量袖带推荐尺寸

年龄范围	宽度（cm）	长度（cm）	最大上臂周长（cm）
新生儿	4	8	10
婴儿	6	12	15
儿童	9	18	22
体格小的成年人	10	24	26
成年人	13	30	34
体格大的成年人	16	38	44
下肢	20	42	52

（4）将袖带紧贴在被测者上臂，袖带下缘应在肘窝上2 cm，将钟式听诊器胸件放在肘窝肱动脉处。采用柯氏音法，柯氏音开始出现时（第1时相）为收缩压，柯氏音消失时（第5时相）定为舒张压。在一些儿童，柯氏音在0 mmHg仍能够被听到。在这种情况下，应减轻对听诊器的按压，重复测量血压。如果第5时相柯氏音（声音消失）仍然很低，应将第4时相柯氏音（声音变弱变沉闷）记录为舒张压。柯氏音在5岁以下，尤其是1岁以下婴幼儿很难听到，这种情况下就不能使用传统的血压计，可使用自动装置，使用示波的方法测量收缩压和平均动脉压，然后计算出舒张压。

（5）应间隔2 min重复测量，取2次读数的平均值记录。如果2次测量的收缩压或者舒张压读数相差＞5 mmHg，则间隔2 min后再次测量，然后取3次读数的平均值。

2. 血压测量对象　3岁以上儿童在每次就诊过程中至少测量一次血压。3岁以下儿童在下列情况下应该测量血压：①既往有早产、低出生体重或者其他新生儿期需重症监护疾病的病史；②先天性心脏病（已修复或者未修复）；③反复泌尿道感染，血尿或者蛋白尿；④合并已知的肾病或者泌尿道畸形；⑤有先天性肾病的家族史；⑥实体器官移植；⑦恶性病或者骨髓移植；⑧应用对血压有影响的药物进行治疗；⑨其他伴随高血压的全身疾病（如神经纤维瘤、结节性硬化等）；

⑩颅内压增高。

3. 评价血压水平的方法

（1）诊所偶测血压：由医务人员在标准条件下按统一规范测量，是目前诊断高血压和分级的标准方法。

（2）自测血压：采用经国际标准考核的上臂式半自动或全自动电子血压计在家中或其他环境中由患者给自己测量血压，称为自测血压。自测血压常低于偶测血压，可在接近日常生活的情况下获得多次测量值，在评价血压水平和指导降压治疗方面已成为偶测血压的重要补充，对于诊断白大衣高血压（即单纯诊所高血压，指在诊室或者医院内由医师或护士测量的血压始终增高，而在诊室以外环境和动态血压监测的血压正常）和改善治疗依从性很有益处。

（3）动态血压监测：是指在特定的时间里（经常是 24 h），定时进行血压测量和记录（一般测量频率白昼为每 20～30 min 1 次，夜间每 30～60 min 1 次），从而了解一段时间内血压的总体情况，可全面反映昼夜血压波动情况并可避免测量人员和环境因素造成的误差，以便估计靶器官损害与预后以及指导治疗，并能够明确白大衣高血压和隐匿性高血压（在诊室以传统血压测量方法测定的血压正常，而动态血压监测下白天血压或者清醒血压升高）的诊断[8]。

（二）实验室检查

主要用来区别高血压的病因和伴随靶器官损害的程度。包括：

1. 尿液检测　明显的蛋白尿和血尿需注意肾病。尿比重降低，尿呈碱性需注意原发性醛固酮增多症。尿中儿茶酚胺及其代谢产物香草基苦仁酸（VMA）水平升高提示嗜铬细胞瘤，尿中 17-羟、17-酮类固醇水平增高提示库欣综合征。

2. 血生化　测定电解质、尿素、肌酐、尿酸、血糖、血脂等。还需选择性检测一些项目，如血浆肾素活性，血浆中血管紧张素和醛固酮水平，血皮质醇节律，甲状腺功能等。

3. 心电图　可发现高血压患者是否合并左心室肥厚、左心房负荷过重以及心律失常等。

4. 超声检查　超声心动图能更可靠地诊断左心室肥厚，其敏感性较心电图高 7～10 倍。测定计算所得的左心室质量指数是一项反映左心室肥厚及其程度的较为准确的指标。目前推荐，对于确诊的高血压儿童患者，应在诊断以及以后的治疗中定期行超声心动图检查，测定左心室质量，评估有无左心室肥厚，评价高血压患儿靶器官损害的情况。

左心室质量（g）＝ 0.80［1.04（室间隔厚度＋左心室舒张末内径＋左心室后壁厚度）^{3} －（左心室舒张末内径）^{3}］＋0.6

由于心脏大小与体格大小密切相关，因此要对左心室质量进行矫正：左心室质量指数＝左心室质量（g）/ 体表面积（m^2）。一般以左心室质量指数为 51 g/ m^2 作为是否存在左心室肥厚的分界值。

超声心动图还可评估高血压患者的心脏功能，明确有无动脉导管未闭、主动脉缩窄等先天性心脏病。如疑有颈动脉、股动脉、肾动脉、其他外周动脉和主动脉病变，应进行血管超声检查。疑有肾病者，应行肾脏超声检查。

5. 影像学检查　X 线胸片示心胸比例大于 0.5 提示心脏受累，多由于左心室肥厚和扩大。对于怀疑有嗜铬细胞瘤、肾素瘤者需行腹部 CT 和 MRI。怀疑肾动脉狭窄或其他大血管病变者可行血管 CT 和磁共振血管成像（MRA）。

6. 眼底检查　可发现眼底的血管病变和视网膜病变。高血压眼底病变分为四级：Ⅰ级：视网膜动脉痉挛；Ⅱ级：视网膜动脉硬化；Ⅲ级：Ⅱ级加视网膜病变（出血或渗出）；Ⅳ级：Ⅲ级加视神经乳头水肿。

7. 血管造影　数字减影血管造影是诊断肾动脉狭窄等血管病变的金标准，可明确狭窄的程度和范围。

七、儿童高血压的诊断

对于儿童高血压的诊断要包括以下几方面内容：①确诊高血压，了解血压水平；②明确靶器官损害及其损害程度；③确定高血压的病因[9]。

（一）儿童高血压的诊断标准及其分期

血压超过正常范围，即可诊断高血压。但是，迄今为止，尚无一个公认的、统一的儿童高血压的诊断标准。在临床实践中，学龄前儿童血压＞120/80 mmHg，学龄儿童血压＞130/90 mmHg，即可诊断高血压。百分位法是目前国内外采用最多的方法，一般认为儿童血压超过同年龄、同性别组血压的第95百分位数值即可诊断高血压[10]。

2004年，美国国家高血压教育项目（NHB-PEP）儿童青少年工作组发布了儿童青少年高血压诊断、评估和治疗的第四次报告[11]。在这个报告中，将儿童高血压定义为：3次或者3次以上平均收缩压和（或）舒张压大于等于同性别、同年龄和同身高儿童血压的第95百分位值。建议采用百分位法，按照以下标准将儿童血压分为正常血压、高血压前期和高血压：①正常血压：收缩压和舒张压小于同性别、同年龄和同身高儿童血压的第90百分位值（＜90th）；②高血压前期：平均收缩压和（或）舒张压水平在第90和95百分位值之间。此外，当儿童青少年血压水平高于120/80 mmHg但是低于第95百分位值时，也被认为是高血压前期；③高血压：平均收缩压和（或）舒张压大于等于同性别、同年龄和同身高儿童血压的第95百分位值（≥95th），并且至少测量3次。

如果经过3次或3次以上测量，证实确实患有高血压，应进一步进行分期：高血压1期：第95百分位值到第99百分位值＋5 mmHg；高血压2期：高于第99百分位值＋5 mmHg。

（二）儿童高血压的靶器官损害

高血压常常伴随五个靶器官的受累：血管、脑、眼睛、肾和心脏。高血压伴随的靶器官损害临床很常见，甚至血压轻度升高的儿童也会发生靶器官损害。Daniels等评估了收缩压和舒张压大于第90百分位值的儿童，发现36%有左心室肥厚，49%肾小球高滤过，50%视网膜血管病变。

高血压靶器官损害的早期标志包括：①血管异常：血管顺应性降低，血管内中膜厚度增加；②脑：CT和MRI异常表现；③眼睛：视网膜病；④肾：微量蛋白尿，肾小球滤过率降低，肾功能轻度降低；⑤心脏异常：左心室肥厚，舒张功能失调。

左心室肥厚是高血压导致儿童靶器官损害最突出的表现。超声发现，34%～38%轻度未治疗的高血压儿童LVH增加。目前推荐，对于确诊的高血压儿童患者，应在诊断以及以后的治疗中定期行超声心动图检查，测定左心室质量，评估有无左心室肥厚，评价高血压患儿靶器官损害的情况。确定左心室肥厚对于临床决策很有帮助，左心室肥厚的存在是开始抗高血压药物治疗的适应证。

（三）儿童继发性高血压的病因

与成人一样，儿童青少年高血压按照病因可分为原发性高血压及继发性高血压两种。儿童时期的高血压多为继发性高血压，约占75%～80%。随年龄的增加，原发性高血压所占比例逐渐增高。儿童继发性高血压主要包括以下5大类病因：肾性、心血管性、内分泌性、神经性和药物毒物等外因。

1. 肾性高血压　分为肾实质性和肾血管性。

（1）肾实质性：最常见，约占所有继发性高血压的80%左右。主要包括急慢性肾小球肾炎、肾盂肾炎、溶血尿毒综合征、狼疮肾炎、间质性肾炎、多囊肾、肾积水、遗传性肾炎、先天肾脏发育异常和肾脏肿瘤等。肾实质疾病主要通过两种机制导致高血压：一是肾小球滤过率降低，水钠潴留，即水钠依赖型；二是刺激肾小球旁器肾素的分泌，RAAS活化，即肾素依赖型。临床上患儿常有水肿，多在晨起时见到双眼睑水肿，明显者可延及下肢或全身，可有肉眼血尿，尿中泡沫增多，尿频、尿急、尿痛等尿路刺激症状。尿常规发现血尿、蛋白尿及管型尿有助于诊断，血肌酐和尿素氮可升高。

（2）肾血管性：以肾动脉狭窄最常见，可由于先天性肾动脉纤维肌性发育不良、脐静脉插管伴随血栓形成和多发性大动脉炎等导致。肾动脉狭窄使肾血流量减少，激活RAAS，导致交感神经激活、水钠潴留、前列环素和一氧化氮水平降低，从而发生高血压。临床上，肾动脉狭窄导致的血压增高较其他类型高血压明显，舒张压多＞110 mmHg，可无症状，只是在常规体检中发现高血压。或因头痛、眩晕、急躁、过度兴奋不安、体重不增或疲乏而就医。25%的病例以高血压脑病起病。体检时在肋脊角或腹部听到血管性杂音有诊断价值，约 50% 患儿有此杂音，用钟型听诊器在接近上腹部中线肋骨缘处逐渐移到患侧季肋部听诊。肾血管 B 超检查及彩色多普勒血流和血浆肾素活性（PRA）升高是定性筛选检查。肾动脉造影是确诊检查。核素显像、血管 CT、磁共振血管成像也有助于诊断[12]。

2. 血管性高血压　包括动脉导管未闭、先天性主动脉缩窄、主动脉瓣关闭不全、大动脉炎等。

（1）先天性主动脉缩窄：主动脉缩窄造成血流阻力增大，缩窄近端血压升高，远端血供减少，血压降低。婴儿常伴有左心衰竭的表现，年长儿可无明显症状，或者仅表现为头昏、头痛等高血压相应的症状。典型体征是上肢血压增高显著，下肢血压明显降低，甚至测不到，股动脉及足背动脉搏动减弱或消失。若缩窄发生于左锁骨下动脉，左侧脉搏较右侧明显减弱。心尖搏动强烈，心界向下扩大，在胸骨左缘第 2～3 肋间有收缩中期喷射性杂音。超声心动图可显示缩窄部位及其长度，多普勒可记录收缩期湍流图形。主动脉造影可明确狭窄段范围及周围有无动脉瘤形成。CT 和 MRA 也有助于明确诊断。

（2）多发性大动脉炎：是主动脉及其主要分支及肺动脉的慢性进行性非特异性炎症，引起不同部位血管腔狭窄或闭塞为主要病变，可致动脉扩张或者动脉瘤。病因未明，一般认为与感染引起的自身免疫反应、内分泌异常及遗传因素有关。分为 4 种类型：头臂动脉型（主动脉弓综合征）、胸腹主动脉型、广泛型及肺动脉型。在疾病活动期可表现为发热、关节痛、乏力、体重下降等，并有动脉受累的相应症状。体征上，根据血管受累部位不同，可出现颈动脉、桡动脉和股动脉搏动减弱或消失。上肢血压升高，下肢血压降低。在脐上部闻及收缩期杂音或者血管杂音。辅助检查上，在活动期有贫血、白细胞增高、血沉增快、C 反应蛋白增高、球蛋白升高。超声检查可探及主动脉及其分支的狭窄。CT、MRA 及动脉造影等均能确定病变的部位、范围和程度。

3. 内分泌性高血压　包括嗜铬细胞瘤、库欣综合征、原发性醛固酮增多症、甲状腺功能亢进、先天性肾上腺皮质增生、甲状旁腺功能亢进症（甲亢）等。

（1）嗜铬细胞瘤：是儿茶酚胺分泌肿瘤，通过过度分泌儿茶酚胺，包括多巴胺、去甲肾上腺素和肾上腺素，作用于心脏和外周血管，导致高血压。临床表现为"5H"，即：高血压（hypertension）、头痛（headache）、高代谢（high-metabolism）、高糖（hyperglycemia）和多汗（hyper sweat）。但是与成人患者不同，儿童患者症状较多样，头痛、呕吐或恶心、体重减轻和视力障碍、腹痛和便秘的发生明显多于成人，并且高血压 90% 呈持续性，可达成人发作水平，高达 160～260 mmHg/110～210 mmHg。24 h 尿中儿茶酚胺（去甲肾上腺素和肾上腺素）或其代谢产物香草基苦仁酸（VMA）水平明显增高即有诊断价值。对肾上腺内的嗜铬细胞瘤通过 B 超、CT 或者 MRI 扫描大多能明确定位，对肾上腺外异位肿瘤可通过[131]I-MIBG 同位素扫描确诊。

（2）库欣综合征：即肾上腺皮质醇增多症，使用肾上腺皮质激素进行治疗时亦可引起医源性库欣综合征。由于肾上腺糖皮质激素分泌过多，可出现满月脸、水牛背、向心性肥胖、多血质、紫纹、皮肤色素沉着等，可因骨质疏松而引起背痛。50%～80% 患儿有高血压，主要由于皮质醇分泌增多，引起水钠潴留，血容量增加所致。高血压一般较轻，易控制，但个别严重。实验室检查：早上血清皮质醇水平增高伴昼夜节律紊乱，尿中 17-羟、17-酮类固醇水平增高，24 h 尿内游离皮质醇增高。

（3）原发性醛固酮增多症：肾上腺肿瘤或皮质增生导致醛固酮分泌增多，水钠潴留，血容量增多，并且肾素-血管紧张素系统受抑制，而醛固酮的过度分泌不受肾素-血管紧张素系统的调控。临床上除高血压引起的症状外，低血钾会导致多饮、多尿、夜尿增多、尿比重低、碱性尿、肌肉软弱无力、偶有间歇性或周期性瘫痪及手足搐搦。实验室检查发现高钠性碱中毒，血钾减低，血及尿醛固酮增高，血浆肾素活性降低。

（4）甲状腺功能亢进：血压增高以收缩压增高明显，脉压增宽，常无高血压自觉症状，但有情绪不稳定、易激惹、多动和注意力不集中、食欲增加而体重下降、怕热、多汗等甲状腺功能亢进症状。如有甲状腺肿大、突眼体征存在，鉴别多无困难。检测血清甲状腺素水平如总 T_4 和

游离 T_4 增高而 TSH（垂体分泌的促甲状激素）水平低下可确诊。

4. 神经性高血压 脑外伤、脑血管意外、脑积水、脑肿瘤、脑炎、脑膜炎等均可引起短暂性高血压，可伴随前囟膨隆、颅骨缝裂开、头大、心率减慢及中枢性呼吸衰竭等颅内压增高的表现。其他还包括家族性自主神经功能障碍、急性卟啉病、睡眠呼吸暂停等。

5. 药物和毒物等外源性病因 包括可卡因、口服避孕药、拟交感药物、安非他明、皮质醇激素、环孢素、维生素 D 中毒等药物，铅、汞、铊、镉等毒物，以及过度输液等。

在确定高血压病因时，以下几方面有助于病因鉴别：① 同时存在的症状和体征：血尿、水肿和乏力提示肾实质疾病；腹部闻及血管杂音提示肾血管疾病；胸痛、劳力性呼吸困难和心悸，上肢血压高于下肢，心前区闻及杂音提示心血管疾病；库欣综合征面容提示皮质醇增多症；发热、关节痛、上肢血压高于下肢提示大动脉炎；前囟膨隆、颅骨缝裂开、头围增大和脑膜刺激征阳性提示中枢神经系统疾病。既往史注意询问外伤、泌尿系感染、打鼾和其他睡眠障碍史，注意询问有无高血压、糖尿病、肥胖、睡眠呼吸暂停、肾病、其他心血管疾病和内分泌疾病等家族史以及用药史。② 血压升高的程度和脉压是否增大：血压严重升高见于嗜铬细胞瘤、肾动脉狭窄。血压轻度升高见于甲亢、动脉导管未闭、主动脉瓣关闭不全和原发性高血压。脉压增大见于动脉导管未闭、主动脉瓣关闭不全和甲亢。③ 年龄和病因的关系：新生儿高血压常见于脐静脉插管伴随肾动脉血栓。婴幼儿高血压常见于肾病、主动脉缩窄、内分泌疾病和药物等。在青少年，原发性高血压发病率逐渐增加。④ 起病快慢与病因的关系：由肾动脉或肾静脉栓塞、急性肾炎、溶血尿毒症综合征、颅内压增高、颅内出血、脑水肿、中毒而导致的高血压，起病急。原发性高血压、慢性肾炎、肾盂肾炎、主动脉缩窄、动脉导管未闭等所致高血压起病较慢。

八、儿童高血压的治疗

青少年高血压治疗的目的是用最简单有效的方法控制血压在正常范围内，一般控制在同性别、同年龄和同身高儿童组血压的第 95 百分位值以下，减少不良反应，防止高血压远期并发症的发生。

小儿高血压多是继发性高血压，因此首先强调病因治疗，比如：通过经皮球囊血管腔内成形术治疗肾动脉狭窄和主动脉缩窄，通过手术切除嗜铬细胞瘤、肾上腺皮质腺瘤等。对于原因未明的高血压应采用减轻体重和改变生活方式等非药物治疗方法控制血压。而对于非药物治疗无效、症状性高血压、严重高血压和伴随靶器官损害的高血压，则应考虑药物治疗[13]。

（一）非药物治疗

适用于高血压前期和所有高血压患儿，包括应用药物治疗的患儿。鼓励以家庭为基础进行干预。

1. 控制体重，减轻体质指数 体质指数与血压直接相关，肥胖儿童高血压发病率是正常儿童的 3 倍。儿童期维持正常体重可以减少成年后高血压的发病率。青少年体重减轻可以使血压下降。控制体重不仅能够降低血压，而且可以减低血压对于盐的敏感性，降低其他心血管危险因素（如脂质代谢紊乱和胰岛素抵抗等）的发生。控制体重可以避免药物治疗或者推迟药物治疗开始时间。

2. 鼓励体育锻炼，限制静坐时间 定期进行体育活动对于心血管系统很有好处，推荐规律的有氧体育活动，每天 30～60 min 中度体育活动。鼓励自我监测静坐时间，包括看电视录像、玩电脑游戏等时间，将静坐时间限制到每天 2 h 以下。目前认为规律体育活动和限制静坐时间可预防肥胖、高血压和其他心血管危险因素的发生。但是在 2 期高血压未被控制时，应限制竞争性体育活动。

3. 调整饮食结构 减少含糖饮料和高能量零食的摄入；减少脂肪胆固醇的摄入；增加新鲜水果、蔬菜、纤维素和不饱和脂肪酸的摄入；减少盐的摄取，推荐每天盐的摄入量为：4～8 岁儿童每天低于 1.2 g，年龄大些儿童每天低于 1.5 g。

（二）药物治疗

2004 年美国儿童血压控制工作组第 4 次报

告提出，儿童抗高血压药物治疗的适应证包括：症状性高血压，继发性高血压，高血压合并靶器官损害，1型糖尿病和（或）高脂血症合并高血压，非药物治疗的降压效果不理想等。并且提出，对于无合并症以及无靶器官损害的原发性高血压儿童，血压控制目标是降低到同性别、同年龄和同身高儿童组血压的第95百分位值以下。但是对于有肾病、糖尿病或者高血压靶器官损害的儿童，血压控制目标是降低到同性别、同年龄和同身高儿童组血压的第90百分位值以下。

1. 常用降压药物　根据作用部位和作用机制不同，目前治疗儿童青少年高血压的药物包括以下几种（表12-2）[14]。

（1）血管紧张素转化酶抑制剂：血管紧张素转化酶抑制剂（angiotensin converting enzyme inhibitor，ACEI）可抑制循环和组织中RAAS，减少肾上腺素、内皮素释放，抑制缓激肽降解，并可保护靶器官。可用于心力衰竭、左心室肥厚、糖尿病/糖尿病肾病、轻中度肾功能不全、合并高脂血症的患者。其中卡托普利在儿童中应用的研究最多，降低血压的作用显著，安全性强。其他包括贝那普利（benazepril）、福辛普利（fosinopril）、喹那普利（quinapril）、赖诺普利（lisinopril）和依那普利（enalapril）等，半衰期较卡托普利长，每天一次用药。而且贝那普利、福辛普利和雷米普利是肾和肝胆双通道排泄的药物，用于肾病尤其伴随肾功能损害的患者会更安全。临床最常见的不良反应是干咳，由于抑制缓激肽降解所致，成人更为常见，可达6%～20%。其他不良反应包括：高血钾、血管神经性水肿、低血压、肾小球滤过率下降，在严重肾功能不全患者会加重肾衰竭。

ACEI对于出球小动脉的扩张作用强于入球小动脉，可降低肾小球内压力，减少白蛋白滤过，对于高血压合并蛋白尿的患儿效果较好，但是在肾动脉狭窄患者应用的安全性有争议。对单侧肾动脉狭窄，可应用ACEI，但是服用后应监测肾功能变化。对于双侧肾血管疾病或者一侧肾动脉严重狭窄的患者，应用ACEI后可导致急性肾衰竭，绝对禁忌。其他禁忌证包括：合并高钾血症、严重肾衰竭、主动脉瓣狭窄和肥厚型梗阻性心肌病。

（2）血管紧张素受体拮抗剂：血管紧张素受体拮抗剂（angiotensin-receptor blocker，ARB）干扰了血管紧张素Ⅱ和血管紧张素Ⅱ受体的结合，从而降低血压。ARB的适应证和禁忌证与ACEI相同。因不会导致咳嗽，现主要用于ACEI治疗后发生干咳的患者，包括洛沙坦（losartan）和伊贝沙坦（irbesartan）等[15]。在儿科还没有广泛应用，有报道单独应用氯沙坦，或者氯沙坦与氢氯噻嗪合用，能够有效降低血压[16]。

（3）钙通道阻滞剂：钙通道阻滞剂（calcium channel blocker，CCB）借助平滑肌细胞膜上的L型电压依赖慢通道，抑制钙内流，降低胞浆钙浓度，导致血管舒张，使外周血管阻力、心率和心排血量下降，从而降低血压。CCB不影响血脂和血糖水平，能够保护靶器官，对于高血压合并高脂血症的患者是首选治疗。儿科常用的CCB包括：硝苯地平（nifedipine）、氨氯地平（amlodipine）、非洛地平（felodipine）和isradipine。在成人，短效硝苯地平有增加心血管副作用的危险，应用是有争议的。但是在儿童硝苯地平（心痛定）疗效显著，并且能够被很好地耐受，尚未发现以上副作用。CCB副作用包括：疲乏、头痛、头晕、外周水肿、潮红、腹痛、胸痛、恶心、呕吐等。

（4）利尿剂：利尿剂通过抑制肾水钠再吸收，促进排尿降低血容量，从而降低血压。适用于低肾素型高血容量的轻、中度高血压，尤其肥胖以及并发心力衰竭者。其中噻嗪类利尿剂应用最多，如氢氯噻嗪（双氢克脲噻）。由于药物必须在肾小球腔内发挥利尿作用，因此其有效性与肌酐清除率有关，对于肌酐清除率>50%的儿童有效，而对肌酐清除率<30%的患者无效，并且增加剂量和应用频率不能改善。但是有研究认为，长期应用噻嗪类利尿剂对于脂类代谢和骨骼生长有影响，因此在儿童及青少年长期应用应谨慎。副作用包括：疲乏、恶心、肌肉抽筋、低血钾、低血钠和代谢性酸中毒等。

（5）β受体阻滞剂：β受体阻滞剂可减慢心率、降低心肌收缩力和心排血量，抑制肾素分泌和活性。在成人是高血压治疗的一线药物，尤其适用于合并心绞痛、心肌梗死、充血性心力衰竭、快速性心律失常的患者。儿童青少年常用的β受体阻滞剂是普萘洛尔、美托洛尔和阿替洛尔。对于哮喘、慢性肺病、糖尿病患者（低血糖反应增加，掩盖了低血糖的症状和体征，如心动过速、心悸和饥饿）和运动员（降低心排血量和运动耐量）禁忌。副作用包括心动过缓、疲乏、抑郁、高血钾、血浆三酰甘油（甘油三酯）水平增高和高密度脂蛋白水平降低。

（6）其他药物：α受体阻滞剂（如哌唑嗪），中枢性降压药（如可乐定），血管扩张剂（如米诺地尔、肼屈嗪和硝普钠等），在儿童不能作为一线药物治疗慢性高血压。在处理高血压危象时可酌情应用。

表 12-2　儿童常用抗高血压药物及剂量

分类	药物	初始剂量		最大剂量	间隔时间
ACEI	卡托普利	新生儿	$0.1\sim0.3\,mg/(kg\cdot d)$	$1.5\sim2\,mg/(kg\cdot d)$	
		婴儿和儿童	$0.5\sim1.5\,mg/(kg\cdot d)$	$4\sim6\,mg/(kg\cdot d)$	每 $8\sim12\,h$
		青少年	$6.25\sim12.5\,mg$	$450\,mg/d$	
	贝那普利	>6岁：$0.2\,mg/(kg\cdot d)$，最大 $10\,mg/d$		$0.6\,mg/(kg\cdot d)$，最大 $40\,mg/d$	每天
	伊那普利	$0.1\sim0.2\,mg/(kg\cdot d)$		$1\,mg/(kg\cdot d)$，最大 $40\,mg/d$	每 $12\sim24\,h$
	福辛普利	>6岁：$5\sim10\,mg/d$		$40\,mg/d$	每天
ARB	洛沙坦	>6岁，$0.7\,mg/(kg\cdot d)$，最大 $50\,mg/d$		$1.4\,mg/(kg\cdot d)$，最大 $100\,mg/d$	每天
CCB	氨氯地平	>6岁：$2.5\sim5\,mg/d$		$10\,mg/d$	每 $12\sim24\,h$
	硝苯地平	短效	$0.25\sim0.5\,mg/kg$	$10\,mg/$次	每 $6\sim8\,h$
		长效	$0.25\sim0.5\,mg/(kg\cdot d)$	$2\sim3\,mg/(kg\cdot d)$，最大 $120\,mg/d$	每天
β受体阻滞剂	普萘洛尔	$0.5\sim1\,mg/(kg\cdot d)$		$8\,mg/(kg\cdot d)$，最大 $640\,mg/d$	每 $6\sim12\,h$
	美托洛尔	$0.5\sim1\,mg/(kg\cdot d)$		$6\,mg/(kg\cdot d)$，最大 $200\,mg/d$	每 $12\,h$
利尿剂	氢氯噻嗪	$0.5\sim1\,mg/(kg\cdot d)$		$2\sim3\,mg/(kg\cdot d)$，最大 $50\,mg/d$	每 $12\,h$
	螺内酯	$1\,mg/(kg\cdot d)$		$3.3\,mg/(kg\cdot d)$，最大 $100\,mg/d$	每 $12\,h$

2. 降压药物的选择　高血压的治疗应采取个体化的治疗原则。所有抗高血压药物都应该从最低推荐剂量开始，剂量逐渐增加，直到血压控制满意。单药治疗达到最高推荐剂量后血压仍控制不满意，或者药物副作用太大，应添加另外一种类型的药物。联合应用降压药是大家公认的一种有效降压方法。针对不同发病机制的药物联合应用，治疗作用协同或者相加，疗效互补，不良反应可以相互抵消、明显减轻，至少不叠加，并且可以加强对靶器官的保护作用。在联合用药时要注意考虑药物的互补作用，现认为比较合理的配伍为：ACEI与利尿剂，CCB与β受体阻滞剂，ACEI与CCB，利尿剂与β受体阻滞剂，利尿剂与CCB等。

应根据作用部位和作用机制选择用药。对于伴随RAAS过度激活的高血压，可应用β受体阻滞剂、ACEI、ARB或者醛固酮拮抗剂（如螺内酯）。ACEI可用于肾血管或者肾实质疾病继发的高肾素性高血压，或者高肾素的原发性高血压。肾血管血栓导致的新生儿高血压血管紧张素分泌增加，卡托普利治疗有效，但是要注意肾功能变化。在一些特殊情况下，应该使用特殊类型的抗高血压药物，如：糖尿病和蛋白尿儿童可应用ACEI或者ARB；偏头痛儿童可使用β受体阻滞剂和CCB；伴随室上速儿童可应用β受体阻滞剂[17]。

九、重症高血压

（一）定义

对急性发生的重症高血压曾有不同的命名。美国儿童血压控制专题工作组提出，重症高血压是指血压持续高于同年龄、同性别和同身高组的第99百分位值。血压显著升高并伴有心、肾和中枢神经系统等靶器官损伤的重症高血压，称为"高血压急症"（hypertensive emergency）或"高血压危象"（hypertensive crisis）。不伴有上述靶器官急性损伤的重症高血压称为"高血压亚急症"（hypertensive urgency）[18]。

（二）临床表现

与成人相比，儿童高血压危象相对少见，大多数患儿高血压危象为继发性，常常继发于肾病、大动脉炎和嗜铬细胞瘤等，如不给予正确及时的处理，可危及患儿的生命，属于小儿心血管危急重症之一。

在儿童，高血压危象常常以高血压脑病就诊，典型表现是隐匿或者急骤发生的头痛、恶心和呕吐，继以烦躁、视物障碍、意识模糊，若不及时治疗则很快出现持续惊厥、昏迷，甚至死亡。高血压脑病也可导致脑梗死或者脑出血，这在成人更为常见。其他靶器官损害的表现还包括：①眼睛：视网膜出血、渗出和视乳头水肿；②心脏：左心衰竭、肺水肿，成人可表现为急性心肌梗死和不稳定型心绞痛；③肾：血尿、蛋白尿或者急性肾衰竭。

（三）治疗

高血压危象的治疗原则：①正确掌握降压速度：迅速将血压降至安全水平有助于改善衰竭脏器的功能，但降压过快、过度又会显著减少脏器的灌注，加重和诱发靶器官的功能障碍。目前认为，应在就诊8h内使血压降低25%左右，在随后的24~48h将血压降到正常安全范围。②正确选择和应用降压药物：应先在重症监护的情况下静脉使用降压药物，静脉用药1~2天后加用口服药物，然后逐渐停用静脉制剂维持口服用药。口服药物不能作为高血压危象的一线用药。短效的硝苯地平在成人由于其有增加心血管副作用、诱发心肌缺血和梗死的危险，应用是有争议的，有人强烈主张弃用此药。但是在儿童，多数研究认为硝苯地平治疗高血压危象是有效的，并且患儿能够很好地耐受。但是，最近的儿科高血压治疗指南并不推荐使用短效硝苯地平（心痛定）来治疗高血压危象，因为降压程度不易控制。

主要治疗药物包括：

1. 硝普钠　多作为治疗高血压危象的首选药物。通过释放一氧化氮（NO），直接扩张动静脉，可致血管扩张，而不引起心排血量和心率的显著变化。降压作用强而易于控制。硝普钠半衰期短，在数秒内起效，达有效剂量后2~5min血压下降，停药后1~3min作用消失，血压开始上升，通过调整静脉滴注速度可控制血压下降速度，应用较为安全。一般从0.25~0.5μg/（kg·min）开始，根据降压效果逐渐调整剂量，通常剂量为3~5μg/（kg·min），最大剂量不超过8μg/（kg·min）。缺点为需持续监测血压，长时间大剂量应用要注意其代谢产物硫氰酸盐的毒性作用。

2. 尼卡地平　尼卡地平（nicardipine）是一种钙通道阻滞剂，最近10年应用逐渐增多，治疗高血压危象安全而且有效。在成人中使用被评价为与硝普钠同样有效。半衰期略长于硝普钠。剂量1~3μg/（kg·min）。因不会代谢产生硫氰酸盐，故可持续应用更长时间。缺点包括：外周静脉应用有发生血栓性静脉炎的危险，并且可使颅内压增高。

3. 拉贝洛尔　拉贝洛尔（labetalol）兼有α受体和β受体阻滞作用，能够持续输注或者静脉推注。静脉注射0.25mg/kg开始，如无效可于10min后重复使用2~3次，最后剂量可增至1mg/kg，总剂量不应超过4mg/kg。或者按照0.5~3mg/（kg·h）静脉滴注。在儿童应用经验有限。

4. 其他药物　肼屈嗪、二氮嗪和酚妥拉明静脉注射均能够快速降低血压，但是血压控制时间短，并且容易引起血压波动。肼屈嗪和二氮嗪都能导致反射性心动过速和水钠潴留，二氮嗪也能导致高血糖。对于有水钠潴留的患者，可静脉给予呋塞米（速尿）。

（齐建光）

参考文献

1. Lawlor DA，Smith GD. Early life determinants of adult blood pressure. Curr Opin Nephrol Hypertens，2005，14：259-264.

2. Liu D，Jin H，Tang C，et al. Sulfur dioxide：A novel gaseous signal in the regulation of cardiovascular function. Mini Rev Med Chem，2010，37：745-752.

3. Chen X，Wang Y. Tracking of blood pressure from childhood to adulthood：a systematic review and meta-regression analysis. Circulation，2008，117（25）：3171-3180.

4. Scott S. Advances in genetic hypertension. Curr Opin Pediatr，2007，19：192-198.

5. Couch SC，Daniels SR. Diet and blood pressure in children. Curr Opin Pediatr，2005，17：642-647.

6. Nguyen M，Mitsnefes M. Evaluation of hypertension by the general pediatrician. Curr Opin Pediatr，2007，19（2）：165-169.

7. 齐建光，杜军保. 美国儿童青少年高血压最新诊治指南. 实用儿科临床杂志，2006，21（1）：57-60.

8. Baum M. Etiology，evaluation and therapy of hypertension in children. Curr Opin Pediatr，2007，19：163-164.

9. Varda NM，Gregoric A. A diagnostic approach for the child with hypertension. Pediatr Nephrol，2005，20：499-506.

10. Feld LG，Corey H. Hypertension in childhood. Pediatr Rev，2007，28（8）：283-298.

11. National High Blood Pressure Education Program Working Group on High Blood Pressure in Children and Adolescents. The fourth report on the diagnosis，evaluation，and treatment of high blood pressure in children and adolescents. Pediatrics，2004，114：555-576.

12. Tullus K，Brennan E，Hamilton G，et al. Renovascular hypertension in children. Lancet，2008，371（9622）：1453-1463.

13. Woroniecki RP，Flynn JT. How are hypertensive children evaluated and managed? A survey of North American pediatric nephrologists. Pediatr Nephrol，2005，20：791-797.

14. Robinson RF，Nahata MC，Batisky DL，et al. Pharmacologic treatment of chronic pediatric hypertension. Pediatr Drugs，2005，7（1）：27-40.

15. Shahinfar S，Cano F，Soffer BA，et al. A double-blind，dose-response study of losartan in hypertensive children. Am J Hypertens，2005，18：183-190.

16. Flynn JT，Meyers KE，Neto JP，et al. Efficacy and safety of the Angiotensin receptor blocker valsartan in children with hypertension aged 1 to 5 years. Hypertension，2008，52（2）：222-228.

17. Mouin G. Hypertension in children：an update on treatment strategies. Curr Opin Pediatr，2007，19：170-177.

18. Patel HP，Mitsnefes M. Advances in the pathogenesis and management of hypertensive crisis. Curr Opin Pediatr，2005，17：210-214.

第十三章　高脂血症

冠心病是目前全球最常见的致死性疾病之一，脂质代谢紊乱在冠心病独立危险因素中居首要地位。研究发现，虽然动脉粥样硬化和冠心病的临床表现常常发生在中年以后，但是病理改变在儿童早期已存在[1]。目前认为一些在成人期危害健康的危险因素，在儿童期同样危害儿童的健康。脂质代谢紊乱在儿童期即可存在并且能加剧儿童冠状动脉硬化发生发展的病理过程，而且血脂代谢紊乱还能引起其他疾病，如胰腺炎、脂肪肝等。因此应高度重视对儿童青少年血脂异常的防治。

儿童高脂血症是发生在小儿时期的血脂代谢紊乱，是指在儿童时期血浆或血清中胆固醇（cholesterol）和（或）三酰甘油（triglyceride）水平高于正常参考值[2]。近年来已逐步认识到血浆中高密度脂蛋白-胆固醇（high density lipoprotein cholesterol，HDL-C）降低也是一种血脂紊乱，因此统称为血脂异常。由于高脂血症的名称已约定俗成，所以目前还在广泛沿用。

一、基本概念及流行病学

血脂是存在于血浆中脂类的总称，主要是指血浆中的三酰甘油（甘油三酯）和胆固醇。高脂血症系血浆中胆固醇和（或）三酰甘油水平高于正常参考值。由于血浆三酰甘油和胆固醇都是疏水物质，不溶于水，因此不能直接在血液中被转运，必须与血液中的蛋白质和类脂结合，形成亲水性球状巨分子复合物——脂蛋白在体内被运输，并进入组织细胞，因此高脂血症实际上是血浆中某一类或几类脂蛋白水平升高的表现，严格说来应称为高脂蛋白血症。近年来已逐步认识到血浆中 HDL - C 降低也是一种血脂紊乱，因此有人认为脂质异常血症一词能更准确全面地反映血脂代谢紊乱。但是由于高脂血症这个名称约定俗成，所以至今仍然广泛沿用。

影响儿童血脂水平的因素较多，除与家族史、种族、年龄、性别相关外，亦受生活环境与生活方式、饮食结构、肥胖、高血压、吸烟、缺乏锻炼等多种因素的影响。流行病学研究显示，各国、各时期儿童血脂水平不同，高脂血症的患病率也不同。日本、美国等经济发达国家儿童高脂血症患病率最高，并有逐年增高趋势，这主要与肥胖和代谢综合征的流行有关。我国由于地域辽阔，很难开展全国性的调查，故国内对儿童血脂的调查只局限于某地区或某年龄段。总体来讲，我国目前儿童血脂水平较以往数据有明显升高。2004 年 4 月至 10 月对北京市 7 个城、郊区县 19 593 名 6～18 岁青少年儿童进行了横断面流行病学研究，发现北京市儿童高脂血症〔总胆固醇≥5.20 mmol/L 和（或）三酰甘油≥1.70 mmol/ L〕总检出率为 9.61 ％，较前明显增高（1987 年北京地区血脂异常总检出率为 6.07 ％）[3]。

二、分类

小儿高脂血症与成人高脂血症分类并无差异，有以下几种分类法[4]：

（一）临床分类法

1997 年我国血脂异常防治对策专题组提出了成人血脂紊乱的临床分类法，儿童同样适用，此种分类方法简单、明了，适用于临床工作：

1. 高胆固醇血症　患儿空腹血浆或血清胆固醇水平高于正常。

2. 高三酰甘油血症　空腹血浆或血清三酰甘油水平高于正常。

3. 混合性高脂血症　空腹血浆或血清胆固醇和三酰甘油水平均高于正常。

4. 低高密度脂蛋白-胆固醇血症　血浆中HDL-C 低于正常，也是血脂紊乱的一种类型。

（二）病因分类法

1. 原发性高脂血症　是指原因不明的高脂血症，主要由于遗传基因缺陷或与环境因素如饮食习惯、生活方式等相互作用而引起。儿童期高脂血症以原发性多见，包括家族性高胆固醇血症（familial hypercholesterolemia，FH）、家族性混合性高脂血症、家族性高三酰甘油血症、家族性异常β脂蛋白血症、家族性载脂蛋白 B$_{100}$ 缺陷症、家族性高乳糜微粒血症等。

严重的家族性高脂血症，在儿童期即可发现有明显的血脂异常，并可引起儿童青少年期严重的动脉粥样硬化和心绞痛、心肌梗死等冠心病的临床表现。

2. 继发性高脂血症　是由于某些明确的全身系统疾病引起的血脂异常。小儿继发性高脂血症较成人少见，其原因也不同于成人，常见原因包括：肥胖、饮食和药物的影响、甲状腺功能减退、肾病综合征、皮质醇增多症、糖尿病、肝炎和系统性红斑狼疮等疾病（表 13-1）。国内研究资料表明，有冠心病家族史、小儿肥胖症、肾病、内分泌疾病、结缔组织病等患儿常存在明显的血脂代谢紊乱及载脂蛋白基因多态性异常[5]。

继发性高脂血症很少在儿童期即出现心肌缺血的表现。

表 13-1　儿童继发高脂血症的病因

外源性	贮积性疾病
药物：糖皮质激素，噻	糖原贮积症
嗪类利尿药，抗惊厥	神经鞘脂沉积病
药，β 受体阻滞剂，	胆道阻塞性疾病
合成代谢的激素	胆管狭窄
酒精	胆汁性肝硬化
肥胖	Zieve 综合征
内分泌性和代谢性	肾脏疾患
甲状腺功能减退症	肾病综合征
皮质醇增多症	慢性肾衰竭
糖尿病	其他
脂肪营养不良	神经性厌食
特发性高钙血症	早老症
痛风	结缔组织病
生长激素缺乏症	Klinefelter 综合征
肢端肥大症	部分多发性骨髓瘤
垂体功能减退症	

（三）表型分类法

根据血浆脂蛋白升高的程度不同将其分为五型（表 13-2）：

1. I 型高脂蛋白血症　主要是血浆中乳糜颗粒浓度增加所致。将血浆置于 4 ℃冰箱过夜，可发现血浆外观呈"奶油样"顶层，下层澄清。血脂测定主要是三酰甘油水平升高，而胆固醇水平则可能正常或轻度增加。此型在临床上较为罕见。

2. IIa 型高脂蛋白血症　系由于血浆中低密度脂蛋白（low density lipoprotein，LDL）水平单纯性增加所致。血浆外观澄清或轻度混浊。血脂测定只有胆固醇水平的升高，三酰甘油水平则正常。此型在临床上常见。

3. IIb 型高脂蛋白血症　血浆中极低密度脂蛋白（very low density lipoprotein，VLDL）和 LDL 水平均有增加。血浆外观澄清或轻度混浊。血脂测定胆固醇和三酰甘油水平均有增加。此型高脂蛋白血症在临床上相当常见。

4. III 型高脂蛋白血症　主要是由于血浆中乳糜颗粒残粒和 VLDL 残粒水平增加。其血浆外观混浊，常可见模糊的"奶油样"顶层。血浆中胆固醇和三酰甘油水平均明显增高，且增高的程度大致相当。此型在临床上很少见。

5. IV 型高脂蛋白血症　血浆中 VLDL 水平明显增加。其血浆外观可为澄清或混浊，主要视血浆三酰甘油水平升高程度而定。一般无"奶油样"顶层。血脂测定可发现血浆三酰甘油水平明显增高，而胆固醇水平则可正常或偏高。此型在临床上较少见。

6. V 型高脂蛋白血症　主要是由于血浆中乳糜颗粒残粒和 VLDL 水平均增高。将血浆置于 4 ℃冰箱过夜，血浆下层混浊，并可见"奶油样"顶层。血浆中胆固醇和三酰甘油水平均明显增高，但以三酰甘油水平增高为主。

此种分类方法对于指导临床诊断和治疗高脂蛋白血症有很大的作用，但过于复杂，不易牢记。

表 13-2 高脂蛋白血症的表型

表型	血浆 4℃过夜外观	胆固醇	三酰甘油	乳糜颗粒	VLDL	LDL	备注
I	上层为奶油层，下层澄清	↑→	↑↑	↑↑	↑→	↓→	易发胰腺炎
IIa	透明	↑↑	→	→	→	↑↑	易发冠心病
IIb	透明	↑↑	↑↑	→	↑	↑	易发冠心病
III	上层为奶油层，下层混浊	↑↑	↑↑	↑	↑	→	易发冠心病
IV	混浊	↑→	↑↑	→	↑↑	→	易发冠心病
V	上层为奶油层，下层混浊	↑	↑↑	↑↑	↑	↓→	易发胰腺炎

注：↑表示浓度升高；→表示浓度正常；↓表示浓度降低；VLDL，极低密度脂蛋白；LDL，低密度脂蛋白。

（四）基因分类法

儿童时期的高脂血症多为原发性，已发现相当一部分患者具有明显的家族聚集倾向，因此又称为家族性高脂血症。可分为单基因遗传病和多基因遗传病两种[6]。

1. 单基因遗传　某一遗传性状或某一遗传疾病的遗传只与一对基因有关，遵循简单的孟德尔规律。主要分为：

（1）常染色体显性遗传：包括杂合子和纯合子家族性高胆固醇血症（familial hypercholesterolemia，FH），家族性载脂蛋白 B_{100} 缺陷症，家族性高三酰甘油血症，家族性混合性高脂血症，家族性低β脂蛋白血症等。

（2）常染色体隐性遗传：包括 Wolman 病，植物固醇血症，无β脂蛋白血症，原发性胆汁酸吸收异常，PCSK9 缺陷，Tangier 病，家族性高乳糜微粒血症等。

2. 多基因遗传　是指两个以上基因表型效应累加而产生性状，且环境因素能改变基因表达的程度。具有家族聚集倾向，患者家系中各成员的发病率显著高于群体发病率。最常见的多基因遗传脂质代谢异常疾病为家族性多基因高胆固醇血症。

三、临床表现

高脂血症患儿多无任何临床表现，常常是在进行血液生化检验时发现血脂升高。但是具有严重的家族性高脂血症的儿童可出现临床表现，主要包括两方面：一方面是脂质在真皮内沉积所引起的黄色瘤及脂质在角膜和眼底沉积引起的角膜弓和眼底改变；另一方面是脂质在血管内皮沉积所引起的动脉粥样硬化，导致心脑血管病和周围血管病的发生。

（一）黄色瘤

黄色瘤表现为异常的局限性皮肤隆起，其颜色可为黄色、橙色或棕红色，多呈结节、斑块或丘疹形状，质地一般柔软。病理学研究表明黄色瘤是巨噬细胞内的代谢紊乱，胆固醇及其他脂类在细胞内增多，形成的泡沫细胞在真皮内聚集而成。根据其部位及形态可分为：

1. 肌腱黄色瘤　形态上为圆形或椭圆形质硬皮下结节，与其上皮肤粘连，边界清楚。发生在肌腱部位，常见于跟腱、手或足背深侧肌腱、膝部股直肌和肩三角肌腱等处。在家族性高胆固醇血症较为常见。

2. 掌皱纹黄色瘤　呈线条状，扁平，呈橙色轻度凸起，分布于手掌及手指间皱褶处。

3. 结节性黄色瘤　呈圆形结节，大小不等，边界清楚。好发于身体伸侧，如肘、膝、指节伸处以及髋、踝、臀等部位。发展缓慢，早期质地较柔软，后期变硬。

4. 疹性黄色瘤　针尖或火柴头大小丘疹，橙色或者棕黄色。主要见于高三酰甘油血症。

5. 结节疹性黄色瘤　常在短期内成批出现，呈结节状，有融合趋势，疹状黄色瘤常包绕着结节状黄色瘤，好发于肘部四肢伸侧和臀部。

6. 扁平黄色瘤　橙色略高出皮面的扁平丘疹状或片状瘤，边界清楚，质地柔软。多见于眼睑周围，也可波及面部、躯干和肢体。

（二）角膜弓

可见于正常老年人，若见于 40 岁以下者，则多伴有高脂血症，以家族性高胆固醇血症为多见，但特异性并不很强。

（三）高脂血症眼底改变

由于富含三酰甘油的大颗粒脂蛋白沉积在眼底小动脉引起光散射所致，常常是严重的高三酰甘油血症伴乳糜微粒血症的特征性表现。

（四）脏器功能障碍

如冠心病、脂肪肝、脑血管病及周围血管病变等。

四、诊断

高脂血症进展缓慢，常无明显症状和体征，因此小儿高脂血症的诊断主要依赖实验室检查。目前国内外均要求临床常规血脂测定中应至少测定胆固醇、三酰甘油、HDL-C、低密度脂蛋白-胆固醇（LDL-C），若仅检测血清胆固醇、三酰甘油不足以反映脂质代谢紊乱的全貌。血脂结果除具实验室差异外，还受时间、饮食等因素的影响，故要求受试者应在空腹12 h以上取血，并在抽血前最后一餐清淡饮食，忌高脂肪食物和含酒精饮料，以保证检查结果的可靠性。

（一）选择性筛查

美国国家胆固醇教育计划建议对所有18岁以上的成年人每5年进行一次禁食后血脂筛查。以往也有人提出2岁以上儿童都应进行血脂检查，但目前多数儿科专家反对对儿童进行群体普查，有以下几个原因：①儿童期胆固醇水平升高并不意味着成年后胆固醇水平也高并需要治疗，而许多血脂正常的儿童成年时亦有可能出现高脂血症；②普查会使筛查有问题的儿童被贴上带病患者的标签，使其本人和家人感到焦虑；③对于不是来自高危家庭的儿童，他们可以等到成年后开始降低胆固醇的治疗；④为降低成年后冠心病的发生率和死亡率，对儿童进行长期治疗的安全性和有效性的证据不足，普查有可能导致儿童降胆固醇药物的滥用[7]。

一般采用1992年美国国家胆固醇教育计划专家委员会（NCEP）提出的用于发现高脂血症和冠心病高危儿童的选择性筛查方案：

主要筛查对象包括：①有早发心血管疾病的家族史，即父母或祖父母在55岁以前就患有冠状动脉粥样硬化、外周血管病变、脑血管疾病、心绞痛、心肌梗死或者心脏性猝死等；②双亲总胆固醇≥6.2 mmol/L（240 mg/dl）。

次要筛查对象包括：①高脂肪、高胆固醇饮食；②高血压（收缩压或舒张压≥同年龄、同性别和同身高人群第90百分位值）；③肥胖指数[体重（kg）/身高²（m²）≥第85百分位]；④吸烟（≥10支/天）；⑤应用影响血脂的药物（如皮质激素等）；⑥糖尿病。

《中华儿科杂志》编辑委员会、中华医学会儿科学分会儿童保健学组、中华医学会儿科学分会心血管学组、中华医学会心血管病学分会动脉粥样硬化学组有关专家在吸收国内外循证医学证据和经验的基础上，结合我国国情，经广泛征求意见，制定了《儿童青少年血脂异常防治专家共识》，提出儿童青少年血脂异常的高危人群，包括：①遗传因素：有冠心病或血脂异常的家族史者；②饮食因素：高脂肪、高胆固醇饮食；③疾病因素：高血压、肥胖/超重、糖尿病、代谢综合征、川崎病、终末期肾病、癌症化疗等；④应用影响血脂的药物；⑤吸烟与被动吸烟。建议对高危人群进行血脂筛查。空腹检测胆固醇、三酰甘油、HDL-C、LDL-C，如果异常，1~2周内复查。血脂测定应标准化，保证结果准确、可靠[8-9]。

（二）诊断标准

目前儿童高脂血症的诊断标准国际上尚未统一。儿童青少年血脂正常水平与民族、生活方式、年龄、性别及测定时间等有关，同时还存在地区及生活环境的差别。一般来讲2岁以后血脂水平比较稳定。

1970年日本各地测定儿童血脂含量，并以此为基础提出了儿童高脂血症诊断标准：胆固醇≥5.2 mmol/L，三酰甘油≥1.76 mmol/L，LDL-C≥3.38 mmol/L，HDL-C≤1.04 mmol/L，动脉硬化指数（LDL-C/HDL-C）≥3.0。

1992年美国国家胆固醇教育计划专家委员会（NCEP）制定了2岁以上儿童高胆固醇血症诊断标准（见表13-3），仅包括高胆固醇血症而忽略了高三酰甘油血症和低HDL-C血症。1996年美国胆固醇教育计划委员会成人治疗组Ⅱ（ATPⅡ）所制定高脂血症诊断标准增加了高三酰甘油血症和低HDL-C血症诊断标准，但目前儿童及青少年高脂血症诊断标准尚未作进一步修改。

表 13-3　NCEP 推荐小儿高脂血症诊断标准（2 岁以上）

	胆固醇 mmol/L（mg/dl）	LDL-C mmol/L（mg/dl）
理想水平	<4.42（170）	<2.86（110）
临界高值	4.42～5.19（170～199）	2.86～3.37（110～129）
高脂血症	≥5.2（200）	≥3.38（130）

表 13-4　中国 2 岁以上小儿高脂血症诊断标准

观察项目	胆固醇 mmol/L（mg/dl）	LDL-C mmol/L（mg/dl）	三酰甘油 mmol/L（mg/dl）	HDL-C mmol/L（mg/dl）
合适水平	<4.40（170）	<2.85（110）		
临界高值	4.40～5.15 170～199）	2.85～3.34 （110～129）		
高脂血症	≥5.18（200）	≥3.37（130）	≥1.70（150）	
低 HDL-C 血症				≤1.04（40）

确诊高脂血症后，需评价其为原发性还是继发性。需详细询问病史明确有无合并的疾病和药物使用情况，以排查继发因素。个人危险因素的评价包括询问饮食习惯和是否吸烟等。需详细询问家族史以明确家族中有无心血管危险因素、高脂血症和早发心血管疾病等事件。详细的体格检查包括评价身高、体重和体质指数，准确测量血压，并注意提示继发病因的体征。血液筛查检查需排查糖尿病、甲状腺疾病、肝病和肾病等。

五、危害

脂质代谢紊乱直接损害儿童健康，可引起多种疾病，如黄色瘤、酮体症、脂质肾毒性、脂肪肝、胆石症、胰腺炎等，但是最重要的还是脂质在血管内皮下异常沉积引起动脉粥样硬化，发生心脑血管疾病。高脂血症是导致动脉粥样硬化发生、发展的独立危险因素。

与动脉粥样硬化相关的心脑血管疾病已成为当今西方社会成人死亡的首要原因，该类疾病通常在中年以后发病，但其病理改变在儿童青少年时期就已经开始形成。1953 年 Enos 等首先报道了在朝鲜战争中死亡的美国年轻士兵的尸检结果，显示其冠状动脉具有粥样硬化样的病理改变。继而大量的病理学研究证实动脉粥样病变起始于儿童、婴幼儿甚至胎儿时期。近年来，应用超声影像学无创方法检测动脉硬化也用于儿童，

研究显示，在高脂血症儿童，血流介导血管舒张检测技术（FMD）检测到肘动脉血管内皮功能异常，颈动脉内中膜厚度增加，血管顺应性和弹性功能受损。CT 显示高脂血症儿童冠状动脉钙化增加[11]。儿童青少年高脂血症与病理变化和功能改变有直接关联，在成人可进展为动脉硬化性心血管疾病。因此有人提出：动脉粥样硬化是一个儿童问题。

大量研究证实，脂质代谢紊乱在动脉粥样硬化与冠心病独立危险因素中居首要地位，防治脂质代谢紊乱被看做是防治冠心病的重要措施。近年来大量基础研究、病理研究、临床研究和流行病学研究均证实高胆固醇血症是成人冠心病发病最重要的独立危险因素。虽然还缺乏纵向性资料说明儿童时期高胆固醇血症能增加个体在成人时期发生冠心病的危险性，但是有大量间接证据表明二者密切关联：①在对各个国家膳食摄入、血脂水平与冠心病的研究中发现，摄取较多的饱和脂肪酸和胆固醇国家的儿童和青少年血胆固醇水平较高，同时成年人的血胆固醇水平亦较高，冠心病的发病率和死亡率均较高。②高水平血总胆固醇、LDL-C、VLDL-C 和低水平 HDL-C 与青少年和中年人动脉粥样硬化病灶的严重程度有关。③胆固醇水平增高的儿童和青少年比正常的儿童和青少年更可能在成年期发生高胆固醇血症。④高血胆固醇的儿童与青少年大多来自成年

人冠心病发病率高的家族，高胆固醇血症儿童的亲属，特别是父亲，多数有高胆固醇血症而且冠状动脉疾病死亡率高。

六、预防

小儿高脂血症的预防即群体预防策略。目的是降低儿童和青少年血胆固醇的平均整体水平，达到减少冠心病发病和增进健康的目标。

（一）原则

1. 食物多样化，以达到充足营养。

2. 充足的热卡以保证生长和发育，并维持理想体重。

3. 推荐下述营养摄入模式：①饱和脂肪酸产热小于总热量的 10%；②平均总脂肪产热不超过总热量的 30%；③饮食中胆固醇少于 300 mg/d。

4. 远离烟酒，避免被动吸烟，适量运动和保持心理平衡。

（二）预防方案

1. 食物的多样化　因为没有一种食物能够提供所有必需的营养，因此饮食干预必须遵守全面、均衡、优质的原则，以保证正常的生长发育。全面即必须补充机体所需各种营养素，如蛋白质、脂肪、碳水化合物、维生素、微量元素等。

2. 避免能量（热卡）摄入不足或超量摄入　生长发育为小儿所特有，为满足儿童生长发育的需要，应首先保证能量供给。能量摄入不足影响生长发育，应避免。能量超量摄入可导致肥胖及高脂血症，亦应避免。应根据体重、年龄、生长速度、活动水平计算每天的能量需要。年龄越小，单位体重需要的能量越大，活动多的小儿，能量需求亦应相应增加。

正常小儿每日所需能量和主要营养素的量可参照 2007 年《中国居民膳食指南》及美国科学院研究会议方案。营养素的摄入方面需注意：①摄入的总脂肪产热平均不多于总热量的 30%。②饱和脂肪酸供应的能量应少于总热量的 10%，增加植物油不饱和脂肪酸的摄入。③控制胆固醇摄入量每天少于 300 mg，饮食胆固醇来源于动物食品，如肉、家禽、鱼、蛋黄和奶制品等，值得注意的是内脏器官是饮食胆固醇非常重要的来

源。④碳水化合物供应的热量应增加到总热卡的 55%。⑤总热量的 10%～15% 来源于蛋白质以保证正常组织生长和修复。⑥食物中纤维素含量应在 3%～5% 或更高，保证维生素和微量元素的摄入[12-13]。

3. 膳食方式　在小儿饮食调整中，关键是主食，鼓励低脂肪、低饱和脂肪酸、低胆固醇的膳食方式。在辅食方面，要充分摄取能影响胆固醇吸收的纤维食品，并且要培养孩子自己能选择适当食品的能力。如主食以谷类为主，精细搭配；食用多量水果、蔬菜等；食用较多低脂牛奶制品；选择含饱和脂肪酸、总脂肪、胆固醇低的食品及使用含不饱和脂肪酸植物油煎煮的食品；减少蛋黄摄入，增加豆类食品的摄入；膳食成分中应含有足够的维生素、矿物质、植物纤维及微量元素，减少食盐摄入。改正以清凉饮料代替饮用水及随便吃零食的习惯，积极鼓励儿童参与饮食计划的制订，提高其主观能动性。

（三）注意点

1. 本群体预防方案只适用于 2 岁以上的健康儿童和青少年，不适合 2 岁以下婴儿。出生到 2 岁的小儿生长发育旺盛，需要从脂肪中获得更多的热量，并且胆固醇对于儿童生长发育特别是中枢神经系统发育具有重要作用，不应限制脂肪和胆固醇的摄入。只对那些血清胆固醇明显升高的年幼儿童才考虑给予低脂饮食。

2. 儿童和青少年不主张素食。素食饮食采用植物蛋白替代动物蛋白，为低脂肪、低胆固醇饮食，有明显降低胆固醇的作用，有许多对素食儿童群体的研究表明素食饮食是安全的，但由于其难以保证足够的营养，不推荐在儿童中应用。

3. 此方案指几天内的平均食物摄入量。

4. 除饮食干预外，应提倡健康的生活方式，劳逸结合，坚持不懈地进行体力活动尤为重要，户外运动更佳，此外，还需戒烟、控制情绪波动等等。

（四）预防方法

实施小儿高脂血症的群体预防，通过逐步改变饮食习惯，调整膳食结构，降低全社会儿童和青少年血胆固醇平均水平。这与以往疾病防治方

式完全不同，也不可能由儿科医师在医院儿科门诊和病房实现这一目标，而是要通过全社会（包括儿科医师及其他儿童专业从业人员、父母、学校、政府、食品工业、新闻媒体等）的共同努力，通过坚持不懈的健康教育，使人人都了解冠心病的危险因素及改变这些危险因素的重要性，通过鼓励低饱和脂肪酸、低胆固醇饮食降低整个社会儿童和青少年血胆固醇平均水平，防治与年龄相关的总胆固醇、LDL - C 水平的增加。这不仅能防止与年龄相关的总胆固醇和 LDI-C 水平的增加，减少成人高脂血症的发生，从而降低冠心病的发病率，而且能改善人群的营养状况，预防与高血压、糖尿病、冠心病密切相关的肥胖以及各种慢性疾病。

七、治疗

小儿时期存在的血脂代谢紊乱在部分患者有可能延续至成年，从而导致冠心病事件的发生，因此我们必须积极治疗。需早期识别那些有明显高脂血症的儿童和青少年并积极加以治疗，这是小儿高脂血症个体防治方案和高危人群策略。

小儿高脂血症治疗方法很多，如：饮食干预、药物治疗、血浆净化、手术及基因治疗等[14]。在儿童高脂血症的治疗过程中需注意以下几个问题：①饮食干预为主；②不可滥用降脂药物；③对于继发性高脂血症首先是积极预防原发病的发生；④小儿高脂血症的治疗不能影响儿童生长发育；⑤加强监测。

（一）饮食干预

饮食干预是治疗高脂血症的基础，特别是对于儿童患者，饮食治疗可能是最佳选择，即使是纯合子 FH 也具有重要作用。饮食治疗无效需要药物治疗的病例，也需继续饮食干预，从根本上改善饮食习惯是药物治疗成功的前提。研究发现饮食干预降低 LDL-C 的程度不多于 10% ～ 15%。但是只要血脂水平稍有降低，冠心病的发病率即明显降低，而且从长远来看，即使是开始饮食治疗的效果有限，如能终身坚持，对健康还是非常有益的。

饮食治疗的基本目的是降低升高的血胆固醇水平并且保证足够的营养摄入。强调减少饱和脂肪酸、总脂肪、胆固醇的摄入，获得并保持理想的体重。饮食干预治疗具体分为第一套膳食方案和第二套膳食方案。

1. 第一套膳食方案　要求饱和脂肪酸平均摄入少于总热量的 10%，总脂肪产热平均不多于总热量的 30%，胆固醇摄入少于 300 mg/d。这与群体战略中推荐的营养摄入大致相同，但需由医疗机构计划、监测和随访，定期检查血脂、脂蛋白水平以判断疗效。如严格按该方案治疗 3 个月以上未见效，则需改用第二套膳食方案。

2. 第二套膳食方案　即饱和脂肪酸摄入进一步减少至总热量的 7% 以下，胆固醇摄入小于 200 mg/d，同时确保足够的营养、维生素和矿物质。

3. 治疗目标　饮食干预的最低目标是血胆固醇、LDL-C 水平低于治疗前水平。理想目标是 LDL-C＜2.85 mmol/L（110 mg/dl），胆固醇＜4.40mmol/L（170 mg/dl）。

4. 注意事项　对高脂血症的儿童和青少年进行饮食干预治疗时，需仔细地进行营养评价、生长发育判断、监测和定期随访。应特别强调的是儿童不主张素食，因其难以保证足够的营养。不主张对 2 岁以下的婴幼儿进行饮食干预。

为了改变食谱，采用低脂肪、低饱和脂肪酸、低胆固醇的饮食，需要数月至数年的时间，推荐采用渐进的方式，指导患者分三期进行。第一期：减少高胆固醇与饱和脂肪酸的食品摄入，从食谱中去除蛋黄、白脱油、猪油，尽可能采用替代制品，如蔬菜油等。第二期：减少肉的摄入，改为食用鱼、精肉、鸡肉等，烹调方法应该采用烘、烤、蒸、炖取代油煎。第三期达到以谷类、豆类、水果、蔬菜为主，肉、鱼、家禽等只在特殊场合食用。纤维素是植物细胞壁的主要成分，具有吸附胆固醇的作用，能够明显降低血清胆固醇水平，因此食物中应含充足的纤维素。建议摄入纤维素的量为（年龄＋5）g/d，15 岁时达 20 g/d。

除饮食因素外，高脂血症还与其他生活方式等因素密切相关，如：缺乏锻炼、吸烟、高血压、肥胖和糖尿病等。研究发现高脂血症与冠心病等其他许多危险因素相互作用、相互影响，因此降低一种危险因素可以改善其他危险因素，如加强锻炼可以减轻体重，减轻体重又能降低血压和血脂。

（二）药物治疗

对于轻、中度高脂血症，饮食治疗即可使血脂降至正常，对于重度及部分中度高脂血症，则必须在饮食控制的前提下进行药物干预才能达到治疗目标值。考虑到药物副作用、费用及缺乏明确的研究资料说明其在儿童冠心病预防中的作用，只有少部分儿童和青少年将采用药物治疗[15]。

1. 适应证　对于 10 岁以上的儿童，饮食治疗 6 个月到 1 年无效，LDL-C≥4.92 mmol/L（190 mg/dl）或者 LDL-C≥4.14 mmol/L（160 mg/dl）并且伴有：①确切早发冠心病家族史（一级男性亲属发病时＜55 岁，一级女性亲属发病时＜65 岁）；②同时存在两个或两个以上的冠心病危险因素（如早发冠心病、脑血管意外或突发外周血管疾病的家族史，吸烟，高血压，肥胖，糖尿病，缺乏锻炼，HDL-C＜0.91 mmol/L）且控制这些危险因素的努力失败后，可考虑药物治疗。在某些情况下，如小儿血胆固醇水平相当高（＞10 mmol/L），药物治疗的年龄可提前。

2. 注意事项　①考虑到药物副作用、费用等因素，只有少部分儿童和青少年将采用药物治疗，不可滥用。②在某些情况下，如小儿血总胆固醇水平相当高（≥10 mmol/L），药物治疗的年龄可提前。③当进行药物治疗时，继续膳食干预治疗，使治疗有效且持久。④治疗目标：药物治疗最低目标是 LDL-C＜3.35 mmol/L（130 mg/dl），理想目标是 LDL-C＜2.86 mmol/L（110 mg/dl）。⑤进行监测和定期随访以考查疗效：开始用药第 6 周及以后每 3 个月应复查一次。检查 LDL-C、胆固醇、HDL-C，测量身高、体重等，观察药物的副作用。一旦治疗有效，已实现最低目标或理想目标，可以 6 个月至 1 年随诊一次。

3. 常用药物

（1）胆汁酸螯合剂：1992 年《美国国家胆固醇教育计划儿童高脂血症指南》推荐胆汁酸螯合剂作为高脂血症儿童药物治疗的首选。这些药物在肠道结合胆酸，减少了胆酸的重吸收和肝肠循环，而体内需促进胆固醇消耗来合成胆酸，肝细胞内胆固醇水平降低，这导致 LDL 受体在肝细胞表面上调，使血浆中 LDL 清除增加，从而降低了 LDL 水平。因为胆汁酸螯合剂不能被全身吸收，因此高脂血症儿童首选此药。常用胆汁酸螯合剂为考来烯胺（cholestyramine）和考来替泊（colestipol），药物的剂量与体重无关，而与经适当饮食治疗后总胆固醇和 LDL-C 水平有关。但是，这些药物口味很差，因此耐受性很差。副作用主要是胃肠道不适，并且可以导致三酰甘油（甘油三酯）水平的增加，阻碍脂溶性维生素和一些药物的吸收。因此，除了密切监测身高、体重外，必要时需补充维生素 A、D。总之，由于胃肠道不适发生率高，口味差，耐受性差，疗效有限，因此在需应用药物降血脂的儿童，胆汁酸螯合剂的治疗常常不能使患儿达到理想的 LDL-C 水平。

（2）HMG CoA 还原酶抑制剂（他汀类药物）：主要降低血清胆固醇和 LDL-C 水平，兼具降低三酰甘油（甘油三酯）的作用。研究显示，在有危险因素或者动脉硬化性心血管疾病的成人，他汀类药物可以明显降低心血管疾病的发生率和死亡率。此外，在符合药物治疗标准的儿童青少年，他汀类药物越来越成为治疗高 LDL-C 的首选药物。HMG CoA 还原酶抑制剂通过抑制胆固醇内源性合成的 HMG CoA 还原酶限速酶起作用，导致细胞内胆固醇库耗竭，从而上调 LDL 表面受体，促进 LDL 从循环中清除。一般来说，儿童开始应用 HMG CoA 还原酶抑制剂时，应从最低剂量开始，逐渐增加至推荐的最大剂量。副作用包括胃肠道不适，肝转氨酶升高，尤其注意肌病（如肌肉痛性痉挛、软弱、无力、肌酸激酶升高等），偶尔会发生横纹肌溶解。用药前后检测患儿肌酸激酶（CK）、谷丙转氨酶（ALT）和谷草转氨酶（AST）。必要时停药[16]。

目前儿童应用 HMG CoA 还原酶抑制剂治疗高脂血症的临床试验越来越多，其疗效和安全性与成人相似。但是，临床试验时间尚短，长期副作用尚不清楚，尤其要注意对于发育的可能影响。已报道的临床试验没有发现对于性成熟和体格发育的影响，但对智力发育情况的影响没有报道。他汀类药物用于治疗儿童青少年家族性或者严重高胆固醇血症的临床试验结果是令人鼓舞的。虽然没有明显严重的副作用，但是长期治疗的安全性和依从性仍值得关注。最近，根据在家族性高胆固醇血症儿童中进行的临床试验，洛伐他汀、辛伐他汀、普伐他汀以及阿伐他汀已经得到了美国食品和药品监督部门的批准。当然他汀类药物超长期应用的安全性和依从性，以及剂量对疾病转归的影响，尚需进一步积累经验[17]。

（3）烟酸：主要降低三酰甘油（甘油三酯），兼具降低胆固醇的作用。通过减少肝对于VLDL的合成和释放，从而降低LDL-C和三酰甘油（甘油三酯）水平，增加HDL-C水平。是唯一降低脂蛋白α水平的药物。从小剂量开始，逐渐增加剂量到每天2～6g。常见的副作用是面部潮红。其他严重的副作用包括糖耐量异常、肌病、高尿酸血症和暴发性肝衰竭。烟酸很少用于儿童患者，儿童仅发现了1个观察研究，共21个患儿，药物应用了8.1个月，76%的患儿发生了可逆的不良反应，29%转氨酶升高，8例患儿由于面部潮红、腹痛、呕吐、头痛和肝酶升高退出了试验。由于耐受性差，可能发生严重副作用，并且应用资料有限，烟酸不常规被推荐应用，但可用于被选择的患者。

（4）苯氧芳酸类药物（贝特类）：主要降低三酰甘油（甘油三酯），兼具降低胆固醇的作用。通过激活类固醇核受体，增加脂蛋白酯酶的活性，增加载脂蛋白AⅠ和AⅡ的浓度，降低载脂蛋白CⅢ的浓度，使血液中乳糜颗粒及VLDL加速降解，从而降低三酰甘油（甘油三酯）和LDL水平，增加HDL水平。包括吉非贝齐、非诺贝特和氯贝特等。主要副作用包括胃肠道不适、胆石症、肝酶和肌酸激酶升高，但不如他汀类药物常见。如果贝特类药物与其他药物尤其是他汀类药物合用，或者肾功能不全的情况下，发生肌病和横纹肌溶解的可能性明显增加。总体来讲，这类药物耐受性好，并且对生长发育没有影响，对于有胰腺炎危险性而且三酰甘油（甘油三酯）严重升高的儿童，可以首选这类药物。

（5）胆固醇吸收抑制剂：是新近出现的一类降脂药物，可以抑制胆固醇从肠道吸收，包括饮食中的胆固醇和小肠细胞降解产生以及胆酸等分泌物中包含的胆固醇。依泽替米贝（ezetimibe）主要作为其他降脂药物的辅助治疗用于患有严重高脂血症而单用他汀类药物治疗不能达到目标LDL-C水平的患者。目前尚未见儿童治疗的研究报道，但是一个对50例患者进行的研究中包括儿童患者。药物很安全，也能被很好地耐受。在儿童，主要用于经其他药物治疗后，LDL-C水平仍持续增高的患者。

4.药物选择　药物选择除考虑疗效外，还应考虑儿童用药的安全性，特别是药物是否会影响儿童的生长发育，儿童用药的剂量也与成人不同。胆汁酸螯合剂因其降脂作用明显。副作用小而且安全，是目前治疗儿童和青少年高脂血症首选药物。国内、外有人采用他汀类药物治疗小儿高脂血症，疗效满意，未见明显不良反应，一些他汀类药物已获得儿童标签，值得推荐，但他汀类药物适用于儿童的年龄以及明确的适应证尚不清楚，需进一步积累经验，特别是长期用药安全性问题。烟酸、吉非贝齐、对氨基水杨酸、右旋甲状腺素和氯贝丁酯（安妥明）没有被推荐作为儿童和青少年常规降脂药物。有人采用抗氧化剂普罗布考（丙丁酚）治疗小儿家族性高胆固醇血症，降脂作用及消除黄色瘤效果满意，儿童对小剂量（10mg/kg）普罗布考有较好的耐受性，但其安全性和有效性尚有待于进一步证实[18]。

（三）血浆置换

一般来说，采用饮食和药物联合治疗，大多数患儿血总胆固醇及LDL-C水平能减少到临界水平。严重FH患儿，可考虑血浆置换或层析柱去除LDL-C治疗，但非常规治疗方法。

（四）手术治疗

回肠部分旁路术在成年人取得成功，小儿由于副作用大，疗效欠佳，不被推荐。在纯合子FH，门脉-下腔静脉分流对某些病人疗效尚可，肝移植能有效降低LDL-C水平，抑制脂肪沉着。在儿童鲜有应用报道。

（五）基因治疗

对于家族性高脂血症有广泛的应用前景。

（六）原发病治疗

对于继发性高脂血症，如终末期肾病等，应积极防治原发病，必要时可选用降脂药物。

[附]：家族性高胆固醇血症

家族性高胆固醇血症（familial hypercholesterolemia，FH）又称家族性高β脂蛋白血症。它是儿童期最常见的遗传性高脂血症，也是脂质代谢疾病中最严重的一种，可导致各种危及生命的心血管疾病并发症出现，是冠状动脉疾病的一种重要危险因素[19]。

1. 遗传方式和流行病学资料

FH是一种常染色体显性遗传性疾病。父母任何一方均可遗传给男女后代，杂合子FH患者双亲之一必定是该病患者，而纯合子的双亲必定都是FH患者。流行病学研究结果提示FH人群中患病率为1/500。FH包括杂合子型和纯合子型，前者发病率为五百分之一，后者罕见，发病率为百万分之一。国内1982年首次用受体分析法在江苏的大丰、邳睢、洪泽确认了5例纯合子型FH患者，此后又在南京、山东、内蒙古等地陆续发现患者，证明了此症在我国的存在，并对该病进行了较为系统的有关诊断和治疗研究，有人认为我国FH发生率可能不低于欧美人群。

2. 病因及发病机制

FH的发病机制已经明确，是由于LDL受体基因（LDLR）突变致细胞膜表面控制LDL正常摄入的LDL受体缺如或异常，导致体内LDL代谢异常，血浆LDL分解代谢障碍，从而使富含胆固醇的LDL生成增加或清除障碍，造成血浆总胆固醇水平和LDL-C水平增高。1973年美国Goldstern和Brown证实FH的分子病理基础为LDL受体基因突变所致的受体功能缺陷，并因此获得1985年诺贝尔医学和生理学奖金。

目前全世界已发现800余种LDLR基因突变，这些突变位于LDLR蛋白的所有功能区域，包括单核苷酸突变、拷贝数改变和splicing突变[20]。

3. 临床表现

取决于LDL受体缺陷的严重程度。纯合子FH患者几乎无功能性LDL受体，症状明显。而杂合子FH症状则较轻。其临床表现为高胆固醇血症、特征性黄色瘤、早发心血管疾病和阳性家族史。一般男性发病较女性为高。一般来说，FH男性患者早发冠心病的危险性是正常男性的8～10倍，患者30～40岁以前就有可能出现冠心病的临床表现，60岁以前有1/20的患者死于心肌梗死。

纯合子FH患者常在2～3岁就可出现特征性黄色瘤和角膜弓，较早发生动脉粥样硬化，多在十余岁时就出现冠心病的临床症状和体征，如得不到有效治疗，这些患者很难活到30岁。杂合子FH在儿童期的典型表现为明显的高胆固醇血症，LDL-C水平高于正常2～3倍，在30岁左右大多数患者会出现黄色瘤。未治疗的杂合子FH在30岁、40岁、50岁时发生冠心病的危险性分别为5%、20%和50%。

4. 诊断和鉴别诊断

根据早发心血管疾病的病史、体检发现的特征性黄色瘤、高脂血症的阳性家族史，以及血脂测定等生化检查，诊断一般不难。纯合子FH患儿血浆胆固醇水平常超过15.6 mmol/L（600 mg/dl），杂合子FH患儿血浆胆固醇浓度在6.5～9.1 mmol/L之间。确诊实验有赖于LDL受体功能的分析和LDL受体基因的检测。

需与其他家族性高脂血症进行鉴别。

（1）多基因高胆固醇血症：典型的多基因高胆固醇血症者其血浆胆固醇水平仅轻度升高，在儿童期无表现，不伴有肌腱黄色瘤，在第一级亲属中也不表现显性遗传。早发性冠心病阳性家族史对二者鉴别无帮助，因为二者均可有早发性冠心病的阳性家族史。

（2）家族性混合型高脂血症：大约10%的FH患者同时有高三酰甘油（甘油三酯）血症，对于这部分患者，难以与家族性混合型高脂血症相鉴别。LDL受体功能的分析和LDL受体基因的检测有助于鉴别诊断。

5. 治疗

（1）纯合子FH的治疗：所有患者均需饮食控制以降低外源性胆固醇和饱和脂肪酸的摄入。

单纯药物治疗对于纯合子 FH 的疗效欠佳。连续血浆置换或者血浆 LDL 置换是目前纯合子 FH 的治疗选择，已被证明可延长存活率。与直接血浆置换相比，LDL 置换具有降低血液中其他成分的暴露、对 HDL-C 影响小和容量改变不显著等优点。同时应用大剂量他汀类药物治疗，通过上调部分有功能的 LDL 受体的表达，可以增加 LDL 的清除。但是如果 LDL 受体没有突变，则药物对血浆中 LDL-C 的影响很小。肝移植和基因治疗尚在试验阶段，结果尚不一致[21]。

（2）杂合子 FH 的治疗：与纯合子 FH 不同，应用他汀类药物或者联合其他药物治疗，通过上调有功能的 LDL 受体的表达，可以控制杂合子 FH 血浆中 LDL-C 水平。对于何时开始药物治疗和应用何种药物治疗的问题，最近几年观念变化很大。1992 年《美国国家胆固醇教育计划儿童高脂血症指南》中规定药物治疗仅对于 10 岁以上的儿童，饮食治疗 6 个月到 1 年无效，LDL-C ≥ 4.94 mmol/L，或者 LDL-C ≥ 4.16 mmol/L 并且有早发心血管疾病家族史或者至少 2 个心血管危险因素者。并且也只能应用胆汁酸螯合剂。但是近年来越来越多的证据显示，他汀类药物对于儿童杂合子 FH 的治疗安全有效。2 个 Meta 临床试验分析显示他汀类药物使 LDL-C 水平下降 25% 和 32%，而且与安慰剂组相比没有增加副作用。对于杂合子 FH 患儿早期开始他汀类药物治疗，可减慢颈动脉内中膜的增厚速度。并且短期内对于性腺发育和生长发育没有影响。

2007 年美国心脏病学会的科学声明中明确提出：目前可将他汀类药物作为治疗高脂血症的一线用药。当有某些高危因素或者危险因素时他汀类药物可用于 10 岁以下的儿童。这些危险因素包括：①男性；②早发心血管疾病家族史；③同时存在低 HDL、高三酰甘油（甘油三酯）和小而致密低密度脂蛋白（sdLDL）；④超重或者肥胖、代谢综合征；⑤伴随糖尿病、HIV 感染、系统性红斑狼疮、器官移植和肿瘤等其他动脉硬化高危因素；⑥高血压；抽烟和被动吸烟；伴随脂蛋白 α 升高、高同型半胱氨酸血症、C 反应蛋白（CRP）升高等新的危险因素和标志物[15]。

（齐建光）

参考文献

1. 彭建军，霍勇，赵璋，等. 其他类型冠心病//邵耕，胡大一. 现代冠心病（第二版）. 北京大学医学出版社，2006：630-721.
2. McCrindle BW. Hyperlipidemia in children. Thromb Res，2006，118（1）：49-58.
3. 向伟. 小儿高脂血症的研究进展. 中国医师杂志，2005，增刊：1-3.
4. 刘颖，杜军保. 儿童血脂紊乱的分类. 实用儿科临床杂志，2006，21（13）：802-803.
5. Kwiterovich PO. Primary and secondary disorders of lipid metabolism in pediatrics. Pediatr Endocrinol Rev，2008，5（Suppl 2）：727-738.
6. Rahalkar AR，Hegele RA. Monogenic pediatric dyslipidemias：classification，genetics and clinical spectrum. Mol Genet Metab，2008，93（3）：282-294.
7. Haney EM，Huffman LH，Bougatsos C，et al. Screening and treatment for lipid disorders in children and adolescents：systematic evidence review for the US Preventive Services Task Force. Pediatrics，2007，120（1）：e189-e214.
8. 《中华儿科杂志》编辑委员会，中华医学会儿科学分会儿童保健学组，中华医学会儿科学分会心血管学组，中华医学会心血管病学分会动脉粥样硬化学组. 儿童青少年血脂异常防治专家共识. 中华儿科杂志，2009，47（6）：426-428.
9. 向伟，杜军保.《儿童青少年血脂异常防治专家共识》解读. 中华儿科杂志，2009，47（8）：637-639.
10. 中国医师协会儿童健康专业委员会和中华心血管病学会动脉粥样硬化学组. 中国儿童青少年血脂防治专家共识（2006 年海南）. 中国实用儿科杂志，2007，22（1）：69-73.
11. 齐建光，艾乙，王瑜丽，等. 高血脂对儿童颈动脉弹性功能的影响. 实用儿科临床杂志，2006，21（3）：142-143.

12. 中国营养学会. 中国居民膳食指南. 营养学报，2008，30：2-18.

13. Gidding SS, Dennisen BA, Birch LL, et al. Dietary recommendations for children and adolescents: a guide for practitioners. Pediatrics, 2006, 117: 544-559.

14. Shamir R, Feig JE, Fisher EA. Therapeutic approach to childhood hypercholesterolemia. Pediatr Endocrinol Rev, 2007, 5 (2): 649-655.

15. McCrindle BW, Urbina EM, Dennison BA, et al. Drug therapy of high-risk lipid abnormalities in children and adolescents: a scientific statement from the American Heart Association Atherosclerosis, Hypertension, and Obesity in Youth Committee, Council of Cardiovascular Disease in the Young, with the Council on Cardiovascular Nursing. Circulation, 2007, 115 (14): 1948-1967.

16. Avis HJ, Vissers MN, Stein EA, et al. A systematic review and meta-analysis of statin therapy in children with familial hypercholesterolemia. Arterioscler Thromb Vasc Biol, 2007, 27 (8): 1803-1810.

17. Belay B, Belamarich PF, Tom-Revzon C. The use of statins in pediatrics: knowledge base, limitations, and future directions. Pediatrics, 2007, 119 (2): 370-380.

18. 齐建光，杜军保. 儿童血脂紊乱的药物治疗. 实用儿科临床杂志，2009，24 (13): 1043-1045.

19. Ose L. Diagnostic, clinical, and therapeutic aspects of familial hypercholesterolemia in children. Semin Vasc Med, 2004, 4 (1): 51-57.

20. Hachem SB, Mooradian AD. Familial dyslipidemias: an overview of genetics, pathophysiology and management. Drugs, 2006, 66 (15): 1949-1969.

21. Iughetti L, Predieri B, Balli F, et al. Rational approach to the treatment for heterozygous familial hypercholesterolemia in childhood and adolescence: a review. J Endocrinol Invest, 2007, 30 (8): 700-719.

第十四章　肺动脉高压

正常人体肺动脉平均压约为 12～16 mmHg。海平面、静息状态下心导管测肺动脉平均压＞25 mmHg，或运动状态下肺动脉平均压＞30 mmHg，称为肺高压（pulmonary hypertension），又称肺循环高压，肺高压，既往习惯称为肺动脉高压。肺高压是临床众多心肺血管疾病常见的病理生理状态，包括肺动脉高压（pulmonary arterial hypertension，PAH）和肺静脉高压等，最终可导致右心衰竭，其发病率、致残率及病死率都很高[1]。肺动脉高压主要由于肺小动脉病变而导致肺血管阻力增加，肺动脉压增高而肺静脉压正常，肺毛细血管楔压＜15 mmHg。但习惯上仍将肺高压笼统称为肺动脉高压[2]。

一、分类

早在 1973 年世界卫生组织（WHO）就第一次制定过肺动脉高压的分类标准，仅根据是否存在能确定的病因将肺动脉高压分为原发性肺动脉高压和继发性肺动脉高压。此后 1998 年 WHO 在法国依云举办的第二次肺动脉高压专家工作组会议上制定了肺动脉高压诊断和分类标准，根据病理、临床表现和治疗措施的相似性将肺动脉高压分为 5 类。但是随着近年来对肺动脉高压病理生理和诊断技术的研究和各种类型 PAH 临床表现、新治疗方法及预防特点的认识，旧的肺动脉高压分类标准已不能满足基础和临床研究的需要，为此 WHO 于 2003 年在意大利威尼斯又举办了第三次肺动脉高压专家工作组会议，对诊断标准进行了修订，这次修订最大的变化是由特发性肺动脉高压（idiopathic pulmonary arterial hypertension，IPAH）取代了原发性肺动脉高压，当有遗传基础时称家族性肺动脉高压。2009 年对其再一次进行了修订，仍沿用了依云-威尼斯分类标准的基本框架，但根据最近几年的新进展进行了相应的调整，制订了最新的肺动脉高压诊断分类标准（表 14-1）[3]。

表 14-1　2009 年 WHO 修订的肺动脉高压诊断分类标准

1. 肺动脉高压（pulmonary arterial hypertension，PAH）
1.1　特发性（idiopathic PAH，IPAH）
1.2　家族性（familial PAH，FPAH）
1.3　相关因素所致（associated PAH，APAH）
　　1.3.1　结缔组织病（胶原血管病，collagen vascular disease）
　　1.3.2　先天性体-肺（循环）分流性心脏病（congenital systemic to pulmonary shunts）＊
　　1.3.3　门静脉高压（portal hypertension）
　　1.3.4　HIV 感染（HIV infection）
　　1.3.5　药物/毒素（drugs and toxins）
　　1.3.6　其他（other）：甲状腺疾病（thyroid disorders）、糖原贮积症（glycogen storage disease）、戈谢病（Gaucher disease）、遗传性出血性毛细血管扩张症（hereditary hemorrhagic telangiectasia）、血红蛋白病（hemoglobinopathies）、骨髓增生性疾病（myeloproliferative disorders）及脾切除（splenectomy）
1.4　肺静脉和（或）毛细血管病变所致（associated with significant venous or capillary involvement）
　　1.4.1　肺静脉闭塞病（pulmonary veno-occlusive disease，PVOD）
　　1.4.2　肺毛细血管瘤（pulmonary capillary hemangiomatosis，PCH）
1.5　新生儿持续肺动脉高压（persistent pulmonary hypertension of the newborn，PPHN）
2. 肺动脉高压伴左心疾病（pulmonary hypertension with left heart disease）（肺静脉高压）
2.1　左心房及左心室的心脏病（left-sided atrial or ventricular heart disease）
2.2　二尖瓣或主动脉瓣疾病（left-sided valvular heart disease）
3. 肺疾病和低氧血症相关的肺动脉高压（pulmonary hypertension associated with lung diseases and hypoxemia）
3.1　慢性阻塞性肺疾病（chronic obstruction pulmonary disease，COPD）

  3.2 间质性肺疾病（interstitial lung disease）

  3.3 睡眠呼吸障碍（sleep-disordered breathing）

  3.4 肺泡低通气病变（alveolar hypoventilation disorders）

  3.5 慢性高原病（chronic exposure to high attitude）

  3.6 发育性疾病（development abnormalities）

4. 慢性血栓和（或）栓塞性肺动脉高压（pulmonary hypertension due to chronic thrombotic and/or embolic disease，CTEPH）

  4.1 肺动脉近端血栓栓塞（thromboembolic obstruction of proximal pulmonary arteries）

  4.2 肺动脉远端血栓栓塞（thromboembolic obstruction of distal pulmonary arteries）

  4.3 非血栓性肺栓塞（nonthrombotic pulmonary embolism）：肿瘤、寄生虫（或虫卵）、外源性物质等

5. 其他疾病（miscellaneous）

结节病（sarcoidosis）、组织细胞增生症 X（histiocytosis X）、淋巴管瘤病（lymphangiomatosis）、肺血管压迫性病变（compression of pulmonary vessels）

＊先天性体-肺（循环）分流性心脏病的分类

1. 类型

 单纯性

  房间隔缺损（ASD）

  室间隔缺损（VSD）

  动脉导管未闭（PDA）

  完全或部分肺静脉畸形引流

 复合型（combined）

  任何畸形组合而成

 复杂型（complex）

  大动脉共干

  单心室伴肺动脉无梗阻

  房室间隔缺损

2. 直径

 小缺损（ASD≤2.0 cm 和 VSD≤1.0 cm）

 大缺损（ASD＞2.0 cm 和 VSD＞1.0 cm）

3. 伴随心脏外畸形

4. 治疗情况

 无治疗

 部分纠正畸形（年龄）

 畸形纠正：自然纠正或手术纠正（年龄）

二、发病机制

  虽然对于肺动脉高压的研究已有百余年的历史，但是其发病机制至今尚未完全清楚[4]。目前认为，肺动脉高压的发生不能以单一的病理生理理论来解释，而是涉及细胞、体液介质和分子遗传等多个途径[5]。血管收缩、血管重构、炎症反应和原位血栓是肺动脉高压发生发展的重要病理生理基础，内皮细胞、平滑肌细胞、成纤维细胞和血小板等细胞异常参与其形成，血管收缩因子和血管舒张因子、促进增殖因子和抑制增殖因子、促凝物质和抗凝物质等多种血管活性物质的失衡促进其发生，而遗传因素在其发病机制中的作用日益受人瞩目[6]。

（一）细胞机制

  肺血管结构重构是肺动脉高压重要的病理基础，血管壁内、中、外膜三层结构均发生改变，对肺动脉高压的发生、发展及转归具有重要意义[7]。

  1. 内皮细胞 内皮损伤破坏了内皮的屏障作用以及内皮细胞和平滑肌细胞之间的肌-内皮连接，也破坏了血管内皮和肺循环所产生的血管活性物质之间的平衡和内皮细胞对平滑肌细胞的调节，从而促使肺血管平滑肌细胞增殖，引起肺血管结构重构。

2. 平滑肌细胞　肺动脉高压时，肺动脉中膜平滑肌细胞由静止状态的收缩表型向增殖状态的合成表型转化，平滑肌细胞增生、肥大，中膜肥厚。在正常情况下基本无发育的平滑肌前体细胞（中间细胞、周细胞）分化为新的平滑肌细胞，部分肌型动脉及非肌型动脉发生肌化，形成新的肌型动脉。并且肺动脉平滑肌细胞增殖和凋亡之间的平衡失调，肺动脉平滑肌细胞合成和分泌的多种血管活性物质平衡失调，以上均参与肺血管结构重构的形成。

3. 成纤维细胞和细胞外基质　血管外膜成纤维细胞增殖及胶原、弹力蛋白和韧黏素等结缔组织异常沉积也是肺血管结构重构的重要组成部分。

4. 血小板　肺血管内皮损伤后，产生易损表面，促进血小板活化和凝集，血栓调节素系统及纤维蛋白溶解系统异常，促使肺动脉原位血栓形成。血小板功能紊乱及血栓形成在肺动脉高压，尤其是 IPAH 的发生过程中起重要作用。

5. 炎症细胞　此外，部分 IPAH 患者体内可发现抗核抗体等自身抗体及炎性细胞因子水平升高，肺组织学检查发现丛样病变中有巨噬细胞及淋巴细胞浸润，提示炎症细胞可能参与了 IPAH 的发病。

（二）分子机制

参与肺动脉高压形成的血管活性物质主要包括两大类：一类是收缩血管/促进血管平滑肌细胞增殖的因子，如内皮素（endothelin，ET）、血管紧张素 II、血管内皮生长因子、血小板源性生长因子、前列腺素 F2α 以及尾加压素等；另一类是舒张血管/抑制血管平滑肌细胞增殖的因子，如前列环素（prostacyclin，PGI$_2$）、心钠素、肾上腺髓质素[8]、一氧化氮（nitric oxide，NO）[9]、一氧化碳（carbon monoxide，CO），以及近年作者所在课题组提出的新型气体信号分子硫化氢（hydrogen sulfide，H$_2$S）[10]和二氧化硫（sulfur dioxide，SO$_2$）[11]等。这些介质产生分泌平衡失调，促进血管收缩、血管重构以及血栓形成，是肺动脉高压发生的重要机制。近年来用于临床肺动脉高压治疗的几种药物，如 ET 受体拮抗剂波生坦，PGI$_2$ 及其类似物，5 型磷酸二酯酶抑制剂西地那非等，均基于上述机制，这些药物不仅具有扩张血管作用，而且能够调节肺血管结构重构。

肺是机体气体交换及代谢的重要场所，任何气体成分的变化均可能对肺循环产生重要影响，内源性气体以其独有的持续产生、迅速传播、作用广泛等特点，对肺循环的作用比其他器官更具有特殊意义。内源性气体信号分子 NO 和 CO 的发现，将肺动脉高压机制的研究带入了一个全新的阶段，国内外的研究均显示内源性 NO/NOS 和 CO/HO 系统对肺动脉高压的形成具有重要的调节作用。继 NO 和 CO 被发现后，作者所在课题组在国际学术界提出一直被称为废气的 H$_2$S 以及 SO$_2$ 在心肺血管系统存在其内源性生成体系，具有与 NO 和 CO 相似但不同的生物学效应，是心血管功能调节的新型气体信号分子[10-12]。研究发现在肺动脉高压形成中 H$_2$S/CSE 体系以及 SO$_2$/GOT 体系具有重要调节作用[13]。NO、CO、H$_2$S 和 SO$_2$ 之间具有复杂的调节网络，可能共同参与了肺动脉高压的形成[11]。

（三）钾通道

电压依赖性钾通道（Kv）是与肺动脉平滑肌收缩有关的主要的钾通道亚型。抑制 Kv 活性后，钾外流减少，细胞膜去极化，使钙通道开放，这导致了胞浆内 Ca^{2+} 水平的升高，从而促发血管收缩并且启动平滑肌细胞增殖，参与血管壁重构。Kv 紊乱在 IPAH 的发病机制中非常重要，IPAH 患者肺动脉平滑肌细胞 Kv 功能明显受损，导致胞膜去极化，激活 L 型电压门控 Ca^{2+} 通道，Ca^{2+} 内流增多，使肺血管收缩，平滑肌细胞增殖。Kv 拥有 9 个成员，基本都在肺动脉平滑肌细胞上保持开放。研究发现 IPAH 患者肺动脉平滑肌细胞内 Kv1.5 mRNA 表达水平明显降低，这种表达降低与 Kv 功能受抑制、膜去极化以及胞内 Ca^{2+} 浓度升高相关，这可能参与了肺动脉高压的发生。食欲抑制剂使 IPAH 的发病率增加，而该药可以抑制钾通道 Kv2.1 的活性，提示钾通道参与肺动脉高压的发生。钾通道代表了一种新的有治疗肺动脉高压潜在价值的新靶点，调节它们的表达或者活性可以影响肺血管的张力和结构。

（四）遗传机制

Dresdale 等在 1954 年首次发现 IPAH 患者有遗传倾向。后来一项系列研究发现，6%的 IPAH 患者呈家族性发病，而且其临床和病理学特点与散发性 IPAH 患者完全一致。通过对 IPAH 家系的研究，发现 IPAH 为常染色体显性遗传，但是不完全外显，相关突变的携带者中只有 10%～20%有明显的肺动脉高压表现，在女性中的外显率要高于男性。IPAH 患者的后代发病会逐步提前并且病情严重，称为遗传早现现象。另外，可有隔代遗传现象[14]。

1997 年 Morse 等与 Nichols 等两个课题组分别进行的连锁分析结果，将 IPAH 易感基因定位于 2q 31～33。在此基础上 2000 年 Deng 等与 Lane 等两个课题组又同时确定骨形成蛋白Ⅱ型受体（bone morphogenetic protein receptorⅡ，BMPR2）基因突变是 IPAP 的重要致病原因。目前认为 BMPR2 基因突变引起 BMPR2 的功能缺陷是家族性肺动脉高压和 IPAH 的重要发病机制[15]。BMPR2 基因全长约 100kb，cDNA 约长 4kb，有 13 个外显子。BMPR2 细胞外部分由外显子 1～3 编码，跨膜区由外显子 4 编码，外显子 6～11 编码激酶区，外显子 12 编码位于细胞内蛋白的长 C 末端。BMPR2 属于转化生长因子（transforming growth factor，TGF）-β 超家族，可由平滑肌细胞和内皮细胞等多种细胞合成和分泌。BMPR2 具有丝氨酸/苏氨酸激酶活性，与配体结合后使细胞膜上的 BMPR1 磷酸化，触发下游的 Smads 信号通路，调控基因转录，主要调控对胚胎发育和组织稳态等起关键作用的细胞功能，可抑制血管平滑肌细胞增殖并且诱导其凋亡。目前已发现 140 多种 BMPR2 基因突变类型。BMPR2 基因突变后使 BMPR2 不成熟或者无功能，从而阻断 Smads 下游信号通路，导致肺血管内皮细胞和平滑肌细胞过度增殖而造成 PAH[16]。

研究证实，只有大约 60%～70%家族性肺动脉高压和 10%～15%IPAH 患者发现 BMPR2 基因突变，而大多数患者并未检测到 BMPR2 基因突变。新近在遗传性出血性毛细血管扩张症（又称 Rendu-Osler-Weber 综合征）的肺动脉高压患者又发现了另外两种编码 TGF-β 超家族受体蛋白的基因 activin-receptor-like kinase（ALK1）和 endoglin 基因突变[17]。

新近有研究者认为 IPAH 的发生遵从传统的肿瘤形成中的二次打击学说。也就是说，BMPR2 突变的存在是前提基础（患者具有对该症易感的遗传素质），在有其他基因（NOS，5-HT 多态性等）和基因产物等各种内在刺激和（或）病毒感染、细菌感染、慢性低氧以及服用食欲抑制药物等外在刺激的再次打击下，诱发肺动脉高压的发生[18]。

三、病理

肺动脉高压早期表现为肺动脉中膜平滑肌细胞增生、肥厚，中膜增厚，外周小动脉肌化，细胞性内膜增生及管腔变窄。病变进一步发展，胶原及弹力纤维增多，引起板层样排列的内膜纤维化，严重者使管腔完全闭塞。病变后期可出现扩张性改变，类纤维素坏死，动脉炎及特征性的丛样病变形成。丛样病变主要由肌型动脉分支扩张形成的囊腔及其间的细胞增生和薄壁血管构成。一般来讲，中膜肥厚、外周小动脉肌化、细胞性内膜增生及轻度内膜纤维化属于可逆性病变，其余属于不可逆性病变。肺动脉高压的病理改变可分为 6 级[19]。

Ⅰ级：中膜增厚。

Ⅱ级：中膜肥厚伴细胞性内膜增生。

Ⅲ级：内膜增厚纤维化，血管闭塞。

Ⅳ级：进行性广泛肺动脉扩张伴丛样病变。

Ⅴ级：伴各种扩张性病变形成的慢性扩张和含铁血黄素沉着。

Ⅵ级：坏死性动脉。

四、临床表现

肺动脉高压症状无特异性。早期常无明显症状。最常见的临床表现为活动后气促。其他包括乏力、活动耐力下降、头晕、晕厥、咯血、心绞痛样发作等。晕厥发生率为 13%～33%，晕厥的存在常表明存在严重的肺动脉高压。当病情进展导致右心衰竭后，患者可出现下肢水肿、腹水、食欲减退等。

此外，应该重视相关疾病的症状，如：雷诺

现象、关节疼痛等合并呼吸困难时应考虑到结缔组织病相关性肺动脉高压的可能。有鼾声呼吸与呼吸暂停时可能为呼吸睡眠障碍相关性肺动脉高压。由于肺动脉高压有遗传倾向，要注意询问其他家族成员有无肺动脉高压及肺动脉高压的早期表现或结缔组织病史。有无食欲抑制剂、毒性菜籽油、化疗药物等毒物接触史。对 HIV 感染或者疑诊患者应进行肺动脉高压的筛查。对有肺栓塞或静脉血栓栓塞病史的患者，进行肺动脉高压的筛查。

本病无特异性体征。可有心前区抬举样搏动，P_2 增强和亢进，于肺动脉瓣听诊区可闻及收缩中期喷射性杂音。病情进展可出现肺动脉舒张期反流性杂音和三尖瓣全收缩期反流性杂音，以及颈静脉怒张、肝大、水肿和腹水等右心衰竭的体征。并且应该注意相关疾病的体征，如心脏器质性杂音提示先天性心脏病；发热、皮疹、关节痛、口腔溃疡等提示结缔组织病；两肺哮鸣音、呼气时间延长提示慢性阻塞性肺部疾病；肝大、蜘蛛痣、肝掌提示肝硬化/门脉高压[20]。

五、辅助检查

（一）胸部 X 线检查

肺动脉高压患者可能出现的 X 线征象包括：肺动脉段突出，肺门动脉扩张、搏动增强，后期外周肺血管稀疏（"截断征"），右心房和右心室增大。胸部 X 线检查还有助于发现肺部原发性疾病、胸膜疾病、心包钙化或先天性心脏畸形等。绝大多数无症状肺动脉高压患者的胸部 X 线检查结果正常，因此胸片正常不能除外肺动脉高压。

（二）心电图

心电图出现以下改变提示存在肺动脉高压：电轴右偏，右心房肥大，右心室肥厚，I 导联出现 S 波，右胸导联出现 ST 段压低、T 波低平倒置等心肌劳损表现。但是心电图诊断肺动脉高压的敏感性和特异性均较低，即使心电图正常也不能排除肺动脉高压。心电图可以评估已确诊 IPAH 患者的预后。最近有研究通过对 IPAH 患者 6 年的随访发现，II 导联 P 波 >0.25mV 的肺动脉高压患者，其病死率升高 2.8 倍，且 III 导联 P 波每升高 1mm 则死亡率升高 4.5 倍。

（三）多普勒超声心动图

是最常用的筛查肺动脉高压手段。既可估测肺动脉压，又可评价心脏的结构和功能，并且多数研究认为超声心动图测定的肺动脉压力和右心导管测定的肺动脉压力密切相关，成为临床应用最广、操作最简便的无创性检查手段。目前主要有三种方法：

1. 心脏和（或）大血管间压力阶差测定法

在不合并肺动脉瓣狭窄及右心室流出道梗阻情况时，肺动脉收缩压等于右心室收缩压。可通过多普勒超声测量收缩期右心室与右心房压差来估测右心室收缩压。按照改良伯努力公式，右心房、右心室压差大约等于 $4V^2$，V 是三尖瓣最大反流速度（米/秒）。右心室收缩压 $= 4V^2 +$ 右心房压。右心房压可通过超声心动图测量下腔静脉宽度或者通过查体观察颈静脉搏动幅度来估测（一般以 5mmHg 计算）。同样还可通过测量通过室间隔缺损和动脉导管未闭的血流压差，结合血压来推算肺动脉压。由于这种测量方法依赖于三尖瓣反流或者心内分流的存在，故在应用上有局限性。

2. 右心室收缩时间间期估测肺动脉压力

用超声多普勒血流频谱测量右心室射血前期（right ventricular pre-ejection period，RPEP）、右心室射血时间（right ventricular ejection time，RVET）和加速时间（acceleration time，AT）计算出 RPEP/RVET、RPEP/AT 比值，估算肺动脉平均压（pulmonary artery mean pressure，PAMP）及肺动脉收缩压（pulmonary artery systolic pressure，PASP）。当 RPEP/RVET>0.3 或者 RPEP/AT>1.1 时提示肺动脉高压。我科将 RPEP/AT 与心率校正的 AT/RVET（AT/RVETc）两项指标相结合来估测肺动脉高压，其与 PASP、PAMP 的相关性显著提高，其回归方程为 PASP$=44.7+44.11$（RPEP/AT）-41.5（AT/RVETc）；PAMP$=27.79+35.42$（RPEP/AT）-50.85（AT/RVETc）。此方法不受三尖瓣反流及心功能不全的影响。

3. 右心室等容舒张时间测定　计算从肺动

脉瓣关闭到三尖瓣开放的时间，肺动脉高压时该时间延长。但该方法影响因素较多，如右心房压升高或心率过快，均可影响该指标，目前临床应用不多。

（四）CT

通过 CT 可精确测定肺动脉直径，从而提示肺动脉高压。尤其是近年来开始应用的肺部螺旋 CT 造影（SCTA），它可以稳定地获得直径 2～3 mm 的小动脉的造影结果，比传统的造影技术更精确地分析外周肺血管的解剖细节。在成人，CT 成像以主肺动脉直径≥29 mm 来诊断肺动脉高压的存在，其敏感度为 69%，特异度为 100%。主肺动脉与主动脉的内径比大于 1，也高度提示肺动脉高压的存在。CT 虽然是一项有价值的无创诊断技术，但不能代替超声心动图或者右心导管检查的作用。

（五）磁共振成像

MRI 能较清晰地显示心脏各房室、血液流入道及流出道、肺动静脉解剖结构，观察右心及肺动脉变化。肺动脉高压的磁共振表现包括：①中央肺动脉管径的扩大和右心室肥厚，可伴有三尖瓣反流和肺动脉瓣反流；②主肺动脉顺应性降低；③肺血管内血流成慢流现象；④肺动脉流速、流量变化。MRI 检查价格昂贵，难以作为临床常规检查开展，但其对肺血管显示清晰，明显优于其他无创性检查方法，具有潜在的临床应用价值[21]。

（六）右心导管检查

心导管检查可直接测得管腔内压力及血流动力学资料，其所测定的肺动脉压力被视为诊断肺动脉高压的金标准。右心导管不仅能够明确肺动脉高压的诊断，而且能够帮助确定病因，评价肺动脉高压严重程度，并且可进行急性肺血管扩张试验以指导治疗。

在右心导管检查时行急性肺血管扩张试验可检测肺血管的反应性。几种短效血管扩张剂用于急性血管扩张试验，最常用的药物包括：①依前列醇：从 1 ng/(kg·min) 开始输注，逐渐增加剂量，直到临床上血压明显下降、心率增加或者出现副作用（如恶性、呕吐），最大剂量 12 ng/(kg·min)，一般应用不超过 8 ng/(kg·min)；②腺苷：从 50 μg/(kg·min) 开始输注，每 2 min 增加 25 μg/(kg·min)，直到发生副作用或者低血压，或者剂量达 200～300 μg/(kg·min)。③一氧化氮：吸入 NO 10～80 ppm 不等，一般以 20 ppm 为宜。④伊洛前列素：使用专用的雾化吸入装置，吸入 5～10 μg，大约 10 min。观察用药 30 min 内肺动脉压力变化，并密切注意用药后患者心率、血压及不良反应等情况。当发生下列任何情况时中止试验：①肺动脉压下降达到目标值；②体循环收缩压下降 30% 或低于 85 mmHg；③心率增加超过 40%；④心率低于 65 次/分并出现低血压症状；⑤发生不可耐受的头痛、头晕、恶心等不良反应；⑥血管扩张剂已用至最大剂量。

有关急性血管扩张试验的判定标准目前尚未完全统一，一般认为全肺阻力下降 30% 或肺动脉平均压下降 10% 为有效，表示血管反应性良好。欧洲心脏病协会制定的评价标准为：应用血管扩张剂后肺动脉平均压下降至少 10 mmHg，降到 40 mmHg 以下，伴随心排血量增加或者不变，表示肺血管对血管扩张药物反应良好，即急性血管扩张试验阳性。对肺动脉高压患者进行血管扩张试验的首要目标是筛选可能对口服钙通道阻滞剂（calcium channel blocker，CCB）治疗有效的患者。美国胸科医师协会（ACCP）建议对 IPAH 以及结缔组织病、先天性体肺分流等疾病或危险因素相关性肺动脉高压均进行急性血管扩张试验。一般认为，左心病变相关肺动脉高压、低氧性肺动脉高压、栓塞性肺动脉高压以及其他类型肺动脉高压由于治疗原则不同，无需进行试验。对病情不稳定或合并严重右心衰竭的患者，无法接受 CCB 治疗时，可不必进行肺血管扩张试验。

（七）血管内超声

是无创性超声和有创性心导管检查相结合的新型显像技术，具有直观、准确等优点。能够清晰地观测到血管腔三层结构的组织学变化及肺动脉搏动情况，与肺活检相比，损伤性小，并可以在更大范围内检查肺血管床。血管内超声所见到的管壁厚度和血管内膜厚度同平均肺动脉楔压之间有相关性，动脉中层的出现往往提示存在较严重的肺动脉高压，其测得的肺动脉扩张性与体肺循环压力比有高度的相关性。

（八）肺活检

开胸或者经胸肺活检会增加肺动脉高压患者的死亡率，并且不同原因所致的肺动脉高压肺动脉组织病理学变化没有明显差异，因此目前很少常规应用肺活检确诊肺动脉高压或者明确其病因。在一些特殊情况下，如临床怀疑活动性血管炎、肉芽肿性肺疾病、肺多发性毛细血管瘤等疾病时，可通过组织病理学检查明确。

（九）其他

肺功能检查对于肺动脉高压患者的早期评估很重要，主要用来排除或者明确潜在的呼吸道或者肺间质疾病。肺通气灌注扫描检查有助于排除慢性血栓栓塞性肺动脉高压（chronic thrombo-embolic pulmonary hypertension，CTEPH），若肺通气灌注扫描怀疑CTEPH，应进行肺血管造影检查以确诊，并可判定患者是否有手术指征。一系列与自身免疫性疾病相关的血清学检查（抗核抗体等）有助于除外结缔组织病相关性肺动脉高压。对无明确病因的肺动脉高压应进行HIV的筛查[22]。

六、诊断

在肺动脉高压现代诊断策略中十分强调早期诊断。因为如能早期诊断，在症状不明显时早期发现肺动脉高压患者，及时采取正确的干预治疗，可使患者预后明显改善。肺动脉高压的诊断应按照以下流程进行：①确定肺动脉高压的诊断；②确定肺动脉高压的病因及类型；③确定肺动脉高压的严重程度[23]。

（一）确定肺动脉高压的诊断

临床上当患者的病史（症状、危险因素和家族史）和体征，以及简单的辅助检查（胸部X线片和心电图）怀疑肺动脉高压时，应进行超声心动图的无创性筛查。虽然心导管检查是诊断肺动脉高压的金标准，但是由于超声心动图测定的肺动脉压力与心导管测定的肺动脉压力密切相

关，因此在无条件行心导管检查的情况下可以将超声心动图测定的肺动脉压作为标准，这也比较符合我国的国情。

国际通用的肺动脉高压的诊断标准是：海平面静息状态下，右心导管测肺动脉平均压≥25 mmHg，或运动状态下≥30 mmHg。如无右心导管资料，多普勒超声检查提示肺动脉收缩压≥40 mmHg也可初步诊断肺动脉高压。

（二）确定肺动脉高压的病因及类型

确诊肺动脉高压以后，应该进一步明确病因及其分类类型。病史询问中应注意有无应用食欲抑制剂、可卡因等药物和毒物接触史，既往有无特殊病史，有无家族史。超声心动图不仅可通过估测肺动脉压基本明确肺动脉高压的诊断，还可判断患者是否合并左心疾病、瓣膜性心脏病或者先天性心脏病等。此外，应继续进行以下检查以明确肺动脉高压的病因：①自身抗体、HIV抗体及肝功能等血清学检查：可判断肺动脉高压是否由结缔组织病、HIV感染或门脉高压所致。②肺通气灌注扫描和肺动脉造影：肺通气灌注扫描可筛查有无CTEPH，若肺通气灌注扫描怀疑CTEPH，应进行肺血管造影检查以确诊。③肺功能检查和动脉血氧饱和度：判断是否存在慢性阻塞性肺疾病、间质性肺病等。④睡眠监测：观察患者是否存在呼吸睡眠障碍。如果以上检查均未发现引起肺动脉高压的原发疾病及相关线索，则考虑IPAH。如果右心导管检查发现肺毛细血管楔压<15 mmHg，则更支持IPAH的诊断。

1. 特发性和家族性肺动脉高压 IPAH为散发病例，既无肺动脉高压的家族史，也没有已知的肺动脉高压危险因素和病因。BMPR2基因突变是有家族史肺动脉高压的主要病因，至少占70%。散发肺动脉高压中10%～25%以及氟苯丙氨所致肺动脉高压中9%患者也发现了BMPR2的突变。BMPR2的无症状携带者肺动脉压力于运动后也会增高，因此被认为附加的环境或者遗传因素决定了其是否发病。其他，ALK-1或者endoglin基因突变也是遗传性肺动脉高压的致病基因，主要见于同时伴随遗传性毛细血管扩张症的患者。

IPAH各年龄均可发病，婴儿也可发病。症

状多变，常呈非特异性。IPAH 患者中 6% 有家族史。有 IPAH 家族史是发生肺动脉高压的高危人群，当家族中有一个成员患 IPAH，估计第二代发生肺动脉高压的危险性是 0.6%～1.2%，而家族中如有两个成员患 IPAH，则发生肺动脉高压的危险性可达 5%～10%。对于肺动脉高压患者，通过增强螺旋 CT、通气/灌注扫描、超声心动图以及生化、甲状腺功能、自身免疫指标等除外了其他继发因素后，则考虑 IPAH 诊断。有条件应进一步行基因检测，以明确其遗传基础。

2. 先天性心脏病相关的肺动脉高压 许多先天性心脏病可发生肺血管病变，最常见为室间隔缺损、房间隔缺损和动脉导管未闭。大约 50% 大型未修补的室间隔缺损、10% 大型未修补的房间隔缺损和几乎所有未修补的共同动脉干有发生艾森门格综合征（Eisenmenger syndrome）的危险。典型艾森门格综合征开始有大型左向右分流，慢慢出现肺血管病变，中心性发绀和杵状指趾。大多数在十余岁开始病情恶化，常常表现为咯血、脑血管意外、脑脓肿、继发性红细胞增多症、凝血异常和猝死、心律失常，以及组织氧合不足等。与 IPAH 相比，艾森门格综合征生存时间更长，血流动力学情况和预后更好，但是生活质量可能更差。

先天性心脏病修补缺损术后也可发生持续严重肺动脉高压，主要由于术前肺血管重构导致的右心室压力负荷过重，并且肺动脉高压的发生可能也与遗传易感性有关。

3. 结缔组织病相关肺动脉高压 肺动脉高压是结缔组织病重要的并发症，尤以进行性系统性硬化（硬皮病）患者的发病率最高，最近研究发现发病率大约为 7%～12%。其次为系统性红斑狼疮和混合性结缔组织病。与肺动脉高压相关的临床表现有：①雷诺现象：SLE 合并肺动脉高压患者中雷诺现象占 34.8%，硬皮病合并肺动脉高压患者中雷诺现象占 90%。②抗磷脂抗体阳性：SLE 合并肺动脉高压患者中 68% 抗磷脂抗体阳性。③其他：抗内皮细胞抗体、IgG 升高等。肺动脉高压对结缔组织病患者的预后有明显影响，一项随访研究发现，肺动脉高压是混合性结缔组织病最常见的死亡原因。硬皮病合并肺动脉高压患者的预后明显差于 IPAH 患者。

4. 门脉高压合并肺动脉高压 慢性肝病和门脉高压易发生肺动脉高压。大约 2%～5% 的肝硬化和门脉高压患者有肺动脉高压，一般在发生门脉高压后 4～7 年诊断肺动脉高压，并且发生率逐年增加。病理改变与 IPAH 相似，主要由于肝病后血管活性物质失衡导致。严重肺动脉高压是肝移植禁忌。

5. HIV 感染相关的肺动脉高压 在 HIV 患者中，肺动脉高压发生率大约为 0.5%，远高于普通人群。有回顾研究发现，从确诊 HIV 感染到肺动脉高压出现的平均时间是 33 个月，确诊肺动脉高压后平均生存时间是 6 个月，说明病情重，发展快，预后差。肺动脉高压是 HIV 感染患者预后不良的独立危险因素，伴随肺动脉高压的 HIV 感染者存活时间明显短于不伴随肺动脉高压的 HIV 感染患者。纽约心功能分级 Ⅲ-Ⅳ级的患者预后尤其差，3 年存活率仅为 28%。

6. 药物和毒物 国际 IPAH 研究组织发现，抑制食欲药物（阿米雷司、芬氟拉明、右苯丙胺等）与肺动脉高压存在明显相关关系，其危险程度与服药时间呈明显相关性，最短用药 3～4 周即可发生肺动脉高压。据估计，服用阿米雷司者发生肺动脉高压的相对危险性是未服此药的 52 倍，服用阿米雷司者中近 2% 可发生肺动脉高压。确切机制尚不清楚，可能与 5-HT 转运和钾通道有关。其他如可卡因等也可使患者发生肺动脉高压的危险性增加。

7. 左心疾病相关的肺动脉高压 主要是由于左心充盈压增高引起，是一种被动性肺动脉压力升高，即各种原因引起肺静脉回流受阻，肺静脉压力升高，通过肺毛细血管床的逆向传递从而引起肺动脉高压，也称为"肺静脉高压"。与肺动脉高压不同，肺毛细血管楔压明显升高。后期发生右心衰竭后，预后更差。

8. 肺疾病和（或）低氧血症伴随的肺动脉高压 阻塞性肺疾病的患者合并肺动脉高压很常见，但在大多数病例很轻。肺功能检查、血气、通气/灌注和高分辨 CT 可明确病因。

（三）确定肺动脉高压的严重程度

明确肺动脉高压的严重程度对判定患者的预后和治疗决策的选择很重要。肺动脉高压的严重程度可根据以下几点来判断。

1. 肺动脉压力升高的程度（血流动力学指标）右心导管检查仍是测量肺血流动力学的"金标准"，是评估肺动脉高压患者的必要手段。血流动力学指标能够预测常规治疗的 IPAH 患者的生存时间。根据静息状态下肺动脉平均压的水平，可将肺动脉高压分为三度：轻度（25~40 mmHg）、中度（41~70 mmHg）和重度（>70 mmHg）。

2. 终末器官的损害程度　主要是右心室功能的评价。可用超声心动图进行定性和半定量分析，包括：右心房扩大和右心室肥厚的程度，三尖瓣反流速度和右心室心肌工作能力指数等。血浆中的脑利钠肽（BNP）是评价右心压力负荷和功能的可靠指标，有预后意义，治疗后血浆中 BNP 水平下降提示治疗有效。

3. 症状和功能受限情况

（1）功能分级：WHO 肺动脉高压工作组会议上根据纽约心功能分级方法，规定了肺动脉高压严重程度的分级建议，这有利于医师根据肺动脉高压的严重程度进行规范化治疗，正确评价预后。根据肺动脉高压患者的临床表现分为 4 级：Ⅰ级：肺动脉高压不影响体力活动，日常体力活动不会引起呼吸困难、乏力、胸痛或晕厥等；Ⅱ级：肺动脉高压导致体力活动轻度受限，安静时没有症状，日常体力活动可引起呼吸困难、乏力、胸痛或晕厥等；Ⅲ级：肺动脉高压导致体力活动明显受限，安静时没有症状，低于日常活动的轻微活动可引起呼吸困难、乏力、胸痛或晕厥等；Ⅳ级：肺动脉高压导致体力活动极度受限，患者有右心功能不全的症状和体征，安静时有呼吸困难和（或）乏力，任何体力活动均可使症状加重。

肺动脉高压症状的轻重分级与患者的生存时间有关。未经治疗的Ⅲ级或者Ⅳ级肺动脉高压患者的平均生存时间分别为 2.5 年和 6 个月，而Ⅰ级或者Ⅱ级患者的平均生存时间是 5 年。

（2）6 分钟步行试验：是评价肺动脉高压患者运动耐量的最重要的检查方法。经济简单易行，其结果与纽约心功能分级负相关，研究表明 6 分钟步行距离能可靠地预测 IPAH 患者的生存时间。此外，该试验还是评价治疗是否有效的关键方法，绝大多数临床研究均将 6 分钟步行距离

作为主要观察终点。

七、治疗

近十年来，随着肺动脉高压病理生理和分子机制研究的进展，肺动脉高压的内科药物治疗有了很大的发展，明显改善了患者的生活质量，提高了患者的生存率。

（一）病因治疗

肺动脉高压的初始治疗是针对基础疾病和诱发因素进行治疗，如：给低氧血症的患者吸氧，对阻塞性睡眠呼吸障碍的患者给予持续正压通气和吸氧治疗，对慢性复发性血栓栓塞性疾病患者给予抗凝治疗，对 HIV 患者给予抗 HIV 病毒治疗，对先天性心脏病患者通过介入或者手术纠正缺损等。通过对因治疗，肺动脉压力可明显下降，甚至恢复正常。

（二）一般治疗

1. 调整生活方式　鼓励适当的体育活动，避免重体力活动，防止劳累后晕厥。避免低氧环境，不鼓励到高海拔地区。加强吸氧，维持氧饱和度在 90% 以上。不鼓励洗热水澡或者淋浴，防止暂时的外周血管舒张致全身低血压和晕厥。推荐接种流感和肺炎球菌疫苗，以预防呼吸道感染。有创性检查或者手术、麻醉和插管会导致手术和围术期的危险性增加，应尽量避免。

2. 抗凝剂　研究表明 IPAH 患者口服抗凝剂可以改善存活率。目前推荐应用华法林，使 INR 在 2.0~2.5（某些中心 1.5~2.0 或者 2.0~3.0）。抗凝剂应用于其他原因的肺动脉高压是有争议的，缺乏证据支持。

3. 利尿剂　右心容量负荷过重的患者可应用利尿剂，明显改善其症状。但是，快速和过量利尿剂的应用可以加重全身低血压和肾功能不全。应该密切监测血浆电解质和肾功能。

4. 强心苷　虽然没有经过系统研究，但是洋地黄经常用来治疗肺动脉高压合并难治性右心衰竭。地高辛对于肺动脉高压合并阵发性或慢性心房颤动最为有益。

（三）血管扩张药物

早在20世纪50年代就已开始应用血管扩张剂降低肺动脉压力以治疗肺动脉高压，但是在20世纪80年代中期以前，肺动脉高压的内科治疗一直比较困难。IPAP预后很差，确诊后平均生存时间大约是2.8年。近十年来，随着肺动脉高压病理生理和分子机制研究的进展和临床随机对照研究的开展，国际上肺动脉高压的内科药物治疗有了很大的发展[24]。我国在肺动脉高压治疗领域也取得了可喜的显著进步。目前肺动脉高压治疗领域主要的进展是PGI$_2$及其类似物、ET受体阻滞剂和5型磷酸二酯酶（phosphodiesterase type 5，PDE5）抑制剂等靶向药物在临床的应用[25]。

目前常用的血管扩张药物包括[26]：

1. 钙通道阻滞剂（CCB） 自20世纪80年代就开始应用CCB类药物治疗IPAH。可用于IPAH以及结缔组织病相关的肺动脉高压。但是不推荐长期应用CCB治疗慢性阻塞性肺疾病继发的肺动脉高压，因为CCB可使慢性阻塞性肺疾病患者通气/血流比例失调，肺部气体交换恶化，动脉血氧分压降低。长期应用血管扩张药治疗前，应先进行急性血管扩张试验检测肺血管的反应性。仅对急性扩张试验阳性的患者，才可谨慎给予口服CCB治疗。对病情不稳定或合并严重右心衰竭的患者，无法接受CCB治疗时，可不必进行血管扩张试验。常用CCB有硝苯地平、地尔硫䓬及氨氯地平。在治疗过程中需严密监测治疗效果和安全性，定期进行再评价（间隔3～6个月）。只有大约一半血管扩张试验阳性的患者长期应用CCB有疗效，而且这些患者病情相对较轻。

2. 前列环素及其类似物 PGI$_2$在临床的应用给肺动脉高压的治疗带来了突破性进展。PGI$_2$通过活化腺苷酸环化酶，引起肺动脉平滑肌舒张并抑制平滑肌细胞增殖，还具有强大的抗血小板聚集作用。

（1）依前列醇（epoprostenol）：是第一个被证实有效治疗肺动脉高压的药物，是唯一经过随机临床对照研究认为能够提高存活率的药物，尤其对于Ⅳ级肺动脉高压患者是首选治疗。目前已

在美国和其他多个国家应用。持续输入依前列醇不仅能够改善临床症状和血流动力学状态，而且还能提高重度IPAH患者的生存率，并且能够改善患者的运动耐量和心肺循环血流动力学状态。两个大样本研究显示依前列醇治疗的肺动脉高压患者3年存活率大约为63%。依前列醇对于急性血管扩张试验没有反应的肺动脉高压患者也同样有效。

依前列醇半衰期较短（3～5min），酸性条件下不稳定，因此需要持续静脉泵入，一般从小剂量开始，1～2ng/（kg·min）开始，随后根据药物的副作用和患者的耐受性，每3～7天逐渐上调药物剂量，直到临床症状明显改善或出现明显的不良反应，可达5～10ng/（kg·min）。静脉应用应避免突然停药，因为可导致部分患者肺动脉高压反弹，使症状恶化甚至死亡。

依前列醇应用复杂，输注前需要低温保存，长期应用需中心静脉插管。其主要不良反应包括面部潮红、头痛、颌骨疼痛、腿痛、腹泻、恶心以及静脉注射的相关感染和血栓形成。由于依前列醇给药方式不方便，治疗也较为昂贵，以及存在持续静脉治疗相关的不良反应，限制了其临床应用。

许多专家已不将依前列醇作为Ⅲ级肺动脉高压的首选治疗。但是对于Ⅳ级肺动脉高压还是首选治疗，尤其对于血流动力学不稳定的患者。对于儿童患者还缺乏经验。

（2）曲前列尼尔（treprostinil）：可以通过皮下、静脉、吸入给药，口服制剂正在Ⅲ期临床试验中。皮下注射曲前列尼尔于2002年在美国上市用于肺动脉高压治疗，能够改善肺动脉高压患者的血流动力学和运动耐量，主要的不良反应是注射局部的疼痛（85%患者会发生），在儿童患者应用尤其受到限制。静脉用曲前列尼尔也在临床开始应用，但长期应用是否具有与依前列醇相同的疗效尚不清楚，并且药物刺激末梢神经疼痛很明显。吸入曲前列尼尔半衰期短（60～120min），需一天4次吸入给药，尚未大规模应用于临床。

（3）贝前列素（beraprost）：是第一个可以通过口服给药治疗肺动脉高压的PGI$_2$类似物，一般用于病情较轻的患者。目前仅日本和韩国批

准口服贝前列素用于肺动脉高压治疗。主要副作用包括面部潮红、头痛、颌骨疼痛、腹泻和心悸等。静脉给药也正开始应用于临床，但长期应用疗效尚不明确。

（4）伊洛前列素（iloprost）：应用最多的是吸入伊洛前列素，能够显著改善肺动脉高压患者的血流动力学、心功能分级、生活质量和呼吸困难指数。缺点是作用时间短，每天必须吸入6～12次，不良反应有咳嗽和全身血管舒张相关症状（皮肤潮红和下颌疼痛）等。吸入伊洛前列素已在美国通过FDA认证，在欧洲也批准用于Ⅲ级IPAH患者，在我国也已上市（商品名万他维）。伊洛前列素的静脉制剂在欧洲已批准应用，但长期应用是否具有与依前列醇相同的疗效尚不清楚。儿童用药尚需研究。

与PGI$_2$相比，PGI$_2$的衍生物曲前列尼尔、贝前列素和伊洛前列素更稳定，半衰期更长，给药途径更方便，更容易控制，合并症更少。

3. 内皮素受体拮抗剂　肺动脉高压患者的肺动脉内皮细胞内皮素（ET）的表达和血浆内皮素水平均有不同程度的升高，阻断内皮素受体是治疗肺动脉高压的另一种重要的方法。内皮素有2个受体：即ET$_A$和ET$_B$。ET$_A$受体激活引起血管持续收缩和平滑肌细胞增殖，ET$_B$受体介导ET在肺的清除并诱导内皮细胞产生NO和PGI$_2$，介导血管扩张。目前已有3种内皮素受体拮抗剂被证实对于肺动脉高压有效，能够改善患者的血流动力学和运动能力，包括非选择性ET$_A$/ET$_B$拮抗剂波生坦（bosentan）以及选择性ET$_A$拮抗剂西他生坦（sitaxsentan）和安贝生坦（ambrisentan）。

波生坦目前在临床应用最为广泛，2002年批准用于临床治疗肺动脉高压，是一种能口服的非选择性内皮素受体拮抗剂，可以明显改善肺动脉高压（特发性和继发性）患者的运动能力、症状和血流动力学参数，并能延缓病情恶化。副作用主要是肝功能损害，但是至今尚无永久性肝功能损害的报道，用药期间每月复查肝功能一次。波生坦还可有潜在的致畸作用，并可导致睾丸萎缩和男性不育，水肿也是常见的副作用。儿童应用波生坦治疗肺动脉高压同样疗效显著。儿童剂量：＜10 kg：15.6 mg，每日两次；10～20 kg：

31.25 mg，每日两次；20～40 kg：62.5 mg，每日两次；＞40 kg：125 mg，每日两次。儿童用药尚需研究。

西他生坦和安贝生坦疗效与波生坦相似，但是副作用要小，目前正在进行临床试验。

4. 5型磷酸二酯酶（PDE5）抑制剂　西地那非（sildenafil）是选择性PDE5抑制剂，通过抑制cGMP降解，使细胞内cGMP水平增高，引起血管平滑肌松弛，扩张肺血管，此外还可增强和延长NO和PGI$_2$及其类似物的扩血管作用。自2002年以来大量非随机对照研究已证实西地那非对于多种原因所致肺动脉高压有效，明显改善了患者的运动耐力（6分钟步行距离）、血流动力学和WHO功能分级，应用不受功能分级的限制[27]。头痛是最常见的副作用。应用硝酸酯类药物的患者慎用，有导致低血压的可能性。成人剂量一般20 mg每日三次，但是大剂量可能效果更好，可应用80 mg每日三次。西地那非已通过美国FDA和欧洲药品审评署（EMEA）认证，并且应用不受功能分级的限制。儿童应用西地那非治疗肺动脉高压在许多其他国家也已被批准，剂量为每次0.25～1 mg/kg，每天3～4次。在我国儿童用药尚需研究。

另外一种PDE5抑制剂他达那非（tadalafil）也已完成Ⅲ期临床试验，2008年已在美国上市。其他，伐地那非和乌达那非正在进行临床试验。

5. 一氧化氮及其前体和供体　吸入NO用于临床治疗新生儿持续肺动脉高压和先天性心脏病术后合并肺动脉高压已有十余年，并已得到美国FDA批准。2002年，中华医学会儿科分会新生儿学组将NO吸入列入新生儿持续性肺动脉高压治疗方案。此外，先天性膈疝合并肺动脉高压和小儿先天性心脏病术后合并肺动脉高压也是NO吸入的适应证。但是NO半衰期短暂，需长期吸入治疗，具有一定的毒副作用，吸入方法操作复杂，需有呼吸机参与，并且价格昂贵，故使其临床广泛应用受到一定限制。L-精氨酸（L-Arg）是NO合成的前体。已有临床试验证实，肺动脉高压患者口服L-Arg 1周，其血流动力学参数和运动耐力明显改善，并且未出现明显的不良反应。但是尚缺乏大样本随机对照研究资料。NO供体是一类含有硝基的在体内能够生成NO

而发挥作用的药物，临床上应用 NO 供体治疗肺动脉高压的报道很少。我们曾经给予先天性心脏病合并肺动脉高压的患者雾化吸入硝酸甘油，3 天后肺动脉压力明显下降，但是患儿心率、血压、心功能无变化。

波生坦、西地那非和 PGI₂ 及其类似物等常用靶向药物均对于肺动脉高压有一定的治疗作用，但治疗作用仍有限[28]。因药物细胞内机制不同，因此药物联合治疗也日益用于临床。目前已有几个临床随机对照试验研究了联合治疗对于肺动脉高压的治疗作用，包括：STEP 试验（波生坦＋吸入伊洛前列素），COMBI 试验（波生坦＋吸入伊洛前列素），BREATHE-2（静脉依前列醇＋口服波生坦），PACES（静脉依前列醇＋口服西地那非），TRIUMPH-1（口服＋吸入曲前列尼尔）。研究显示，与单药治疗相比，联合治疗可不同程度地改善血流动力学、运动能力和症状[29]。因此，对于一种药物治疗后仍有右心衰竭、6 min 步行试验＜380 米和心功能持续Ⅲ～Ⅳ级者可考虑联合药物治疗[30]。

（四）房间隔切开术和心肺移植

肺移植或者心肺移植提供给内科治疗无效的肺动脉高压患者最后一线生机。房间隔切开术可作为难治性右心衰竭患者进行移植前的一种过渡手段，对于移植尚不可行的患者，房间隔切开术是可供选择的另外一种治疗方法。ACCP 建议，Ⅲ级或者Ⅳ级肺动脉高压患者内科治疗病情恶化时，可考虑移植。对于以依前列醇治疗的患者，治疗 3 个月后，如果伴随右心衰竭、纽约心功能分级Ⅲ～Ⅳ级，或者总肺循环压力下降不能超过30％，则预后很差，可考虑移植。肺移植预期存活时间 4.3 年，1 年存活率为 75％[31]。

（五）研究中的治疗方法

1. 药物　许多药物正在试验中，显示了不同程度的治疗作用。如可溶性腺苷酸环化酶的刺激物和活化剂、他汀类、5-HT 受体拮抗剂和 5-HT 转运体阻滞剂、Rho 激酶阻滞剂、血管活性肠肽、酪氨酸激酶抑制剂、肾上腺髓质素（ADM）、钾通道开放剂等。

2. 内皮祖细胞移植：内皮祖细胞（EPCs）作为肺动脉高压时肺循环新生血管再通的来源，可重建损伤的循环。内皮祖细胞是 CD34＋造血干细胞的一种类型，可分化成内皮系，表达内皮标志物，如 CD33、CD133 和血管内皮生长因子受体-2 等。这些促血管增殖的细胞受到刺激后从骨髓中释放，取代和（或）重构损伤的内皮细胞。除修复损伤的肺组织外，也可作为载体转运ADM、内皮-氧化氮合酶、血管内皮生长因子、血管生成因子-1 和降钙素基因相关肽等基因，逆转肺血管结构重构。动物实验为阳性结论，31个肺动脉高压患者在治疗后 12 周 6 分钟步行距离和血流动力学改善。

（六）治疗策略及不同类型肺动脉高压的治疗选择

1. IPAH　吸氧、利尿剂、强心苷和华法林抗凝等一般治疗是基础。血管扩张剂和（或）抑制血管重构的药物是目前肺动脉高压主要的内科治疗手段，并且进展迅速。能耐受心导管检查的患者均应进行急性血管扩张试验，除可指导治疗外，还有预后意义。对于急性血管扩张试验阳性（仅占 10％），并且功能分级在Ⅰ～Ⅲ级早期的肺动脉高压患者，使用 CCB 治疗。但是对这些患者需要密切监测，因为一半以上患者长期治疗反应欠佳。3～6 个月后未显示效果，或者开始有效后又无效的患者，应改换 PDE5 抑制剂、ET 受体拮抗剂或者 PGI₂ 及其类似物治疗。血管扩张试验阴性，功能分级好（Ⅰ-Ⅱ级）的肺动脉高压患者可应用 PDE5 抑制剂或者曲前列环素治疗。Ⅳ级患者，大多数专家主张持续静脉输注依前列醇，其有效性、使用方法和作用效果经验成熟。其他Ⅲ～Ⅳ级患者可选用 ET 受体拮抗剂、PGI₂ 类似物伊洛前列素和曲前列尼尔以及 PDE5 抑制剂等。但在儿科尚缺乏经验。一种药物无效可考虑联合用药。当上述治疗均无效果，尤其联合用药也效果欠佳，可考虑房间隔造口和肺移植/心肺移植。

2. 先天性心脏病相关的肺动脉高压　如有条件尽早选择手术修补心内缺损。对于先天性心脏病术后发生严重持续性肺动脉高压者治疗同 IPAH[32]。在艾森门格综合征患者的治疗方面，长期吸氧（12～15 h/d）能够改善症状，但是不能影响存活率。抗凝剂的应用有争议，因为可增加咯血、脑卒中和出血的风险。不推荐应用钙通道阻滞剂，因可降低体动脉压力并且增加右向左分流，导致晕厥和猝死。波生坦、西地那非和PGI_2及其类似物等靶向药物治疗有效。但在儿童中的用药经验尚少。严重患者可行心肺移植，风险与IPAH相同[33]。

3. 慢性肺病伴随的肺动脉高压 以波生坦治疗，在治疗肺血管疾病的同时，还有抗纤维作用。年轻以及受累轻者可应用西地那非。但在儿童中的用药经验尚少。慢性肺病合并肺动脉高压者不推荐应用CCB。

4. HIV感染伴随的肺动脉高压 高效抗反转录病毒治疗（HAART）可使伴随肺动脉高压的HIV感染患者肺动脉压力轻微降低，明显降低了死亡率[34]。

5. 慢性血栓和（或）栓塞性疾病伴随的肺动脉高压 近端血栓栓塞性疾病的治疗是外科治疗，围术期死亡率为4%~5%。远端血栓栓塞病变无手术适应证者可应用药物治疗。

6. 左心疾病相关的肺静脉高压 慎重应用治疗肺动脉高压的药物，因为药物可能会导致肺淤血。尤其应避免应用依前列醇，研究显示合并肺高压的充血性心力衰竭患者静脉应用依前列醇明显增加死亡率。一项较大规模的研究发现，应用波生坦对患者的死亡率和住院率没有显著影响。但是，近期几项研究结果令人鼓舞。应用前列腺素类似物伊洛前列素治疗左心疾病导致的肺动脉高压患者可减少患者心脏移植的概率、降低肺动脉平均压及肺血管阻力等。随机双盲对照试验也发现，对纽约心功能分级Ⅱ~Ⅳ级的心力衰竭患者给予西地那非治疗12周后，运动功能和血流动力学均明显改善。但在儿童中的用药经验尚少。

7. 结缔组织病相关的肺动脉高压 部分结缔组织病相关性肺动脉高压对于免疫抑制治疗有效。钙通道阻滞剂治疗疗效有效。目前治疗IPAH的主要三类靶向药物，包括PDE5抑制剂、ET受体拮抗剂和PGI_2及其类似物，对于结缔组织病伴随的肺动脉高压治疗有效。

八、预后

美国1981—1985年IPAH患者平均存活时间为2.8年，1年、3年及5年生存率分别为68%、48%和34%。此后，药物治疗使存活率提高，以依前列醇治疗的患者的5年存活率目前为47%~55%，心功能Ⅰ~Ⅱ级者5年存活率>70%。在英国，IPAH患者1年存活率为84%，3年存活率为76%。其他类型肺动脉高压患者1年存活率为89%，3年存活率为79%。

与单纯肺动脉高压的患者相比，发生右心衰竭的患者存活率更低。治疗后预后不良的因素包括右心房压力增加、心功能指数降低、静脉血氧饱和度降低、持续心功能分级Ⅲ~Ⅳ级、运动能力差、心包积液和BNP增高。随诊中症状、血流动力学和运动功能没有改善也提示预后不良。

（齐建光　杜军保）

参考文献

1. 杜军保，唐朝枢. 肺动脉高压. 北京：北京大学医学出版社，2010.
2. 齐建光，杜军保. 肺动脉高压发病机制和诊治研究进展. 中国循证儿科杂志，2006，1(1)：46-56.
3. McLaughlin VV，Archer SL，Badesch DB，et al. ACCF/AHA 2009 expert consensus document on pulmonary hypertension：a report of the American College of Cardiology Foundation Task Force on Expert Consensus Documents and American Heart Association developed in collaboration with the American College of Chest Physicians；American Thoracic Society，Inc. ；and the pulmonary Hypertension Association. J Am Coll Cardiol，2009，53（17）：1573-1619.
4. Zaiman A，Fijalkowska L，Hassoun PM，et al. One hundred years of research in the pathogenesis of pulmonary hypertension. Am J Respir Cell Mol Biol，2005，33：425-431.
5. Austin ED，Loyd JE. Genetics and mediators in pulmonary arterial hypertension. Clin Chest Med，2007，28（1）：43-57.
6. Yuan JX，Rubin LJ. Pathogenesis of pulmo-

nary arterial hypertension：The need for multiple hits. Circulation，2005，111：534-538.

7. Chan SY，Loscalzo J. Pathogenic mechanisms of pulmonary arterial hypertension. J Mol Cell Cardiol，2008，44：14-30.

8. Qi JG，Ding YG，Tang CS，et al. Chronic administration of adrenomedulin attenuates hypoxic pulmonary vascular structural remodeling and inhibits proadrenomedullin N-terminal 20-peptide production in rats. Peptides，2007，28：910-919.

9. Qi JG，Du JB，Tang XY，et al. The upregulation of endothelial nitric oxide synthase and urotensin-II is associated with pulmonary hypertension and vascular diseases in rats produced by aortocaval shunting. Heart and Vessels，2004，19：81-88.

10. 杜军保，陈晓波，耿彬，等. 硫化氢作为心血管信号分子的研究. 北京大学学校（医学版），2002，34：187.

11. Wang XB，Jin HF，Tang CS，et al. Significance of endogenous sulfur-containing gases in the cardiovascular system. Clin Exp Pharmacol Physiol，2010，37（7）：745-752.

12. Sun Y，Tian Y，Prabha M，et al. Effects of sulfur dioxide on hypoxic pulmonary vascular structural remodeling. Lab Invest，2010，90（1）：68-82.

13. Li X，Jin H，Bin G，et al. Endogenous hydrogen sulfide regulates pulmonary artery collagen remodeling in rats with high pulmonary blood flow. Exp Biol Med（Maywood），2009，234（5）：504-512.

14. Newman JH，Phillips JA 3rd，Loyd JE. Narrative review：the enigma of pulmonary arterial hypertension：new insights from genetic studies. Ann Intern Med，2008，148（4）：278-283.

15. Tada Y，Majka S，Carr M，et al. Molecular effects of loss of BMPR2 signaling in smooth muscle in a transgenic mouse model of PAH. Am J Physiol Lung Cell Mol Physiol，2007，292（6）：L1556-L1563.

16. Machado RD，Aldred MA，James V，et al. Mutations of the TGF-beta type II receptor BMPR2 in pulmonary arterial hypertension. Hum Mutat，2006，27（2）：121-132.

17. Sztrymf B，Yaïci A，Girerd B，et al. Genes and pulmonary arterial hypertension. Respiration，2007，74（2）：123-132.

18. Machado RD，James V，Southwood M，et al. Investigation of second genetic hits at the BMPR2 locus as a modulator of disease progression in familial pulmonary arterial hypertension. Circulation，2005，111：607-613.

19. Rabinovitch M. Pathobiology of pulmonary hypertension. Annu Rev Pathol，2007，2：369-399.

20. Farber HW. The status of pulmonary arterial hypertension in 2008. Circulation，2008，117（23）：2966-2968.

21. Kovacs G，Reiter G，Reiter U，et al. The emerging role of magnetic resonance imaging in the diagnosis and management of pulmonary hypertension. Respiration，2008，76（4）：458-470.

22. Warwick G，Thomas PS，Yates DH. Biomarkers in pulmonary hypertension. Eur Respir J，2008，32（2）：503-512.

23. Chin KM，Rubin LJ. Pulmonary arterial hypertension. J Am Coll Cardiol，2008，51（16）：1527-1538.

24. Benedict N，Seybert A，Mathier MA. Evidence-based pharmacologic management of pulmonary arterial hypertension. Clin Ther，2007，29（10）：2134-2153.

25. Rich S. The value of approved therapies for pulmonary arterial hypertension. Am Heart J，2007，153（6）：889-890.

26. Boutet K，Montani D，Jaïs X，et al. Therapeutic advances in pulmonary arterial hypertension. Ther Adv Respir Dis，2008，

2 (4): 249-265.

27. Leibovitch L, Matok I, Paret G. Therapeutic applications of sildenafil citrate in the management of paediatric pulmonary hypertension. Drugs, 2007, 67 (1): 57-73.

28. Rhodes CJ, Davidson A, Gibbs JS, et al. Therapeutic targets in pulmonary arterial hypertension. Pharmacol Ther, 2009, 121 (1): 69-88.

29. Benza RL, Park MH, Keogh A, et al. Management of pulmonary arterial hypertension with a focus on combination therapies. J Heart Lung Transplant, 2007, 26 (5): 437-446.

30. O'Callaghan D, Gaine SP. Combination therapy and new types of agents for pulmonary arterial hypertension. Clin Chest Med,

2007, 28 (1): 169-185.

31. Chin KM, Rubin LJ. Pulmonary arterial hypertension. J Am Coll Cardiol, 2008, 51 (16): 1527-1538.

32. Beghetti M, Galiè N. Eisenmenger syndrome a clinical perspective in a new therapeutic era of pulmonary arterial hypertension. J Am Coll Cardiol, 2009, 53 (9): 733-740.

33. Rosenzweig EB, Barst RJ. Pulmonary arterial hypertension in children: a medical update. Curr Opin Pediatr, 2008, 20 (3): 288-293.

34. Sitbon O. HIV-related pulmonary arterial hypertension: clinical presentation and management. AIDS, 2008, 22 (Suppl 3): S55-S62.

第十五章 直立不耐受和儿童晕厥

第一节 概述

直立不耐受（orthostatic intolerance，OI）的定义为因直立而发生的一系列症，平卧后可使症状缓解。"直立不耐受"这一术语会被误解为只有在身体直立时才会出现心率及血压的异常，而导致患者出现症状。事实是这些异常通常出现在直立体位，但也可发生在其他体位，如坐位等。

OI通常分为急性OI和慢性OI。急性OI通常表现为晕厥，即因脑血流灌注减少引起的短暂意识及肌张力的丧失，不能维持站立体位。慢性OI的症状主要有头晕、疲乏、视物模糊、眼前发黑、心悸、胸闷、晕厥等。大部分患儿同时伴有头痛、发抖、出长气、大汗、面色苍白及其他的与血管舒缩有关的症状。

一、直立后的心血管生理学

直立体位对人体是一种最常见的外界刺激，需要足够的血容量和迅速有效的心血管和神经的代偿调节来维持正常的血压和意识。

肌肉泵即肌肉收缩使淤积在静脉系统的血液回流心脏，这一机制是机体对抗静脉淤血的基础机制。但是肌肉泵在安静直立时几乎无效。

对抗直立不耐受的第二道防线是神经血管的调节，包括血管的迅速收缩，限制血液流至肢端及内脏血管床。该反射是由颈动脉窦、主动脉弓或近端的冠状动脉的压力感受器所介导的。体液因素也可减轻直立时脑血流的下降。通过肾素-血管紧张素-醛固酮系统的激活，释放肾上腺素及血管加压素发挥作用。这些机制在直立体位开始后数分钟才会出现，所以在体位变化即刻的作用不明显。肾上腺素可能在血管迷走性晕厥中起重要作用，因为在晕厥发作时总伴随肾上腺素水平的升高。但是要证明肾上腺素过度增高与晕厥发作的因果关系非常困难。人们推测儿茶酚胺水平的增高最初的作用主要是造成了心室的过度收缩，从而激发了心室壁的机械受体，进一步导致骨骼肌动脉及静脉系统的扩张。

在静止站立时，代偿机制只有部分发挥作用。收缩压通常不会明显降低，舒张压因心搏量的下降而代偿性升高，回心血量的减少使心排血量下降25%左右。脑血流通常下降约6%，因此患者站立时脑血管的自身调节作用已经接近极限。

二、OI的临床表现

OI表现如上所述，主要包括经常发生的头晕、疲乏、视物模糊、眼前发黑、心悸、胸闷等，严重的患者可出现晕厥发作。很大部分患儿同时伴有头痛、发抖、出长气、大汗、面色苍白及其他与血管舒缩有关的症状。但是大部分的直立不耐受症状没有生命危险。有研究者根据OI症状的严重程度将其分为4个等级：

Ⅰ级：无直立不耐受的症状；

Ⅱ级：直立不耐受的症状不频繁，只有在长时间站立时才会出现症状，患者可持续站立至少15min，患者的日常活动不受限制；

Ⅲ级：直立不耐受的症状发作频繁，每周至少发作1次，多数情况下，患者持续站立的时间可超过5min，患者的日常活动轻度受限；

Ⅳ级：不论是否存在持久站立，患者症状发作频繁，多数情况下，患者持续站立的时间不超过1min，患者的活动受到很大的限制，只能长期卧床或坐轮椅活动，如果患者站立，可发生晕厥或晕厥先兆。

三、OI的诊断和临床分类

通常具备上述与直立不耐受的相关症状持续3个月以上，并且结合直立激发试验阳性，可明确诊断为OI。

直立激发试验是最常用的激发 OI 症状的方法。目前有 3 种直立激发试验：直立试验、直立倾斜试验（head-up tilt test，HUT）及下肢负压试验。下肢负压试验是美国宇航局的科学家发现的一种研究工具，它是利用外部的负压作用对患者的腿部、臀部及下腹部施加负压刺激从而激发出许多的 OI 症状。它仅为一种实验室研究的方法，不适合临床应用。另外两种直立激发试验中最符合生理状态的激发试验应是直立试验。但是，由于该试验方法缺乏统一标准，造成直立试验难以在临床广泛应用。因此，目前最常用的标准直立激发试验就是 HUT。HUT 是利用一个有电马达控制的床，床上有供患者直立用的踏板，该床可由马达来控制各种倾斜角度。虽然 90°是最符合生理的角度，但是由于在 90°时假阳性率太高，而且患者在该角度有一种向前倾倒的感觉，因此，一般推荐使用 60°或 70°的角度。患者经过一段时间的休息后，站立在倾斜床上，

评估患者在倾斜时的反应，通常受试时间为 30～45 min。要连续监测患者的血压和心率的改变。经典的试验要实时监测患者的血压变化，有时也要监测患者的呼吸情况。有的研究者还同时评估患者的外周、胸腔或中枢神经系统的血流情况。此外，在必要时，要采用药物激发的 HUT，药物主要包括异丙肾上腺素或其他药物如硝酸甘油。但是，药物激发试验往往会降低试验的特异性。

晕厥患者根据其在试验中是否存在心动过缓或低血压分为心脏抑制型、血管抑制型及混合型。但是，此种分类方法目前已经由于人们的深入研究而被更多的分类所取代，2012 年，我们课题组在国内外首先发现在儿童中存在直立性高血压这一疾病[1]。我们课题组研究提示，除了以上几种类型外，还包括体位性心动过速综合征、直立性低血压、直立性高血压及家族性自主神经功能障碍等多种反应类型[2]。

第二节　血管迷走性晕厥

一、流行病学[3-6]

晕厥是儿童的常见病症，其发病率呈上升趋势。20 世纪 50 年代儿童晕厥发生率为 71.9/10 0000，到 20 世纪 80 年代末 90 年代初则上升为 125.8/10 0000。女孩比男孩发病率高。研究发现晕厥的发病率存在 2 个高峰年龄组，分别为青少年组和老年组。其中在青少年发病的高峰年龄为 15～19 岁。晕厥的病因复杂，其中自主神经介导性晕厥是最常见的病因，而血管迷走性晕厥（vasovagal syncope，VVS）是自主神经介导性晕厥中最常见的类型，约占所有晕厥患儿的 80%。

近年我们课题组在国家十五攻关课题的资助下，带领我国北京、湖南、上海、武汉等地开展多中心联合攻关调查，结果显示在 881 例晕厥儿童中，最常见的病因为自主神经介导性晕厥，共 680 例，占 77.1%；其次为心源性晕厥共 19 例，占 2.1%；还有 182 例患儿诊断不明，占

19.8%。今后还需进一步在我国开展大规模的有关小儿晕厥的流行病学调查。

二、发病机制[3-4,7]

VVS 一般都发生在心脏充盈减少或体内儿茶酚胺分泌增加时。最常见的诱发因素为持久的站立，此外患儿看到流血、感到剧烈疼痛、处在闷热环境、洗热水浴、运动或紧张等也可诱发晕厥发作。在这些情景中，患者静脉池过度淤血导致心脏充盈减少，从而使自主神经发生矛盾反射（Bezold-Jarish 反射），使迷走神经张力增强，而交感神经张力降低，从而引起血压下降、心动过缓、黑朦、冷汗、面色苍白、听力下降和肌无力、脑血流减少、意识丧失以至难以维持站立体位而摔倒。

近年来证实，VVS 患儿存在自主神经功能异常。Sehra 等研究发现，VVS 患儿的心率变异性（heart rate variability，HRV）时域法指标与正常对照患儿相比均显著降低，提示 VVS 患儿交感-副交感神经张力及其平衡存在异常。Massin 等研

究表明，VVS患儿在HUT中，高频/低频信号从倾斜5min开始到结束均比正常对照组显著降低，从而证实了VVS患儿在发作时存在交感神经张力下降和（或）迷走神经张力增强。

但此种机制并非VVS患儿发病的唯一机制。近年的研究表明，内源性鸦片类物质和5-羟色胺在VVS发生中的作用备受人们关注。有人发现，血浆中的β-内啡肽在倾斜试验所诱发的晕厥患儿中显著升高，提示内源性鸦片类物质可能参与晕厥的发生。还有研究发现5-HT前摄取抑制剂能有效治疗VVS患者。

三、小儿晕厥的诊断程序[6]

尽管在晕厥的基础疾病中大多数是良性的，但是部分患者具有高度的猝死危险性。晕厥的这些临床特征使大多数的儿科医生对晕厥儿童的诊断面对极大的挑战。在临床中也存在对患儿进行过度检查和造成医疗资源的潜在可能。因此，为了帮助临床医生选择合适的诊断方法，提高诊断效率，人们提出了多种有关晕厥患者的诊断程序和指南，美国心脏病协会、欧洲心脏病协会两大心脏病专业机构也都分别提出了晕厥患者的诊断及处理建议，但是，由于晕厥的病因复杂，这些复杂的诊断程序往往难以执行，更为重要的是上述诊断建议的应用对象均为成人患者。因此，我们根据欧洲及美国心脏病协会制定的晕厥指南，联合北京、湖南、上海、武汉等地5家儿科心脏病专家讨论意见及研究结果，联合制定了有关儿童晕厥的诊断程序（图15-1），并进行了多中心联合的前瞻性应用研究[6,8]，发现该诊断程序的有效率为81.1%，仅有18.9%的患儿在完成诊断程序后得不到明确诊断，且本研究提出的诊断程序可操作性较强，分两步即可完成诊断过程。474例患儿无1例患儿因不能完成诊断程序而被排除在研究范围之外。本研究的特点在于，一是用直立试验（standing test）代替了卧立位血压测定，有助于诊断体位性心动过速综合征患儿，避免患儿再进行HUT的检查，提高了初步评价的诊断效率，减少了患儿的诊断时间。第二是发现诊断效率最高的辅助检查是HUT，并且将HUT放在第二步的评价中。此外，在充分排除由其他原因导致的晕厥基础上进行该试验，还可

保证该试验的安全性。在此基础上，我们主持撰写并颁布了《中国儿童晕厥诊断指南》[9]。

四、诊断方法[2,9-14]

HUT是目前国内外公认的诊断和鉴别诊断晕厥患者的主要方法。北京大学第一医院杜军保等于1997年在国内首先建立了我国儿童HUT，由此首先诊断了我国儿童VVS病例[12]。

1. 适应证　国内外对HUT的方法学研究很多，且其为一激发试验，有时有一定危险性。国内在2009年中华医学会儿科学分会、《中华儿科杂志》编委会颁布了儿童晕厥诊断指南[9]。其中均对HUT的操作方法、适应证、禁忌证、阳性结果判断标准作出了详细的规定。

2. 方法　HUT是指让患儿站立在具有一定倾斜角度（多为60°）的倾斜床上，在一定时间内（多为45 min）观察是否患儿出现阳性反应。HUT分两种：基础HUT（BHUT）及药物激发的HUT。BHUT最具有价值，其能够提供患儿发病时的血流动力学变化，能为合理用药和鉴别诊断提供依据。试验要求应在安静的房间内进行，光线暗淡，温度适宜，试验前应让患儿平卧。要准备好急救药品和心肺复苏的设备。患儿要求禁食，停用血管活性药物至少5个半衰期以上，要具有同步监测心率和血压的设备（图15-2）。在试验方法上，关于倾斜角度，国内外一致推荐为60°。试验时间，国内外均推荐为45 min。因为病人出现晕厥的平均时间为25 min，标准差为10 min，选择45 min就是平均时间加上两个标准差的时间，这样就包括了95%的阳性病人。我们发现患儿倾斜诱发阳性结果的平均时间为24.5 min。

3. 结果判定　关于结果的判断，血管迷走性晕厥阳性反应的判断标准：当患儿在HUT中出现晕厥或晕厥先兆伴下述情况之一者为阳性反应：①血压下降；②心率减慢；③出现窦性停搏、交界性逸搏心率；④一过性二度或二度以上房室传导阻滞及长达3 s的心脏停搏。其中血压下降标准为收缩压≤80 mmHg或舒张压≤50 mmHg，或平均血压下降≥25%。心率减慢是指心动过缓：4～6岁心率<75次/分，7～8岁<65次/分，8岁以上<60次/分。

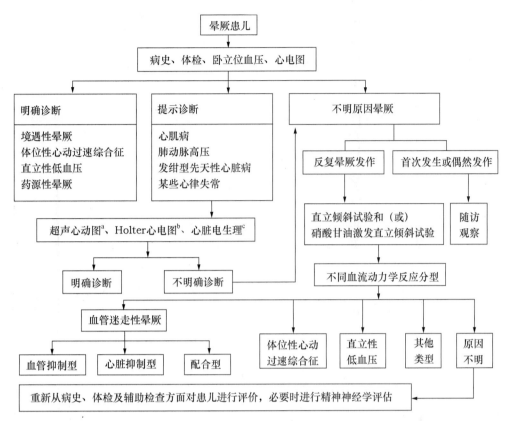

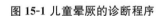

a超声心动图：对体格检查和常规心电图均正常的儿童，超声心动图通常不能提示晕厥可能的原因。对怀疑为心律失常者及体格检查或常规心电图不正常者，超声心动图常作为在晕厥患者中发现心脏疾病的筛选手段，有助于发现心脏疾病与晕厥的关系。b24 h 动态心电图记录（Holter心电图）是寻找晕厥原因的常用方法。但由于晕厥发作的偶然性和难以预测性，常规24 h 监测通常难以肯定或否定心律失常与晕厥的关系。在监测中若发现无症状的窦性心动过缓、房室传导阻滞、非持续性室上性或室性心动过速，提示可能为潜在原因，对晕厥发作频繁儿童，动态心电图对诊断和鉴别诊断具有重要价值，有条件者可用事件监测仪。c不明原因晕厥儿童，对怀疑有病态窦房结综合征、房室传导异常和（或）各种室性和室上性快速性心律失常的患儿进行心脏电生理检查。

图 15-1 儿童晕厥的诊断程序

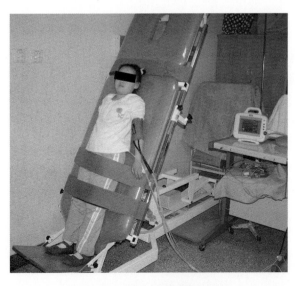

图 15-2 直立倾斜试验方法

晕厥先兆是指试验中出现面色苍白、出汗、胸闷、过度换气，继之黑矇、听力下降、反应迟钝，但无意识丧失，恢复平卧位后症状消失。

4. 分型　根据患儿在试验中的反应可分为3种类型：①心脏抑制型：以心率减慢为特征，呈现心动过缓，收缩压升高或轻度下降。②血管抑制型：血压下降明显，伴心率增快或轻度减慢。③混合型：血压和心率均明显下降。还有文献报道将临床上反复发作晕厥，症状酷似阿-斯综合征，心电图监测示严重的窦性停搏（≥5 s）的类型称为恶性VVS，并建议作为VVS的一个特殊类型。VVS患儿各型之间分布各家报道不一致，Alehan等与我们的研究发现VVS患儿中血管抑制型最多，分别为67%和54%，其次分别为混合型和心脏抑制型。而Pongiglion等、Dinder等和国内曾春雨等报道以混合型最多，发生率分别为69%、41.9%和64.7%，其次分别为血管抑制型和心脏抑制型。

5. 基本原理　直立倾斜导致周围静脉淤积在腹部和下肢，静脉回流降低。直立后正常的代偿反应是反射性心动过速，周围血管收缩。然而，VVS患者直立时，起初也是静脉回心血量减少，心室充盈血量下降，但是引起心室强烈收缩（循环血中儿茶酚胺浓度升高），造成空排效应，激活心室后下壁机械感受器（或C纤维），传递冲动到脑干迷走中枢，似血压升高的交感冲动，触发了迷走神经活动加强，反馈性地抑制交感神经，由此引起周围血管阻力下降、血压下降和（或）心率减慢，重者发生意识障碍，晕厥发作。

6. 诊断价值　基础HUT其特异度很高，可达80%～100%，但其敏感度相对较低，为20%～60%。因此为提高其敏感度，采用药物激发的HUT的研究是近几年的研究热点。异丙肾上腺素多阶段刺激试验（单剂量单阶段异丙肾上腺素刺激试验少用）做法为当患儿在基础倾斜试验中无阳性表现，将患儿恢复平卧位后，静脉滴注异丙肾上腺素，开始剂量为 $0.02\sim0.04\ \mu g/(kg\cdot min)$，一般静脉滴注5 min后异丙肾上腺素在血中达到稳定浓度，或心率增快10%时，再次倾斜到原来角度，一般观察10 min或患儿出现症状，如果仍为阴性，可增加异丙肾上腺素

剂量至 $0.04\sim0.06\ \mu g/(kg\cdot min)$，然后重复以上步骤，如仍为阴性，可将异丙肾上腺素剂量加至 $0.06\sim0.08\ \mu g/(kg\cdot min)$。采用该种刺激试验用于儿童和青少年的研究已有多篇报道。但大剂量异丙肾上腺素易致心律失常和倾斜试验假阳性。应用舌下含化硝酸甘油激发HUT来诊断VVS是近几年的研究热点，因硝酸甘油为一种血管扩张剂，主要影响静脉系统的容量血管，所以应用硝酸甘油能增加体位直立后血液在下肢及腹部的淤积，从而激发VVS的发作。我们在国内、外率先开展了舌下含化硝酸甘油激发HUT（SNHUT）。结果显示SNHUT在晕厥组阳性率为80%，对照组为20%（2/10）。SNHUT诊断的敏感性和特异性均为80%。

五、治疗[15-19]

反复发作晕厥的患者生活质量明显下降，因此对VVS患儿进行治疗是必需的，同时也是必要的。VVS的治疗包括对患儿进行教育、非药物治疗和药物治疗。教育主要包括使患儿了解VVS晕厥的诱发因素从而避免和预防晕厥的发生。对VVS患儿的治疗药物的研究也是近几年来的研究热点。从VVS发病机制可以看出，VVS是一种自主神经介导性晕厥，各种药物都是针对其发生机制中的某一环节而发挥作用的。

（一）增加盐及液体摄入疗法

饮食中增加盐的摄入和增加液体的摄入是治疗VVS的基础。因为增加盐类的摄入能增加细胞外液量和血浆，从而减少由于体位变化而引起的血流动力学改变。Younoszai等对28例VVS患儿应用口服液体疗法亦发现能明显减少患儿发作或减轻患儿的症状。因为盐的补充和增加液体的摄入既相对安全又容易被患儿及其家长接受，所以对于VVS患儿作为最初的治疗方法是非常值得推荐的。

（二）直立训练等物理疗法

有研究表明通过物理疗法包括倾斜训练可以成功治疗VVS。在睡眠时将枕头垫高可保持血液在下肢的分布以减少清晨起床后的头晕症状。下部身体的锻炼，尤其是等容收缩训练可增加肌

肉泵的作用及提高下肢静脉的张力。交叉腿的动作及将下肢抬高亦有助于将下肢的血液回流至中心静脉，可缓解该病症状。在症状发作时下蹲动作也是有效措施。

(三) 药物治疗

1.β受体阻滞剂　这类药物是治疗 VVS 患儿的常用药物。它能通过减少对心脏压力感受器的刺激，或者阻滞循环中高水平的儿茶酚胺作用而发挥疗效。Alehan 等对 15 例年龄在 9～18 岁的 HUT 阳性患儿口服阿替洛尔 25 mg/d 随访了 (18±6) 个月，随访中 HUT 均转为阴性。O'Marcaigh 等 (1994 年) 入选 27 例原因不明晕厥患儿 (7～18 岁)，其中 HUT 阳性患者 19 例 (70%，BHUT4 例，异丙肾上腺素激发 HUT15 例)，经口服美托洛尔后 HUT 的血流动力学 (心脏抑制和血管抑制反应) 均有显著改善。Mahanodal 等 (1995 年) 对 42 例儿童 VVS 探讨口服阿替洛尔治疗效果。采用双盲和随机对照设计，分治疗组和对照组，治疗 1 个月后，治疗组症状好转和 HUT 转阴率为 62%，而对照组转阴率仅为 5%。表明 β 受体阻滞剂对儿童 VVS 可能有效 (但样本量小，随访时间短)。简佩君等 (2006 年，北京大学第一医院儿科) 探讨美托洛尔在儿童 VVS 中的疗效。将 HUT 阳性的 VVS 患儿 29 例分为治疗组 (n＝16，美托洛尔，口服 12.5 mg，2 次/d) 及对照组 (n＝13，安慰剂)。结果显示，治疗组无发作 9 例，发作次数减少 5 例，发作次数无变化或增加各 1 例，复查 HUT 有 6 例转阴；对照组无发作 1 例，次数减少 5 例，无变化 4 例，次数增加 3 例，复查 HUT 有 3 例转阴。但是最近，一项在成人 VVS 中进行的随机双盲安慰剂对照的研究发现，β 受体阻滞剂对治疗 VVS 可能无效。Sheldon 等 (2006 年) 进行了美托洛尔对成人 VVS 患者预防晕厥发作试验 (prevention of syncope trial, POST)。研究对象为 208 例 VVS [平均年龄 (42±18) 岁] 患者。采用双盲和随机安慰剂对照设计。分为治疗组 (n＝108) 和对照组 (n＝100)。结果显示：两种方案对防止晕厥复发无显著性差异。我们通过长期随访应用美托洛尔治疗的 VVS 患儿发现，如果不对患儿进行血流动力学分析便进行治疗，在预防晕厥发作方面，美托洛尔与一般常规治疗没有显著性差异。但是，通过进一步分析，我们发现对于 HUT 过程中出现阳性反应前存在明显心率增快者 (心率较基础值＞30 次/分者) 选择应用 β 受体阻滞剂可能更加有效[16]。

2.氟氢可的松　该药通过增加肾对钠盐的重吸收来发挥其扩充血容量的作用而治疗 VVS 患者，其亦可影响压力感受器的敏感性，增加血管对缩血管物质的反应和减低副交感神经活性来发挥治疗作用。Scott 等研究了 58 例晕厥患儿，HUT 均为阳性，随机分别给予阿替洛尔 [1～2 mg/(kg·d)，最大量 50 mg/d] 和氟氢可的松 (0.3 mg/d，服用 7 天，改为 0.1 mg/d，可增大到 0.2 mg/d)，其中给予氟氢可的松的 48 例患儿 (占 83%) 均被治愈或改善了症状，与应用阿替洛尔的患儿相比治疗反应无明显差异。但是最近，Salim 等 (2005 年) 采用随机双盲安慰剂对照的研究方法，进行了探讨氟氢可的松和增加盐摄入预防儿童 VVS 患儿晕厥复发的研究，研究对象为 32 例 VVS 儿童 [平均年龄 (13.9±2.5) 岁]，治疗组 (氟氢可的松 0.1 mg/d，盐 1 g/d) 18 例和对照组 14 例，随访 (176±117) 天。结果却发现，晕厥复发者，治疗组 10 例，对照组 5 例 (Kaplan-Meier 曲线，P＜0.04)，表明氟氢可的松和增加盐摄入不优于安慰剂。

3.α受体激动剂　该药通过增加外周血管的收缩和减少静脉的血容量来发挥治疗作用。Strieper 等研究了去氧肾上腺素对 VVS 儿童的治疗作用，他们对 16 例 VVS 患儿服用去氧肾上腺素 (60 mg/d，2 次/天)，平均随访 11.7 个月后复查 HUT，15 例患儿未再出现症状。我们课题组首先探讨了米多君对 VVS 儿童的治疗效果。米多君组、美托洛尔组及基础治疗组 (包括教育、建议增加盐和水分摄入) 患儿 HUT 转阴率分别为 75%、65% 及 20%，米多君及美托洛尔组患儿的 HUT 转阴率明显高于基础治疗组 (P＜0.05)。在随访过程中晕厥复发率分别为 22.2%、30.7% 及 80.0%，前两者晕厥复发率显著低于后者 (P＜0.05)。表明米多君 (2.5 mg，2 次/天) 可有效治疗 VVS 儿童[18]。

4.5-HT 前摄取抑制剂　Grubb 等对 17 例

不明原因晕厥且 HUT 均为阳性的儿童给予 5-HT 前摄取抑制剂——舍曲林治疗（50 mg/d），其中有 9 例患儿在随访（12±5）个月中症状消失，重复 HUT 均为阴性。Lenk 等报道了 15 例不明原因晕厥且 HUT 均为阳性的儿童接受舍曲林的治疗，随访（7±3）个月后，1/2 患儿无晕厥发作且重复 HUT 为阴性，其中有 3 例因不能耐受药物而停药。

（四）起搏治疗

北美血管迷走性晕厥起搏治疗研究组采用随机、对照、前瞻性的研究，表明安装永久性起搏器能够减少 VVS 患者的晕厥发作，能够提高患者的生存质量，减少危险事件的发生。但在儿童中应用起搏治疗 VVS 的报道非常少[20]。

第三节　体位性心动过速综合征

体位性心动过速的概念早在 1940 年就有人应用，但直到 1993 年体位性心动过速综合征（postural tachycardia syndrome，POTS）的概念才由 Schondorf 和 Low 正式提出，并且成为近几年来继血管迷走性晕厥后的功能性心血管疾病的研究热点。我们于 2005 年提出我国儿童存在 POTS，并报道了这些患儿的临床特征与随访结果。POTS 是直立不耐受（OI）的一种类型，并且在成人 POTS 是最常见的 OI 类型，根据我们的研究，POTS 在儿童中也非常易见。POTS 的定义是：存在直立不耐受的症状并且在患者处于直立或 HUT 时，10 min 内患者的心率比卧位时增加 30 次/分或心率增快至大于 120 次/分，并且要除外其他显著影响心血管或自主神经系统的疾病如长期卧床、严重贫血或服用药物等。对于该定义，有专家认为患者的 OI 症状至少应持续达 3 个月以上[10,21]。

一、流行病学

目前尚缺乏关于 POTS 的流行病学治疗资料。但是一项关于 OI 的流行病学调查发现，在美国至少 50 万人患有 OI，而且其中有 25% 的患者可因这些症状导致无法正常工作和生活。大约有 75%～80% 的 POTS 患者为女性，发病年龄为 15～50 岁。据我们的研究发现，6～10 岁的患儿也可占到 10% 左右。对于这部分患者有专家指出其发病机制可能与典型的 POTS 患者不同。POTS 发病的性别差异的原因目前尚不清楚，但是有很多患者感到其在月经到来之前，症状往往会加重，提示雌激素可能在 POTS 的发病中具有一定作用。

二、发病机制

如前所述，POTS 是一类疾病，这类疾病具有共同的病理生理学改变，就是当患者直立时，由于重力作用导致回心血量显著减少。直立后中心性低血容量（central hypovolemia）是这类疾病的共同的病理生理特征。

（一）体位改变时正常的生理改变

当人从卧位改变为直立体位后，重力会迅速地将大约 600 ml 血液从胸腔内拉至下肢或腹部。这种血液的重新分布发生在站立后的数秒或数分钟内，回心血量的减少估计可使心排血量下降 25%。体循环静脉回流到右心的血量不适当减少或存在中心性低血容量都会加重这种体位改变后的血容量的重新分布。当体位改变导致血容量重新分布后，机体会产生各种代偿机制，在直立后的最初是由于回心血量的减少导致心脏充盈减少，心排血量减少，血压降低，进一步刺激主动脉弓和颈动脉窦的低压和高压感受器及位于心肺组织的张力感受器，这些感受器兴奋后会导致外周血管收缩，回心血量增加，心脏收缩功能增强及心率增快，在健康人会出现心率轻度增快 10～15 次/分，舒张压轻度升高 10 mmHg 左右，收缩压无明显改变或轻度升高。正常健康人要想重新达到稳定的血流动力学状态，来维持合适的静脉回流血量，需要各种代偿机制，包括肌肉泵的作用、神经血管的远程调节、局部主要是下肢和腹部血管的神经内分泌调节、自主神经调节等等，这些调节方式中任何一种发生障碍均可加重中心性低血容量，导致 POTS 的发生。

（二）POTS 的病理生理学

有研究发现，直立后腹部和下肢血管的局部调节可能发挥很重要的作用，这些调节外周血管的因素包括来自血管内皮释放的一氧化氮（NO）、前列腺素、内皮素-1 等，也包括一些局部的代谢产物如 ATP、乳酸等，还包括局部的神经炎性因子如降钙素基因相关蛋白（CGRP）、P 物质等。这些物质的代谢如果发生障碍，就会导致局部血管对直立刺激的调节障碍，从而导致 POTS 的发生。在这方面 Stewart 等进行了详细的研究，并且他们根据 POTS 患儿的下肢局部血流变化、外周血管顺应性、动脉及静脉血管阻力的不同将 POTS 患儿的病理生理分为 3 种类型：低血流量型（low-flow）、正常血流量型（normal-flow）及高血流量型（high-flow）。

1. 低血流量型 POTS：表现为在平卧时患者的外周血管收缩性较强，血管阻力大，血流量少，安静状态下患者的心排血量较低。因此这种类型的患者会表现出外周的皮肤发白，直立后会出现肢端发绀，肢体末梢发凉。并且患者在平卧时往往就存在心率偏快，直立后心率增快更加明显，并可出现早期循环不良的表现。血流介导的血管舒张反应（flow-mediated vasodilation，FMD）是一种血管内皮功能的测定方法，我们课题组发现，在该类患者中 FMD 表现出异常反应[22]。Stewart 等的研究已经发现这种低血流量型 POTS 患者的发病与患者局部血管内皮 NO 的异常有关。他们发现该类型的患者局部血流反应，与采用离子透入法（iontophoresis）透入 NO 合成抑制物 L-NAME 的反应类似。此外，还有研究者发现 POTS 患者与对照组相比 eNOS 基因的 2 个多态性显著减少。而且这些多态性与心率的变化和血浆肾上腺素水平有关。因此这些基因型可能会影响到 POTS 的发生及症状的严重程度。这类型的患者通过增加血容量可减轻症状，但是对于应用 β 受体阻滞剂无效。

2. 正常血容量型 POTS：这类患者在平卧时，与正常对照组相比，没有外周血流量的增多或减少。在平卧时这些患者的血流动力学表现非常正常。但是当直立时，患者表现出外周血管过度收缩，心率过度增快，并且往往伴有肢端发绀。目前未发现这类患者局部血管反应异常，而之所以出现血管的过度收缩和心率增快可能与中心性低血容量和内脏静脉血流淤积有关。

3. 高血流量型 POTS：这类患者平卧时表现为外周血管扩张，心率轻度增快。与健康对照组相比，此类患者血容量轻度增高，外周血管阻力降低，心排血量增高。但是这类患者在直立后表现出外周血管收缩障碍，导致过多的血液淤积在下肢，表现为微血管通透性增加，局部水肿。这类患者一般没有肢端发绀。一般发病前有病毒感染的病史。因此推测这类患者的发病是由于外周自主神经的自身免疫神经病变所致。因此该类型的发病具有自限性，一般可持续数月到 1 年。

（三）POTS 的其他发病机制

1. 肌肉泵障碍：肌肉收缩使淤积在静脉系统的血液回流心脏，这一机制是机体对抗静脉淤血的基础机制。这种肌肉泵要发挥作用需要一套完整的静脉瓣的存在。因此那些静脉瓣功能障碍或先天性缺乏的患者往往具有较为严重的 OI 症状。尽管有研究表明大多数的 POTS 患者肌肉泵的作用正常，但是对于低流量型 POTS 患者存在肌肉泵作用的缺陷，患者表现为持续卧床导致病情加重。因此对于这类患者应当适当地下床活动，下肢运动有利于缓解症状。

2. 自主神经自身免疫病：很大一部分 POTS 患者被认为具有轻度的自主神经自身免疫病，并且目前已经发现了在 POTS 患者中存在一些外周神经系统的自身抗体，如神经节乙酰胆碱受体抗体。POTS 患者往往存在前驱感染病史，也支持该发病机制。

3. 组胺相关性 POTS：有些 POTS 患者发作时伴有皮色潮红和尿中组胺代谢产物——甲基组胺的升高。这些患者往往同时伴有肥大细胞激活障碍，表现为气短、头痛、头晕、腹泻、恶心和呕吐。这些患者在站立时表现出对儿茶酚胺过度反应，从而出现心动过速和高血压。但是，目前尚不清楚肥大细胞的激活与交感神经的激活之间的因果关系，但是对于这些患者应用抗组胺剂（包括 H_1 和 H_2 受体抑制剂）联合非甾体抗炎药治疗往往有效。

4. 高肾上腺素能神经病：检测 POTS 患者平卧位时的血浆去甲肾上腺素水平往往轻度升高，而在直立后 POTS 患者的去甲肾上腺素升至 600 ng/ml 以上。相应地，他们表现出自主神经反射明显增强。这些患者表现出过度焦虑并且具有四肢末梢发凉、多汗等表现。大多数患者同时患有典型的偏头痛症状。

5. 去甲肾上腺素转运蛋白（norepinephrine transporter protein，NET）缺乏：有人在一个家族性 POTS 患者中发现了编码 NET 基因突变，NET 可清除突触间隙中的去甲肾上腺素，从而影响中枢和外周神经中去甲肾上腺素能神经活性，造成血管调节障碍，促使 POTS 的发生。尽管这种单基因突变导致的 POTS 在所有患者中非常少见，但是通过这项发现可由基因敲除技术建立 POTS 的动物模型，并且最近一种 NET 基因缺乏小鼠表现出当其休息时心率和血压均正常，但是当其清醒活动时则表现出显著的心率增快和血压升高，这就为深入研究 POTS 这一疾病提供了良好的工具。

三、临床特征及分类

如前所述，POTS 是一类疾病。其包含着一组类似病理生理表现的疾病。除了上述 Stewart 等根据 POTS 患者病理生理表现提出的分类外，Grubb 等则根据 POTS 患者的临床特征进行了分类。首先其将 POTS 分为原发性和继发性两大类。原发性 POTS 为没有明显病因的这类疾病，而继发性 POTS 为与目前所知疾病相关的 POTS，如糖尿病及最近报道的关节过度活动综合征（joint hypermobility syndrome，JHS）等。

最常见的原发性 POTS 类型是"部分自主神经功能异常（partial dysautonomic，PD）"。该类型的患者主要表现为轻度的外周自主神经病（peripheral autonomic neuropathy），其特征是当患者处于直立体位时，外周血管不能有效收缩进行代偿。该类型 POTS 男女发病率之比约为 1：5。很多患者报告其发病前曾有发热的病史（考虑为病毒感染），或者具有手术、感染或外伤

病史。目前认为该类型患者为一种自身免疫性疾病。第二种类型的 PD 患者与儿科密切相关，因为其主要发生在青少年患者，该类型被称为发育性 POTS（developmental）。其临床特征是发病年龄在 14 岁左右，往往伴有身体的急速发育。该类型患者的症状往往逐渐加重，到 16 岁时达高峰，患者症状严重时往往会影响其生活及学习。此后患者的症状会逐渐缓解，年龄在 19～24 岁时，80% 的患者的症状可完全消失。这部分患者的发病原因目前不清楚。推测可能由于患者身体急速发育导致自主神经系统失去平衡所致。

另一种原发性 POTS 类型是"高肾上腺素（hyperadrenergic）"型。这种类型的患者的症状与 PD 型患者不同，其症状往往是逐渐进展的，而不是突然发生的。这类患者往往表现出明显的焦虑，四肢出现颤抖、发凉和多汗症状。很多患者还具有显著的直立后多尿表现及有一半的患者具有典型的偏头痛表现。这种类型的 POTS，其最显著的特征是这些患者血浆儿茶酚胺水平显著升高（>600 ng/ml），并且表现出对输注异丙肾上腺素的过度反应。此外这些患者除了在直立后表现出心率显著增快，往往还表现出直立后高血压。该类型患者还往往具有家族史，并且目前推测该类型患者为一种遗传性疾病。如前所述，已经有人发现了家族性高肾素型 POTS 患者存在编码 NET 基因的点突变，导致突触间隙中的肾上腺素清除障碍。

在继发性 POTS 中，最近发现的一种结缔组织病关节过度活动综合征（JHS）导致的 POTS 备受关注。JHS 是一种具有遗传背景的结缔组织病，其特征表现为关节的过度活动，结缔组织脆弱，皮肤松弛伴有不同程度的过度伸展。该病患者由于静脉中缺乏弹力结缔组织，导致患者在直立时血管过度舒张，外周血管过度淤血，心率代偿性过度增快。近期的研究发现 70% 的 JHS 患者具有不同程度的 OI 表现。而青少年发育性 POTS 患者，有部分也存在关节过度活动的表现。

此外 POTS 也可能是副肿瘤综合征的一种表现。与发生在肺、乳腺、卵巢和胰腺中的腺癌有关。目前有研究发现这些肿瘤可产生针对自主神经节内乙酰胆碱受体抗体，这导致了 POTS

的发病。

四、诊断

对于 POTS 患者的评价最重要的是病史采集。要详细地询问患者的发病情况，是突然发病的还是逐渐出现的症状？与疾病发作相关事件是什么？导致症状加重或减轻的因素有哪些？家族中是否有类似疾病？患者是否具有消化道症状、出汗异常或体温调节异常？是否存在偏头痛？等等。

详细的体格检查也很重要。需要详细动态记录患者在平卧时、站立后 10 min 以内的心率和血压变化。并且观察患者是否存在站立后下肢出现肢端发绀，这往往提示下肢淤血。但是由于单纯通过站立观察患者心率和血压变化的可靠性差、变异性大，因此专家认为也可采用 HUT，通过 HUT 获得的结果变异性小，可重复性大。其他评价自主神经系统功能的试验对部分 POTS 患者也非常有意义。泌汗功能可通过热发汗试验进行评价。还可测定患者皮肤的交感神经诱发电位。在平卧位和站立位测定患者的儿茶酚胺水平，可协助诊断高肾素型 POTS。此外对于伴有消化道症状的患者肠道的运动功能评价也非常有意义。

需要与 POTS 鉴别的最主要的疾病是不适当性窦性心动过速（inappropriate sinus tachycardia，IST）。该病与 POTS 的临床表现类似，并且也常见于女性。对静脉注射异丙肾上腺素后反应与高肾素型 POTS 也类似。但是这两类疾病最关键的鉴别点在于，POTS 患者的心动过速仅表现在体位改变时，患者在平卧时无心动过速发作。而 IST 患者的心动过速与体位无关，患者在卧位时心率也明显增快。IST 患者的肾上腺素水平在体位改变时的变化也没有 POTS 患者明显。临床上鉴别这两类疾病非常重要，因为 IST 可通过窦房结的射频消融治疗得到缓解，而 POTS 患者进行射频消融治疗却可加重症状。

五、治疗[21,23]

POTS 的治疗有时是非常困难的，目前尚缺乏大规模双盲随机对照研究。最佳的治疗方法应当根据 POTS 的不同类型给予个体化的治疗。

治疗前要先识别出并治疗可导致 POTS 的

疾病如糖尿病、淀粉样变性及肿瘤等。其次还要停止服用可导致 POTS 发生的药物如血管紧张素转化酶抑制剂、α 受体阻滞剂、利尿剂等。除了高肾素型患者外，其余患者的基础治疗均是增加其液体和食盐的摄入，患者应当每天摄入 2 L 的液体和 3～5 g 的食盐。有氧运动和耐力训练对 POTS 患者有益。对于 POTS 患者，建议其每周至少进行 3 次 20 分钟的有氧训练。此外，有专家推荐进行下肢的耐力训练以增强下肢肌肉泵的作用。还有专家推荐最有益的运动为游泳，因为游泳不仅可增强患者体力还可通过水压作用增加静脉回流。弹力裤袜也可通过减少静脉淤血而缓解患者症状，如果弹力裤袜能提供 30～40 mmHg 的压力对患者最为合适。

对于一些症状较轻的患者通过以上的一般治疗就可缓解症状，但是对于有些症状严重的患者需要采用药物治疗的方法。根据研究用来治疗 POTS 的药物众多，但是目前缺乏足够的经验。分析患者的临床和病理生理类型对选择合适的药物非常重要。

对于"自主神经功能异常"的 POTS 患者，最初的治疗应当针对增加患者血容量和增加外周血管收缩来选择药物。为增加患者血容量可选择盐皮质激素——氟泼尼松龙进行治疗。也可选用醋酸去氨加压素（desmopressin acetate，DDAVP）。如果需要还可加用外周血管收缩剂——米多君，5 mg，2～3 次/d，如果症状缓解不理想，还可加量。由于很多患者清晨起床后症状最明显，有专家建议第一剂米多君在起床前 15～20 min 前服用。米多君的不良反应主要为平卧高血压、头皮发麻等。如果米多君治疗有效，但是患者不能耐受，可换用哌甲酯（methylphenidate）。如果患者仍有症状，Grubb 等建议加用 5-HT 前摄取抑制剂（serotonin reuptake inhibitor，SSRI）或肾上腺素前摄取抑制剂，尤其是肾上腺素前摄取抑制剂对 POTS 可能更加有效。可选用安非他酮（bupropion）。同时具有 SSRI 和肾上腺素前摄取抑制剂的药物如文拉发辛（venlafaxine）和杜洛西汀（duloxetine）更加有效，而且这类药物耐受性好，80% 的患者可耐受。这类药物最常见的不良反应是胃肠道不适、颤抖和睡眠障碍。为控制患者心率过度增快，也可应用低剂量的β受体阻滞剂，如普萘洛尔、拉贝洛尔及美托洛尔等，我们前期的研究也发现美托洛尔联合口服盐水治疗可显著改善POTS儿童的症状和血流动力学紊乱，但是应用β受体阻滞剂可能会导致低血压或增加患者疲乏感。

另外一种药物是溴吡斯的明（pyridostigmine），其为一种胆碱酯酶抑制剂，其可增加神经节乙酰胆碱受体和节后的毒蕈碱乙酰胆碱受体突触间隙中的乙酰胆碱。这将导致副交感神经兴奋，增加心脏迷走神经张力，减慢心率。该药对于病毒感染后的POTS发作和继发于自身免疫性疾病的POTS患者（如继发于干燥综合征或狼疮的患者）有效。

对于症状非常严重的患者，并且其他的治疗方法患者不能耐受或效果不好时，还可选择促红细胞生成素（erythropoietin，EPO）进行治疗。该药最初是治疗贫血的，但是最近发现其还具有强大的收缩血管作用，因此非常适合用来治疗POTS。由于EPO需要皮下注射应用，而且价格昂贵，因此其只适合于难治的并且其他治疗方法无效的患者。应用EPO之前，应当了解患者血常规、血清铁、总铁结合力及铁蛋白的水平。只有患者的血细胞比容（HCT）低于50%时才可应用。4～6周后评价患者症状改善情况及HCT，要保持患者的HCT不超过50%，如果超过要暂时停药，待患者的HCT恢复至50%以下时，可再减量应用。应用EPO治疗最常见的不良反应是注射部位的疼痛。其可通过在注射前应用冰袋先冷敷3～5 min，或注射前15～30 min局部涂抹利多卡因等方法减轻疼痛。同时大多数患者在应用EPO治疗期间需要同时服用铁剂才可达到良好疗效。如果通过观察4～6周后患者症状改善不明显，可增加剂量。

对于难治性POTS患者另外一种可选择的药物是奥曲肽（octreotide），一种生长抑素类似物，其也具有显著的血管收缩作用，尤其对内脏血管具有相对选择性的收缩作用。其不良反应主要是腹痛、腹泻和皮下注射药物的不方便。该药也可与米多君联合应用，可增加治疗效果。

对于高肾素型POTS最佳的治疗药物是阻止肾上腺素释放的药物，可乐定（clonidine）最常用。可乐定贴剂最好，因为其可在一周的时间内提供比较稳定的药物水平。拉贝洛尔（labetalol）由于其具有α受体激动和β受体阻滞作用，因此往往比其他β受体阻滞剂有效。卡维地洛与拉贝洛尔的疗效类似。SSRI和肾上腺素前摄取抑制剂对于控制患者的症状也有作用。还有报道应用甲基多巴（methyldopa）和苯巴比妥（phenobarbital）进行治疗。

对于继发的POTS，首先应积极控制原发病。继发于糖尿病的POTS或JHS相关POTS患者的治疗与PD型患者的治疗方法相同。继发于淀粉样变和结节病的患者可应用肾上腺皮质激素治疗。继发于副肿瘤综合征的患者往往对溴吡斯的明治疗反应良好，并且症状往往在控制恶性肿瘤后得到缓解。

第四节　儿童直立性低血压

直立性低血压（orthostatic hypotension，OH）根据美国自主神经疾病协会（the American Autonomic Society）的定义为患者在直立后或在HUT的3 min内血压持续下降，收缩压下降超过20 mmHg，或舒张压下降超过10 mmHg。这是一种典型的交感神经血管收缩障碍的表现。大多数患者，尽管表现出存在低血压，但并不同时伴有代偿性心率增快，仅有少部分自主神经病变较轻的患者可出现心率增快。有一种直立性低血压的变异型称为延迟性直立性低血压（delayed orthostatic hypotension，DOH），这类患者的低血压出现在患者直立后的3 min后，这类患者被认为是一种轻度的肾上腺素能交感神经病变的早期表现。还有部分患者直立性低血压出现在患者直立后的15 s内，称为早期直立性低血压（initial orthostatic hypotension，IOH），这些患者被认为是由于一过性的心排血量与外周血管阻力不匹配，而不是自主神经功能障碍所致。根据我们的研究在晕厥儿童中 OH 的发病率很低。很多专家认为根据目前关于 OH 的定义，对于儿童来讲过于宽松，关于 OH 在儿童中确切发病情况尚缺乏相关研究[16,24]。

一、病理生理学和发病机制

要维持人体体位改变后正常的血流动力学（血压和心率的相对稳定），需要一些关键性因素包括适宜的血容量、完整的神经反射和内分泌系统、关键部位的血管床功能（如肌肉、内脏腹部和脑血管血管床）。当人站立后，约有 $500 \sim 1000\,ml$ 血液进入下肢和腹部循环，心排血量下降约 $20\% \sim 25\%$。事实上，一名健康人，在站立后的 $20 \sim 30\,min$，就会有大约 14% 的血容量从循环中进入组织。由于在血液中的细胞成分不会进入组织内，因此有研究发现当人站立后血细胞比容可由 37% 升至 41%。如果上述的神经血管代偿机制中任何一环发生问题，都会导致心脏回心血量减少，重力作用将更多的血液淤积在身体下部，出现血压持续下降，导致意识丧失。

合适的血容量对人体维持正常血压是必需的，低血容量本身就可导致 OH，如严重失血、脱水等，这种情况称为非自主神经介导的 OH，这不是本文探讨的内容。我们主要探讨的是神经性 OH（neurogenic orthostatic hypotension）。因此在某些情况下，血容量是相对降低的。如外周血管神经去神经后会导致血管张力减低，增加外周血管容量，导致循环血容量减低。因此有部分患者存在外周神经病，患者就会出现站立后的相对低血容量，导致 OH 的发生。对这些患者如果给予补充血容量的治疗，会减轻症状。

控制血压和循环存在两套压力反射系统，动脉（高压）和静脉（低压）反射。当体循环压力或平均压下降时，就会刺激位于主动脉弓和颈动脉窦的压力感受器。这些都是动脉压力感受器。此外还存在低压感受器系统，其有效的刺激主要为中心静脉压的减低。此外在心脏和肺中还存在一些心肺受体结构，其传导通路与动脉感受器传导通路相同。压力反射功能减低或发生障碍，就会导致 OH 的发生。之所以 OH 发生随年龄增加就是由于压力反射随年龄增加而变得迟钝，而且由于压力反射障碍导致的 OH，还往往伴有平卧高血压，失去正常血压的昼夜变化规律。

腹腔内脏血管床是一个大容量、低张力的血管床，这个血管床对维持正常体位改变时的血流动力学非常重要。其可容纳人体整体血容量的 $25\% \sim 30\%$。与肌肉血管不同，内脏血管有丰富的平滑肌和交感神经支配。腹腔血管床对动脉和静脉压力反射均非常敏感。血管收缩均是 α 肾上腺素能受体介导的。众多的临床和实验研究支持内脏血管在维持体位改变时正常血流动力学的重要作用。当双侧的内脏神经被切除，就会导致 OH 的发生。而无论是单侧的腰交感神经被切除还是心脏去神经均不会出现 OH。进食后出现的内脏血管的扩张可加重 OH 的症状，有研究发现健康人在进食后血压下降轻微，但是 OH 患者进食后可导致血压降低 40 mmHg，而且一般下降最明显的时间是在进食后的 $30 \sim 60\,min$。

不管体循环血压如何变化，脑血管的自主调节对于维持稳定和合适的脑血流也是非常重要的。当平均血压在 $50 \sim 150\,mmHg$ 之间波动时，脑血流一般不会发生显著的改变。而如果脑血流显著下降就会导致晕厥的发生。

二、病因

OH 可为病理性也可为生理性的。生理性的 OH 多见于老年人，与老年人血压增高以及属于老年人的特征性的对血浆去甲肾上腺素体位改变反应的增强有关。它常被一般的低血压应激所诱发，例如血容量减低、服用降压药物或排尿时所做的 Valsalva 动作。直立性低血压虽一般无明显症状，但可能足以降低脑血流引起头晕或晕厥。长期卧床休息可进一步降低血压的内环境稳定，产生严重的直立性低血压。根据 Tanaka 等及 Stewart 等对小儿直立后血压改变的研究发现，在健康的学龄儿童，直立后最初的表现是血压轻度升高以使下肢淤积血液进入中心循环，接着就出现收缩压和舒张压的急剧下降持续约 10s，由于激活压力反射导致心率增快，然后出现血管收缩，出现短暂的血压增高，最后血压和心率恢复到平卧时的水平。在血压下降阶段，大多数学龄儿童的血压下降均可超过 OH 定义的水平，有部分患儿还伴有短时的低血压症状如头晕、头痛和恶心等。并且根据 Tanaka 等发现，这些症状在青春期后及青春期前的小儿更容易见到。病理性 OH 的病因，也可分为原发性和继发性。继发性的 OH，主要见于一些影响自主神经系统的疾病和药物所致，最常见的原发的自主神经病是 Shy-Drager 综合征、帕金森病、原发性自主神经功能衰竭等，此外还有一种多巴胺 β 羟化酶缺乏引起的、以 OH 为主要表现的自主神经病，由于该酶是多巴胺转化为肾上腺素的关键酶，该酶的缺乏导致患者肾上腺素缺乏，从而不能代偿由于体位改变引起的血流动力学改变，表现出严重的 OH 症状，但是该病可通过给予 L-苏二羟苯丝氨酸（L-threo-3，4-dihydroxy-phenlyserine，L-DOPS）显著改善症状。但是这些原发性自主神经功能障碍性疾病在儿童非常少见。此外引起外周自主神经病变的疾病也可出现 OH，如糖尿病、淀粉样变、免疫性神经病、吉兰-巴雷综合征等。OH 的原因也包括药物所致，例如用吩噻嗪、三环类抗抑郁药、抗焦虑药和抗高血压药，后者包括中枢作用（例如甲基多巴和可乐定）和周围作用（例如派唑嗪、肼屈嗪和胍乙啶）的制剂。

三、临床表现

OH 是比较常见的病理生理现象，但是很多人并不存在症状。是否出现症状主要取决于中枢神经系统血流灌注是否正常。而中枢神经系统是否正常灌注取决于多种因素，除了血压水平外，还与患者脑血流的自身调节有关，脑血流的自身调节不仅包括血压水平，还与血液中二氧化碳、患者平时血压水平、患者血压下降速度有关。当然有作者认为之所以一些患者无症状，可能并不是真正的无症状，有可能为症状比较轻微，但是当一些环境下增加了直立刺激，患者就可表现出明显的症状如餐后、闷热环境、持久站立、剧烈运动等。头晕是最常见的症状，难以集中精力和思考也可见于半数以上的患者。其他典型的症状还包括眩晕、接近晕厥、晕厥等。晕厥前往往存在先兆症状。根据这些症状的严重程度已经制定出评价标准。患者还可表现出一些非特异性症状如疲乏、无力、恶心、头痛，视物模糊等。有患者表现出颈部疼痛；还有患者会出现直立性呼吸困难，反映了肺尖部通气-灌注的不匹配。北京大学第一医院儿科曾报道 OH 患儿，其主要症状包括头晕、胸闷、心悸、眼花、耳鸣、乏力、面色苍白、恶心、出汗等。患者的症状往往在晨起时明显，晨起症状严重者往往还伴有夜间多尿。餐后症状加重也非常易见，往往出现在餐后 30 min，持续 1h 左右。闷热环境、热水浴等导致皮肤血管扩张的情况均可加重 OH 的症状。运动由于可导致肌肉血管的扩张而加重症状。

OH 的临床类型，如前所述可分为早期直立性低血压（IOH）、OH 和延迟性直立性低血压（DOH）。IOH 出现在直立后的即刻，一般是 15s 内，这种类型只能通过脉搏血压测量装置才可以诊断，Tanaka 等首次报道了儿童 IOH 患者，他们发现大约有 20% 的直立不耐受患儿表现出 IOH，而且这些患儿还表现出心率的明显增快，符合 POTS 的标准。Stwart 等的研究也支持这种现象，即 IOH 患儿往往同时伴有 POTS，并且他们发现这部分患儿主要存在外周血管收缩障碍，直立后患者的外周血流量明显增加。对于 DOH，Freeman 等进行了详细的研究，他们发现在 108 例通过 HUT 诊断的 OH 患者中，46% 的患者是发生在倾斜的 3 min 内，3% 发生在 3～5 min 内，12% 发生在 5～10 min 内，39% 发生在 10 min 后。而这部分 DOH 患者多为年轻患者，而且也往往伴有 POTS。Deegan 等还根据患者外周血管阻力和心排血量将 OH 分为小动脉功能障碍（arteriolar dysfunction）、小静脉功能障碍（venular dysfunction）及混合型三种类型，虽然这种分类更加符合病理生理，也可指导治疗，但是需要更为复杂的测量方法。

四、诊断

诊断 OH 前应当首先排除患儿是否存在脱水或急性失血所造成的血压降低。寻找是否存在继发 OH 的疾病或情况如药物引起（主要包括抗高血压和抗抑郁症的药物）；是否存在导致心排血量降低的疾病如限制型心肌病、心包炎或主动脉缩窄等；是否存在一些内分泌疾病如肾上腺皮质功能不全等。病史收集中注意一些其他的自主神经功能障碍的表现如消化道、泌尿道、出汗情况等；是否存在一些外周自主神经病的表现等。如果没有找到明显病因，应当进行血常规、血电解质、血糖、清晨肾上腺皮质激素水平的测定。

进行自主神经功能测定能鉴别 OH 是由于自主神经功能衰竭引起还是神经反射所致。常用的自主神经功能评价方法有主要评价副交感神经系统功能的试验包括慢呼吸心率变异性评价或 Valsalva 比率测定，主要评价交感胆碱能神经功能的温度调节出汗反应测定及定量发汗轴反射试验，主要评价交感肾上腺素能神经功能的 Valsalva 动作时血压变化测定、HUT 等。

直立试验（orthostatic stress tests）是诊断 OH 的主要手段，临床上常用两种，一种是站立试验（standing test），一种就是 HUT。站立试验做法简单，往往在患者床旁就可进行，首先让患者安静平卧 5～10 min，然后安静站立，测定 10 min 内血压和心率改变，及让患者说出其是否存在头晕、胸闷、头痛等症状。如果患者血压下降明显或出现晕厥先兆表现要及时终止试验。但是，由于患者往往不能长时间站立，而部分 DOH，可能血压下降发生在站立后较长时间，因此站立试验可能会造成患者的漏诊，同时由于患者站立不容易采用保护性措施，当患者发生晕厥时容易造成危险，因此只能将站立试验作为诊断 OH 的初筛试验。目前诊断 OH 更加准确的试验是 HUT。HUT 试验前患者也是要先平卧，根据欧洲心脏病协会的建议，患者如果不进行静脉采血或置管术，可平卧 5 min，如果进行了侵入性操作，患者需平卧至少 20 min 后才可倾斜，倾斜角度推荐为 60°。详细的 HUT 方法在其他章节已经详细论述，在此不再赘述。根据一项研究发现，88% 的患者可在倾斜 1 min 内发生 OH，11% 的患者在 2 min 内发生，1% 的患者在 3 min 时才发生 OH。进行 HUT 的时间选择也可影响 HUT 的结果，有一项研究发现，在清晨通过 HUT 可发现 68% 的患者表现出 OH，而在下午仅有 35% 的患者表现出 OH。因此如果在下午进行 HUT，就有可能低估 OH 的发生率。如前所述，进餐也可显著影响 OH 的发生。而且还有研究发现 OH 在夏天比在冬天时更常见。此外测量血压的部位也对 HUT 诊断 OH 有显著影响，在一项研究中发现，在 HUT 过程中通过监测颈动脉血压比通过监测肱动脉血压，可显著提高诊断 OH 的概率。因此目前对于小儿 HUT 的试验方法还需要进行进一步研究。

五、治疗

治疗 OH 有 4 个相关的目标：①提高直立后血压，但不能造成平卧时高血压；②延长患者站立时间；③减轻患者直立不耐受的症状；④提高患者日常直立生活的能力。如果患者没有症状，OH 无需治疗。有时很难达到提高患者直立后血压而又不造成平卧时高血压的治疗要求。

（一）非药物治疗方法

单纯采用药物治疗 OH 很难完全缓解患者症状，因为每天人们对直立刺激的反应是不断变化的，如清晨与下午不同，饭前与饭后不同，另外还受环境温度、运动状态的影响等。因此对患者进行健康教育是非常重要的，要让患者明白何种情况下是直立刺激，直立刺激后人体的反应，包括血容量、静脉淤血及肌肉收缩等。要让患者理解尽量避免使 OH 症状加重的因素。

患者应当在从平卧位改变为直立位时缓慢进行，避免迅速的体位改变，尤其在清晨，因为夜间由于直立刺激的减轻，会导致夜间多尿和血容量的减少及重新分配。并且建议患者睡眠时抬高头部，使头部与床面呈 10°～20° 的角度（高度约 1.5～2.5 cm）。患者应当尽量避免过量的活动或锻炼，因为那样可导致肌肉血管的扩张，加重患者的症状。进行能够躺着或坐位完成的体育锻炼是最好的。

应用定做的合体的弹力袜对 OH 患者是有好处的，因为其可减少外周血液的淤积，该弹力袜最好能调节压力，并且要能包绕膝以上的部位。最好同时使用腹带，以压迫腹腔和内脏血管，减少腹部和内脏血液淤积，一般腹带的压力在 20 mmHg 是最佳的。但是无论是弹力袜还是腹带最主要的不足之处在于应用起来麻烦、热的天气应用起来不舒服。另外关于这些方法长期应用的有效性尚不清楚。

如前所述，进餐后会导致血压下降，加重患者的症状，因此患者应当尽量避免过饱进食，少食用碳水化合物，因为有研究发现，碳水化合物尤其是糖对患者餐后血压影响最明显。患者尽量避免于餐后迅速站立和活动。

识别并去除可导致 OH 的因素也非常重要，如避免使用利尿剂、抗高血压的药物及抗抑郁药物等。

增加钠和液体的摄入可增加中心血容量。OH 患者应当每天增加食盐的摄入达到 10 g，摄入液体 2.0～2.5 L，使患者 24 h 尿钠超过 170 mmol，尿量超过 1500 ml 才表示患者摄入了合适的盐和液体。有研究表明快速摄入（3～4 min）水 0.5 L 就可达到明显的升压效应，有些患者可最大升高收缩压 30 mmHg，饮水后 5 min 血压就可上升，20～30 min 后达到最大升压效应，可持续 1h。这种效应的机制主要与饮水后交感神经系统激活有关。

一些物理疗法可显著延长患者直立时间，缓解患者直立不耐受的症状。这些疗法包括抬高脚后跟（toe-raise）、交叉腿动作（leg-crossing）、收缩大腿和弯腰等动作。这些动作均可减少静脉血容量、增加外周血管阻力、增加中心血容量，从而增加血容量，升高血压。

（二）药物治疗

药物治疗在 OH 的治疗策略中具有重要地位，但是目前米多君是被批准用来治疗 OH 的药物。

1. 米多君（midodrine）：这是目前一种经过了随机、双盲、安慰剂对照研究证实治疗 OH 有效的药物，可提高直立后血压，缓解直立后出现的症状。其是一种作用于外周血管、选择性的 α_1 受体激动剂。在成人报道的有效的最小剂量为 5 mg，大多数患者在 10 mg 时反应最好，但是根据我们在儿童中应用的经验，小儿的有效剂量可能比成人要低。其口服后作用时间持续 2～4 h，服用后 0.5 h 后可发挥作用。因为其主要的不良反应是平卧位高血压，因此患者最好不要在晚间服用，最晚服用时间不超过 6 pm。

2. 氟氢可的松（fludrocortisone）：作为一种合成的盐皮质激素，可显著增加钠水潴留，扩充血容量。当患者不能通过增加食盐和水达到扩充血容量提高直立位血压时，该药是一种比较合适的选择。其不良反应包括平卧位高血压、低钾血症及多毛等。

3. 溴吡斯的明（pyridostigmine）：是一种胆碱酯酶抑制剂。其可通过抑制胆碱酯酶活性增强交感神经节的神经传导（因为自主神经节内的神经传导是胆碱能的），这种作用在患者直立时最显著，因为压力反射在直立时兴奋性最高。因此该药增加患者直立时的血压，但对患者平卧时血压的影响可能较小，因此产生卧位高血压的不良反应较轻。已有研究发现应用该药可增加 OH 患者的直立位血压，改善患者的症状。如果同时联合小剂量米多君效果更好。而且其引起卧位高血压的不良反应发生率确实较低。

4. L-苏二羟苯丝氨酸（L-DOPS）：也被称为屈昔多巴（droxidopa）。该药是目前在欧洲和美国最受关注的治疗 OH 的药物，在这些国家正在进行该药治疗 OH 的大规模、多中心、随机安慰剂对照研究。该药结构类似于肾上腺素，可口服，在体内可直接转化为肾上腺素，并且具有神经内和神经外作用。可通过肾上腺素直接作用于靶器官。如前所述是治疗多巴胺 β 羟化酶缺乏的特效药物。目前在美国和欧洲均有应用该药治疗各种原因引起的 OH 的报道。并且在其他药物无效时该药仍能发挥作用。

5. 其他药物：红细胞生成素（erythropoietin），也可增加直立位血压，对照研究发现该药也可改善 OH 患者症状及伴随的贫血。在自主神经功能衰竭的患者往往伴有正细胞正色素性贫血。该药的升血压效应机制目前尚不完全清楚，主要与其增加红细胞数量、增加血容量、改变血液黏稠度及其对血管壁的激素作用有关。其他治疗 OH 的药物还包括非选择性 α 受体激动剂——麻黄碱和伪麻黄碱，其可作用于血管的 α、β_1、β_2 受体，由于 β_2 受体的扩血管作用，因此其升高血压效应会被减弱。去氨加压素（desmopressin）可增加血容量和减轻夜间多尿，也有一些研究显示其可治疗 OH 患者。可乐定（clonidine）、育亨宾（yohimbine）、β 受体阻滞剂等也有小规模的对照试验发现其可用来治疗 OH，但是所得到的结果并不一致。

第五节　其他导致儿童晕厥的病因概述

一、境遇性晕厥 (situational syncope)

（一）吞咽性晕厥 (swallow syncope)

吞咽性晕厥一般与食管、咽周损伤或舌咽神经麻痹有关。该病在儿童并不常见。吞咽性晕厥主要表现为患儿在吞咽时或吞咽过热或过冷食物甚至在看到食物时出现晕厥或晕厥先兆。这一反射传入支可能是食管的感觉神经纤维，传出的迷走神经活动反应导致心动过缓、窦性停搏或者不同程度的房室传导阻滞。该种疾病在儿童不能自然缓解，但可以应用抑制副交感神经的药物治疗，或采用外科选择性切除心脏迷走神经，或者植入永久性起搏器治疗。

（二）咳嗽性晕厥 (cough syncope)

咳嗽时可出现头晕、头昏及晕厥发作。咳嗽性晕厥常见于患慢性肺病的中年人，但也可见于患有哮喘或喘息的患儿。这种晕厥的发生机制主要是突然增高的胸膜腔压力和颅内压的增高引起脑脊液压力增高，从而导致脑血流减少，反射性引起外周血管扩张；类似于 Valsalva 动作可导致心排血量降低，并且可反射性引起迷走神经兴奋而出现房室传导阻滞。

（三）排尿性晕厥 (micturition syncope)

排尿晕厥是指在排尿前、中、后即可发生的晕厥，男孩多见。易患因素包括进食少、近期上呼吸道感染史和饮酒。晕厥一般发生在晚上或睡醒后排尿时，患儿通常在完成排尿后即刻出现晕厥，而很少有晕厥先兆。该病的反复发作很少见。发生排尿性晕厥的原因目前还不清楚，推测其发生机制包括迷走神经刺激引起的心脏抑制，由于充盈膀胱而兴奋内脏传入神经。这种晕厥因为很少反复发作，因此一般无需治疗。

（四）排便晕厥 (defecation syncope)

在排便过程中发生晕厥或晕厥先兆称为排便晕厥。这往往提示存在潜在的消化道疾病、心血管疾病或脑血管病。其可在儿童出现，并可反复发作，因此对于该类患儿应积极寻找原发病。

（五）梳头性晕厥 （"hair-grooming" syncope）

该种类型的晕厥常发生于女性，常常在患儿梳头、刷牙或吹干头发时发生。之所以将其从其他的血管迷走性晕厥中分离出来，是因为其发生机制与典型的血管迷走性晕厥不同，其包括对头皮的刺激引起三叉神经兴奋，颈动脉压力感受器受压，低头或仰头时基底动脉血流受阻。在儿童该病往往发生在洗温水澡后，此时外周血管已经扩张。进行 HUT 结果往往为阳性。治疗仅需适当饮水防止血容量不足，在梳头前先擦干或晾干身体。

（六）颈动脉窦过敏 (carotid sinus hypersensitivity)

颈动脉窦过敏在儿童少见，而在老年人中的发病率为 10% 左右。晕厥的发生主要是由于颈动脉窦轻微的受压引起的迷走神经过度兴奋，导致窦性心动过缓、窦性停搏或房室传导阻滞，而导致晕厥发作。

二、心源性晕厥 (cardiogenic syncope)

突然发生的没有任何征兆的晕厥往往提示可能继发于心脏疾病。但是这种情况在儿童非常少见。心律失常时可因为心排血量的突然下降，导致大脑供血不足而发生晕厥。心动过缓时如心脏每搏量不能弥补由于心率的降低造成的心排血量降低，或心动过速时由于舒张期的缩短导致心脏没有足够的充盈时间而引起心脏每搏量的减少都会发生晕厥。其中心源性晕厥主要包括窦房结功能障碍、房室传导阻滞、先天性长 QT 间期综合征、室上性心动过速、室性心动过速及肥厚型梗阻性心肌病、主动脉瓣狭窄及原发性肺动脉高压等。根据我们对23例以晕厥为主诉的心源性晕厥儿童的临床特征进行研究发现，心电图异常和劳累诱发晕厥这两项特征发生率在心源性晕厥患儿中最高，分别达到91.7%及60.9%，因此对于具有以上两种临床特征的晕厥患儿要高度怀疑其为心源性晕厥的可能，应进一步对其进行心脏方面的评价。

（张清友　张凤文　杜军保）

参考文献

1. 赵娟，杨锦艳，金红芳，等. 儿童直立性高血压的临床特征. 中华儿科杂志，2012，50（11）：839-842.

2. 张清友，杜军保，李万镇，等. 不明原因晕厥儿童血流动力学反应类型与临床表型的关系. 中华医学杂志，2005，85（7）：1962-1965.

3. 张清友，杜军保. 儿童血管迷走性晕厥的临床研究进展. 中华儿科杂志，2002，40：182-183.

4. Wieling W，Ganzeboom KS，Soul JP. Reflex syncope in children and adolescents. Heart，2004，90：1094-1100.

5. 张清友，杜军保，秦炯，等. 晕厥儿童病因学及其临床特征的研究. 中华儿科杂志，2007，45：59-63.

6. Zhang Q，Du J，Wang C，et al. The diagnostic protocol in children and adolescents with syncope-a multi-center prospective study. Acta Pediatr，2009，98：879-884.

7. 张清友，杜军保，李源，等. 血管迷走性晕厥儿童血管内皮功能的彩色多普勒超声研究. 中国实用儿科杂志，2005，20：482-484.

8. 杨园园，陈建军，洪黛玲，等. 儿童血管迷走性晕厥诊断程序的卫生经济学评价. 中国实用儿科杂志，2006，21（2）：96-98.

9. 中华医学会儿科学会心血管学组，《中华儿科杂志》编辑委员会. 儿童晕厥指南. 中华儿科杂志，2009，47：99-100.

10. Zhang Q，Du J，Chen J，et al. Association of clinical characteristics of children with unex-plained syncope and the outcome of head-up tilt tests. Pediatr Cardiol，2004，25：360-364.

11. Chen L，Yang Y，Wang C，et al. A multi-center study on hemodynamic characteristics in children with unexplained syncope in China. Chin Med J，2006，119（24）：2062-2068.

12. 杜军保，李万镇，陈建军. 基础直立倾斜试验对儿童不明原因晕厥的诊断研究. 中华儿科杂志，1997，35：309-312.

13. 张清友，杜军保，李万镇. 舌下含化硝酸甘油直立倾斜试验对儿童不明原因晕厥的诊断研究. 中华儿科杂志，2004，42：371-374.

14. Zhang Q，Karmane SI，Du J，et al. Physiologic neurocirculatory patterns in the head-up tilt test in children with OI. Pediatr Int，2008，50（2）：195-198.

15. 张清友，杜军保，李万镇，等. 米多君治疗儿童血管迷走性晕厥疗效观察. 中国实用儿科杂志，2006：21（11）：825-827.

16. 张清友，杜军保，甄京兰，等. 血管迷走性晕厥儿童在直立倾斜试验中血流动力学变化及其对美托洛尔疗效的预测. 中华医学杂志，2007，87：1260-1262.

17. 廖莹，李雪迎，张燕舞，等. β-受体阻滞剂治疗血管迷走性晕厥的Meta分析. 北京大学学报（医学版），2008，40（6）：603-609.

18. Zhang Q，Du J，Tang C. The efficacy of midodrine hydrochloride in the treatment of children with vasovagal syncope. J Pediatr. 2006，149：777-780.

19. Liao X，Li X，Zhang Y，et al. α-adrenoceptor agonists for the treatment of vasovagal syncope：a meta-analysis of worldwide published data. Acta Pediatr，2009，98：1194-1200.

20. Raviele A，Giada F，Menozzi C，et al. A randomized，double-blind，placebo-controlled study of permanent cardiac pacing for the treatment of recurrent tilt-induced vasovagal syncope. The vasovagal syncope and pacing trial（SYNPACE）. Eur Heart J，

2004，25（19）：1741-1748.

21. 张清友，杜军保，李万镇. 儿童体位性心动过速综合征的临床特征及随访研究. 中华儿科杂志，2005，43：165-169.

22. Liao Y，Chen S，Liu X，et al. Flow mediated vasodilation and endothelium function in Children with postural Orthostatic tachycardia syndrome. Am J Cardiol，2010，106 （3）：378-382.

23. 张清友，杜军保，王瑜丽. β-受体阻滞剂联合口服生理盐水治疗儿童体位性心动过速综合征疗效分析. 临床儿科杂志，2006，24 （5）：357-362.

24. 阿依古丽，杨晓征，杜军保，等. 儿童直立性低血压 3 例临床分析. 中国医刊，2006，41（4）：46-47.

第十六章　心力衰竭

心力衰竭（简称心衰）是指心脏工作能力（心肌收缩或舒张功能）下降使心排血量绝对或相对不足，不能满足全身组织代谢需要的病理状态。最近 Laughlin 认为心力衰竭的定义是指心脏或循环系统提供的氧不能满足机体需要的状态。2005 年《ACC/AHA 成人慢性心力衰竭诊断和治疗指南》中定义心力衰竭为由于心脏器质性或功能性疾病损害心室充盈和射血能力而引起的临床综合征。心力衰竭的主要临床表现有引起运动耐量受限的呼吸困难和疲乏，以及导致肺充血和肢体水肿的液体潴留。由于并非所有患者在就诊时即有容量负荷过重，因此主张使用"心力衰竭"这一术语替代旧的术语"充血性心力衰竭"。心力衰竭是小儿时期危重症之一，特别是急性心力衰竭，起病急，进展快，如不早期诊断及处理，则严重威胁小儿的生命[1-3]。

一、病因和发病机制[1-5]

引起小儿心力衰竭的病因很多，根据血流动力学及病理生理改变可大致分为：①心肌收缩功能障碍（心肌衰竭）：包括各种原因所致的心肌炎、扩张型心肌病、心内膜弹力纤维增生症、川崎病等；②心室负荷过重，又分为：心室前负荷过重（容量负荷过重），包括左向右分流型先天性心脏病、瓣膜反流性疾病、输液过多过快等；心室后负荷过重（压力负荷过重），包括主动脉瓣狭窄、肺动脉瓣狭窄、主动脉缩窄、肺动脉瓣闭锁等；③心室充盈障碍：包括限制型心肌病或肥厚型心肌病等。

心力衰竭的发病机制比较复杂，不同原因所致的心力衰竭以及心力衰竭发展的不同阶段其机制都有所不同，但其基本机制多为心肌收缩和心肌舒张功能障碍。

近年来对充血性心力衰竭的病理生理及发病机制研究取得较大进展。尤其是生物化学和分子生物学的深入研究，对心力衰竭的治疗提供了良好的基础及方向。

心力衰竭时多由于心排血量下降，组织供氧不足，机体各种储备能力进行代偿。代偿初始对机体是有益的，但逐渐变成有害的因素，形成恶性循环。心脏功能障碍时，至少有 3 种不同的基本调节机制。它们的相互作用对心力衰竭时心脏的循环和调节起决定作用。

（一）基于心室舒张末期长度的调节

心排血量主要根据以下因素进行控制和调节：①前负荷（指心室在收缩前所承受的容量负荷，以左心室充盈量、左心室舒张末压或肺动脉楔压表示）；②后负荷（心室射血时所承受的压力负荷，以左心室收缩期室壁应力、总外周血管阻力表示）；③心肌收缩力；④心率。

按照 Frank-Starling 定律，即心排血量与心肌纤维长度（前负荷）呈正比，为函数关系，在一定范围内，心排血量与心肌牵张的长度（增加前负荷）呈正比，若心肌牵张超过一定的长度，心排血量随之下降（图 16-1）。

图 16-1 表明在正常人和心力衰竭时左心室作功（以每搏量、心排血量为纵坐标）和左心室前负荷（以左心室充盈量、左心室舒张末压为横坐标）的关系。心力衰竭时，左心室功能曲线向右下偏移。当前负荷增加达一定限度时，出现肺充血症状和体征；若心室作功减低达一定限度时，出现低心排血量症状和体征。

（二）基于神经内分泌激活的调节

心力衰竭时，体内出现一系列的神经内分泌变化，是重要的代谢调节机制。

神经内分泌的长期慢性激活促进心肌重构，加重心肌损伤和心功能恶化，又进一步激活神经内分泌系统和细胞因子等形成恶性循环。

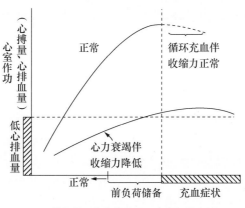

图 16-1　左心室功能曲线

1. 交感肾上腺素能系统激活　心力衰竭时，交感神经活性增强，大量去甲肾上腺素（NE）和肾上腺素（AD）由交感神经末梢和肾上腺髓质释放入血循环中，血中儿茶酚胺（CA）增高，增强心肌收缩力，加快心率，使外周血管收缩，维持血压起代偿作用。但这种交感神经兴奋增高及 CA 持续增高对机体是有害的。其有害作用在于：①直接心肌毒性作用（心肌凋亡）；②心肌细胞 β-肾上腺素能受体密度下调，降低心肌收缩力；③交感神经兴奋并刺激肾素-血管紧张素及血管加压素系统，导致外周血管阻力增高，水钠潴留，心肌氧耗加大；④损害舒张功能。

心力衰竭时，尽管血浆儿茶酚胺增高，但心肌细胞内去甲肾上腺素（NE）储存、制造减少（与衰竭心脏酪氨酸羟化酶及多巴胺 β-羟化酶活性减低有关），心肌的兴奋-收缩偶联障碍。亦有人认为此种细胞内生化改变具有一定的保护意义，它可避免心肌组织受到 NE 的过度刺激。

（1）β-肾上腺素能受体（β-adrenergic receptor，β-AR）的敏感性及其密度的调节：正常人心室组织含 75%～85%β_1-AR，15%～25%β_2-AR，主要分布在细胞表面膜中（与鸟苷酸蛋白 GS 相互作用激活腺苷酸环化酶），又分布在细胞内膜间隔中（阻止受体与效应器分子偶联）。某些因素可导致细胞表面和细胞内间隔受体数量的重新调整分布，其结果可导致细胞表面 β-AR 数量增加（上调）或减少（下调）。

心力衰竭时心肌表面 β-AR 密度明显下降（重度心力衰竭可减少 50%）和 β-AR 对 β-AR 激动剂的反应性明显降低。β-AR 激动剂与 β-AR 结合后，激活 β-AR 激酶（β-ARK）和 Gs 蛋白偶联受体激酶 2（GRK2），使 β-AR 受体磷酸化，后者再与阻碍素（β-arrestin）结合，导致 β-AR 与 Gs 蛋白的脱偶联，β-AR 下调，主要为 β_1-AR。虽然 β_2-AR 未下调，但 Gs 蛋白、部分效应酶（腺苷酸环化酶）与其脱偶联，而产生类似作用。

（2）跨膜信号传递者 G 蛋白的变化：G 蛋白（鸟苷酸调节蛋白）在 β-AR 和效应酶（如 AC）起偶联作用，G 蛋白可调节腺苷酸环化酶（AC）合成功能，据此分别称为 Gs 蛋白与 Gi 蛋白，心力衰竭时 G 蛋白的基因表达主要是 Gs 减少，Gi 蛋白增加，Gs 与 Gi 之比降低，AC 活性降低，AC 同工酶基因表达减少，心肌细胞内环腺苷酸（cAMP）生成减少。

2. 肾素-血管紧张素-醛固酮系统（RAAS）心力衰竭时通过肾血流减少等多种因素，均可刺激肾小球小动脉的球旁细胞而使 RAS 激活。心力衰竭时血中肾素、血管紧张素Ⅰ、血管紧张素Ⅱ及醛固酮水平均明显增高，导致外周血管阻力增加、水钠潴留及血容量增加。交感神经、肾素-血管紧张素及血管加压素系统之间有密切关系。

近年来，生物化学及分子生物学技术的发展，发现在肾外组织尤其是脑和心血管系统，还存在局部组织的肾素-血管紧张素系统（RAS），它不依赖于肾，可以自身合成，释放肾素和血管紧张素，即旁分泌或自分泌的作用，调节局部的血流和血管紧张度，促进心肌和血管平滑肌的生长和代谢。

血管紧张素Ⅱ（AngⅡ）对心血管系统有多种作用，研究证实人类心脏中存在双重的AngⅡ生成途径，即血管紧张素转化酶（ACE）和糜酶（h-chymase，人类胃促胰酶）途径，后者在生成AngⅡ过程中作用更为显著。

心力衰竭时心脏局部组织RAS活性增高，通过细胞自分泌、旁分泌产生的AngⅡ也参与心肌收缩性及血管收缩性的调节，并有促生长作用而引起心室肥厚及血管平滑肌生长（心室和血管重构）。

3. 细胞因子的激活　细胞因子是由细胞分泌的具有生物活性的小分子蛋白物质，是体内具有广泛生物活性的可溶性多肽和糖蛋白，它可调节细胞功能，在细胞增殖和分化中起重要作用，参与多种生理、病理过程和免疫反应调节。

研究表明许多炎症细胞因子参与了充血性心力衰竭的发生和发展。临床观察表明心力衰竭患者循环血中的细胞因子如肿瘤坏死因子（TNF）-α、白细胞介素（IL）-1（α、β）、IL-2、IL-6、可溶性IL-2受体（sIL-2R）、可溶性TNF-α受体（sTNF-αR）和干扰素（INF）-γ增高。心力衰竭患者血中TNF-α浓度与心功能分级、血浆肾素活性和去甲肾上腺素含量呈正相关。心力衰竭患者血中趋化性细胞因子如单核细胞趋化蛋白-1（MCP-1）、单核细胞炎性因子-1α（MIP-1α）增高。MCP-1和MIP-1α与左心室射血分数（LVEF）呈反相关。

TNF-α、IL-1和IL-6可抑制心肌收缩力（负性肌力作用），其作用机制与一氧化氮（NO）有关，即通过激活心肌、心内膜或冠状血管一氧化氮合酶（eNOS和iNOS）的活性，尤其是iNOS的活性，产生过量NO，能减弱心肌细胞对β-AR激动剂的正性变力效应和刺激环鸟苷酸（cGMP）生成，阻断线粒体代谢酶与O_2^-生成过氯亚硝基阴离子（$ONOO^-$）而导致心肌细胞障碍。

现已明确心肌重构是心力衰竭发生、发展的分子细胞学基础。心肌重构是由于一系列复杂的分子和细胞机制导致心肌结构、功能和表型的变化。这些变化包括：心肌细胞肥大、凋亡，胚胎基因和蛋白的再表达，心肌细胞外基质的量和组成的变化。表现为心肌重量、心室容量的增加和心室形状的改变。在初始的心肌损伤（心肌缺血、坏死、血流动力学负荷过重、炎症）以后，有各种不同的继发性介导因素直接或间接作用于心肌而促进心肌重构，这些因素包括去甲肾上腺素、血管紧张素Ⅱ、机械刺激、内皮素、炎症性细胞因子和氧化应激。心力衰竭的生物学治疗（改善心肌的生物学效应），就是抑制与心肌重构有关的刺激、介导因素，从而改善心肌的生物学功能。

4. 利钠肽类激活　心力衰竭发病机制中神经内分泌变化，也涉及心脏保护（cardioprotective）因子。它具有血管扩张、利尿和排钠作用，如利钠肽类、前列腺素和肾上腺髓质素等的调节作用。

人类已证实有三种利钠肽，即心房利钠肽（ANP）、脑利钠肽（BNP）和C-利钠肽（CNP）。ANP主要储存在右心房肌内，心房压升高时释放；BNP主要储存在心室肌内；CNP主要位于血管系统内。

心力衰竭时，由于心室扩张、容量负荷过重导致心室壁应力增加，刺激心室肌细胞合成和分泌BNP。BNP具有利尿、排钠和扩张血管作用。尚有抑制肾素、醛固酮和交感神经系统作用。

（三）基于心肌细胞基因表达的调节

心肌肥厚为一种缓慢结构代偿调节机制。有利于心脏适应慢性血流负荷过重；有利于能量耗竭的心脏保存心肌细胞活力；有助于延缓心力衰竭的恶化，延长存活率。

在慢性阶段先有心肌肥厚及稳定的功能亢进，继之耗竭和进行性出现心肌硬化。超负荷心脏的心肌肥厚在初期可起代偿作用，但由于持续的过度负荷，肥厚衰竭心肌的能量代谢障碍，进而引起心肌细胞死亡，其余存活细胞负荷进一步加重，使心肌结构形态发生相应改变（心室重构）。如此形成恶性循环，心力衰竭进行性恶化。

分子生物学研究表明，在负荷过重所致的心肌肥厚，可通过不同基因表达而导致心肌蛋白成分的改变。心肌收缩蛋白主要成分是肌球蛋白，肌球蛋白的重链变化可有α和β型，根据重链组成而有α-α、α-β、β-β 3种，相应形成3种异构形式的肌球蛋白，即 V_1、V_2 和 V_3 型，主要表现为 ATP 酶活性和心肌收缩速度不同。心力衰竭时，高 ATP 酶活力和快速缩短速度的 V_1 型，转变为低 ATP 酶活力及缓慢缩短速度的 V_3 型。

心力衰竭、心肌肥厚时，分子发生适应性变化即收缩蛋白（肌球蛋白、肌动蛋白）和舒张蛋白（肌浆网的 Ca^{2+}-ATP 酶及磷酸受钠蛋白）基

因表达异常。这些变化主要通过转录水平调节。

用于揭示心力衰竭病理生理机制的理论及实验研究多建立于成人领域，但其中的一些公认概念经适当改进后亦适用于婴幼儿。图 16-2 显示了决定及调节机体对心力衰竭反应的各种作用机制。

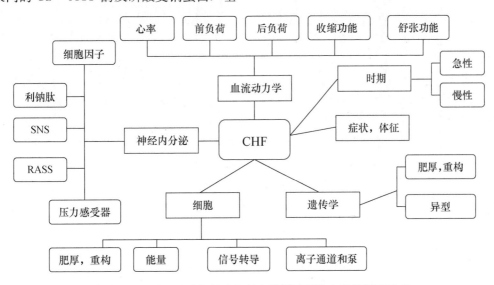

图 16-2 影响心力衰竭综合征的各种影响因素之间的相互关系

心力衰竭的各种影响因子的内在关系。慢性心力衰竭已不再只被认为是一种血流动力学异常。心力衰竭是在初始的心肌损伤（坏死、缺血、血流动力学负荷过重、炎症）后，神经内分泌系统的长期、慢性激活促进心肌重构。CHF：心力衰竭；SNS：交感神经系统；RASS：肾素-血管紧张素-醛固酮系统。

二、临床表现[6]

年长儿童心力衰竭的临床表现与成人相似，而婴幼儿时期则不完全相同。其特点分述如下。

（一）心肌功能障碍的表现

1. 心脏扩大　由于心肌收缩功能减低，导致心室腔扩张或肥厚。但急性心肌炎、快速性心律失常、肺静脉阻塞等出现早期心功能减低时，心脏扩大常不明显。

2. 心动过速　心力衰竭时由于心排血量绝对或相对减少，通过反射引起交感神经兴奋及迷走神经抑制，引起代偿性心率增快。

3. 心音改变　心音低钝，重者常出现奔马律，舒张期奔马律常为心力衰竭的重要体征。但新生儿即使心室功能极度降低亦很少听到奔马律。

4. 可见脉压小，少部分病儿可出现交替脉，四肢末端发凉。婴儿心力衰竭常伴有显著多汗（可能与交感神经兴奋有关）。

（二）肺淤血的表现

1. 呼吸急促　呼吸频率增快（间质性肺水肿所致），如心力衰竭进展导致肺泡和支气管水肿，则呼吸频率进一步增快，重者可有呼吸困难与发绀。新生儿与小婴儿最显著的临床表现是呼吸急促，尤其是在哺乳时更加明显，多表现为食量减少及进食时间延长。但应指出哺喂困难缺乏特异性。

2. 肺部啰音　肺泡水肿可出现湿啰音。支气管黏膜水肿或肺动脉和左心房扩大（尤其是左向右大分流量型先天性心脏病）压迫支气管可出现哮鸣音。

3. 咳泡沫血痰　肺泡和支气管黏膜淤血所致，但婴幼儿少见。

（三）体循环淤血的表现

1. 肝大　肝由于淤血，短时间内肿大伴触痛。正常婴幼儿的肝虽可于肋下触到 1～2 cm，但如肿大超过此范围，尤其是短期内改变，更有临床意义。肝的大小常表示容量负荷过重的程度。

2. 颈静脉怒张　可见颈外静脉膨胀（半坐位），压迫肿大肝时，颈静脉充盈更明显（肝颈静脉回流征）。但婴儿由于颈部较短，皮下脂肪较丰满，此征常不明显。

3. 水肿　婴幼儿容量血管床相对较大，极少表现为周围性水肿，婴儿眼睑轻度水肿较常见。

三、实验室及其他检查

（一）X 线检查

心脏扩大，可见心搏动减弱（透视下），肺淤血（上叶肺静脉扩张，肺纹理增多、模糊，肺野透光度降低，肺门阴影增宽模糊）或肺水肿（以肺门为中心的对称性分布的大片状阴影）表现。

（二）功能检查和血流动力学测定

心功能检查及血流动力学测定对心力衰竭的诊断、病情判断及指导治疗都有重要意义。分为有创性和无创性两类。

1. 有创性　目前主要采用 Swan-Ganz 气囊漂浮导管和温度稀释法。

（1）气囊漂浮导管：进行心脏血管内压力（肺动脉压力、肺动脉楔压）测定（图 16-3）。肺动脉楔压增高（正常值为 2～14 mmHg），提示肺淤血或肺水肿。结合热稀释法可测量每分钟心排血量，并计算出血流动力学参数。

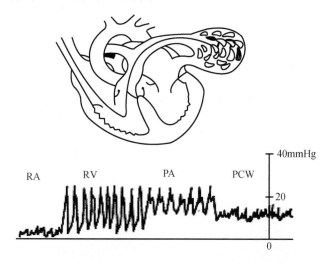

图 16-3　Swan-Ganz 气囊漂浮导管在心脏各部正常压力曲线示意图
RA：右心房；RV：右心室；PA：肺动脉；PCW：肺毛细血管。

（2）计算心排血指数及其他心功能参数：肺动脉插管（多采用 Swan-Ganz 气囊漂浮导管）测出心腔各处的压力，同时根据温度稀释法测得心排血量；桡动脉插管测出平均动脉压；并监测中心静脉压。可计算出以下各项心功能参数：①每搏量和心排血指数：每搏量即心脏在单位时间内泵出的血量。因为每搏量受体表面积影响大，故以单位体表面积的每搏量即心排血指数来评估心排血功能更为正确。②外周血管阻力和肺血管阻力：可代表左、右心室后负荷，小儿患者常按体表面积计算，即外周血管阻力指数及肺血管阻力指数。③心室每搏作功指数：可反映心室的容量和压力作功。心肌收缩性能是决定心排血量的重要因素。左、右心室每搏作功指数是衡量心室收缩性能的指标。

2. 无创性　超声心动图测定心功能和血流动力学监测是非创伤技术，它具有无创、操作简单、可重复性等优点。

（1）M 型和 B 型（二维）超声心动图

①射血分数（ejection fraction，EF）：为心

脏每搏量与左心室舒张末期容量之比。

$$EF = \frac{SV}{EDV} = \frac{EDV - ESV}{EDV}$$

SV：每搏量；EDV：左心室舒张末期容量；ESV：左心室收缩末期容量。

EF 是反映左心室泵血功能的敏感指标。将比值乘以 100% 表示射血百分率。EF 正常值为 56%～78%，射血分数是应用最广泛的左心室收缩功能指标之一。按照美国超声心动图学会制定的指南，以二维超声心动图检测的 EF<55% 为异常，中度及重度异常分别为<44% 及<30%。

应用 M 型超声心动图测定左心室容积（根据左心室长径是短径 2 倍的原理，采用左心室短径的立方法公式计算）会产生一定误差，故提倡采用二维单平面面积长度法或双平面改良 Simpson 法测定左心室容积并计算左心室射血分数（LVEF）。

②短轴缩短率（fractional shortening，FS 或△D%）：取胸骨旁左心室长轴切面，过腱索水平的短轴。△D% 为左心室收缩时缩短的百分率，其意义与 EF 相同。

$$\triangle D\% = \frac{LVED - LVES}{LVED} \times 100\%$$

LVED：左心室舒张末期内径；LVES：左心室收缩末期内径。

FS 不受年龄和心率的影响。左心室收缩不完全同步或对称、室壁增厚、运动差异、室间隔平坦均可影响 FS 的检测。

FS 正常值为 28%～38%，心力衰竭时 FS 降低（<25%）。

③平均周径纤维缩短率（mean velocity of circumferential fiber shortening，mVCF）：mVCF 反映收缩期左心室短轴圆周变化的速度，反映左心室收缩功能。即左心室舒张末期周径与收缩末期周径之差，除以左心室舒张末期周径，即为左心室周径纤维缩短率；如除以左心室射血时间（ET）以使其标准化，即为 mVCF。

$$mVCF = \frac{\pi (LVED - LVES)}{\pi\, LVED \times ET} = \frac{LVED - LVES}{LVED \times ET}$$

正常值：新生儿为 1.51±0.04（SE）周径/秒；5～15 岁儿童为 1.34±0.03（SE）周径/秒。

以上心功能指标，均明显受前、后负荷的影响，因此必须排除这些因素后，才能更好地反映心脏收缩功能。

（2）多普勒超声心动图

1）多普勒超声心动图测定心排血量：心脏主要功能是排血。心排血量的指标包括：每搏量（SV）、心排血量（CO）和心排血指数（CI）。用超声的方法测出主动脉横截面积（A）和收缩期流速积分（VI）后，即可按如下公式计算每搏量：

$$SV = A \cdot VI$$

CO 可由 SV 与心率（HR）的乘积得出：

$$CO = SV \cdot HR = A \cdot VI \cdot HR$$

$$CI = \frac{CO\ (L/min)}{体表面积\ (m^2)}$$

CI 不受年龄和心率的影响，是反映心功能最常用的指标。

2）脉冲多普勒超声心动图测定心室舒张功能

①二尖瓣血流图：心室舒张功能由多种因素互相作用决定。心室舒张时，心室内压力下降，房室瓣开放，血液由心房经房室瓣进入心室。利用脉冲多普勒超声技术测定二尖瓣、三尖瓣血流速度并进行血流频谱分析可反映心室舒张功能（图 16-4）。

正常的二尖瓣、三尖瓣流速曲线呈正向双峰。第一峰较高，出现在心室快速充盈期，称 E 峰。第二峰较低，出现在心房收缩期，称为 A 峰。

E 峰：为 E 波的峰值流速，舒张功能异常者常有 E 峰减低；A 峰：为 A 波的峰值流速，舒张功能异常者 A 峰增高；E/A：E 峰/A 峰的血流速度的比值，是敏感反映心室舒张功能的指标，舒张功能异常者 E/A 减低。

二尖瓣血流 E 波减速时间（DT）正常值为（193±23）ms。舒张功能异常时 DT 延长，可用于评价快速充盈率。

②等容舒张时间（IVRT）：指主动脉瓣关闭到二尖瓣开放的时间，正常值为（69±12）ms。它表示心肌舒张的速率，但受后负荷和心率的影响。舒张功能异常时 IVRT 延长（>100 ms）。

③肺静脉血流图：正常肺静脉血流频谱有两个较大的顺向波：S 波（心室收缩期）和 D 波（心室舒张期），随后有一个很小的逆向反流波，即 AR 波（心房收缩时）。肺静脉血流图检查的指征是对正常二尖瓣血流图和二尖瓣血流图的假

性正常化进行鉴别。在假性正常化时，肺静脉血流图逆向 AR 波增大、增宽。其产生的机制是左心室舒张松弛性减低或左心室僵硬度增加，心房代偿性收缩增强，因而，左心房内血流反流入肺静脉，产生振幅高而宽的肺静脉 AR 波。

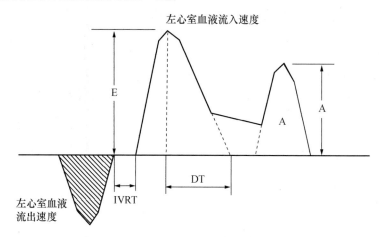

图 16-4　舒张功能参数
A：第 2 峰流速；DT：减速时间；E：第 1 峰流速；IVRT：等容舒张时间。

3）心肌作功指数（myocardial performance index）亦称 Tei 指数。Tei 指数用于评价心室整体功能（收缩功能和舒张功能）的指标。多采用脉冲多普勒检测血流的方法，亦可应用 TDI 技术测定 Tei 指数，如图 16-5 所示。Tei 指数从出生至 3 岁之间有所下降，但 3 岁以后至成人阶段保持相对稳定。测量方法简便、重复性强，且不受心率、心室几何形态和压力影响。

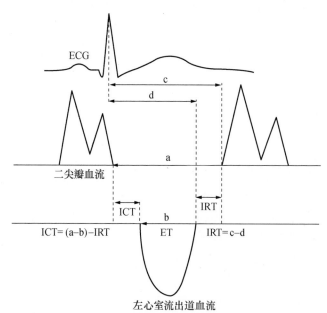

图 16-5　Tei 指数测量示意图
ICT：等容收缩时间；IRT（IVRT）：等容舒张时间；ET：射血时间。

Broch 等将充血性心力衰竭患者的 Tei 指数和左心导管有创性检查对照比较，心力衰竭患者 Tei 指数明显延长。将 Tei 指数以 0.47 为分界，区分充血性心力衰竭的敏感性为 86%，特异性为 82%。Tei 指数和左心室舒张期末压显著相关（$r=0.46$，$P<0.01$）[7]。

（3）组织多普勒显像（tissue Doppler imagin，TDI）：是采用特殊滤波装置将高频率和低振幅的血流信号删除而保留低频率和高振幅的室壁运动信号，并以色彩、频谱或曲线选择性地显示室壁运动的频率或振幅信息的显像技术。TDI可反映心肌局部收缩和舒张功能。

心肌速度梯度（MVG）指心内膜与心外膜速度之差与室壁厚度的比值。MVG用于定量分析局部室壁运动，可准确反映左心室局部收缩及舒张功能，定量评价左心室整体功能。

四、诊断[6,8]

（一）心力衰竭诊断

心力衰竭的诊断是综合病因、病史、症状、体征及客观检查而作出的。

首先应有明确的器质性心脏病的诊断或具有引起心力衰竭的病因。心力衰竭的症状和体征是诊断心力衰竭的重要依据。

（二）心力衰竭类型的判断

1. 急性和慢性心力衰竭　心力衰竭依据其发生速度、发展过程及机体是否具有充分时间发挥其代偿机制，被分为急性和慢性心力衰竭。

（1）急性心力衰竭：是由于突然发生心脏结构或功能异常，导致短期内心排血量明显下降，器官灌注不良及静脉急性淤血。急性心力衰竭可表现为急性肺水肿或心源性休克。见于心脏手术后低心排血量综合征、暴发性心肌炎和心肌梗死。

（2）慢性心力衰竭：是逐渐发生的心脏结构和功能异常，或急性心力衰竭渐变所致。一般均有代偿性心脏扩大或肥厚及其他代偿机制参与，心室重构是其特征。稳定的慢性心力衰竭患儿在多种因素作用下（如感染、心律失常、治疗中断等）可突然出现急性加重期表现，又称慢性心力衰竭急性失代偿（急性发作）。

2. 左心衰竭、右心衰竭和全心衰竭

（1）左心衰竭：为左心室代偿功能不全引起，临床上以肺循环淤血及心排血量降低表现为主。

（2）右心衰竭：为右心室代偿功能不全引起，临床上以体循环淤血表现为主。单纯右侧心力衰竭主要见于肺源性心脏病、肺动脉瓣狭窄及原发性或继发性肺动脉高压等。

（3）全心衰竭：指左、右心室同时受累，左侧与右侧心力衰竭同时出现；左侧心力衰竭后肺动脉压力增高，使右心负荷加重，长期后，右心衰竭相继出现。

3. 收缩性和舒张性心力衰竭　依据心室功能不全分为收缩性心力衰竭和舒张性心力衰竭：

（1）收缩性心力衰竭：是由于心室收缩功能障碍导致心脏泵血功能低下并有静脉淤血的表现。临床特点为左心室扩大、左心室收缩末期容量增大和射血分数降低（LVEF≤40%）。

（2）舒张性心力衰竭：是由于心室舒张期松弛和充盈障碍导致心室接受血液能力受损，表现为左心室充盈压增高并有静脉淤血的表现。目前尚无公认的舒张性心力衰竭的诊断标准。

Vasan和Levy（2000年）提出符合以下3项可确定诊断：①有慢性心力衰竭的证据：临床症状和体征、胸部X线检查等支持心力衰竭，对利尿剂的典型反应；②心力衰竭发病72h内左心室收缩功能正常（LVEF≥50%）；③心导管检查有左心室舒张功能障碍的证据：左心室舒张期末容量不增大情况下，左心室舒张期末充盈压升高，示左心室松弛/充盈/扩张性指标异常或左心室僵硬度异常[9]。

仅符合①②项者很可能为舒张性心力衰竭的诊断；而仅符合③项，但心力衰竭发病72h以外左心室收缩功能正常（LVEF≥50%）则可能为舒张性心力衰竭的诊断。

诊断舒张性心力衰竭时必须排除可能产生类似心力衰竭症状且LVEF正常的疾病，如缩窄性心包炎等。

无创法测定左心室舒张功能的评价：左心室舒张功能易受各种因素影响，准确地识别左心室舒张功能较困难。临床通常采用多普勒超声心动图记录的二尖瓣和肺静脉血流频谱估测左心室舒张功能。但需指出应用脉冲多普勒技术评价左心室舒张功能时，必须测量多项指标进行综合判断，单独应用某一指标评价左心室舒张功能可能导致偏差。

一般认为，左心室松弛性减退时，左心室等容舒张时间（指主动脉瓣关闭到二尖瓣开放的时间，IVRT）延长，二尖瓣血流E波速度（E峰）减低，二尖瓣血流E波减速时间（DT）延长，二尖瓣血流A波速度（A峰）升高，E/A＜

1，二尖瓣血流 A 波时间与肺静脉逆向血流时间的差值（A-AR 间期）正常或轻度缩短，肺静脉逆向血流速度（AR）轻度增大。左心室僵硬度增高时，IVRT 缩短，E 峰增大，DT 缩短，A 峰减小，E/A＞2，A-AR 间期明显缩短，AR 增高。左心室松弛性减退合并僵硬度增高时，IVRT 正常或延长，E 峰与 A 峰正常或减低，E/A 正常，DT 正常，A-AR 间期缩短，AR 显著增高。

脉冲多普勒充盈指标的动态变化，对左心室舒张功能的评估和随访可提供重要信息。

4. 低心排血量型和高心排血量型心力衰竭

（1）低心排血量型心力衰竭：指心排血量降低，以心排血指数（CI）表示，即心排血量/体表面积（CO/m²）＜2.5 L/(min·m²)。CI 正常范围为 3～5 L/(min·m²)。

（2）高心排血量型心力衰竭：指心排血量正常或高于正常，但心排血量相对减少，不能满足组织代谢需要。

高心排血量型心力衰竭主要是由于容量负荷过重导致心力衰竭，如左向右分流型先心病（以室间隔缺损为主）、急性肾小球肾炎时的循环充血、瓣膜关闭不全；某些疾病，如甲状腺功能亢进、严重贫血、脚气病（维生素 B₁ 缺乏）、体动静脉瘘等，因代谢增高（氧耗量增加）或静脉回流增加、外周阻力降低导致继发性容量负荷过重。

容量负荷过重所致心力衰竭的起始，心肌本身收缩（或舒张）功能多属正常，但发展到后期可伴有心肌继发性损害。

（三）心力衰竭临床状况评估[5,10]

根据纽约心脏病学会（NYHA）提出的小儿心脏病患者心功能分级，心力衰竭的程度分为 4 级。

Ⅰ级：体力活动不受限制。学龄期儿童能够参加体育课并且能和同龄儿童一样参加活动。

Ⅱ级：体力活动轻度受限。休息时无任何不适，但一般活动可引起疲乏、心悸或呼吸困难。学龄期儿童能够参加体育课，但是所能参加的活动量比同龄儿童小。可能存在继发性生长障碍。

Ⅲ：体力活动明显受限。少于平时一般活动即可引起症状，例如步行 15 min，就可感到疲乏、心悸或呼吸困难。学龄期儿童不能参加体育

活动，存在继发性生长障碍。

Ⅳ：不能从事任何体力活动，休息时亦有心力衰竭症状，并在活动后加重。存在继发性生长障碍。

以上的心功能分级适用于儿童。

婴儿可按 Ross 等提出的心力衰竭分级评分法来分级，见表 16-1。

表 16-1　婴儿心力衰竭分级评分法

	评分		
	0	1	2
喂养情况			
每次奶量（ml）	＞100	60～100	＜60
每次时间（min）	＜40	＞40	
体格检查			
呼吸频率（次/分）	＜50	50～60	＞60
心率（次/分）	＜160	160～170	＞170
呼吸型	正常	异常	
外周灌注	正常	减少	
S₃ 或舒张期隆隆样杂音	无	存在	
肝肋下缘（cm）	＜2	2～3	＞3

0～2 分无心力衰竭；3～6 分轻度心力衰竭；7～9 分中度心力衰竭；10～12 分重度心力衰竭。S₃第 3 心音；舒张期隆隆样杂音示左向右分流型先心病婴儿分流量大，肺动脉血流量显著增加。

最近，Connolly 等提出纽约大学儿科心力衰竭指数，可供小儿心力衰竭临床状况评估参考（见表 16-2）[11]。

表 16-2　纽约大学儿科心力衰竭指数

分数	症状和体征
+2	超声心动图显示心功能异常或出现奔马律
+2	水肿或胸腔积液、腹水
+2	生长障碍或恶病质
+1	通过体格检查或胸部 X 线发现心脏明显增大
+1	体力活动不耐受或喂养时间延长
+2	体格检查发现外周灌注不良
+1	通过听诊或胸部 X 线发现肺水肿
+2	安静休息时窦性心动过速
+2	肝颈静脉反流征（retractions）
	肝大
+1	肋缘下＜4 cm
+2	肋缘下＞4 cm
	心动过速或呼吸困难
+1	轻到中度

续表

分数	症状和体征
+2	中到重度
	应用药物反应
+1	地高辛
	利尿剂
+1	低到中等量
+2	大量或一种以上的利尿剂
+2	ACEI 或其他血管扩张剂或血管紧张素受体拮抗剂
+1	β受体阻滞剂
+2	抗凝药（并非因为人工瓣膜而应用）
+2	抗心律失常药物或应用 ICD
	生理因素
+2	单心室

心力衰竭的严重程度取决于症状和体征、应用药物和心室的生理结构。各项得分相加得到总分。总分从 0 分至 30 分。0～2 分为无心力衰竭，分数大小与心力衰竭严重程度呈正比，30 分为极严重心力衰竭。

（四）BNP 对心力衰竭的诊断价值[12-23]

1. BNP 的合成和分泌　前 B 型利钠肽原（pre-pro BNP）是以 134 个氨基酸组成的多肽在心肌细胞内合成。在心肌细胞内 pre-pro BNP 被切下一段 26 个氨基酸组成的信号肽（signal），另一段为 108 个氨基酸组成的 B 型利钠肽原（pro BNP）；pro BNP 进一步裂解为 76 个氨基酸组的 N-端 B 型利钠肽原（NT-pro BNP）与具有生物活性的 32 个氨基酸组成的 BNP，并同时被分泌到细胞外进入血液循环（图 16-6）。

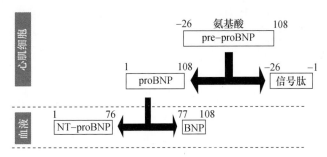

图 16-6　BNP 的结构和活性位点

2. BNP 用于心力衰竭的诊断　心力衰竭时，患者利钠肽类循环水平升高，可作为辅助诊断心力衰竭客观的生化标记物。其中 BNP 和 NT-pro BNP 作为诊断标记物更为敏感和可靠，因两者以 1∶1 比例存在，故均可作为诊断标记物。NT-pro BNP 具有更高的血浆浓度稳定性（半衰期为 60～120 min，生理活性相对稳定，冻存－70℃活性可保存数月；BNP 半衰期为 20 min）。

BNP 是心肌分泌的重要肽类激素，心力衰竭时由于室壁应力增加，导致其分泌和释放增加。BNP 循环水平升高与心室容量负荷过重、心室功能和血流动力学密切相关。

美国 FDA 已批准检测血浆 BNP 辅助诊断心力衰竭的方法。《2001 年欧洲心力衰竭指南》建议以血浆 BNP 的检测作为筛选诊断心力衰竭的指标，以鉴别心源性和非心源性呼吸急促。

（1）心室功能不全判断：Maise 等对 200 例患者同时进行血浆 BNP 浓度检测和超声心动图检查进行对比，超声心动图心功能正常患者（$n=105$）血浆 BNP 浓度为（37±6）pg/ml；而诊断为收缩功能不全患者（$n=53$）血浆 BNP 为（572±115）pg/ml；诊断为舒张功能不全患者（$n=42$）血浆浓度为（391±89）pg/ml。以血浆浓度 75pg/ml 为界线诊断心室功能不全，其特异性为 98%，提示检测 BNP 浓度可用于心功能不全的诊断。

Yamaguchi 等（2004 年）研究发现血浆 BNP 升高有助于对舒张性心力衰竭（DHF）的诊断。研究者从急性肺水肿患者中选择出经超声心动图证实 LVEF≥45% 且应用利尿剂、血管扩张剂病情平稳 1 年以上的患者为 DHF 组（$n=19$），同时连续入选高血压患者为对照组（$n=22$）。研究结果发现，DHF 组左心房内径明显大于对照组（$P<0.05$），血浆 BNP 水平明显高于对照组（$P<0.01$），NYHAI级的 DHF 患者明显高于对照组［（96±29）pg/ml $vs.$（31±5）pg/ml］。研究者认

为在收缩功能正常的患者，血浆 BNP 升高是舒张功能不全的标志。

（2）心源性和非心源性呼吸急促鉴别诊断价值：Morrison 等研究 321 例因主诉呼吸急促患者的血浆 BNP 浓度。最终确诊为心力衰竭患者（$n=134$）血浆 BNP 浓度为（758.5 ± 798）pg/ml；而最终确诊为肺部疾病患者（$n=85$）血浆 BNP 浓度为（61 ± 10）pg/ml。

黄陈军等[24]对 111 例呼吸困难患者测定 N 端心房利钠肽原（NT-proANP）和 NT-proBNP，结果有呼吸困难心力衰竭患者较有呼吸困难非心力衰竭患者显著增高。心房利钠肽（ANP）诊断心力衰竭的敏感性和特异性均为 90%；BNP 诊断心力衰竭的敏感性为 94%，特异性为 95%。

上述资料表明，ANP 特别是 BNP 对心力衰竭的诊断有高度敏感性和特异性，对于鉴别呼吸困难是否为心源性具有重要意义。

（3）BNP 与 NYHA 心功能分级：Maisel 等对心力衰竭患者 NYHA 分级和血浆 BNP 水平相对应进行研究，发现两者呈显著正相关。NYHA I 级患者（$n=18$）为（244 ± 286）pg/ml，II 级患者（$n=152$）为（389 ± 374）pg/ml，III 级患者（$n=361$）为（640 ± 447）pg/ml，IV 级患者（$n=276$）为（817 ± 435）pg/ml[16-17]。

黄陈军等检测血浆 NT-pro BNT 和 NT-pro ANP 浓度水平与 HYHA 心功能分级相关分析，亦见到随 NYHA 心功能分级增加而 BNP 和 ANP 显著相应升高的现象[24]。

（4）BNP 与无症状性心力衰竭：无症状性心力衰竭指 LVEF 已降低，但临床无充血症状（相当于 NYHA 心功能分级 I 级）。Suzuki 等[23]发现血浆 BNP 浓度可反映无症状左心室功能障碍患者的收缩功能和舒张功能。陈协兴等发现无症状性心力衰竭组患者（$n=20$）的血浆 BNP 水平显著高于正常对照组（$n=30$），血浆 BNP 浓度分别为（439.0 ± 142.8）pg/ml 和（109.3 ± 37.0）pg/ml。

3. BNP 对小儿心力衰竭诊断的评估

（1）正常健康小儿血浆 BNP（或 NT-proBNP）浓度水平的检测：根据 Kumii 等及 Koch 和 Singer 报道正常健康新生儿在出生后血浆 BNP 浓度水平有迅速变化外，其他年龄组血浆

BNP 水平与年龄无显著相关性。

Mir 等[18]（2003 年）对 153 名正常足月新生儿（日龄，平均 5.1 天，范围 0～30 天），分别采取外周静脉血（$n=116$）和脐静脉血（$n=37$）检测血浆 BNP 和 ANP 浓度水平（荧光免疫法）。研究发现脐静脉血和出生即刻外周静脉血 NT-proBNP 和 NT-proANP 无显著差异。血浆 NT-proBNP 水平在生后 2 天内和 NT-proANP 水平在生后 4 天内均显著增加，可能为从胎儿至新生儿循环生理变化的结果。

（2）血浆 BNP 检测用于小儿心力衰竭的诊断：Mir 等对 31 例心力衰竭患儿（年龄 1 月至 14 岁）检测血浆 NT-proBNP 水平显著增加，均值 846 fmol/ml（范围 219～2718 fmol/ml），而正常对照组均值为 311 fmol/ml（范围 74～654 fmol/ml）。心力衰竭患儿 NT-pro BNP 水平与 LVEF 呈负相关（$r=0.53$）；与临床心力衰竭心功能分级呈正相关（$r=0.74$）。研究结果表明：NT-pro BNP 水平有助于心力衰竭病情轻重程度和心功能的判断以及心力衰竭治疗的监测[19]。

Chuchi 等对心力衰竭患者和正常对照人群进行研究。按 NYHA 心功能分级（I～IV）评分，并同时检测心脏自主神经活性（cardiac autonomic nervous activity，CANA）和神经内分泌活性（neurohormonal activites，NHA）的指标。CANA 指标包括压力感受器反射敏感性（RAS）、心率变异性（HRV）、肾上腺素能成像（123I-MIBG 心肌显像）；NHA 指标包括血浆去甲肾上腺素（NE）、血浆肾素活性（PRA）和血浆利钠肽类（BNP 和 ANP）。研究发现，CANA 的指标对应从正常至 NYHA II 级的患者可观察到随心功能级别的变化，BAS、HRV 及肾上腺素能成像呈现递减现象（$P<0.001$）。然而，这些指标在 NYHA II 级至 NYHA III、IV 级之间没有显著变化，而反映神经内分泌活性的指标呈现成比例递增现象（$P<0.001$）。然而，血浆 NE、PRA 指标在正常到 NYHA II 级之间无显著变化，但利钠肽类（BNP 和 ANP）指标可以区分所有的 NYHA 级别。研究结果表明：神经内分泌活性指标 BNP 和 ANP 有助于对处于术后稳定期的先天性心脏病患者从轻微到严重的心力衰竭程度进行分级。但应谨慎关注年龄和手术相关因

素对这些指标的影响。

刘坚等对婴幼儿肺炎伴心力衰竭和不伴心力衰竭两组患儿的血浆 NT-proBN 浓度水平进行研究，结果表明：婴幼儿伴心力衰竭患儿 NT-proBNP 浓度水平显著增加，有助于诊断，诊断界点定为 710fmol/ml。

（3）BNP 与左向右分流型先天性心脏病：Kuni 等[14]对 154 例先心病伴容量负荷过重患儿（VSD 患儿 91 例、PDA 患儿 29 例、ASD 患儿 34 例）检测血浆 BNP 浓度水平，发现 VSD 和 PDA 患儿血浆 BNP 水平与肺循环血流量/体循环血流量（Qp/Qs）、左心室舒张末期容积（LVEDV）、右心室压/左心室压峰值（Peak-PVP/LVP）均呈高度正相关；ASD 患儿血浆 BNP 水平与 Qp/Qs、右心室舒张末期容积（RVEDV）呈高度正相关。

尤其在 VSD 患者，作为与 Qp/Qs 比值为 1.5～2.0 相对应的指标，BNP 的水平为 20～35 pg/ml 是对敏感性和特异性而言最佳的范围。在 VSD、PDA 和 ASD 患儿，BNP 水平对估计外科治疗指征非常有用，20～35 pg/ml 是适当的切点。

国外对 59 例 VSD 患儿（年龄 3 月至 13 岁，平均 3.1 岁）检测血浆 BNP 和 ANP 浓度水平，同时进行心导管检查计算血流动力学参数，进行两者相关分析。结果发现血浆 BNP 与 ANP 高度正相关（ANP＝2.1×BNP＋25 pg/ml；r＝0.81，$P<0.0001$）。此外，由血浆 BNP＝20pg/ml 及 ANP＝50pg/ml 推测患儿的平均肺动脉压为 20 mmHg 的灵敏度分别为 82% 和 97%，特异度分别为 89% 和 84%。研究结果表明：血浆

BNP、ANP 可反映肺动脉以及右心室的压力和容量负荷，并可能有助于识别室间隔缺损并发肺动脉高压需要早期干预的病人。

（五）人类心力衰竭时肌增重蛋白的作用

肌增重蛋白（myotrophin）是一个心肌肥厚诱导因子。与核转录因子（NF-κB）相互作用，在心力衰竭中被激活及调节心肌蛋白的表达。推测它在心力衰竭中起重要作用，O'Brien 等[25]用竞争结合测量法检测人的肌增重蛋白，测量 120 例心力衰竭病人和 130 例年龄性别相匹配的正常对照者。研究结果表明：肌增重蛋白存在于血浆中，记录标准化后与对照组相比，心力衰竭病人肌增重蛋白明显升高。在对照组中，肌增重蛋白与年龄性别无关。而男性心力衰竭病人血浆水平比女性高（$P<0.001$）。肌增重蛋白水平与 NYHA 分级呈负相关。

提示心力衰竭时肌增重蛋白早期被激活，以男性明显；这个血浆水平与疾病严重程度呈反比；肌增重蛋白与 NF-κB 介导的基因转录有关。

五、治疗[5-6,8,15,26-36]

治疗原则：①去除病因；②减轻心脏负荷；③改善心脏功能（收缩及舒张功能）；④保护衰竭心脏。

治疗目标：急性心力衰竭以循环重建和挽救生命为目的；慢性心力衰竭应包括提高运动耐量，改善生活质量，降低病死率。

治疗对策：Katz 总结 40 年来心力衰竭治疗对策的演变，分为 5 个阶段（见表 16-3）。

表 16-3　充血性心力衰竭治疗对策的演变（Katz）

第一阶段（1948—1968）	强心苷类制剂和利尿剂
强心苷	正性肌力作用
利尿剂	前负荷↓
第二阶段（1968—1978）	血管扩张药
α 受体阻滞剂	前负荷↓，后负荷↓
硝酸酯制剂	前负荷↓
小动脉扩张剂	后负荷↓
钙通道阻滞剂	后负荷↓

第三阶段（1978—1988）	正性肌力药
β受体激动剂	正性肌力作用和松弛作用
钙敏感性增强剂	正性肌力作用
磷酸二酯酶抑制剂	正性肌力作用和松弛作用
第四阶段（1988至今）	保护衰竭心脏（神经内分泌调节）
血管紧张素转化酶抑制剂	前负荷↓，后负荷↓，抑制血管紧张素Ⅱ刺激，负性肌力作用
（包括血管紧张素Ⅱ受体拮抗剂）	抑制交感神经刺激，负性肌力作用
β受体阻滞剂	纠正心肌异常
第五阶段（未来）	改变心肌异常基因的表达

摘自 Katz AM；Changing strategies in the management of heart failure. J Am Coll Cardiol，1989，13；513-523 并修改。

如何合理地应用这些治疗对策，仍是儿科临床医师所研讨的一个重要课题。

（一）强心苷

强心苷作用于心肌细胞膜上的 Na^+-K^+-ATP酶抑制其活性，使细胞内 Na^+ 浓度升高，通过 Na^+-Ca^{2+} 交换使细胞内 Ca^{2+} 升高，增强心肌收缩。强心苷主要通过正性肌力作用，负性传导作用（减慢房室结传导）及负性频率作用而起效应。迄今为止以地高辛为代表的强心苷，仍是儿科临床上广泛使用的强心药物之一。

强心苷的治疗量与正性肌力作用呈线性关系，即小剂量有小作用，随剂量递增正性肌力作用亦见加强，直到出现中毒为止。近年已将强心苷类药物的剂量（负荷量）予以调低。

强心苷的清除量和体存量密切相关，即体存量多则清除多，体存量少则清除少，而不是按固定量清除。故开始不用负荷量，仅每日给予口服维持量（维持量法），经过一定时间（4～5个半衰期，婴幼儿地高辛半衰期32.5 h）血浆药物浓度也可以达到稳定状态，即口服维持量与清除量相等。这时强心苷药水平和开始先用负荷量以后再给维持量（负荷量法）所达到的水平相同（图16-7）。

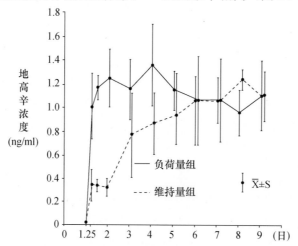

图16-7 负荷量组和维持量组血浆地高辛浓度的比较

（二）非强心苷类正性肌力药

心力衰竭是由于心肌收缩力减低，强力的正性肌力药物有一定的治疗意义。但有其局限性，会增加心肌能量消耗。

1. 作用机制 均与改善心肌细胞钙动力学有关。即通过各种机制增加细胞 Ca^{2+} 浓度或通过增加心肌肌钙蛋白对 Ca^{2+} 的敏感性发挥正性肌力作用（图16-8）。

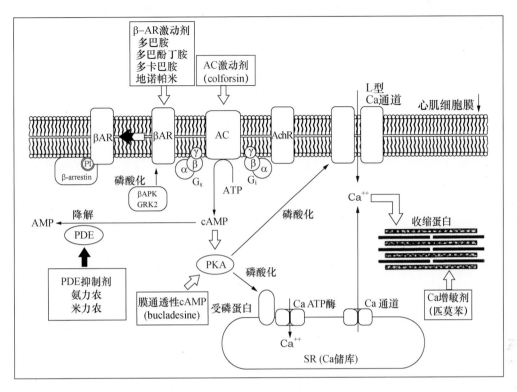

图 16-8　非强心苷类正性肌力药作用机制的示意图

β-AR：β 肾上腺素能受体；AC：腺苷酸环化酶；AchR：乙酰胆碱受体；Gs：兴奋型 G 蛋白；Gi：抑制型 G 蛋白；
PDE：磷酸二酯酶；PKA：蛋白激酶 A；SR：肌浆网；β-ARK：β-AR 激酶；GRK2：G 蛋白偶联受体激酶 2；β-ar-
restin：β-阻碍素。

　　（1）增加心肌细胞内环腺苷酸（cAMP）含量：cAMP 作为第二信使，其激活依赖蛋白激酶 A（PKA），通过对心肌细胞及肌浆网（SR）上某些蛋白的磷酸化，促进细胞 Ca^{2+} 内流，心肌收缩力增强；提高 SR 的 Ca^{2+}-ATP 酶活性，加速胞浆中 Ca^{2+} 摄回 Ca 库，心肌舒张。可分为：①β 受体激动剂：与心肌细胞膜上的 β 受体结合，通过兴奋型 G 蛋白（Gs）α 亚基，激活腺苷酸环化酶（AC），进而催化 ATP 生成 cAMP。②磷酸二酯酶（PDE）抑制剂：通过抑制磷酸二酯酶 F-Ⅲ（PDEF-Ⅲ）活性使细胞内 cAMP 的降解受阻，cAMP 增高。③AC 激动剂：直接兴奋 AC 的活性，催化 ATP 生成 cAMP。

　　（2）膜通透性 cAMP 药：具有通透细胞膜的 cAMP 诱导体，直接激活 PKA，使心肌细胞上的 L 型 Ca^{2+} 通道和肌浆网（SR）膜上的受磷蛋白磷酸化。

　　（3）钙敏感性正性肌力药（钙增敏剂）：主要为加强肌钙蛋白对 Ca^{2+} 的亲和力作用，而不增加细胞内 Ca^{2+} 浓度。

　　2. 临床应用

　　（1）β 受体激动剂：主要药物有多巴胺（DP）和多巴酚丁胺（DOB）。

　　多巴胺：DP 的生物学效应与剂量大小有关，小剂量 $2\sim5\ \mu g/(kg\cdot min)$ 主要兴奋多巴胺受体，能增加肾血流量，尿量增多；中等剂量 $5\sim15\ \mu g/(kg\cdot min)$ 主要兴奋 β_1 受体增强心肌收缩力并使肾血流量增多；大剂量 $>15\ \mu g/(kg\cdot min)$ 主要兴奋 α_1 受体使肾血流量减少，可引起外周血管阻力和肺血管阻力增加及心率加快，从而进一步增加心肌氧耗量。中等剂量对小儿较为适宜，心力衰竭时可改善血流动力学效应，如心排血量（CO）增加，肾血流量（RBF）增加，外周血管阻力（SVR）降低，但可使肺血管阻力增加及动脉血压（BP）增高。有研究者发现，但在婴幼儿上述 DP 血流动力学效应与剂量关系可呈现不同表现，某些情况下可用较大剂量 $15\sim20\ \mu g/(kg\cdot min)$ 而不兴奋 α_1 受体（图 16-9）。

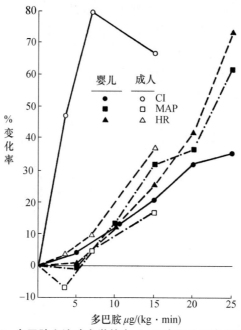

图 16-9　多巴胺血流动力学效应（<2 岁婴儿和成人的比较）

Cl：心排血指数；MAP：平均动脉压；HR：心率。

急性心力衰竭伴有心源性休克或低血压以及少尿者宜选用 DP，但肺血管阻力升高者宜慎用。DP 的正性变速作用及心肌氧耗量增加为其缺点，使用时避免漏出血管外（局部坏死），禁与碱性药伍用（失活性）。

多巴酚丁胺：主要作用于 β_1 受体，亦可作用于 β_2 受体。本药的特点是：①有研究者发现，临床应用的血流动力学效应优于 DP，但 DOB

的增加心排血量效应与剂量和年龄呈正相关，即新生儿及婴儿较儿童效果差（图 16-10）：②某些情况下，能降低肺动脉楔压（尤其是严重心力衰竭时），但在新生儿肺动脉楔压却随剂量增加而升高（可能与使肺血管收缩有关）；③易产生耐药性（β 受体信号途径失敏），一般用药不超过 24～72 h；④不伴有低血压的急性心力衰竭，尤其是手术后低心排血量综合征时宜选用。

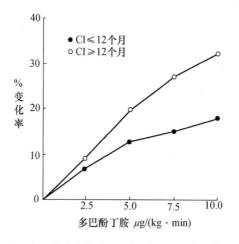

图 16-10　多巴酚丁胺血流动力学效应（剂量、年龄与心排血指数呈正相关）

DP 和 DOB 已广泛用于临床，多用于紧急情况的急性心力衰竭、危重难治性心力衰竭、心源性休克患儿。但这类药物只能通过静脉滴注用

药，并具有正性变速性作用及致心律失常作用，且使心肌耗氧量增加，临床应用受到限制。

DP 和 DOB 联合应用，常取得较好疗效。

对心源性休克患者各 7.5 μg/(kg·min)；其效应是肺动脉楔压不升高，心排血量增高，血压上升。

（2）磷酸二酯酶抑制剂（PDEI）：此类药物具有正性肌力及血管扩张作用，能明显改善心力衰竭患者的血流动力学，不影响心率，也不影响心肌耗氧量。PDEI 适用于心脏手术后心力衰竭或持续肺动脉高压者。

①氨力农（amrinone）：长期口服不良反应大（血小板减少发生率达 15%～20%），已停止生产。由于短期不良反应较少并有改善血流动力学作用，故仅供静脉注射用于急性心力衰竭的短期治疗，静注首次负荷量为 0.5～1 mg/kg，5～10 min 缓慢注入，继以 5～10 μg/(kg·min) 静脉滴注，连用7～10天。氨力农具有选择性扩张肺血管作用，取决于患儿肺动脉压力和全肺阻力（TPR）大小，肺动脉高压和（或）TPR＞3 Wood/m² 时，肺小动脉阻力（PAR）降低明显。

②米力农（mirinone）：临床证明对急性和慢性心力衰竭急性发作均有较好疗效。据报道长期服用患者死亡率较服安慰剂者增加，故适宜短期静脉应用。静注首次剂量 50 μg/kg（10～15 min），维持量 0.25～0.5 μg/(kg·min)，静脉滴注维持24～48 h。

③奥普力农（olprinone）：临床用于先心病手术后伴重症心力衰竭和肺动脉高压（原发性或继发性）危象者。静脉滴注剂量从 0.1 μg/(kg·min)开始，逐渐增量，最大剂量 0.4 μg/(kg·min)。

磷酸二酯酶抑制剂短期治疗，均有临床症状及血流动力学参数的改善，但长期治疗不良反应多，对长期生存率可能有不利影响，故多用于急性心力衰竭或难治性心力衰竭的短期治疗。

低心排血量综合征（LCOS）是导致病情恶化甚至死亡的重要原因。众多研究表明米力农可以改善手术后 LCOS 患儿的心脏功能。Chang 等曾经对 10 例心脏手术后 LCOS 新生儿〔年龄为出生后 3～27 天，平均心排血指数（CI）为 2.1L/(min·m²)〕给予静脉应用米力农，静注首次剂量 50 μg/kg，以 0.5 μg/(kg·min) 速度维持，结果发现用药后患儿的心排血指数（CI）、左和右心室每搏作功指数（LVSWI 和 RVSWI）均有显著提高，而左右心房压、平均主动脉收缩压、肺动脉压、外周血管阻力及肺血管阻力显著下降。同样，Bailey 等也曾经报道 20 例（年龄为 3～22 个月）心脏手术后 LOCS 患儿应用米力农后心排血指数平均上升 18%。

PRIMACORP 试验（prophylactic intravenous use of milrinone after cardiac operation in pediatrics，2003 年）的目的是评价对于具有发生 LCOS 高危因素患儿预防性应用米力农的疗效与安全性。PRIMACORP 0 试验是一个多中心（美国北部地区 31 个医疗中心参加）随机、双盲安慰剂对照试验。入组对象（$n=238$）均≤6 岁，曾经接受双侧心室手术，手术步骤包括体肺循环连通，随机分成 3 组，低剂量组：米力农首剂量 25 μg/kg（＞60 min）而后以 0.25 μg/(kg·min) 维持 35 h；高剂量组：首剂量 75 μg/kg，而后以 0.75 μg/(kg·min) 维持 35 h；另一组为安慰组。结果表明在应用高剂量米力农患儿可使 LCOS 的发生率降低 64%，而低剂量米力农患儿 LCOS 发生率亦有下降趋势。药物不良反应的发生率 3 组无显著差异。

（3）AC 激动剂：考福新（colforsin）系水溶性福斯考新（forskolin）诱导体，直接刺激 AC 触酶蛋白，使细胞内 cAMP 浓度增高，具有较强的正性肌力和血管扩张作用。适用于重症心力衰竭或其他抗心力衰竭药物疗效不佳者。

（4）膜通透性 cAMP 药：布拉地新（bucladesin）系通透细胞膜的 cAMP 诱导体，直接激活 PKA，具有正性肌力、降低外周血管阻力和增加肾脏血流等药理作用。尤其是对 β_1 受体下调导致的心力衰竭患者有效。布拉地新静脉滴注用量 10～200 μg/(kg·min)。环腺苷酸葡甲胺系葡甲胺作为配基与环腺苷酸（cAMP）结合。增强 cAMP 的脂溶性，易于透过细胞膜，使 cAMP 的作用最大限度发挥。静脉滴注用量为 3～4 mg/kg，溶于 5%～10% 葡萄糖液内，1～2 次/天，5～7 天为一个疗程。

（5）钙敏感性正性肌力药：匹莫苯（pimobendan）除可加强肌钙蛋白对 Ca^{2+} 亲和力外，尚有抑制 PDEⅢ 的作用。心力衰竭患者短期用药能增加心排血量，降低肺动脉楔压。Ohta 等对 20 例（平均年龄 4 岁）先天性心脏病（包括

Fontan 术后）伴慢性心力衰竭患儿，口服匹莫苯 0.018～0.057 mg/(kg·d)，平均（0.033±0.014) mg/(kg·d)，分 2～3 次服。结果表明：临床心功能分级及周径纤维缩短率多有改善。

正性肌力药物的适应证：根据《ESC 急性心力衰竭诊断与治疗指南》，外周低灌注状态（低血压、肾功能下降）伴或不伴淤血或肺水肿，使用最佳剂量的利尿剂和血管扩张药无效时，应使用正性肌力药。急性收缩功能不全性心力衰竭患者的正性肌力药物应用方案参见图 16-11。

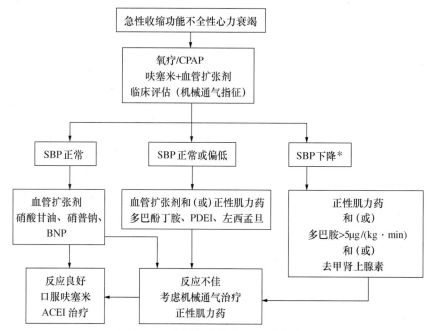

图 16-11　正性肌力药在 AHF 中的应用

SBP：收缩期动脉血压；CPAP：持续正压通气；* 血压下降指：SBP＜该年龄组第 5 百分位，或＜该年龄组正常值－2 个标准差，即 1～12 个月，＜70 mmHg；1～10 岁，＜70 mmHg＋[2×年龄（岁）]；≥10 岁，＜90 mmHg。本图依《2005 年 ESC 急性心力衰竭诊断与治疗指南》修改。

根据急性心力衰竭临床表现：循环淤血（即体循环、肺循环淤血）表现和周围循环灌注不足 [包括脉压＜25％、交替脉、症状性低血压、四肢冷和（或）精神障碍等] 可分为 4 个类型。

干/暖（dry/warm）型：无循环淤血表现，无周围循环灌注不足；

湿/暖（wet/warm）型：有循环淤血表现，无周围循环灌注不足；

干/冷（dry/cold）型：无循环淤血表现，有周围循环灌注不足；

湿/冷（wet/cold）型：有循环淤血表现，有周围循环灌注不足。

对不同类型心力衰竭予以相应治疗（图 16-12）。

一般而言，急性心力衰竭不推荐使用地高辛，除非伴有室上性快速性心律失常（如心房颤动）。强心苷抑制心肌 Na^+/ATP 酶，因此增加 Ca^{2+}/Na^+ 交换而产生正性肌力作用。在急性收缩性心力衰竭，强心苷仅轻度增加心排血量，应使用其他合适的治疗措施（如非强心苷类正性肌力药物，静脉给药）。地高辛仅可用于长期治疗措施的开始阶段（慢性收缩性心力衰竭急性失代偿期）而发挥部分作用。

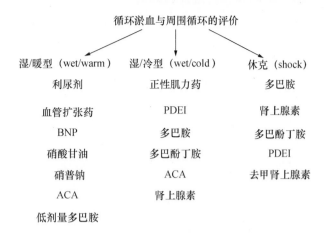

图 16-12　急性心力衰竭的药物治疗

ACA：腺苷酸环化酶（AC）激动剂（摘自：日本小儿科诊疗，69 卷创刊号，2006）。

（三）利尿剂

目前常用的利尿剂通过抑制肾小管的不同部位，以阻止钠和水的再吸收产生利尿作用，从而直接减轻水肿，同时减少血容量及回心血量，降低左心室充盈压，即减轻前负荷。

1. 利尿剂的应用　对充血性心力衰竭者可根据病情轻重、利尿剂的作用机制及效应，合理选择或联合应用利尿剂。

（1）噻嗪类利尿剂：主要作用在远端肾曲小管，抑制钠的再吸收，远端钠与钾的交换增多，亦促进钾的排出。此类药包括氢氯噻嗪、氯噻酮，用于轻、中度心源性水肿患儿。

（2）袢利尿剂：主要作用于 Henle 袢上升支，能可逆性地抑制 Na^+、K^+、Cl^- 的转运，抑制钠、氯的再吸收。利尿作用强大迅速，用于急性心力衰竭伴有肺水肿或重症及难治性心力衰竭患儿。此类药物包括呋塞米、布美他尼等。必要时加大呋塞米或布美他尼的剂量。袢利尿剂合用卡托普利可加强利尿作用和纠正低钾血症。袢利尿剂耳中毒（第 8 对脑神经）现象明显。布美他尼的生物利用度和作用均超过呋塞米，耳中毒程度较轻。

（3）保钾利尿剂：主要作用于远端肾曲小管和集合管，包括螺内酯、氨苯蝶啶及阿米洛利等，前者有竞争性抑制醛固酮作用，适用于醛固酮增高的水肿患者，后两种可抑制远端肾曲小管及集合管的 Na^+ 吸收及 K^+ 与 H^+ 的交换。最近证明：螺内酯可抑制醛固酮引起的心肌间质纤维化。目前一般在 NYAH 心功能Ⅲ级和Ⅳ级的患者常规治疗基础上加用小剂量螺内酯治疗。如出现高血钾或肾功能不全，螺内酯应适当减量或停用。

（4）同类的利尿剂合用，一般无协同作用，尚可增加不良反应。

（5）反复应用利尿剂可表现为抗药性。应注意用药是否合理，是否存在体液或电解质紊乱（低钠血症、低钾血症、低血容量）。如出现利尿剂抗药性可采取：①静脉应用利尿剂；②联用两种以上的利尿剂；③短期应用增加肾血流的药物；④加用 ACEI（从小剂量开始逐渐增加到常规剂量）。

（6）利尿剂正确的剂量应当是以保持病人出现过量的体液潴留为原则，应高度个体化。

（四）血管扩张药

一般对心脏无直接作用，主要作用于静脉侧的容量血管或动脉侧的阻抗血管。作用于前者可增加静脉血管容量，使增高的左心室充盈压及左心室舒张末期压力（前负荷）降低，从而减轻肺淤血；作用于后者能使左心室壁应力及外周血管阻力（后负荷）降低，从而增加心排血量。血管扩张剂一般均可使左心室壁张力下降，而减少心肌耗氧量，从而改善心肌代谢。

1. 适应证　血管扩张药对心力衰竭的血流动力学影响，可因患儿的临床情况而异，对左心室充盈压增高者，血管扩张药可使心排血量增加；反之，对左心室充盈压降低或正常者，则可使心排血量减少。故应用血管扩张剂时，应预先了解患者的左心室充盈压情况，并在治疗中进行必要的监测。

临床上常以肺动脉楔压（PAWP，漂浮导管法测定）为指标代替左心室充盈压或左心室舒张期末压，进行血流动力学监测，或采用无创法（用超声心动、心音及心电图的时间关系）估测肺动脉楔压，进行心力衰竭的血流动力学监测，以指导治疗。

对于依赖升高的左心室充盈压来维持心排血量的阻塞性心瓣膜病（如二尖瓣狭窄、主动脉瓣狭窄及左心室流出道梗阻）的患儿不宜应用强效血管扩张药。

2. 选用原则　选用血管扩张药应按患儿血流动力学变化特征、药物作用及其效应而定，肺淤血症状严重，肺动脉楔压明显升高，而心排血量仅适度下降者，宜选用扩张静脉药；当心排血量明显降低，外周血管阻力增加，而肺动脉楔压正常或略升高时，宜选用扩张小动脉药；当心排血量明显降低，外周血管阻力增加，肺动脉楔压升高时，宜选用均衡扩张小动脉和静脉药。但上述原则，必须结合具体病情而定。

3. 常用治疗心力衰竭的血管扩张药

（1）硝基血管扩张药：硝基血管扩张药指能释放 NO，使环鸟苷酸（cGMP）升高而松弛血管平滑肌的药物。

1）硝普钠：自发释放 NO 的硝基血管扩张药物：即 NO 供体。可直接扩张小动脉、静脉的血管平滑肌，具有作用强、生效快和持续时间短的特点。硝普钠对急性心力衰竭（尤其是左心衰竭、肺水肿）伴有外周血管阻力明显增加者效果显著，在婴幼儿心脏手术后出现的低心排血量综合征，常与多巴胺联合应用。本药需静脉滴注给药，应临时配制，开始量宜小，无效时递增到有效剂量。硝普钠溶液受光降解，故保存及使用时均应避光，静滴过程中应密切注意低血压或氰化物中毒（头痛、呕吐、呼吸急促、心动过速及意识改变），必要时测量血硫氰酸盐（thiocyanate）水平（应 < 5 mg%）。

2）硝酸酯类（硝酸甘油及硝酸异山梨醇酯）：有较强的直接扩张静脉血管平滑肌（通过硝酸盐的代谢在血管壁产生 NO 而激活鸟苷酸环化酶，升高细胞 cAMP）作用。对心脏手术后低心排血量综合征伴有心室充盈压增高及急性肺水肿（二尖瓣或主动脉瓣反流引起）者，宜选用硝酸甘油（或硝酸异山梨醇酯）静脉滴注。前负荷降低（肺动脉楔压下降）时不宜使用，以免加重心排血量减少。北京大学第一医院儿科的临床研究表明：静脉滴注硝酸甘油（NTG）对左向右分流型先天性心脏病并发心力衰竭的血流动力学有改善作用。静脉滴注 $0.5\,\mu g/(kg \cdot min)$ 低剂量 NTG 时，即可使肺动脉楔压（PAWP）和左心室壁应力（LVWS）降低；NTG 增加至 $2.5\,\mu g/(kg \cdot min)$ 时，出现外周血管阻力（PVR）降低；而剂量达到 $5\,\mu g/(kg \cdot min)$ 时，出现肺动脉平均压下降。

接受本药治疗常可产生耐药性。发生耐药性的机制，可能是巯基的耗竭，使鸟苷酸环化酶活性减弱。导致药物对血管平滑肌的扩张作用减弱（耐药）的机制尚有神经激素激活，血管对多种缩血管活性物质敏感性增高，超氧阴离子增加及血管内容量扩张学说等。为防止耐药性发生，可采用最小有效剂量、间歇用药或补充巯基供体（如 N-乙酰半胱氨酸或蛋氨酸）的方法；加用卡托普利或利尿剂，可阻止硝酸酯的耐受性增强。

Uremila 等试验研究证明补充外源性金属硫蛋白（MT）或氯化锌（诱导内源性金属硫蛋白合成），可改善大鼠硝酸甘油耐药的发生。其机制可能与 MT 具有清除氧自由基与抑制脂质氧化（MT 释放锌参与反应）有关。

北京大学第一医院儿科的实验研究认为血管紧张素 II 受体拮抗剂洛沙坦亦可改善大鼠硝酸甘油耐药作用；其耐药改善机制可能与内皮素-1 降低有关。

（2）卡托普利：血管紧张素转化酶抑制剂，治疗心力衰竭疗效突出，已超越单独的血管扩张作用，目前已广泛用于临床。

（3）肼屈嗪：直接扩张小动脉血管平滑肌。对高血压性心脏病、扩张型心肌病、二尖瓣或主动脉瓣反流并发心力衰竭者宜选用肼屈嗪。不良反应为可有狼疮样综合征。

（4）酚妥拉明：主要阻滞 α_1、α_2 肾上腺素能受体，扩张小动脉，并可增加去甲肾上腺素的释放，因而有增快心率的不良作用。

应用血管扩张药时，应密切观察动脉血压、肺动脉楔压、心排血量。正确掌握药物剂量并随病情变化调节剂量（一般先从小剂量开始，疗效不明显时再逐渐加量）。

血管扩张药有激活交感神经、肾素-血管紧张素系统的反应，限制了血管扩张药改善心力衰竭的效应。

（5）钙通道阻滞剂：维拉帕米、硝苯地平和地尔硫䓬作为血管扩张药的疗效不理想，其不良反应为反射性激活交感神经及负性肌力作用，有可能使心力衰竭加重。长期治疗增加死亡危险性。维拉帕米可治疗肥厚型心肌病、高血压性心脏病等引起的慢性心力衰竭（舒张功能为主）。

目前研究显示新一代钙通道阻滞剂——氨氯地平（amlodipine），起效缓慢，药效持久，血管扩张作用强，可缓解心力衰竭症状，提高运动耐量，负性肌力作用及神经内分泌激活作用不明显。其作用机制可能与抑制细胞因子（IL—6）及 NO 有关。钙通道阻滞剂——氨氯地平在心力衰竭合并高血压时可选用。

（五）神经激素调节的治疗

如前所述，心力衰竭综合征的特征为广泛性及器官特异性的肾上腺素能受体通路过度激活、肾素-血管紧张素-醛固酮系统的激活及其他与心肌重构有关介质的增加。目前慢性心力衰竭的治疗原则旨在"重排（reset）"上述神经激素平衡失常。目前针对上述目标的药物包括地高辛、血管紧张素转化酶抑制剂、β 受体阻滞剂、醛固酮拮抗剂与血管紧张素受体拮抗剂。

上述药物中的大多数在新生儿心力衰竭的应用与疗效仍缺乏相应研究。目前也还没有进行针对婴儿与儿童心力衰竭患者的设计严谨的前瞻性临床研究。

1. 强心苷（地高辛）对神经激素的调节作用 以往强调强心苷对心肌的正性肌力作用，近年，更重要的是，认识到它对神经内分泌和压力感受器的影响。正常时交感神经活性（中枢和外周）受压力感受器（颈动脉窦、主动脉弓及心内）的反射调控抑制。压力感受器传入冲动信号，经血管运动中枢（位于延髓孤束核）、高位神经中枢的调控与整合作用后，其传出冲动由自主神经系统传递，使交感神经与迷走神经相互制约。心力衰竭时压力感受器反射调控异常，导致神经内分泌激活（图 16-13）。

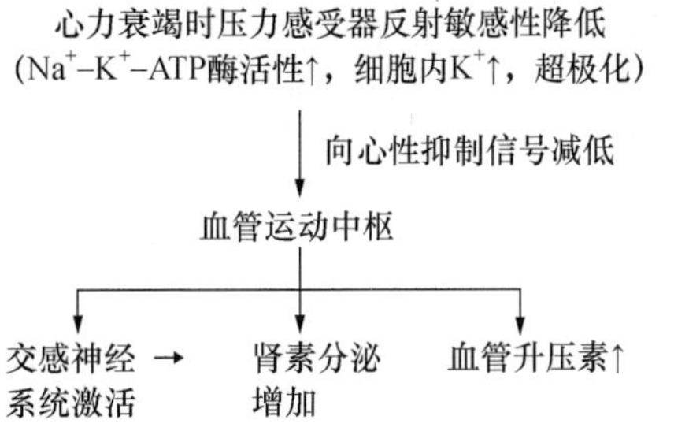

心力衰竭时压力感受器反射敏感性降低
（Na$^+$-K$^+$-ATP酶活性↑，细胞内K$^+$↑，超极化）

向心性抑制信号减低

血管运动中枢

交感神经 → 肾素分泌　　血管升压素↑
系统激活　　　增加

图 16-13　心力衰竭时压力感觉器反射调控异常和神经激素激活变化

强心苷亦抑制非心脏组织 Na$^+$-K$^+$-ATP 酶活性。强心苷可改善心力衰竭时压力感受器的敏感性和功能（抑制 Na$^+$-K$^+$-ATP 酶），恢复对传入冲动信号的抑制作用和抑制过度的神经内分泌活性。有研究表明：小儿支气管肺炎合并心力衰竭多无心肌收缩力下降；地高辛治疗机制可能是对 AngⅡ 的抑制及由此导致的心脏后负荷下降。强心苷对肾脏 Na$^+$-K$^+$-ATP 酶的抑制可减少肾重吸收钠，抑制肾素分泌。

地高辛对于左向右分流型先心病导致心力衰竭（心室收缩功能多为正常）的婴幼儿患者，有良好治疗效果的事实提示地高辛的神经激素调节作用对于这个特殊群体具有一定意义。地高辛治疗心力衰竭时对神经激素作用机制包括：①恢复压力感受器的敏感性和功能；②增强迷走神经张力；③中枢交感神经系统下达的交感兴奋性减弱；④降低心肌 β 受体对刺激的反应；⑤降低血浆去甲肾上腺素浓度；⑥降低肾素-血管紧张素-醛固酮系统（RAAS）的活性。

2. 血管紧张素转化酶抑制剂（ACEI）和血管紧张素 Ⅱ 受体拮抗剂　ACEI 是能使顽固性充血性心力衰竭患者寿命延长的少数药物之一。可进行长期治疗，疗效较好。

（1）ACEI 的作用机制：血管紧张素转化酶

（ACE）的作用是催化血管紧张素Ⅰ转化为具有潜在缩血管作用的血管紧张素Ⅱ。在心力衰竭应激反应的过程中及通过激活压力感受器或释放神经激素递质使得前后负荷改变的过程中，均可刺激血管紧张素Ⅱ的产生。ACE亦具有激活缓激肽降解的作用，进而平衡缓激肽的血管扩张及利钠作用与血管紧张素Ⅱ的缩血管与保钠作用。血管紧张素Ⅱ还能够刺激一些生长因子，如具有调节血管内皮细胞、心肌细胞及成纤维细胞的生长、发育及功能作用的转化生长因子 B（transforming growth factor B，TGF-B）。动物实验与离体实验均发现这些因子可以通过调节成纤维细胞基因引起心肌细胞的过度生长与纤维化。上述作用可以导致心肌肥厚、纤维化及细胞外基质过度沉积。

血管紧张素Ⅱ还可部分性调节其他重要的舒血管物质如一氧化氮、激肽及 P 物质。因此，血管紧张素转化酶的受抑制可增加冠状动脉血流、增加心排血量及增强心肌的代谢。血管紧张素Ⅱ通过 A₁ 与 A₂ 血管紧张素受体发挥作用。A₁ 受体的激活可刺激 G 蛋白的产生，从而导致生成有丝分裂原激活的蛋白激酶（mitogen-activated protein kinase，MAPK），MAPK 可诱导心肌细胞蛋白的合成及心肌细胞肥大。A₂ 受体推测其可能具有凋亡重构（apoptotic remodeling）及抑制冠状血管内皮细胞增生的 G 蛋白依赖性作用。在应激状态下，A₁ 及 A₂ 受体的表达上调，进而刺激 TGF-B 的产生；TGF-B 通过调节心肌胶原间质来上调心肌细胞与成纤维细胞的生长。血管紧张素转化酶的抑制及其后续的 A₁ 受体活性降低可能与应激过程中胶原蛋白沉积改变所致的心脏成纤维细胞生长恢复正常的过程相关。ACE 受抑制很可能与抑制心肌细胞及成纤维细胞对于有丝分裂原反应具有直接的关系。

已证明 ACEI 有两种作用：①对循环的 ACE 抑制提供急性效应；②对心脏局部肾素-血管紧张素系统（RAS）抑制，参与局部功能调节。

ACEI 对心力衰竭时心肌的保护作用，近年来受到重视。主要是通过①血流动力学效应：扩张小动脉和静脉，降低心脏前、后负荷，使心肌耗氧量减少及减少冠状血管阻力、增加冠状动脉血流、增加心肌供氧、保护心肌；②抑制 RAS：阻断循环或心脏组织 AngⅡ 的生物效应，防治心脏重构从而保护心肌；③抗自由基：含有巯基的 ACEI 具有清除氧自由基，防止脂质过氧化，保护心肌（不含巯基的 ACEI 无此作用）；④作用于缓激肽系统：使缓激肽的降解减少，加强内源性缓激肽作用，激活 β₂ 受体，产生 NO 与前列腺素，发挥扩张小动脉和保护细胞作用（图 16-14）。

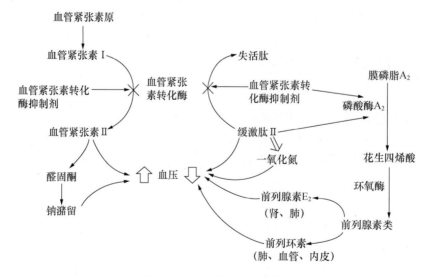

图 16-14　ACEI 的作用机制

（2）ACEI 的临床应用

①左心室负荷过重：引起左向右分流的心脏畸形

文献报道用于治疗左向右分流型先心病导致的充血性心力衰竭的药物包括地高辛、利尿剂、卡托普利或依那普利，可静脉注射依那普利拉，或静脉注射依那普利拉后继续口服依那普利。

药物治疗的"阳性反应"指的是 Qp/Qs 比值下降或体重增长率的升高。应用卡托普利治疗的患儿中阳性反应的发生率要高于应用依那普利及依那普利拉治疗的患儿。两种 ACEI 疗效的差异可能的原因是药物剂量的差异，目前已经公认 ACEI 对于治疗左向右分流型先心病导致的充血性心力衰竭有效，其作用机制为降低外周血管阻力（SVR），而对于肺血管阻力的影响极小。ACEI 对于不同的个体，其疗效存在一定的差异。与患儿治疗前的基线 SVR 及肺血管阻力有关。对于用药之前 SVR 升高的患儿，ACEI 可以起到降低 SVR 的作用。上述效果体现为体循环血流量的增加及 Qp/Qs 比值下降，具体表现为体重增长率的升高及进食情况的好转。对于基线肺血管阻力高的患儿，应用 ACEI 可以降低肺血管阻力，但进而升高了左向右分流的幅度。

②左心室负荷过重：二尖瓣关闭不全与主动脉瓣关闭不全

血管扩张剂可以通过降低外周血管阻力来增强心室的收缩功能，可被用于治疗瓣膜反流所引起的充血性心力衰竭。后负荷的下降会使左心室舒张期末压力降低，继而缓解肺静脉淤血。ACEI 与其他血管扩张剂相比具有明显的优势，即能够抑制肾素-血管紧张素系统活性。还可显著降低左心室重量指数（mass index）与左心室舒张期末压力。二尖瓣及主动脉瓣狭窄患儿在接受球囊扩张术及外科手术后很易并发瓣膜关闭不全。完全性心内膜垫缺损患儿在手术前后均容易并发二尖瓣关闭不全。Seguchi 等曾经对一组（$n=35$）年龄 1 月至 17 岁的心力衰竭患儿应用依那普利治疗，这些患儿的心力衰竭均是由于主动脉瓣或二尖瓣关闭不全所引起的，依那普利的剂量为 $0.11 \sim 0.8$ mg/（kg·d），平均 0.24 mg/（kg·d），在平均用药 17 天后，患儿的左心室舒张末期内径、左心室收缩时程、肝大、心胸比、心率及血压均有显著的下降。Leversh 等对于一组（$n=63$）主动脉瓣关闭不全和二尖瓣关闭不全导致心力衰竭的年龄在 9 天至 16 岁的患儿应用依那普利治疗，依那普利的剂量平均为 0.3 mg/（kg·d），7/12 的患者于用药后体重、身高、呼吸频率、肝脏大小、奔马律、进食情况、心胸比及肺静脉淤血状况均显著改善。

③左心室压力负荷过重：关于应用 ACEI 治疗小儿左心室流出道梗阻性病变的临床资料，多为一些个例报道或小样本的临床研究。临床发现 ACEI 治疗小儿高血压导致心力衰竭的效果满意。

④单心室的病理生理学及 Fontan 手术后：ACEI 已被广泛应用于治疗具有单心室病理生理学特性的患者。Fontan 手术后患者常规应用 ACEI 治疗的原因是外周血管阻力偏高及发生率相当高的收缩与舒张功能障碍。心脏外科的迅速发展使得单独依靠右心室泵血的患儿数量明显增加。这些患者不但包括 Fontan 手术后患者，亦包括那些接受 Mustard 与 Senning 手术后的大动脉转位患者。然而右心室并不能像左心室那样很好地承受后负荷，因而这些患者具有发生晚期心室功能衰竭的高度危险。ACEI 可以通过降低后负荷，并通过神经激素调节及直接的作用来改变心室肥厚反应来延缓心室功能不全的发生。

⑤扩张型心肌病：ACEI 已经被应用于治疗小儿扩张型心肌病，其中以卡托普利应用最多。Bengur 等对一组年龄在 3 个月至 18 岁的扩张型心肌病（$n=12$）患儿应用卡托普利（每次 0.5 mg/kg）治疗，治疗结束后应用心导管检查证实心排血指数平均升高 22%；外周血管阻力平均下降 34%，而患儿的主动脉压力、心率、肺动脉压力及肺动脉楔压无显著变化。Stern 等研究一组（12 名）平均年龄 5.8 岁的扩张型心肌病患儿，在应用卡托普利治疗（每次 1.83 mg/kg）后，收缩末期与舒张末期容积均有显著下降。患儿的心率、血压与外周血管阻力在用药前后均无显著变化。虽然在用药治疗的初期，患儿的血清醛固酮水平、心房利钠肽水平均有显著下降，但在应用 ACEI 后 3 个月时患儿的上述指标与基线水平相比无显著变化。ACEI 对于血流动力学的良好作用与其降低左心室容量的

能力有关。长期用药治疗过程中，药物对于激素水平的影响会逐渐减弱，而对于血流动力学的良好作用仍将保持。Schiffman 等的一项临床研究中，9 名平均年龄 6 个月的扩张型心肌病或手术后充血性心力衰竭患儿应用卡托普利治疗 [0.96 mg/(kg·d)]，在用药 14 天后患儿的外周血管阻力与 ACE 的活性均有显著下降。用药后平均动脉压下降 6 mmHg，并持续至用药后 14 天。

⑥中毒性无症状性左心室功能不全与进行性心肌病：阿霉素常被用来治疗儿童肿瘤，具有阻碍心肌生长的作用，这种作用具有药物剂量依从性，导致心室肌容积生长速度减慢。这种心室肌的增生不全将导致左心室后负荷逐渐加重。阿霉素所导致的晚期心力衰竭的症状包括肺动脉高压、肺血管阻力增加、左心室扩张及左心室大小正常伴不同程度的左心室收缩功能下降。患者左心室内径的 Z-评分（根据患者体表面积矫正所得）有不同程度的降低，随访的时间越长，患者左心室内径越小。患者的心肌重量/容量比值将下降，同时左心室的舒张功能亦有下降。曾经有学者应用依那普利治疗 16 名经阿霉素治疗的癌症伴心室收缩功能减低的患儿，结果表明应用依那普利治疗后 3 个月，患儿的后负荷下降；心室收缩功能未见继续恶化；缩短分数升高。对这些患儿进行 2.1 年的随访，结果发现患儿心室后负荷及心室收缩功能持续改善。

1995 年 ACC/AHA 专业委员会发表《心力衰竭的评价和治疗指南》确认，ACEI 为心力衰竭治疗的首选药物。目前临床上应用最多的两种 ACEI 是卡托普利和依那普利。口服卡托普利 30 min 内，或依那普利 1～2 h 即可产生显著的血流动力学效应，即外周和肺血管阻力降低，肺动脉楔压降低，心排血指数和心排血量增加。长期服用血流动力学效应维持不变。血流动力学效应改善，常伴临床症状好转。

ACEI 不良反应有低血压、肾功能恶化、高血钾、咳嗽和血管性水肿。

ACEI 用药根据其结构与半衰期不同，其所用剂量亦有差异。应从小剂量开始，逐渐增至最大耐受剂量或靶剂量（目标剂量），而不按症状改善与否及程度来调节。

（3）血管紧张素Ⅱ（AngⅡ）受体拮抗剂

AngⅡ是 RAS 中重要介质，它作用于特异性受体，导致心肌和血管收缩性增强和醛固酮释放。洛沙坦和伊白沙坦（irbesartan）为高度选择性 AngⅡ 受体拮抗剂。同时阻断 ACE 和非 ACE（糜酶）介导的 AngⅡ 生成效应，不影响缓激肽降解和前列腺素合成，无 ACEI 常见不良反应（咳嗽、血管神经性水肿），它具有血管扩张效应，有防止容量超负荷引起心肌肥厚及扩张的作用。AngⅡ 受体拮抗剂作用时间长，不良反应少，耐受性好。目前资料尚不足以证明 AngⅡ 受体拮抗剂治疗心力衰竭的疗效与 ACEI 相当或更佳。常用于不能耐受 ACEI 不良反应（如顽固性咳嗽和血管神经性水肿）患者的替代治疗。

3. β受体（β-AR）阻滞剂

（1）β-AR 阻滞剂作用机制：肾上腺素能受体通路的过度激活对心脏有害。人体衰竭心脏去甲肾上腺素（NE）的浓度已足以产生心肌细胞的损伤。体外实验证明，NE 刺激心肌细胞肥大和胚胎基因的再表达。成年大鼠心肌细胞培养模型显示，NE 通过 β_1-AR 通路使心肌细胞产生凋亡。体外实验证明，NE 作用于 β-AR 刺激成纤维细胞 DNA 和蛋白质合成。过度表达人体 β_1-AR、Gαs 蛋白转基因小鼠模型，产生显著的心肌病表型，最终心腔扩大，收缩功能障碍。Gs 蛋白过度表达的模型还使心肌细胞凋亡增加。在过度表达人体 β_2-AR 的转基因小鼠与其他心肌病遗传模型交配的交叉模型中，心力衰竭和心肌重构加速。慢性 β-AR 阻断可防止心肌病的发展。上述资料充分说明慢性肾上腺素能系统的激活介导心肌重构，而 β_1-AR 信号转导的致病性明显大于 β_2-AR、α_1-AR。这就是应用 β-AR 阻滞剂治疗慢性心力衰竭的理论基础。

β-AR 阻滞剂主要通过阻断内源性神经激素，抑制交感神经系统而发挥作用：①保护心脏：阻止儿茶酚胺毒性对心肌损害，减少去甲肾上腺素（通过 β_1-AR 介导）引起的心肌细胞内钙负荷过重，减少去甲肾上腺素刺激分化的心肌细胞肥大增生及细胞内氧离子超负荷（后两者激发心肌细胞的程序性死亡，即凋亡）；②β-AR 上调：可使 β-AR 数量及密度增加，心肌细胞内 NE 储备增加，恢复 β-AR 正常的敏感性；③减慢过快心率，减少氧的消耗及增加心肌能量的储备，阻滞

β_1、β_2 和 α_1 受体可减少心律失常的发生；④降低前、后负荷：通过抑制儿茶酚胺直接对血管的收缩作用；间接改变肾素-血管紧张素-醛固酮系统，扩张血管，减轻水钠潴留。

（2）β-AR 阻滞剂在小儿心力衰竭治疗中的应用：应用 β-AR 阻滞剂治疗儿童心力衰竭的经验非常有限，目前仍缺乏大样本临床随机对照研究。Shaddy 等曾首先报道应用 β-AR 阻滞剂治疗 3 名青少年心力衰竭患者［平均年龄（14.3±2）岁］，这三名患者均因应用阿霉素治疗恶性肿瘤后继发左心室功能下降导致充血性心力衰竭而准备进行心脏移植手术。传统抗心力衰竭药物治疗无效。美托洛尔的初始剂量为 12.5 mg/d，分两次口服，并逐渐升高至（92±52）mg/d。其中两名患者左心室功能与症状获得了长期缓解，并取消了接受心脏移植手术的计划。另外一名患者在服用美托洛尔后疗效甚微，最终于应用美托洛尔后 34 个月时进行了心脏移植。Shaddy 等报道了应用美托洛尔治疗 15 名心力衰竭患儿的多中心研究，这些患儿年龄平均为（8.6±1.3）岁（2.5～15 岁），导致心力衰竭的原因包括扩张型心肌病（9 名）、阿霉素所致心肌病（3 名）、Duchenne 肌营养不良性心肌病（1 名）、心肌炎后心肌病（1 名）、心脏手术后心肌病（各 1 名）。所有的患者在开始应用美托洛尔治疗之前均已应用传统抗心力衰竭药物（包括地高辛、利尿剂及血管紧张素转化酶抑制剂）治疗，治疗时间平均为（22.5±9）个月，美托洛尔的初始剂量为每次 0.1～0.2 mg/kg，2 次/天，在数周之内缓慢增加至（1.1±0.1）mg/(kg·d)，范围 0.5～2.3 mg/(kg·d)。然而，在应用美托洛尔（23.2±7）个月后，心室功能包括缩短分数及射血分数均有显著升高。药物的不良反应少见，从

这个研究表明美托洛尔可以改善一些扩张型心肌病伴发心力衰竭患儿的心室功能。

Buchhorn 等近期报道应用普萘洛尔治疗 6 名因心内左向右分流导致心力衰竭的婴儿患者。这些患儿的心脏畸形包括完全性心内膜垫缺损（3 名）、三尖瓣闭锁（2 名）及右心室双出口（1 名）。所有的患儿均有显著的肺血增多及充血性心力衰竭表现。经普萘洛尔治疗后，患儿的呼吸频率与心率均有下降，体重均有增加，同时伴有循环中神经激素参数的显著变化。虽然心力衰竭症状改善的机制仍不十分明确，但这个研究表明 β-AR 阻滞剂在治疗心力衰竭方面很可能有一定疗效，但仍有待于进一步的研究。

Bruns 等[37]综合 6 个医疗中心的心力衰竭患儿（$n=46$），年龄 3 个月至 19 岁，其中包括扩张型心肌病（80%）和先天性心脏病（20%）所致心力衰竭。在常规治疗基础上加服卡维地洛，初始量平均 0.08 mg/(kg·d)，2 次/天，逐渐递增，平均 11.3 周达靶剂量，平均 0.46 mg/(kg·d)。3 个月后 67% 患儿改善 NYHA 心功能分级，缩短分数由治疗前 16.2% 提高到 19.0%（$P=0.005$）。54% 患儿出现不良反应，包括头晕、低血压、头痛等。与此相反，亦有心脏移植（$n=12$）、心脏起搏器（$n=1$）和死亡（$n=1$）病例。

Laer 等对 15 例充血性心力衰竭［年龄 6 周至 19 岁，包括扩张型心肌病（$n=10$）和先天性心脏病（$n=5$）］患者进行研究，在常规抗心力衰竭治疗基础上加用卡维地洛，6 个月后射血分数提高（36% vs. 54%，$P<0.05$），Ross 心力衰竭分级评分改善（5±2 vs. 3±3，$P<0.05$）[30]。

β-AR 阻滞剂治疗小儿慢性心力衰竭的研究归纳如下（见表 16-4）。

表 16-4　β-AR 阻滞剂治疗小儿心力衰竭的研究

患者数	年龄（范围）（n）	心力衰竭病因（n）	药物	剂量	效果
6（Buchhor）	婴儿	左向右分流型—CHD	P	初始量：1 mg/(kg·d)　靶剂量：3 mg/(kg·d)	体重↑　5/6 停用利尿剂　心力衰竭评分↓　肾素、醛固酮、去甲肾上腺素水平↓

续表

患者数	年龄 （范围）（n）	心力衰竭病因 （n）	药物	剂量	效果
10 （10 例对照） （Buchhor）	3 个月至 1 岁	左向右分流型 —CHD	P	初始量： 1 mg/(kg·d) 靶剂量： 2 mg/(kg·d)	药物 vs. 对照 体重↑ 心力衰竭评分↓、心率↓ 肾素、醛固酮水平↓
3 （shaddy）	12 岁、15 岁、 16 岁 DCM	心室收缩功能↓	M	初始量： 6.25 mg，2 次/天 靶剂量： 25～75 mg，2 次/天	2/3 改善症状 2/3 心功能改善
15 （shaddy）	平均 8.6 岁	心室收缩功能↓ DCM	M	初始量： 0.2～0.4 mg/(kg·d) 靶剂量： 0.5～2.3 mg/(kg·d)	平均 EF↑ 移植（n=3） 死亡（n=3）
11 （Ishikawa）	平均 17 岁 （12～22 岁）	心室收缩功能↓ Duchenns 肌 营养不良	M	初始量：5 mg 靶剂量：25 mg	平均 EF↑ ANP、BNP、去甲肾↑ 上腺素
46 （Bruns）	0.5 岁（14 例） 5～10 岁（4 例） 10～19 岁（28 例）	心室收缩功能↑ DCM（37 例） CHD（9 例）	C	初始量： 0.16 mg/(kg·d) 靶剂量： 0.9 mg/(kg·d)	平均 SF↑ 67% 改善症状 54% 出现不良反应 30% 出现相反结果（移植、死亡）
15 （Läer）	0.12～19 岁	心室功能↓ DCM（10 例） CHD（5 例）	C	初始量： 0.18 mg/(kg·d) 靶剂量： 0.7 mg/(kg·d)	心力衰竭评分↓ 平均 EF↑ 50% 半衰期缩短 （与成人相比）
22 （Ruscon）	平均 8.8 岁 （0.5～18 岁）	LVEF<40% DCM（11 例） 炎症性 DCM（5 例） 肌营养不良（3 例） 其他类心肌病（3 例）	C	初始量： 0.1 mg/(kg·d) 靶剂量： 0.8 mg/(kg·d)	平均 EF↑ 移植（3 例） 死亡（4 例）

注：DCM：扩张型心肌病；CHD：先天性心脏病；P：普萘洛尔；M：美托洛尔；C：卡维地洛；↑：增加；↓：减少。

易岂建等入选 35 例慢性心力衰竭患儿，原发病包括慢性风湿性心瓣膜病（n=12）、心内膜弹力纤维增生症（n=12）、扩张型心肌病（n=8）、慢性心肌炎（n=1）和先心病（n=2），年龄 5 个月至 14 岁［平均（7.6±4.2）岁］，在抗心力衰竭治疗基础上加用美托洛尔治疗。美托洛尔初始剂量为 0.2～0.5 mg/(kg·d)，分 2 次；随后每 3～5 天递增 1 次，3 周达靶剂量 2 mg/(kg·d)。其中 30 例（另 5 例因不能耐受治疗而放弃）治疗后心功能改善，心胸比例缩小，血浆去甲肾上腺素、肾上腺素浓度降低和 β-AR 密度上调。

总之，目前已明确规定心功能为 NYHA 分级中的Ⅱ级或Ⅲ级的由于左心室收缩功能不全导致心力衰竭的成人患者应常规应用 β-AR 阻滞剂，除非患者有明确的禁忌证或对药物难以耐受。通常联合应用 β-AR 阻滞剂、利尿剂与血管紧张素转化酶抑制剂。一些学者认为成人扩张型心肌病患者在决定是否接受心脏移植手术之前应试用 β-AR 阻滞剂治疗。儿童心力衰竭患者应用 β-AR 阻滞剂的具体适应证仍不十分明确。许多问题有待解决：如用药指征、用药剂量及具体哪种 β-AR 阻滞剂最为有效等。目前一些以儿童患者为研究对象的前瞻性随机对照试验正在设计，有待回答上述问题及其他一些重要问题。

使用时应注意以下几点：①目前主要用于扩张型心肌病引起的心力衰竭，对稳定的左心室收缩功能不全的Ⅱ级和Ⅲ级心力衰竭患者，可谨慎使用。②宜选用选择性 β_1-AR 阻滞剂（如美托洛尔和比索洛尔）和非选择性 β_1-AR、β_2-AR 和 α_1-AR 阻滞剂（如卡维地洛）。③部分患者使用 β-AR 阻滞剂后病情恶化或不能耐受而停止治疗，这些患者均有心脏明显扩大、心率快和血浆去甲肾上腺素水平极高的表现。可能由于重度心力衰竭依靠交感神经系统激活以维持心排血量，使用 β-AR 阻滞剂后交感神经系统活性快速下降而使心脏失代偿。故剂量宜从小量开始，严密观察下逐渐增加剂量；美托洛尔初始剂量为 0.5 mg/(kg·d)，分 2 次服，2～3 周内逐渐增加剂量达 2 mg/(kg·d)，分 2 次服；卡维地洛剂量初始为 0.025～0.05 mg/(kg·d)，分 2 次服，2～3 周内逐渐增加剂量达 0.15～0.25 mg/(kg·d)，分 2 次服。④不适用于急性心力衰竭，因其发挥有益效应常需2～3个月。

如证明心肌有 β-AR 密度降低（主要为 β_1-AR，心肌活检标本）或 β-AR 对激动剂的反应能力下降（多巴酚丁胺负荷超声心动图试验证实），有助于指导使用 β-AR 阻滞剂的指征。

卡维地洛为具有扩血管作用的新型 β-AR 阻滞剂，具有如下作用：①非选择 β-AR 阻滞剂；②α_1-AR 阻滞作用，血管扩张，可拮抗心力衰竭时的周围血管收缩效应和改善肾血流；③抑制脂质过氧化作用；④保护血管内皮细胞，抑制血管平滑肌细胞的迁移和增殖。卡维地洛降低心力衰竭病死率是否与 β-AR 阻滞以外的因素有关，有待于研究验证。卡维地洛治疗慢性心力衰竭的疗效与有效剂量呈正相关。

综上所述，虽然众多的研究与临床实践均已证实针对于心力衰竭时所发生的神经激素异常的治疗的确对成人心力衰竭治疗有效，但这些药物在婴儿患者的应用经验十分有限。由于小儿的受体-效应系统（receptor-effector system）及血液循环的生理特点随生长发育而不断变化，小儿心力衰竭病因、血流动力学变化特点，直接套用成人领域的临床经验及研究结果是十分不合理的。但我们应当意识到神经激素系统的激活与药物对之的调节作用在新生儿与小婴儿慢性心力衰竭患者中亦相当重要。图 16-15 所示为 Artman 等基于目前对于心力衰竭的病理生理学特点而制定的婴儿心力衰竭的药物治疗策略。对于经过多种药物治疗无效或严重影响生长发育的先心病伴顽固性心力衰竭婴儿患者，应及时进行手术治疗。

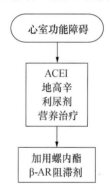

图 16-15　新生儿及小婴儿慢性心室功能障碍的一般治疗方法

血流分布异常（如大量左向右分流型先心病）或心室收缩功能下降可导致心排血量下降。由于大量左向右分流导致心力衰竭的婴儿其心室收缩功能多为正常或接近正常，在这种情况下，药物治疗首选血管紧张素转化酶抑制剂（如卡托普利或依那普利）与利尿剂（如呋塞米），如果疗效不满意，可以加用地高辛和（或）螺内酯。如果患儿的心力衰竭是由于心室收缩功能下降引起的，治疗首选血管紧张素转化酶抑制剂、地高辛及利尿剂。对于病情较轻的患儿，可同时应用地高辛与利尿剂。由于潜在的神经激素激活作用，应尽量避免单独应用利尿剂。血管紧张素转化酶抑制剂的应用是成人心力衰竭药物治疗的里程碑，但其在新生儿及婴幼儿心力衰竭药物治疗中的地位仍待深入研究。如果血管紧张素转化酶抑制剂、地高辛与利尿剂联合应用的疗效不佳，可选择加用螺内酯（但应注意螺内酯潜在的致高血钾的不良反应）。虽然婴幼儿用药经验仍较少，对于顽固性病例仍可尝试加用 β-AR 阻滞剂。无论导致心力衰竭的病因及心力衰竭的病理生理学特点如何，保持良好的营养状态及充足的热量摄入是新生儿及婴幼儿心力衰竭治疗的重要前提。

4. 醛固酮受体拮抗剂 心力衰竭患者短期应用 ACEI 时，可降低血醛固酮（ALD）水平，但长期应用时，血 ALD 水平却不能保持稳定，持续降低，相反可升高，即所谓"醛固酮逃逸现象"（ALD escape）。已证实人体心肌有 ALD 受体。ALD 对慢性心力衰竭患者产生不利影响，引起细胞内钾、镁丢失，压力感受器功能障碍和心肌纤维化等。Colin 等应用醛固酮受体拮抗剂（螺内酯）治疗慢性心力衰竭患者研究表明，螺内酯可提高 NO 生物活性；改善内皮细胞血管扩张功能不全和抑制 Ang I / Ang II 的转换。对严重心力衰竭患者，在常规抗心力衰竭的基础上加用低剂量螺内酯能显著改善临床症状。

5. BNP 对心力衰竭的治疗 BNP 与特异性利钠肽受体-A（NPR-A）结合，激活鸟苷酸环化酶（GS）产生 cGMP 介导的生物学效应，具有利钠、利尿、舒张血管并能抑制肾素、醛固酮和交感神经系统活性。近年，用转基因动物模型，发现在 BNP 基因过剩表达的小鼠，心肌重量/体重比低下，NPR-A 的 GC-A 基因缺陷同源小鼠中 80% 有明显心肌肥大。由此考虑 BNP 可能有抑制心肌肥大作用，心肌细胞的内源性 GC-A 是心肌肥大的抑制因素。综上表明 BNP 对心肌有直接保护作用（防止心肌重构）。

Milles 等对 103 例心力衰竭患者（NYHA 分级：II 级占 6%，III 级占 61%，IV 级占 33%）进行随机、对照、双盲研究，给予人类重组 BNP（Nesiritide）分别以 0.015 mg/（kg·min）、0.03 mg/（kg·min）、0.06 mg/（kg·min）速度持续 24h 静脉滴注。结果表明 Nesiritide 可使肺动脉楔压、平均右心房压、外周血管阻力下降，而心排血指数明显提高，并呈量效关系。Bettencourt 等用 Nesiritide 对多于 2000 名失代偿期心力衰竭患者进行研究，Nesiritide 用药途径包括单次或重复静脉注射或持续静脉滴注。结果表明 Nesiritide 可持续发挥血管扩张作用，可观察到患者肺动脉楔压、外周血管阻力及右心房压降低，而且未出现药物的耐药性。

Nesiritide 临床应用于婴儿资料有限。最近，Simisic 等报道 2 例心脏术后心力衰竭伴心室充盈压增高的婴儿，传统抗心力衰竭药物治疗无效，经用 Nesiritide 静脉滴注，起始量为 0.005 g/（kg·min），渐增剂量至 0.01 g/（kg·min），持续 24h 静脉滴注。结果表明：后负荷降低且有利尿作用，临床症状改善。

6. 其他 以下几项预试验证实治疗心力衰竭有效，但观察病例数少，目前不宜推荐用于心力衰竭治疗。

（1）内皮素（ET）受体拮抗剂：心力衰竭时血浆内皮素-1 升高，内皮素通过 A 型受体（收缩剂）及 B 型受体诱导 NO 和前列腺素（扩张剂）生成介导而起作用，可用 ET_A/ET_B 两受体拮抗剂 tezosentam 静脉给药，症状和血流动力学均有改善，提示对急性心力衰竭有效。

（2）生长激素：已有研究证明，对生长激素正常或缺乏的患者，补充生长激素（CH），可增加心肌收缩力、心排血量及每搏量，同时减低外周血管阻力。CH 可增加非脂肪组织的质量和肌肉强度，并能改善生活质量。许多心力衰竭病人被认为有 CH 缺乏。临床研究表明，应用小剂量 CH 治疗心力衰竭可使心力衰竭症状减轻，心功能改善。

（3）嵌合单克隆抗体：对肿瘤坏死因子（TNF）及 TNF 片段（TNF-受体-灌注蛋白）的作用已在试验中，初步结果显示 TNF 片段可降低血中 TNF 含量，并可改善心力衰竭症状，己酮可可碱（pentoxifylline）可抑制 TNF 产生，该药还有抑制磷酸二酯酶 III 的作用。

（六）舒张功能衰竭的对策

心室舒张功能是指心肌扩张和容纳血液的能力。近年来发现某些充血性心力衰竭患者，可表现为舒张功能异常而收缩功能正常，或舒张异常早于收缩异常。心室舒张性能主要受心肌的舒缓和心室顺应性影响。近年来多采用脉冲多普勒超声技术（测定二尖瓣、三尖瓣血流速度、流量和时间等指标和肺静脉血流频谱）定量评价心室舒张功能。

目前关于舒张功能衰竭的治疗仍是经验性和对症的，首先寻找和治疗基本病因，如主动脉缩窄、主动脉瓣狭窄等，可进行外科手术。治疗舒张功能衰竭应从病因及病理生理的角度来考虑。治疗原则是改善心室的顺应性，增加心室的充盈，从而改善心室舒张功能。目前多采用利尿药（或静脉血管扩张药）、β-AR 阻滞剂、钙通道阻滞剂及 ACEI。

1. β-AR 阻滞剂　可减慢心率，降低心肌收缩力，延长心室充盈时间，从而改善心室舒张功能。肥厚型心肌病，尤其是梗阻性肥厚型心肌病，β-AR 阻滞剂常为首选药物。

2. 钙通道阻滞剂　可改善心室舒张功能，阻滞钙通道，使进入细胞内 Ca^{2+} 减少，改善心肌的去收缩活动；且具有一定的负性肌力作用，而改善心室的舒张、增加充盈率和充盈度。常选用维拉帕米、硝苯地平及地尔硫䓬等药物。但应注意对梗阻性肥厚型心肌病避免使用硝苯地平，以免进一步降低血管阻力，加重梗阻两端压差梯度。近年，多选用氨氯地平。

3. ACEI　抑制血管紧张素 Ⅱ 的产生，从而抑制心室肥厚；改善舒张期的心肌伸展性和降低室壁应力。

4. 利尿药或静脉扩张药　急性期或急剧恶化期，临床表现为肺淤血或水肿者应采用利尿药（袢利尿药）或静脉扩张药（硝酸酯类）。

如同时有收缩功能不全性心力衰竭，则以治疗后者为主。

（七）心肌代谢赋活药

心肌缺血及心力衰竭时伴有明显的能量代谢异常。心肌能量代谢过程大致可分为能量的产生、能量的运送和储存、能量的利用三个阶段。能量代谢障碍可作为引起心力衰竭的原因，也可作为心力衰竭的继发后果。出现能量代谢障碍，将影响收缩舒张功能障碍而加重心力衰竭。严重心力衰竭时，心肌细胞内线粒体减少，肌浆网摄取 Ca^{2+} 能力下降，大量 Ca^{2+} 转存于线粒体内，使线粒体氧化磷酸化作用受抑制而产生 ATP 的能力降低；心肌细胞内肌球蛋白 V_1 型转变为 V_3 型（ATP 酶活力降低）。

心肌代谢赋活药多可促进心肌能量代谢，常用的 ATP 疗法，难进入细胞内，因而治疗效果差，近年来多推荐应用下列药物：

1. 泛癸利酮（辅酶 Q10）　存在于人细胞线粒体内，作为辅酶因子，参与氧化磷酸化及能量的生成过程。因此是维持生命的必需物质。因线粒体在心肌细胞内数量极多，故泛癸利酮缺乏对心肌功能有严重的影响，泛癸利酮能增强线粒体功能，改善心肌的能量代谢（提高心肌内产生 ATP），改善心肌的收缩力（代谢性强心药）；还具有保护缺血心肌（稳定细胞膜和抗氧自由基的能力）。泛癸利酮需特殊的脱辅基酶蛋白（有泛癸利酮受体的蛋白质）存在才能发挥作用。但 70％ 病人在 3 个月内显效（因从 DNA 然后从 RNA 生物合成脱辅基酶蛋白需一段时间）。泛癸利酮口服用量为 1 mg/(kg·d)。

2. 1,6-二磷酸果糖（FDP）　FDP 可调节葡萄糖代谢，促进磷酸果糖激酶活性，刺激无氧糖酵解。外源性 FDP 可作为代谢调节剂，并作为一种能量代谢底物，有助于修复糖酵解活性，增加心肌组织磷酸肌酸及 ATP 含量；改善心肌细胞线粒体能量代谢；FDP 能稳定细胞膜和溶酶体膜，保持其完整性；FDP 通过抑制中性粒细胞氧自由基生成，从而减轻心力衰竭所致的组织损伤而起到保护心肌的作用。另外，有人认为可通过激活 Na^+-Ca^{2+}-ATP 酶，减轻缺血所致的细胞内 Ca^{2+} 负荷过重而起作用。FDP 用量为每次 100～250 mg/kg，1～2 次/日，静注，静注速度应为 10ml/min（75 mg/ml）。7～10 日为 1 疗程。

3. 磷酸肌酸　对收缩功能不全为主的心力衰竭应用磷酸肌酸可增加射血分数，改善临床症状，使心功能分级下降。剂量为每日 1～2 g（5 岁以下 0.5 g），加入 10％ 葡萄液 20～50 ml 静脉滴注 30 分至 1 小时。

（八）病因和病理生理（包括症状和体征的机制）为基础的治疗

针对病因治疗方法，如急性风湿热需用抗

风湿药物（肾上腺皮质激素、阿司匹林），部分先心病或瓣膜疾病可考虑介入性导管或手术矫治。积极防治心力衰竭的诱发因素，如控制感染和心律失常，纠正电解质紊乱和酸碱平衡失调。

心力衰竭治疗首先应从病因和病理生理为基础来考虑。不同病因所致的心力衰竭以及心力衰竭发展的不同阶段其病理与血流动力学改变都有所不同。故心力衰竭治疗应在基本原则基础上针对每个患者的病情，强调个体化。依据不同心力衰竭病因和病理生理状态（包括症状和体征的机制）的治疗对策，参见表 16-5、表 16-6。

表 16-5　以不同病理生理状态治疗心力衰竭的对策

病理生理	主要或辅助治疗	无期待疗效的药物
容量负荷		
肺血流量增加	利尿剂、血管扩张药	
（VSD 等）	地高辛	
左心系统瓣膜反流	利尿剂、血管扩张药	
（AR、MR）	地高辛（重症）	
压力负荷		
（AS、PS、CoA）	经皮球囊扩张、静脉扩张药	
	利尿剂	动脉扩张药
低氧血症（先心病）		
完全型大动脉转位	BAS、利尿剂	地高辛
总肺静脉畸形引流	手术、利尿剂	地高辛
（伴肺静脉梗阻）		吸氧、β-AR 激动剂禁忌
肺动脉闭锁	PGE、利尿剂	地高辛
心肌收缩力降		
（DCM、心脏手术后）	血管扩张药、ACEI	吸氧禁忌
	利尿剂、地高辛	

VSD：室间隔缺损；AR：主动脉瓣关闭不全；MR：二尖瓣关闭不全；AS：主动脉瓣狭窄；PS：肺动脉瓣狭窄；CoA：主动脉缩窄；ACEI：血管紧张素转化酶抑制剂；BSA：气囊房间隔造口术；PGE：前列腺素 E；DCM：扩张型心肌病。

表 16-6　根据心力衰竭的症状和体征的治疗对策

症状和体征	机制	治疗
肺静脉充血	左侧充盈压↑	利尿剂，氧
呼吸急促	肺间质水肿	
喘鸣	细支气管水肿	
啰音	肺泡水肿	
喂养困难	呼吸作功↑	
兴奋	氧运输↓	
体循环充血	右侧充盈压↑	利尿剂
肝大	肝静脉充血	（螺内酯）
外周水肿	液体漏出↓，醛固酮增加↑	
损害心排血量	心肌收缩力↓	地高辛
心前区搏动↓	心肌收缩功能↓	PDEI（短期）
动脉搏动↓	全身灌注↓	PDEI（短期）
毛细血管再充盈↓	全身灌注↓	减轻后负荷
容量负荷	心腔扩大	地高辛
心前区搏动↑	保持心肌变力状态	利尿剂
奔马律	心室充盈↑	
压力负荷	后负荷↑	导管介入或外科手术解除狭窄
奔马律	顺应性↓	
心脏杂音	狭窄后湍流	
适应性变化	神经内分泌反应↑	地高辛
心动过速	β_1-AR 活性↑	β_1-AR 阻滞剂
苍白	α_1-AR 和 AngⅡ反应↑	减轻后负荷
尿量少	肾灌注↓	多巴胺
生长迟缓	代谢需求↑	
出汗	交感神经和胆碱能↑	

↑：增加；↓：降低。

摘自 o'Laughilin. Congestive heart failure in children. Pediatr Clin North Am，1999，46：263-273.

新生儿和小婴儿伴有重型肺循环容量负荷先心病，包括永存动脉干、大分流量型室间隔缺损等导致肺血量增加或完全型肺静脉畸形引流（伴肺静脉梗阻）、三房心等导致肺静脉淤血患者。给予降低肺血管阻力治疗（供氧、β-AR 激动剂）应慎重。显著增加肺血流量，可使病情急剧恶化，可发生呼吸循环衰竭。

中泽诚等对 50 例此类患儿采用低氧呼吸疗

法，95％以上病例可改善循环衰竭（见图16-16）。

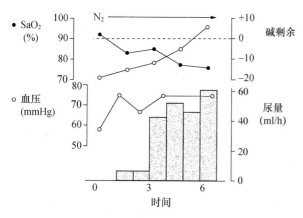

图16-16　氮（低氧）疗法对循环的影响
（13天，左心室发育不良）

氮（N_2）混入吸气，SaO_2下降，碱剩余改善，血压上升，尿量增加。

另外，急性心力衰竭（或慢性心力衰竭急性恶化）与慢性心力衰竭治疗亦有所不同。急性心力衰竭以循环重建和挽救生命为目的，故治疗选择以正性肌力药物（包括非强心苷正性肌力药）和血管扩张药为主的综合治疗。慢性心力衰竭以改善生活质量和提高长期生存率为目的，故以减轻负荷、保护衰竭心脏为主，ACEI并用地高辛、利尿剂能改善多数严重心力衰竭症状及提高生活质量。非强心苷类正性肌力药长期应用可使心肌细胞内Ca^{2+}增多，加重心肌氧及能量消耗，损害舒张期松弛作用，加速心肌细胞结构和功能损伤，导致基础心脏病的恶化，对长期生存率有不利影响。因而目前非强心苷类正性肌力药不再作为慢性心力衰竭的主要选择。

（九）辅助循环

1. 主动脉内球囊反搏（IABP）　将一根带气囊导管置于降主动脉近端，气囊导管（根据气囊充气量多少，有4～40 ml等不同容积，供不同体重儿童选用）连接在压力泵上，用心电图控制气泵的节律，在心室舒张时快速使气囊充气，以提高主动脉内舒张压从而提高冠状动脉灌注压，心肌供血增加；心室收缩前，气囊快速排空，减少左心室射血阻力，降低后负荷从而改善心功能。

IABP的适应证：急性心力衰竭经各种药物治疗未见效（末梢循环差）或心搏指数<20 ml/m^2的难治性心力衰竭，常用于心脏手术后心力衰竭、低心排血量综合征或心脏手术后脱离心肺机困难者。

2. 机械辅助循环　是指将心房或心室内的血液引入体外，经辅助泵（常用搏动型）转流到动脉系统的一种辅助循环装置。左心机械辅助循环（left ventricular assist device，LVAD）是将左心室的血引入主动脉，以减轻左心室作功，同时保障体内重要脏器的供血。LVAD的适应证为：①心脏移植患者的过渡治疗；②心源性休克（心脏手术后LCOS、暴发型心肌炎）经治疗无效者。

指征：心排血指数<2.0 L/(min·m^2)，混合静脉血氧饱和度<40％，无尿<1 ml/(kg·min)。除LVAD外，全人工心脏的研制和应用向着小型化、电动化、全植入以及无管线等方面在不断改进。现已在临床应用，为不可逆心力衰竭患者提供了一个很有前景的辅助循环装置。搏动型泵有体内置入型及体外型，后者包括经皮心肺支持（percutaneous cardiopulmonary support，PCPS）治疗。

3. 心脏再同步治疗（cardiac resynchronization therapy，CRT）　CRT指通过植入右心室及左心室电极，同时起搏左右心室，通过多部位起搏恢复心室同步收缩。临床研究证实，对于药物治疗无效并伴有左心室收缩不同步的重度心力衰竭患者，CRT可以改善心功能，并可减少进行性心力衰竭导致的死亡。

心脏失同步化是指心脏在收缩时丧失了房室、左右心室间或左心室局部之间的协调运动，从而减弱心室的收缩功能，损害了心室的充盈，使二尖瓣反流，进而影响了整体心脏作功。

CRT的适应证：凡是符合以下条件的慢性心力衰竭患者，除非有禁忌证，均应接受CRT：LVEF≤35％；窦性心律；左心室舒张末期内径≥55 mm；使用优化药物治疗，仍为NYHA Ⅲ～Ⅳ级；心脏不同步（QRS≥120ms）。

研究表明窄QRS间期（<120ms）心力衰竭患者同样存在心室失同步。组织多普勒影像（TDI）技术可以测量不同心肌区域收缩峰速，

通过比较区域的收缩峰速，评价心室收缩不同步。

（十）矫正心肌异常

1. 心力衰竭的细胞移植　自从 Bittner（1999 年）证实血液循环中的骨髓细胞可以形成心肌细胞以来，许多学者报道从骨髓中筛选出不同的干细胞群，经体外培养扩增后再通过心肌内直接注射而移植到急性坏死的心肌组织或坏死边缘正常心肌组织中，能在坏死区大量分化，增殖形成新的心肌细胞或新生血管。人体骨髓含有造血干细胞和非造血干细胞，后者包括基质干细胞（MSC）和成血管细胞等。最近证实 MSC 能分化为心肌细胞，并能分泌多种生长因子诱导血管新生。

近年来，采用自体骨髓源性干细胞移植修复心肌细胞的再生已成为研究的热点。自体骨髓来源的干细胞具有取材方便、无免疫源性、具有多向分化潜能、合乎伦理学要求等特点。细胞移植所采用的途径主要经冠状动脉注入、开胸手术时注入心外膜下和经导管注入心内膜下三种。

最近，自体骨髓干细胞移植的临床研究已开始进行。Stamm 等注射 1.5×10^6 自体骨髓 AC133＋细胞进入 6 例患者梗死的心肌的周边组织；3～9 个月后，患者状态良好，4 例患者左心室功能显著改善，5 例梗死区灌注明显增加。Perin 等对 21 例终末阶段缺血性心脏病患者进行为非随机开放设计研究，14 例为心内膜下注射自体骨髓单个核细胞，治疗组与对照组（$n=7$）相比，心室功能显著改善及促进灌注。浙江大学医学院附属邵逸夫医院 2003 年 2 月对一例扩张型心肌病心功能Ⅳ级患者行自体骨髓间充质干细胞移植术获得成功。迄 2003 年末共有 9 例扩张型心肌病、6 例缺血性心肌病患者接受了自体骨髓干细胞移植，部分患者心功能及左心室壁组织灌注改善，患者仍在继续随访。

自体骨髓干细胞移植治疗心力衰竭是很有前途的新方法，但要广泛应用于临床尚有许多问题待解决，而目前还没有促使干细胞对心肌组织特异性靶向趋化的有效方法，干细胞在损伤心肌中的生存条件还需要进一步明确。

2. 基因治疗　"心血管生理和病理最本质的问题就是基因及其调控问题"，采用分子生物学的理论技术和方法来研究心力衰竭的发病机制，寻求新的诊断和治疗方法，是未来的治疗方向。基因治疗是在分子水平上纠正致病基因的结构或表达缺陷。目前基因治疗主要策略有：基因修复、导入治疗、基因工程药物治疗和基因工程再造技术。今后应努力提出衰竭心脏基因表达的新对策，但目前基因治疗还有许多理论技术问题尚待解决。心力衰竭的基因治疗，目前仍在实验阶段，尚未应用于临床。但近年由于分子生物学理论和技术的进展，分子心血管病学的研究亦取得了飞速的进展，为心力衰竭的治疗展示了良好的发展前景。

（十一）心脏移植

心肌病终末期心力衰竭以及对于药物治疗和外科干预无效的复杂先天性心脏病晚期心力衰竭患者，心脏移植作为一种治疗手段被逐渐接受。在接受心脏移植的先天性心脏病患者中，双室病变者占 33%，最常见的是复杂转位及左心梗阻病变。在移植过程中，解剖及血流动力学的异常需注意，它关系着移植成功与否。先天性心脏病移植术后 5 年存活率为 65%，与心肌病患者移植术后 5 年存活率相比无显著性差异。对于难治性先天性心脏病患者也应该考虑心脏移植的可能。除了供体心脏短缺外，心脏移植的主要问题是移植排斥，也是术后死亡的主要原因。

（张清友）

参考文献

1. 中华医学会心血管病分会，中华心血管病杂志编辑委员会．慢性收缩性心力衰竭治疗建议．中华心血管病杂志，2002，30：7-23.
2. 山村英司，中泽诚．心功能不全．小儿科诊疗，2002，65：249-252.
3. Artman M，Mahony LM，Teitel DF. Principles of medical management：heart failure. Neonatal Cardiology. New York：McGraw-Hill，2002：192-207.
4. 中泽诚．小儿心功能不全的内科治疗．小儿科，2000，41：2323-2329.

5. Hunt SA，Abraham WT，Chin MH，et al. ACC/AHA 2005 Guideline Update for the Diagnosis and Management of Chronic Heart Failure in the Adult：a report of the American College of Cardiology/American Heart Association Task Force on Practice Guidelines（Writing Committee to Update the 2001 Guidelines for the Evaluation and Management of Heart Failure）：developed in collaboration with the American College of Chest Physicians and the International Society for Heart and Lung Transplantation：endorsed by the Heart Rhythm Society. Circulation，2005，112（12）：e154-235.

6. 李万镇. 充血性心力衰竭诊治的进展. 2004年全国小儿心血管疾病学术会议论文汇编，2004：143-175.

7. Bruch C，Schmermund A. Marin D. et al. Tei-index in parents with mild-to-moderate congestive heart failure. Eur Heart J，2000，21（22）：1888-1895.

8. 钱永如. 小儿心力衰竭. 北京：人民卫生出版社，2008.

9. Vasan RS，Levy D. Defining diastolic heart failure：a call for standardized diagnostic criteria. Circulation，2000，101：2118-2121.

10. Ross RD. Grading the graders of congestive heart failure in children. J Pediatr，2001，138：618-620.

11. Connclly D. Rutkowski M，Auslender M，et al. The New York University Pediatrc heart failure index：a new method of quantifying chronic heart failure severity in children. J Pediatr，2001，138：644-648.

12. de Lemos JA. McGuire DK，Drazner MH. B-type natriuretic peptide in cardiovascular disease. Lancet，2003，362：316-322.

13. Holmstrom H，Hall C，Thaulow E. Plasma levels of natriuretic peptides and hemodynamic assessment of patent ductus arteriosus in preterm infants. Acta Paediatr，2001，90：184-191.

14. Kenii S，Matsumurs M. Clinical implication of plasma natriuretic peptides in children with ventricular septal defect. Pediatr Intern，2003，45：249-254.

15. Koch A，Singer H. Normal values of B type natriuretic peptide in infants，children，and adolescents. Heart，2003，89：875-878.

16. Maisel AS. Krishnaswamy P，Richards M，et al. Rapid measurement of B-type natriuretic peptide in the emergency diagnosis of heart failure. N Engl J Med，2002，347：161-167.

17. Maisel A. B-type natriuretic peptide levels：diagnostic and prognostic in congestive heart failure：what's next? Circulation，2002，105：2328-2331.

18. Mir TS，Laux R，Hellwege HH，et al. Plasma concentrations of aminoterminal pro Brain natriuretic peptide in healthy neonates：marked and rapid increase after birth. Pediatrics，2003，112：896-899.

19. Mir TS，Marohn S，Eiselt M，et al. Plasma concentrations of N-terminal pro brain natriuretic peptide（N-BNP）in control children from the neonatal to adolescent period and in children with congestive heart failure. Pediatrics，2002，110（6）：e76.

20. Maisel AS，McCord J，Nowak RM. Bedside B-type natriuretic peptide in the emergency diagnosis of heart failure with reduced of preserved ejection fraction. J Am Coll Cardiol，2003，41：2010-2017.

21. Omland T. N-Terminal proBNP：marker of systolic dysfunction or nonspecific lndicator of cardiac disease? Heart Drug，2003，3：122-124.

22. Packer. M. Should B-type natriuretic peptide be measured routinely to guide the diagnosis and management of chronic heart failure? Circulation，2003，108：2950-2953.

23. Suzuki T，Yamaoki K，Nakajima O，et al.

Screening for cardiac dysfunction in asymptomatic patients by measuring B-type natriuretic peptide levels. Jpn Heart J, 2001, 41：205-214.

24. 黄陈军，朱文玲，陈连凤，等. N-末端心房利钠肽和脑利钠肽对充血性心力衰竭的诊断意义. 中华心血管病杂志，2003，31：405-407.

25. O'Brin RJ, Loke I, Davies JE. Myotrophin in human heart failure. J Am Coll Cardiol, 2003, 42：719-725.

26. Fisher DJ, Feltes TF, Moore JW, et al. Management of acute congestive cardiac failure. In Garson A Jr, Bricker JT, Fisher DJ, et al. (eds): The Science and Practice of Pediatric Cardiology, 2rd. Baltimore：Williams & Wilkins, 1998：2329-2343.

27. Farquharson CAJ. Struthers AD. Spironolactone increases nitric oxide bioactivity, improves endothelial vasodilator dysfunction, and suppresses vascular angiotensin I/angiotensin II conversion in patients with chronic heart failure. Circulation, 2000, 101：594-597.

28. Grenier MA. Fioravanti J, Truesdell SC, et al. Angiotensinconverting enzyme inhibitor therapy for ventricular dysfunction in infants, children and adolescents：a review. Prog Pediatr Cardiol, 2000, 12：91-111.

29. Hougen TJ. Digitalis use in children：an uncertain future. Prog Pediatr Cardiol, 2000, 12：37.

30. Laer S, Mir TS, Behn, et al. Carvedilol therapy in pediatric patients with congestive heart failure：A study investigating clinical and pharmacokinetic parameters. Am Heart J, 2002, 143：916-922.

31. Latifi s, Lidsky K, Blumer JL. Pharmacology of inotropic agents in infants and children, Prog pediatr Cardiol, 2000, 12：57-59.

32. Lowrie L. Diuretic therapy of heart failure in infants and children. Prog Pediatr Cardiol, 2000, 12：45-55.

33. Leitch CA. Growth nutrition and energy expenditure in pediatric heart failure. Prog Pediatr Cardiol, 2000, 11：195-202.

34. Shaddy RE. Beta-adrenergic blockers in the treatment of pediatric heart failure. Prog Pediatr Cardiol, 2000, 12：113.

35. Simsic JM, Reddy VS, Kanter KR, et al. Use of Nesiritide（human B-Type natriuretic peptide）in infants following cardiac surgery. Pediatr Cardiol, 2004, 25（6）：668-670.

36. Dubin AM, Janousek J, Rhee E, et al. Resynchronization therapy in pediatric and congenital heart disease patients. J Am Coll Cardiol, 2005, 46：2277-2283.

37. Bruns LA. Kichuk-Chrisant M. Lamour JM, et al. Cavediolo as therapy in pediatric heart failure：an initial multicenter experience, J Pediatr, 2001, 138：505-511.

第十七章　心源性休克

心源性休克（cardiac shock）是指各种原因所致的心脏泵血功能障碍，导致心排血量减少，从而引起周围循环衰竭和组织器官灌注不足而出现的一种临床综合征[1]。与其他休克一样，其共同特征是有效循环量不足，组织和细胞的血液灌注虽经代偿仍受到严重的限制，从而引起全身组织和器官的血液灌注不良，导致组织缺氧、微循环淤滞、脏器功能障碍和细胞代谢功能异常等一系列病理生理改变。该病病情凶险，如不及时抢救，常危及生命[2]。

一、病因

引起小儿心源性休克的主要病因根据其机制的不同可分为以下几类[3]。

（一）心肌收缩功能障碍

急性暴发性心肌炎、扩张型心肌病终末期、冠状动脉起源异常、川崎病合并心肌梗死、先天性左心发育不良综合征、心脏手术后低心排血量综合征等均可引起心肌收缩功能障碍，心排血量减少，造成心源性休克。以暴发性心肌炎最常见。

（二）心室的压力负荷（后负荷）过重

严重左、右心室流出道狭窄甚至梗阻（如肥厚型心肌病），主动脉瓣和肺动脉瓣狭窄，高血压和肺动脉高压等，使心室射血时阻力增高，急剧增加时会使心排血量急剧下降，引起心源性休克[4]。

（三）心室的容量负荷（前负荷）过重

瓣膜关闭不全、急性主动脉瓣反流和二尖瓣反流，心脏外伤、穿孔，主动脉窦瘤破裂入心腔等。

（四）心脏舒张充盈障碍

大量心包积液（心脏压塞），缩窄性心包炎，限制型心肌病，严重二、三尖瓣狭窄，张力性气胸，急性肺栓塞，心内肿瘤或球形血栓嵌顿在房室口等，可使心室充盈量急剧下降，进而使心排血量急剧下降，导致心源性休克。

（五）严重心律失常

严重的心动过缓（三度房室传导阻滞和窦房结功能障碍），和严重的快速性心律失常（室上性/室性心动过速，心房/心室扑动，心房/心室颤动等）均可使心排血量严重降低，引起心源性休克。

（六）全身因素

缺氧、缺血、酸碱电解质代谢紊乱、药物中毒（洋地黄过量）等，可继发严重的心律失常和（或）心肌收缩力下降，均可引起心排血量下降，发生心源性休克。

二、病理生理学

心源性休克的病理生理机制主要是由于心排血量急剧减少使有效循环血量不足，导致微循环障碍和组织器官灌注不足，进而发生代谢障碍、酸碱平衡紊乱和细胞毒性物质生成堆积，导致弥散性血管内凝血（DIC）和全身多器官功能衰竭。其发病机制复杂，涉及神经、体液、内分泌、免疫和凝血等多个系统[5]。

休克早期，心排血量的减少导致组织血供减少，组织缺氧。一系列代偿机制发挥作用以保证血压和组织血液灌注。交感神经兴奋，肾上腺功能增强，儿茶酚胺释放增加，使心率增快，周围血管阻力增加。在血管收缩的同时，血液在体内重新分配，以保证足够的血流供应心、脑、肾等重要生命器官。肾素-血管紧张素-醛固酮系统的激活和抗利尿激素分泌增多，有助于维持血容量和血压。

休克晚期，代偿机制不足以维持主要组织器官的血流灌注，将出现心、肺、肾、脑、肝和胃肠道等各脏器功能衰竭。组织缺血、缺氧使无氧酵解增加，乳酸增多，酸性产物大量堆积，出现代谢性酸中毒，造成微动脉、毛细血管前括约肌松弛，毛细血管大量开放，此时微静脉、小静脉由于对缺氧和酸中毒的耐受性较高仍处于收缩状态，从而使毛细血管内血液淤滞，回心血量更加减少，全身组织器官严重灌注不良，出现各脏器功能衰竭。组织缺血、缺氧同时启动了多种炎症损伤介质的产生和释放，包括：白介素、肿瘤坏死因子、干扰素、白细胞三烯、组胺等，也参与了休克的病理生理过程。

在休克的发展过程中，微循环的缺血、缺氧与组胺等的作用，使微血管通透性升高，血浆外渗，血液浓缩加上局部酸性物质的影响，使微血管易于发生纤维蛋白沉积和血小板聚焦，聚集的血小板分离释放出促凝物质使纤维蛋白在血管内沉积，形成微血栓，大量消耗血液中的凝血因子，并且大量纤维蛋白溶解产物释放入血，最终导致弥散性血管内凝血的发生。

休克发生后将通过下列一系列机制损害心肌，形成恶性循环：①主动脉压降低，使冠状动脉灌注减少，心肌血供不足；②缺氧、代谢紊乱等因素使 ATP 合成发生障碍，心脏能量供应不足；③酸中毒和高钾血症抑制心脏功能；④周围阻力增高加重心脏负担；⑤心肌抑制因子以及其他炎性介质的释放。

三、临床表现

心源性休克一般进展迅速，根据其发生、发展的病理生理学特征，临床上可分为三期。

(一) 休克早期（代偿期）

患儿神志清楚，但是烦躁不安、焦虑或易激惹，可伴畏寒、面色苍白、恶心、呕吐，尿量正常或者稍减少。四肢湿冷，心率加快，脉搏尚有力，血压正常或者稍低，脉压减小，可有体位性低血压（血压在坐位和立位时降低，而平卧位可以正常）。

(二) 休克期（失代偿期）

患儿神志尚清楚，但反应迟钝，意识模糊，尿量减少或者无尿。皮肤湿冷呈大理石样花纹，

毛细血管再充盈时间延长（＞2 s），呼吸增快，心率更快，脉细而速，心音低钝，间歇平卧位低血压，血压低至正常水平的 70% 以下（收缩压低于 80 mmHg，脉压小于 20 mmHg）。

(三) 休克晚期（不可逆期）

患儿昏迷，肢冷发绀。呼吸急促或缓慢，心率更加快速或转为缓慢，脉搏微弱或者不能触及，血压进一步下降固定不变甚至测不出。最后出现弥散性血管内凝血和呼吸衰竭、肾衰竭等多脏器衰竭，甚至死亡。

除休克的表现外，心源性休克患者还有原发病自身的临床表现。如病因为急性心脏压塞者，则有心包炎的病史，并有颈静脉怒张、奇脉及心音遥远等体征。如病因为室上性心动过速，多有既往反复心动过速的病史，并有典型的心电图改变。

四、监测指标

(一) 血常规

大多白细胞增多并且中性粒细胞增多。并发 DIC 时血小板减少。

(二) 尿常规

可出现蛋白尿，红、白细胞尿和管型。

(三) 血生化检查

可有血糖、血钾、尿素氮和肌酐增高，心肌酶谱可升高，乳酸水平可升高。

(四) 血气分析

早期为代谢性酸中毒和呼吸性碱中毒，中、晚期为代谢性酸中毒并呼吸性酸中毒。氧分压及血氧饱和度降低。

(五) 凝血功能

并发 DIC 时，可有凝血酶原时间延长，纤维蛋白原降低，凝血因子减少，纤维蛋白降解产物（FDP）和 D-二聚体升高。

(六) 胸部 X 线检查

观察肺淤血的表现，同时提供胸腔积液及心

包积液的证据。

（七）心电图

除原发病的改变外，还可出现 ST-T、传导阻滞和心律失常等。

（八）超声心动图

对诊断原发疾病有益。

（九）微循环灌注情况检查

皮温低于肛温 1℃ 以上表示休克严重。眼底检查可见小动脉痉挛和小静脉扩张、视网膜水肿。甲皱微血管的管袢数目显著减少，可有微血栓形成。

（十）血流动力学监测

包括有创动脉血压测定、中心静脉压测定、肺毛细血管楔压测定和心排血量等。因其为有创性监测手段，不常规应用，多用于心脏手术后或休克治疗不顺利者。

五、诊断和鉴别诊断

心源性休克的诊断应包括对休克和对心源性病因两部分的综合诊断。诊断依据包括：①有急性发作或急性加重的心肌疾患；②动脉收缩压降至基础血压的 70% 以下；③意识异常；④四肢湿冷，皮肤出现花纹，黏膜苍白或发绀，毛细血管再充盈时间大于 2 s；⑤心率快，脉搏细速或不可及；⑥少尿或无尿。

需与其他类型的休克进行鉴别：

1. 低血容量性休克　主要见于出血、外科手术、创伤等情况，会有贫血，血红蛋白急剧下降，病史对于诊断很有意义。

2. 感染性休克　由各种严重感染引起。在早期可表现为末梢循环温暖，即"暖休克"，直到休克的晚期方可出血末梢不良，成为所谓的"冷休克"。

六、治疗

对于心源性休克的患儿，应分秒必争地积极进行治疗，早期治疗是成功的关键[6]。

（一）一般治疗

1. 保持正确体位　取仰卧位，头部放低，下肢抬高。如同时有心力衰竭不能平卧，可呈半卧位。注意保暖和安静，尽量不要搬动。

2. 吸氧和保持呼吸道通畅　一般用非创伤性鼻导管或者面罩给氧，维持动脉氧分压在 70 mmHg 以上，血氧饱和度在 90% 以上。如不能维持，可采取持续气道正压通气（CPAP）或气管插管人工呼吸机辅助呼吸。

3. 镇静　如患儿烦躁不安可给予镇静治疗。常用地西泮 0.1～0.3 mg/kg 缓慢推注，或者水合氯醛灌肠，或者苯巴比妥钠肌肉注射。必要时可用吗啡 0.1 mg/kg 皮下注射。

4. 观察生命体征　观察神志、呼吸、心率、血压等的变化，观察尿量，建立静脉通道。

（二）原发病的治疗

作出病因诊断后，应针对原发病进行治疗。对于重症暴发性心肌炎，可给予甲泼尼龙或者地塞米松静脉注射。对于急性心脏压塞，应行心包穿刺引流减压，对于快速性心律失常，应给予药物或者同步直流电复律，电复律是治疗的首选。对于缓慢性心律失常，应尽快安装临时起搏器。严重瓣膜异常者需行心脏矫治手术。

（三）抗休克治疗

1. 扩容补液　心源性休克主要因心脏收缩功能障碍导致，血容量减少常不显著，大量或快速补液反而会导致急性心力衰竭和肺水肿的发生，使病情恶化，因此补液需谨慎。首组扩容液体可给予 2∶1 等张含钠液或者低分子右旋糖酐，5～10 ml/kg，于 30～60 min 内静脉滴注。如休克状态无改善可重复 1 次。如患儿血压回升、四肢转暖、尿量增加，可减慢补液速度。在扩容输液观察中，最好建立中心静脉通路，有漂浮导管监测，根据中心静脉压及肺毛细血管楔压确定补液量。在患儿无呕吐、腹泻或其他体液丢失的情况下，每日入量宜控制在 1000～1200 ml/m²[7]。

2. 纠正酸碱电解质失衡　休克常伴随代谢性酸中毒，根据血气情况适度静脉给予碳酸氢钠。休克纠正过程中轻度酸中毒常可自然消失，无需过度使用碱性药物。电解质紊乱是心律失常的促发因素，有可能使休克加重，应积极加以纠正。

3. 拟交感药物和正性肌力药物　用于持续性低血压及低心排血量。

(1) 多巴胺：可直接作用于 α、β 受体和多巴胺受体。小剂量 2～5 μg/(kg·min) 主要兴奋多巴胺受体，可以扩张肾血管，使尿量增多。中等剂量 5～15 μg/(kg·min) 主要兴奋 β₁ 肾上腺素能受体，增加心肌收缩力及肾和内脏血流量；大剂量 ＞15 μg/(kg·min) 主要兴奋 α₁ 肾上腺素能受体，使肾血流量减少，可引起外周血管阻力和肺血管阻力增加及心率加快，从而进一步增加心肌耗氧量，减少了肾血流。儿童常用中等剂量。

(2) 多巴酚丁胺：主要兴奋 β1 受体，增加心肌收缩力，对周围血管的影响较多巴胺小。但不适合有明显低血压的病人。静脉应用剂量为 2.5～10 μg/(kg·min)。

(3) 肾上腺素：小剂量 [0.05～0.3 μg/(kg·min)] 以兴奋 β 受体为主，使心率增加，下降收缩力增加，周围血管扩张。大剂量 [0.3～2 μg/(kg·min)] 对 α 受体兴奋作用占优势，周围血管收缩。如病情极为严重，对多巴胺类药物反应不良者，可小剂量使用。用药后血压上升，但末梢循环不好转者，可加用扩血管药物。

(4) 异丙肾上腺素：激动 β 受体，有很强的正性肌力作用，增强心肌收缩力，扩张血管（皮肤和骨骼肌血管为主），增加心率。心率增快将增加心肌耗氧量，皮肤骨骼肌血管扩张将减少重要脏器血液供应。心源性休克一般不用，仅用于严重房室传导阻滞不能立即安装起搏器时。需注意室性心律失常的发生。

(5) 磷酸二酯酶抑制剂：氨力农和米力农为非儿茶酚胺类、非洋地黄类正性肌力药物，增加心肌收缩力及扩张血管。多用于治疗心脏手术后的低心排血量综合征和急性心源性休克。可与儿茶酚胺类药物联合应用。米力农负荷量 25～50 μg/kg，15 min 内缓慢注射，维持量为 0.25～0.5 μg/(kg·min)。

(6) 强心苷类药物：对于心源性休克的初始治疗不起作用，且有效剂量与中毒剂量接近，对于心源性休克患者不宜应用。对于阵发性室上性心动过速和心房颤动患者可酌情选用。

4. 血管扩张剂　在应用正性肌力药物的同时，血管扩张剂可减轻心脏前后负荷，提高心排血量。应从小剂量开始，逐渐调整剂量。常用药物包括硝普钠和硝酸甘油。硝普钠能扩张小动脉和静脉血管，常与多巴胺联合应用，增加冠状动脉灌注压，提高血压，改善末梢循环，剂量为 1～10 μg/(kg·min)。硝酸甘油可扩张静脉系统，减轻前负荷，增加心排血量，剂量为 0.25～5 μg/(kg·min)。

5. 利尿剂　可减轻心脏前负荷，改善肺淤血。应给予快速利尿剂，如呋塞米 1 mg/kg 静脉注射。需注意过度利尿可造成有效循环血量不足。

6. 机械辅助循环　包括体外膜氧合（ECMO）、主动脉内球囊反搏（IABP）、心室辅助装置（VAD）等。辅助装置的应用可使各种难治性休克得到暂时缓解，但是其价格昂贵，操作复杂，易发生并发症[8]。

(四) 并发症的治疗

1. 呼吸衰竭　吸氧，保持呼吸道通畅，必要时机械通气。

2. 抽搐　给予止惊治疗，使用甘露醇降低颅内压。

3. 肾衰竭　掌握"量出为入"的原则，纠正电解质紊乱。必要时进行透析治疗。

4. 弥散性血管内凝血　输新鲜血、血小板，补充凝血因子。如无出血，可用小剂量肝素[7]。

（齐建光）

参考文献

1. 籍振国，刘坤申．心源性休克．中国实用内科杂志，2007，27（6）：476-478.

2. Reynolds HR, Hochman JS. Cardiogenic shock: current concepts and improving outcomes. Circulation, 2008, 117 (5): 686-697.

3. 范崇济. 心源性休克. //杨思源主编. 小儿心脏病学. 第 2 版. 北京：人民卫生出版社，2003. 546-550.

4. Chatterjee K，McGlothlin D，Michaels A. Analytic reviews：cardiogenic shock with preserved systolic function：a reminder. J Intensive Care Med，2008 ，23（6）：355-366.

5. Josephson L. Cardiogenic shock. Dimens Crit Care Nurs，2008，27（4）：160-170.

6. 马沛然，黄磊. 心源性休克的急救治疗. 中国小儿急救医学，2006，13（3）：195-197.

7. Mann HJ，Nolan PE Jr. Update on the management of cardiogenic shock. Curr Opin Crit Care，2006，12（5）：431-436.

8. Sanborn TA，Feldman T. Management strategies for cardiogenic shock. Curr Opin Cardiol，2004，19（6）：608-612.

第十八章　心脏性猝死

尽管心脏性猝死（sudden cardiac death, SCD）在年轻患者中很少出现，但是，如果出现对患者的家庭和医疗机构来讲都是巨大的打击。最新的研究发现，在美国 SCD 每年发生 450 000 例，在澳大利亚和新西兰每年有 50 000 例患者死于各种原因的猝死[1-2]。SCD 的定义是由于心脏原因在出现症状的 1h 内出现非预测性自然死亡，或既往没有表现出致命的症状但在睡眠过程中患者出现无目击者证实的死亡[3]。该病有两个发病高峰：从出生到生后 6 个月和年龄在 45～65 岁之间[4]。在成人最常见的原因是冠心病，占所有 SCD 患者的 80%。而在儿童和青少年患者，SCD 发生率较低，并且与成人具有明显不同的病因，遗传性心脏疾病（genetic heart disorders）是导致年轻患者猝死的最重要病因，包括由于基因异常导致的心脏结构异常和心脏原发的对心律失常的易感性[4-5]。

一、病因

在生后第 1 年，最常见的病因是先天性心脏疾病，包括心肌炎和婴儿猝死综合征（sudden infant death syndrome，SIDS）。SIDS 与多种因素有关，包括俯卧位睡眠、2 周前上呼吸道感染及母亲孕期吸烟等，但是一些遗传性心律失常综合征包括长 QT 间期综合征、Brugada 综合征和短 QT 间期综合征也是常见的导致 SCD 的原因[5-6]。年龄在 1～30 岁之间，导致 SCD 的原因主要包括器质性心脏病和原发性心脏电生理异常。器质性心脏病包括心肌异常如肥厚型心肌病（hypertrophic cardiomyopathy，HCM）、心肌炎、扩张型心肌病（dilated cardiomyopathy，HCM）及致心律失常性右心室心肌病（arrhythmogenic right ventricular cardiomyopathy，ARVC）。其他导致猝死的器质性心脏病还包括先天性冠状动脉异常和先天性心脏病（主动脉狭窄、法洛四联症、大动脉转位、肺血管阻塞性病变）。2004 年，Doolan 等报道了在澳大利亚

SCD 病因学研究。他们报道，经过对 1994—2002 年 10 000 例猝死患者尸体进行研究发现，那些年龄≤35 岁患者，最常见导致 SCD 的原因是原发性心律失常（占 31%）。这些年轻的猝死患者在尸体解剖时均为阴性结果，也就是说这些患者的心脏在结构和组织学上均正常。这些患者的死亡最可能的原因就是原发性心律失常性疾病，如家族性长 QT 间期综合征（long QT syndrome，LQTS）。在这些年轻澳大利亚猝死患者中发现的其他导致 SCD 的常见原因包括 HCM/不明原因左心室肥厚（15%）、心肌炎（12%）、先天性心脏病（7%）和其他少见的病因（11%；包括主动脉弓离断、心脏瓣膜病和 ARVC）[7]。表 18-1 列举了儿童和青少年 SCD 的病因[8]。

表 18-1　儿童和青少年 SCD 的常见病因

结构异常疾病
肥厚型心肌病*
致心律失常性右心室心肌病*
冠状动脉异常
　　左冠状动脉起源于右 valsalva 窦
　　右冠状动脉起源于左 valsalva 窦
　　冠状动脉发育不良综合征
　　Williams 综合征伴冠状动脉口狭窄
　　川崎病
原发性肺动脉高压*
心肌炎/扩张型心肌病*
限制型心肌病*
马方综合征伴主动脉夹层
主动脉瓣狭窄

原发性心电异常
先天性长 QT 间期综合征*
Brugada 综合征*
预激综合征
原发性/特发性室性心动过速/心室颤动
儿茶酚胺敏感性室性心动过速
传导阻滞（先天性或获得性）

获得性疾病
心脏震荡
药物滥用
　　可卡因等
继发性肺动脉高压
动脉粥样硬化性心脏病

续表

先天性心脏病术后
法洛四联症术后
完全性大动脉转位术后（Mustard/Senning 术）
Fontan 术后
左心发育不良综合征术后
主动脉缩窄（成形术后，修补位置出现动脉瘤）
心脏移植术后

* 该病可能为遗传性的。

二、发病机制

（一）遗传因素

致命性心律失常是引发 SCD 最常见的病因，其中遗传性心律失常占有重要的比例[9]。这些导致 SCD 的疾病大多是由于基因异常所致。目前，已发现了 40 多种遗传性心脏病，其中许多与 SCD 有关。遗传性心脏病可大体分为两大类，一类是心脏结构异常的遗传性心脏病如 HCM、ARVD 等；另一类是原发性心律失常疾病，如 LQTS、Brugada 综合征和儿茶酚胺敏感性多形性室性心动过速。这些疾病基因的异常总结如表 18-2。识别这些 SCD 病因的基因异常对治疗具有猝死家族史患者具有重要意义。

这些遗传性心律失常引起的 SCD 的机制主要是参与形成心肌细胞动作电位形成的离子流异常。众所周知，钠、钾、钙、氯等各种跨膜离子流是形成心肌细胞动作电位的基础。0 相为快速除极期，快速内向离子流（I_{Na}）使膜电位迅速上升；1 相又称早期复极期，钠离子快速内流停止，由于瞬间外向钾离子流（I_{to}）和氯离子内流使膜电位下降；2 期为平台期，是动作电位最长时期，主要是钙离子内流，也有延迟钠离子流和部分钾离子流参与；3 相为终末快速复极期，此时钙离子内流停止，钾离子大量外流，形成缓慢延迟整流性钾离子流（Iks）和快速延迟整流性钾离子流（Ikr），使膜电位迅速减低；4 相为静止期，通过 ATP 酶、钾-钠泵以及钠-钙交换等方式使在除极、复极过程中的离子变化恢复。近年来通常将细胞膜上能调控离子流的功能蛋白称为"离子通道"，其中包括钠离子通道、钾离子通道、钙离子通道等。

表 18-2　心脏性猝死患者的基因异常

疾病	基因	编码蛋白	疾病的百分比（%）
LQTS₁	KCNQ1	I_{ks}钾通道 α 亚单位	35～40
LQTS₂	HERG	I_{kr}钾通道 α 亚单位	30～35
LQTS₃	SCN5A	I_{Na}钠通道 α 亚单位	5～10
LQTS₄	ANKB	锚蛋白	<1
LQTS₅	KCNE1/minK	I_{ks}钾通道 β 亚单位	<1
LQTS₆	KCNE2/MiRP1	I_{kr}钾通道 β 亚单位	<1
LQTS₇	KCNEJ2	内向整流钾通道	50
LQTS₈	CACNA1C	电压依赖性 L 型钙通道	不清楚
短 QT 间期综合征-1	HERG	I_{kr}钾通道 α 亚单位	不清楚
短 QT 间期综合征-2	KCNQ1	I_{ks}钾通道 α 亚单位	不清楚
Brugada 综合征	SCN5A	I_{Na}钠通道 α 亚单位	15～30
CPVT1	RyR2	心脏兰尼碱受体	65
CPVT2	CASQ2	Casequestrin	5
HCM	βMHC	心脏肌球蛋白 β 重链	30～35
	MyBP-C	心脏肌球蛋白结合蛋白 C	20～30
	cTnT	肌钙蛋白 T	10～15
	TPM	原肌球蛋白	5～15
	CTnI	肌钙蛋白 I	<5
	CSRP3	心肌 LIM 蛋白	<5
	TCAP	Telethonin	<2
	MYL2	调节轻链	<1
	MYL3	必需轻链	<1
	ACTC	肌动蛋白	<0.5
	TIN	连接素蛋白	<0.5
	MYH6	心脏肌球蛋白 α 重链	<0.5
	TNNC1	心脏肌钙蛋白 C	<0.5
ARVD	PKP2	斑菲素蛋白 2	14～43
	DSP	桥粒斑蛋白	15
	DSG2	桥粒芯糖蛋白 2	10
	TGFβ-3	转化生长因子 β3	2.5
	RyR2	心脏兰尼碱受体	不清楚
Naxos 病	JUP	结合盘状球蛋白	不清楚

AVRD，致心律失常性右心室心肌病；CPVT，儿茶酚胺敏感性多形性室性心动过速；HCM，肥厚型心肌病；LQTS，长 QT 间期综合征。

如前所述，遗传性心律失常是一组基因遗传性疾病，由基因异常所致。当编码心肌细胞膜离子通道蛋白的基因发生突变后首先引起离子通道蛋白结构和功能的变化，然后导致离子通道蛋白调控的各种内向或外向离子流的增加或减少，结果使心肌细胞除极和复极的过程发生异常。当今把由离子通道功能障碍导致的疾病称为"离子通道病"。近期的研究表明，遗传性心律失常绝大多数由心脏离子通道异常引起。

LQTS、Brugada 综合征、CPVT、特发性心室颤动（IVF）、短 QT 间期综合征（SQTS）等遗传性心律失常都存在复极过程中的异常，无论动作电位时程是延长或缩短，都会使心肌复极产生不均一性，或称复极离散度增大。后者是发生激动折返和触发活动的基础和重要条件，进而易诱发多形性心动过速和（或）心室颤动等恶性心律失常。当患儿发生多形性室性心动过速和（或）心室颤动时，由于心脏排血量骤减，血流动力学出现明显紊乱，脑血液循环处于严重缺血、缺氧状态，结果发生晕厥和抽搐。如果这种恶性心律失常不能自行终止，或未及时进行正确的心肺复苏，患者将因心脏停搏而猝死[9]。

（二）先天性心脏病患者猝死机制

先天性心脏病患儿发生 SCD 的危险因素与患儿的心脏结构畸形及患儿的年龄有关。患有先天性心脏病的婴儿，猝死多是由于感染或 SIDS 所致。很少有新生儿或婴儿死于没有发现的先天性心脏畸形，尤其是那些导管依赖性的畸形或右心室梗阻型畸形。患有先天性心脏病的儿童或青少年发生猝死的机制与婴儿不同，主要是冠状动脉缺血、心律失常、败血症、血栓形成和肺动脉高压危象。在 20 世纪 60—70 年代，导致小儿先天性心脏病患者猝死的原因多是由于没有进行手术治疗的患儿发生了肺血管阻塞性病变。但是随着心脏手术水平的提高和发展，这些患者已经可以及时进行手术治疗。Silka 等通过对这些手术后的患者进行随访发现，这些进行了手术治疗的先天性心脏病患者发生猝死的平均危险度为每年 0.9/1000，那些危险度较高的先天性心脏病主要包括主动脉瓣狭窄、大血管转位、法洛四联症和主动脉缩窄。大多数患者的猝死归因于"心律失

常"，但是只有很少患者在生前就发现存在心律失常[10-12]。

1. **法洛四联症** 法洛四联症是最常见的发绀型先天性心脏病。没有手术治疗的患儿发生缺氧发作可导致死亡。而手术后的法洛四联症患儿的猝死却很难预测，其可出现在手术多年以后。有研究发现，法洛四联症术后 3 个月到 20 年内，发生猝死的概率为 4.6%～6%。猝死多发生在具有术后残余分流、右心室压力升高和室性心律失常的患者。在法洛四联症术后有 40%～50% 的患者发生室性心律失常，多出现在手术年龄大、术后存在中到重度肺动脉瓣反流、存在心室收缩和舒张功能障碍、体外循环时间长及 QRS 时限延长（>180 ms）的患儿。尽管这些都是猝死的危险因素，但是即使联合应用这些指标，也不能预测患儿是否会发生猝死。尽管室性心动过速或心室颤动被认为是此类患儿发生猝死的最常见的机制，但是如上所述，此类患儿轻度的室性心律失常非常常见，而这些轻度的室性心律失常对患儿的猝死没有预测意义。有一项包括英国、美国、加拿大和日本的多中心研究对 793 例法洛四联症患儿随访 10 年，发现 33 例患儿发生了持续性单形性室性心动过速，29 例发生了心房颤动或扑动，16 例发生了猝死，715 例没有心律失常。在随访过程中，所有室性心动过速患儿没有发生死亡，有 1 例房性心律失常患儿死亡。发生室性心律失常和发生猝死的危险因素相似，大多数患者具有肺动脉反流和右心室功能不全。因此作者建议手术保持和维持肺动脉瓣良好的功能可能会降低猝死的危险性，但是迄今为止，该观点尚未得到证实[13]。

2. **大动脉转位** 在发明房间隔球囊造口术、房间隔切开术及大血管转位心房矫治术（Mustard 术或 Senning 术）之前，该病大多数患儿死于婴儿期：30% 在生后 1 周，50% 在生后 1 个月内，90% 在生后 1 年内。采用心房矫治术后，人们发现术后发生房性心律失常的比例较高，而且发生房性心律失常的危险性随时间而增加。平均随访 18 年后，2/3 的采用该手术的患者可出现心律失常，包括室上性心动过速（48%）、交界性心律（14%）、安装起搏器（17%）、房室传导阻滞（3%）及室性心动过速（2%）。在这组人

群中进行性心力衰竭和猝死是主要的死亡原因。另外的一项研究发现，采用心房矫治术的患儿具有较高的后期死亡率。在该项研究中发现猝死的发生与患者的心室功能无关而与既往血流动力学的异常有关。目前大动脉转位手术多采用动脉转位术（Jatene 术），尽管关于该手术的效果长期随访资料较少，但是有研究发现采用该手术后晚期死亡率明显降低，约为 2.6%。大多数的晚期死亡出现在手术后 90 天内，多是由于需要再次手术的残留解剖畸形（0.8%）、冠状动脉异常和心肌梗死（0.75%）或肺动脉高压（0.4%）。有研究对 1200 例采用了动脉调换术的患儿进行了平均 4.9 年的随访发现，大于 5 岁的患儿无一例发生猝死[14]。

3. 主动脉狭窄　在新生儿，如果患有"危重型主动脉狭窄"，由于低排血量或充血性心力衰竭等原因具有非常大的猝死危险性。在小儿，对于主动脉狭窄，无论采用顺行或逆行球囊瓣膜成形术还是采用手术治疗，都要充分权衡残余狭窄和术后瓣膜关闭不全的利弊。年龄较大的儿童或成人患者，如果具有术后的残余狭窄，无论是否存在关闭不全，都具有较高的与运动相关的猝死危险性。瓣膜的阻塞导致心室张力增高，代偿性左心室肥厚，增加心肌耗氧量。冠状动脉的灌注发生在心室舒张期，由于主动脉瓣关闭不全，主动脉舒张压降低导致冠状动脉灌注减少。这在患儿运动时会变得更加明显，因为在运动时心脏和体循环的能量需求增加，但是在运动时体循环阻力降低导致舒张压降低更明显，导致冠状动脉血流量显著减少，心肌血流减少，同时由于运动导致的心率增快致使心脏舒张期缩短，进一步减少了心肌血流，心肌细胞缺血导致恶性心律失常的发生，进一步导致猝死的发生。因此对具有左心室流出道梗阻的患者均应限制活动和参加体育运动。Keane 等报道了 462 例主动脉狭窄患儿随访 20 年的结果，对于最初压力阶差达 50 mmHg 的患者，心律失常、猝死和其他致死性疾病（包括感染性心内膜炎、充血性心力衰竭、晕厥、心肌梗死等）的发生率每年平均为 1.2%。370 例患者中有 25 例患者（6.8%）在随访过程中发生了猝死，平均每年为 0.3%。该研究认为如果导管检查发现狭窄前后压力阶差大于 50 mmHg，

就存在发生严重心律失常和猝死的危险性[10]。

4. 猝死在其他心脏畸形中的发生机制　Ebstein 畸形患儿，由于往往存在房室旁路、室内传导阻滞而易发生心律失常，尤其是房性心律失常（如心房颤动），而导致猝死发生。一项包括 50 例该病新生儿患者的研究发现，18% 的患儿死于新生儿期，15 例患儿在以后的随访中发生死亡，其中 5 例患儿是在平均年龄 4.5 岁时猝死的。主动脉夹层（aortic dissection）常见于马方综合征、治疗或未治疗的主动脉缩窄患儿，夹层常出现在降主动脉和远端主动脉弓，但也可出现在冠状动脉、头臂干动脉和椎动脉等，而导致患儿猝死。其他常见的先天性心脏病术后发生猝死的危险性不大，每年的发生率约为 0.1/1000。但其他少见的复杂先天性心脏病术后仍是发生 SCD 的危险因素，如在治疗左心室发育不良综合征时常采用的 Norwood 手术、Glenn 双向分流术或 Fontan 术后，发生死亡的概率为 5%～15%。其发生猝死的机制不十分清楚，但是往往与心律失常、心室功能障碍、误吸、病毒感染及压力感受器异常反应有关[10-11]。

最后简述一下小儿心脏震荡（commotio cordis）导致猝死的发生机制，儿童存在一种较成人发生率为高的心室颤动——心脏震荡。其发生的机制是于心脏进行复极化的电生理敏感期，遭遇前胸意外撞击，使一些对机械力易感的钾离子通道活化，可能引发心室颤动，造成猝死。儿童容易发生这种心律失常的原因是由于胸前骨骼肌肉保护不如成人完整，撞击的能量容易直接由心脏吸收，再加上儿童体育活动多，因此发生率远超过成人，尤其是年轻的运动员，是目前导致年轻运动员死亡的第二大原因[15-16]。

三、SCD 的防治[17-19]

SCD 可突然发生在任何时候，较难预测，对 SCD 的预防目前尚缺乏有效的措施，但严密监测高危人群，及时发现并及时正确采用急救措施，有助于提高 SCD 儿童的存活率。

（一）高危人群的监测

大部分 SCD 的患儿多伴发先天性心血管畸形、心肌病、心律失常，部分患儿家族中有

SCD 的家族史。发生 SCD 的某些患儿有预兆，其中胸痛和晕厥最常见。各级医生，包括学校校医和社区医生应该特别关注那些患有先天性心脏病、心肌病、既往有川崎病病史的患儿以及有心脏病猝死家族史的儿童，应将有关的病情判断方法和初步的急救措施告之家长及其周边的人，一旦发生意外，就地积极救护，直到专业人员到场。

（二）原发病的治疗

治疗原发病是预防 SCD 的最基本途径。先天性心脏病的患儿应尽早进行手术矫正；患有心肌病的儿童除常规的药物治疗外，平日要限制参与剧烈活动；川崎病引发的冠状动脉严重病变应规律随访并及早进行介入或手术治疗。

（三）药物防治

1. LQTS 目前主要以基因型为基础开展个体化治疗。临床上以 $LQTS_1$、$LQTS_2$、$LQTS_3$ 三型最常见，约占 LQTS 全部病例的 90%～95% 以上。常用的治疗药物有多种，最常用也是首选的药物为 β 受体阻滞剂，常用的有普萘洛尔、美托洛尔等，该药是预防和降低该病 SCD 最主要的手段。其疗效 $LQTS_1$ > $LQTS_2$ > $LQTS_3$，对 $LQTS_3$ 是否应用 β 受体阻滞剂尚有争论。其他药物尚有钠通道阻滞剂如美西律等对 $LQTS_3$ 有效；钾剂对 $LQTS_2$ 有效，尤其是在紧急情况下可静脉补钾。详细的治疗方法见相关章节。

2. Brugada 综合征 目前公认对具有典型 Brugada 综合征的心电图特征，且有晕厥和（或）猝死史的患儿，如不进行积极的有效干预，发生 SCD 的可能性非常大，预后极差。但是，迄今为止尚没有一种确切有效的药物，有研究提示奎尼丁可能有效。

3. SQTS 至今对 SQTS 的治疗尚无太多的证据。有一项研究发现只有奎尼丁可延长 QT 间期。但目前尚无特效的治疗药物。

（四）非药物防治

1. 埋藏式心脏复律除颤器（ICD）的植入
植入 ICD 是及时终止恶性心律失常、预防 SCD 的有效手段。多数学者认为植入 ICD 是预防 Brugada 综合征和 SQTS 患儿发生 SCD 唯一有效的措施。对应用 β 受体阻滞剂等药物治疗无效的 LQTS 患儿也要考虑植入 ICD。但是由于 ICD 价格昂贵，技术要求高，患儿年龄小不宜进行等因素，限制了 ICD 在儿科中的应用。

2. 心脏起搏器 心脏起搏器治疗适用于心动过缓依赖性尖端扭转型室性心动过速反复发作的 LQTS 患儿，此类患儿因基础心率较慢应用 β 受体阻滞剂受到限制，因此应用心脏起搏治疗的基础上再应用 β 受体阻滞剂可有效预防 SCD 的发生。

3. 射频消融治疗 对反复发生的多形性室性心动过速/心室颤动患儿有人开展经导管射频消融治疗，效果较好。但病例数少，随访时间短，其疗效尚需观察。

4. 手术治疗 对应用 β 受体阻滞剂治疗无效的 LQTS 患儿可选择性进行左侧心交感神经节切除术。

（五）基因治疗

引发遗传性 SCD 的致病基因相继发现，这就为未来开展基因治疗这些疾病奠定了基础，但是目前相应的基因治疗还有许多实际问题需要解决。基因治疗还处于动物实验研究阶段。若把基因治疗应用于临床，还有一段很长的路要走，但其是未来治疗的方向。

（张清友）

参考文献

1. Zheng Z，Croft J，Giles W，et al. Sudden cardiac death in the United States. Circulation，2001，104：2158-2163.

2. Semsarian C，Maron BJ. Sudden cardiac death in the young. Med J Aust，2002，176：148-149.

3. Zipes DP，Wellens HJ. Sudden cardiac death. Clinical cardiology：new frontiers. Circulation，1998，98（21）：2334-2351.

4. Sarkozy A，Brugada P. Sudden cardiac death

and inherited arrhythmia syndromes. J Cardiovasc Electrophysiol, 2005, 16 (suppl. 1): s8-s20.

5. Liberthson RR. Sudden death from cardiac causes in children and young adults. N Eng J Med, 1996, 334: 1039-1044.

6. Schwartz PJ, Priori SG, Dumaine R, et al. A molecular link between the sudden infant death syndrome and the long QT syndrome. N Eng J Med, 2000, 343: 262-267.

7. Doolan A, Langlois N, Semsarian C. Sudden cardiac death in the young. Med J Aust, 2004, 180: 110-112.

8. Berger S, Kugler JD, Thomas JA, et al. Sudden cardiac death in children and adolescents: introduction and overview. Pediatr Clin N Am, 2004, 51: 1201-1209.

9. Ingles J, Semsarian C. Sudden cardiac death in the young: a clinical genetic approach. Inter Med J, 2007, 37: 32-37.

10. Pelech AN, Neish SR. Sudden death in congenital heart disease. Peiatr Clin N Am, 2004, 51: 1257-1271.

11. Wren C. Sudden death in children and adolescents. Heart, 2002, 88: 426-431.

12. Silka MJ, Hardy BG, Menashe VD, et al. A population-based prospective evaluation of risk of sudden cardiac death after operation for common congenital heart defects. J Am Coll Cardiol, 1998, 32: 245-251.

13. Gatzoulis MA, Balaji S, Webber SA, et al. Risk factors for arrhythmia and sudden cardiac death late after repair of tetralogy of Fallot: a multicentre study. Lancet, 2000, 356: 975-981.

14. Losay J, Touchot A, Serraf A, et al. Late outcome after arterial switch operation for transposition of the great arteries. Circulation, 2001, 104 (12): 1121-1126.

15. Link MS, Wang PJ, VanderBrink BA, et al. Selective activation of the K^+ ATP channel is a mechanism by which sudden death is produced by low-energy chest-wall impact (Commotio Cordis). Circulation, 1999, 100: 413-418.

16. Weinstock, J, Maron BJ, Song C, et al. Failure of commercially available chest wall protectors to prevent sudden cardiac death induced by chest wall blows in an experimental model of commotio cordis. Pediatrics, 2006, 117: e656-e662.

17. 张清友, 杜军保. 小儿心脏性猝死的病因和发病机制. 中国小儿急救医学, 2007, 14: 277-279.

18. 张乾忠. 小儿遗传性心律失常引发的心脏性猝死. 中国小儿急救医学, 2007, 14: 284-287.

19. 于宪一. 小儿心脏性猝死的预防和急救处理. 中国小儿急救医学, 2007, 14: 288-290.

第十九章　心肺复苏

心肺复苏（cardiopulmonary resuscitation, CPR）主要针对各种原因所致的呼吸心搏骤停，2010 年美国心脏协会发布了最新的《心肺复苏指南》，儿童 CPR 指南适用于 1 岁以上至青春期年龄段（12～14 岁）的人群，对专科儿童医院或儿科重症监护病房（ICU）可能延伸至所有儿童（16～18 岁）。不应以青春期作为儿童高级生命支持和成人高级生命支持的分水岭，因为一般情况下无法根据解剖和生理特征区分儿童和成人，也无证据证实准确的年龄点以决定实施成人或小儿 CPR 程序。为方便教学和选择自动体外除颤器（automated external defibrillator, AED）的电极板，非医务人员施救时，仍是 1～8 岁用小儿 CPR 法，8 岁以上用成人方法。心肺复苏分为基础生命支持（basic life support of pediatrics, PBLS）和高级生命支持（advanced life support of pediatrics, PALS），其中 PBLS 适用于医务人员及非医务人员，PALS 仅适用于医务人员使用。

一、儿童呼吸心搏骤停的病因

成人心搏骤停大部分是由心脏原发病引起，如心肌梗死或心律失常，与成人不同的是儿童突发心搏骤停相对少见，其中由于心脏原发病引起的心搏骤停更少见，大部分是进展性呼吸衰竭和（或）休克的终末阶段，心律失常是少见原因。

呼吸衰竭的特征是通气不足，以下情况考虑呼吸衰竭：①呼吸频率增快，尤其是有呼吸费力、鼻扇、三凹征或呻吟等呼吸窘迫的表现；②呼吸频率减慢，呼吸功或胸廓运动不足，如呼吸音消失、喘息或肤色苍白。

休克早期机体通过心率增快、收缩血管和增加外周血管阻力来维持心排血量和血压，此阶段为休克代偿期，随着病情的进展，会进入失代偿期，表现为呼吸急促、神志模糊、尿量减少、肢端发凉、皮肤发花、血压下降等。

二、基础生命支持（basic life support of pediatrics, PBLS）

（一）识别病情，启动医疗急救系统

专业急救人员应根据引起心搏骤停的原因调整 CPR 与呼叫的顺序。如果小儿没有反应且没有呼吸或呈喘息样呼吸应该开始 CPR。

（二）胸外按压

复苏顺序调整为 C－A－B 顺序[1-3]，这是由于首先开始心外按压能够更早地开始进行 CPR。

非专业急救人员不要求检查脉搏，应给予 2 次人工呼吸后立刻进行胸外按压。专业急救人员则应在 10s 内检查患儿脉搏情况，可检查股动脉、颈动脉或肱动脉，若无脉搏或不能确定是否触及脉搏，应立即进行胸外按压。这有利于尽早给予胸外按压，并可减少因检查脉搏而引起的按压中断。

充分通气和供氧后，心率仍低于 60 次/分，且伴有外周灌注不良表现时，应进行胸外按压。

强调持续、有效、快速有力的心外按压，即有效的心外按压。有力按压即按压幅度约为 1/3 胸廓前后径，即儿童至少 5 cm，婴儿至少 4 cm，每次按压后应使胸廓完全回复至原来位置以利增加回心血量，快速按压即按压频率至少 100 次/分，胸外按压过程中应尽量减少按压的中断，因胸外按压要连续数次才能升高冠状动脉灌注压，而中断按压（如给予人工呼吸、检查脉搏以及连接 AED）会降低冠状动脉灌注压。急救人员给予胸外按压过程中出现长时间或频繁的按压中断，将不利于自主循环的恢复，但是有研究认为虽然施救人员自身未感到疲惫，超过 2 min 的按压之后其按压效果也会有所下降，因此建议应轮流进行胸外按压，人员交替应在 5 s 内完成以尽量缩短按压中断的时间。保证连续的按压非常必要，建立人工气道或进行除颤的时间不能超过 10 s，检查脉搏和人工

呼吸也应在 10 s 内完成。持续、有效的胸外按压才能保证足够的心肌和脑的血液供应。

按压部位：对于儿童用单手或双手于乳头连线水平按压胸骨，对于婴儿用两手指于紧贴乳头连线下方按压胸骨。

按压方法：单人实施婴儿 CPR 时可采用双指法，双人实施婴儿 CPR 时，用双手环抱法（图19-1），即：两手环绕婴儿胸部，在拇指按压胸骨的同时用其他手指挤压胸廓，此法可保证按压力量和幅度的一致，增加冠状动脉灌注压和动脉血压，且有助于增加按压解除阶段的静脉血回流，提高按压效率。对于儿童可根据患儿和急救者体形采用单手或双手按压法（图19-2），即单手或双手掌下端按压胸骨下 1/2 处（约为乳头连线中点），注意不要按压剑突或肋骨，进行胸外按压时应将患儿置于硬性表面之上以保证按压的有效性。

按压通气比：单人 CPR 时按压通气比为30：2，即 30 次胸外按压后给予 2 次人工呼吸，注意进行人工呼吸前保持气道的开放。双人

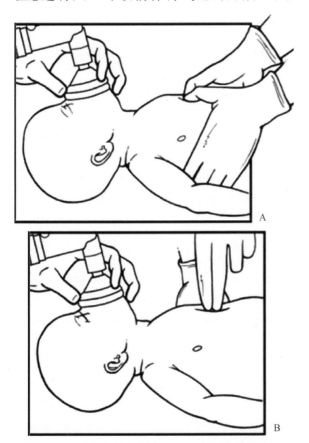

图 19-1　胸外按压——环绕法（A）和双指法（B）

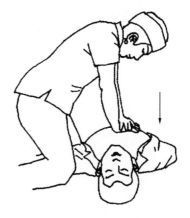

图 19-2　胸外按压——双掌法

CPR 时按压通气比为 15：2，即一人进行胸外按压，另一人维持气道开放及进行人工呼吸，注意胸外按压及人工呼吸不要同时给予。高级人工气道建立后则同时进行胸外按压和人工呼吸，胸外按压频率为 100 次/分，人工呼吸为 8～10 次/分，注意人工呼吸时也不应间断胸外按压。

胸外按压有效的标志包括：能触及大动脉搏动、散大的瞳孔缩小、光反射恢复、口唇和甲床颜色好转、肌张力恢复等。

（三）开放气道与人工呼吸

可采用以下几种方法：

仰头抬颏法：头向后仰，抬高下颌，此种方法适用于非颈椎损伤、无反应的患儿，禁用于清醒、已知或怀疑颈椎损伤的患儿。步骤是将患儿置于仰卧位，手放在患儿前额，用手掌施加向下的压力使患儿的头后仰至中线位或轻度过伸位，以另一手的指尖在下颌骨下方轻轻地向上、向外抬起下颌，以开放气道（图19-3）。

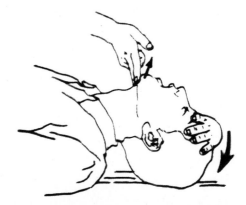

图 19-3　开放气道方法——头向后仰，抬高下颌

托颌法抬举下颌，头勿后仰，此种方法适用于颈椎损伤的无反应的患儿。步骤是将患儿置于仰卧位，将患儿头部固定于中线位，用双手握住患儿两侧的下颌角，将下颌骨推向前。

对疑有颈椎外伤的无反应创伤患者，若托颌法未能成功，应使用仰头抬颏法。非医务人员施救时，不要使用托颌法开放气道，直接使用仰头抬颏法，因托颌法较难掌握与操作，常常无法有效开放气道并可能引起脊柱活动。

人工呼吸时急救人员正常吸气并给予2次有效的人工呼吸（即胸廓有抬举）。若未见胸廓抬举，应调整患儿头颈部位置并加强口-口鼻或口-口密封性，重新给予人工呼吸。对婴儿和儿童应多次尝试2次有效的人工呼吸，因缺氧是多数婴儿和儿童猝死的原因。人工呼吸时应避免通气过度，过度通气会增加胸膜腔内压、阻碍静脉回流，导致心排血量、脑血流量和冠状动脉灌注下降，还可以增加小气道阻塞患儿发生气陷和气压伤的概率，以及增加胃扩张、反流和误吸的危险。人工呼吸时的力度和潮气量应以看见患儿胸廓抬起为度。复苏时若未能建立高级人工气道，呼吸频率由按压/通气比决定，即每按压30次（单人施救）或15次（双人施救）后，给予两次人工呼吸。每次呼吸时间应>1s。当高级气道建立后，呼吸频率为8～10次/分。

（四）识别和抢救气道异物

施救者无须识别部分或完全气道梗阻以及气体交换情况，只需根据呼吸困难、发绀、无法说话等表现识别严重气道梗阻，并询问"你窒息了吗?"，若得到肯定回答，则立即施救。1岁以上患儿用Heimlich法（图19-4），即腹部冲击法，1岁以下患儿用拍背法或胸部冲击法（图19-5）。若患儿意识已丧失，应立即实施CPR并呼救，在每次开放气道（仰头抬颏法）进行人工呼吸时，需查看口腔，若有异物，立即清除，注意只有在直视下才能用手取异物。

Heimlich法，即腹部冲击法，操作者站在患儿后面，用手臂环绕患儿腰部，挤压部位在脐上2横指，一手握拳，另一手放在拳上，快速向上向内挤压。拍背法则是操作者用一只手臂支撑婴儿的头和颈部，婴儿面部朝下，轻轻将婴儿头部低于身体其他部位，用另一手的手腕，在婴儿两肩峰之间拍背

5次。胸部挤压时将婴儿置于操作者的手和前臂，面部朝上，用中指和无名指在双乳头连线下一横指处快速向下挤压胸部，但慢于心外按压（约1s）。

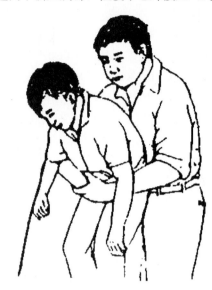

图 19-4　Heimlich 法

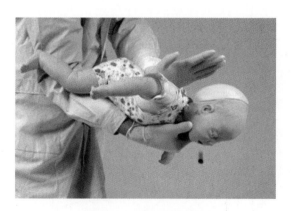

图 19-5　婴儿异物处理

（五）除颤

推荐对于1岁以上幼儿和儿童使用AED，对于1岁以内婴儿首选手动除颤器，如果没有手动除颤器可选用儿童AED，如果没有儿童AED亦可选用成人AED。对于1～8岁小儿应使用带有能量衰减的儿童AED，此种AED可选用适合于小儿的电能量，如现场无儿童专用AED，也可选用标准AED，标准AED适用于体重≥25 kg儿童、青少年及成人。虽然儿童发生心搏骤停时心搏停止和无脉性电活动最常见，但心室颤动和无脉性室性心动过速亦不少见，因此除颤在儿童

中的应用亦很重要。相同能量下双向波除颤的效果优于单向波。

　　目击突然意识丧失的儿童，若现场有 AED，应尽快使用。院外发生且未目击的心搏骤停儿童，应在实施 5 个周期 CPR 后使用 AED。

　　除颤能量首次选择应用 2J/kg，之后可选用 4J/kg，也有研究认为可以选择高能量进行除颤，如首次 4J/kg，最大可以选择 10J/kg，但最大不超过成人能量选择标准[2]。在每次除颤之后应即刻进行 5 次 CPR，之后检查心率。因大多数第一次除颤即有效，若 1 次电除颤无法终止心室颤动，则第 2 次电除颤的意义不大，此时进行 CPR 似乎对患者更有利。CPR 可以增加冠状动脉的灌注，增加氧的输送，提高第 2 次电除颤的成功率，而心室颤动终止后数分钟内，心脏并不能有效泵血，因此立即实施 CPR 十分必要，强调缩短胸外按压和电除颤之间以及电除颤后重新开始胸外按压的时间间隔非常重要。

三、高级生命支持（advanced life support of pediatrics，PALS）

（一）气管插管

　　气管插管是建立高级人工气道的重要方法，由于婴幼儿呼吸系统解剖特点，对于儿科急救人员需经特殊培训。

　　气管插管是一根弯曲的两头开口的导管，插管近端有一个标准的 15mm 接头，连接正压呼吸机（图 19-6）。气管插管的型号是根据内径来确定的，以毫米（mm）计，在管壁有长度刻度标记（cm）作为参考。有些气管插管在远端有套囊，套囊充气后贴在气管壁上，减少吸入的危险。套囊通过一根侧管与带有单向活瓣的气囊连接，可用于提示套囊是否充气。如果选择合适型号的气管插管、合适的套囊充盈压及放置在正确的位置，不带套囊及带套囊的导管对于患儿是同样安全的，在某些特定情况下（如肺顺应性差、高气道阻力以及存在较大的声门气漏）使用带套囊气管导管更为适宜。

　　气管插管内径选择为［（年龄/4）+4］，插管深度（经齿龈至插管远端的距离）为［（年龄/

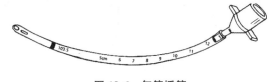

图 19-6　气管插管

2）+12］，如果插管的内径选择恰当，也可用内径的 3 倍来估计插管深度。2 岁以内小儿无参考公式，1 岁以内可选用 3.5mm 或 4.0mm 导管，1～2 岁小儿可选用 4.0mm 或 4.5mm 导管。如果选择带套囊的气管插管，则可以选择较上述型号小一号的气管插管。

　　气管插管的步骤：气管插管时首先应给患儿供氧和人工呼吸，同时准备插管所需的器械，包括喉镜、气管插管（所选内径及与所选内径相差0.5mm 插管各一根）、管芯、吸痰装置、听诊器等，摆正患儿体位，给患儿进行吸痰及供氧，右手打开口腔，左手持喉镜，尖端向上，从患儿口腔的右侧插入镜片，将舌推向左侧，慢慢向前推进镜片至远端达舌根部，抬起喉镜，将喉镜镜片置于会厌谷处，暴露声门（图 19-7），左手固定喉镜位置，右手持气管插管从右侧口角插入，如果患儿声带开放，将插管送入声门，如果声带关闭，在送入插管前等待声带开放，直视气管插管远端送入气管，至插管上的声门线标志与声带相平，如果用带套囊的气管插管，送入插管至套囊刚过声带处，用拇指和示指将气管插管固定于患儿唇部或上齿龈，从患儿口中移出喉镜，拔出管芯，确认导管位置正确（图 19-8）后用胶布固定导管。

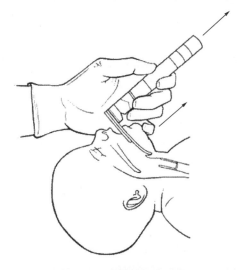

图 19-7　喉镜的正确位置

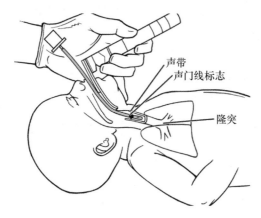

图 19-8　气管插管的正确位置

声带
声门线标志
隆突

气管插管位置的判定：气管插管位置的判定十分重要，对于医务人员，必须在插管后、转运途中以及患儿移动时（如患儿从轮床移至病床）利用临床评估和监测设备来确定气管导管的位置：①观察双侧胸廓运动是否对称，双肺野和腋下听诊呼吸音是否相同。②听诊胃部是否有气过水声，若导管位于气管内则胃部无气过水声。③通过监测设备确定气管导管的位置。在院前和院内以及院内和院际转运期间对有脉搏的患儿应持续或间断检测呼出气 CO_2 浓度以确定气管导管的位置，如持续检测不到呼出气 CO_2 则应使用直接喉镜观察导管位置。若患儿有脉搏且体重大于 20 kg，可用食管检测仪判断导管是否在食管内。尚无充分证据表明心搏骤停时是否可以应用食管监测仪确定导管位置。④通过脉搏血氧饱和度测定仪监测氧饱和度。要注意氧合过度后脉搏血氧饱和度测定仪测得的氧饱和度在 3 min 内无法反映导管错位引起的氧饱和度下降。⑤若仍怀疑导管的位置异常，可使用喉镜直接观察导管是否在声门内。⑥胸部 X 线检查可确定导管是否在右主支气管内，并避免插管位置过高引起导管移位。

气管插管的副作用：①机械性损伤，插管过程中由于操作不当可引起喉、咽部出血，损伤牙龈、口唇、鼻翼、鼻中隔，主要应熟练掌握插管技术，操作时动作要轻柔、仔细。②心血管反应，插管时可刺激迷走神经或插管时间过长导致缺氧，引起呼吸暂停、心率减慢，应争取在 20 s 内完成气管插管，避免反复刺激。③感染，由于气管插管后上呼吸道对吸入气体的加温、湿化、

净化作用消失，或吸痰时无菌观念不强，呼吸机管道消毒不彻底，极易引起下呼吸道感染，应注意器械的消毒、严格无菌操作及呼吸道管理，给予抗生素，必要时进行痰培养选用针对性抗生素。④脱管，患儿可表现突然出现呼吸困难、发绀、烦躁等，听诊双肺呼吸音减低甚至消失，一旦出现应及时重新插管。⑤堵管，多为痰堵，患儿可表现为烦躁、呼吸困难和缺氧加重、双肺呼吸音减低甚至消失，应及时拔除导管，重新插管。⑥肺不张，可由分泌物堵塞或插管过深而引起，应加强呼吸道管理，确定插管位置。⑦气胸，插管过深可导致一侧肺过度通气，引起气胸，患儿表现为突然出现呼吸困难、发绀、烦躁等，听诊一侧肺呼吸音减低甚至消失，保证正确的插管位置很重要，同时要避免过高的压力。⑧气管或食管穿孔，由于导管插入用力过大或金属管芯超出导管管端，可能造成气管或食管穿孔，应注意动作轻柔，正确插入金属管芯，管芯尖端不得超出导管管端。

（二）喉罩

喉罩由导管、边缘可充气的椭圆形罩组成（图 19-9），可用于插管不成功难于进行人工通气的患儿，需要建立气道但操作者未受过直视下经口插管训练的情况下也可应用喉罩。操作时可以在非直视下从口插至咽部，至阻力消失，用右手将喉罩固定于硬腭，给罩的边缘充气，使罩刚好围绕咽部和舌根部，与通气装置连接。

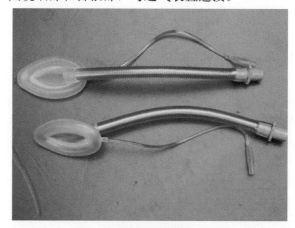

图 19-9　喉罩

有研究发现在儿童应用喉罩时的并发症较成人多，但并发症的发生随着操作人员熟练程度的

提高而下降。目前没有足够的证据认为喉罩可以作为复苏过程中的常规应用设备，当气管插管困难时，对于熟练掌握此项操作的人员可作为首选应用。

（三）氧疗

如果有可能，尽量采用经过加温、加湿的氧气。氧疗可以采用鼻导管吸氧、面罩吸氧、氧帐吸氧的方式，通过氧流量可以调节吸入氧浓度，但只适用于有自主呼吸的患儿。

目前无足够证据提示在 CPR 期间以及 CPR 之后应用何种氧浓度最好，从现有证据来看，如果有条件，在 CPR 期间应使用 100% 氧气，而在循环恢复后应监测氧饱和度，根据氧饱和度来调节吸入氧浓度，以最低的吸入氧浓度维持动脉血氧饱和度 >94%[4]。

（四）供氧装置：球囊-活瓣-面罩

球囊-活瓣-面罩（图 19-10）给氧可用于无自主呼吸的患儿，是进行正压通气最常用的通气装置，包括自充气气囊、一个非再呼吸式活瓣（可与面罩相接，也可与气管插管或其他侵入性气道连接），还有一个氧气接口。球囊具有多种型号，根据患儿年龄选择合适容量的装置非常重要，婴儿和儿童至少选择 450~500 ml 的装置（儿童用），年长儿和青少年选择 1200 ml（成人用）的装置。如果球囊不与氧气连接，则提供21% 空气氧，在复苏时应该与氧气通道相连，如果接上储氧囊，氧流量 10L/min 时可提供 90%以上的氧浓度。应用时，操作者位于患儿的头侧，根据患儿脸型选择合适大小的面罩，如果需要，首先清理患儿气道内的分泌物或呕吐物，选择合适大小的面罩扣在患儿面部，窄的一端在鼻根，宽的一端在下唇和颏之间，单人操作时采用E-C 手法（图 19-11），即用拇指和示指固定面罩，形状类似"C"，向下轻柔地施加压力，使面罩紧贴面部，将 3、4、5 指放在患儿下颌处，形状类似"E"形，用这些手指沿下颌骨的骨性部分上抬下颌，用另一只手挤压球囊。双人操作时一个人将面罩固定在面部（使面罩完全扣在面部）并维持气道开放，另一个人用双手挤压球囊。注意评估通气的有效性，需要注意确保面罩

紧紧地贴在患儿面部，估测患儿的肺顺应性（呼吸阻力），观察每次呼吸时胸廓的起伏，观察患儿皮肤或黏膜的颜色是否改善，观察患儿精神状态、心率、灌注情况和血压是否改善，听诊双侧呼吸音。如果应用球囊正压通气后胸壁不抬起，则提示通气无效，可能的原因是气道梗阻，也可能需要更高的通气量或更高的压力才能给予有效的通气。常见原因是应用球囊时虽然面罩紧紧地贴在患儿面部但并没有充分地开放气道，这导致气道的梗阻，需要重新调整患儿头的位置，确保患儿口是打开的，再次人工通气。潮气量不够可能由胃扩张、面罩未能紧贴在面部或未完全挤压球囊所致。

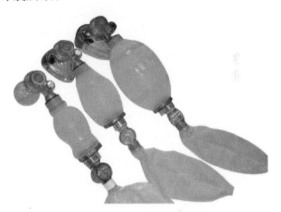

图 19-10 球囊-活瓣-面罩

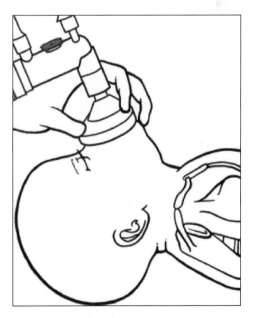

图 19-11 E-C 手法

（五）药物

关于给药途径，血管内给药较气管内给药更有利于药物的输送，具有更理想的药理学效应，因此，推荐血管内给药途径，包括静脉途径和骨髓腔给药，如未建立血管内途径，可通过气管插管经气管内给药，限于脂溶性药物，如肾上腺素、阿托品、利多卡因、纳洛酮，非脂溶性药物有可能损伤气管，不能经气管内给药，但气管内给药的最佳剂量目前尚不确定，建议为血管内给药剂量的 2～2.5 倍，肾上腺素为 0.1mg/kg，利多卡因为 2～3mg/kg，阿托品为 0.03mg/kg，纳洛酮目前无推荐剂量。

特别要注意的是，在给药时不能中断 CPR，因减少胸外按压的中断比给药更重要。

对于 6 岁及 6 岁以下的儿童在心肺复苏时，如果建立可靠静脉通路的尝试失败，或 90s 内不能建立，应首先建立骨内通路（图 19-12）。骨髓腔输液的优点有：①能迅速建立输液通道而不影响复苏术的进行，在进行心脏按压、人工呼吸等复苏术的同时，可在 1～2min 内迅速高效建立骨髓内输液通道。②能静脉内使用的药物均可经骨髓内应用，用药剂量、血中浓度及疗效均与静脉内用药相同。③能经骨髓内快速输液。④骨髓穿刺可作为检测标本采取的途径。骨髓腔输液的相对禁忌证有：①穿刺部位近期发生过骨折。②患成骨不全。③穿刺部位有感染征象。骨髓腔输液的操作步骤为：①确定插管部位，即胫骨粗隆下 1～2 指处，此处较平坦，利于进针。②固定下肢，可以用小毛巾放在膝盖后达到固定效果，消毒并铺洞巾。③检查穿刺针，再次确认进针部位，垂直进针或稍向远端旋转进针。④进针后感到阻力突然降低或有落空感，针能保持直立而不需支持即进入骨髓腔，移出针芯，连接注射器后可抽出骨髓即确认位置正确。⑤确定穿刺成功后，首先将延长管与穿刺针相接，然后再将液体与延长管相连。⑥将穿刺针和输液管固定在腿上，以防移位。骨髓腔输液的并发症有：①液体渗出到皮下组织，皮肤坏死。②发生骨筋膜室综合征。③感染，如皮肤感染、蜂窝织炎、骨髓炎等。④发生胫骨骨折。

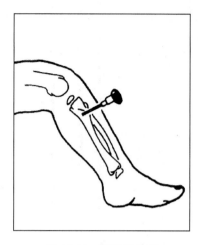

图 19-12　骨髓腔输液

肾上腺素是目前效果最确切的复苏用药，可每 3～5min 应用一次，每次均采用标准剂量即 1：10 000 肾上腺素 0.1ml/kg，研究认为大剂量肾上腺素不能提高心搏骤停患儿的生存率，并可能对患儿有害，而这种情况在窒息时更为明显，仅在特殊情况下（如 β 受体阻滞剂过量）可考虑给予高剂量的肾上腺素。

阿托品用于心跳停止和缓慢性心律失常。

对于血流动力学稳定的室上性心动过速（supraventricular tachycardias，SVT）首选冷水敷面等刺激迷走神经的方法，如果应用正确，此种方法可迅速安全地开展而不会影响之后的用药。药物可选用腺苷、胺碘酮及普鲁卡因胺。胺碘酮的急性期副作用包括心动过缓、低血压以及多形性室性心动过速。药物无效时可选用同步电复律。

对于血流动力学稳定的室性心动过速（ventricular tachycardia，VT）可选用胺碘酮及普鲁卡因胺。

胺碘酮和利多卡因是心室颤动和无脉性室性心动过速时的首选药物，在此强调胺碘酮的作用，在不能获得胺碘酮时可选用利多卡因，也可选用同步电复律。

CPR 时常用药物见表 19-1[4]。

无脉性室性心动过速/心室颤动的处理详见以下处理流程（图 19-13）。

无脉性室性心动过速/心室颤动

↓

CPR

↓

除颤 2J/kg 一次

↓

CPR5 个循环之后判断

↓未复律

除颤 4J/kg 一次

↓

CPR5 个循环之后判断

↓未复律

除颤 4J/kg 一次，胺碘酮、利多卡因

↓

CPR

图 19-13　无脉性室性心动过速/心室颤动的处理流程

表 19-1　CPR 时常用药物

药物	应用方法	注意事项
肾上腺素	每次 0.01mg/kg，Ⅳ或 IO 1:10000，0.1ml/kg；每次 0.1mg/kg，ET 最大量 1mg Ⅳ或 IO，2.5mg ET	3～5min 可以重复使用
阿托品	每次 0.01mg/kg 最大单剂量：0.5mg（儿童）、1mg（青少年）	有机磷中毒时可用更大剂量
胺碘酮	5mg/kg Ⅳ或 IO，可重复至总量 15 mg/kg，最大 300 mg	监测心电图和血压；注意注射速度；与其他引起 QT 间期延长的药物同用时，应咨询心脏专家的意见
利多卡因	负荷量：1 mg/kg Ⅳ或 IO，最大量 100mg 维持量：20～50μg/(kg·min)，2～3mg ET	
腺苷	0.1mg/kg（最大 6mg）；重复：0.2mg/kg（最大 12mg）	监测心电图 快速静脉/骨髓注射
纳洛酮	< 5 岁或 ≤ 20kg：0.1mg Ⅳ/IO/ET ≥5 岁或 >20kg：2mg Ⅳ/IO/ET	
硫酸镁	25～50 mg/kg Ⅳ或 IO（10～20min 内注射）；最大量：2g	
碳酸氢钠	1mmol/kg Ⅳ或 IO	保证通气时使用

Ⅳ，经静脉给药；IO，经骨髓给药；ET，经气管给药。

（六）复苏后支持治疗

低温治疗、避免体温过高、控制血糖以及血管活性药物的应用等在复苏后的支持治疗中占有重要地位。

保护脑功能是复苏的目标之一。应避免常规给予过度通气，过度通气会导致心排血量和脑灌注下降，对神经系统预后的弊大于利，当出现脑疝症状时（如颅内压数值突然增高、瞳孔散大、对光反射消失、心动过缓或高血压），过度通气才可作为临时的急救方法。强调复苏后体温升高的危害，建议对昏迷患儿采用控制性低温治疗，即将体温降低至 32～34℃并维持 12～24h，以利于脑功能恢复，但降温和复温的最佳方法与时间尚不清楚，必要时给予镇静剂和神经肌肉阻滞剂防止寒战，并密切观察感染指征。低体温有许多并发症，如心排血量减少、心律失常、胰腺炎、凝血功能障碍、血小板减少、低磷血症以及低镁血症。由于发热不利于缺血性脑损伤的恢复，因此应监测体温并在发热时给予退热药和物理降温治疗。积极治疗缺血后的惊厥发作，同时注意寻找引发惊厥的其他可纠正的代谢原因，如低血糖或电解质紊乱。

心搏骤停后容易出现心功能不全以及全身和肺血管阻力增加。复苏后应考虑给予血管活性药物以改善血流动力学状态，但必须根据患者的情况选用不同药物和药物剂量（表 19-2）。

表 19-2　复苏后维持血流动力学稳定的药物

药物	剂量	药物种类
多巴胺	2～20 μg/(kg·min)，Ⅳ或 IO	正性肌力药；血管扩张剂
多巴酚丁胺	2～20 μg/(kg·min)，Ⅳ或 IO	正性肌力药；血管扩张剂
米力农	50～75 μg/kg，Ⅳ或 IO，10～60 min 0.375～0.75μg/(kg·min)	磷酸二酯酶抑制剂
肾上腺素	0.1～1 μg/(kg·min)，Ⅳ或 IO	
硝普钠	1～8μg/(kg·min)	血管扩张剂

Ⅳ，经静脉给药；IO，经骨髓给药。

伴有血糖升高的危重病患儿预后不佳，心搏

骤停时给予葡萄糖可能对预后不利，因此发生心搏骤停时应监测血糖浓度并使其维持在正常水平，若发生低血糖要及时治疗，无低血糖时不推荐给予葡萄糖。

四、预后

虽然长时间的 CPR 预后不好，但复苏时间长短对预后的判断不是唯一的决定因素。有研究发现即使经过 30~60min 的 CPR 其预后也很好，由于环境低温或冷水淹溺而造成的呼吸心搏骤停即使需要 30min 以上的 CPR 预后也较好。

给予 CPR 15min 后，应综合考虑影响预后的各项因素，包括引起心搏骤停的原因、心搏骤停时是否有现场目击者、开始 CPR 的时间以及有效的 CPR 时间等。

（张　欣）

参考文献

1. Marc D. Berg, Stephen M. Schexnayder. Part 13：Pediatric Basic Life Support∥2010 American Heart Association Guidelines for Cardiopulmonary Resuscitation and Emergency Cardiovascular care. Circulation，2010，122：S862-S875.

2. Dominique Biarent，Robert Bingham，Christoph Eich，et al. European Resuscitation Council Guidelines for Resuscitation 2010 Section 6∥Paediatric life support. Resuscitation，2010，81：1364-1388.

3. 钱素云，高恒淼. 2010 年美国心脏协会儿童心肺复苏指南更新的解读. 中国小儿急救医学，2012，19（2）：1-4.

4. Monica E Kleinman，Leon Chameides，Stephen M. Schexnayder，et al，Part 14：Pediatric Advanced Life Support：2010 American Heart Association Guidelines for Cardiopulmonary Resuscitation and Emergency Cardiovascular Care. Circulation，2012，122：S876-S908.

第二十章　心脏肿瘤

心脏肿瘤是指起源于心内膜、心肌或心包等部位的良性或恶性的新生物，分为原发性或转移性两类，在小儿时期极为少见。尸检结果显示小儿原发性心脏肿瘤的发生率为 0.0017% 至 0.28% 不等，其中胎儿心脏肿瘤发生率为 0.14%。转移性心脏肿瘤发生率为 1.23%，较原发性恶性肿瘤发生率高 10~20 倍。小儿原发性心脏肿瘤 90% 为良性肿瘤，其中横纹肌瘤最为常见，其次为纤维瘤、黏液瘤等。小儿原发性心脏恶性肿瘤则以肉瘤最为多见。临床上因心脏肿瘤所处的位置特殊，可引起血流动力学紊乱、心力衰竭、心律失常、栓塞和猝死等[1-2]，但由于其发病隐匿，缺乏特征性临床症状，往往会延误诊治。随着超声心动图及核磁共振等影像技术的发展，心脏肿瘤的诊断率也在不断提高。对于良性肿瘤如能早发现、早治疗，预后较好[1-6]。

第一节　原发性心脏良性肿瘤

一、横纹肌瘤

是小儿最常见的心脏良性肿瘤，占小儿心脏肿瘤的 60%~75% 以上，1 岁内小儿多见，胎儿期的诊断率高达 65%。

（一）遗传学

约有 80% 横纹肌瘤的患儿伴有家族性结节性硬化，而超过 50% 的结节性硬化患儿合并有横纹肌瘤。现已发现结节性硬化的两个疾病相关基因：即位于 9q34 的编码 hamartin 的 *TSC-1* 基因和位于 16p13 的编码 tuberin 的 *TSC-2* 基因，hamartin 和 tuberin 为肿瘤抑制蛋白。家族性结节性硬化为常染色体显性遗传病，在有结节性硬化的横纹肌瘤的患儿中发现有 *TSC-1* 和 *TSC-2* 位点的杂合性缺失。另一方面，在横纹肌瘤的患儿中还发现可能同时存在大动脉转位、室间隔缺损、心内膜弹力纤维增生症、法洛四联症、左心发育不良综合征等先天畸形。

（二）病理特征

肿瘤常多发，心室最常见，也可位于心房、腔静脉心房连接处以及心外膜表面，很少累及瓣膜。肿瘤边界清楚，无包膜，瘤体大小可从几毫米到几厘米不等，呈灰白或灰黄色结节状。肿瘤细胞呈蜘蛛样，圆形或卵圆形，核小，位于中央，其周围包绕有薄层胞质，并可见放射状排列的纤细线条结构，胞浆内富含大量的糖原，PAS 染色强阳性。免疫组织化学分析结果显示横纹肌瘤细胞可表达肌红蛋白（myoglobin）、结蛋白（desmin）、肌动蛋白（actin）和波形蛋白（vimentin），而细胞增殖标志物如 Ki-67 和 PCNA 的表达缺乏，表明横纹肌瘤属于错构瘤，而非真性肿瘤。此外研究还发现横纹肌瘤的肿瘤细胞不能进行有丝分裂，可随时间而退化，有自然消退的倾向。

（三）临床表现

与肿瘤的位置、数目及大小有关。瘤体较小，可无症状。如瘤体较大，胎儿期可出现水肿、宫内窘迫，甚至死亡。病变广泛者，新生儿期即有心功能不全的表现。多数患儿早期表现可有心脏杂音、房室瓣口或流出道的梗阻症状和心律失常等。

（四）辅助检查

超声心动图技术（多普勒、三维及食管超声）是检查横纹肌瘤的有效手段，能明确肿瘤的数目、部位、大小，以及有无梗阻和心包积液等。通常心尖四腔观可见室间隔或心室壁有单个或多个回声增强、反光均匀、边界清楚的肿块，有时突入心室腔，较固定。另外磁共振显像（MRI）对有心肌壁内浸润、心包疾病及心脏外扩散的横纹肌瘤病例的诊断有明显优势，并可根据测得的参数值确定肿瘤性质。

（五）治疗

横纹肌瘤具有自然退化的趋势，因此多数患儿可定期密切随访，通过超声心动图检查，了解肿瘤的变化而无需手术治疗。但对于存在猝死、栓塞、梗阻和顽固性心律失常的患儿，通常需通过手术完整或部分切除肿瘤组织。总体而言，小儿横纹肌瘤预后较好。

二、纤维瘤

纤维瘤是一种罕见的原发性心脏良性肿瘤，主要好发于小儿，多见于1岁以内婴儿[6]，成人极少见，小儿与成人发生率之比为3∶1。

（一）遗传学

痣样基底细胞癌综合征（Gorlin综合征）是一种体细胞显性遗传病，与 PTC 基因的胚系发生突变有关。该病有肿瘤发生倾向，特别是心脏纤维瘤，大约3%的Gorlin综合征的患儿有心脏纤维瘤。

（二）病理特征

肿瘤几乎都为孤立的圆形团块，边界清楚或周围呈浸润性生长，多见于室间隔，其次为左心室游离壁、右心室，极少发生于心房。纤维瘤瘤体巨大，直径4～7 cm，表面无包膜，切面呈灰白色。镜下可见纤维瘤细胞呈卵圆形或锥形，没有核仁、胞浆淡染含有丰富的胶原性基质，其含量随患者年龄增长而减少。纤维瘤细胞可浸润周围的心肌细胞组织或传导系统。20%左右的纤维瘤可发生钙化。

（三）临床表现

取决于肿瘤生长的部位、大小。1/3的患儿因肿瘤浸润了室间隔和传导系统伴有室性心律失常，偶可因恶性心律失常导致晕厥或猝死发生。

（四）实验室及辅助检查

超声心动图显示纤维瘤为反光增强且均匀的孤立性肿块，位于室间隔或心室游离壁内，单一、固定。肿瘤内有强回声团，提示钙化，此点可与心脏横纹肌瘤进行鉴别。

（五）治疗

纤维瘤通常可保持静止状态至成年，但不能自发消退。患儿因有猝死的危险，故外科干预手术切除肿瘤组织很必要，但对已浸润传导系统的肿瘤，只能部分切除。无法切除者，可以考虑心脏移植[3]。

三、黏液瘤

黏液瘤是成人常见的肿瘤之一。在小儿原发性心脏肿瘤中占10%～15%，多发生于较大儿童。

（一）遗传学

大多数患有黏液瘤的患儿为散发性病例，但10%左右有家族遗传倾向，这些病例可伴黏液瘤综合征，包括心脏黏液瘤和心外的表现：异常皮肤色素沉着、钙化性 Sertoli-Leydig 睾丸肿瘤、皮肤黏液瘤、黏液型乳房纤维腺瘤、色素性肾上腺皮质增生、垂体功能亢进等。

（二）病理特征

肿瘤可单发或多发，尤以左心房最多见，可占85%～90%以上，在儿童中，右心房黏液瘤也很常见。肿瘤生长于心内膜表面，其蒂附着于房间隔卵圆孔附近，也可附着于二尖瓣等部位。瘤体呈浅黄或暗红色、半透明的凝胶状样团块，如息肉样或多乳头状，结构较脆，易脱落造成栓塞。

（三）辅助检查

超声心动图是诊断黏液瘤的可靠而经济的方法，可显示心房内巨大的云雾状团块，反光较均匀，其蒂附着于房间隔卵圆窝周围。瘤体形状多随心动周期发生变化，舒张期瘤体通过房室瓣口突入心室内，收缩期又返回至心房，可造成房室瓣口的梗阻或静脉回流受阻，出现上腔静脉、肝静脉、肺静脉的扩张。

（四）临床表现

主要为心内梗阻、栓塞和全身性症状。可因较大的心房黏液瘤阻塞房室瓣口，患儿出现发绀、晕厥、心力衰竭等表现。有时随肿瘤坠入瓣口，患儿有晕厥感，尤其在站立或坐位时症状较明显，但改变体位至卧位时，症状则减轻或消失，此即为该肿瘤的特征性临床表现。心房黏液瘤的患儿可因瘤体破裂碎片脱落，出现体循环或肺循环栓塞症状。患儿常常伴有全身性症状，如发热、贫血、体重减轻、乏力、雷诺现象，并因白细胞升高、C反应蛋白升高、血沉加快而被误认为感染。

（五）治疗

心房黏液瘤的患儿有猝死、栓塞可能，故确诊后应尽快手术治疗，完整切除肿块。手术效果良好，复发率低于5%。

四、其他较少见的心脏良性肿瘤

（一）畸胎瘤

畸胎瘤多见于婴幼儿，约2/3发生于1岁以内，主要为女性患儿。

肿瘤大多位于心包腔内，其蒂附着于主动脉、肺动脉根部。心肌内或心腔内畸胎瘤少见。畸胎瘤为囊性，瘤体较大，直径在2 cm至9 cm之间，常伴有心包积液，易引起心脏受压及主动脉、肺动脉、上腔静脉的梗阻而出现呼吸困难、心律失常、充血性心力衰竭等表现。

囊性畸胎瘤组织主要含有多种分化不成熟的组织，如上皮细胞、神经组织、甲状腺组织、平滑肌、骨骼肌等。

心脏超声可显示囊性肿块与心脏紧密相连，单一、有分叶，反光不均匀，可有钙化影，常伴有心包积液。

由于心包积液可引起心脏压塞，故畸胎瘤的早期诊断极为重要。手术切除是唯一有效的治疗方法。因畸胎瘤的血液供应常来自升主动脉根部，所以手术切除时必须小心切开并结扎血管，防止大出血。

（二）血管瘤

小儿血管瘤在心脏良性肿瘤中约占5%，在新生儿最常见。肿瘤可发生于心脏的任何部位，室间隔和右心房相对多见。瘤体位于心内膜下，直径约2~4 cm，主要为海绵状血管瘤、毛细血管瘤、动静脉血管瘤三型血管瘤的组合，含有纤维组织和脂肪。

血管瘤有自然退化的倾向。手术治疗较为困难。

第二节　原发性心脏恶性肿瘤

原发性心脏恶性肿瘤非常罕见，多见于成人，在小儿原发心脏肿瘤中，恶性肿瘤占10%左右，最常见的病理类型为肉瘤，占心脏恶性肿瘤的75%，其次为间皮瘤、淋巴瘤等[7-9]。

一、肉瘤

肉瘤占心脏恶性肿瘤的65%～75%，恶性度高，男性发病率高于女性，其中血管肉瘤最常见，其次为横纹肌肉瘤、纤维肉瘤、骨肉瘤。全身症状重，进展快，预后差。

（一）血管肉瘤

血管肉瘤是最常见的恶性心脏肉瘤[7]。男性较为多见。多见于右心房和心包，故患者临床表现多为右心功能不全、心包病变或腔静脉阻塞的症状。相当一部分患者可出现或合并出血、凝血功能障碍、贫血等症状。血管肉瘤可广泛浸润心脏结构，临床一经诊断，就已有其他部位的广泛转移。

（二）纤维肉瘤

纤维肉瘤占全部心脏肉瘤的 5%～10%。最常发生在左心房，发生在心包的病例占 35%，发生在心肌的病例占 50%。临床表现取决于肿瘤发生的部位，因为多数肿瘤发生在左心房，所以临床表现以肺充血、二尖瓣狭窄和肺静脉梗阻相关的症状和体征最为常见。

（三）平滑肌肉瘤

平滑肌肉瘤的发生率不到心脏肉瘤的 10%。多数肿瘤位于左心房后壁，可侵犯肺静脉和二尖瓣，也可生长在其他部位，包括右心房、右心室以及肺动脉瓣和肺动脉主干，手术治疗不能完全切除肿瘤，但可使一些患者无症状生存数月至1 年。

（四）横纹肌肉瘤

横纹肌肉瘤是一种非常少见的心脏肉瘤亚型，主要发生在儿童或青少年，恶性程度高。

横纹肌肉瘤可发生在心脏的任何部位，50%发生在心房，50%在心室，心室受累的现象比其他心脏肉瘤多见。患者大多有胸痛、呼吸困难等临床表现，早期即可出现淋巴结或其他部位的转移，病情进展较快，预后极差。

二、间皮瘤

心包间皮瘤在各年龄层次均可发生，成人多见，男女发病比率为 2∶1。临床表现为心包炎或缩窄性心包炎以及右心衰竭的症状。发生于房室结的间皮瘤还可导致猝死，特别是对过去曾有不同程度房室传导阻滞的年幼患儿。

三、淋巴瘤

原发性心脏淋巴瘤是一种不常见的恶性肿瘤，大多数发生在免疫缺陷患者或肾移植患者[9]。淋巴瘤在心房或心室多见。瘤体较大，呈多发的心腔内息肉样结节，侵及心肌并向右心房和右心室内生长，最终占据整个心腔，可引起传导阻滞，甚至限制性充血性心力衰竭。心包常因灰白色的肿瘤细胞浸润而增厚，表现为大量心包积液。超声心动图常表现为心肌内界限清楚的结节状占位，常伴心包积液。临床表现起病较急，患者常因胸痛、心力衰竭、心律失常和心腔内黏液样肿物引起的眩晕症状就诊。预后差，手术及放射治疗效果差，60%患者在诊断后 2 个月内死亡。

第三节　转移性心脏肿瘤

转移性心脏肿瘤是指原发病灶不在心包或心肌的恶性心脏肿瘤。侵犯心肌的转移性肿瘤常伴随心包转移，亦会侵犯纵隔淋巴结。原发肿瘤发生心脏转移的发生率依次为肺癌、淋巴瘤、乳腺癌、白血病、胃癌、恶性黑色素瘤、肝细胞癌等。如果考虑到原发肿瘤的发病率，以下肿瘤的心脏转移率相对较高，即白血病、黑色素瘤、甲状腺癌、心外肉瘤、淋巴瘤、肾细胞癌、肺癌和乳腺癌[10-11]。恶性肿瘤散播到心脏可通过直接蔓延、纵隔播散、血源性转移和淋巴管转移，很少从下腔静脉或肺静脉传播到心腔内。淋巴结转移通常伴有肺门或纵隔淋巴结受到侵犯，而血源性转移的特点是累及心包。转移性肿瘤可弥漫生长，或呈多结节状，多由单个肿物组成。大部分心脏转移性肿瘤患儿，无心脏受损症状，约10% 的患儿心包受累后，可有血性心包积液、心律失常和充血性心力衰竭等。患儿出现心脏肿瘤转移，大多已无手术切除指征，只有当孤立性肿瘤伴有梗阻症状时，才考虑手术切除以改善症状。部分肿瘤对放射治疗和化学治疗敏感，如淋巴瘤、白血病、肾细胞癌等。

（朱雪梅　田　宏）

参考文献

1. Beghetti M, Gow RM, Haney I, et al. Pediatric primary benign cardiac tumors: a 15-year review. Am Heart J, 1997, 134: 1107-1114.

2. Shapiro LM. Cardiac tumors: diagnosis and management. Heart，2001，85：218-222.

3. Vander Salm TJ. Unusual primary tumors of the heart. Semin Thorac Cardiovasc Surg，2000，12：89-100.

4. Talbot SM，Taub RN，Keohan ML，et al. Combined heart and lung transplantation for unresectable primary cardiac sarcoma. J Thorac Cardiovasc Surg，2002，124：1145-1148.

5. Grebenc ML，Rosado-de-Christenson ML，Burke AP，et al. Primary cardiac and pericardial neoplasm: radiologic-pathologic correlation. Radiographics，2000，20：1073-1103.

6. Burke A，Virmani R. Pediatric heart tumors. Cardiovasc Pathol，2008，17：193 – 198.

7. Butany J，Yu W. Cardiac angiosarcoma: two cases and a review of the literature. Can J Cardiol，2000，16：197-295.

8. Aroz PA，Mulvagh S，Mulvagh SL，et al. CT and MR imaging of benign primary cardiac neoplasm with echocardiographic correlation. Radiographics，2000，20：1303-1319.

9. Rolla G，Bertero MT. Primary lymphoma of the heart. A case report and review of the literature. Leuk Res，2002，26：117-120.

10. Lam KY，Dickens P，Chan AC. Tumors of the heart. A 20-year experience with a review of 12，485 consecutive autopsies. Arch Pathol Lab Med，1993 ，117：1027-1031.

11. Abraham KP，Reddy V，Gattuso P. Neoplasms metastatic to the heart: review of 3314 consecutive autopsies. Am J Cardiovasc Pathol，1990，3：195-198.

第二十一章　胎儿心血管疾病的诊断与治疗

近年，随着胎儿影像和产前生理及病理生理学研究的发展和进步，胎儿心脏病学已逐步扩展为一个分支学科而日益受到国际医学界的广泛重视，欧美一些发达国家率先在儿童心脏病学科下专门设立了胎儿心脏病学科，以利开展规范的胎儿心脏病诊断治疗和干预工作。我国先天性心脏病（以下简称先心病）的产前诊断开始较晚，且地域辽阔，地区先心病的专业知识和产前超声检查技术差异显著使我国整体的先心病诊断和研究工作落后于国际水平。但依照先心病发病率（8‰～12‰），我国每年约有超过（12～18）万先心病患儿出生，先天性心血管畸形仍然是新生儿死亡的主要危险因素，尤其是复杂重症先心病患儿（占先心病的 20％～30％）治疗效果差，远期生存质量低，给社会和家庭带来巨大负担。因此，提高儿科、妇产科、影像学医生对先心病的认识水平，理解胎儿循环特点及先心病的宫内病理生理和血流动力学特点，了解目前国际上最安全、有效的胎儿超声心动图技术诊断方法，对产前早期发现、诊断先心病，治疗威胁胎儿生存的宫内心律失常及心功能不全，从而降低围产期死亡率，降低复杂先天性心脏畸形的出生率，进而降低新生儿、婴儿期死亡率，及时治疗并改善存活先心病患者的远期生存。

第一节　正常胎儿心脏发育及循环特点

一、胎儿心脏发育

人类胚胎发育的过程中，由中胚层发育全部的心血管系统（心脏、血管、血细胞）。胚胎心脏发育分为几个阶段。初始阶段，胚胎心脏只是一个纵形原始心管，它的迅速发育使它进一步弯曲扭转，心球心室向腹侧、右侧突出（形成心室右襻），心房静脉窦和动脉总干渐渐向头侧集中（图 21-1）。房室管心内膜垫相对生长，靠拢愈合，将房室管分为左右两部。进而，心房、心室、动脉干左右分隔。最终心脏发育成形（图 21-2）。胎儿心血管发育的这几个关键阶段正处于受孕的第3～8周，所以，这一时期是胎儿心脏的易受损期。作用于此期的任何遗传或环境等致畸因素均有可能导致心脏发育不良或畸形。

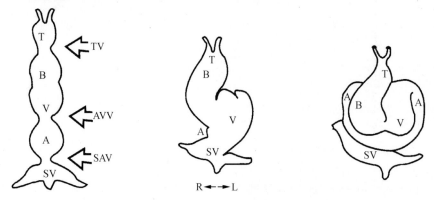

图 21-1　原始心管的分段、弯曲及旋转过程

V：心室；A：心房；B：心球；SV：静脉窦；T：动脉干；AVV：房室瓣；SAV：窦房瓣；TV：动脉干。

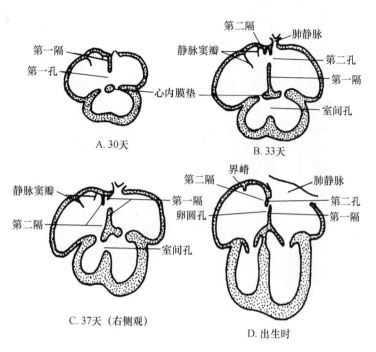

图 21-2　心脏左右分隔

二、胎儿循环

生后的循环分为左右两侧系统。心脏左侧包括肺静脉、左心房、左心室和主动脉。心脏右侧包括上、下腔静脉，右心房，右心室和肺动脉。两套循环相互独立且互不相连。胎儿循环则不同，左、右心在卵圆孔水平和动脉导管水平相互连通（图 21-3）。这两条相通的途径也正是胎儿宫内生存的循环必由之路。因为这些连通的存在，除部分明显胎儿血流动力学改变的先天畸形，即使患有严重的结构异常，胎儿仍可在宫内正常生存，仅在生后循环发生改变后才显现其对新生儿严重的损害甚或致死。理解不同类型先心病的影响和后果，掌握胎儿循环系统的知识是极为必要的。

胎儿循环中，脐静脉进入胎儿体内，其分支分别经肝静脉、静脉导管（主要）汇入下腔静脉并入右心房。进入右心房的下腔静脉血主要是来自脐静脉含氧较高的血液，也有来自身体下半部含氧低的血液。心房间隔卵圆孔正对下腔静脉入口，下腔静脉入右心房的血流绝大部分经由卵圆孔入左心房。而上腔静脉入右心房的血混合少量下腔静脉血，经右心室进入肺动脉。因胎儿期肺

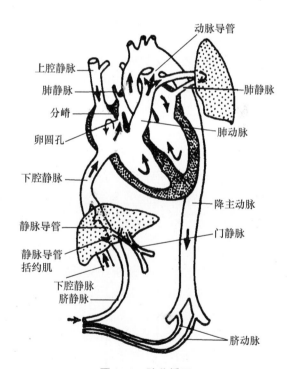

图 21-3　胎儿循环

循环阻力高，肺动脉血大部分经动脉导管入降主动脉，仅有很少的肺动脉血经肺静脉回流入左心房，并同右心房经卵圆孔进入左心房的高血氧饱和度血流进入左心室，再进入升主动脉，供应胎

儿头部及上肢发育。左心室少部分血流进入降主动脉，汇同来自动脉导管的血液一并供应身体下半部。降主动脉血液除经分支分布到盆、腹腔器官和下肢外，还经过由髂外动脉分出的两条脐动脉将血液回送胎盘，与母体血液进行气体和物质交换后，经脐静脉再次送回胎儿体内。由此，胎儿体内血流是动静脉混合血。进入肝、心、头部及上肢的血液含氧量较高且营养较丰富，进入肺及身体下半部的血液含氧量及营养较少，这是适合胎儿期发育的合理循环构建。

第二节 胎儿心脏形态异常

本节对胎儿心脏异常的介绍包括：先天结构异常、胎儿心肌心包疾病以及肿瘤对胎儿心脏的影响。胎儿心脏结构异常的诊断目的有以下四点：①有无必要继续妊娠至正常分娩；②胎儿能否正常生长到妊娠终点；③分娩后是否需要紧急干预及手术治疗，提高先心病手术远期的生存质量，降低新生儿死亡率。

一、先天性心脏结构异常

胎儿先天性心脏结构异常的诊断遵循先心病诊断原则，分别于心房内脏位置、心房异常、心房心室连接、心室异常、心室动脉连接、动脉异常几个水平作出详细检查和诊断，以增加阳性检出率，同时将不同时期胎儿的心血管病理生理特点结合结构畸形特点阐述胎儿期先天结构异常与生后血流动力学的特点和表现。

（一）心房内脏位置异常及心房结构异常

1. 心房反位 左右两房位置颠倒称心房反位，常见于镜面右位心或作为复杂畸形的组合畸形。单发镜面右位心可视为心脏结构无异常，但常合并内脏的完全转位。镜面右位心合并其他畸形可有各种形式，如遗传综合征，心脏结构异常包括间隔缺损、动脉转位、梗阻畸形等。合并简单畸形预后尚好，合并复杂畸形预后不良。

2. 心房不定位 常常伴发于内脏异常、遗传综合征、心脏复杂畸形中，矫治困难，预后不良。右心房异构即双侧心房均为右心房结构，常是发绀型复杂心脏畸形的组成部分。同时合并内脏异常，肝通常呈水平位，胃不固定，脾多数缺如，双侧三叶肺等。其畸形的复杂和多发性远远大于左心房异构。左心房同构即双侧心房均为左

心房结构，常是发绀型复杂畸形的组成部分。往往同时合并内脏异常，肝呈水平位，胃不固定，可有多脾，双侧两叶肺等畸形。胎儿超声心动图于上腹部横断切面发现腹主动脉和下腔静脉位于脊柱同侧，并可提示相关畸形。

3. 其他心房结构异常

（1）单心房（single atrium，SA）：指房间隔几乎完全缺失，左右心房形成一共同心房，属罕见畸形。单心房很少单独发生，多合并心内膜垫缺损、单心室等复杂畸形，预后不良。胎儿超声心动图可见左、右心房之间房间隔缺如，或仅有极少量残存的间隔组织回声。彩色多普勒显示心房间双向混合血流信号。

（2）完全型肺静脉异位引流（TAPVC）：肺静脉异位引流系指部分或全部肺静脉未直接与左心房相连，而与体静脉或右心房相连接。完全型肺静脉异位引流分为心内型、心上型、心下型和混合型。发病率约占先天性心脏病的 2%。因胎儿期发育不依赖肺循环，所以单纯肺静脉异位引流畸形对血流动力学的影响很小，尤其是部分性肺静脉异位引流，胎儿期检查中很难发现，常被忽视而漏诊。因为部分型对胎儿及生后的影响均不大，所以在此仅介绍完全型肺静脉异位引流。完全型肺静脉异位引流的患儿于生后可在数天至 4 个月内死亡，如不及时行外科矫治，多死于心力衰竭。

其胎儿超声心动图特点可有右心扩大，左心房后壁，脊柱前方可发现共同肺静脉腔引流入冠状静脉窦或直接连接右心房。心上型和心下型较难看到远端的分流部位，但可通过受血腔的扩大发现异常。彩色血流多普勒可以帮助发现共同静脉腔引流的位置，因而对本病诊断有重要意义。

本症的外科治疗现在较成熟，手术效果好，患者远期生存基本同正常人，手术时机应把握在生后4个月内，以免出现重度肺动脉高压、左心发育不良和心脏衰竭，失去治疗机会。

（3）左心房三房心（cor triatriatum）：左心房有上下两腔，上者与肺静脉相连，为"附房"，下者与左心耳及二尖瓣口相连通，为"真房"。真、附房间可以一带孔隔膜相通，交通口有/无血流梗阻，血流动力学好似肺静脉异位引流。梗阻明显的患儿出生后应及早手术，无明显梗阻征象的可择期手术。

胎儿超声心动图检查中最容易发现的是左心房内隔膜样回声。交通口血流速度增快以及右心扩大征象，可以作为肺静脉血流回流受阻或异位引流至右心的判断依据。上下腔静脉长轴切面可发现静脉系统内径扩张，提示肺静脉引流入腔静脉。

（4）特发性右心房扩张：指右心房不明原因扩大，常见于成人，仅有数例胎儿期报道。解剖发现右心房明显扩大，心房肌退化，呈弥漫性纤维化。三尖瓣结构并无异常。

胎儿超声心动图各切面没有发现其他致右心房扩大的畸形，也没有循环衰竭的征象。右心房高度扩大，房壁菲薄且回声增强。彩色血流多普勒发现不同程度的三尖瓣反流。

本病应注意与三尖瓣下移畸形鉴别。患儿出生后超声可证实此诊断，但临床症状可出现较晚，也有报道会出现新生儿期的房性心动过速。

（5）房间隔缺损（房缺）：生后卵圆孔的闭合使心房间隔完整，心房间血流无交通。如卵圆孔不闭合则遗留二孔型房间隔缺损。由于卵圆孔未闭是胎儿期血液循环的必由之路，因而胎儿期诊断房间隔缺损几乎不可能。静脉窦型房间隔缺损胎儿期极难诊断，通常不合并其他心内、心外畸形和染色体畸形。原发孔房间隔缺损也称部分性心内膜垫缺损或部分型房室通道，是宫内诊断最多的房间隔缺损类型，我们将在后面心内分流畸形中与完全型房室间隔缺损的诊断共同介绍。

（二）房室连接异常

正常心脏发育中右心室在右，左心室在左，称心室右襻。如与之相反则为心室左襻。当心房及心室的解剖性质及位置确定后，房室的连接关系即可确定。根据心房位置及心室襻类型相应确定房室连接一致和不一致。心房正常位，心室右襻者为房室连接一致，左襻者为房室连接不一致。还有共同房室瓣、房室瓣闭锁和房室瓣骑跨等异常房室连接。因这些畸形均与其他畸形（左、右心室畸形，房室瓣畸形，房室间隔缺损，心室、动脉转位等畸形）同在，因而将在后面分别介绍，本章只介绍单一心室连接即单心室畸形。

单心室（single ventricular，SV）畸形是指心房只与一个主要心室腔相连接的畸形，其房室瓣连接方式可以是双侧房室瓣、共同房室瓣或一侧房室瓣缺如。单心室发病率约占先心病发病率的1‰～2‰，在发绀型先心病的发病中约占10％。病理生理改变因有无肺动脉狭窄及狭窄程度，以及合并的其他畸形而不同。胎儿期由于体、肺并列循环的特点，对胎儿的病理生理没有明显影响。但如果合并完全性房室间隔缺损，则可因显著的瓣膜反流而引起心脏扩大，导致心功能不全、胎儿水肿等。

胎儿超声心动图发现正常左右对称的心室结构消失，变为一大腔（主心腔）和小腔（残腔），或只有一个心腔。主腔常可见发出主、肺两条大动脉，且常有大动脉关系异常，如完全性大动脉转位、心室双出口及单出口等。

由于单心室循环，生后只能采用Fontan类手术治疗。手术方式取决于肺动脉的发育情况。Fontan手术只是治疗本症的权宜之计，患者远期生存仍受到心律失常、心功能减退的困扰，因而寿命受到影响。胎儿期宜尽早发现本病，并选择终止妊娠。

（三）右心室异常

1. 右心室流入道异常

（1）三尖瓣发育不良：少见单独存在（瓣叶增厚、腱索异常），多合并其他畸形存在，引起右心室压力的升高。单纯的瓣膜发育异常引起的三尖瓣反流常被认为是正常胎儿也可能出现的情况而被忽视。还有可能被认为是唐氏综合征的次要表现。单纯的三尖瓣发育异常所致瓣膜反流在胎儿期只要卵圆孔足够宽大，可以适应反流所致的容量负荷增加，则不造成显著影响。生后由于肺循环的开启，右心后负荷的减低使三尖瓣反流量迅速减少。如三尖瓣发育异常合并其他畸形造成瓣膜反流则预后决定于合并畸形。

胎儿超声心动图检查发现，单纯三尖瓣发育异常仅有三尖瓣回声增强或瓣叶发育小，腱索短小或发育繁冗，或附着点异常。合并室间隔缺损或单心室还偶见腱索跨越室间隔附着于对侧心腔。彩色血流多普勒检查发现显著的三尖瓣反流，判断反流的范围和面积可以鉴别胎儿期正常的三尖瓣反流。测量卵圆孔大小、血流可估计孕中晚期的心功能受损甚至心包积液和胎儿水肿发生的可能。

（2）埃布斯坦综合征（Ebstein 畸形）：又称三尖瓣下移畸形，主要是隔瓣和后瓣异常附着于近心尖的室壁隔侧或后壁，使瓣膜的活动度只限于瓣尖，因而造成瓣膜功能异常所致的系列表现。其发病率约占先天性心脏的 1%，较罕见。其病理、临床表现及严重程度依不同病例各异。新生儿即出现有临床症状的三尖瓣下移畸形，提示预后不良。

对于仅有隔瓣下移的轻度异常，孕早期可能无明显右心房扩大。孕中、晚期可显示扩大的右心房。二尖瓣位置正常。三尖瓣瓣叶前叶发育冗长，松散地附着于室壁。隔叶和（或）后叶位于间隔或心室壁的附着点向心尖移位，甚至完全贴附间隔、后壁致瓣叶完全失去功能。二尖瓣血流正常，右心室内可见源自心尖低位的全收缩期甚至舒张晚期三尖瓣中到大量反流信号，反流速度大于 160 cm/s。卵圆孔扩大，为非限制型，右向左分流增加。反流重者，孕晚期可发现胎儿水肿，心房扑动，右心房扩大所致心律失常常是宫内死亡的重要原因。畸形严重者还可因缺乏有效的右心室流出道前向血流出现肺动脉发育不良，甚至肺动脉闭锁。

没有心力衰竭和水肿的胎儿可以经阴道自然分娩。对于孕中晚期发生胎儿水肿的情况则面临是否有必要行剖宫产的选择，因为需要考虑早产和心脏畸形致严重心力衰竭等因素。此类患儿生后死亡率高。严重三尖瓣下移畸形手术治疗的远期预后差，故如宫内明确诊断，可以考虑终止妊娠。

（3）三尖瓣闭锁（tricuspid atresia，TA）：此畸形约占先天性心脏病的 1.4%～2.7%。三尖瓣解剖型闭锁，即膜性闭锁，无孔，或仅为融合的强回声瓣叶，基本无活动。常伴室间隔缺损、右心室发育不良，连接右心室的动脉也可发育不良。无室间隔缺损或室间隔缺损极小时，右心室几乎不发育，少数伴有动脉转位，左心通常因负荷过重而增大。卵圆孔内径偏小的患者容易发生心力衰竭，胎儿水肿，常难以度过孕中期。

胎儿超声心动图极易发现此畸形。三尖瓣口无正常房室瓣结构，代之以膜性或带状强回声。无瓣膜启闭活动或活动微弱。

此类病人预后同单心室病人，手术原则是心室循环修复，如 Fontan 手术。远期生存预后同单心室病人。胎儿时期发现此畸形，处理原则同单心室。

2. 右心室流出道异常

肺动脉狭窄（pulmonary stenosis，PS）或肺动脉闭锁（Pulmonary atresia，PA）：肺动脉狭窄或闭锁合并室间隔缺损与否使胎儿期病理生理及诊断有所不同。

①单纯肺动脉瓣狭窄：是指肺动脉瓣增厚，瓣叶粘连，收缩期开放受限，甚至闭锁，致前向血流受阻的畸形。约占先天性心脏病的 8%～10%，较为常见。胎儿期心功能正常者通常可以耐受自然分娩。

胎儿期轻到中度的肺动脉狭窄于孕早期和中期心腔大小常无明显改变，普通产科 B 超难以发现。中至重度狭窄时右心室舒张末压升高，表现为卵圆孔右向左分流增加。三尖瓣有关闭不全时右心增大，否则发育小。没有三尖瓣反流者右心室心肌肥厚，心腔发育不全甚至无实质心腔。三尖瓣反流显著时右心室心腔增大，心肌肥厚可不明显。肺动脉瓣可狭窄或血流加速。在右心室功能未受心室肥厚影响时，肺动脉流速与肺动脉瓣狭窄程度呈正比。中至重度肺动脉狭窄由于右心充盈减少，右心排血量减少，现有的瓣膜狭窄的超声评价技术评价其狭窄压差常不可靠。

②肺动脉闭锁：肺动脉瓣完全没有血流通过，肺循环靠动脉导管血流逆灌维持。本病膜性闭锁通常不合并室间隔缺损，可相应合并三尖瓣

狭窄甚至近闭锁。合并室间隔缺损的肺动脉闭锁多为流出道及肺动脉主干闭锁。

胎儿超声心动图特点与严重肺动脉狭窄相似。三尖瓣无关闭不全则右心室心腔发育不良，心室肌肥厚，常伴窦状隙开放，彩色多普勒可以探查窦状隙血流交通信号。三尖瓣严重反流者右心室可增大，室壁肥厚不明显，不伴窦状隙开放。卵圆孔右向左分流增加，左心增大。伴有室间隔缺损的情况，左右心比例可无明显异常。肺动脉瓣区回声增强，无瓣膜启闭运动，或右心室流出道、主肺动脉难以看到。彩色多普勒显示流出道至肺动脉瓣上无血流通过。肺动脉内可见源自动脉导管的逆行灌注血流信号。主动脉内径增宽。对肺动脉瓣膜性闭锁的病例测量肺动脉内径、瓣环径及其与主动脉比值以作为生后治疗的参数。不伴室间隔缺损时，仅显示显著增宽的主动脉。伴室间隔缺损时，缺损常在主动脉下，主动脉可骑跨室间隔缺损。

③法洛四联症（tetralogy of Fallot，TOF）：因涉及两个心室流出道异常将在后面心室动脉连接异常中介绍。

3. 右心室发育不良综合征（hypoplastic right heart syndrome，HRHS）　本病占先心病的 2.7% 左右。指右心室的流入至流出部分均可有发育不全的一系列心脏畸形。通常三尖瓣严重狭窄或闭锁，右心室发育极小或几近闭塞，右心室流出道狭窄或发育不全，肺动脉瓣狭窄或近闭锁，肺动脉发育不良，有时合并室间隔缺损。此类病人胎儿期由于卵圆孔和动脉导管交通而得以维持循环，左心负荷增加，心腔扩大，升主动脉增宽，并通过动脉导管向肺动脉供血。生后依赖动脉导管和（或）房室水平分流维持循环，青紫严重。双心室修复无可能。

胎儿超声心动图发现左右心发育明显不平衡。左心大，右心室腔发育明显小，且心室结构可不完全。三尖瓣狭窄时可见瓣环发育小，瓣叶发育不良，启闭受限，彩色血流图显示少量血流通过瓣口，血流速度一般大于 120 cm/s，并可伴有不同程度的反流。三尖瓣闭锁时，瓣口显示增强的膜样回声，彩色血流多普勒显示二尖瓣口前向血流洪大，三尖瓣口脉冲及彩色多普勒均不能探及前向血流信号。合并室间隔缺损时可探及左

向右为主的双向血流信号。没有动脉转位时，肺动脉内径细，主动脉内径增宽。可见肺动脉瓣狭窄的增速血流信号，并伴有不同程度反流。肺动脉严重狭窄时可见动脉导管血流反向灌注肺循环。

（四）心内分流畸形

心内分流畸形包括心房、心室、十字交叉水平的分流畸形。

1. 房室间隔缺损　房室间隔缺损也称心内膜垫缺损或房室通道畸形（atrio-ventricular septal defect or A-V canal defect，AVSD）。是同时累及房室瓣连接并造成心内分流的畸形。发病率占先心病的 2%～4%。分为部分型（原发孔房间隔缺损）和完全型。

（1）原发孔型房间隔缺损（partial atrio-ventricular septal defect or A-V Canal Defect，PAVSD）：也称部分性心内膜垫缺损或部分型房室通道。畸形包括房室瓣侧的低位房间隔缺损（Ⅰ孔房间隔缺损）。舌系带纤维连接前后共瓣并分割左右心房室口（左右心房室瓣居同一水平）联合瓣向心室侧移位，通常紧密附着于室间隔顶嵴部，无心室间隔交通。此畸形有时合并其他心脏畸形，如单心房、Ⅱ孔房间隔缺损、左心发育不良、左心室流出道狭窄、主动脉弓缩窄等。易合并的心外畸形有 21-三体、DiGeorge、Ellis-Van Creveld 等染色体异常综合征。

胎儿超声心动图特点包括房间隔低位可见回声缺失，房室瓣于同一水平嵌入房室间隔。二尖瓣、三尖瓣在同一水平融合形成前后共瓣，舌系带纤维将瓣口分为左右两部分。二尖瓣三尖瓣失去正常形态，二尖瓣可出现"裂"样改变，三尖瓣（尤其隔瓣后瓣）可发育不良。彩色多普勒常显示发生于左侧房室瓣及偶尔发生于右侧房室瓣的关闭不全之反流信号。

此型缺损于生后不易形成肺动脉高压，容易手术修复，患者预后良好。

（2）完全型房室间隔缺损（complete atrio-ventricular septal defect or A-V canal defect，CAVSD）[1]：常合并 21-三体染色体异常。畸形包括：Ⅰ孔房间隔缺损，左右心房室瓣完全融合而成一个不分左右的大瓣口，可见前（上）、后

（下）"桥瓣"，致左右心房水平交通，左右心室水平交通（膜部室间隔缺损），左心室-右心房间血流交通。连接共同瓣口的比例多少直接影响接收心室的大小。在平均分配的情况下，左右心室基本平衡，称为均衡的房室间隔缺损（多数）；而连接较少比例共同房室瓣的心室相应发育不良，称为不均衡的房室间隔缺损（少数），显著不均衡型往往最终成为单心室的结局。另外，两侧瓣膜的腱索是否跨越心室间隔连接对侧室壁是生后能否进行顺利矫正和预后的重要指征。

胎儿超声心动图可清晰显示原发孔缺损，室间隔交通（微小缺损不易辨认），双侧房室瓣附着室间隔同一水平并失去正常形态形成共瓣，合并中到重度关闭不全（左侧为著）。测量双侧心室内径，并观察共同瓣与心室连接比例看是否为不均衡型（一侧心室发育不良）。注意观察腱索是否跨越心腔连接。常常合并的永存左位上腔静脉入冠状静脉窦也可于四腔心切面后倾时发现，冠状静脉窦常增宽。心室短轴舒张期两房室口间瓣膜无分隔，开放呈一共同椭圆大瓣口，可见前后共瓣。彩色多普勒显示收缩期瓣口不同方向混杂的反流信号。其他合并畸形随畸形类型的不同，于相应切面发现血流动力学改变。

此型生后容易较早发生肺动脉高压，应早做手术，手术效果不如部分型心内膜垫缺损。50%的21-三体染色体异常患者合并心内膜垫缺损畸形，如发现胎儿心内膜垫缺损，应做羊水或脐血染色体检查，如合并21-三体染色体畸形可考虑终止妊娠。

2. 限制性卵圆孔分流（restrictive FO flow）在胎儿期常是危险的信号。卵圆孔血流的限制常表现为内径窄小及通过的血流速度加快，甚至超过100m/s。最常发生在左心发育不良的病人，卵圆孔血流限制使左心主要的血流来源减少，同时二尖瓣、主动脉瓣狭窄或闭锁所致左心房压的升高又进一步限制卵圆孔血流。

胎儿超声心动图发现卵圆孔分流为右向左或双向分流。肺静脉血流频谱测定发现心房收缩期肺静脉内显著反流信号，也提示限制性的卵圆孔分流。

限制性的卵圆孔分流常致胎儿心力衰竭，胎儿水肿发生，应密切观察宫内情况。卵圆孔限制

型的左心发育不良于出生时绝对依赖房间隔及动脉导管交通存活，因而要立即采取措施保障这两条通路，而后行分期的 Norwood 手术。本病的宫内干预治疗已有报道，孕中期的介入治疗如经心导管扩大卵圆孔，扩张狭窄的二尖瓣、主动脉瓣可使部分患儿左心发育起来。卵圆孔的扩大也可缓解右心压力，有助缓解心力衰竭和水肿。

3. 室间隔缺损（ventricular septal defect, VSD） 室间隔缺损简称室缺，是指心室间隔上存在孔洞，致血流自左心向右心分流，从而引起左心容量负荷增加，肺血增多等临床一系列病理生理改变。它是最常见的先天性心脏病，约占先心病的20%～25%。可单独存在，亦常为复杂心脏畸形的组成部分。室间隔缺损按解剖部位可以分成流入道、膜周、小梁肌部室间隔缺损及流出道室间隔缺损（干下室间隔缺损，占5%），其中流入道、膜周（占75%）及肌部（10%～15%）的多数室间隔缺损在胎儿期容易辨认（过小的室间隔缺损除外），但也常见到混合型。

胎儿超声心动图显示房室连接正常，左、右心室内径比值基本正常。超过3 mm的膜周或肌部室间隔缺损在四腔心切面容易识别。由于胎儿左右心压差不大，彩色多普勒显示心室水平分流不明显，尤其是小室间隔缺损，容易漏诊。

室间隔缺损的生后治疗满意，一些小型膜周及肌部室间隔缺损还可在宫内及生后自然愈合，有些病例还可通过介入治疗痊愈。室间隔缺损手术成功者远期生存与正常人无明显差异，且在胎儿期有一定的假阳性率，因而单纯室间隔缺损的发现不是终止妊娠的指征。

（五）左心室畸形

左心畸形可以发生在二尖瓣、主动脉瓣、左心室、主动脉弓等水平，均是较严重且治疗难度较高的畸形。左心畸形常见组合发生，最多见左心发育不良综合征。胎儿时期如能明确诊断，倾向于终止妊娠。

1. 二尖瓣畸形

（1）二尖瓣狭窄：在胎儿期二尖瓣狭窄很少孤立存在，常合并左心房、二尖瓣口、左心室、主动脉发育不良。降落伞二尖瓣也时有发现。本病不管是孤立存在还是合并其他畸形存在，其狭

窄的严重程度都难以评估，所以对生后的影响也难以预料。

合并左心室流出道及主动脉梗阻型畸形时左右心大小偏差明显，表现为左心房室小，右心房室扩大，两侧瓣环径也会有差距。卵圆孔双向血流。二尖瓣腱索呈融合样或发育短小，降落伞二尖瓣（二尖瓣单组乳头肌），或乳头肌腱索均发育不良（乳头肌缺如、腱索发育短小）时，瓣叶的活动性和瓣膜运动受限。脉冲多普勒显示二尖瓣血流速度轻度增快。有时伴主动脉瓣、瓣下、瓣上梗阻畸形和弓缩窄或发育不良。

（2）二尖瓣闭锁：常见合并于左心发育不良畸形，也见于主动脉心室连接及发育正常，常伴有室间隔缺损或右心室双出口畸形。二尖瓣闭锁胎儿因动脉导管和卵圆孔或室间隔缺损存在，循环得以维持而生存，生后必定导致右心室单心室循环，远期心功能衰退，寿命缩短。

胎儿超声心动图显示二尖瓣无开放运动。于房室瓣水平彩色多普勒仅探及经过右侧房室瓣的前向血流。卵圆孔可见左向右分流。右心显著增大，左心发育不同程度减小。常发现室间隔缺损，缺损足够大时，左心减小可不明显甚至接近正常。

（3）二尖瓣反流：二尖瓣瓣膜装置的一部分或全部发育不全可致二尖瓣反流，更多见合并其他左心梗阻性畸形存在。

明显的二尖瓣反流常可见到左心房室的扩大征象。有时可发现二尖瓣发育不良，而反流是其继发改变。严重的二尖瓣反流常导致胎儿充血性心力衰竭，应评价心功能。并除外合并左心室流出道及主动脉弓梗阻畸形。显著的二尖瓣反流常预后不良。

2. 主动脉瓣畸形

（1）主动脉瓣闭锁：常在左心发育不良综合征中出现，是心脏畸形中后果最严重的。同时合并二尖瓣闭锁时，左心室呈"狭缝样"难以辨认。二尖瓣发育极小但有启闭运动时仍可辨认出发育不良的左心室，呈小球形无功能腔。二尖瓣口可有反流，卵圆孔探及左向右分流。看不到主动脉瓣启闭运动，升主动脉内径细小，甚至呈线样难以辨认。彩色及脉冲多普勒探查不到血流通过主动脉瓣。无动脉转位时，可见粗大扩张的肺动脉，主动脉细小，难以辨认。粗大的动脉导管除灌注降主动脉还逆行灌注发育细小的主动脉弓。

（2）主动脉瓣狭窄：单纯主动脉瓣狭窄，胎儿心脏特点取决于狭窄的程度。严重狭窄影响左心功能，孕中期确认的严重狭窄可减慢左心发育速度导致左心发育不良。

中到重度主动脉瓣狭窄时左心室大小仍可正常或仅有轻度室壁肥厚。二尖瓣反流是诊断主动脉瓣狭窄的线索。严重主动脉瓣狭窄左心房室扩张，心胸比值增加，左心室壁及二尖瓣乳头肌可回声增强，暗示合并心内膜弹力纤维增生。严重狭窄时卵圆孔水平通常有左向右分流，轻中度狭窄卵圆孔可见双向分流。主动脉瓣增厚，回声增强，开放受限。主动脉内径于孕早、中期接近正常，而于孕晚期相对细小。主动脉瓣口血流紊乱，主动脉瓣上血流加速与孕周不符，当然严重狭窄致左心功能不良时很难测到增快的血流速度，相反，狭窄不重，心功能正常时主动脉瓣上血流速度接近 4m/s。狭窄较重时，左心室缩短分数明显减低。主动脉瓣狭窄严重时，主动脉弓发育不良。动脉导管血流逆向灌注升主动脉弓。

狭窄未致左心发育不良者，生后可行手术治疗，在有手术适应证时，依据瓣膜的发育、功能情况及年龄选择介入扩张术或外科手术，需瓣膜置换时，需考虑年龄因素，最近的国际介入技术进展使经皮主动脉瓣置换成为可能。

（3）主动脉弓畸形（arch anomalies）：主动脉弓畸形包括缩窄和断离两种，均为严重畸形，常于新生儿期和婴儿期死亡，均为生后应及早手术根治的畸形。

①主动脉缩窄（coarctation of aorta，COA）：指发生于无名动脉至第一肋间动脉之间的一段主动脉管腔缩窄。发病率约占先天性心脏病的 6.1％。典型的缩窄为主动脉壁局限性束腰样狭窄，管腔内有隔膜样或嵴样结构（Shelf）使管腔局部缩窄。胎儿期的主动脉缩窄可以是渐进型的，有些病例孕中期尚无明显的主动脉弓内径异常，而出生时主动脉弓缩窄却非常明显。

胎儿左右心室的大小差异总是怀疑主动脉弓缩窄的最初证据，无其他心内结构异常的右心室扩大应注意主动脉缩窄畸形。但单纯主动脉缩窄左右心室大小差异在胎儿期却不是总能见到。彩色血流多普勒显示卵圆孔血流双向分流。约75%以上病例可发现主动脉内径小于上腔静脉，肺动脉内径明显大于主动脉内径甚至两倍于主动脉。主动脉与肺动脉的内径比值降低是主动脉缩窄的可靠证据，如主动脉内径小于动脉导管弓，也提示主动脉缩窄。几乎总合并室间隔缺损，通常累及肌部，严重主动脉缩窄合并室间隔缺损时，心室水平主要是左向右分流。二尖瓣畸形，主动脉瓣及瓣上、瓣下狭窄等也常出现。

本症由于胎儿期卵圆孔和动脉导管开放，可宫内生存，但生后应及时于婴儿期手术。单纯主动脉缩窄手术远期良好，并非终止妊娠指征。

②主动脉弓离断（interruption of aortic arch，IAA）：主动脉弓离断非常少见，指升主动脉与降主动脉之间的连续性中断。发病率约占先心病的1%，常合并22号染色体微缺失。生后不及时手术，75%于新生儿期死亡。单纯的主动脉弓离断生后甚为罕见，动脉导管未闭和室间隔缺损是最常见的合并畸形，又称为主动脉弓离断三联征。也常合并其他复杂畸形，如动脉转位、共同动脉干、二尖瓣或主动脉瓣畸形等。依主动脉弓断离的位置不同分为A、B、C三型。A型离断发生于左锁骨下动脉以远，约占40%。B型占55%，主动脉弓于左颈总动脉与左锁骨下动脉之间断离。C型主动脉弓中断罕见，约占5%，离断位于无名动脉以远。

胎儿期表现为非特异性的两侧心室内径差异，通常右心偏大。合并室间隔缺损，尤其缺损较大时，两侧心室内径差异不明显。大型室间隔缺损一般容易发现，彩色血流显示心室水平左向右为主的双向分流。超声心动图发现主动脉弓上升陡直，正常弧度消失，主动脉弓及分支不连续至降主动脉，是主动脉弓离断的可靠诊断依据。

婴儿期死亡率高，应尽早手术，外科手术可以完全矫正畸形。

3. 左心发育不良综合征（hypoplastic left heart syndrome，HLHS）　指左心自流入道至流出口的一系列心脏梗阻及发育不良畸形，发病率约占先天性心脏病的1.5%。轻症可能只有严重的主动脉瓣狭窄，二尖瓣狭窄，左心室发育较小。严重者可能发生主动脉瓣、二尖瓣闭锁，主

动脉弓严重发育不良，左心室可发育极小或者几乎不发育。

胎儿超声心动图检查时，四腔心切面显示左心房室或左心室明显发育窄小，或呈一室壁增厚的小球型心腔，容积小于右心室1/2，右心房室扩大。二尖瓣启闭不良，有狭窄或闭锁。卵圆孔左向右分流或双向分流，速度加快。限制型卵圆孔血流常是危险信号，预示发生心力衰竭和胎儿水肿，应密切监测。

主动脉瓣严重狭窄或闭锁，主动脉相对肺动脉明显发育不良，内径细小，或呈条索样闭锁，肺动脉显著增宽。彩色多普勒超声心动图技术对主动脉闭锁、二尖瓣闭锁的诊断有决定意义。主动脉弓和动脉导管弓切面显示动脉导管血流逆行灌注主动脉弓，提示主动脉严重狭窄或闭锁。没有动脉转位时，肺动脉、主动脉和上腔静脉三血管内径比例失调，肺动脉增粗，主动脉内径极小或难以探及，显示主动脉严重发育不良。三血管均可显示时，主动脉弓和肺动脉内的相反血流方向提示肺动脉血流经导管逆行灌注主动脉弓。

本病患儿于宫内依赖卵圆孔开放和动脉导管血流供应主动脉而存活，生后如不及时处理，在初生或婴儿早期随卵圆孔和动脉导管关闭而死亡。Norwood四步分期手术、心脏移植、外科及导管的镶嵌治疗是目前治疗本病的方法，但手术难度高，费用高，远期存活质量差，目前我国尚未广泛开展。所以进行产前诊断，减少其出生率是我们的目标。

（六）心室-动脉连接异常

1. 法洛四联症（tetralogy of Fallot，TOF）法洛四联症是发绀型先天性心脏病中最常见的一种，约占先天性心脏病的3.5%～14%。主要由圆锥肌间隔前移致右心室流出腔狭窄而产生的室间隔缺损、肺动脉狭窄、主动脉骑跨和右心室肥厚四个系列畸形组成。合并肺动脉闭锁时，肺血靠动脉导管或主动脉侧支供应。通常可以耐受自然分娩，生后立即行超声心动图检查以确定梗阻程度及动脉导管、侧支供应肺血是否充足以确定进一步治疗方案。

胎儿期由于并行循环的生理，两侧心腔大小

无明显差异，再者胎儿期由于不依赖肺循环因而右心室压力负荷没有生后明显，因而无明显的右心室肥厚，是超声心动图漏诊法洛四联症的原因。可见到增宽的主动脉，大的室间隔缺损，主动脉骑跨于室间隔缺损之上。测量肺动脉与主动脉内瓣环径比值，随孕周现肺动脉永远小于主动脉。孕中期的肺动脉分支狭窄常常预示严重的法洛四联症。肺动脉狭窄严重者或闭锁时常只看到粗大的主动脉及上腔静脉。动脉导管的血流依肺动脉狭窄程度不一，左向右、右向左、双向分流均可发生。

2. 法洛四联症伴肺动脉瓣缺如　本病罕见，是法洛四联症的特殊类型。其区别于经典法洛四联症的特点是在孕中期可见高度扩大的右心室，瘤样扩张的肺动脉，小的肺动脉瓣环和痕迹样肺动脉瓣。肺动脉大量反流，肺动脉分支血流洪大。多数病例动脉导管缺如。室间隔缺损及主动脉骑跨畸形同经典法洛四联症。生后极易反复发生肺炎、心力衰竭，必须尽早进行手术矫治，手术远期效果尚满意，尤其近年发展的经皮肺动脉瓣置换术将为患者的远期肺动脉瓣功能治疗和右心功能的维护开辟新的有效途径。

3. 心室双出口（double outlet of ventricle，DOV）

（1）右心室双出口（double outlet of right ventricle，DORV）：两大动脉完全发自解剖右心室或大动脉绝大部分（大于50%）发自解剖右心室称为右心室双出口。任意心房位置和房室连接情况均可合并出现，但最多见的是房室连接正常，它也常见于内脏异位综合征。不合并室间隔缺损的右心室双出口极为罕见，尸检中有报道。合并室间隔缺损的右心室双出口患者其生后血流动力学及预后依室间隔缺损位置不同而不同。

胎儿期超声心动图可见两侧心腔无明显差异或右心轻度增大，合并肺动脉或主动脉狭窄时右心扩大可以更明显。卵圆孔血流仍为右向左且分流量增多，流速轻度加快，心室水平双向分流。如有主动脉及肺动脉瓣下的梗阻常可探及回声及血流异常加速。有动脉转位时主、肺两大动脉常并肩排列。

（2）左心室双出口（double outlet of left ventricle，DOLV）：指主、肺动脉均大部（大于50%）或全部发自左心室，非常罕见。生后也极少看到，几乎都合并室间隔缺损。不合并室间隔缺损的，右心室可发育不良或不发育，胎儿期因卵圆孔交通可以存活，但易发生心力衰竭致宫内死亡，生后因右心无流出口很难存活，于新生儿期夭折。合并室间隔缺损的胎儿期也可有心脏扩大，二尖瓣、三尖瓣反流，甚至心力衰竭，造成宫内死亡。如能出生，生后肺动脉高压形成早，因没有青紫常被忽略，就诊时已因肺血管阻力性改变而失去手术机会。手术难度大，预后不良。

胎儿左心可略大于右心。卵圆孔右向左分流，二尖瓣、三尖瓣反流。合并室间隔缺损时心室水平双向分流。两大动脉连于左心室，常见大动脉错位。

4. 共同动脉干畸形（common arterial trunk）相对少见，在先心病中占1.5%。指心脏仅发出一条大动脉，同时供应体、肺循环和冠状循环。分为三型：I型，主肺动脉发自主动脉根部，并发出左右肺动脉。II型没有主肺动脉，左右肺动脉分别起自升主动脉背侧且相离较近。III型没有主肺动脉，肺动脉两分支发自升主动脉，相离较远。IV型现在归属合并室间隔缺损的肺动脉闭锁，肺循环由主肺动脉侧支血管供应，常伴共同动脉瓣瓣叶畸形（多叶或少叶）及功能不全，50%～70%伴有动脉导管缺如，30%伴有右位主动脉弓。I、II型生后可以手术根治，尤其I型常有很好的手术效果。III、IV型常无令人满意的手术效果，是可以选择宫内终止妊娠的畸形。

超声检查发现仅一条大动脉连接心室，常常骑跨较大的室间隔缺损，共同动脉干与左右心室的连接多见大部分连接于右心室，少见大部分连接于左心室。一组半月瓣，瓣叶常发育不良，1～6叶不等，常见4、5叶瓣。瓣膜可有轻度狭窄，常有不同程度的关闭不全。如没有共同动脉干半月瓣的反流，心腔大小可基本正常。心胸比例正常。可见室间隔缺损。共同动脉瓣反流严重者，胎儿宫内血流动力学不稳定，可有心脏扩大，心功能减低，甚至发生胎儿水肿，宫内死亡，应早期发现。有时主动脉闭锁合并大室间隔缺损左心可正常，但显示一条明显增粗的肺动脉干，易与本病混淆，需加以鉴别。

5. **大动脉位置异常**[2]　大动脉位置异常也称大动脉错位，属先天性圆锥动脉干畸形这一大组，包括很多种临床、解剖、血流动力学、病史、治疗各异的畸形。大约占新生儿先心病的 20％。本文介绍经典的完全型大动脉转位和矫正型大动脉转位。这两种大动脉转位可孤立发生，胎儿期四腔心大小常正常而忽略进一步的检查和诊断。

（1）完全型大动脉转位（transposition of the great arteries，TGA）：房室连接协调时，主动脉发自右心室，肺动脉发自左心室，称为完全型大动脉转位。多数心房正位，左位心。近 40％合并室间隔缺损，有流出间隔的向前或向后错位。向后错位时常伴肺动脉下流出道狭窄，而主动脉可骑跨在室间隔缺损上；向前错位时常伴主动脉下流出道狭窄，肺动脉可骑跨在室间隔缺损上，此型少见，应注意检查主动脉弓是否发育不良，抑或合并解剖右心室发育不良。

室间隔完整的大动脉转位，宫内因动脉导管和卵圆孔开放可正常生存，出生后如卵圆孔和动脉导管闭合或不能维持足够的血流交通，则严重的低血氧、酸中毒、血流动力学失衡会威胁新生儿脑及生命，死亡率极高。应在多学科（妇产科、新生儿科、小儿心脏科）医生的监护下用药物维持动脉导管开放，必要时行急诊心导管介入术将卵圆孔拉开。并在新生儿两周之内行"Switch"（动脉换位）手术，近年手术成功率提高，术中冠状动脉移植满意者，远期预后良好。

没有合并畸形时胎儿心腔大小可大致正常。左、右心室流出道相互平行发出肺动脉和主动脉。主动脉位于右前，肺动脉位于左后，肺动脉包绕主动脉征消失是主要表现。合并室间隔缺损时有心室水平分流。卵圆孔血流正常。

（2）矫正型大动脉转位（corrected transposition of the great arteries，CTGA）：房、室连接不协调，心室、动脉连接再次不协调，如不合并其他畸形，血流动力学如同正常心脏。左心房连接解剖右心室，与主动脉相连；右心房连接解剖左心室，与肺动脉相连。肺动脉可伴有狭窄。60％～70％伴有室间隔缺损，最多见膜周室间隔缺损。多数病例心房正位。但由于心室转位，可能发生传导异常，致远期心律失常。解剖右心室连接主动脉，其解剖生理不能长期耐受体循环压力，心功能逐渐减退，出现日趋严重的三尖瓣反流，晚期发生左心（解剖右心室）衰竭。此型胎儿期血液循环的生理表现并无异常，如无合并畸形，胎儿期血流动力学稳定。

二、胎儿心肌、心内膜及心包疾病

胎儿心肌疾病和那些影响心内膜及心包的疾病表现为多种多样的原因和不同形式的临床表现。

（一）胎儿心肌、心内膜疾病

胎儿期心肌病主要分为扩张型、肥厚型和限制型（主要指心内膜弹力纤维增生症）心肌病。除糖尿病母亲引起的胎儿肥厚型心肌病，部分出生后对药物治疗反应良好的扩张型心肌病及心内膜弹力纤维增生症，其他预后大多不良。

1. **胎儿扩张型心肌病**（fetal dilated cardiomyopathy）　表现为孤立的心肌细胞功能不全，致使心脏整体心肌失去正常的收缩舒张功能，从而表现为心脏扩大、心功能不全等。通常不合并心脏结构畸形或心包异常。出现胎儿水肿的扩张型心肌病一般难以避免地会出现宫内和初生死亡。

胎儿扩张型心肌病一半左右原因不明，可以发生在如下情况：①致胎儿心脏高排血量、心肌耗氧增加的情况，如胎儿严重贫血、胎儿动静脉分流。心肌缺血缺氧导致心肌功能不全，继之以心脏扩大。②感染、缺氧、中毒是另一类直接损伤心肌细胞功能引起进展性扩张型心肌病的原因。柯萨奇病毒、细小病毒组 B_{19}、弓形体和 I 型疱疹病毒是我们熟知的引发胎儿心肌炎继发心力衰竭的病原体。人类免疫缺陷病毒-1 也可以通过垂直传播致胎儿产前心肌病，但其病毒直接侵害心肌尚无胎儿期表现。胎儿进行性缺氧引起胎儿低血压、缺血和心肌细胞损伤最终导致心脏失代偿。中毒常常来自母体意外的因素，像可卡因的摄入、抗肿瘤药物的应用和抗病毒的化疗手段。③胎儿扩张型心肌病也可继发于胎儿心律失常，也被称为心律失常导致的心肌病，最常见的心律失常是室上性心动过速。④少见代谢病，如线粒体病、唾液酸堆积症。⑤特发性，常见心内膜弹力纤维增生症。

胎儿期一侧或双侧心腔扩大，以左心扩大多见，房室环扩大。心室收缩无力，充盈异常，如早期快速充盈消失等。房室瓣反流，心排血量减低，舒张松弛功能受损，继发心内膜弹力纤维增生时，可见心内膜回声增强。射血分数（EF%）低于57%，缩短分数（FS%）低于25%，右心功能也有损害，可有水肿征象。

2. 胎儿肥厚型心肌病（fetal hypertrophic cardiomyopathy）　胎儿期左右心室壁增厚并不少见，常被看做肥厚型心肌病的雏形。当然，有些心室壁的肥厚继发于左右心室流出道的梗阻，如半月瓣的狭窄等心脏后负荷增加类畸形。肥厚型心肌病常为遗传代谢疾病或异形综合征的组成部分，或继发于肾病，或家族性发病。病理学上表现为严重的心肌紊乱，间隔不对称性肥厚，左心室流出道梗阻性狭窄，在胎儿期极为罕见。胎儿期最多见的心肌肥厚见于母亲患糖尿病的胎儿，占胎儿期心肌肥厚的25%。此类心肌肥厚室间隔首先受累，双侧心室游离壁也可受累。一些研究表明胎儿肥厚型心肌病时，左心室舒张功能受损，但宫内表现并不明显。母亲糖尿病引起的胎儿肥厚型心肌病，生后6个月内心肌肥厚可自行回退，但心室顺应性不好可能导致心脏扩大和呼吸窘迫。家族性肥厚型心肌病及遗传疾病中的肥厚型心肌病生后预后不良，现代的心肌消融治疗尚不令人满意。

胎儿期心室腔不大，甚至减小，重者呈缝隙状室间隔，双侧心室游离壁可对称或不对称增厚。孕期各阶段心室壁厚度大于5 mm均可诊断。观察肥厚为对称性或不对称性很重要，后者更多见于肥厚型梗阻性心肌病，少见；前者常见于糖尿病母亲的胎儿。

3. 胎儿限制型心肌病　限制型心肌病在胎儿期少见。经典的病理生理特点包括正常或轻微改变的心室大小，收缩功能减低或正常，舒张功能异常，舒张晚期充盈消失。

对本病的产生原因和自然病史尚有争论。产前母亲患病毒感染、缺氧、血管疾病、染色体异常均可造成心内膜非特异性反应。柯萨奇病毒感染和细小病毒性心肌炎、常染色体隐性遗传病、性连锁心肌病、代谢异常，以及一些左心梗阻性畸形（最常见主动脉瓣狭窄）及左冠状动脉起源

于肺动脉畸形均可继发本病。随着胎儿发育，本病可从心室扩张型向限制型进展。本病预后不良，生后第一年80%病人发生充血性心力衰竭，仅有30%左右病人对药物治疗有较好反应。

胎儿超声心动图特点为心胸比值增高。左心室腔扩大，收缩力减低。心室收缩、舒张均不满意，射血分数减低。伴有心内膜回声增厚增强。随着孕周增加，左心室心腔逐渐变小，左心室壁逐渐增厚，心内膜表面回声增强，左心房显著扩大。充血性心力衰竭时常见胎儿水肿。

（二）胎儿心包积液（fetal pericardial effusion）

在产前常规超声检查中有约40%的胎儿被发现有少量的心包液体。过量的心包积液应考虑可能是系统性异常引起胎儿水肿的征象。通常胎儿心包积液的发生与心脏结构异常、心律失常、病毒感染、胎儿水肿有关，其预后往往不良。相反，在低危人群中且确认不合并其他异常的情况下，单纯心包积液不超过7 mm，没有生后不良。心包腔积液超过2 mm易于被胎儿超声心动图发现。积液通常在房室环附近，或局限于一侧心室，包绕整个心脏的极为少见。

胎儿动脉导管收缩也常是心包积液产生的原因。往往与母亲服用吲哚美辛（消炎痛）类药物有关。胎儿超声心动图可见右心房室扩大，三尖瓣反流，动脉导管收缩及舒张期血流异常加速，伴有不同程度的心包积液。

三、胎儿心脏肿瘤

胎儿原发心脏肿瘤非常少见，由于散发报道多，真实的发病率还不确切，国际报道从0.0017%～0.28%不等。其中心脏横纹肌瘤（最多见）、纤维瘤、血管瘤、畸胎瘤有胎儿期报道并经尸检和手术病理确认。

1. 胎儿心脏横纹肌瘤（fetal cardiac rhabdomyomas）　胎儿心脏横纹肌瘤属良性，在胎儿心脏肿瘤报道中最多，约占60%。其为边界清晰，光滑无包膜，灰白色可分叶的瘤体。好发部位为心房、室间隔、心室壁、心尖部，可突出于心室腔、流入道及流出道，也可侵及瓣膜装置，形态呈椭圆结节状，可单发，但常为多发（约占

90％）。瘤体造成心脏流入道、流出道梗阻及心律失常才引起症状。本病与结节性硬化症密切相关（50％合并结节性硬化症），也可合并其他心脏畸形存在。孤立心脏横纹肌瘤，不影响心脏血流动力学，有报道部分病人生后瘤体还有缩小趋势。但引起血流梗阻及心律失常的病例常需手术处理。合并结节性硬化症者预后不良。

胎儿超声心动图可测量心胸比值，了解有无心脏扩大。根据瘤体的好发部位，可发现一个或多个占位病变，与周围心肌呈等回声或略强回声。瘤体影响瓣膜装置功能或造成心脏扩大时，可有瓣膜开放不良、关闭不全，彩色多普勒血流可证实经房室瓣口血流异常。心律失常、心脏扩大、心功能不全时可见心包积液，胎儿水肿。彩色多普勒及脉冲多普勒可确定有无流出道梗阻。有梗阻时相应心室腔扩大且室壁增厚。同时对心率（律）的观察可以发现心动过速或心动过缓性心律失常。将脉冲多普勒置于流入道与流出道之间，可分析心律失常性质。

2. 其他胎儿心脏肿瘤

（1）纤维瘤：占所报道胎儿心脏肿瘤的12％。为圆形、无包膜、坚实的白色瘤体，中央部分常有钙化和纤维化，总是单发。典型的肿瘤发生在左心室心肌，表现为心脏增大。也可累及室间隔生长，常导致儿童期严重心律失常，包括室性心动过速、心室颤动等。肿瘤也可发生在右心室，偶尔发生于右心房。纤维瘤可以保持静止状态直到成年，但不会自行消退。

胎儿超声心动图表现为无囊包裹的孤立性肿块，位于心肌内，常累及室间隔、左心室游离壁或右心室，偶见发生于心房。肿块回声均匀，类似横纹肌瘤，但因其内可见部分强回声区，提示钙化或纤维化而与后者区别。少有胎儿期瘤体引起左心室流出道的阻塞。如有心律失常，脉冲多普勒置于流入道与流出道之间，可分析性质。M型检查可确定心功能受累程度及心力衰竭。

（2）畸胎瘤：畸胎瘤在胎儿心脏肿瘤的报道中仅次于横纹肌瘤，占25％。畸胎瘤起源于全能原生细胞，可分化产生皮肤、肌肉、脂肪、胆上皮、牙齿结构或类似身体任何部位组织。瘤体体积较大，坚固，有包膜，多囊性，一般位于心包腔内，其蒂附着于主、肺大动脉根部，心肌内或心腔内畸胎瘤非常罕见。增大的肿瘤体积，可导致心脏受压以及邻近动、静脉的梗阻，因而常合并大量心包积液，危及生命。外科治疗由于仅限于心包腔内的手术，可以免去体外循环，手术成功率高，远期基本不复发。近年宫内介入治疗技术发展迅速，胎儿期手术治疗实可期待。

胎儿超声心动图显示畸胎瘤多发于心包腔内，可从心外累及心腔，瘤体回声呈实质性、不均质增强回声，其内可见液性暗区，并常可显示丰富的血流信号。易引起心包积液，且进行性增长，心腔因受压变小，舒张受限，收缩无力。发现不明原因的心包积液时应注意排查畸胎瘤。

（3）血管瘤：心脏血管瘤是鲜红的或是蓝色的血管团，实为罕见，仅有个例报道。常见生长于心底部，靠近右心房，也可累及心肌心室腔和心包，引起心包积液、胎儿水肿等。目前只有毛细血管瘤和海绵状血管瘤有胎儿期发现的报道。胎儿超声心动图主要是观察心腔、心包有占位，彩色多普勒不一定都可探及瘤体内血流信号。心包积液是常有的特征。

第三节　胎儿心律失常

正常的胎儿孕育21～22天时可以检出心跳，胚胎6周时的平均心率约为100次/分，两个月时增加到170次/分，20周时减低到140次/分，所以孕中期胎心率约为140～160次/分，近分娩时可下降至130次/分，整体的胎儿心率变化应在120～160次/分之间。心率自孕中期后为100～180次/分，孕晚期逐渐降至130～140次/分左右。不正常的加快和减慢均视为心律异常。

胎心听诊及胎儿心电监护是产科常用的胎儿心率监测方式。但胎儿期由母亲腹壁获得的胎儿心电图信号由于振幅小，且同时受到母亲心电信号的干扰，虽然能显示胎儿心率的改变，但不能进行胎儿心律失常分析，不利于明确诊断。心磁描记术是另一种优于胎儿心电图的描记胎儿心电的方法，可将母亲及胎儿心电信号分开，但由于检查系统要求放置于封闭式磁环境中因而造成费用较高。随着超声技术的发展，20 世纪 70 年代 Robinson 和 Shaw-Dunn 运用 M 型超声心动图测量孕早期胎儿心率，20 世纪 80 年代后二维 M 型超声心动图被更多学者应用于孕中、晚期胎儿心律（率）的分析。M 型超声取二尖瓣前后叶波群（E 峰代表早期心室舒张，A 峰代表心房收缩，亦即心室舒张晚期），脉冲多普勒取二尖瓣频谱（心房收缩）和左心室流出道频谱（代表心室收缩）。通过观察二尖瓣运动波形和多普勒频谱形态，明确心房与心室激动的关系。

产前心律失常在宫内表现为四种方式：胎儿心律不齐，胎儿心动过速，胎儿心动过缓，非免疫性胎儿水肿。M 型及多普勒超声是诊断心律不齐的最有用手段，可以发现不规律的心脏搏动，频繁的心律不齐甚至短阵的心动过速或心动过缓。胎儿心律（率）的分析取决于对相关心房、心室收缩期机械运动的了解。M 型超声取样线穿过右心房壁和左心室后壁可以观察心房、心室激动的关系，可辨认任何形式的心律失常。左心室长轴切面 M 型取样线穿过右心室前壁、主动脉瓣和左心房后壁可记录右心室运动、主动脉瓣开放和左心房收缩情况。多普勒置于流入道和流出道之间可以获取心室舒张及收缩血流信号，以助分析心律失常类型。测量两次心跳的时间间期可以计算心率。同时观察流入流出血流可以评价房室传导及 P-R 间期。持续或频发的心律失常可致胎儿心包积液、胸腔积液、腹水或皮下水肿，胎儿超声心动图有如上之一发现可诊断胎儿水肿。

胎儿心律失常的临床意义依类型各不相同，轻的（如房性早搏）对胎儿无不良影响，可不予处理。严重者（持续心动过速、心动过缓）可导致胎儿心力衰竭。胎儿水肿，危及生命，应及时治疗。处理胎儿心律失常时孕周、胎儿水肿、心动过速的类型和机制以及孕妇接受药物治疗的危险与受益情况均需综合考虑。运用超声心动图仔细观察并随诊胎儿心律失常，及时作出正确诊断，对临床处理和病人预后也十分重要。

一、胎儿心律不齐

胎儿期最多见的心律不齐原因是房性期前收缩（简称"房早"），室性期前收缩（简称"室早"）较少见。心律不齐可见于任何孕周，但更多见于孕 28 周后。统计显示绝大部分房早和室早病人无需处理，可以安全度过胎儿期。但房早常提示房室间传导附束的存在，有潜在折返型心动过速的风险。约有不到 5% 的胎儿房性期前收缩演变为心动过速，而心动过速高发于有多发房早未下传致心室率减慢的胎儿。

心律不齐也见于合并心脏结构异常的情况，如室上性心动过速见于埃布斯坦综合征，完全性房室传导阻滞见于左心房异构、房室连接不一致等，而异位搏动见于某些肿瘤。一些学者估计母亲摄入咖啡因及拟交感神经类药物可能与期前收缩形成有关，但缺乏进一步证据。

房早后面接有室性收缩，其后有不完全代偿间歇，此点可与室早鉴别，室早后为完全性代偿间歇。多发房性期前收缩未能下传时，易与完全性房室传导阻滞混淆，应注意后者的心房收缩是规律的。

二、胎儿心动过速[3]

胎儿心动过速有室上性心动过速、心房扑动、室性心动过速等。其中 1%～5% 的胎儿心动过速和心脏结构异常有关。持续性心动过速导致胎儿心力衰竭，超声心动图确定后需报告临床医生，请心脏科医生在妇产科医生的协助下行经胎盘药物治疗，并有文献依据。间歇发作的心动过速其治疗需结合实际情况决定，一般在历次检查中一半时间以上出现胎儿心动过速才需处理。在没有胎儿水肿的情况下，推荐首先使用地高辛，效果不好时再使用氟卡尼或索他洛尔。当然控制不好时其他药物也可使用，还可考虑提前分娩。胎儿心律失常药物治疗要求医生清楚地了解用药知识，尤其是各种药物对心律失常的作用，药物相互作用和副作用等。治疗剂量和给药途径见表 21-1，对药物控制满意的心律失常胎儿可以考虑自然分娩，而对药物控制不好的心律失常胎儿则应考虑是否行剖宫产分娩。

表 21-1　胎儿心动过速的药物治疗

	母亲剂量		
药物	负荷剂量	维持剂量	血浆药物水平
地高辛	0.5～1.0 mg iv	0.25 mg tid	1～2.5 ng/ml
普萘洛尔		10～40 mg tid	20～1000 ng/ml
普鲁卡因胺	* 15 mg/kg iv（最大 1 g）	0.5～1.0 g po，q4h	3～6 μg/ml
奎尼丁		200～400 mg，tid/qid	2～6 μg/ml
氟卡尼**		100 mg tid	0.4～0.8 μg/ml
胺碘酮	80～1600 mg/d po/iv	400～800 mg/d	0.5～2.5 μg/ml
索他洛尔		80～160 mg bid	
	胎儿剂量		
胺碘酮	2.5 mg/kg（估计胎儿体重）iv>30 min		
腺苷	50～200 μg/kg		

* 输注时速度是 50 mg/min；** 检测胎儿心电图，QRS 增宽 25％以上视为中毒表现

（一）室上性心动过速[4]

在胎儿心动过速中最常见，约占心动过速的 66％～90％。心率通常大于 180 次/分而接近 240 次/分，律匀齐。M 型跟踪确定房、室激动为 1：1 传导。生后的研究显示房室折返是其发生的主要原因。最新的超声心动图研究通过测量房室间期、室房间期比率的方法确定室上性心动过速的类型。低比值室房间期/房室间期比率提示折返型室上性心动过速，折返型心动过速可以应用减慢房室结传导的药物，如地高辛或 β 受体阻滞剂，治疗效果较好。而高比值室房间期/房室间期比率提示其他室上性心动过速，如房性心动过速、阵发性交界性心动过速等，治疗反应不理想。室上性心动过速持续 48 h 以上可以导致胎儿心力衰竭和胎儿水肿，一旦发生预后不良，故应及早处理。

（二）心房扑动

是胎儿期第二常见的心动过速，约占心动过速的 10％～30％。胎儿心房的大小、心肌应激性增加以及旁路均与房扑发生有关。有研究提出心房内的折返区在妊娠 27～30 周发展到一定大小方可引起房扑。心房率通常为 300～500 次/分，太快的心房率不可能以 1：1 下传，必定发生不同程度的房室传导阻滞，可有 2：1、4：1 等固定或不固定的传导比率，心室率慢于心房率，阻滞的程度取决于心房率、房室结传导和心室耐受性，因而传导阻滞的程度和心室率变异极大。持续的胎儿房扑通常是胎儿心力衰竭、胎儿水肿甚至宫内死亡的原因。治疗的原则是尽早转复房扑心律为窦性心律，或至少减慢房室传导以控制心室率。

（三）室性心动过速

在胎儿期很少见，在心动过速的发生率中少于 5％。室性心动过速（简称"室速"）表现为房、室节律分离，快速的心室率超过心房率。但如有 1：1 逆行传导则很难和室上性心动过速鉴别。目前仅有胎儿期 QT 间期延长综合征的报道。

三、胎儿心动过缓[5]

任何孕周胎儿心率小于 100 次/分时视为胎儿心动过缓。当母亲腹部受压时心电图或超声心动图可观测到胎儿出现一过性心动过缓，这是正常的现象，不必过虑。当心动过缓持续存在时则值得仔细研究它的原因。有些心动过缓可以宫内药物治疗并取得效果，有些预后不良。

（一）窦性心动过缓

胎儿心率小于 100 次/分，M 型超声记录的

房、室激动分析房室传导为1∶1。这常常是预示胎儿缺氧、宫内窘迫，甚至临终的征象，提前终止妊娠可能使胎儿获救。

（二）多发房性期前收缩未下传

由于传导阻滞，常导致心室率减慢。一般预后良好，非常少数胎儿可能发展为心动过速。

（三）完全性房室传导阻滞

指心房、心室收缩各不相关，通常心房率可正常，心房律规整，而心室率很慢，典型的心室率范围在40～80次/分。完全性房室传导阻滞在宫内既见于患有先心病的胎儿也见于心脏结构完全正常的胎儿，其M型和多普勒超声特征明显，因而易于诊断。

1. 先天性心脏结构异常胎儿的完全性传导阻滞：胎儿心脏发生左心房异构，房室连接不一致时会发生完全性房室传导阻滞。病理显示，左心房异构时房室结和心室传导束不连续。伴有完全性房室传导阻滞的先心病胎儿预后差，成活率低，如果再合并胎儿水肿则不可能于宫内存活。先心病引起的完全性房室传导阻滞预后极差，经胎盘治疗无意义。有国外报道此种患儿围产期死亡率高过80%，另有研究29例胎儿心脏完全性房室传导阻滞中仅有4例存活，而出现胎儿水肿的没有存活病例。生后存活的患儿即使可以手术也无法解决传导阻滞的问题，植入永久起搏器也许是唯一奏效的治疗，但费用高昂。

2. 心脏结构正常胎儿的完全性房室传导阻滞：最常见于母亲患有红斑狼疮、类风湿关节炎、Raynaud综合征和Sjorgren综合征等免疫性疾病的胎儿，母亲的抗SS-A（Ro）和抗SS-B（La）自身抗体于18周左右经胎盘与胎儿心脏传导组织结合，致房室结组织炎性反应、纤维化，从而损害胎儿的传导系统引起传导阻滞（不仅如此，这些抗体还引起胎儿心肌炎和浆膜炎）。典型的完全性房室传导阻滞心室逸搏率为40～75次/分，心脏以增加每搏量的形式代偿增加心脏输出，当这种代偿不足以维持心输出，胎儿水肿不可避免，一旦出现胎儿水肿胎儿预后更不乐观。没有胎儿水肿的病例围产期死亡率有报道在10%左右。对出生心率持续＜60次/分的患儿应植入永久起搏器治疗。

免疫相关的心脏传导阻滞的治疗还有争议。对心脏结构无异常，母亲有结缔组织疾病或抗SS-A（Ro）和抗SS-B（La）阳性的可尝试经胎盘治疗。已有给母亲应用皮质激素、血浆置换或其他免疫抑制剂来降低对胎儿的免疫损害的报道，部分胎儿心律可正常化。给母亲口服拟交感神经药物如沙丁胺醇（8 mg，每日两次）也可以增加胎儿心率。Carpenter等尝试经羊膜穿刺插入导丝直接对胎儿进行起搏治疗也收到一定效果。提前分娩，治疗生后的患儿也是一种选择。地塞米松的应用可以增加早产儿肺的成熟度，并减少或消除由于母亲抗体经胎盘反应引起的渗出。

胎儿超声心动图很容易发现胎儿心动过缓。心房律规整，心房率在正常胎龄范围，心室率缓慢，房室收缩时间差异可达1 s。

第四节　胎儿心功能不全

一、胎儿心功能不全的概念

胎儿心功能不全的概念和出生后心功能不全的概念相似，是指心脏不能排出足够供应生理需要的血液，运用代偿机制弥补心功能不全，最终导致心功能减退，循环充血而引起胎儿一系列表现，组织灌注不良和酸中毒使心力衰竭胎儿最终走向死亡。不同的是，胎儿期因卵圆孔未闭和动脉导管交通而运行的并行循环对心排血量不足有不同于生后的代偿机制，因而引起胎儿期特别的血流动力学改变。

二、引起胎儿心功能不全的原因[6]

任何原因引起胎儿心排血量不足均可引起胎

儿心功能不全的一系列表现。引起胎儿心功能不全的原因可以是心脏方面的，也可与心脏因素无关。心脏方面常见的原因有胎儿心律失常、胎儿先天性心脏病合并显著的瓣膜反流、胎儿心脏流入道或流出道严重梗阻性畸形、胎儿心肌病、限制性卵圆孔、动脉导管收缩等。非心脏因素有胎儿贫血、动静脉瘘、母-胎或双胎输血综合征、胎盘功能不良、胎儿缺氧、宫内发育迟滞、心脏肿瘤、中毒、感染等。

胎儿期由于体、肺循环各自独立并行，心排血量为两个心室的联合输出量，其中右心排血量占主要地位。心排血量为心室每搏量与心率的乘积。胎儿心率在 50～200 次/分范围内即能保证心排血量和组织灌注，因而胎儿期增加心排血量是通过增加每搏量而不是依赖增加心率实现的，这与生后的情况有所不同。心室每搏排血量受到各自心室前后负荷及心肌收缩力的影响。胎儿心肌发育及能量代谢的特点决定胎儿心肌收缩较出生后微弱，因而也不是心室每搏量增加的最主要因素。相比之下，心室后负荷对心室搏出量影响更大，任何原因使心室后负荷（射血阻力）增加，都将影响每搏量，进而影响心排血量。例如胎儿期卵圆孔和动脉导管交通，当一侧心室的后负荷（射血阻力）增加时，这一侧的心排血量减少，以对侧心室的心排出量增加来代偿心输出。持续心律失常时，心率的改变也使心排血量发生变化。

三、胎儿心力衰竭的临床表现及评估方法

既往评价胎儿心力衰竭依赖几个常见的表现，如心脏扩大、心功能减低、显著的瓣膜反流、胎儿水肿等。20 世纪 90 年代始有学者探讨以计分法来评估胎儿心功能不全。目前国际通用 Huhta 医生建立的胎儿心血管评分标准（表 21-2）。这个评分标准共包含 5 项指标，每项指标 2 分，总共 10 分为满分。各项指标异常时根据异常程度扣分，每项最多扣 2 分。评分低者显示临床表现严重，预后不良。下面按照评分方案分别介绍胎儿心功能不全的表现及超声评价方法。

（一）心脏扩大

心脏扩大是胎儿期代偿心排血减少的形式。

胎儿两个心室的联合排血量中右心承受主要的容量和压力，排血量占 60% 以上，因而对容量的增加更为敏感。所以心功能不全的早期征象往往是右心扩大，尤其是右心房的扩大。心脏扩大可以通过胎儿超声心动图测量胎儿心胸面积比值或进行心胸周径比值评估。常用心胸面积比值，正常在 0.25～0.35 之间，比值大于 0.35 时可以确定心脏扩大。

（二）心功能减低

发现胎儿心脏进行性扩大应对胎儿心室收缩功能进行评价，尤其是出现胎儿水肿时。简单易行的方法是用 M 型超声心动图测量左右心室的缩短分数。缩短分数低于 28% 视为异常。心肌工作指数（MPI）也常被用来检测心功能，多普勒超声取样点置于心室流入道和流出道间可同时获得房室瓣流入血流和心室射血血流频谱，测量等容收缩和等容舒张时间之和与心室射血时间的比值可以了解心功能减退。心功能不全时心肌功能受损常影响房室瓣功能，因而房室瓣反流也常是观察心功能不全的指标。房室瓣反流多见于三尖瓣，时限大于 70ms 视为异常，如反流时限涵盖整个收缩期则有绝对异常意义。进而出现的二尖瓣、主动脉瓣或肺动脉瓣反流提示心力衰竭更加严重。胎儿房室瓣单相充盈反映严重心力衰竭时心室舒张功能不全。房室瓣反流发生时，测量心室的 dp/dt 小于 400 mmHg/s 提示心肌功能减低，预后不良。

（三）动脉血流多普勒异常

脐动脉血流频谱收缩期血流（S）受胎儿心肌收缩影响，舒张期血流速度（D）反映血管阻力，孕 20 周 S/D 比值约为 3.9，30 周后降至 3 以下，如舒张期血流减低，S/D 比值升高，提示远端血管阻力加大。舒张期血流消失或出现反流时提示高阻抗循环，测量阻力指数 RI＝(S－D)/S 或搏动指数 PI＝(S－D)/M 可更好体现心功能不良时相对末梢高阻抗。胎儿心功能不全时，心脏排血出现再分布，目的是保护重要组织、脏器的灌注。脐动脉、降主动脉搏动指数升高，大脑中动脉搏动指数降低（大脑保护效应）是

胎儿心功能不全、血流再分配的征象。胎儿心功能不全时，心排血量不足，大脑中动脉血管反应性扩张，相对增加舒张期血流，其搏动指数低于正常胎龄两个标准差时有显著意义，提示胎儿心力衰竭处于代偿期。心力衰竭失代偿早期 S/D 比值大于 4，大脑保护效应消失，胎儿处于严重缺氧酸中毒状态，预后不良。失代偿晚期舒张末血流消失，预示宫内死亡随时发生，为终止妊娠信号。

（四）静脉血流多普勒异常

近年的研究表明，胎儿中心静脉血流类型可以精确地反映心脏血流动力学改变。胎儿心功能受损时，心排血量减低，心室舒张末压升高，心房收缩代偿性增强，静脉系统扩张，反向搏动波加强，表现为下腔静脉心房收缩期前向血流速度减低，反向 a 波加深，静脉导管内 A 波消失或反向，进而见脐静脉搏动。这是一系列心力衰竭进展性的血流改变，常可用来估测预后。近年有学者研究发现，静脉导管异常 A 波的胎儿脐血检验低血氧和酸中毒发生率高，而另有研究显示脐静脉搏动的胎儿血浆肌钙蛋白水平增高，提示心肌损害发生。因而认为静脉导管异常 A 波和脐静脉搏动是心力衰竭终末期表现，预示宫内死亡，也是提示提前分娩的信号。

（五）胎儿水肿

胎儿组织间隙顺应性好，可容纳大量液体而维持较低的组织压，毛细血管通透性高，胶体渗透压低，淋巴丰富，易受静脉压升高的影响。这些都是胎儿心力衰竭时易发生胎儿水肿的原因。发生水肿的胎儿中有 30% 左右源于胎儿心功能不全，胎儿水肿常发生于心功能不全失代偿期。当然也可因其他原因的胎儿水肿引起心功能不全。胎儿水肿有几种形式：腹水、胸腔积液、心包积液、皮肤水肿等。可以其中任何形式或联合形式被超声发现。一旦出现皮肤水肿，提示胎儿预后不良。皮肤水肿容易在头皮和腹壁部分辨认，在下面的评分方案中扣除 2 分。

表 21-2　胎儿心功能评分方案（共 5 项，每项 2 分，10 分正常）

指标　　分值	-1 分	-2 分
胎儿水肿（2 分）	腹水/胸腔积液/心包积液	皮肤水肿
静脉多普勒（2 分）（脐静脉和静脉导管）	静脉导管舒张期逆向血流	脐静脉搏动
心脏大小（心胸比值）（2 分）	0.35～0.5	<0.2 或>0.5
心功能（2 分）	全收缩期三尖瓣反流，左右心室短轴缩短率<28%	二/三尖瓣全收缩期反流，dp/dt<400 或舒张期双相充盈
脐动脉多普勒（2 分）	舒张末血流消失	舒张末反向血流

四、胎儿心功能不全的治疗

胎儿心功能不全的治疗方案应根据引起心功能不全的原因制定。主要的几个引起胎儿心功能不全的原因有：周围血管阻力异常引起的血流再分布和生长停滞；胎儿贫血和动静脉瘘引起的高心排血量；原发和继发的瓣膜反流；心肌受损；心动过速或心动过缓。治疗目的不仅是改善心排血量，同时致力于延长孕期，防止早产和宫内窒息。

对于胎盘功能不良的治疗主要是降低胎盘血管阻力，增加含氧血对胎儿的供应。嘱母亲卧床休息，改善营养，提高母亲血氧含量有助胎盘功能的改善。延缓分娩药物的应用可以松弛胎盘并改善其功能。

胎儿严重贫血引起胎儿心功能不全现在已经可以通过胎盘输血改善预后。

地高辛是经临床研究反复证明比较安全且有效改善心功能的药物，可用于胎儿心动过速，各种高心排血量引起的心功能不全。母亲口服地高辛用量是每次 0.25mg，每日 2～4 次口服，但需监测孕妇的血药浓度以免发生副作用，药物浓度一般维持在 1～2μg/dl。有学者对遗传型心肌病在没有室性早搏或心动过速发生时使用地高辛治疗。其他原因，如感染、免疫性心肌疾病、经胎盘或脐静脉给予肾上腺皮质激素治疗亦有报道收到良好效果。

对于基于某些心脏结构畸形的严重瓣膜反流，如严重的心室流出道梗阻合并严重房室瓣反流、卵圆孔限制甚至提前关闭、动脉导管收缩等，减轻后负荷是治疗原则。但宫内使用 ACEI 药物对胎儿危险性较大。近年国际胎儿介入治疗的发展使这部分严重的胎儿心功能不全得以治疗。已有学者报道对严重的主动脉瓣、肺动脉瓣狭窄合并进行性加重的房室瓣反流、胎儿水肿，紧急行宫内瓣膜扩张术挽救胎儿生命。同时对严重流出道梗阻，孕早中期的介入手术也能使发育不良的心腔和大动脉继续发育，并缓解瓣膜反流和水肿。导管介入方法使房间隔再通也是挽救卵圆孔限制型胎儿宫内生存的方法。但这些方法目前仅在世界少数医学中心完成，技术及设备要求很高。对评分低、胎儿情况预后不良、复杂先天性心脏病生后手术不能保证双心室循环的胎儿，如左心发育不良综合征、右心室发育不良、单心室等，亦可以根据父母的意愿终止妊娠，尤其对评分低于 7 的胎儿。

对母亲抗 Ro 和抗 La 水平较高的，一旦出现胎儿心脏瓣膜反流、传导阻滞、瓣膜炎症、心肌功能不全、心肌强回声或心包积液建议使用地塞米松（4 mg/d）治疗。已有报道地塞米松的早期应用可以阻止心脏传导阻滞的纤维化，防止高度房室传导阻滞发生，并且可以阻止远期的心肌损害。

当然，对于宫内和出生后均无良好治疗办法的心脏结构畸形或心肌病引起的胎儿心功能不全，预后极差，围生期死亡率极高，应终止妊娠。对卵圆孔限制或早闭，动脉导管收缩，双胎输血综合征也可根据胎龄决定治疗，如估计达到提前分娩可能生存的胎龄，建议提前分娩，因为这些危险征象可因出生后循环的改变得以消除，或直接对新生儿进行药物、介入或外科的干预。

第五节　胎儿心脏病的超声心动图检查

一、胎儿超声心动图检查适应证

胎儿超声心动图检查一般针对先心病的高危人群进行。不过研究表明还有超过 90% 的心脏畸形的发生是不明原因的。因此，也有很多医生建议应对所有胎儿进行先心病筛查。常见的胎儿心脏畸形高危因素可以分为母亲因素及胎儿因素两方面（见表 21-3）。

表 21-3　常见胎儿心脏畸形的高危因素

母亲因素	胎儿因素
先心病家族史	产科超声异常
代谢性疾病（如糖尿病、苯丙酮尿症等）	有心外畸形
接触致畸物质	染色体异常
接触前列腺素合成酶抑制剂（如布洛芬、水杨酸、吲哚美辛等）。	心律失常
宫内感染（常见风疹病毒感染）	胎儿水肿
自家免疫性疾病：如红斑狼疮	孕早期（11～14 周）颈后透明膜增厚
家族遗传病史	多胎，可疑双胎输血综合征
人工授精 高龄妊娠	羊水过多

二、胎儿超声心动图的检查时机

胎儿超声心动图检查一般应在孕中期（18～24 周）进行，此期易于获得满意的图像，便于早期明确诊断，帮助医生和父母作出适宜的抉择。有些病例甚至可以更早（12～14 周）经阴道进行超声心动图检查，或在孕中晚期随畸形进展造成心脏血流动力学异常而被检出。孕早期（11～14 周）颈后透明膜（NT）增厚＞4 mm 建议行早期的胎儿超声心动图检查，NT 介于 2.5～4 mm 的可于孕中期胎儿 20 周时接受检查。文献报道孕早期胎儿某些血流多普勒特征有助于染色体异常及合并心脏畸形的诊断，也有观察至中晚期检出进展性主动脉瓣狭窄、左心发育不良等畸形的情况。所以有学者认为，孕早、中期筛查后接受孕中、晚期随访可增加先心病的诊断率。

三、胎儿超声心动图检查的技术要求及安全性

（一）胎儿超声心动图检查技术要求

高清晰度超声心动诊断仪（使用年限短于 5

年），尽量使用高频突阵探头，探头频率通常4～5 MHz，在保证穿透力的情况下尽量选用较高频探头可获得更清晰图像。孕妇腹壁肥厚，胎盘在上，胎儿脊柱朝上等卧位情况，图像清晰度明显减低，可采用低频探头，或结合谐波技术改善图像质量。显示胎心时应调节深度使胎心位于图像的中下 1/3，令胎儿胸壁贴近远场。局部放大功能可使图像显示更加清楚，但应注意深度和扇角调节，以免造成信息损失，图像模糊。观测血流时彩色速度标尺应设置为 40～55。由于胎心率较快，胎动无法控制，利用动态图像获取和回放功能可以增加信息采集量和回顾分析，提高诊断准确性。

（二）胎儿超声心动图检查安全性

至今未有证据显示其对孕妇和胎儿安全可能造成不利的影响。但超声波可引起被检查者体内的热效应、空化效应、机械效应仍然是不可忽视的。且超声波的生物效应，不单纯以强度衡量，作用时间和机体的敏感性也很重要。目前一般遵循的是"最小剂量原则"（ALARA），也就是在保证获得良好的超声诊断信息的基础上，尽可能地降低超声设备的强度输出，多数学者认为在诊断超声中机械指数 MI<1 和 TI<1 为安全性参数，而在胎儿的应用中，应使指数降至 0.4 以下。同时，缩短检查时间（熟练操作，且测量时探头离开孕妇身体等，一般对彩色及频谱多普勒应用应尽量短时），严格掌握检查适应证，也是将超声波的影响降低到最低水平的有效途径。

（丁文虹　韩　玲）

参考文献

1. Fesslova V，Villa L，Nava S. Spectrum and outcome of atrioventricular septal defect in fetal life. Cardiol Young，2002，12（1）：18-26.

2. Shima Y，Nakajima M，Kumasaka S，et al. Prenatal diagnosis of isolated congenitally corrected transposition of the great arteries. Arch Gynecol Obstet，2009，279（4）：557-559.

3. Skinner JR，Sharland G. Detection and management of life threatening arrhythmias in the perinatal period. Early Hum Dev，2008，84（3）：161-172.

4. Mongiovì M，Pipitone S. Supraventricular tachycardia in fetus：how can we treat? Curr Pharm Des，2008，14（8）：736-742.

5. Vesel S，Zavrsnik T，Podnar T. Successful outcome in a fetus with an extremely low heart rate due to isolated complete congenital heart block. Ultrasound Obstet Gynecol，2003，21（2）：189-191.

6. Yinon Y，Yagel S，Hegesh J. Fetal cardiomyopathy—in utero evaluation and clinical significance. Prenat Diagn，2007，27（1）：23-28.

第二十二章　新生儿先天性心脏病

先天性心脏病（以下简称先心病）是新生儿死亡率较高的疾病之一[1]。1985年我国34个单位新生儿尸检畸形2926例，其中先心病1393例，占新生儿畸形病例的47.61%，为新生儿各系统畸形的首位。其中出生后到7天内死亡911例，占先心总数的65.40%，出生8~28天死亡482例，占34.60%。有些先天性心血管畸形在新生儿期无症状，过了新生儿期才得以诊断；或在新生儿时期自然痊愈，如动脉导管未闭；有些复杂先心病临床症状过于严重，90%以上在新生儿时期死亡，如左心发育不良综合征等。新生儿时期的先天性心脏病有其自己的特点。掌握新生儿时期先天性心脏病的诊断和治疗，还需了解胎儿血液循环特点及生后的循环生理性调整，在这个基础上才有利于理解和掌握新生儿时期必须给予干预的心血管畸形的诊断和治疗。二十一世纪胎儿心脏病学发展极快，新生儿期先心病诊断及治疗也是胎儿心脏病学的继续。

一、胎儿循环及生后调整

（一）胎儿循环两条主流

1. 胎盘到躯体上部氧合程度较高的所谓左路

胎盘→脐静脉→静脉导管─────┐
　　　门静脉→肝循环→肝静脉→下腔静脉→经右心房进卵圆孔→左心房→左心室→升主动脉→冠状动脉及头臂血管

2. 上腔静脉至胎盘氧合程度较低的所谓右路

上腔静脉→右心房→右心室→肺动脉→动脉导管→降主动脉→脐动脉→胎盘。

以左锁骨下动脉与动脉导管开口之间的一段主动脉为界，其上为左路，其下为右路，两路之间无两条主流通过的管段，解剖上较为细小，称主动脉峡部，为主动脉缩窄和主动脉弓离断的好发部位。

（二）胎儿循环的特点

1. 胎儿无呼吸，因此胎儿的氧合血来自胎盘和脐静脉。

2. 胎盘来的氧合血经脐静脉，下腔静脉进入右心房，因下腔静脉的开口对着卵圆孔，一部分氧合血经卵圆孔到左心房、左心室，升主动脉，主要灌注脑、上肢及冠状动脉。

脐静脉的血氧饱和度80%，与下腔静脉及肝静脉混合后血氧饱和度降为70%；进入左心房后与无呼吸功能的肺静脉血混合，故左心房左心室血氧饱和度约为65%。

3. 动脉导管开放，将进入肺动脉的血导流入降主动脉，灌注腹部内脏、下肢、并经脐动脉返回胎盘。

上腔静脉血氧饱和度40%，进入右心房后与下腔来血有层流现象。到右心室血氧饱和度约55%，在降主动脉与一小部分来自升主动脉（高血氧饱和度）的血混合，血氧饱和度为60%。因此躯体上部血氧饱和度约65%，下部约60%。

4. 胎儿循环的动、静脉血并非泾渭分明，循环效率不如成人高，但既要在胎内便于胎盘取氧，又要在生后立即换为以肺取氧的循环改道，因此胎儿循环途径的特点是既有效，还要启闭灵活。

5. 胎儿肺血管阻力高，肺血流量仅占心输出量的8%~10%。由于胎儿的肺血管阻力高，右心室排出的血大部分经动脉导管进入降主动脉。

（三）生后循环调整

1. 肺呼吸　肺内液体在分娩时被挤出1/3，其余经血管及淋巴管快速吸收，5~15分钟肺泡内充气，肺阻力立即下降，肺循环血管迅速张开，肺动脉血流可畅流入肺，不必进入动脉导管短路。

2. 卵圆孔关闭　出生后脐带剪断，下腔静脉进入右心房的血减少，右心房压力由产前的3～5 mmHg降至2～4 mmHg。因为肺血流增多，回左心房血流增多，左心房压力自胎内的2～4 mmHg上升至5～10 mmHg，使原发房间隔贴向右侧的继发房间隔，功能上关闭房间隔，但仍可开启。婴儿啼哭时右心房压力可高于左心房，因此可有右心房向左心房的短暂分流。5岁时可有50%，成人中可有20%的卵圆孔解剖未闭合。卵圆孔直径可达8 mm。

3. 动脉导管关闭　足月儿动脉导管外径5～6 mm，内径约3.5 mm，出生后应收缩关闭，但10～20小时内可以不完全关闭，起初为右向左分流，后为左向右分流。动脉导管关闭有利于出生后右心室血向肺灌注，但是如果肺阻力未降，动脉导管可仍开放，使一部分血分流入降主动脉。出生后动脉导管内的左向右分流，使导管内血氧饱和度上升，促进动脉导管关闭。

4. 静脉导管关闭　脐静脉切断，静脉导管无血源随即关闭。与动脉导管相同，前列腺素E1可使其开放，迟闭的静脉导管使门静脉血直接引入下腔静脉，造成新生儿胆红素过高。

5. 肺动脉压力及阻力下降　出生时急剧下降，以后下降速度减慢，直至生后3～6周时达成人水平。随肺动脉压力下降，肺血流量增加，肺血管内皮变薄，小肺动脉及肺泡的数目也增加。在4个月至10个月间，右心室与左心室的循环比例达成人水平。肺动脉压力降至体循环1/2时，肺血流增加8～10倍。

二、心血管畸形对胎儿发育的影响

大多心血管畸形不影响胎儿发育，即使是复杂先心，只要不影响脐带血流和胎盘循环，就不会有影响。如室间隔完整的肺动脉闭锁，只要卵圆孔足够大，进入不了肺动脉的右心室血就可以通畅地经卵圆孔到左心房、左心室、主动脉，就不会影响胎儿发育。如果动脉导管足够粗，即便肺阻力高，仍有主动脉血经动脉导管进入肺动脉（正常胎儿是肺动脉血经导管入主动脉），也不会影响肺血管发育。但如果卵圆孔过小，则会引起胎儿水肿。

卵圆孔过小的左心发育不良综合征，因左心房血不能充分流入右心房，也会致胎儿左心房压

力过高，出现肺静脉淤血。胎儿左心室过小，使左心房、右心房淤血，出现右心衰，胎儿水肿。主动脉瓣严重狭窄可影响左心室而发育，肺动脉闭锁可影响右心室发育及冠状血管隙关闭，使右冠状动脉与右心室相通。肺动脉瓣重度狭窄亦可影响肺血管发育，如发生在法洛四联症胎儿，生后可成为动脉导管依赖型。

三、新生儿先天性心脏病的诊断方法

（一）体征

1. 发绀　出生后由于环境温度较低，新生儿可以出现四肢末梢发绀，但一般48小时后消失，很少见于72小时之后。血气和经皮血氧监测可判断是否有低氧血症。正常血氧饱和度应高于95%。区分肺源性或是心源性发绀可吸100%纯氧，如为肺器质性疾病，吸氧后能提高血氧；提高气道压力，间歇正压通气也可提高血氧，多见于肺透明膜病、湿肺、肺炎、肺水肿及羊水吸入等。如为心源性的心血管水平右向左分流，则吸氧无反应，气道加压和间歇正压通气也无反应，除非在持续肺动脉高压时用碱中毒方法（高通气、呼吸性碱中毒、PCO_2下降）降低肺动脉压减少右向左分流可以提高血氧，常见于发绀型心血管畸形或持续胎儿循环（新生儿持续肺动脉高压）。在发绀型心血管畸形中，心腔内右向左分流导致全身发绀，患者四肢血氧无差异，如法洛四联症，完全性大动脉转位等。差异性发绀是指上下身发绀程度不同。上身发绀轻、下身发绀重常见于合并动脉导管未闭的主动脉缩窄、主动脉弓离断和新生儿持续性肺动脉高压，肺动脉内低血氧饱和度的血经未闭动脉导管引流入降主动脉，而上肢血供仍来自高血氧的左心室。上身发绀重、下身发绀轻可见于完全性大动脉转位，肺动脉起自左心室为高血氧饱和度血，经未闭动脉导管引流入降主动脉，而主动脉起自低血氧的右心室，上肢只接受右心室的低血氧的血。

2. 呼吸短促　呼吸短促为肺部水分增多、肺间质水分积聚刺激微血管旁的J-受体而致。先心病中大量左向右分流，左心系统梗阻疾患，左

心衰竭的情况均可致肺水肿。

3. 血灌注不足 四肢苍凉，脉搏不易触及，新生儿需考虑左心发育不良综合征的可能。单纯主动脉缩窄患儿股动脉搏动减弱，甚至触摸不到，如果不减弱，但下肢血氧饱和度低于上肢，需考虑到主动脉缩窄伴动脉导管未闭，主动脉弓离断，粗大的未闭动脉导管伴持续肺动脉高压等畸形。

4. 血压 新生儿血压测量多用多普勒方法。下肢血压低于上肢多是由于下肢血灌注不如上肢血灌注所致，考虑主动脉缩窄，主动脉弓断离。左心发育不良综合征因左心排血量低，左心功能不全，易出现低血压。

5. 心前区搏动 搏动活跃见于心腔内容量增多，且心功能良好，如大型室间隔缺损，房室瓣反流。搏动减弱见于体循环灌注不足，心功能差者，如心肌、心包疾病。左心发育不良综合征或主动脉缩窄的病人，如果心前区搏动强，但仍有体循环灌注不足表现时，说明动脉导管收缩，右向左分流量减少，右心容量增多所致。搏动如在右侧，反映心脏位置异常，在右侧胸腔。

6. 第二心音 第二心音主要是半月瓣关闭振动形成的心音，听诊位置在胸骨左缘第二肋间。正常第二心音有生理性分裂现象：主动脉音在前，肺动脉音在后。吸气相胸腔压力下降，腔静脉回心血增多，使肺动脉瓣关闭延迟；而胸腔压力下降时肺静淤血，左心房回流入左心室的血减少，继而进入主动脉的血量减少，使主动脉瓣关闭提前，因此，吸气相第二心音分裂明显。而呼气相则相反：胸腔压力上升，体静脉回右心血量减少，肺动脉瓣关闭提前；左心房回左心室血增多，主动脉瓣关闭延迟，使第二心音分裂不明显。如果为单一音可能有一侧半月瓣闭锁或严重狭窄，如肺动脉闭锁、严重狭窄，主动脉瓣重度狭窄，法洛四联症等。完全性大动脉转位，两组半月瓣同时关闭，也可出现单一第二心音。

7. 杂音 各种心脏畸形，可有特征性的心脏杂音，但新生儿心前区小，很难判断出杂音区域。而且由于心排血量及体肺循环阻力的特点，新生儿时期的先心病往往杂音不典型，或杂音出现较晚。McNamara 调查 156 名新生儿先心病，1 个月时有杂音者 35%，3 个月时 63%，6 个月

时 80%。如室间隔缺损患者，在新生儿早期肺动脉压力高，室水平左向右分流量较少，分流速度低，因此杂音可以听不到，生后几天肺动脉压力下降，杂音才趋于明显。一般来讲，新生儿早期听到的杂音，多是狭窄所致，如肺动脉瓣狭窄，主动脉瓣狭窄等，而非分流造成。

新生儿时期有一生理性杂音，位于两腋部及背部，可能与肺动脉分支相对狭窄有关。胎儿时期肺动脉血主要经动脉导管入降主动脉，左右肺动脉闭塞，出生后肺血大量增加，肺动脉分支一时不能足够扩张，产生相对狭窄及收缩期杂音，一般于半岁内消失。先天性肺动脉瓣缺如，可在胸前听到舒张期杂音，但这种畸形罕见。

8. 肝脏增大 正常新生儿肝脏可于肋缘下 2～3 cm 触及。心下型完全性肺静脉异位回流，肝淤血很重，因常伴静脉入口狭窄，因此可出现肺静脉淤血、肺水肿，但心脏并不大。三尖瓣闭锁因右心房收缩有力，可有心室收缩前的肝搏动。三尖瓣关闭不全时肝脏可有收缩期搏动。

（二）实验室及辅助检查

1. X 线检查 是重要且易行的检查。胸部 X 线平片反映以下问题：心脏位置，内脏位置（正常胃泡在左侧，肝脏在右侧），左右主支气管位置，心脏是否增大，肺血增多还是减少，肺部阴影，有无膈疝，气道有无狭窄（提示血管环的存在）等。

2. 心电图 新生儿心电图表现右心室肥厚是正常现象。V1 呈现单一 R 波或 qR 波，提示右心室肥厚；如果 V5～V6 呈现 R 波，同时 V1 呈现深 S 波，提示右心室发育不良，如三尖瓣闭锁、肺动脉瓣闭锁。左心室肥厚可见 ST-T 改变，如严重主动脉瓣狭窄。新生儿窒息可表现为心肌缺氧、缺血改变，重者可有心梗图形，临床应注意鉴别。

3. 超声心动图 二维超声及血流多普勒、彩色多普勒技术的应用，对心血管结构异常，可以明确诊断 90% 以上。新生儿室间隔连续的完全性大动脉转位 95% 以上依靠超声诊断完成心脏外科手术。

4. 导管及选择性心血管造影 能够提供精确的解剖和生理功能资料，对于某些疾病是诊断

的金指标。

5. 其他　MRI、多排 CT 等。

四、新生儿时期几种常见先天性心脏病的诊断及治疗[2]

此文以单纯性先心病和复杂先心病分类，只是指心血管畸形的解剖结构异常单纯或复杂型，以便于理解和介绍。实际临床工作中简单先心病也可能在新生儿时期出现危重的情况，例如大量左向右分流：左右两个心室间大的缺损，主动脉—肺动脉之间大的交通（动脉导管未闭，主肺动脉窗），随着出生后肺循环的阻力下降，左向右分流逐渐增多，肺血管由厚变薄，管腔由细向粗变形，肺血管数量迅速增多，血红蛋白逐渐降低使血液黏度降低，肺充血加重，肺顺应性差，呼吸浅快，肺间质水肿演变为肺泡内液体增多、出现啰音，影响气体交换，氧分压下降，二氧化碳分压上升。肺内血管扩张使毛细支气管受压变窄，呼吸阻力增加，可听到哮鸣音。扩张的肺动脉、扩大的左心房亦可压迫左主支气管及左上、右中支气管，引起阻塞性肺气肿或肺不张，使呼吸功能进一步减退。肺充血和气道受阻易致继发感染，引起反复发作下呼吸道感染。严重者导致呼吸衰竭。如果压迫喉返神经，可有声音嘶哑。大量左向右分流使肺循环充血，体循环供血不足，同时引起一系列神经内分泌紊乱致心力衰竭加重。这一类先心病的临床症状大多发生在新生儿晚期或小婴儿期（先后三个月内），应给予积极的强心利尿，扩血管抗心力衰竭治疗，如药物控制不理想，仍反复发生肺炎、心力衰竭，则是早期，甚至是急诊外科手术的指征。如果不是危重情况，可以临床观察，根据每一个患者的情况分别对待。一些中到大型的室间隔缺损，如果药物能够控制肺炎、心力衰竭的发生，且无肺动脉高压征象，就可以观察到更安全的手术或介入治疗的年龄，部分患儿甚至可能自然愈合。又例如严重的左、右心流出道梗阻，尤其左心流出道的狭窄，往往是新生儿心力衰竭的主要原因，如主动脉瓣狭窄，主动脉缩窄等，临床可表现为体循环供血不足和休克状态。室间隔连续的肺动脉闭锁或左心发育不良畸形，动脉导管关闭可致病情加重，甚至死亡，必须及时明确诊断，积极在新生儿期就手术或导管介入治疗。

复杂畸形或复合畸形的血流动力学复杂，需根据具体情况具体分析，其临床表现也不相同。如右心室双出口，如果伴有肺动脉狭窄，因肺血少，出现发绀，且发绀程度与肺动脉狭窄的程度一致，如果肺动脉发育太差，需先期完成体-肺动脉分流术，促进肺动脉发育，后期再完成根治术。但是如果无肺动脉狭窄，则表现为肺血多，肺动脉高压，反复肺炎，需早期手术治疗，否则贻误手术时机[3]。

（一）单纯性先天性心脏病

1. 动脉导管未闭（patent ductus arteriosus，PDA）　动脉导管为胎儿期肺动脉与主动脉之间的正常通路，生后应立即关闭，致使 PDA 及时关闭的原因主要为生后体内血氧的升高和前列腺素水平的降低。如关闭的机制有先天缺陷，即形成此畸形。影响 PDA 及时关闭的原因至今未完全明确，可能与早产、缺氧、感染、遗传等有关。本病约占出生婴儿中 1/2500～1/5000；孤立性 PDA 约占先心病的 9%～12%。由于出生数日内肺动脉压仍高，所以分流量不多，杂音可不响亮。当肺循环阻力下降后，左向右分流量增加，杂音趋于响亮。单纯 PDA 使左心容量负荷增加，肺血增多，粗大 PDA 易导致肺炎心力衰竭和体循环血供减少，重要脏器灌注不足并产生相应临床症状。在某些肺血少的先心病中，动脉导管是赖以生存的必需血源途径，如左心发育不良、肺动脉闭锁、三尖瓣闭锁、重度法洛四联症等。在这些疾病中，不可强行关闭 PDA，否则肺动脉供血来源切断，可致患儿死亡。

新生儿早期（10 日之内），PDA 开放可用药物治疗，吲哚美辛（indomethacin）口服或静注，机理为抑制前列腺素的合成。一般剂量：初剂 0.2 mg/kg 胃管进入，或静脉用药。如为生后 48 小时之内，以后的两剂可各为 0.1 mg/kg；如为 2～7 日，可各 0.2 mg/kg；如 7 日以上为 0.3 mg/kg，均间隔 12～24 小时给药。密切观察尿量，如尿量减少提示有肾损伤的可能，需推迟或停止用药。因 PDA 常有复通可能，有人主张小剂量维持数日。禁忌证：肾功能不全、出血、休克、坏死性小肠炎，或心电图提示心肌缺血。吲哚美辛促进 PDA 闭合的效果在体重＞1200 g 的早产儿较好，闭合率可达 80～90％。近年来促进 PDA 闭合亦常用布洛芬，其作用机制同样为抑制前列腺素的合成，其用法为初剂（第 1 个 24 小时）10 mg/kg，间隔 24 小时和 48 小时后分别再予 5 mg/kg，均为口服。其优点为对肾功能损伤较小，闭合率 60％左右。

如体重低于 1000 克，72 小时内即出现症状者应立即进行治疗。也有人主张低出生体重儿的第一天即给药预防治疗。但并非所有早产儿都有 PDA，分流量少、无症状者，可能自然关闭，可以观察。如观察 48～72 小时心力衰竭仍未控制，新生儿期即可手术结扎。

2. 室间隔缺损（ventricular septal defect，VSD） 室间隔缺损为最常见的先心病，可占全部先心病的 25％～40％，占出生新生儿的 1.5/1000～3.5/1000。复杂的心血管畸形中，约 2/3 合并存在室间隔缺损。单纯室间隔缺损约占先心病的 20％，室间隔缺损使肺充血，左心容量负荷增加，临床症状轻重决定于缺损大小和肺循环阻力。小者终身无症状，不需治疗；大者在婴儿期即可因心力衰竭而死亡。由于 2 岁以内心脏的增长最快，因此，室间隔缺损的开口往往相对缩小，2 岁以后这种趋势仍存在，但不如 2 岁之前。室间隔缺损有自然闭合的可能，约 20％～40％的膜部（膜周部）和肌部室间隔缺损自然关闭。甚至大室间隔缺损，小婴儿期有心力衰竭发生者亦有以后自然关闭的报道。笔者曾见到一膜周部室间隔缺损 11 mm，随诊至 8 岁完全闭合。但如果肺动脉压力升高接近主动脉压的患者，自然闭合率降为 5％。婴幼儿期（2 岁以内）自然闭合率高约 40％，但也有报道至 5 岁时可达 60％，最大 40 岁闭合者亦有报道。肌部室间隔缺损自然闭合的可能性大于膜周室间隔缺损，双动脉瓣下室间隔缺损无自然闭合的可能。

室间隔缺损的分型：因解剖部位的不同由右心室面间隔上的标志分为膜周部、肌部（流出部、流入部、及肌小梁部）及双动脉瓣下型。单纯大室间隔缺损，症状大多出现在新生儿晚期或小婴儿期，很少在新生儿期手术。如有症状，应给予抗心力衰竭药物治疗，对药物难以控制的心力衰竭或反复肺部感染或伴重度肺动脉高压的患儿应尽早手术。无症状室间隔缺损需根据肺动脉压和左心室大小的情况决定手术时间，无肺动脉高压、左心增大不明显者应密切观察其有无自然闭合的可能，并注意预防感染性心内膜炎；其中室间隔缺损小、无肺动脉高压者可进行常规疫苗注射。

3. 房间隔缺损（atrial septal defect，ASD） 房间隔缺损（房缺）是常见先心病，约占先心病的 10％。胎儿期左右两房间的交通必不可少，出生后第一隔的帘膜将第二隔的继发孔活瓣样关闭，这是继发孔房间隔缺损的胚胎学背景。双房间交通因缺损位置不同有卵圆孔未闭，继发孔型，静脉窦型，冠状静脉窦型，原发孔型缺损之分。房间隔缺损使右心容量负荷增加。

复杂先心病中伴发的房间隔缺损，有时是赖以生存的开口，如室间隔连续的完全性大动脉转位，三尖瓣闭锁，完全性肺静脉异位连接，三房心等。

单纯房间隔缺损极少在新生儿期出现症状，不必给予治疗，如有心力衰竭倾向，可给予强心药物。继发孔型房间隔缺损亦有自然闭合的可能，但其可能性低于室间隔缺损。

4. 主动脉缩窄（coarctation of the aorta，CoA） 主动脉缩窄是指先天性降主动脉狭窄，常发生在左锁骨下动脉远端和动脉导管邻接处。主动脉峡部狭窄如一束腰，其内可有隔膜阻挡血流，另一类型为有一小段管道狭细。发生率为每 1000 活婴的 0.2～0.6。国外报道约占先心病 5％，国内报道约占 1.1％～3.4％，占先心病的 0.52％～1.6％。常合并存在其他心血管畸形，其中单纯性缩窄约占 42％～52％。动脉导管未关闭的主动脉缩窄，可分为导管前型及导管后型。导管前型大多缩窄范围较大，可累及主动脉弓，侧支血管不丰富，肺血多，容易出现心力衰竭及肺动脉高压，症状多出现于新生儿或小婴儿，可考虑早期外科手术治疗。新生儿动脉导管已经闭合的严重主动脉缩窄，狭窄前的主动脉血流受阻，左心室后负荷急剧增高，临床表现为休克状态或可因心力衰竭而死亡，需急诊手术或导管介入球囊扩张。

5. 主动脉瓣狭窄（aortic valve stenosis，AS） 主动脉瓣发育不良引起的瓣膜水平梗阻，西方报道发生率约占先心病的 3％～6％，我国较少。主动脉瓣狭窄使左心室的压力负荷增高。

严重的主动脉瓣狭窄，可在新生儿期就出现心力衰竭，临床表现为呼吸急促、心动过速、面色苍白、双肺水泡音、肝脏肿大等，症状可急剧恶化导致死亡。如为轻度狭窄，可至成人期都无明显症状，部分患者可有胸痛、疲劳等主诉，亦有以杂音为首次发现者。新生儿期出现症状者，药物治疗常难以奏效，应积极给以导管介入法对狭窄的瓣膜进行球囊扩张。

6. 肺动脉瓣狭窄（pulmonary stenosis，PS）肺动脉瓣狭窄约占先心病的10%。静息时，右心室与肺动脉的收缩压差超过10~15 mmHg时为异常，肺动脉瓣狭窄使右心室压力负荷增高。

严重肺动脉瓣狭窄，在胎儿期无症状，但腔静脉血回右心房后，大多通过卵圆孔进入左心房左心室，使右心室心腔偏小呈先天性发育不良，三尖瓣环也偏小。出生后，由于心房水平大量右向左分流，患儿可出现中央型发绀，严重低氧血症，类似室间隔连续的肺动脉闭锁，如未及时处理可至死亡。新生儿期应积极处理，首先滴注前列腺素E，以维持动脉导管开放，增加肺血流，改善低血氧，情况稳定后尽快行肺动脉瓣球囊扩张术或外科手术。

7. 血管环（vascular ring）由于主动脉弓发育异常（特殊节段的保留或缺失）造成气管和/或食管压迫的血管畸形称为血管环。在解剖上分为完整或部分血管环，完整血管环包括双主动脉弓、右主动脉弓合并左侧动脉韧带；部分血管环包括无名动脉压迫综合征、肺动脉吊带等，但皆可因造成气管食管压迫引起呼吸窘迫、喘鸣、吞咽困难、反复呼吸道感染、"海豹咆哮"样咳嗽等症状，多数患儿症状在生后数周至数月出现。诊断的方法有胸片、上消化道造影、CT、气管镜、超声心动图等，应根据患儿的具体病情选择最有效的诊断方法。对于所有有症状的血管环病人都有手术指征。早期适当的手术对避免缺氧和气道并发症极为重要，95%以上的患儿能够通过手术解除气管食管压迫并长期缓解。

（二）复杂型先天性心脏病

新生儿约3/1000有严重的先心病，除前面介绍的几种单纯性先心病，复杂型先心病多见大动脉转位，法洛四联症，三尖瓣或肺动脉瓣闭锁，左心发育不良综合征，完全性肺静脉异位连接，动脉单干，单心室，三房心等畸形。

低氧血症（发绀）是重要的危重征象，出生后即发绀，首先需排除特发性肺动脉高压，超声心动图检查可以明确诊断，此种发绀并非心血管畸形引起。心血管畸形引起的发绀动脉血氧分压多低于35 mmHg。常见心血管畸形：①右心流出道狭窄，使房水平，室水平出现右向左分流，此种情况肺血减少；②肺血正常或偏多，但连接错误，如完全性大动脉错位；③动静脉血混流，如动脉单干、单心室、完全性肺静脉异位连接等，如果肺血多，可有肺水肿，易误诊为肺炎。

动脉导管依赖的先心病包括室间隔连续的肺动脉闭锁，三尖瓣闭锁，左心发育不良综合征等，这一类先心病如误用药物关闭动脉导管，可导致患儿死亡。治疗方案恰恰相反，应静点前列腺素E，保持动脉导管开放。

1. 室间隔完整的肺动脉闭锁（pulmonary atresia with intact ventricular septum，PA/IVS）是较少见的发绀型先心病，占先心病的1%~3%，占出生新生儿的0.083/1000，但占新生儿发绀型先心病25%。本病因右心室流出道梗阻，肺循环血流不足（主动脉血经动脉导管进入肺动脉供血），新生儿期即发生发绀、低氧血症、酸中毒等，如不早期治疗约50%患儿1月内死亡，仅约2.5%活至3岁。

腔静脉回流至右心房的血，因肺动脉瓣闭锁，不能流入肺动脉，使右心室压力升高，而且绝大部分血经卵圆孔或房间隔缺损自右向左分流到左心房、左心室。因此左心室接受的是动静脉混合血，使动脉血氧饱和度下降出现发绀。同时左心室容量负荷增加，左心房、左心室扩大。肺循环的血液主要来自动脉导管，少数患儿还可有主肺侧支血管形成。肺循环的血流量多少决定了患儿的病情。

室间隔完整的肺动脉闭锁常合并冠状循环畸形：右冠状动脉借右心室心肌中的窦状隙与右心室相连，一部分伴右冠动脉起始部狭窄或闭锁。由于右心室压力高，可出现异常的右心室依赖型冠脉循环：静脉血经右心房入右心室→心肌的窦状隙→右冠状动脉→冠状静脉→冠状静脉窦→右心房→右心室。如手术或介入治疗打通右心室流出口，右心室压力下降，如果右冠状动脉无狭窄，可出现冠状动脉窃血入右心室；如果有一支或两支冠脉与主动脉不连接，或右冠状动脉开口狭窄致前向无充分血供，而原来自右心室的逆向血供也因右心室的压力降低而不足即可致心肌缺血及梗死。

本病不致引起胎儿窘迫，出生时体格发育可正常，但很快出现发绀和气促，动脉导管趋于关闭使临床症状加重，右心衰竭，肝增大，心脏奔马律，甚至猝死。心前区收缩期杂音源于三尖瓣反流，极少数可以听到连续性杂音。超声心动图可给出明确诊断。

新生儿急诊处理：静点前列腺素 E，保持动脉导管开放，呼吸困难者可吸氧（但氧浓度不能过高以防止动脉导管闭合）或呼吸机支持。如右心室压力高于左心室，但仍存在跨房间隔压差（左心房压高于右心房），提示房水平交通为限制型，应进行导管房间隔球囊造口术，扩大房间隔缺损，虽然发绀不能缓解，但可缓解右心的高压力负荷。有报道认为三尖瓣 Z 值≥−0.15，三尖瓣瓣环径＞11 mm，肺动脉瓣环＞7 mm，右心室舒张期容积＞30ml/m²，可成功进行激光或射频肺动脉瓣膜穿孔球囊扩张术，无需外科手术。球囊扩张后，可促进右心室发育。外科手术可有单纯肺动脉瓣切开术，流出道加宽补片术，主动脉-肺动脉分流术，如右心室发育良好可行二期根治术，如右心室发育不良，可行改良 Fontan 手术。

三尖瓣闭锁临床及血流动力学与此畸形类似，超声心动图可给出明确诊断。

2. 左心发育不良综合征（hypoplastic left heart syndrome，HLHS）是一组以主动脉、主动脉瓣、左心室、二尖瓣、左心房发育不良为特征的先天性心脏畸形。西方国家较常见。本病发生率为 0.16‰活产婴儿，约占先心病尸检的 1.4%～3.8%。在新生儿早期出现症状的先心病中占第四位，生后 1 周内因先心病死亡的婴儿中占 1/4。如不治疗，95%在新生儿期死亡（平均 4～23 天）。

左心发育不良综合征分为 4 型，Ⅰ型：主动脉、二尖瓣狭窄；Ⅱ型：主动脉、二尖瓣闭锁；Ⅲ型：主动脉闭锁、二尖瓣狭窄；Ⅳ型：主动脉狭窄、二尖瓣闭锁。据统计最常见的是Ⅱ型，Ⅳ型则较少见。HLHS 患者出生后的血流动力学状态：右心房同时接受上下腔静脉的回流血液和左心房经房间隔缺损流入的血液，混合后由右心室泵入肺总动脉和左右肺动脉，并经粗大的动脉导管顺行进入降主动脉，逆行灌注升主动脉和冠状动脉。房间隔缺损和动脉导管两处分流是患儿完成体、肺循环的先决条件。

患儿大多于生后 1～2 天内出现呼吸窘迫，常伴轻度发绀。国外随胎儿心脏超声的发展，不少已于生前明确诊断，生后转入有条件的医疗中心。如有粗大 PDA，出生后体、肺循环阻力达到自然平衡，体、肺血流基本平衡。如吸入氧气，促进 PDA 关闭，则体循环缺血，出现休克。如肺阻力下降，则肺血增多，发绀加重，体循环缺血，代谢性酸中毒，病情加重。急诊处理：①心脏超声明确诊断；②避免吸入纯氧；③前列腺素 E 输入；④及时纠正代谢性酸中毒；⑤视血压情况应用正性肌力药物〔多巴胺 5～20 μg/（kg·min）〕；⑥必要时机械通气，呼吸机氧浓度 21%；⑦支持疗法。

手术方法：①Norwood 手术[4]；②心脏移植；③内科介入与外科镶嵌治疗。手术愈后不良，死亡率极高。近年来，国外一些医学中心对患有主动脉瓣狭窄的胎儿进行主动脉瓣球囊扩张治疗，取得了一定效果，在一定程度上改善了左心室的发育，延缓或阻止了左心发育不良的发生。

3. 法洛四联症（tetralogy of Fallot，TOF）及肺动脉瓣缺如（absent of pulmonary valve）[5] 法洛四联症是一种最常见的发绀型先心病，发生率为 0.2/1000 活产儿左右，占先心病的 12%～14%。法洛四联症的四种病理改变包括肺动脉狭窄，室间隔缺损，主动脉骑跨，右心室肥厚。

法洛四联症出生时发绀大多不明显，生后 3～6 月渐显。这是因为新生儿期多数时间处于睡眠状态，活动少；随着年龄的增长，活动量增加，氧需要量也增加，因此发绀趋于明显。仅极重度四联症为动脉导管依赖，发绀在新生儿期即可很明显。重度法洛四联症与右心室发育不良临床相似，但前者心电图示右心室肥厚，而后者心电图示左心室增大。法洛四联症患者极少需要在新生儿期手术。重症 TOF 急诊处理原则同肺动脉闭锁，可根据肺动脉发育情况考虑 B-T 分流术或根治手术。

先天性肺动脉瓣缺如是一种少见先心病，约占全部先心病的 0.1%～0.2%，可以单独存在，但多与法洛四联症并存。约占法洛四联症病例的 3%～6%。肺动脉瓣缺如特征为肺动脉瓣环狭窄、肺动脉瓣全部或部分缺如、肺动脉总干增粗、扩张的左右肺动脉压迫支气管等。主肺动脉远端呈瘤样扩张，扩张范围可延伸至单侧或双侧的肺动脉二级分支。瘤样扩张的肺动脉分支与主支气管分支相互呈犬牙交错状并在胎儿期即对其造成压迫，且以右侧多见。部分患儿往往在新生儿或婴儿期即可产生呼吸道症状，如肺不张，肺气肿，并导致严重的呼吸困难。伴有肺动脉瓣缺如的 TOF 不但存在右心室流出道梗阻，右心室收缩期负荷增加，而且存在肺动脉瓣反流，右心室舒张期负荷亦明显。因此，其病情远较一般 TOF 严重。患儿生后即可出现发绀，以后发绀又逐渐消退，但在数周至 3 个月左右，发绀又退而复现。原因为扩张的肺动脉压迫气管并产生梗阻。患儿临床上常有充血性心力衰竭、反复呼吸道感染、呼吸窘迫等。超声心动图及导管造影可明确诊断。对于有气道受压者，应该尽快手术治疗，以防止支气管软化及其他肺部并发症。

4. 完全性大动脉转位（complete transposition of the great arteries，D-TGA） 是新生儿期即有发绀的先心病，占小儿先心病的 5%。解剖结构上主动脉与右心室相连，肺动脉与左心室相连。正常的体循环与肺循环的交叉关系消失，而呈孤立运行路线，依靠房水平，室水平或大动脉水平存在的血流交换而存活。

新生儿伴有发绀时，行超声心动图检查可明确诊断。室间隔完整的 TGA 生后数小时即可由于血液混合不良而出现发绀。如伴有 ASD、VSD 或 PDA 血液混合良好，发绀可晚至第一个月内发现。ASD 可形成有效的双向分流，稳定患儿的生命体征，从而减少前列腺素的使用。胎儿时期明确诊断，生后早期干预，可改善预后。

治疗：前列腺素 E 静点保持 PDA 开放，生后二周内完成 Switch 手术（大动脉调转术）。

5. 完全性肺静脉畸形连接（total anomalous pulmonary venous connection，TAPVC） 是指所有肺静脉都不连接左心房，而直接或借道体静脉间接入右心房。发病率约占先心病的 2%，大多在婴儿期即有严重症状，如不治疗 80% 死于 1 岁内。根据肺静脉总干与右心房的连接位置不同可分为心上型，心内型及心下型。心下型最为少见，但因肺静脉总干进入右心房的路径遥远，易出现梗阻，使肺内静脉淤血，产生严重的肺水肿，出生 1～2 天即有发绀、呼吸急促、喂养困难及愈益加重的心力衰竭，多于数日内或少数于 3～4 个月内死亡。

急诊治疗：①纠正酸中毒；②前列腺素 E 扩张静脉导管；③尽早行根治手术；④对梗阻不重，生后 1～2 周后出现症状者，可经导管球囊扩大房间隔缺损，约有 75% 缓解症状，希望延迟至 2 岁时手术，死亡率可降低；⑤即使无肺静脉梗阻，一般要求 1 岁内完成根治手术，否则可能因心力衰竭或肺动脉高压失去手术时机。

三房心畸形如果真房与副房之间的横隔开口过小，同样有肺静脉淤血的表现，血流动力学及临床均类似有梗阻的完全肺静脉异位连接，也是新生儿时期需给予外科手术治疗的一种先心病。

（韩　玲　肖燕燕）

参考文献

1. 杨思源. 小儿心脏病学. 第 2 版. 北京：人民卫生出版社，2005：572-580.

2. 刘锦纷主译. 小儿心脏外科学. 第 3 版. 北京：北京大学医学出版社，2005：504-517.

3. Castaneda AR, Jonas RA, Mayer JE, et al. Cardiac surgery of the neonate and infant. Philadelphia：W. B. Saunders Co. 1994：141.

4. Norwood WI, Jacobs ML, Murphy JD. Fontan procedure for hypoplastic left heart syndrome. Ann Thorac Surg, 1992, 54：1025.

5. McDonnell BE, Raff GW, Gaynor JW, et al. Outcome after repair tetralogy of Fallot with absent pulmonary valve. Ann Thorac Surg, 1999, 67：1391-1395.

第二十三章 结缔组织病和内分泌疾病的心血管病变与表现

第一节 结缔组织病的心血管病变

结缔组织病是指影响骨、关节及其周围软组织的一组疾病，也可引起全身多器官损害，具有共同的或重叠的临床表现并可能具有共同的发病机制和基本病理变化。由于心血管系统富含结缔组织，其损害可以是原发的，也可以是继发的。心血管病变既可为首发征象，也可能是临终表现；有些患者其临床表现突出，但也有的仅为尸检所见。胶原组织疾病多会累及心脏，或为全身器官损害中的一个部分。现仅将与心血管病关系密切的常见结缔组织疾病简述如下。

一、过敏性紫癜

（一）发病机制

过敏性紫癜（HSP）是儿童时期较常见的一种系统性血管炎，属血管性紫癜中最常见的一种出血性疾病，其合并心脏损害的机制可能与下列因素有关：①心脏小血管的无菌性炎症使血管管腔狭窄，血栓形成，引起心肌细胞缺血缺氧；②HSP患儿常合并高黏滞血症，更加剧心肌细胞缺血表现[1-6]。

（二）病理学

血管免疫炎性反应，导致全身毛细血管出血；凝血因子发生异常，可引起广泛的皮肤黏膜出血，此外，也引起心、心包、胃肠、肾、颅内等的出血改变；过敏性紫癜急性期存在不同程度的血液高凝状态，血小板功能增强，导致血管痉挛、血小板聚集及血栓形成；同时机体对高凝状态的保护反应，抗凝因子的活性增加，也是对心脏损害的原因之一[7-8]。

（三）心血管系统表现

HSP病人心肌受累的临床症状多发生于紫癜后2~4周。心脏受累发生率为18％左右，可表现为心慌、胸闷、心音低钝、心动过速、心动过缓；心肌酶尤其是肌酸激酶同工酶（CK-MB）增高。严重的心肌症状如心力衰竭、心脑综合征、心肌梗死等在临床上少见[9]。

（四）心血管系统辅助检查

1. 心电图改变[10]　窦性心动过速，窦性心动过缓，ST-T改变，P-R间期延长，Q-T间期延长，一度、二度房室传导阻滞，交界性逸搏，左前分支阻滞，右束支传导阻滞，左心室高电压，房性早搏。

多脏器损伤的过敏性紫癜患儿的心电图异常发生率明显高于单纯性过敏性紫癜患儿，以肾型和腹型多见。多脏器损伤的过敏性紫癜患儿易引起体内的代谢紊乱，电解质平衡失调，代谢产物蓄积，是引起心电图改变的重要因素。

2. 超声心动图　可发现少量心包积液、心脏扩大。

二、风湿热

风湿热（rheumatic fever，RF）是常见的危害学龄期儿童生命和健康的主要疾病之一。是后天获得性心肌病的主要疾病之一。其病变是全身性结缔组织的非化脓性炎症，主要侵犯心脏和关节，以心脏损害最为严重且多见。有人报道风湿性心脏炎半数以上遗留心瓣膜病，而且随着RF复发的次数增加，心脏病的发生率明显增加，因此应高度重视 RF 对心脏的损害，应进行合理治疗并积极预防复发。

（一）病因及发病机制

尚未完全阐明。一般认为本病的发生与三个因素的相互作用有关：①与 A 组 β 溶血性链球菌致病的抗原性；②易感组织器官的特性；③宿主易感性。其根据为：在发病前 1～3 周常有溶血性链球菌感染的历史。大多数风湿热患者的咽培养有 A 组 β 溶血性链球菌生长或血清中抗链球菌抗体显著升高。应用青霉素治疗和预防溶血性链球菌感染，可防止风湿热的复发，甚至阻止首次发病。但风湿热发病后用大剂量青霉素治疗并不影响其病程，风湿热的发病不是在链球菌感染的同时而是感染后 1～3 周。因此，目前大多认为风湿热的发病是机体对溶血性链球菌感染的免疫反应。另一可能病理机制是针对 A 组 β 溶血性链球菌所产生的细胞介导的细胞毒反应[1-6,11]。

（二）心血管系统病理学

风湿热的病理改变可发生在任何器官的结缔组织内，但以心脏、血管及浆膜腔处改变最为明显。其典型损害是风湿小体。该小体是结缔组织中胶原纤维发生纤维样肿胀和变性，继以炎性细胞浸润而形成的极小的肉芽肿。几乎每一例风湿热患者都有或多或少的心脏损害。

风湿性心脏炎大多是全心炎，即心肌、心内膜（包括心瓣膜）、心包等均被累及，以心肌炎和心内膜炎为最严重。心肌病变在急性期为间质结缔组织水肿，血管周围纤维组织呈纤维素样变性，并有炎性细胞浸润。最重要病变为 Aschoff 结以及间质炎症和心肌细胞损伤。小儿风湿热病程中可出现急性渗出性心肌炎，常为暴发性，可迅速出现心脏功能代偿失调，心肌条纹消失，心肌细胞脂肪病变及空泡变性。个别区域心肌囊性变以及心肌纤维完全消失。反复发作后，心肌损伤加重，终至硬化，可导致循环衰竭。心内膜炎主要累及心瓣膜，发炎的心瓣膜发生肿胀和增厚，在其表面出现小的赘生物。在瓣叶闭合处有纤维蛋白沉着，使瓣叶发生粘连。瓣膜的改变加上腱索和乳头肌的粘连与缩短，使心瓣发生畸形，形成瓣口关闭不全，以后可产生瓣口狭窄。心瓣膜中最常受累者为二尖瓣，其次为二尖瓣与主动脉瓣同时受累。心包腔内可产生纤维蛋白性或浆液纤维蛋白性渗出物。

急性风湿性心脏炎的病变以心肌炎为主，活动期过后，心脏病变以瓣膜损害最为显著。此外，冠状血管内膜也可有炎性病变。

（三）心血管系统表现

风湿热过程中，患者可无或只有轻微心脏方面症状，而临床检查、X 线和心电图检查时才发现心脏炎的证据。某些患者可诉心前区不适、隐痛或心悸。严重心脏炎患者，特别是儿童期风湿热患者，可在急性期即发生单侧或双侧充血性心力衰竭，大多同时有风湿性心包炎、风湿性胸膜炎或肺炎。风湿性心脏炎是儿童期充血性心力衰竭的首要原因。

风湿性心脏炎的表现如下：

1. 窦性心动过速　与体温不相称的窦性心动过速极为常见，提示心脏炎存在的可能，但必须除外能引起心动过速的其他因素。脉搏的增加亦可与体温上升相平行，偶或呈相对性缓脉。

2. 心脏增大　心脏增大的原因或为心脏扩张（心肌炎所引起）或为心包渗出液。

3. 心音改变　心脏炎患者发生心脏扩张时，可有第一心音减弱及心前区舒张期奔马律（第三心音亢进），后者是心力衰竭的表现。

4. 二尖瓣听诊区收缩期杂音　在风湿活动期，如出现第一心音减弱和心尖区Ⅱ级以上较粗糙、高调、收缩全期杂音，则心脏炎的诊断大致可以成立。二尖瓣听诊区较轻的吹风样收缩期杂音常由心脏扩张时二尖瓣环扩张所引起的二尖瓣关闭不全所致，或是发热或贫血等因素所产生。如收缩期杂音甚为响亮而性质粗糙，则器质性二尖瓣病变的可能性较大。粗糙的肺动脉瓣区收缩期杂音也多提示心脏已有风湿性病变。心肌性收缩期杂音（心尖区）和菱形肺动脉瓣区收缩期杂音均可在风湿活动停止后减轻或完全消失。

5. 舒张期杂音　风湿性心脏炎病例还常在心尖处出现轻微、柔和、短促的低音调或中等音调舒张中期杂音（Carey-Coombs 杂音）。常伴有明显第三心音，此杂音常在心脏炎停止时完全消失。杂音发生的原理可能是由于左心室扩张形成二尖瓣口相对性狭窄、瓣叶在急性期发生水肿，或通过二尖瓣口的血流量与血流的速度增加，也可是二尖瓣叶或腱索在急性期发生粘连，造成器质性二尖瓣狭窄的结果。风湿热初次发作后所遗留下来的恒久性二尖瓣舒张期杂音，可以是该次发作时心内膜炎的结果，但多提示患者的风湿发作不是初发，而是复发，二尖瓣狭窄早已存在。器质性二尖瓣狭窄一般需经过大约1～2年时期的发展才能形成。

急性期中可出现主动脉瓣关闭不全的舒张期杂音。此杂音多提示患者因炎症损害已发生器质性主动脉瓣关闭不全，故在风湿热发作后杂音多不消失。少数主动脉瓣关闭不全的舒张期杂音可在发作后消失。杂音的音调甚高，往往极为轻微而短促，杂音的开始处与第二心音间可有一短促间歇，因而可与一般慢性主动脉瓣关闭不全不同。

6. 心包炎　急性心脏炎过程中可出现心包炎表现。临床上风湿热病例发生心包炎者约占5%～10%，远较尸检的发现率低。心包炎是全心炎，亦即严重心脏炎的指征。心包炎最重要的体征是心包摩擦音，摩擦音可能仅持续几小时或几天，因此常为临床医师所忽视。多数病例的心包摩擦音在心包渗出液发生时仍继续存在。风湿性心包炎多是浆液纤维蛋白性，积液量在多数病人中并不多。心包炎病例常同时出现风湿性胸膜炎或风湿性肺炎。

7. 心律失常与心电图改变　房室传导阻滞为风湿性心脏炎的重要表现，以一度和二度房室传导阻滞为主。一度房室传导阻滞在心电图上可以明确地描记出来，但在某次听诊时如发现心尖区原来响亮的第一心音有明显的减弱或模糊，应考虑一度房室传导阻滞的可能性。二度房室传导阻滞时有心室漏搏现象，产生心律不齐。完全性房室传导阻滞有时偶然出现，可伴发心源性脑缺血综合征。其他心律失常，如窦性心律不齐、房性或室性过早搏动、心房颤动等，有时亦可在急性期出现。心电图上有时可见到心包炎所产生的ST段上移，但最多见的心电图改变是PR间期延长、QT间期延长或T波改变。

三、系统性红斑狼疮

系统性红斑狼疮（systemic lupus erythematosus，SLE）[1-6,12]是一种全身多脏器损害的自身免疫性的炎症性结缔组织病，以继发于自身免疫的脉管炎和内脏毛细血管免疫复合物沉积为基本病理改变。近年来，随着对本病认识的提高，更由于免疫检测技术的不断改进，早期、轻型和不典型的病例日见增多。SLE如出现心肌炎、心包炎、心内膜炎等心脏损害，而无其他心脏病病因者称为狼疮性心脏病，约占SLE病人的50%～80%，其表现各种各样，尸检的发现多于临床，尸体检出率为53%～83%。

（一）病因及发病机制

尚不明了。近年来大量研究证明本病是在遗传易感素质的基础上，由外界环境作用激发机体免疫功能紊乱及免疫调节障碍而引起的自身免疫性疾病。

（二）心血管系统病理学

SLE是一种多系统、多器官受累的慢性自身免疫性疾病，以弥漫性血管炎为主要病理改变；其中心肌炎、心包炎等心脏损害较常见，可导致心包炎和心脏压塞。炎性心内膜炎可累及瓣膜，表现为瓣膜面上的退行性组织突出。

某些报道甚至认为，在本病的过程中每个患者的心包均被累及（临床上有不少漏诊病例）；某些患者的心包炎可多次反复发作，另一些患者可有持续性心包炎，心前区疼痛较心包摩擦音少见，少数病例可呈大量积液，引起心脏压塞症状。心脏方面较重要的病变是非典型疣状心内膜炎，其特征为在瓣叶边缘和附近的心壁内膜，尤其在二尖瓣底部的下侧面，有小的无菌性疣状赘生物。受累的瓣膜可发生感染性心内膜炎。此种无菌性疣状心内膜炎在尸检时的发生率约占40%。

1. 心包炎　心包结缔组织发生纤维蛋白样变性伴淋巴细胞、浆细胞、组织细胞和成纤维细胞的浸润。以纤维素性心包炎为常见，少数病人有心包积液。

2. 心肌炎　心肌间质血管周围炎性水肿，

常有淋巴细胞和浆细胞浸润，心肌内可见坏死灶和瘢痕灶。病变亦可累及传导系统。

3. 心内膜炎　心内膜的结缔组织发生局灶性纤维蛋白样变性，继之出现淋巴细胞和成纤维细胞增生和纤维形成，如此反复发生，形成疣状赘生物（疣状心内膜炎），可发生于任何一个心瓣膜和心壁表面，但多见于二尖瓣后叶，并因此引起二尖瓣、主动脉瓣和三尖瓣狭窄和关闭不全。尽管该赘生物易碎但极少引起周围血管栓塞。

4. 肺动脉高压。

（三）临床表现

1. 心血管表现

（1）心包炎：是 SLE 最常见的心脏表现，在 SLE 活动期患者中其发生率高达 30%。干性心包炎可以无症状，部分病人也可表现为发热、胸痛，心跳加快，心包摩擦音；心电图显示广泛 ST 段上抬，QRS 波低电压，窦性心动过速和房性心律失常。超声心动图可显示心包积液。有症状者，多同时有心包渗液，但心脏压塞发生率很低（<1%）。血清补体含量降低，抗核抗体升高。心包抽液检查示渗出性，而且补体含量很低。

（2）心肌炎：在 SLE 病人中，心肌炎的临床检出率为 10%，而尸检检出率可达 40%。其表现一般可有气短、心前区疼痛、心动过速且与体温不呈比例、心音减弱、奔马律、心律失常、脉压小，继之出现心脏扩大、心力衰竭。心尖部可有收缩期杂音；心电图常有低电压、ST 段抬高、T 波低平或倒置、各种心律失常等，临床上可无任何症状而在某种诱因情况下突然发生，有些病例生前难以诊断。

（3）心内膜炎：1924 年 Libman 和 Sacks 首次报告 SLE 的心内膜病变。后人将这种心内膜病变称为 Libman-Sacks 心内膜炎，又谓疣状心内膜炎。在 SLE 尸检中发现率为 50%，但生前却很少能作出诊断。当病变累及瓣膜时，通常二尖瓣受累最重，主动脉瓣受累者少见，三尖瓣和肺动脉瓣受累者更少见，但病变也可累及腱索、乳头肌等。病损愈合过程中有纤维化瘢痕、局部钙化等均可使二尖瓣叶增厚畸形、腱索短缩，并

可与心室壁粘连形成瓣膜关闭不全和（或）狭窄。由于 SLE 病变甚少累及瓣叶游离缘，所以一般不会形成瓣膜狭窄。心内膜上形成血栓可脱落致栓塞，心内膜炎还可成为感染性心内膜炎的基础。彩色多普勒超声检查为显示瓣膜及形态的最佳方法，SLE 患者可发生有明显血流动力学变化的主动脉瓣关闭不全和（或）二尖瓣关闭不全。

（4）心律失常：心律失常多为窦性心动过速等窦性心律失常，也可有房性早搏、阵发性房性心动过速和心房颤动等。SLE 病人可出现各级房室传导阻滞，也可出现致命性心律失常如室性心动过速、心室颤动等，但少见。

（5）冠状动脉病变

①冠状动脉炎：多发生在内径小于 1 mm 的小动脉，常累及左前降支，临床上可因冠状动脉供血不足而发生心绞痛，较大的冠状动脉炎能导致心肌梗死。

②冠状动脉粥样硬化：在过去未用甾体类药物的年代，SLE 病人极少发生冠状动脉疾病，包括急性心肌梗死。有人曾对用甾体类药物治疗后尸检的冠脉病变进行对比研究，发现用药不足一年者，冠状动脉无斑块；用药超过一年者，40 岁以上病人，冠状动脉均有病变。至今尚未明确甾体类药物在致动脉粥样硬化方面是否具有独立的作用。当今 SLE 病人动脉粥样硬化发生率增高，可能与血压高、血脂高及寿命延长有关，而后三者又均与甾体类药物应用有关。

（6）高血压：血压增高是狼疮性肾病的一种表现，一般认为 SLE 病人高血压的发生率在 25% 左右，多为中度增高，病程长、程度重者可致左心室肥厚和心力衰竭。

2. SLE 心外表现的特点

（1）皮疹：颜面蝶形红斑、甲周红斑和指（趾）甲远端红斑具有特征性，常出现较早。另一种损害为斑丘疹，有痒与痛感，可局限性或泛发性发作，有时呈丘疹或毛囊性丘疹，有时于颜面和其他暴露部位出现水疱、大疱和血疱。黏膜损害累及唇、颊、硬腭、齿龈、舌和鼻腔，呈伴有毛细血管扩张红斑或弥漫性潮红，其上可见点状出血、糜烂，少数尚有水疱和溃疡等。

（2）关节疼痛：90% 以上病例有关节疼痛，

有时伴周围软组织肿胀，有时像风湿性关节炎，呈游走性、多发性，且可呈现红肿热痛；有的类似慢性进行性多发性关节炎。

（3）肾损害：以蛋白尿、管型尿或血尿为主要表现的肾损害，肾活检可诊断狼疮性肾炎的改变。

（4）呼吸系统：SLE 病人发生肺、胸膜受累者约占 50%～70%，可发生狼疮性肺炎，表现为发热、干咳、气急，偶有咯血，低氧血症常见，少数病人可发生弥漫性间质性肺炎。

（5）神经系统：可呈现为各种精神障碍如躁动、幻觉、猜疑、妄想、强迫观念等；也可出现神经系统症状，常见颅压增高、脑膜炎、脑血管意外等。

（四）实验室检查

1. 血常规 红细胞和血色素减少，白细胞减少，血小板减少等。

2. 血沉增快。

3. 血清蛋白 白蛋白降低，α_2 和 γ 球蛋白增高。

4. 免疫球蛋白 活动期 IgG、IgA 和 IgM 均增高，尤以 IgG 为甚，非活动期增高不明显或不增高。

5. C_3 降低，抗 Sm、抗双链 DNA 和抗核抗体阳性。

6. 狼疮细胞阳性。

7. 狼疮带试验（LBT） 应用直接免疫荧光抗体技术检测皮肤免疫荧光带或狼疮带，即在真皮表层连接处可见一局限性的免疫球蛋白沉积带。

四、幼年特发性关节炎

幼年特发性关节炎（Juvenile idiopathic arthritis；JIA）[1-6]是以慢性对称性关节炎为主要表现的全身性自身免疫性疾病。以滑膜炎为病理基础，可持久反复发作。除关节病变外，血管炎病变可累及胸膜、肺和心血管等全身多个器官，产生相应的临床表现，故本病又称为类风湿病。

（一）病因及发病机制

JIA 在小儿结缔组织疾病中占首位，其心脏损害为自身抗原抗体在补体参与下引起的自身免疫反应所致心脏非特异性损害，多呈隐匿性。

病因目前尚未完全明确。认为类风湿关节炎是一个与环境、细菌、病毒、遗传、性激素及神经精神状态等因素密切相关的疾病，属于自身免疫性疾病，其免疫学特征主要表现为血清中有类风湿因子（rheumatic factor，RF）存在。

（二）病理学

JIA 累及心脏，其病理学基础是血管炎和类风湿性肉芽肿，常见心血管病变为心包炎、心肌病变、瓣膜病及传导功能障碍，冠状动脉炎相对少见；纤维蛋白性心包炎常见，是心包积液和心脏压塞的主要原因。

JIA 时受累心肌多为局灶性非特异性间质性炎症，次为肉芽肿样类风湿小结在心肌组织或瓣膜内的沉积。少数有继发性淀粉样变性。尸检常可见到冠状动脉炎，但很少引起心肌缺血和梗死。

可出现肉芽结节，结节中间为坏死组织，周围为增生的大单核细胞，这些变化可累及瓣叶、瓣环、心肌、心包、冠状动脉等。3%～20% 可累及心包，往往引起心脏压塞。主动脉瓣或二尖瓣被侵及时可发生瓣叶关闭不全。类风湿关节炎引起的瓣膜病变远较风湿性病变轻，因此代偿性心脏肥大与心力衰竭也甚为少见。

主要病理特点是滑膜的增生及向外生长，造成关节软骨及软骨下的侵蚀，其组织变化虽可因部位不同而略有变异，但基本变化相同，特点是：①弥漫或局限性组织中的淋巴或浆细胞浸润，甚至淋巴滤泡形成；②血管炎，伴随内膜增生管腔狭小、阻塞，或管壁的纤维蛋白样坏死；③类风湿性肉芽肿形成。

关节腔早期变化是滑膜炎、滑膜充血、水肿及大量单核细胞、浆细胞、淋巴细胞浸润；而关节外病变，多为局灶性血管炎，或血管周围炎的结果。10%～20% 的病例有类风湿性皮下小结，表现为在受压或摩擦部位的皮下或骨膜上出现类风湿性肉芽肿结节，中央是一团由坏死组织、纤维素和含有 IgG 的免疫复合物沉积形成的无结构物质。部分病例肉芽肿结节可出现在内脏器官中，常累及皮肤、肺和神经系统。当类风湿性结节及其血管炎等累及心包膜，可产生心包炎；累及心瓣膜、瓣环及其基底部，可导致瓣膜狭窄和（或）关闭不全；此外，心肌、传导系统和冠状动脉均可受累。

（三）临床表现

心脏损害表现为心悸，气促，心力衰竭；心界扩大，心音低钝，心尖部 2/6 级收缩期杂音，心包摩擦音。

1. 心血管表现[13-14]　心脏受累有临床表现者较少，而尸检发现半数病人可累及心脏，超声心动图检出率约为 25%～30%。

（1）心包炎：为 JIA 心脏损害的最主要表现。类风湿性心包炎多为纤维素性心包炎，很少发生心包积液，引起心脏压塞者更为罕见，相比之下，缩窄性心包炎倒常见，其主要特点为：①多发生在关节炎活动期；②一般呈良性过程，病变多较局限，由于渗出不多，多无心脏压塞征象；③发生心包炎的病人，95% 类风湿因子阳性；④35% 的病人有皮下类风湿结节，心包膜活检提示为特异性纤维素样改变；⑤心包积液内细胞数不多，但蛋白增高，符合渗出液标准，糖和补体效价较血清低，但乳酸脱氢酶、γ-球蛋白增高；⑥皮质激素治疗多在 3～4 周内奏效。

（2）心肌病变：JIA 尸检发现心肌损伤检出率为 4%～30%，绝大多数心肌病变呈非特异性和亚临床过程。心肌炎症、肉芽肿、血管炎和淀粉样变性均可影响心功能，偶可发生心力衰竭，心悸气短，心动过速少见，约 5%～10% 风湿热病人心电图可有心肌劳损或非特异性 ST-T 改变。

（3）瓣膜和心内膜病变：类风湿肉芽肿可侵犯所有瓣膜，以二尖瓣多见，其次为主动脉瓣，三尖瓣和肺动脉瓣少见。

（4）冠状动脉病变。

2. 心外表现　前驱主要表现为非化脓性多关节炎，渐进出现并持续数周至数月的关节痛和（或）关节僵硬，可侵及任何关节，最常受累的是手、腕、膝、足等小关节。受累关节可出现明显的肿胀、压痛、皮肤发红或发蓝。典型的关节受累表现，开始为游走性，以后发展为对称性多关节病变。关节僵硬，特别是持续 1 h 以上的晨僵及以后的活动受限，常是 JIA 的突出主诉，且这一症状具有很高的特异性。

（四）实验室和辅助检查

1. 常规检查　红细胞和血红蛋白降低；白细胞数多增高；血沉增快，部分活动期病人可达 100 mm/ml；血清白蛋白降低；球蛋白增高；免疫蛋白电泳显示 IgG、IgA 及 IgM 增多；C 反应蛋白于活动期可升高。

2. 类风湿因子（RF）及其他血清学检查

（1）75% 的 JIA 病人 RF 呈阳性，滴定度高低与病情严重程度和关节外病变的范围呈正相关。类风湿因子包括 IgG、IgM、IgA 和 IgE 等类型，目前临床多检测 IgM 因子。高滴度阳性病人，病变活动重，病变进展快，不易缓解，预后较差，且有比较严重的关节外表现。RF 阴性不能排除本病的可能，应结合临床表现来判断。

（2）抗类风湿性关节炎协同核抗原抗体（RANA）：近年来发现 JIA 病人抗核 RANA 阳性率为 93%～95%，明显高于其他各种类型关节炎的病人，可作为诊断 JIA 的一项有力证据。

（3）抗核抗体：在 JIA 中的阳性率约为 10%～20%，通常提示存在关节外病变，且病情严重。

（4）补体：血清补体和关节渗液内补体多数正常或轻度升高，重症者及伴关节外病变者可下降。

3. 滑膜液检查　为不透明草黄色渗出液，呈云雾状，中性粒细胞可达 10 000/mm³～50 000/mm³ 或更高；黏蛋白积聚不良；细菌培养阴性；RF 阳性。

4. X 线检查　JIA 病人的关节 X 线检查，早期除软组织肿胀和关节腔渗液外一般都是阴性。晚期可出现特征性关节畸形的 X 线改变。X 线胸片示心影不大。心脏累及时可有心包渗液或缩窄。

5. 心电图　可表现为与体温不成比例的窦性心动过速，窦性心动过缓，QT 间期延长，ST-T 改变，T 波低平，左心室高电压，不完全右束支传导阻滞，一度房室传导阻滞，三度窦房传导阻滞，多发室性期前收缩，阵发性室上性心动过速。

6. 超声心动图　超声检查有助于早期诊断。左心室扩大，少量心包积液，二尖瓣关闭不全，主动脉瓣、二尖瓣及心内膜回声增强，冠状动脉壁毛糙；左心室射血分数下降，左心室内径缩短分数下降。

7. 心肌酶谱　CK-MB 增高。

五、系统性硬皮病

硬皮病（scleroderma）是一种以局限性或弥漫性的皮肤增厚、纤维化为特征，可累及心、肺、肾、消化道等多个系统的自身免疫性疾病。硬皮病患者的皮肤出现变硬、变厚和萎缩的改变，依据其皮肤病变的程度及病变累及的部位，可分为局限性和系统性两型。局限性硬皮病（localized scleroderma）主要表现为皮肤硬化；系统性硬皮病（systemic scleroderma，SSc）又称为系统性硬化症，可累及皮肤、滑膜及内脏，特别是胃肠道、肺、肾、心、血管、骨骼肌系统等，引起相应脏器的功能不全。硬皮病患者女性明显多于男性，比率约为 3∶1，可发生于任何年龄，以 20～50 岁多见，基本的病理变化是结缔组织的纤维化、萎缩及血管闭塞性血管炎等。累及心脏主要表现为心肌炎、心包炎或心内膜炎。有人已将其心脏病变定名为硬皮病性心脏病（scleroderma heart disease）[1-6,15]。

（一）发病机制

尚未完全清楚，可能与遗传、免疫、环境、血管病变及胶原改变等综合因素相关[1-6,15]。

1. 遗传　近年的研究提示许多硬皮病的不同抗体，临床亚型与免疫遗传相关。硬皮病患者的 HLA-Ⅱ类抗原表达高于正常人，因此硬皮病患者具有一定的遗传因素。

2. 免疫异常　硬皮病是一种自身免疫性皮肤病，血清中特异性抗 Scl-70 自身抗体明显高于正常人，常和其他系统性或器官特异性自身免疫病重叠，最常见的有系统性红斑狼疮、多发性肌炎、类风湿关节炎、干燥综合征等，因此有专家提出硬皮病的发生与免疫紊乱密切相关。

3. 化学药物　长期接触刺激性强的化学物品如聚氯乙烯，有机溶剂、硅、二氧化硅、环氧树脂、喷他佐辛等可诱发硬皮与内脏纤维化。

4. 细胞因子的作用　转化生长因子、表皮细胞生长因子，血小板衍生生长因子在硬皮病的发病中参与了作用，加速了皮肤的硬化。

5. 血管异常　雷诺现象是硬皮病患者中比较常见的现象，患者体内的小动脉和微血管内膜增厚、管腔狭窄或闭塞。

6. 结缔组织代谢异常　硬皮病患者的皮肤中胶原含量比较多，过多的胶原组织会诱发结缔组织的代谢异常。

（二）病理生理学

其主要病理改变是胶原组织过度增生导致的皮肤和内脏纤维化。硬皮病有广泛的血管病变，包括中动脉、小动脉、微动脉和毛细血管，偶有累及大动脉，使皮肤、胃肠道、肺、心、肾和指趾端动脉均受累，所以有人认为硬皮病是一种血管内皮病变的结果，即原发的血管损害为明显的内膜增生，细胞在其后中呈同心圆状排列，称内皮细胞纤维黏液性变。硬皮病的血管表现包括早期水肿阶段，雷诺现象，毛细血管扩张，毛细血管异常和广泛的多系统血管疾病。电镜示硬皮病患者毛细血管最早的改变是内皮细胞之间出现大的裂隙，这些裂隙可使血浆外渗到细胞外基质中，从而在特征性纤维化期之前引起早期水肿。在裂隙发生之后，细胞肿胀，继而破坏，细胞器被释放到管腔内，结果引起毛细血管阻塞。

对于心血管受损的原因，其一为心肌纤维化导致心室舒张功能不良，微循环障碍和免疫性炎症损伤有关，心肌纤维化与收缩带坏死是本病累及心脏的主要病理学特征；纤维化部位常紧靠心内膜下层，很少见到含铁血黄素沉积，此与冠脉粥样硬化所致心肌缺血肥厚不同[15]；其二为继发于硬皮病的肺、胃肠及肾脏纤维化和硬化，血管腔狭窄，产生肺动脉高压，心肌压力负荷过重，导致心肌功能损伤、心力衰竭。冠脉多累及位于心内膜小冠脉；心包受累病理常见较临床症状更重的纤维素性心包炎、心包粘连、心包积液；心脏传导系统的纤维化和缺血导致发生各种心律失常；瓣膜受累较少，常见于二尖瓣叶增厚、腱索粘连、脱垂，导致二尖瓣狭窄、反流[16-17]。

（三）临床表现

1. 局限性硬皮病　按皮损形态及分布又可分为：滴状硬皮病，片状硬皮病，带状硬皮病及泛发性硬皮病。

2. 系统性硬皮病　按受累范围、程度，进展速度及预后等可分为：肢端型硬皮病及弥漫型硬皮病。主要不同点在于肢端型开始于手、足、面部等处，受累范围相对局限，进展速度较缓，预后较好。两型的临床病症相似，以皮肤、肌肉、骨和关节受累为主，内脏侵犯涉及消化、呼吸、心血管、泌尿、神经精神系统。

3. 心血管系统　约 60% 的患者有不同程度的心脏受累，心肌纤维化导致心肌肥厚，因心肌舒张功能障碍引起舒张压升高；心肌炎、心包炎或心内膜炎均有发生。临床表现为气急、胸闷、心绞痛及心律失常、心脏增大，严重者可致左心或全心衰竭（亦可因肺部损害导致肺源性心脏病引起右心衰竭），甚至发生心源性猝死。心电图有房室传导阻滞、室内传导阻滞、左或右心室肥厚、低电压、T 波改变等心律失常表现。

4. 其他　可有雷诺氏现象（多发生于肢端）；在手指或其他关节周围或肢体伸侧的软组织内有钙质沉积；部分病例在硬皮病活动期有间歇性不规则发热、乏力和体重减轻等全身症状。有学者把钙质沉积、雷诺现象、肢端硬化和毛细血管扩张称为 CRST 综合征，同时有食管受累者称为 CREST 综合征，认为是系统性硬化症的亚型，预后较好。

（四）实验室检查

1. 一般检查　血沉增快，红细胞减少，血小板减少，呈现轻度贫血；嗜酸性粒细胞增多；可有蛋白尿，镜下可见红细胞和管型；血清白蛋白降低，球蛋白增高，血中纤维蛋白原含量增高；部分患者血中肌酸磷酸激酶、乳酸脱氢酶和谷草转氨酶升高；血清钾、氯、尿素氮与肌酐可有不同程度的异常。上述检查均为硬皮病非特异性的检查指标，但对判断病情变化、疗效和预后仍有一定的参考意义。

2. 免疫学检查　类风湿因子阳性多见，荧光抗核抗体阳性率可达 95% 左右，荧光核型以斑点多见，亦可见核仁 CRST 中可见到抗着丝点（anticentromere）染色。抗着丝点抗体和抗SCL-70 抗体是硬皮病的特异性抗体。另外，抗RNP 抗体也可见于硬皮病患者。患者血浆中可见 IL-4、6、13 等、TNF 和 TIMP-1（基质金属蛋白酶-1）等升高[18]。

3. X 线、CT 检查

（1）X 线检查：SSc 患者往往显示：①牙周膜增宽；②食管、胃肠道蠕动消失，下端狭窄，近侧增宽，小肠蠕动减少，近侧小肠扩张，结肠袋呈球形改变；③指端骨质吸收；④两肺纹理增粗，或见小看囊状改变；⑤软组织内有钙盐沉积阴影。

（2）当患者出现食管蠕动功能障碍时，食管吞钡试验对明确食管有无累及以及累及的程度是很有价值的。

（3）肺间质性炎症也是硬皮病常见症状之一，胸部 X 线片和肺部高分辨率的 CT 检查可明确肺间质性炎症的范围和程度，辅以肺功能的测定对指导治疗和判断预后是很有意义的。部分患者早期双手 X 线可见手指骨质疏松，随着病情发展出现不规则的骨质缺损，关节间隙变窄等。

4. 心血管系统检查　血清 CK-MB、cTnT/I和 Myo 升高可辅助判断心肌细胞损害，X 线、心电图、心导管检查、核素扫描、超声心动图检查对诊断亦有帮助，但缺乏特异性。超声心动图可以明确有无心包积液，有心肌病变时常显示扩张性心肌病图像以及二尖瓣舒张期斜率降低，左心室壁增厚以及心肌显著的收缩期和舒张期应变率减低。有肺动脉高压时，超声心动图示右心室扩张，肺动脉收缩压升高，等容加速度（IVR）被认为是早期发现右心受累的敏感指标。心功能改变以舒张功能减退为多见，亦可见收缩功能降低，心肌受累导致心功能异常时 NT-proBNP 升高，对早期心力衰竭诊断有帮助。MRI 和SPECT 扫描有助于评价心肌灌注和早期心肌损害发现[18]。

5. 局限性硬皮病的特征不同于 SSc，有时需通过局部组织活检来明确诊断。硬皮病的患者在使用青霉胺治疗后，少数患者可出现肾脏损害，为明确诊断疾病本身引起或药物因素时需作肾穿刺活检。

6. 无论局限型或系统型，受累或未受累皮肤的感觉时值测定均较正常明显延长（延长5～12倍）。

7. 皮肤毛细血管镜检查甲褶处，显示多数毛细血管模糊，有渗出和水肿，血管袢数显著减少，血管支明显扩张和弯曲，血流迟缓，多伴有出血点。

（五）诊断

1. 局限性硬皮病根据典型皮肤改变即可诊断。

2. 系统硬化症：美国风湿病学会（ARA）1998年标准：A 主要标准：掌指关节近端的硬皮变化，可累及整个肢体、面部、全身及躯干。B 次要标准：①手指硬皮病：上述皮肤改变仅限于手指；②手指尖有凹陷性瘢痕和指垫消失；③双肺基底纤维化。凡是1项主要标准或2项次要标准可诊断，其他有助于诊断的表现：雷诺现象，多发性关节炎或关节痛，食管蠕动异常，皮肤病理学胶原纤维肿胀和纤维化，免疫检查ANA，抗 Scl-70 抗体和着丝点抗体（ACA）阳性。CREST 综合征，具体其中5条症状的3条，或3条以上加着丝点抗体阳性可诊断。

六、结节性多动脉炎

结节性多动脉炎（polyarteritis nodosa, PAN）是一种累及中、小动脉全层的坏死性血管炎，随受累动脉的部位不同，临床表现多样，可仅局限于皮肤（皮肤型），也可波及多个器官或系统（系统型），以肾、心脏、神经及皮肤受累最常见，其中累及心脏者可达60%～80%。目前，除感染、肾损害外，心脏病变已是主要的致死原因。

（一）病因与病理

病因尚未阐明，许多资料发现病毒感染与PAN 关系密切，如乙型肝炎病毒、Ⅰ型人类 T 细胞白血病病毒（HTLV-1）、人类免疫缺陷病毒（HIV）等均可能与血管炎有关。药物如磺胺类、青霉素等，以及注射血清后也可能为本病的病因。

本病的病因是多因素的，其发病与免疫失调有关。病变主要累及肾动脉、冠状动脉、肝动脉等具有肌层的中等动脉，病变为全层坏死性血管炎，好发于动脉分叉处，呈节段性发生（为其特征），间或累及邻近静脉。冠状动脉病变主要累及心外膜下、血管刚进入心肌不深处的动脉部位。病理演变过程为：初期血管内膜下水肿，纤维素渗出，内皮细胞脱落；继之，中层可呈纤维素样坏死，肌纤维肿胀、变性、坏死，坏死区有淋巴细胞、单核细胞和中性粒细胞等炎性细胞浸润。动脉坏死重的部位可扩张形成动脉瘤，亦可发生破裂出血；随病变进一步演变，血管内膜增厚、血管管腔变窄、血栓形成乃至闭塞。因此，心肌梗死较为常见，也可导致局限性心肌纤维化、左心室扩大。后者也可继发于肾受累所致的高血压。感染性心包炎、尿毒症性心包炎均是心包受累的表现，尚可出现心脏压塞而致死亡。

（二）临床表现

急性或隐匿起病，常有不规则发热、乏力、关节痛、肌痛、体重减轻等周身不适症状。

1. **心脏血管表现**　发病初期有与发热不呈比例的心率增快，常提示心脏早期受累，并提示预后不良。继之，出现如下表现：

（1）心脏增大、心力衰竭：心脏增大、心力衰竭的原因主要是冠状动脉炎，肾性高血压和肾衰竭，心力衰竭是大约1/6～1/2病人的死因。

（2）心绞痛、心肌梗死：主要因冠状动脉炎产生心绞痛、心肌梗死，后者多数为小面积梗死灶，故一般临床症状轻微，胸痛也不明显。

（3）心律失常：各种心律失常均可出现，以室上性心动过速常见。其他可见窦性心动过速、窦性心动过缓、窦性静止、房性和房室结性早搏、心房颤动、心房扑动等。但一般认为 PAN 病人心律失常少见，发生率不超过10%。

（4）心包炎、心包积液、心脏压塞：尿毒症性心包炎是 PAN 病人心包炎的主要原因之一。PAN 心包炎症状多不明显，部分病例可有少量心包积液，个别病例可发生心脏压塞。后者很可能是冠状动脉瘤破入心包所致或尿毒症性心包积液。

2. **心外表现**　PAN 为一全身性疾病，主要为广泛分布的动脉损害所产生的多种临床表现，这些表现是动脉血供减少的独特的器官系统反映。

（1）肾：最常见，可有蛋白尿、血尿，少数呈肾病综合征表现，肾内动脉瘤破裂或因梗死时可出现剧烈肾绞痛和大量血尿。高血压较常见，可加重肾损害，尿毒症为本病主要死亡原因之一。

（2）胃肠道：腹痛、厌食最为常见，肝受累可有黄疸、上腹痛、转氨酶升高；阑尾、胆囊或胰腺受累，可出现阑尾炎、胆囊炎、出血性坏死性胰腺炎。

（3）中枢和神经系统：以周围神经病变常见，出现动脉分布区感觉异常、运动障碍等单神经炎、多神经病表现；累及中枢神经时，可有头晕、头痛。

（4）皮肤：皮损表现为多形性皮疹，呈紫癜样、荨麻疹样。最有特征性却不常见的发现是皮肤和皮下结节，其可表现在病程的任何阶段。

（5）其他：肺血管很少受累，眼部症状约占10％；生殖系统中，以卵巢、睾丸、附睾受累较常见。

（三）实验室检查

1. 常规检查　白细胞总数及中性粒细胞常增高，红细胞及血色素减少；血沉增快；尿常规可见蛋白尿、血尿、管型尿；肾损害较重时出现血清尿素氮和肌酐增高。

2. 免疫学检查　30％病例可测得 HBsAg 阳性，血清 γ-球蛋白增高，C_3 补体下降常反映病情处于活动期；抗核抗体、类风湿因子、梅毒血清反应一般为阴性或弱阳性。

3. 组织活检　对诊断有重要意义，由于动脉受累的分布是节段性的，宜从有症状部位进行活检，可见中小动脉坏死性血管炎。

4. 血管造影　如活检有困难或结果阴性时，可行血管造影，常发现肾、肝、肠系膜及其他内脏的中小动脉有瘤样扩张或节段性狭窄，对诊断本病有重要价值。

第二节　内分泌疾病的心血管病变

一、甲状腺功能亢进性心脏病

甲状腺功能亢进（甲亢）在儿科不多见，可见于两个年龄组：①新生儿：孕妇如有甲亢，少数新生儿于出生后即有甲亢的表现，体格小样，易激惹，甲状腺肿大，头后仰，眼睑水肿及肢端青紫等。心率及呼吸增快，脉搏强烈，心脏增大，或有收缩期杂音，甚至有心律失常及心力衰竭。患婴症状多在二、三周缓解，必要时可用少量普萘洛尔（心得安）。怀孕期间如经治疗至甲状腺功能正常状态可避免殃及胎儿。②少年期甲亢：女多于男，常伴有甲状腺肿。患儿有多动和易激，眼球突出，体重减轻，但食欲甚佳，怕热多汗，心悸气促。心率快，收缩压增高，脉压宽，心脏增大，常有收缩期杂音，甲状腺局部有震颤和杂音。心电图上电压增高，超声示射血前期缩短。

甲亢时，心血管系统的表现甚为突出。心悸、心率增快、气急、胸部不适等症状很常见，但还不足以作为甲亢性心脏病的根据。在少数患者中，可有心房颤动或心力衰竭，但并无甲亢的临床表现，容易造成误诊。

甲亢患者伴有阵发性或持久性心房颤动、心房扑动、心脏增大或心力衰竭时皆可认为有甲亢性心脏病。

（一）发病机制

对心血管系统的作用主要类似于交感神经过度兴奋的作用。

甲亢的发病原理可能与免疫功能紊乱有关。在甲亢患者的血中，有兴奋甲状腺抗体存在，其和甲状腺滤泡细胞膜上受体结合，促进 cAMP 形成，而导致甲状腺分泌亢进。已知甲状腺兴奋性抗体有长效甲状腺刺激素（LATS）和人特异性甲状腺刺激素（HSTS）。有人认为 HSTS 是引起甲亢的因素。甲状腺兴奋性抗体的产生与细胞免疫有关，而目前认为甲亢与自身免疫也密切相关。同时还可能有遗传缺陷，但遗传方式不十分清楚，可能为多基因遗传。

甲亢性心脏病的发病原理尚未完全明确。发病的主要原因：由于甲状腺激素对心肌蛋白的合成、心肌代谢、心肌酶、心肌收缩性、血流动力学和心脏电生理等均有直接作用，以及交感神经系统兴奋性增加和迷走神经兴奋能力障碍，使甲亢患者，特别是有潜在心脏病者的心脏不能承受甲亢时高动力状态的额外负担和不能满足代谢增加的需要。

甲亢可引起心脏增大和心力衰竭。一般认为甲亢性心脏病在儿童中罕见，但有报道在儿童病例中用超声心动图检出有心脏增大、心室肥厚。甲亢女性发病率较男性高。

（二）病理解剖

甲亢中的心脏没有明显的病理变化。有甲亢性心脏病者一般皆有心脏肥厚及扩张，有心力衰竭的病例中尤为显著。

组织病理学方面，在光镜下即可见有心肌纤维增大。心肌细胞间质间有明显的浆细胞和淋巴细胞浸润。电镜检查可见心肌线粒体明显增生，线粒体嵴发生折叠、变长，有时还可有嵴的肿胀或破坏，而在非甲状腺所引起的心肌肥厚中，则主要表现为肌原纤维增加，但线粒体成分减少。

（三）病理生理

甲状腺激素增加心肌细胞的蛋白合成，使心肌肥厚，但心肌水含量和胶原都没有增加。甲状腺激素对心肌收缩性的作用是增加心肌收缩率，同时也使每搏量增高，故心排血量可有明显的增加。一般认为甲状腺激素使心肌收缩力增加的主要原因是由于钙离子-磷酸蛋白质复合物形成增多，使肌凝蛋白钙离子激活，ATP酶活性增高，从而导致肌浆网钙离子转运增加而引起的。同时，也与甲状腺激素增加心肌细胞膜上的肾上腺素能受体的数量有关。以上变化均使左、右心室作功增加，心肌氧耗量增多。较长时间的甲状腺激素分泌过多可导致心脏储备力下降。

甲亢时，外周血管阻力下降。心排血量增加的原因至少部分与此有关。外周血管扩张是继发于甲亢所致的组织代谢率增高以及热量产生和代谢产物的增加。心排血量增加和外周血管阻力下降使患者的收缩压增大、舒张压下降，因而脉压增大。同时循环时间缩短，血容量增加。

甲状腺激素使心率加快，造成心动过速。过多的甲状腺激素并不能改变心血管系统组织对儿茶酚胺的敏感性。甲亢患者的心率增快可能是甲状腺激素的毒性作用和交感神经系统兴奋性增高共同作用的结果。为此，普萘洛尔等 β 受体阻滞剂可以降低甲亢患者的心率，但不能使之恢复正常。此外，有证据表明甲亢病程中的心动过速与迷走神经兴奋性受损有关。

甲状腺激素可增加心肌组织磷酸化酶 α 的活性，并与儿茶酚胺有协同作用，使心肌糖原分解代谢加强。甲亢患者的心肌中，糖原浓度显著下降。甲状腺激素还能降低磷酸果糖激酶的活性，使心肌细胞的糖酵解过程受挫。在甲亢患者中氧化-磷酸化作用受抑，化学能转化为机械能的效率降低。这些能量代谢的障碍可导致患者左心室功能降低。三碘甲状腺原氨酸（T_3）可增加 Na^+-K^+ ATP 酶合成，而使心肌氧耗量增加。甲亢患者发生心力衰竭时，洋地黄效应差，其部分原因可能与 Na^+-K^+ ATP 酶活性增加有关。

过多的甲状腺激素分泌所引起的上述变化使心脏功能下降。心脏每次收缩所消耗的能量较正常为多，而效率却极低，逐渐不胜负担，终于导致心力衰竭。甲亢患者出现心力衰竭时，心排血量下降，但其绝对值仍较正常为高，故属高排血量性心力衰竭。有时，病情很严重时，心排血量可降至正常范围之内或低于正常。

心房颤动的发生机制可能是甲状腺激素直接作用于心肌，使心房肌兴奋性增加，不应期缩短。实验动物中，甲状腺激素可以增加心房率、舒张期除极率并缩短窦房结细胞动作电位时间。

（四）临床表现及辅助检查

甲亢在心脏方面的症状有心悸、呼吸困难和心前区疼痛。心悸常伴心动过速，有过早搏动或阵发性心房颤动时也有同样的感觉。有时在颈部也有冲击感。心悸的程度有轻有重，轻的可仅为患者自觉心脏在跳动，重的可为剧烈的心脏冲撞。一般是在情绪激动或进食后出现，但也有一些患者在静止时也可感觉到。甲亢患者静止时的氧耗量较正常人为大，而肺活量则减少，所以在轻度或中度劳动后可出现呼吸困难，这与因心力衰竭而发生者不同。心前区疼痛常轻微，一般是一种沉重的痛感，但有时可出现典型的心绞痛，常系发作性心律失常所引起，也可以是甲亢增加了原来已有冠状动脉粥样硬化心脏的负荷所致。这两种疼痛皆常在甲亢治愈后消失。以上几种症状中，以心悸最多见，呼吸困难次之，心前区疼痛较少见。

体检时，发现心尖搏动强烈，故极易查到。有时搏动的振动极为强烈，扩散于胸壁，扪之有如收缩期震颤。单纯的甲亢心脏不增大，但心音响亮且具有冲击性。第一心音常明显亢进，易与二尖瓣狭窄的第一心音的特征相混淆。心底部的心音也增强。整个心前区常可听到收缩期杂音，以在肺动脉瓣区最响，为Ⅱ～Ⅲ级。收缩期血压升高，舒张压则略降低，以致脉压加大。少数患者的脉压极大，故可见明显的颈动脉搏动、水冲脉、枪击声、毛细血管搏动等周围血管征。脉搏通常每分钟 100～120 次，有时可达 120～140 次，但快到 180～200 次者则常为甲状腺危象。脉搏除在活动或情绪激动时显著加快外，在入睡时也较正常为快，这是甲亢的特点。在颈部肿大的甲状腺上，常可听到连续性血管杂音，表示有动静脉相通。

心房颤动是甲亢在心血管方面的重要表现。似为产生心力衰竭的重要因素。其他不常见的心律失常有期前收缩、心房扑动、阵发性房性心动过速，甚至阵发性室性心动过速等。

单纯的甲亢很少引起心力衰竭。心力衰竭的发生率随着甲亢病程的加长而增高，而与后者的严重程度则无明显的关系。甲亢患者的心力衰竭主要表现为右心衰竭。因甲亢时肺动脉及右心室压力均有增高，故可出现右心衰竭。

除心血管方面外，甲亢的主要表现如典型的突眼、凝视姿态、皮肤湿热、甲状腺增大、肌肉震颤等，对诊断皆甚为重要，但在甲亢性心脏病中有时可不明显，甚至无甲状腺肿大或眼部体征。这种隐蔽性甲亢如有心力衰竭，可因未能发现甲亢而仅对心力衰竭进行治疗，以致收效不大。

X线检查常示心脏的大小正常，心脏搏动有力。本病的血流加速使肺动脉扩张，故肺总动脉明显、搏动增强。如有长期的心房颤动或心力衰竭，则可见心影增大。有严重心力衰竭时，心影向两侧增大。有其他病因性心脏病时也见心影增大。心电图并不显示特殊改变，可见窦性心动过速、心房颤动或其他较少见的心律失常。有时可见 P 波振幅增加及顶高而圆的 T 波，这是交感神经张力增加的表现。有心脏病变时，可出现 ST 段压低与 T 波平坦或倒置。基础代谢率增到 40%～60% 或以上。

二、甲状腺功能减退性心脏病

甲状腺功能减退性心脏病（又称黏液水肿性心脏病），以女性多见，常伴有心包积液。甲状腺功能减退依年龄亦分二组：①先天性甲状腺缺如或缺乏功能（克汀病、呆小病）：出生时正常，一个月左右后活动减少、便秘、面无表情、眼睑水肿、皮肤皱纹、巨舌、头发干稀、肝大、贫血、体温低。心电图上示心率慢，低电压，T 波和 P 波都较低平，偶有所谓"清真寺样"T 波指 T 波呈圆顶样而无 ST 段存在。②少年型黏液水肿：患儿迟钝无神，生长落后，皮肤干燥，皮下脂肪增多，贫血，胆固醇增高。心脏增大，心率缓慢，心电图示低电压，X 线示骨龄落后。

（一）病理解剖

心脏增大，心肌细胞间有黏蛋白和黏多糖沉积，间质水肿，心肌松软，呈假性肥大。心肌横纹消失，肌纤维染色不均匀。超微结构研究显示，心肌细胞肌原纤维和线粒体嵴减少。可有心包积液，由于含黏液质较多，积液比重较高。

（二）病理生理

甲状腺功能减退（甲减）的基本紊乱是基础代谢率非常低下，这是缺少甲状腺激素的结果。身体的代谢需要减少，血流供应需要亦减少，心脏在少于正常供给能量下工作，因此每搏量减少，心率减慢，血循环时间延长。由于心率缓慢及每搏量减少，心排血量降低，但运动后心排血量可增加。为了保持热量，皮肤血管呈收缩状态，周围血流减少，平均动静脉血氧含量和正常人无显著差别。毛细血管通透性增加以及因局部黏液性水肿而有嗜水性黏多糖和黏蛋白堆积，造成浆膜腔积液，以心包积液较为重要。其特征为心率不快，积液量大，但因其发生缓慢，所以一般不出现心脏压塞症状。

除心血管方面紊乱外，还有代谢反常。血胆固醇常较正常为高。为此，多数学者认为甲减易发生动脉粥样硬化，尤以冠状动脉中更易发生。

（三）临床表现及辅助检查

甲减的患者体质衰弱，皮肤干燥粗糙而较冷，出汗减少，不能耐寒，动作慢而笨拙，脸色苍白而萎黄，言语缓慢，声音嘶哑。也可有胸前区疼痛，眼睑及面部水肿，舌头增厚，头发脱落及周围神经病变。

心脏方面的症状很少，未伴有其他病因所致心脏病的患者一般在早期不出现心力衰竭，偶尔有劳力性呼吸困难、易疲劳及心绞痛等。因有面部及周围性水肿，心包、胸膜及腹膜渗液，故体重增加，呼吸困难，心脏增大，心音弱而远，很像心力衰竭。可有心脏增大，有时心脏有普遍性明显增大。心脏增大可由于间质水肿、心包积液或心脏扩张所致。心尖搏动弥散而较弱，心音远而模糊，心动徐缓，血压、脉压及静脉压都正常。

X线可示心影普遍性增大，透视时可见心脏搏动迟钝，幅度甚小。心电图的典型变化是QRS波群的低电压，T波在多数导联平坦或倒置，可有P波振幅减低。偶可见PR间期延长及QRS间期增加，甚至有报道甲减患者发生完全性房室传导阻滞，这种变化常表示房室束或其分支之一有黏液性水肿性浸润，用甲状腺制剂后可以消失，如仍持续存在则表示有永久性心肌病变或冠状动脉疾病。如有ST段变化也应疑有冠状动脉病变。

三、糖尿病

糖尿病（diabetes mellitus，DM）是一类因胰岛素分泌绝对不足或相对不足所致的以高血糖作为共同特征的异质性疾病。除少数继发于其他内分泌疾病或代谢性疾病（如皮质醇增多症、肢端肥大、血色素沉着症等）外，多为有一定遗传及环境背景的原发性疾病。根据发病年龄和临床

表现，通常将它们区分为胰岛素依赖型糖尿病（insulin-dependent diabetes mellitus；IDDM，或 I 型糖尿病）及非胰岛素依赖型糖尿病（non insulin-dependent diabetes mellitus，NIDDM，或 II 型糖尿病）。后者约占非继发性类型的95%左右。

母患糖尿病者胎儿死亡率较高；如活产，新生儿室间隔缺损及完全性大动脉转位的发病率较高。最为常见的并发症为巨大儿（Macrosomia），体躯胖硕，面部红润水肿，因血糖过低可有颤抖，内脏（包括心脏）均增大，常有呼吸窘迫或心力衰竭。超声可见左右心室壁及室间隔均肥厚。治疗心力衰竭应以利尿剂为主，洋地黄增强心肌收缩力可引起左心室流出道梗阻。出生数周后即一切恢复正常。糖尿病孕母血糖控制良好者可预防本病。

（一）发病机制

IDDM 好发于青少年，因胰岛 B 细胞破坏导致胰岛素分泌不足所致，病人依靠外源性胰岛素维持生命。NIDDM 主要发生于中老年，高血糖发生的基本机制是胰岛素抵抗和胰岛素作用的相对不足，血浆胰岛素浓度，至少是在轻症病例，不仅不低，而且是增高的。高血糖本身会增加胰岛素抵抗性，降低胰岛素分泌，从而造成恶性循环，使高血糖难以控制，加重 NIDDM 病人的病理生理异常，即所谓的"葡萄糖毒性作用"（glucotoxicity）。不管是 IDDM 还是 NIDDM，都有显著的心血管病好发倾向。病变既可累及心脏的大血管又可累及心脏的小血管从而使糖尿病心脏的表现丰富多样。糖尿病病人最重要的治疗目标之一也是预防和推迟心脏病的发生。至于胰岛素抵抗病人何以会有的发生大血管病变，而有的却不波及冠状动脉，仅造成微血管病变，其原因尚不清楚。

糖尿病性神经病主要是微血管病所致，是一种全身性疾病过程，自主神经系统也常受波及。疾病早期，主要影响迷走神经，以后交感通路也被累及。反映迷走刺激的高频冲动（0.15～0.4 Hz）减少，反映交感刺激的极低频冲动（0.033～0.04 Hz）比例增加是糖尿病病人自主神经功能失调的早期表现。临床上可见静息

心率加快,对瓦氏操作的反应减弱,站立时的心率反应异常及站立血压过度降低等。自主神经系统功能失调的病人生存率明显降低,猝死率相当高,可能与室性心律失常的好发倾向有关。此外,这种病人对缺血性疼痛的敏感性降低,致使损害心肌的缺血不易被发现。

作为不同类型糖尿病共同特点的高血糖直接或间接参与了糖尿病特异并发症的发生。控制血糖,不管采用什么方式治疗,均可推迟、延缓并发症的发生与发展。流行病学研究也表明,糖尿病病人高血糖的程度与冠心病及心血管事件的危险性之间存在线性关系。

高血糖并非发生糖尿病并发症的唯一因素,尤其是 NIDDM。一些有漫长病史的新发现的糖尿病病人,甚至仅有糖耐量异常而无高血糖的病人,冠心病的发生率也高,提示胰岛素抵抗和高胰岛素血症与冠心病的发生可能有关。有研究显示,在校正了血压、脂质代谢异常、冠心病家庭史等因素以后,血清胰岛素浓度与冠心病的发生率仍然有正性相关关系,提示高胰岛素血症可视为冠心病的独立危险因素。胰岛素具有导致动脉硬化作用。不过,胰岛素抵抗是一种复杂的代谢异常综合征——胰岛素抵抗综合征(insulin resistance syndrome,IRS),它往往伴有一系列代谢异常,其中有些也是心血管疾病的危险因素。

(二)病理

糖尿病性心肌病的尸检发现,大冠状血管往往畅通,而表现为微血管异常所致的毛细血管性微动脉瘤(capillary microaneurysms)。心肌病的病理特征是细胞肥大、心肌细胞坏死和纤维化。

(三)心血管系统表现

糖尿病病人动脉硬化性心脏病的发病年龄早、无性别差异。糖尿病病人冠心病的发生率是普通人群的 2~3 倍,心梗后第一年的死亡率达 25%,明显高于普通人群。糖尿病病人心肌梗死后的再发梗死率及病死率均高于普通人群。少数糖尿病病人出现所谓微血管型心绞痛(microvascular angina),也有人称其为 X 综合征,其特征是心绞痛,心电图不正常,但血管造影示冠状动脉正常。这种心绞痛往往发生于 2 型糖尿病有胰岛素抵抗的病人。

糖尿病病人还存在与冠状动脉硬化无关的糖尿病性心肌病。糖尿病病人,不论其是否有冠状动脉病变或心瓣膜病,都有很高的充血性心力衰竭发生率。这种明显充血性心力衰竭的病人,血流动力学上或者表现为限制型心肌病(舒张功能失调),或表现为扩张型心肌病(收缩功能失调)。

(马丽娟 石 琳)

参考文献

1. 董承琅. 实用心脏病学. 第 3 版. 上海:上海科学技术出版社,1993:688-851,1030-1077.

2. 杨思源. 小儿心脏病学. 第 2 版. 北京:人民卫生出版社,1994:399-442.

3. 张仁尧,胡大一. 简明心脏病学. 北京:人民卫生出版社,1995:205-214.

4. 毛焕元,曹林生. 心脏病学. 第 2 版. 北京:人民卫生出版社,2001:1295-1412.

5. 胡亚美,江载芳,诸福棠. 实用儿科学. 第 7 版. 北京:人民卫生出版社,2002.

6. 胡亚美,张金哲,江载芳. 儿科药物治疗学,北京:中国医药科技出版社,2000:822.

7. Agraharkar M, Gokhale S, Le L, et al. CardioPulmonary manifestations of Henoch-Schonlein purpura. Am J Kidney Dis, 2000, 35 (2):319.

8. Watanabe K, Abe H, Mishma T, et al. Polyangiitis overlap syndrome:a fatal case combined with adult Henoch-Schonlein purpura and polyarteritis nodosa. Pathol lnt, 2003, 53 (8):5.

9. 李琪,肖群文. 儿童过敏性紫癜合并心脏损害的临床分析. 现代医药卫生,2008,24 (4):523-524.

10. 郭秀瑞. 400 例小儿过敏性紫癜的心电图表现与临床分析. 中西医结合心脑血管病杂志,2008,6 (2):243-244.

11. 韩燕燕，孙景辉. 风湿热诊治进展. 临床儿科杂志，2012，30（7）：697-700.

12. 王宏伟，康闽. 常见自身免疫性疾病的心血管损害. 中国实用儿科杂志，2003，18（2）：75-77.

13. Oguz D，Ocal B，Ertan U，et al. Left ventricular diastolic functions in juvenile rheumatoid arthritis. Pediatr Cardiol，2000，21（4）：374.

14. 王垒，马巧梅. 幼年型类风湿性关节炎心脏损害临床分析. 实用儿科临床杂志，2003，18（9）：710.

15. Clements P. Clinical aspects of localized and systemic sclerosis. Curr Opin Rheumatol，1992，4：843.

16. 林松柏，谢洪智. 系统性硬化症心脏受累61例分析. 中华心血管病杂志，2009，37（6）：525-527.

17. 高倩，吕纳强综述. 党爱民审校. 系统性硬化病与心血管疾病. 中国分子心脏病学杂志，2010，4：254-256.

18. Sebastian S，Fabian I，Andrea G，et al. Early right ventricular systolic dysfunction in patients with systemic sclerosis without pulmonary hypertension：a Doppler Tissue and Speckle Tracking echocardiography study. Cardiovascular Ultrasound，2010，8：1-9.

第二十四章 心脏移植及心肺联合移植

自 20 世纪初期，医学科学家即开始了对心脏移植的研究工作，20 世纪 60 年代末开始应用于临床，至今已开展了大量的心、肺、心肺联合移植，并取得了较好的临床效果，为终末期心、肺疾病的患者提供了一个改善生活质量、延长生命的有效治疗方法。

第一节　心脏移植

一、心脏移植的发展和现状

1980 年全世界开始统计心、肺及心肺联合移植，2007 年第 24 次世界心肺移植学会登记资料显示，至今心脏移植共计 76 000 例，心肺联合移植 3262 例，肺移植 23 716 例[1-2]。由于外科技术的改进及免疫抑制治疗的进展，目前心肺移植已成为终末期心肺疾患的常规治疗。但自 1967 年第一例成功临床病例以来的 40 年，心肺移植却经历了一个高潮-低潮-高潮以及近十年来"高原状态"的艰难历程，同时也是一个经验不断累积的过程。

20 世纪初期，Carrel 和 Cuthtric 开始了心脏移植的相关研究，至 20 世纪 30 年代已进行了一系列动物异位心脏移植的实验室研究。1933 年，Frank 及其同事在美国明尼苏达首次进行了犬的同种心脏异位移植，最长存活时间 8 天（平均 4 天），其后 Sinitsyn（1948 年）、Marcus（1951 年）对心脏颈部移植的血管吻合方式进行了改进，使供心的左心室成为工作左心室。至 20 世纪 50 年代，心脏移植的外科技术不断改善，伦敦 Guy 医院 Brock Socass 利用左右心房的吻合，替代体静脉及肺静脉的血管吻合。1960 年，美国 Lower 和 Shumway 成功利用深低温保护供心，解决了长途运输问题，并采用受体左心房和右心房中部切口与供心的左心房、右心房分别吻合，供体与受体的主动脉、肺动脉分别进行端-端吻合。他们的手术方法奠定了原位心脏移植的外科基本技术，至今没有大的变动。

1967 年 12 月，南非的 Christian Barnard 医师成功施行人类第一例同种异体原位心脏移植术，这是人类心脏移植史的里程碑。受体是一位 54 岁糖尿病心脏病患者，曾两次心脏停搏，供体是一位 24 岁女性，因头部外伤导致脑死亡。术后采用了激素、硫唑嘌呤及局部放射照射等免疫抑制治疗，但最终于术后 18 天时死于肺部感染，尸检未发现移植物排异现象。1968 年，全世界 17 个国家 60 多个医学中心共进行了 102 次心脏移植，但由于排斥反应和感染，病人大多死亡。以后心脏移植进入了低潮时期，10 年中进行不足 50 例。斯坦福大学组 1982 年报道 1 年及 5 年存活率分别为 65％及 45％。20 世纪 80 年代，由于环孢素（Cyclosporine）的诞生，为心脏移植术开辟了一个新时代，术后 1 年及 5 年存活率分别提高到 85％及 65％以上。同时由于心肌保护技术的改进和手术技术的提高，使心脏移植术日趋完善，在发达国家，心脏移植已成为常规手术。截至 2007 年，全球有 300 多个中心开展心脏移植，总例数已超过 7 万例，每年 3000 余例。手术成功率为 95％，受者的 1 年、3 年、5 年的存活率已分别达到 84.5％、78.0％、71.4％，最长存活三十余年。其中小儿心脏移植每年大约有 300 例，5 年生存率为 70％。美国近十余年来每年进行心脏移植的人数在 2057～2363 例左右，而术后 1 年和 5 年生存率也分别达到了 87％和 72％[1-2]。

我国最早的有关心脏移植的文字记载于《列子》上，迄今已有 2000 年左右，描述了神医扁鹊为两个病人开胸交换心脏希望使疾病消除。这也是人类历史上有关心脏移植和器官移植的最早记录。1978年4月21日上海瑞金医院张世泽医师成功完成了我国第一例原位心脏移植，病人存活109天。台湾大学医院朱树勋于1988年完成中国第一例，也是亚洲第一例异位心脏移植。北京安贞医院陈宝田医师于1992年3月20日在中国停顿了13年的心脏移植后，第一个再次成功为一位15岁的扩张型心肌病女孩完成了心脏移植术，术后存活7个月，死于急性排异，这也是北京的第一例心脏移植术。近年我国心脏移植术快速发展，2006年一组141例大样本报道，术后138例存活，手术成功率为97.9%，1年、3年、5年存活率分别为90.8%，84.6%，81.4%[3]。

二、心脏移植适应证及禁忌证

接受心脏移植及心肺联合移植手术的患者，均为内科保守治疗效果极差的终末期患者。但并非所有终末期患者都适合进行心脏移植或心肺联合移植，仍需经各种辅助检查后仔细选择，这是手术成功的重要条件之一。随着医疗技术的发展，心肺移植开展的日益广泛，以及患者医疗观念的转变，接受移植的患者数目也在不断增加。确定移植后，在等待受体期间，仍需要积极的内科治疗和各项准备工作，争取有一个好的手术条件。

心脏移植手术适应证包括：①内外科均无法治愈的终末期心脏病，如心肌病、冠心病、心脏瓣膜病因各种原因不能进行换瓣手术以及外科手术无法矫治的先天性心脏病等；②年龄一般在60岁以下，也可适当放宽；③经完善的内科治疗后，心功能仍为NYHAⅢ～Ⅳ级，预期寿命<12个月；④除心脏病外，其他脏器功能正常；⑤精神状态稳定，不愿长期接受内科治疗；⑥家属同意，并能提供各种支持。对于儿童，最常见的心脏移植适应证为：手术困难的先心病如左心发育不良综合征、肺动脉闭锁、大动脉转位；继发性心脏病，包括心肌病、威胁生命的严重心律失常由于起搏器过大而不宜使用、非恶性心脏肿瘤等。有作者对左心发育不良综合征患者的手术方式进行了对比，发现心脏移植较分期Norwood手术更具优势，因此建议左心发育不良综

合征的治疗首选心脏移植。

小儿心脏移植禁忌证分为绝对禁忌证和相对禁忌证。绝对禁忌证包括：受体交叉试验阳性、肺血管阻力大于8Wood单位、不可逆的肝肾疾病。相对禁忌证有：ABO血型不符（新生儿除外，因为新生儿尚未产生与T细胞依赖性抗原相作用的抗体和ABO血型抗原系统的抗体）、活动性细菌或者病毒感染、肺血管阻力4～8Wood单位、肝肾功能不全等。

心脏移植供体选择条件：①年龄小于60岁；②不需使用大量的正性肌力药物；③无心脏病史；④心电图正常；⑤ABO血型相配；⑥体重相差不超过20kg；⑦T淋巴细胞交叉配型阴性；⑧血清学检查无病毒性肝炎；⑨供体心脏离体时间一般不超过4h。近年来，随着心脏移植技术的推广和进步，以及心脏移植受者众多和供心短缺的矛盾越来越突出，目前国外虽没有明确界定，但多数移植中心已将5～7h乃至更长时间作为心肌缺血的可接受时限。国内也有移植心离体时间达542min，但手术后随访4个月恢复良好的报道[4]。

三、心脏移植术简介

（一）受体的术前检查

1. 心脏直视手术常规术前检查。
2. 血肌酐、空腹血糖及糖耐量试验、心肌酶。
3. 咽部、痰、尿和便的细菌、病毒和真菌培养。
4. 免疫学检查
（1）淋巴细胞毒性抗体试验；
（2）淋巴细胞交叉配型；
（3）人白细胞抗原（HLA）系统。
5. 血清病毒学检查。
6. 动脉血气分析。
7. 肺功能测定。
8. 胃肠钡剂透视。
9. 心导管检查、血流动力学和心血管造影及心内膜心肌活检。
10. 心血池核素扫描。
11. 静脉肾盂排泄造影。

（二）受体的术前处理

1. 心力衰竭的治疗　部分受体没有经过合理的系统治疗，静脉给予利尿剂、血管扩张剂及正性肌力药物可以迅速改善血流动力学情况，为心脏移植创造条件。

（1）利尿剂应用：选用利尿剂时应根据其作用部位、机制及作用时间和用量来选择，避免同时使用同一作用部位的两种利尿剂，可采用氨茶碱或喘定与呋塞米（速尿）联合静脉滴入，可收到良好利尿效果。

（2）血管扩张剂应用：充血性心力衰竭病人周围血管阻力升高，血管扩张剂可减轻周围血管阻力，降低心脏的后负荷，同时可扩张冠状血管，增加心肌灌注量，改善心脏功能。常用硝普钠、前列腺素 E1 和硝酸甘油静脉滴注。血管紧张素转化酶抑制剂和利尿剂联合应用也有助于改善心脏负荷。

（3）正性肌力药物应用：一些危重病人需要用正性肌力药物暂时积极治疗或长时间维持心脏功能，许多病人有严重其他重要器官（肝、肾）功能不全时，即使应用正性肌力药物，成功的机会也少。常规用洋地黄治疗心力衰竭和心律失常有效，但用量要少，防止中毒。重度心功能不全和低心排出量病人常用多巴胺和（或）多巴酚丁胺，其中多巴胺剂量为 $2\sim10\,\mu g/(kg\cdot min)$ 时主要兴奋 β_1 受体，增强心肌收缩力，扩张肾血管、脑血管和冠状动脉，剂量超过 $10\,\mu g/(kg\cdot min)$ 主要兴奋 α 受体，使总外周阻力增加，血管收缩，肾血流减少。多巴酚丁胺主要兴奋 β_1 受体，剂量为 $2\sim10\,\mu g/(kg\cdot min)$，一般从小剂量开始。

2. 抗心律失常　终末期心力衰竭病人常常合并心律失常，防止致命性室性心律失常发生是非常重要的问题，应选择不易引起心律失常的药物治疗心力衰竭。射血分数低和以前出现过室性心动过速是高危因素，应积极治疗，在治疗中需用动态心电图监测。频发室性期前收缩用利多卡因和胺碘酮治疗；心动过缓，用少量异丙肾上腺素；心房颤动病人可用洋地黄和普鲁卡因胺。

3. 抗凝治疗　扩张型心肌病常合并心房颤动，充血性心力衰竭时易发生体、肺循环栓塞。抗凝治疗可以预防栓塞，一旦发生周围血管栓塞，则会妨碍心脏移植或增加手术后危险性。如无禁忌可加用少量抗凝剂。

4. 心脏辅助装置　抗心力衰竭药物治疗无效，其他重要脏器无重度功能不全的病人可以采用机械维持循环，使部分病人能够顺利等待接受心脏移植。欲作心脏移植的病人约有 $10\%\sim20\%$ 死于等待供心期。这些终末期心力衰竭患者常需加强治疗以改善心功能并过渡到心脏移植。对于婴幼儿患者，由于此年龄组供体器官更为缺乏，因此这一供需矛盾更为突出。有文献认为，使用体外膜式氧合（ECMO）、各式人工心脏和心室辅助装置有助于帮助患儿平稳过渡到移植期。而对左心发育不良综合征患儿首先行房间隔造口术可以明显改善心脏移植术的预后。

5. 婴幼儿特殊问题　婴幼儿心脏移植前治疗同成人，只是免疫接种计划应尽量在移植前完成，否则只能应用死疫苗，不能应用减毒活疫苗。

四、心脏移植术式

心脏移植术分为原位心脏移植术及异位心脏移植术。

1. 原位心脏移植　是指将病人的心脏切除后，将异体的供心换于原来心脏的位置上。即将患者的心脏切除，保留主动脉、肺动脉的根部，连着上腔静脉及下腔静脉的右心房后壁及连着肺静脉的左心房后壁。将供体的心脏经过修整后放入原心脏的位置，第一步将供心的左心房前壁与患者的左心房后壁相连，再缝合房间隔，这样供心的左心房即与患者的肺静脉和肺相连起来。第二步将供心的右心房前壁与患者的右心房后壁相缝合，使供心的右心房与患者的腔静脉和右心房相连。第三步将供心的肺动脉断端及主动脉断端分别与患者的肺动脉及主动脉断端缝合。目前临床上原位心脏移植所采用的手术方式分为标准 Stanford 法、双腔静脉法及全心脏移植法，其中标准 Stanford 法及双腔静脉法应用最广。标准法即为上述，双腔静脉法即在供心上下腔静脉处吻合，保持右心房完整，保留供心右心房有较好的窦房结功能及三尖瓣功能，不足之处为手术时间有所延长，加重了心肌缺血程度[5]。

2. 异位心脏移植　是指不切除自体的心脏，另外植入一个心脏，置于患者自体心脏旁边，起到辅助原来心脏的作用。异位心脏移植术较原位心脏移植更复杂。第一步将供心与患者的左心房侧面相吻合；第二步将供心的上腔静脉与患者的上腔静脉-右心房交界部的外侧缘进行侧侧吻合，第三步将供心的主动脉与患者的升主动脉之间做一端侧吻合。异位移入的心脏，自患者的腔静脉接受一部分血液，送入肺循环，再回到左心房，因供心与患者的左心房为一个腔，因此血液一部分入供心左心室中，当心脏收缩时，两个心脏的左心室可将血液共同泵入一条大动脉，以完成循环任务。异位心脏移植保留了自己的心脏，故而患者思想负担相对轻而易于接受手术。患者的心脏仍可负担一定的工作，如患者心脏疾患是可逆的，也有可能在移入的心脏代偿阶段将原有心脏疾患治愈。但此方法手术困难，且患者的心脏疾患严重时心收缩排血困难，使血流速度减慢，易在心腔内出现凝血块而引起栓塞。因此异位心脏移植至今开展不多。

五、心脏移植术后治疗

心脏移植术后治疗主要是免疫抑制治疗、抗感染治疗以及对排异、感染及药物毒性的监测。

心脏移植术后的早期存活率目前较高，术后机械通气、血管活性药物支持等技术均已较为成熟，长期疗效令人满意，但是急性排斥反应仍然是最严重的并发症。术后尽早、合理使用免疫抑制治疗，积极预防排异反应发生对患者长期存活十分重要。目前免疫抑制治疗国际上较为接受的方法为三联治疗即环孢素 A、硫唑嘌呤和皮质类固醇联合治疗。三联疗法从临床上已被证实可抑制排异反应的发生，明显改善患者生存率。

环孢素是一种从真菌中分离提取的复杂化合物，具有强大的免疫抑制能力，1980 年斯坦福大学首次将其应用于心脏移植患者，用药后排斥反应明显减少，发生排斥反应的时间推迟，病人存活时间明显延长。环孢素的应用是心脏移植手术发展史上一个重要里程碑。环孢素 A 剂量为 $1\sim2\,mg/kg$，于 4 h 缓慢静点，每日两

次，患者可口服后改用每次 $3\,mg/kg$，每 12 h 1 次。移植后 6 周内其血药浓度谷值应达到 $350\sim450\,ng/ml$。3 个月后剂量递减，至 1 年时血药浓度为 $150\sim250\,ng/ml$。

皮质类固醇中泼尼松及甲泼尼龙是移植后常用药物，也是最早用于心脏移植术的免疫抑制药。在急性排异反应发生时可采用静脉冲击疗法。目前虽尽量减少其用药量及时间以减轻其副作用，但其作用仍不能被代替。术中予甲泼尼龙 $500\,mg$ 静点，术后 24 h 内给予 $125\,mg$，8 h 1 次共 $3\sim4$ 次，然后改为泼尼松口服，剂量 $1\,mg/(kg \cdot d)$，分 2 次口服，3 日后按 $0.1\,mg/(kg \cdot d)$ 递减，1 周后按每周 $0.1\,mg/kg$ 递减，1 月后按每月 $0.1\,mg/kg$ 递减，至 3 个月时泼尼松剂量为 $0.05\,mg/(kg \cdot d)$，四个月后停用泼尼松。甲泼尼龙冲击疗法主要针对中、重度急性排异反应。剂量为 $20\,mg/(kg \cdot d)$，连用 3 日。

硫唑嘌呤是一种抗代谢药，早在二十多年前即用于器官移植，与环孢素 A 及泼尼松合用，可减少此两药用量，减轻其副作用。但硫唑嘌呤可产生明显的骨髓抑制作用。硫唑嘌呤的剂量为 $2\,mg/(kg \cdot d)$，分两次口服。

他克莫司（tacrolimus，FK506）是继环孢素之后的又一很强的免疫抑制剂，以其在肝、肾移植中的良好免疫抑制效果受到较多关注。某些医疗中心以此为一线用药，似乎对肺移植后的慢性排斥反应出现的病人有更好的免疫抑制作用，他克莫司对 T 淋巴细胞的免疫抑制作用比 CsA 强 100 倍，并且防止排异反应的有效剂量不足其 $1/10$[6]。一般术后 24 h 内 $0.075\,mg/kg$ 持续静点，可口服后改为 $0.15\,mg/kg$，1 日 2 次，以全血血药浓度 $10\sim20\,ng/ml$ 为参考。

霉酚酸酯（mycophenolate mofetil，MMF），能够特异性抑制淋巴细胞次黄嘌呤核苷酸脱氢酶活性，影响淋巴细胞核酸的合成及细胞增殖，从而达到免疫抑制的效果，其不良反应较小，对骨髓抑制作用明显低于硫唑嘌呤[7]。霉酚酸酯与环孢素及肾上腺皮质激素同时应用，可用于预防排斥反应及治疗难治性排斥反应，但目前认为仅可以替代硫唑嘌呤。1996 年美国一多中心霉酚酸酯治疗难治性移植肾急性排斥临床协作组报告 MMF 组较硫唑嘌呤组患者死亡或移

植丢失减少 42%，但因副作用较大，如腹泻、恶心、呕吐和白细胞减少及价格昂贵，仍不作为一线用药。

单克隆抗体（OKT₃）及多克隆抗体（抗胸腺细胞球蛋白 TGA），也是心脏移植术后常用的抗排异反应用药，但目前不作为一线用药，多用于术后急性排斥反应，用甲泼尼龙冲击治疗效果不佳者。

婴幼儿心脏移植后治疗策略同成人[8-9]。

六、心脏移植术后并发症及术后监护

（一）术后并发症

1. 早期并发症

（1）移植心脏急性功能不全：心脏移植术后移植心脏急性功能不全是移植早期死亡最主要和最常见的原因之一，与供心保存不良或时间过长、再灌注损伤、移植前肺血管高阻力和移植心脏去神经状态等有关，其中去神经状态是重要原因。失去神经支配的移植心脏在血流动力学、心电生理、内分泌，以及应激反应和药理学反应等各方面完全不同于正常在体心脏。心脏的传入神经主要调节循环系统的容量稳态，传入神经去神经化后外周血管阻力明显下降，但血浆去甲肾上腺素升高的反应迟钝，肾素-血管紧张素-醛固酮调节轴受损致利尿作用和心房钠尿肽反应迟钝，机体容易出现容量超负荷。心脏的传出神经去神经化后，心肌内儿茶酚胺储备于数天内迅速耗尽，心室收缩功能完全依赖循环中儿茶酚胺的作用和心室舒张末容积增大而增加，血流动力学主要表现为中心静脉压、肺动脉舒张压和肺动脉楔压升高，而动脉血压、心排血量、混合静脉血氧含量等降低，引起全身组织供血不足、缺氧、尿量减少、胃肠淤血及精神神经症状等。故移植后，特别是移植早期，需常规用血管活性药物维持去神经心脏的收缩功能和体、肺循环血管张力，血管活性药物应用和血流动力学监护是防治移植早期移植物急性功能不全最关键的措施之一。

国内有作者对 41 例原位心脏移植患者术后血流动力学进行监测，其中 18 例发生右心功能不全，部分患者合并持续肺动脉高压；3 例发生左心功能不全[10]。国际心肺移植学会的最新资料表明，在心脏移植术后的所有并发症中，右心功能不全占 50%，而术后早期死亡中因急性右心衰竭所致者则高达 19%[11]。除了心脏的去神经因素以外，患者长期心力衰竭，左心房压力增高，肺血管发生器质性病变使阻力升高；手术前后患者水钠潴留，容量超负荷；移植手术过程中因麻醉、低温、血管活性物质释放等使肺血管阻力进一步增高均可导致右心衰竭。另外，供者心脏切取以后可因缺血、心肌保护以及手术操作不当使右心功能下降。此外，右心衰竭的发生原因还可能是由于肺动脉吻合时发生扭转或扭结，也可能来自冠状动脉空气栓塞。移植术后右心衰竭处理方法：①选用缺血时间相对较短的供心；②选用体重大于受者的供者供心；③纠正患者 pH、PO₂、PCO₂，防止肺血管痉挛；④静脉给予多巴酚丁胺、异丙肾上腺素等药物提高心率，前列腺素 E1 扩张肺动脉，迅速控制肺动脉压力。对于上述无效者可选用主动脉球囊反搏或机械循环支持泵。

（2）急性肾功能不全：急性肾功能不全也是心脏移植早期易出现而且最严重的并发症之一，多发生在术后前几天。因为心脏移植患者术前多存在长期反复发作的难以纠治的心力衰竭，心排出量的减少导致肾血流量减少从而引起患者在术前即存在不同程度的肾功能不全，体外循环和移植术本身亦会导致肾功能的损害，右心功能不全，以及免疫抑制药物环孢素的肾毒性等也会使肾功能恶化。因此术后早期要严密观察尿量及肾功能的变化，尿量少者给予利尿，对出现急性肾衰竭药物治疗无效时，可使用腹膜透析或血液透析。

（3）排斥反应：在非特异性免疫抑制的条件下，所有同种移植受者均处于过度免疫抑制和免疫抑制不足的威胁之下。免疫抑制不足可导致移植物的排斥甚至失功能，过度免疫抑制虽可保留有功能的移植物，但却有导致机体免疫力低下，产生各种感染的可能。所有同种脏器移植均有移植后早期排斥最为活跃，但以后逐渐削弱的倾向。临床可根据具体情况调整免疫的强度。

同种异体移植排斥反应分为超急、急性和慢性三种类型：超急性排斥反应是在术后几小时到几天发生，在早期往往没有临床症状和体征；当晚期临床征象出现时，排斥可能已不可逆转。为早期检出心脏排斥，临床对超声心动图、核磁共振、心电图和免疫学等许多不同的方法进行研究并取得了一定进展。然而到目前为止，对于心脏移植手术后的排斥监测，最可靠的方法和"金标准"仍是心内膜活检。通过心内膜活检可判断排斥的级别，并指导临床治疗。心内膜活检时如移植物 IL-2mRNA 呈阳性显现则意味着更严重的排斥将可能发生。这一发现对于预防严重排斥有一定的帮助。

心脏移植后的排斥反应是必然的，每个病人术后 3 个月内至少有一次急性排异，几乎没有幸免者。在严密的监测及积极的治疗下，目前由于急性排斥反应死亡的病例明显减少。随着医学技术的进步，心脏移植后的监测手段逐步增多，但仍以心内膜心肌活检的显微镜下检查为金标准。标准活检时间：第一次为术后 7 天左右，以后第 1 个月内每周 1 次，3 个月内每两周 1 次，3 个月至半年每月 1 次，半年后每 3 个月 1 次，1 年后每半年一次，大约 2 年内有 15 次心内膜心肌活检，如遇到治疗中的棘手问题可能还需增加次数。

排斥反应的临床表现有乏力、低热、倦怠、劳累后心悸和呼吸困难、体力下降及食欲不振等。超声心动图心室等容舒张时间缩短，可以反映心肌水肿和心肌顺应性下降。细胞免疫学监测（OKT3、OKT4、OKT8）及血清学化验（cTnI 等）也有助于临床诊断。组织多普勒超声心动图、核磁共振等是近年新出现的监测方法，有作者发现，组织多普勒超声成像较传统超声检测指标在发现心功能异常方面更为早期和敏感[12]；心脏移植术后婴儿出现排斥反应时，应用磁共振标记技术会发现有部分室壁的运动异常[13]。Bailey 等根据临床检查和超声心动图表现诊断婴幼儿急性排斥反应，只对年龄较大的儿童采用心内膜心肌活检。当出现发热、嗜睡、纳差、心动过速、呼吸急促和充血性心力衰竭时，不除外排斥反应。心电图、超声心动图和 X 线如发现心脏扩大亦可协诊排斥现象。白细胞计数升高也有助于排斥反应的诊断，但需与感染相鉴别。Puleo 等[14]发现，术后患者血流动力学的动态变化也有助于判断急性排异反应的存在。急性排斥反应

常导致心肌细胞变性坏死，继而出现心脏功能下降，右心室进行性增大以及肺动脉楔压、肺动脉收缩压、中心静脉压升高等改变。因此，血流动力学的观察和动态监测也是协助判断早期急性排斥反应的重要方法之一。留置 Swan-Ganz 导管时间一般在一周左右。治疗上在免疫抑制的同时，还要改善机体内环境，根据血流动力学指标加用血管活性药物如多巴胺、多巴酚丁胺、异丙肾上腺素、硝普钠、前列腺素 E1。

小婴儿急性排异反应的诊断方法，由于心脏小，不能如成人一样反复进行心内膜心肌活检来判断。但幸运的是，新生儿和婴儿免疫系统尚处在发育阶段，对外来器官的接受性较高，产生急性排异反应的可能性相对较小。Loma Linda 大学 233 例小儿心脏移植的经验表明生后 1 个月内行心脏移植的患儿存活率更高，其中存活最长者已经超过 13 年[8]。另外，新生儿尚未产生与 T 细胞依赖性抗原相作用的抗体，也没有产生对 ABO 血型抗原系统的抗体，因此供体 ABO 血型不合并非新生儿心脏移植禁忌证，其心脏移植的临床预后与血型相合者没有明显差异。因此在同种血细胞凝集素产生之前，可以安全地进行新生儿心脏移植[9]。

（4）感染：手术后应用大量的免疫抑制剂造成患者免疫功能低下，气管插管、动静脉插管、引流管和导尿管的应用也易造成医源性感染。感染源可以是细菌、真菌、病毒和原虫等，感染可累及任何器官，尤以肺部感染和泌尿系统感染常见。肺部感染病死率可高达 23%。Montoya 等报道，感染是心脏移植术后早期仅次于排斥反应的死亡原因，且是晚期死亡的最常见原因。Miller 等报道，约 31% 的患者心脏移植术后发生 1 次或 1 次以上的感染，其中细菌感染占 47%，病毒感染占 41%，真菌与原虫等感染占 12%。平均每次感染的病死率为 13%，但真菌感染的病死率可高达 36%。在心肺联合移植患者，由于移植肺去神经后丧失咳嗽反射、肺的淋巴回流中断、肺的纤毛自净和免疫功能失调（包括肺泡巨噬细胞功能受损）更增加了感染的可能性。因此严格监测早期感染指标，采取积极的措施及时诊断和治疗各种感染关系到患者的生死存亡。

（5）心律失常：多见于心脏移植术后早期。

术后供心存在双窦房结及去神经状态，常发生因冲动起源异常和冲动传导异常所致的室上性心律失常、室性心律失常及束支传导阻滞等，其发生可能与血中儿茶酚胺浓度较高致心肌应激性增高、右心功能不全致右心房压升高、排斥反应及术式有关[9]。心脏移植术后常见窦性心动过缓或缓慢的结性心律，主要原因为原位窦房结激动不能传导，而移植心脏的窦房结早期功能不良。应以异丙肾上腺素维持心率在 90 次/分以上，保证足够的心排血量。

2. 中晚期并发症

(1) 冠状动脉粥样硬化性心脏病：迄今已有越来越多心脏移植患者受到弥散闭塞性冠状动脉粥样硬化性疾病的影响。缺血性后遗症是严重威胁着心脏移植患者长期存活的主要并发症，是导致移植受者术后中晚期死亡的最主要原因，约占心脏移植后死亡的 39%。术后 1 年冠状动脉造影，10% 的患者可见冠状动脉受损，术后 5 年可达 50%。这种血管病变仅限于移植心脏的血管。研究表明，心脏移植术后冠状动脉病变的实质是慢性排斥反应，同时也与供心的热缺血时间、传统危险因子，如血脂异常、肥胖、糖尿病、吸烟等相关；有些学者还发现移植心脏的血管病变与巨细胞病毒感染有关[15]。对于移植术后冠心病的治疗目前尚缺乏有效的治疗方法，降低血压和血脂等可能会有一定效果，但主要是预防。晚期移植物冠状动脉硬化只能接受再次心脏移植治疗。

(2) 恶性肿瘤：长期免疫治疗均有发生恶性肿瘤的风险，最常见的是淋巴增殖性疾病和皮肤癌，恶性肿瘤占心脏移植后死亡的 11%。

(二) 心脏移植术后监护

1. 病房、监护室的消毒隔离和术后监护工作　感染是心脏移植术后早期致死率最高的并发症之一，良好的围术期监护是预防和减少感染、提高心脏移植患者存活率的关键。移植术后患者病情危重，心功能差，再加上术后早期加强的免疫抑制治疗和医源性操作频繁，患者极易感染，因此心脏移植术后监护室必须单独隔离成单间。监护室的门窗地板均必须彻底清洗，所有监护室内的监护仪、呼吸机以及储存医疗用品的柜子、吊钩等也用消毒药水擦洗。病床用消毒水擦洗，被褥全部更换。所有进入病室的人员均需带帽、口罩、无菌隔离衣同时使用无菌手套。病人的护理和医疗的操作遵循从最干净的区域着手最后再在最不干净处完成。口腔护理、全身护理、药物的准备、静脉用药，抽血等绝对戴无菌手套。胃管仅作为投入环孢素 A 的通道，每日更换一次，直至病人胃肠道通畅可口服为止。手术后的引流血不可再回输入体内，伤口的敷料必须严格保证无菌。

2. 心脏移植术后的监测指标

(1) 生命体征：呼吸，脉搏，体温。

(2) 血流动力学及心功能：包括动脉压、中心静脉压、左心房压、肺动脉压、每分心排血量。

(3) 出入量：包括胸腔及心包引流量，尿量及液体输入量。

(4) 免疫指标：外周血 T 淋巴细胞监测、T 淋巴细胞亚群监测。

(5) 床旁胸部 X 线检查。

(6) 血生化：肝肾功能、心肌酶、血糖、肌钙蛋白、血气、凝血功能。

(7) 心电图、超声心动图。

(8) 血尿常规。

(9) 心内膜心肌活检。

(10) 抗排异药物血液浓度监测。

第二节　心肺联合移植

一、心肺联合移植的发展与现状

最早的心肺联合移植记载于 1905 年，Carrel 等将一只 1 周龄猫的心、双肺、大动脉及腔静脉缝合在一只成年猫颈部，供体大动脉缝合于受体颈外动脉远端，立刻冠状动脉循环建立，供心跳动且肺颜色转红，因肺保护问题，数分钟后肺水肿、变硬而失败。1946 年 Demikhov 应用同种异体犬在交叉循环下施行心肺联合移植（combined heart-lung transplantation，CHLT）的实验，此后经多年的动物实验探索，终于于1968年进行了第一例人类的心肺联合移植。受体是房室间隔缺损伴肺动脉高压的两个半月婴儿，术后14 h死于肺实变，第二例是一位43岁患终末期肺气肿的男性患者，术后第8天死于支气管肺炎。第三例患者术后存活了23天。自1982年至1997年，全世界心肺联合移植2428例，年龄分布新生儿至64岁，高峰年龄为18～49岁，约20%为18岁以下患者。再移植率为3.0%，成人及少年儿童存活率无显著差异，1年生存率分别为59.5%和60.9%，3年存活率分别为49%和43.4%，5年存活率分别为43.9%和39.8%，第一位死亡原因是感染。在环孢素引入后，自20世纪80年代起，术后存活时间显著延长，同时肺保护方法、支气管吻合口血运以及心肺排异关系的研究进展也使得术后存活率提高。到目前为止，国外报道共约三千余例，1、3、5年生存率分别为62%、50%和42%[16]。近年来国内报道开展心肺联合移植的单位约有8家，例数约十余例，1992年12月由刘晓程医师完成了我国同时也是亚洲第一例心肺联合移植，患者术后第4天死于呼吸衰竭。1994年北京阜外医院完成我国第二例。北京安贞医院陈宝田医生于1994年完成我国第三例心肺移植，患者为特发性扩张型心肌病伴肺动脉高压，术后存活20天死于继发感染。据2008年第四届全国心肺移植会议报道，目前国内报道存活时间最长的心脏移植、肺移植受者已分别生存了16年（哈尔滨医科大学附属二院）和6年（无锡市人民医院肺移植中心）。国内生存时间最长的心肺联合移植患者存活时间为4年零8个月。

二、心肺联合移植手术适应证及禁忌证

心肺联合移植手术适应证包括：①应用药物治疗无效的肺实质性病变伴心功能不全，呈终末期心肺衰竭者；②先天性心脏病继发肺动脉高压引起右向左分流的艾森门格综合征；③原发性肺动脉高压继发严重心力衰竭；④肺囊性纤维化或双侧支气管扩张所致肺脓毒性感染等。

心肺联合移植手术的禁忌证为：终末期心肺衰竭合并其他器官如肝、肾、脑等不可逆严重损伤或伴有全身性疾病及活动性感染、恶性肿瘤或精神病者。相对禁忌证包括：恶液质、糖尿病、脑血管病、过度肥胖及近期活动性胃十二指肠溃疡，应用类固醇激素治疗者[17]。

三、心肺联合移植术式

心肺联合移植是将患者的心脏及双肺切除，留下其与上、下腔静脉连接的右心房、主动脉及保留气管分叉和一个气管软骨环的气管，将供体的心肺植入患者胸腔后，只需吻合气管、主动脉及右心房即可建立起肺循环和体循环。常能恢复自主窦性心律，脱离体外循环支持常常并不困难，24 h多可脱离呼吸机支持。

四、心肺联合移植术后治疗

心肺移植后的免疫抑制治疗与心脏移植相同，有人认为他克莫司对肺慢性排异的抑制作用更好。肺部感染对心-肺移植更显重要，囊性纤维化患者接受心肺移植之后呼吸道可能受病原体慢性感染，尤其是假单孢菌。根据外科手术前最后一次痰培养结果给予预防性抗生素治疗，以后根据术中获得的受体和供体标本的细菌培养及药敏试验调整抗生素是重要的环节，一般抗生素应用7～10天。巨细胞包涵体（CMV）和单纯疱疹病毒血清学阳性者均应预防性给予阿昔洛韦（无环鸟苷）治疗。如供体为阳性，而受体CMV阴性，术后应采用更昔洛韦（ganciclovir）治疗。对于弓形体属不匹配的患者（即供体弓形体抗体阳性而受体阴性者）应预防性给予二氨嘧啶和甲酰四氢叶酸。应用复方新诺明预防卡氏肺孢子虫肺部感染亦属必要。

心肺移植后最初三个月肺排异最频繁，以后排异反应的发生率逐渐降低。儿童的排异较成人更强烈。虽然肺功能试验的第一秒最大呼气量、临床表现和放射学征象可提示排异的可能，但排异反应的决定性诊断是支气管活检标本的特异性组织学发现，支气管活检不仅能证实排异，还可能分离条件病原体并鉴别感染与排异，或者证实是否感染与排异并存。但支气管镜检查对儿童较困难，往往需要全身麻醉。

第三节　展望及我国目前所面临的问题

一、我国目前所面临的问题

（一）供体缺乏

供体缺乏实际上是全世界都面临的问题，20世纪90年代初国外心脏移植等待人数与供体的比值是15∶1。对于儿童患者，这一矛盾更为突出。而在我国，封建的文化道德思想根深蒂固，"身体发肤，受之父母，不敢毁伤，孝之始也。"由于传统观念的束缚，人们对于捐献器官的行为从思想上目前还未广泛接受，使得我国供体来源匮乏的矛盾更为突出，从而也限制了我国心肺移植技术的发展。

（二）登记管理系统欠缺

欧美国家有比较完整的器官移植登记系统，包括等待移植患者的登记、器官的收集、运输方法、移植术后患者的备案等，保证充分利用和有效管理有限资源，总结移植经验。而我国目前尚缺乏类似的系统，这对于我国心肺移植技术的发展已成为桎梏。

（三）患者术后随访管理

随着移植技术的成熟，长期存活的心脏移植患者越来越多，应该重视患者术后的长期随访工作，建立和规范术后长期随访计划，以切实提高术后的长期生存率。同时，患者的心理问题和生活质量问题越来越受到重视。来自于家庭和社会良好的支持和积极的应对方式将有益于病人生活质量的提高[18]。

二、展望[19]

心肺移植作为治疗终末期心脏病及肺疾患的一个成功且有效的方法，目前已无可置疑地成为常规治疗方法。随着免疫抑制药物如 CsA、FK506 等的发现及应用使患者的生存率及生活质量明显提高。但是移植器官被受体排异是绝对的，如何解决免疫耐受及慢性排异的问题将是进一步延长患者生存时间的关键。

免疫耐受包括受体主动耐受供体，及受体经免疫抑制药物治疗后被动耐受供体两方面。前者目前仍处于实验室阶段，并提出供受体嵌合理论。后者依赖于新的免疫抑制药不断研究开发。威斯康星大学对 RS-61443 进行了许多研究，并认为是一种有效的免疫抑制剂。许多医学中心对激素及 OKT₃ 耐药的肾移植患者使用此药有效率达69%。而对肌酐低于 40 mg/L 的患者有效率可达79%。15-Deoxyspergualin 是侧支（Laterosporus）杆菌的代谢产物，对单核及 T 淋巴细胞、B 淋巴细胞有较强的抑制作用，日本研究证实其对肾移植术后急性排异有效。

单克隆抗体（monoclonal antibodies，MAbs）是一个有效的抗急性排异的工具，目前的工作集中于抗 T-淋巴细胞及抗移植物内皮的单克隆抗体。

抗-OKT4 单克隆抗体、抗-TCR 单克隆抗体及抗-IL-2 单克隆抗体，目前已取得良好实验室及部分临床研究的结果。

抗粘连分子单克隆抗体（antiadhesion molecule，Mab）的研究，是因为部分学者认为移植物的血管内皮是免疫排异的一个靶器官，内皮粘连分子是参与各种炎症途径的重要因素，包括 ICAM-I、ICAM-2、ELAM-1、VCAM-1。抗-ICAM-1 单克隆抗体已得到实验室研究成功，并已在波士顿开始肾移植后的一期临床研究工作。

在等待心脏移植期间，利用人工心脏来支持心脏功能的做法近年来应用越来越广泛。机械性的循环辅助不仅能够使其他衰竭的脏器恢复功能，而且能够在部分患儿中促进心肌的重构和心脏功能的改善。左心转流（LHB）及全人工心脏（TAH）植入已成为心脏移植桥梁手术。一位 57 岁患者于 1991 年 8 月 2 日在美国匹兹堡大学应用 Thoratec 泵进行左心转流 225 天，终于获得了心脏移植机会，最后痊愈出院。全人工心脏（TAH）最早于 1969 年由 Cooley 应用于一例室壁瘤切除未能撤离人工心肺机的患者，植入后 64h 进行了心脏移植。1982 年美国盐湖城犹他大学进行的首例永久性人工心脏植入，存活112 天，证实其可行性。继续改进辅助循环装置，使其成为更好的心脏移植的桥梁，不但为等待心脏移植的患者提供时间，同时可改善机体的一般状况，为心脏移植手术及术后生存准备更好的健康条件。体外膜式氧合（ECMO）的使用近年取得了较好的效果，患者的心功能会在体外膜式氧合支持下得到不同程度恢复。北京安贞医院2005—2008 年间有 67 例心脏外科手术患者接受ECMO 治疗，临床表明危重病人使用 ECMO 可以显著改善预后；另外有 7 例心脏移植术前估计供体冷缺血时间长于 6h 的受者，使用 ECMO 辅助，可以早期、及时、足够地辅助供体心脏，有利于长时间缺血的供心的功能恢复，从而扩大边缘供体心脏的使用范围。

由于器官移植的广泛应用，供体缺乏已成为最突出的矛盾。因此异种器官移植已是一个值得深入探讨及研究的问题，1964 年美国的 Hardy及其同事将黑猩猩的心脏移植于一位 68 岁因左心室衰竭而濒死的男子，仅生存 1h，后又有使用狒狒心脏移植人体存活 1 个月的报道。虽然均未长期存活，但随着遗传工程的发展及转基因技术的成功，异种器官移植的前途是乐观的，目前可以培育出具有某些人类特征的猪心脏，理论上可以减轻排异反应，但这种方法存在严重的医学伦理学问题，并且有传播人畜共患疾病的危险。由于异体移植的排异是难以抗拒的，近期又有自体心肌细胞移植的研究。

移植术后感染的预防和治疗仍是影响移植后生存率的重要因素，有文献报道术后感染率达35.3%。CMV 感染是术后死亡的主要原因。尸体及无血缘相关的移植物、有急性排异发生史及肾-胰岛联合移植为感染危险因素。女性感染率高于男性（75.5% vs.58.8%），OKT_3 及 ALG的应用亦增加了 CMV 的感染率。近年来静脉应用 Gancyclovir 可有效治疗 CMV 感染。新的抗病毒药物的发现必然与器官移植长期生存有密切关系。有文献报道心脏移植后慢性冠状血管病变亦与 CMV 感染有相关性。

近三十余年来心、肺移植已取得巨大成果，但仍存在不少需解决的问题，新的免疫抑制药物、心脏移植后冠状血管病变的预防及治疗、感染的预防及治疗、无创性排异的监测手段等均是今后医务工作者努力研究的方向。通过诱导免疫耐受和应用转基因技术减轻和防止免疫排斥反应是心脏移植研究领域中的热点。因供体缺乏，脑死亡的立法迫在眉睫。

随着细胞生物学、分子生物学等基础学科的发展，世界先进国家中器官移植、细胞移植、转基因的器官或细胞的人类应用研究等，已经有了很大的发展，虽然我国在此方面也进行了很多工作，但与发达国家相比仍有一定差距，尚有待于今后各方面人士不懈的努力。

（肖燕燕 韩 玲）

参考文献

1. Trulock EP, Christie JD, Edwards LB, et al. Registry of the International Society for Heart and Lung Transplantation: Twenty-fourth Official Adult Lung and Heart-Lung Transplantation Report. J Heart Lung Transplant, 2007, 26 (8): 782-795.

2. Taylor DO, Edwards LB, Boucek MM, et al. Registry of the International Society for Heart and Lung Transplantation: Twenty-fourth Official Adult HeartTransplant Report. J Heart Lung Transplant, 2007, 26 (8): 769-781.

3. 王春生，陈昊，洪涛，等. 原位心脏移植治疗终末期心脏病 141 例. 中华器官移植杂志，2006，27（3）：152-155.

4. 张载高，解水本，薛志强，等. 离体心脏 9 小时心脏移植早期结果. 第二军医大学学报，2005，26，（12）：1451-1452.

5. Aziz TM, Burgess MI, Gamel A, et al. Orthotopic cardiac transplantation technique: a survey of current practice. Ann Thorac Surg, 1999, 68: 1242-1246.

6. Baan CC, Overbeeke IC, Balk AH, et al. Conversion from cyclosporin A to tacrolimus is safe and decreases blood pressure, choles-

terol levels and TGF，beta 1 type I receptor expression. Clin Transplant，2001，15（4）：276-283.

7. Barten MJ，Dhein S，Chang H，et al. Assessment of immuno suppressive drug interactions：Inhibition of lymphocyte function in peripheral human blood. J Immunol Methods，2003，283：99-114.

8. Fortuna RS，Chinnock RE，Bailey LL. et al. Heart transplantation among 233 infants during the first six months of life：the Loma Linda experience. Clin Transpl，1999，263-272.

9. West LJ，Pollock Barziv SM，Dipchand AI，et al. ABO incompatible heart transplantation in infants. N Engl J Med，2001，344：843-844.

10. 黄雪珊，陈道中，陈良万. 原位心脏移植术后血流动力学监测及治疗. 中国危重病急救医学，2006，18（7）：409-412.

11. Stobierska-dzierzek B，Awad H，Michler RE. The evolving management of acute right2sided heart failure in cardiac transplant recipients. J Am Coll Cardiol，2001，38：923-931.

12. 吴进，Ricardo HP，Louis IB et al. 多普勒组织成像评价小儿心脏移植术后心功能. 中华超声影像学杂志，2005，14（2）：109-112.

13. Donofrio MT，Clark BJ，Ramaciotti C，et al. Regional wall motion and strain of transplanted hearts in pediatric patients using magnetic resonance tagging. Am J Physiol，1999，277（5 Pt 2）：R1481-1487.

14. Puleo JA，Aranda JM，Weston MW，et al. Noninvasive detection of allograft rejection in heart transplant recipients by use of Doppler tissue imaging. J Heart Lung Transplant，1998，17：176-184.

15. Koskinen PK，Kallio EA，Tikkanen JM，et al. Cytomegalovirus infection and cardiac allograft vasculopathy. Transpl Infect Dis，1999（1）：115-126.

16. Gilbert S，Dauber JH，Hattler BG，et al. Lung and heart-lungtransplantation at the University of Pittsburgh：1982—2002. Clin Transpl，2002，16：253-261.

17. 鲁波，苏泽轩，于立新. 现代移植学. 北京：人民卫生出版社，2000. 275-288.

18. 薛美君，张雅萍，汤剑平，等. 心脏移植病人生活质量的相关性研究. 护理研究，2006，20（10）：2562-2564.

19. Montoya JG，Giraldo LF，Efron B，et al. Infectious complications among 620 consecutive heart transplant patients at Stanford University Medical Center. Clin Infect Dis，2001，33：629-640.

附录一 小儿心电学正常值

附表 1-1 小儿心率正常范围（次/分）

年龄	正常心率平均值	正常心率范围
0～12 个月	130	100～150
1～4 岁	110	80～130
5～9 岁	90	70～110
10～17 岁	80	60～100

附表 1-2 小儿动态心电图心率范围（次/分）

年龄	醒时心率		睡时心率		24 h 平均心率
	最快	最慢	最快	最慢	
3～6 岁	129～203	53～104	85～150	47～86	75～118
7～10 岁	213～195	51～91	90～142	41～73	67～110
11～14 岁	122～191	43～81	82～149	39～69	58～101

附表 1-3 小儿急性心肌梗死心电图标准及心电向量图蚀缺标准

心电图标准	心电向量图蚀缺标准				
	蚀缺幅度（mV）			时间（s）	
	分度		<10 岁	>10 岁	
①新出现的 Q 波，时间≥0.035 s	正常		≤0.06	≤0.04	
②原有的 Q 波振幅增加或时间延长，Q 波时间>0.035 s	可疑		0.07～0.09	0.05～0.06	
③动态心电图观察有新出现的 q 波或 Q 波	梗死灶	小	0.10～0.20	0.07～0.14	0.02～0.06
④Q 波有切迹		中等	0.21～0.30	0.15～0.21	0.07～0.14
⑤ST 段抬高>0.20mV		大	≥0.30	≥0.22	≥0.15
⑥QTc>0.44 s，同时临床上具有其他心肌梗死的证据					

附表 1-4 正常小儿心电图 PR 间期 95％区间低限和高限（ms）

年龄		心率（次/分）					
		70	70～89	90～109	110～129	130～149	>150
0～12 个月	低限	90	95	89	83	77	72
	高限	165	161	155	149	143	138
1～6 岁	低限	101	97	91	84	79	74
	高限	167	163	157	150	145	140
7～17 岁	低限	106	102	96	89	84	79
	高限	172	168	162	155	150	145

附表 1-5　心电图不同 RR（或 HR）区间 QT、QT_C 和 QT_{LC} 值（$\bar{x} \pm s$）

RR（s）	心率（次/分）	QT（s）	QT_C（s）	QT_{LC}（s）
0.32～0.42	143～188	0.255±0.017	0.406±0.025	0.386±0.016
0.43～0.46	130～140	0.269±0.019	0.404±0.027	0.389±0.018
0.47～0.50	120～128	0.279±0.018	0.401±0.026	0.390±0.018
0.51～0.56	107～118	0.293±0.019	0.401±0.025	0.393±0.018
0.57～0.64	94～105	0.312±0.021	0.400±0.026	0.396±0.020
0.65～0.71	84～92	0.332±0.022	0.402±0.026	0.401±0.022
0.72～0.77	78～83	0.344±0.021	0.399±0.024	0.400±0.021
0.78～0.82	73～77	0.356±0.022	0.398±0.025	0.399±0.022
0.83～0.88	68～72	0.364±0.023	0.394±0.025	0.395±0.023
0.89～0.97	62～67	0.374±0.023	0.388±0.023	0.390±0.023
0.98～1.32	45～61	0.388±0.025	0.380±0.023	0.379±0.024

注：$QT_{LC} = QT + 0.22656 \times (1 - RR)$　　　$QT_C = QT / \sqrt{RR}$

附表 1-6　小儿心电图不同年龄心电轴（°）

年龄	平均值	标准差	最小值	最大值
新生儿	137	28	42	242
1～12 个月	75	32	−54	255
1～4 岁	61	29	−74	151
5～9 岁	66	21	−22	116
10～17 岁	65	26	−70	229

附表 1-7　小儿心电图肢体导联 R 波振幅（$\bar{x} \pm s$，mV）

年龄组	性别	n	I	II	III	aVR	aVL	aVF
新生儿	男	515	0.18±0.14	0.50±0.29	0.88±0.36	0.40±0.22	0.15±0.11	0.64±0.33
	女	454	0.21±0.15△	0.54±0.32	0.96±0.43△△	0.39±0.22	0.18±0.13△△	0.71±0.37△△
1～12 个月	男	234	0.58±0.27	0.95±0.38	0.67±0.38	0.24±0.14	0.30±0.20	0.73±0.39
	女	188	0.55±0.26	0.96±0.41	0.75±0.42△	0.21±0.15	0.31±0.20	0.80±0.41
1～4 岁	男	229	0.61±0.24	0.97±0.38	0.64±0.43	0.21±0.14	0.30±0.19	0.74±0.44
	女	191	0.55±0.24△	1.04±0.38	0.72±0.44△	0.16±0.12△△	0.26±0.17△	0.84±0.43△
5～9 岁	男	189	0.55±0.25	1.07±0.38	0.74±0.49	0.16±0.11	0.23±0.17	0.89±0.44
	女	170	0.51±0.24	1.06±0.32	0.71±0.39	0.14±0.11	0.20±0.14△	0.89±0.38
10～13 岁	男	198	0.53±0.24	1.09±0.36	0.72±0.44	0.14±0.10	0.20±0.16	0.90±0.43
	女	180	0.48±0.23△	1.02±0.36	0.68±0.22	0.12±0.10	0.18±0.17	0.84±0.42
14～17 岁	男	136	0.48±0.24	1.25±0.40	0.88±0.46	0.16±0.12	0.18±0.16	1.05±0.43
	女	146	0.44±0.21	1.07±0.36△△	0.70±0.40△△	0.14±0.11	0.18±0.15	0.86±0.38△△

男女比较：△P≤0.05，△△P≤0.01。

附表 1-8　小儿心电图胸前导联 R 波振幅（$\bar{x}\pm s$，mV）

年龄组	性别	V4R	V3R	V1	V2	V3	V4	V5	V6
新生儿	男	1.00±0.42	1.26±0.52	1.54±0.61	0.75±0.62	1.63±0.54	1.28±0.46	0.80±0.37	0.55±0.30
	女	1.03±0.43	1.28±0.53	1.57±0.63	0.86±0.74△	1.74±0.67△	1.43±0.58△	0.94±0.44△	0.66±0.37△
1～12 个月	男	0.45±0.22	0.74±0.32	1.03±0.43	1.77±0.55	1.99±0.57	2.07±0.57	1.67±0.51	1.16±0.45
	女	0.41±0.21	0.67±0.28△	0.99±0.40	1.67±0.48	1.90±0.48	2.06±0.57	1.71±0.58	1.21±0.51
1～4 岁	男	0.29±0.17	0.51±0.28	0.79±0.44	1.48±0.57	1.79±0.66	2.28±0.71	1.69±0.58	1.12±0.45
	女	0.26±0.13	0.47±0.24	0.74±0.35	1.33±0.46△	1.53±0.54△	2.08±0.63△	1.68±0.55	1.21±0.45
5～9 岁	男	0.27±0.12	0.44±0.22	0.73±0.33	1.23±0.46	1.73±0.67	2.43±0.64	1.86±0.55	1.33±0.43
	女	0.21±0.13△△	0.37±0.20△△	0.60±0.30△	1.01±0.41△	1.43±0.61△	2.37±0.71	1.88±0.63	1.37±0.44
10～13 岁	男	0.22±0.15	0.35±0.20	0.60±0.31	1.01±0.42	1.52±0.62	2.48±0.74	1.91±0.61	1.38±0.46
	女	0.16±0.09△△	0.28±0.21△△	0.47±0.31△△	0.83±0.39△△	1.27±0.52△△	1.99±0.65△△	1.61±0.51△△	1.24±0.41△△
14～17 岁	男	0.22±0.12	0.34±0.18	0.52±0.31	1.13±0.51	1.85±0.80	2.48±0.80	1.86±0.57	1.31±0.40
	女	0.12±0.08△△	0.16±0.09△△	0.26±0.16△△	0.69±0.28△△	1.02±0.43△△	1.26±0.42△△	1.13±0.34△△	0.97±0.31

男女比较：△P≤0.05，△△P≤0.01。

附表 1-9　小儿心电图肢体导联 S 波振幅（$\bar{x}\pm s$，mV）

年龄组	性别	I	II	III	aVR	aVL	aVF
新生儿	男	0.66±0.28	0.33±0.22	0.15±0.12	0.24±0.15	0.71±0.27	0.20±0.16
	女	0.68±0.30	0.30±0.22△	0.17±0.16	0.25±0.17	0.76±0.31△	0.20±0.16
1～12 个月	男	0.37±0.21	0.20±0.16	0.16±0.16	0.71±0.28	0.45±0.27	0.12±0.11
	女	0.33±0.20	0.17±0.12△	0.18±0.21	0.69±0.26	0.47±0.28	0.11±0.12
1～4 岁	男	0.25±0.19	0.21±0.15	0.19±0.18	0.72±0.24	0.35±0.25	0.16±0.12
	女	0.23±0.17	0.17±0.11△△	0.15±0.14	0.69±0.24	0.35±0.26	0.12±0.09△△
5～9 岁	男	0.20±0.15	0.18±0.13	0.15±0.14	0.71±0.24	0.33±0.24	0.14±0.09
	女	0.16±0.12△	0.16±0.13	0.13±0.10	0.68±0.24	0.28±0.21	0.14±0.12
10～13 岁	男	0.17±0.12	0.17±0.13	0.16±0.15	0.70±0.24	0.30±0.23	0.12±0.10
	女	0.14±0.13	0.16±0.13	0.17±0.17	0.65±0.22	0.28±0.22	0.12±0.10
14～17 岁	男	0.19±0.12	0.20±0.15	0.19±0.15	0.81±0.25	0.40±0.22	0.19±0.13
	女	0.17±0.13	0.15±0.12△△	0.13±0.12△	0.69±0.24△△	0.33±0.26△	0.12±0.09△△

男女比较：△P≤0.05，△△P≤0.01。

附表 1-10　小儿心电图胸前导联 S 波振幅（$\bar{x}\pm s$，mV）

年龄组	性别	V4R	V3R	V1	V2	V3	V4	V5	V6
新生儿	男	0.38±0.32	0.62±0.41	0.93±0.56	1.63±0.69	1.73±0.68	1.41±0.58	0.92±0.40	0.63±0.33
	女	0.41±0.33	0.64±0.42	1.01±0.59△	1.73±0.73△	1.71±0.71	1.37±0.59	0.89±0.43	0.60±0.35
1～12 个月	男	0.13±0.10	0.29±0.21	0.50±0.36	1.20±0.58	1.22±0.56	0.98±0.49	0.59±0.33	0.33±0.22
	女	0.15±0.12	0.28±0.19	0.50±0.32	1.16±0.52	1.07±0.46△△	0.81±0.42△△	0.54±0.36	0.29±0.22
1～4 岁	男	0.20±0.14	0.38±0.23	0.69±0.40	1.38±0.57	1.15±0.57	0.73±0.44	0.38±0.28	0.20±0.19
	女	0.22±0.16	0.41±0.26	0.76±0.41	1.45±0.55	0.97±0.46△△	0.58±0.38△△	0.31±0.23△	0.16±0.14△

続表

年龄组	性别	V_{4R}	V_{3R}	V_1	V_2	V_3	V_4	V_5	V_6
5~9 岁	男	0.24±0.16	0.50±0.28	1.00±0.47	1.70±0.63	1.19±0.55	0.63±0.40	0.27±0.20	0.14±0.13
	女	0.26±0.16	0.54±0.30	1.05±0.49	1.66±0.66	1.00±0.54△△	0.50±0.38△△	0.24±0.20	0.14±0.17
10~13 岁	男	0.26±0.15	0.50±0.26	1.09±0.47	1.85±0.63	1.04±0.58	0.52±0.41	0.24±0.24	0.13±0.13
	女	0.26±0.19	0.50±0.31	1.10±0.58	1.77±0.76	0.83±0.50△△	0.41±0.32△△	0.21±0.21	0.12±0.12
14~17 岁	男	0.29±0.17	0.57±0.31	1.07±0.52	1.88±0.66	1.15±0.56	0.65±0.42	0.33±0.24	0.14±0.10
	女	0.20±0.12△△	0.34±0.18△△	0.68±0.34△△	1.07±0.51△△	0.59±0.37△	0.36±0.27△△	0.22±0.17△△	0.12±0.10

男女比较：△P≤0.05，△△P≤0.01。

附表 1-11　正常儿童心电图 V_1 导联 R/S 比上限值 (P_{95})

年龄	出生至6天	7天至6月	7~12个月	1~4岁	5~13岁	14~17岁
R/S 比值	5.0	12.0	7.0	3.0	1.5	1.1

附表 1-12　不同年龄心电图 R 波和 S 波复合振幅上限值 (mV, $P_{97.5}$)

年龄组	性别	R_I+S_{III}	$R_{II}+R_{III}$	$R_{V_1}+S_{V_5}$	$R_{V_5}+S_{V_1}$	$R_{aVL}+S_{V_3}$
新生儿	男	0.65	2.81	4.20	3.16	3.28
	女	0.76	3.05	4.50	3.66	3.48
1~12 个月	男	1.25	3.33	2.97	3.55	2.90
	女	1.34	3.53	2.84	3.74	2.57
1~4 岁	男	1.74	3.47	2.29	3.87	2.70
	女	1.45	3.47	1.80	3.90	2.21
5~9 岁	男	1.44	3.83	1.81	4.40	2.59
	女	1.17	3.23	1.56	4.62*	2.31
10~13 岁	男	1.56	3.68	1.60	5.01	2.40
	女	1.50	3.45	1.38	4.65	2.20
14~17 岁	男	1.27	4.07	1.71	4.81	2.76
	女	1.27	3.46	0.99	2.99	1.85

注：* 为 $\bar{x}+1.96s$ 值

附表 1-13　12 导联心电图 QRS 波总振幅上限值 (mV, $P_{97.5}$)

年龄	新生儿	1~12个月	1~4岁	5~9岁	10~13岁	14~17岁
男	29.79	30.65	27.82	28.50	27.69	29.29
女	32.95	28.27	26.27	25.84	24.32	19.24

附表 1-14　不同年龄和性别心电图 T 波振幅 ($\bar{x}\pm s$, mV)

年龄组	性别	I	II	III	aVF	V_5	V_6
新生儿	男	0.10±0.07	0.12±0.07	0.03±0.07	0.08±0.05	0.16±0.12	0.14±0.10
	女	0.10±0.08	0.11±0.06△	0.02±0.06	0.07±0.05△	0.13±0.12△△	0.12±0.10△
1~12 个月	男	0.26±0.09	0.29±0.11	0.04±0.08	0.15±0.09	0.40±0.17	0.35±0.14
	女	0.25±0.10	0.27±0.11	0.03±0.08	0.13±0.09	0.39±0.18	0.34±0.15

续表

年龄组	性别	I	II	III	aVF	V_5	V_6
1～4 岁	男	0.32±0.10	0.36±0.12	0.06±0.10	0.19±0.11	0.49±0.19	0.40±0.15
	女	0.31±0.10	0.34±0.11	0.04±0.08△	0.17±0.09	0.45±0.17△	0.39±0.15
5～9 岁	男	0.32±0.09	0.45±0.13	0.12±0.11	0.27±0.11	0.62±0.20	0.51±0.16
	女	0.29±0.09△△	0.37±0.11△△	0.08±0.09△△	0.21±0.09△△	0.56±0.21△△	0.46±0.16△△
10～13 岁	男	0.30±0.09	0.44±0.13	0.14±0.10	0.27±0.11	0.63±0.21	0.50±0.16
	女	0.25±0.09△△	0.33±0.11△△	0.08±0.09△△	0.19±0.09△△	0.45±0.19△△	0.38±0.15△△
14～17 岁	男	0.26±0.08	0.42±0.13	0.16±0.11	0.29±0.12	0.55±0.20	0.40±0.14
	女	0.24±0.07△	0.32±0.11△△	0.08±0.09△△	0.19±0.09△△	0.36±0.14△△	0.30±0.14△△

男女比较：$^△P \leqslant 0.05$，$^{△△}P \leqslant 0.01$。

（王成整理）

附录二 小儿超声心动图正常值

附表 2-1 不同年龄正常儿童超声心动图测量值（单位：mm）

年龄 （岁）	例数	主动脉 前后径	主动脉 内径	主动脉 幅度	左心房 内径	左心室 内径	左心室 流出道	右心房 内径	右心室 内径
新生儿	52	9.7±0.7	8.7±0.6	3.7±0.7	9.7±1.0	19.0±2.0	12.3±1.7	18.6±1.8	9.3±1.6
1个月～3个月	37	11.4±1.3	10.4±1.2	5.3±0.6	11.6±1.3	23.5±2.0	13.7±1.8	24.3±3.3	9.7±2.2
4个月～6个月	33	12.9±1.2	11.9±1.2	5.3±0.6	13.0±1.6	25.9±1.8	14.9±2.0	24.3±3.8	9.5±1.8
7个月～11个月	40	14.1±1.0	13.1±1.1	5.9±1.0	14.8±2.1	27.8±1.9	15.6±1.8	27.4±3.0	10.6±2.2
1岁	53	15.2±1.0	14.2±1.0	7.0±0.8	16.6±2.1	29.5±1.7	16.8±2.1	29.8±3.1	10.8±2.4
2岁	35	16.2±0.9	15.1±0.9	7.4±1.1	17.9±2.1	30.9±1.9	18.7±2.1	31.8±2.2	11.3±2.8
3岁	34	16.6±1.3	15.4±1.2	7.8±1.0	17.5±2.2	30.8±1.8	17.7±2.0	31.4±2.7	11.6±2.0
4岁	42	18.4±1.8	16.8±1.3	9.0±1.9	17.9±2.2	31.5±2.6	19.3±2.5	30.0±3.3	11.1±1.0
5岁	44	20.0±1.7	17.9±1.5	10.1±1.4	19.4±1.7	32.5±2.7	20.8±1.9	31.4±4.6	12.1±1.7
6岁	48	20.6±1.7	19.7±1.7	10.1±1.6	19.8±1.7	35.8±3.1	21.5±2.7	33.9±3.4	12.5±1.3
7岁	45	21.3±1.9	19.4±1.3	10.4±1.7	20.7±2.1	37.7±2.2	22.6±2.5	33.2±4.0	11.9±1.4
8岁	46	21.6±1.6	19.8±1.4	10.5±1.6	21.2±1.6	38.6±2.6	22.1±2.2	35.7±5.7	12.6±0.8
9岁	46	21.6±1.7	20.3±1.6	9.7±1.5	20.9±2.0	39.3±2.3	22.1±2.2	35.8±3.0	12.3±1.4
10岁	49	22.3±1.7	19.8±1.7	10.0±1.4	21.5±2.3	40.9±2.6	22.7±2.6	36.9±1.8	12.9±1.5
11岁	44	23.5±1.9	22.6±1.9	10.9±1.1	22.6±2.5	42.8±3.4	24.5±2.8	40.4±2.6	14.1±2.0
12岁	68	24.3±2.1	22.3±1.4	10.9±1.4	23.9±2.4	43.6±3.0	25.6±2.2	39.6±3.6	13.4±1.4
13岁	62	24.7±2.8	23.0±2.0	11.0±1.3	23.8±4.1	44.7±3.0	25.6±3.7	41.7±3.9	13.7±1.6
14岁	37	25.2±2.0	24.1±2.1	10.5±1.5	25.7±2.9	45.2±3.7	27.5±2.8	41.0±3.6	14.5±2.6
15岁	30	26.8±1.7	25.8±1.7	10.8±1.2	27.1±2.0	45.6±3.4	27.9±3.0	42.8±2.7	15.8±2.4
16岁	32	26.4±1.8	25.4±1.8	10.9±1.1	27.3±2.1	46.5±3.5	28.8±3.2	43.4±3.0	14.7±2.6
17～18岁	32	27.8±2.4	26.8±2.4	11.3±1.3	27.7±2.7	47.0±3.0	29.1±3.1	44.0±3.6	15.7±2.7

附表 2-1（续） 不同年龄正常儿童超声心动图测量值（单位：mm）

年龄 （岁）	右心室 流出道	室间隔 厚度	室间隔幅 度	左心室后 壁厚度	左心室后 壁幅度	左心房室瓣 CE 幅度	左心房室瓣 DE 幅度	右心房室瓣 CE 幅度	左心房室瓣 DE 幅度
新生儿	14.2±1.8	1.8±0.3	2.4±0.5	1.6±0.4	3.8±0.9	8.5±1.7	5.6±1.5	11.9±1.9	8.1±1.4
1个月～3个月	17.2±1.8	2.6±0.5	2.9±0.8	2.6±0.5	6.1±0.7	8.8±2.1	4.9±1.4	14.3±2.7	9.0±1.7
4个月～6个月	18.2±1.8	2.7±0.3	3.3±0.6	2.7±0.4	6.6±1.0	9.3±2.4	5.2±1.8	15.1±2.7	8.6±1.6
7个月～11个月	20.1±1.9	3.3±0.4	3.8±0.6	3.3±0.4	8.0±0.9	10.1±2.0	6.0±1.4	15.7±2.5	8.8±2.4
1岁	20.9±1.9	3.7±0.4	3.9±0.8	3.7±0.4	8.7±0.0	10.9±2.6	6.5±2.0	17.6±2.1	10.2±2.0

年龄 （岁）	右心室 流出道	室间隔 厚度	室间隔幅 度	左心室后 壁厚度	左心室后 壁幅度	左心房室瓣 CE 幅度	左心房室瓣 DE 幅度	右心房室瓣 CE 幅度	左心房室瓣 DE 幅度
2 岁	19.9±2.6	3.9±0.4	4.4±0.6	3.8±0.4	8.7±0.9	13.2±2.4	8.4±2.4	19.6±2.5	11.2±2.7
3 岁	20.3±2.1	3.8±0.4	4.4±0.8	3.8±0.4	8.4±0.8	11.5±1.8	7.5±1.6	19.9±2.7	11.6±2.0
4 岁	20.4±3.5	4.4±0.6	4.5±0.9	4.4±0.5	8.8±1.2	13.7±2.7	8.5±2.4	21.4±4.6	11.9±2.7
5 岁	21.5±3.3	4.4±0.5	5.1±0.8	4.5±0.5	9.4±1.2	15.5±3.1	9.4±2.6	21.7±2.9	11.6±2.1
6 岁	21.0±3.7	5.1±0.5	5.5±0.6	4.7±0.5	10.3±0.7	16.9±2.0	10.4±2.5	23.5±2.2	13.1±2.1
7 岁	22.1±3.1	5.2±0.4	5.4±0.7	5.0±0.5	10.6±1.0	16.2±2.8	10.3±2.5	22.3±3.1	12.9±2.3
8 岁	21.2±3.5	4.9±0.6	5.4±0.8	5.0±0.6	10.5±1.1	15.3±3.0	9.7±2.7	21.4±1.5	12.8±1.8
9 岁	22.3±2.8	4.8±0.8	5.5±0.7	5.0±0.7	10.7±1.1	15.2±1.2	9.9±2.1	22.9±3.5	13.0±2.7
10 岁	22.4±2.7	5.1±0.7	5.4±0.9	5.1±0.5	10.9±0.9	17.4±3.5	10.8±1.8	24.1±3.1	14.0±2.6
11 岁	23.6±3.9	5.7±0.8	5.6±0.9	5.7±0.9	11.0±1.2	17.6±2.4	11.1±3.2	25.5±3.0	14.3±3.3
12 岁	23.8±3.1	5.7±0.8	5.7±1.0	5.6±0.8	11.2±1.0	17.5±2.6	10.9±2.4	24.4±3.4	15.5±3.2
13 岁	25.9±4.0	5.8±0.8	5.9±0.8	5.8±0.8	11.4±1.3	18.7±3.5	12.5±3.0	26.9±3.5	15.6±3.4
14 岁	26.8±3.6	6.9±0.8	6.4±1.1	6.8±0.7	12.1±1.3	20.9±2.4	14.0±3.1	29.6±3.6	16.0±3.5
15 岁	28.2±3.9	7.2±0.8	6.4±1.0	7.2±0.8	12.0±1.4	20.3±3.8	13.2±3.7	28.7±3.4	16.0±2.8
16 岁	28.1±3.4	7.8±0.8	6.4±1.1	7.8±0.8	11.7±1.4	20.9±2.9	13.7±3.7	29.6±2.9	18.0±3.3
17～18 岁	29.5±3.6	8.4±0.8	6.3±1.1	8.4±0.8	11.6±1.2	20.9±4.4	13.6±3.8	29.8±3.2	18.4±3.2

附表 2-2　不同体表面积正常儿童超声心动图测量值（单位：mm）

体表面积 （m²）	例数	主动脉 前后径	主动脉 内径	主动脉 幅度	左心房 内径	左心室 内径	左心室 流出道	右心房 内径	右心室 内径
0.1～	19	9.6±0.6	8.6±0.6	3.4±0.5	9.4±1.2	18.6±2.1	11.8±1.2	19.7±0.6	9.1±1.5
0.2～	45	10.2±1.0	9.2±1.0	4.3±0.9	10.4±1.3	20.6±2.6	12.8±1.7	20.9±4.2	9.6±1.6
0.3～	64	12.7±1.3	11.7±1.3	5.5±0.8	12.9±1.6	25.4±2.0	14.7±1.7	25.2±3.7	9.8±2.0
0.4～	71	14.8±1.1	13.8±1.1	6.5±1.0	15.8±2.1	29.0±1.8	16.4±1.9	28.9±3.1	10.7±2.2
0.5～	43	16.0±1.1	15.0±1.1	7.6±1.0	17.7±2.2	30.4±1.9	17.9±2.3	30.5±2.9	11.1±2.4
0.6～	57	17.6±2.1	15.7±1.7	8.4±1.5	17.5±2.5	31.2±2.4	18.5±2.2	30.4±3.0	10.9±2.7
0.7～	61	19.6±1.8	17.3±1.6	9.7±1.9	19.1±2.0	33.6±2.7	20.7±2.3	31.5±4.2	10.7±2.7
0.8～	92	21.2±1.9	18.5±1.9	10.6±2.0	20.2±2.5	36.3±3.7	21.7±2.5	32.9±2.6	9.8±3.4
0.9～	66	22.0±2.1	19.1±1.7	10.8±2.1	21.2±2.2	39.1±2.4	22.6±2.5	37.4±4.2	10.5±3.0
1.0～	68	22.7±2.2	19.9±1.9	11.0±2.5	21.5±2.5	40.5±2.8	22.3±2.5	36.4±2.4	10.1±3.8
1.1～	48	23.9±2.1	20.7±2.5	11.4±2.1	22.8±2.7	41.9±2.9	24.1±2.4	37.8±1.9	11.2±3.3
1.2～	43	24.9±2.9	21.4±2.3	12.2±2.8	23.9±2.8	44.1±3.1	25.1±1.8	39.8±4.9	11.2±3.3
1.3～	56	25.0±2.7	22.7±2.2	11.9±2.8	24.8±2.8	44.6±2.6	26.3±3.0	40.7±2.5	12.0±3.0
1.4～	43	25.5±1.6	23.8±2.2	11.1±2.8	25.9±2.2	45.3±3.0	26.6±2.5	41.7±2.9	14.0±2.9

续表

体表面积 (m²)	例数	主动脉 前后径	主动脉 内径	主动脉 幅度	左心房 内径	左心室 内径	左心室 流出道	右心房 内径	右心室 内径
1.5～	55	26.4±3.0	25.2±2.6	11.5±1.7	26.9±2.4	46.3±2.9	27.7±3.1	43.5±3.1	14.9±2.8
1.6～	29	27.9±1.7	26.8±1.8	11.3±1.0	27.9±1.9	47.7±3.0	30.0±2.7	43.8±3.8	15.5±2.1
1.7～	14	27.9±1.8	26.9±1.8	11.6±1.3	28.4±2.6	48.0±2.5	30.1±2.5	42.8±3.2	15.7±3.1
1.8～1.9	5	28.8±2.5	27.8±2.5	11.8±0.5	30.0±0	51.8±1.7	32.5±2.5	47.3±2.5	17.0±2.0

附表 2-2（续）　不同体表面积正常儿童超声心动图测量值（单位：mm）

体表面积 (m²)	右心室 流出道	室间隔 厚度	室间隔 幅度	左心室后 壁厚度	左心室后 壁幅度	左心房室瓣 CE 幅度	左心房室瓣 DE 幅度	右心房室瓣 CE 幅度	左心房室瓣 DE 幅度
0.1～	13.4±2.2	1.7±0.3	2.2±0.4	1.4±0.3	3.5±1.0	8.2±1.8	5.3±1.4	10.5±1.7	7.5±1.3
0.2～	15.6±1.9	2.0±0.5	2.7±0.6	1.9±0.6	4.7±1.3	9.0±1.6	5.6±1.5	13.4±2.0	8.5±1.3
0.3～	18.4±2.1	2.8±0.4	3.2±0.7	2.8±0.4	6.7±1.0	9.2±2.4	5.2±1.7	14.7±2.6	8.5±2.0
0.4～	20.3±1.8	3.5±0.5	3.8±0.7	3.6±0.5	8.4±1.0	10.6±2.4	6.3±1.7	16.8±2.4	9.9±2.1
0.5～	20.6±2.6	3.8±0.4	4.3±0.7	3.8±0.4	8.7±1.1	12.4±2.9	7.9±2.5	18.9±1.9	10.8±1.9
0.6～	19.8±3.0	3.9±0.5	4.5±0.8	4.0±0.4	8.8±1.0	12.3±2.3	8.1±2.0	19.8±2.6	11.1±1.6
0.7～	20.6±3.8	4.7±0.7	5.0±0.9	4.5±0.6	9.7±1.5	14.8±2.6	9.0±2.6	22.9±3.2	12.9±2.7
0.8～	21.6±3.7	5.0±0.6	5.3±0.7	4.9±0.5	10.6±1.4	16.4±2.7	10.4±2.4	22.6±2.9	12.9±2.2
0.9～	22.3±3.7	4.9±0.6	5.3±0.8	4.9±0.6	10.7±1.2	16.4±2.5	10.2±2.3	23.1±2.5	13.3±1.8
1.0～	22.5±3.6	5.1±0.8	5.5±0.7	5.2±0.7	11.0±1.0	16.5±3.1	10.1±1.6	23.9±3.1	13.6±2.6
1.1～	22.8±4.5	5.5±0.8	5.4±0.8	5.3±0.7	10.8±1.4	18.1±2.6	12.6±3.0	25.4±2.7	14.6±3.7
1.2～	23.0±4.1	5.8±0.8	5.9±0.9	5.7±0.9	11.4±1.2	17.8±2.9	12.2±3.2	27.1±3.3	16.1±3.4
1.3～	25.6±4.8	5.9±1.0	6.0±0.9	6.0±0.9	11.6±1.3	18.5±3.0	12.2±2.9	26.9±4.1	15.7±3.5
1.4～	26.6±3.9	6.7±1.1	6.2±0.9	6.7±1.1	11.9±1.5	19.2±3.0	12.6±2.9	27.7±3.8	16.7±3.2
1.5～	27.7±4.0	7.3±1.1	6.2±1.2	7.3±1.0	11.8±1.3	20.1±3.7	12.8±3.5	28.7±3.2	16.2±2.6
1.6～	28.6±3.0	7.9±0.9	6.7±1.0	7.8±0.9	11.9±1.3	22.3±4.0	15.4±4.3	30.4±2.8	17.8±4.0
1.7～	31.6±2.6	7.8±1.4	6.0±0.8	7.8±1.4	11.6±1.2	21.7±2.7	14.1±3.4	29.2±3.7	17.5±3.2
1.8～1.9	33.5±1.3	8.0±0.8	6.5±1.3	8.0±0.8	13.5±1.9	23.8±3.4	12.3±4.2	32.8±2.6	18.8±4.8

（金红芳整理）

附录三 小儿心脏内科常用药物

药名	剂型规格	用法和用量	适应证	禁忌证	副作用及注意事项
地高辛 Digoxin	片剂 0.25 mg, 针剂 0.5 mg/1 ml, 酏剂 1.5 mg/30 ml	口服用药 快饱和法:全效量: 早产儿 20~25 μg/kg; 新生儿 30~40 μg/kg; 2月至2岁 40~60 μg/kg; >2岁 30~40 μg/kg; 首次给全效量的 1/2~1/3, 余量分 2~3 次, 同隔 6~8h 给予, 末次给药后12h开始按照维持量用药。维持量: 为全效量的 1/4~1/5, 分2次, 同隔12h服用。慢饱和法: 每日 8~10 μg/kg, Qd 或 Q12h给药, 经过 6~7 天, 也能达到稳定血药浓度而发挥疗效。静脉用药为口服用药的 2/3~3/4。	本品为毛花洋地黄的提纯制剂。作用同洋地黄, 可增强心肌收缩力, 作用较快、易排出, 较少蓄积。适用于各种原因引起的急、慢性心功能不全以及室上性心动过速、心房颤动和扑动等。近年认为还能改善神经内分泌的调控, 在大量左向右分流并发心力衰竭时, 仍为主要用药之一。	禁用于肥厚型梗阻性心肌病, 预激综合征合并心房颤动, 严重房室传导阻滞, 心室舒张功能障碍, 洋地黄中毒。禁与钙注射剂合用。如果与钙剂同时口服, 至少要同隔2~4h。	严重心肌损害(包括暴发性心肌炎、心肌病), 急性肾小球肾炎, 肾功能不全者慎用; 近期用过其他洋地黄类药物者慎用; 不宜与酸、碱类配伍。低血钾时易造成中毒, 应尽量避免。可通过胎盘屏障治疗胎儿室上性心动过速。异位节律(房性、室性早搏、房性心律紊乱); 房室传导阻滞; 胃肠道反应(厌食、恶心、呕吐、腹泻); 中枢神经系统(视力障碍、黄视、绿视、视觉模糊)。治疗剂量血药浓度: 1~2ng/ml。
米力农 甲氰吡酮 米利酮 Milrinone	片剂 2.5 mg, 5 mg 针剂 10 mg/10 ml	口服: 1 mg/kg, 分 3~4 次; 静脉: 首剂 25~50 μg/kg, 缓慢注射(15 min), 后以 0.25~1.0 μg/(kg·min) 速度静脉滴注, 维持 24~48h。	抑制磷酸二酯酶, 增加细胞内环磷腺苷浓度, 增强心肌收缩力, 扩张小动、静脉, 具有正性肌力和扩张血管作用。适用于急、慢性充血性心力衰竭。	禁用于严重室性心律失常、心肌梗死急性期, 慎用于低血压、肾功能不全者, 心动过速。肾功能不全者宜减量。	副作用: 低血压、头痛、胸痛, 肌无力、失眠、震颤、血小板减少、低血钾和室性心律失常。与多巴胺、多巴酚丁胺合用有协同作用。不可与呋塞米或布美他尼配伍, 因可产生沉淀。
多巴胺 3-羟酪胺 儿茶酚乙胺 Dopamine	针剂 20 mg/2 ml, 200 mg/5 ml	静脉点滴: 小剂量 2~5 μg/(kg·min) 主要兴奋多巴胺受体, 扩张肾、肠系膜、脑和冠状血管, 增加血流量;	为儿茶酚胺类药物, 适用于充血性心力衰竭、顽固性心力衰竭、中毒性休克、心源性休克、心脏手术后出现的低心排血量综合征。	禁用于嗜铬细胞瘤和快速性心律失常。	副作用: 偶见恶心、呕吐、剂量过大会出现心动过速、呼吸困难和头痛。抗休克治疗在补容足后从小剂量开始给药, 逐渐加量, 通常以 2.5~10 μg/(kg·min)。

续表

药名	剂型规格	用法和用量	适应证	禁忌证	副作用及注意事项
		中剂量 6～15 μg/(kg·min) 主要兴奋 β₁ 受体，增加心率和心肌收缩力，使心排血量增加；大剂量>15 μg/(kg·min)，主要兴奋 α 受体，产生血管收缩作用。			速度静脉滴注，待休克症状好转后，再逐渐减慢速度，直至休克完全恢复后再停药。忌与碱性药物配伍，以免药物失效。
多巴酚丁胺 杜丁胺 Dobutamine Dobutrex Inotrex	针剂 20 mg/2 ml 200 mg/2 ml 粉针剂：每瓶 250 mg	静脉点滴 2～10 μg/(kg·min)，从小剂量开始，视病情调整剂量。	为多巴胺衍生物，以兴奋 β₁ 受体为主，增强心肌收缩力。多用于不伴有低血压或伴心律失常的急性心力衰竭。特别是心脏术后低心排量综合征、扩张型心肌病及心内膜弹力纤维增生症等。	禁用于肥厚型主动脉瓣下狭窄。	副作用有心悸、恶心、呕吐、头痛、充血性皮疹、偶可出现心律失常。对心率和血管外周阻力影响较小，亦不增加心肌耗氧量。
肾上腺素 Adrenalin	针剂 1 mg/1 ml，0.5 ml/0.5 mg	静脉注射 1:10 000 溶液，每次 0.1 ml/kg，无效 5 min 后重复，每次≤5 ml。静脉点滴 0.05～2 μg/(kg·min)	对 α 受体和 β 受体均有激动作用。多用于抢救过敏性休克、心跳呼吸骤停和治疗心肺复苏后休克状态。	心律失常、高血压、甲状腺功能亢进者慎用。	心悸、快速性心律失常、头痛、恶心、尿少等。0.05～0.2 μg/(kg·min)时，兴奋 β 受体，有正性肌力和正性频率作用。0.5～2 μg/(kg·min)，兴奋 α 受体为主，有收缩血管，升高血压作用。
去甲肾上腺素 Noradrenaline	针剂 2 mg/1 ml 10 mg/2 ml	静脉点滴 以 5%～10% 葡萄糖注射液稀释，一般剂量为 0.02～0.2 μg/(kg·min)，血压稳定后逐渐减量至停用。	以激动 α 受体为主，表现强有力的缩血管作用，使皮肤、黏膜、内脏和肌肉血管收缩，外周阻力升高、血压上升。适用于感染性、心源性休克。	禁用于嗜铬细胞瘤、严重高血压和心律失常。	不与碱性药物配伍。在没有补足血容量和使用血管扩张剂时避免使用。副作用：心悸、头痛、呕吐、呼吸窘迫、药液渗漏到血管外时可引起局部组织坏死。应及时用酚妥拉明局部浸润注射。

续表

药名	剂型规格	用法和用量	适应证	禁忌证	副作用及注意事项
异丙肾上腺素 Isoprenaline	针剂 1 mg/1 ml, 0.5 mg/0.5 ml	静脉点滴 用于心力衰竭 $0.01\sim0.1\ \mu g/(kg\cdot min)$；用于高度房室、室内传导阻滞、严重病态窦房结综合征、心脏停搏时：$0.1\sim4\ \mu g/(kg\cdot min)$。	对 α 受体和 β 受体均有激动作用，但以 β 受体为主，兴奋心脏和降低外周阻力。适用于无血性心力衰竭、休克、高度房室、室内传导阻滞、严重病态窦房结综合征。	禁用于高血压、甲亢、室性心律失常、地高辛中毒、心律失常时慎用。有心力衰竭和室性心律失常时慎用。	副作用：心悸、头痛、皮肤潮红、眩晕、震颤、心动过速、增加心肌耗氧量、可致室性心律失常等。从小剂量开始，根据病情每 $5\sim10$ min 调整速度，必须密切监护血压、心率。
苯肾上腺素 新福林 Phenylephrine Neosynephrine	10 mg/1 ml	皮下、肌肉注射 每次 $0.1\sim0.25$ mg/kg，必要时每 $1\sim2$ h 给药 1 次。	为拟肾上腺素类药物，用于周围循环衰竭。	禁用于糖尿病患者。慎用于心肌疾患、高血压、甲亢。	副作用：头痛、心律失常、肾缺血。静脉注射一般少用。
间羟胺 阿拉明 Metaraminol Aramine	针剂 10 mg/1 ml, 100 mg/10 ml	静脉点滴 每次 $0.3\sim2$ mg/kg，或者 $2\sim8\ \mu g/(kg\cdot min)$，监测血压，根据血压调整用量。	为拟肾上腺素类药，有缩血管和强心作用。适用于各种休克，尤其是心源性和感染性休克。	糖尿病、甲亢、器质性心脏病禁用或慎用。	副作用：有头痛、眩晕、恶心、呕吐。短期内反复应用，可出现快速耐药。静脉点滴以 $5\%\sim10\%$ 葡萄糖稀释。
盐酸米多君 Midodrine HCl Gutron	片剂 2.5 mg	成人和 12 岁以上青少年，开始剂量每次 2.5 mg，每日 2 次。必要时可每次 1 片，每日 3 次。不应在晚餐后或睡前 4 h 内服用。	选择性激动外周 α_1 肾上腺素能受体，对心肌 β 受体无作用。适用于血管迷走性晕厥。	禁用于对本品任何成分过敏、严重心血管疾病、高血压、心律失常、肾病、嗜铬细胞瘤、甲亢、青光眼、妊娠及哺乳期妇女。	副作用：皮疹、感觉异常、尿潴留、平卧位高血压。必须测定时监测卧位、坐位和立位血压。若出现反射性心动过缓，建议停止治疗。慎用于肺心病、青光眼病人，同时使用糖、盐皮质激素类药物的病人。应避免和其他缩血管药物、抗组胺药、甲状腺素同时使用。
奎尼丁 Quinidine	片剂 0.2 g, 0.3 g	口服首次量 2 mg/kg，如无不良反应，以后 $15\sim60$ mg/(kg·d)，分 $4\sim6$ 次服用。	属 I_A 类抗心律失常药物，主要用于心房颤动、心房扑动、室上性和室性心律失常。儿童少用或慎用。	禁用于二度以上房室传导阻滞、束支阻滞、严重心力衰竭、心肌损害，以及对奎尼丁过敏患者和孕妇。	副作用有：恶心、呕吐、腹泻、厌食、耳鸣、血小板减少、过敏反应、QRS 波及 QT 同期延长、房室传导阻滞、致心律失常作用、晕厥。

续表

药名	剂型规格	用法和用量	适应证	禁忌证	副作用及注意事项
利多卡因 Lidocaine Xylocaine	针剂 20 mg/1 ml 100 mg/5 ml 400 mg/20 ml	静脉注射每次 1 mg/kg，缓慢注射。无效可 10~15 min 后重复，总量不超过 5 mg/kg。静脉点滴 20~50 μg/(kg·min)，总量≤5 mg/kg。	属 I_B 类抗心律失常药。用于室性心动过速、室性早搏、心室颤动，因洋地黄中毒引起者更为适用。	禁用于高度房室传导阻滞、肝功能严重减退、心力衰竭、心源性休克和对利多卡因过敏者。	纠正心房颤动、房扑时，应先给予地高辛，异搏定或减慢心室率阻止 1:1 房室传导高率反应。两药合用时地高辛应减半。副作用：嗜睡、神志混乱、过敏反应。剂量过大抑制呼吸、引起心动过缓、房室传导阻滞。
慢心律 美西律 脉律定 Mexiletine	片剂 50 mg 100 mg 针剂 100 mg/2 ml	口服 每次 3~5 mg/kg，Q6~8 h。静脉注射每次 1~3 mg/kg，5~10 min 内缓慢注射，1 h 后可重复。静脉点滴 20~45 μg/(kg·min)。	属 I_B 类抗心律失常药，用于各种室性心律失常。	禁用于严重心力衰竭、心源性休克、房室传导阻滞、束支传导阻滞。	副作用：震颤、复视、眩晕、共济失调、恶心、呕吐、低血压。有效剂量和中毒剂量接近。慎用于肝损害患者。
普罗帕酮 心律平 Propafenone Fenopraine	片剂 50 mg 100 mg 针剂 35 mg/10 ml	口服 <15 kg，10~20 mg/(kg·24 h)；>15 kg，7~15 mg/(kg·24 h) 每日分 3 次。静脉注射 每次 1~2 mg/kg，用 5%葡萄糖稀释 1 倍后缓慢注射>10 min。无效 15~20 min 后可重复 1~2 次。总量≤6 mg/kg。维持：4~7 μg/(kg·min) 静脉点滴，从小量开始，无效可逐渐加量。	属 I_C 类抗心律失常药。尚有β受体阻滞和轻度的钙通道阻滞剂作用。适用于室上性和室性期前收缩、快速性心律失常、预激综合征伴心动过速。	禁用于高度房室传导阻滞、束支传导阻滞、低血压、心力衰竭、心源性休克等病患者。慎用于有器质性心脏病患者。	副作用：头痛、便秘、恶心、呕吐、加重心力衰竭、PR 及 QT 间期延长、室性心律失常。
胺碘酮 Amiodarone 乙胺碘呋酮 可达龙	片剂 100 mg 200 mg 针剂 50 mg/1 ml 100 mg/2 ml 150 mg/3 ml	口服 初始剂量每日 10~15 mg/kg，Q8~12 h，共 5~7 日；继每日 6~10 mg/kg，共 5~7 日；以后减为维持量每日 2.5 mg/kg，每日一次，也可每周给药 5 日。5~10 天起效。近年有人建议小剂量每日 1~2 mg/kg，减轻毒副作用。静脉 负荷量 5 mg/kg，30~60min 滴入，之后以 5~10 μg/(kg·min)。	为 Ⅲ 类抗心律失常药，同时还具有 I、II 和IV类的作用，是广谱抗心律失常药。用于各种顽固性室上性和室性心律失常，心房颤动、扑动、预激综合征伴发室上性心动过速。负性肌力作用较弱。	禁用于严重窦房结病变、无起搏器的二度以上房室传导阻滞、室内传导阻滞、QT 间期延长综合征、甲状腺功能减退的患者，对碘过敏者，肾功能衰竭患者需减量。	副作用有：光过敏、色素沉着、心动过缓、房室传导阻滞、QT 间期延长（偶有尖端扭转型室性心动过速）、三酰甘油（甘油三酯）增高、肝毒性、食欲不振、恶心、呕吐、腹胀。长期用药合有角膜色素沉着，肺间质纤维化，甲状腺功能紊乱。

续表

药名	剂型规格	用法和用量	适应证	禁忌证	副作用及注意事项
		维持静脉点滴，多在数小时内起效。	可用于心力衰竭、心脏术后合并的心律失常。		可使地高辛、华法林、普鲁卡因胺、奎尼丁、苯妥英钠、β受体阻滞剂、钙通道阻滞剂的血药浓度升高，增加中毒机会。
维拉帕米 异搏定 皮肤安 Isoptin Verapamil	片剂 40 mg 80 mg 针剂 5 mg/2 ml	口服 每日 2～5 mg/kg，分 3 次服。静脉注射 每次 0.1～0.3 mg/kg，缓慢注射<1 mg/min，一次量不超过 5 mg，20 min 后可重复，但不超过 3 次，累积量<15 mg。	钙通道阻滞剂，属Ⅳ类抗心律失常药，适用于室上性心动过速、室上性期前收缩。	忌与β受体阻滞剂合用。禁用于心力衰竭、低血压、严重房室传导阻滞、预激综合征、房扑和心房颤动、婴儿和新生儿。	副作用：心动过缓、高度房室传导阻滞（甚至窦性停搏）、低血压。静脉注射时需心电监护，备好阿托品、异丙肾上腺素和葡萄糖酸钙等药物。
普萘洛尔 心得安 Propranolol	片剂 10 mg 针剂 5 mg/5 ml	口服 每日 1～5 mg/kg，每 6～8 h 一次。最大 60 mg/24 h。静脉 0.05～0.15 mg/kg，加入 5%～10%葡萄糖中缓慢静脉注射，一次不超过 3 mg。	非选择性的β受体阻滞剂。属Ⅱ类抗心律失常药。用于各种原因引起的心律失常，长 QT 间期综合征。也可用于心绞痛、高血压、嗜铬细胞瘤等。	禁用于窦性心动过缓、严重房室/房室传导阻滞、心力衰竭、低血压和哮喘患者。	副作用：房室传导阻滞、心动过缓、低血压、心力衰竭、诱发哮喘、乏力、嗜睡、头晕、恶心、腹泻、皮疹等。一般不宜与其他抗心律失常药物合用。室性心动过速时宜慎用。室上体差异较大，宜从小剂量开始逐渐加量。长期用药不可突然停药。
卡维地洛 Carvedilol Dilmitone Kredex	片剂 20 mg 25 mg 胶囊 10 mg	口服：初始每日 0.1 mg/kg，Q12 h，每周递增 1 次，每次增加 0.1 mg/(kg·d)。最大耐受量 0.3～0.8 mg/(kg·d)。维持至少 6 个月以上。平均 2 年。	兼有非选择性的β受体和α受体阻滞作用。扩张血管、降低外周阻力；降低心率和心排血量产生降压作用。用于轻中度高血压、扩张型心肌病等慢性心力衰竭、心绞痛、心律失常。	禁用于心动过缓、房室传导阻滞、支气管哮喘、低血压、严重心力衰竭。	副作用有：眩晕、头痛、头晕、心血管痉挛、疲劳和皮肤反应。支气管哮喘、直立性低血压、症状恶重、剂量应减小。服用本品不能突然停药，应在 1～2 周以上逐渐减停。
阿替洛尔 氨酰心安 Atenolol	片剂 25 mg 50 mg 100 mg	口服，每日 1～1.5 mg/kg，Qd。	为选择性β1受体阻滞剂。用于治疗高血压、心绞痛、室上性及室性心律失常。	禁用于严重窦性心动过缓、房室传导阻滞、心力衰竭患者及孕妇。	副作用有：心动过缓、传导阻滞、低血压、心功能不全。不能突然停药，以免发生停药综合征。

续表

药名	剂型规格	用法和用量	适应证	禁忌证	副作用及注意事项
美托洛尔 倍他乐克 Metoprolol Betaloc	片剂 12.5mg 25mg 50mg	口服 初始剂量每日 0.5mg/kg，Q8～12h；每周递增至每日 0.5mg/kg，2～3 周内逐渐增至每日 1.5～2mg/kg，维持至少 6 个月以上，平均 2 年。	选择性 β_1 受体阻滞剂，用于扩张型心肌病等慢性心力衰竭、高血压、儿茶酚胺增多诱发的室性、室上性心律失常。	禁用于急性心力衰竭或者慢性心力衰竭急性恶化期、低血压、心动过缓、房室传导阻滞、心力衰竭合并支气管哮喘患者。	副作用有：疲乏、头晕、失眠、多梦、心动过缓、体位性低血压。肝肾功能不良、糖尿病、及甲状腺功能亢进者慎用。停药时一般在 7～10 天内减停。
索他洛尔 甲磺胺心定 伟特 心得怡 sotalol SOTACOR, SOTALEX。	片剂 20mg 40mg 80mg 160mg	口服每日 2～8mg/kg，或每日 90～200mg/m²，分 2 次。	非选择性 β_1 受体阻滞剂，有 III 类抗心律失常药物特性。对顽固性室性和室上性心律失常、心房扑动和颤动有转复和预防作用。	禁用于窦性心动过缓、房室传导阻滞、长 QT 间期综合征。慎用于支气管哮喘、肾功能不全患者。	该药可通过胎盘屏障用于胎儿室上速。器质性心脏病患者初次使用时需进行心电图监测。
肼屈嗪 肼酞嗪 Hydralazine	片剂 10mg 25mg 50mg 针剂 20mg/1ml	口服每次 0.25～1mg/kg，Q6～8h，最大量 200mg/d；肌肉/静脉注射每次 0.1～0.3mg/kg，Q6～8h。最大量每次 20mg。	直接扩张动脉血管，用于中度以上高血压和高血压危象。	禁用于心动过速和心功能不全。	副作用：头痛、面部潮红、心悸、恶心、呕吐、久服可致红斑狼疮样综合征。
硝普钠 Sodium nitroprusside	粉针剂 每支 50mg	静脉点滴 用 5% 葡萄糖稀释，从小剂量 0.2μg/(kg·min) 开始，每隔 5min 增加 0.1～0.2μg/(kg·min)，直到获得满意疗效，一般 2～3μg/(kg·min)。最大剂量不超过 8μg/(kg·min)。	为强的血管扩张剂，作用迅速，用于充血性心力衰竭、高血压危象、心脏术后低心排血量综合征。	肾功能不全患儿慎用。	副作用有：低血压、出汗、心悸、恶心、呕吐、头痛、厌食、皮疹、代谢性酸中毒。溶液需新鲜配制，严格避光，不能突然停药。严密监测血压。连续使用>48h 及肾功能衰竭时，须监测血中硫氰酸盐浓度，>10g/dl 为中毒。
哌唑嗪 Prazosin Minipress	片剂 1mg 2mg 5mg	口服每次 5～50μg/kg，Q6～8h，最大量每次 0.1mg/kg。	选择性血管平滑肌 α_1 受体阻滞剂，对小动脉、静脉血管均有舒张作用。用于轻度至中度高血压。	慎用于严重心脏病和精神病患者。	副作用：首剂低血压效应，多在用药后 30～90min 出现，头痛、眩晕、心悸、出汗、恶心、倦怠、虚脱。

续表

药名	剂型规格	用法和用量	适应证	禁忌证	副作用及注意事项
可乐定 Clonidine	片剂 0.075 mg	口服 每次 0.001～0.005 mg/kg，每日 2～3 次	为中枢性交感神经抑制药，抑制血管运动中枢，引起降压作用。与利尿剂合用，疗效较好。	禁与普萘洛尔及胍乙啶合用。	副作用：口干、头晕、便秘、腮腺痛、水钠潴留。
前列腺素 E1 Prostaglandin E1	针剂 10 μg/1 ml 500 μg/50 ml	静脉注射 每次 0.003 mg/kg，加入 5%葡萄糖液中缓慢注射。静脉点滴 0.05～0.1 μg/kg·min，好转后减为 0.01～0.02 μg/kg·min，一般用药 24～48 小时。	用于心力衰竭、高血压，以及维持新生儿动脉导管开放。		副作用有：发热、低血压、呼吸暂停、皮肤潮红、抽动发作。对于初生 4 天内婴儿和低体重者效果显著。
前列腺素 E2 Prostaglandin E2	片剂 0.5 mg 针剂每支 2 mg	口服每次 30～65 μg/kg，Q1～4 h。静脉点滴 0.005～0.05 μg/(kg·min)	同上。		同上。
硝酸甘油 Nitroglycerine	针剂 1 mg/1 ml 2 mg/1 ml 5 mg/1 ml 10 mg/1 ml 每瓶 100 mg	静脉点滴 从小剂量 0.25～0.5 μg/(kg·min) 开始，每日 1 次，每次点滴 6 h；剂量每天递增 0.25 μg/(kg·min)，7 天为一疗程。最大剂量不超过 10 μg/(kg·min)。	主要扩张静脉，可降低心体、肺循环静脉压，减轻静脉淤血。用于急、慢性心脏衰竭、心脏术后低心排血量综合征。	青光眼、低血压、严重贫血患儿禁用。	副作用有：低血压、心动过速、头痛、恶心、呕吐。连续用药易产生耐药性，通常同疗给药。用药期间需密切观察心率和血压。遮光、密闭，在阴凉处保存。
硝苯地平 心痛定 硝苯吡啶 硝苯啶 Nifedipine	片剂 5 mg 10 mg 缓释片剂 10 mg 胶囊 5 mg 气雾剂	口服 每日 0.25 mg/kg，每 8～12 h 一次；最大剂量每日 1 mg/kg。对急需降压或心绞痛发作者，可舌下含服，每 6 h。咽部喷雾每次 1.5～2 mg/次。	钙通道阻滞剂，有扩血管作用，尤其是动脉血管。降压作用迅速。适用于各型高血压、高血压急症、冠心病、心绞痛。	低血压患儿禁用。主动脉狭窄或肥厚型梗阻性心肌病患儿慎用。	头痛、面红、心悸、眩晕、胃肠道反应、恶心、呕吐、乏力、脚踝水肿等副作用。上述不良反应在一般治疗剂量下出现率较低。长期给药不宜骤停，宜与利尿剂合用。
氨氯地平 络活喜 Amlodipine Norvase	片剂 5 mg	口服 <12 岁儿童，初始剂量 2.5 mg Qd，根据病情可增至 5 mg；>12 岁儿童，初始剂量 5 mg Qd，根据病情可增至 10 mg。	钙通道阻滞剂，扩张外周小动脉，降低外周阻力。作用持续时间长。用于原发性和继发性高血压。	肝功能损害时应注意减量。	副作用有：头痛、水肿、乏力、失眠、恶心、心悸、腹痛、面红和头晕。与其他降压药物合用时，尤其要注意血压。遮光密闭保存。

续表

药名	剂型规格	用法和用量	适应证	禁忌证	副作用及注意事项
卡托普利 开搏通 巯甲丙脯酸 Captopril Capoten	片剂 12.5 mg 25 mg 50 mg 100 mg	口服 新生儿，每次 0.1~0.5 mg/kg，每 8~12 h。最大量 2 mg/(kg·d)。>1个月 每次 0.5~1mg/kg，每 8~12 h，最大量 4 mg/(kg·d)；从小剂量开始，逐渐加量，要监测血压，尤其初期使用时。	血管紧张素转化酶抑制剂（ACEI），可以扩张外周血管，降低血压，还可逆转左心室肥大，改善大血管顺应性。是治疗高血压和心力衰竭的首选药物之一。	双侧肾动脉狭窄患儿禁用；对本药过敏者禁用；肾功能不全者、自身免疫病患者慎用。	副作用有：低血压、咳嗽、高血钾、胃肠道不适、蛋白尿、肾功能损害、粒细胞减少、皮疹、血管神经性水肿。宜餐前 1 h 服药。
依那普利 苯酯丙脯酸 Enalapril	片剂 10 mg	口服 每次 0.1 mg/kg，每 12~24 h，逐渐加量，最大量 0.5 mg/(kg·d)，成人极量 20 mg/d。	血管紧张素转化酶抑制剂（ACEI），口服起效慢，降压作用强而持久。用于心力衰竭，原发性或继发性高血压。	同卡托普利	同卡托普利。因无巯基，故自身免疫病时可以选用。
福辛普利 蒙诺 Fosinopril Monopril	片剂 10 mg	口服 儿童：每次 0.05~0.2 mg/kg，每日1次。成人：每次 2.5~10mg，每日1次。常用维持量 20~40 mg/d，分 1~2 次口服，最大剂量 80 mg/d。	血管紧张素转化酶抑制剂（ACEI），用于高血压和心力衰竭。	禁用于对本品或其他 ACEI 类药物过敏者，妊娠期及哺乳期妇女。	副作用：低血压、心动过速、胸痛、头晕、咳嗽、上呼吸道瘙痒、胃肠道反应、皮疹或发生胰腺炎。偶可发生胰腺炎。与抗酸药必须至少间隔 2 h 服用。注意监测病人血钾。本药可同时从肝和肾排泄，故单纯肾功能不全或肝功能不全病人可安全使用。
苯那普利 洛汀新 benazepril, lotensin	片剂 5 mg 10 mg	口服 起始剂量 5mg，每日 1 次。根据病情需要，可增至 10~20 mg。	血管紧张素转化酶抑制剂（ACEI），用于原发性和继发性高血压。	严重心力衰竭和存在肾动脉狭窄者慎用。	副作用：头痛、咳嗽、心悸、体位性低血压、血管性水肿、粒细胞减少、偶有胃肠道反应和咳嗽等。
洛沙坦 科素亚 Cozaar losartan	片剂 50 mg 100 mg	口服。成人每次 50mg，每日 1 次，3~6周达到最大降压效果。	血管紧张素Ⅱ拮抗剂，降压作用相对平稳，对心率无显著影响。适用于各种高血压。	禁用于对本药任何成分过敏的病人。肝、肾功能损害者慎用。	副作用：头晕、体位性低血压、皮疹。高血压病人停用本药不会导致血压的突然反跳。

续表

药名	剂型规格	用法和用量	适应证	禁忌证	副作用及注意事项
双嘧达莫 潘生丁 双嘧啶哌醇 Persantin Dipyridamol	片剂 25 mg 50 mg	口服：每次 0.5～1 mg/kg，每日 3 次。	扩张冠状动脉、抑制血小板黏附聚集。用于弥散性血管内凝血、休克、风湿性心脏病、心律失常，防治血栓形成。	低血压患者慎用 有出血倾向的患者慎用。	宜饭前 1 h 服。与肝素合用可引起出血倾向。
乌司他丁 Ulinastatin UTI	冻干粉针剂 2.5 万单位 5 万单位 10 万单位	每次 3000～5000 U/kg，每日 3 次，缓慢静脉注射，连续 5～9 日。	蛋白酶抑制剂，可以减轻血管炎症、防止冠状动脉瘤的形成。目前用于冠状动脉瘤高危患者和 IVIG 不反应者。常和 IVIG 联用。	对本品过敏者禁用。	副作用：白细胞减少或嗜酸性粒细胞增多、恶心、呕吐、腹泻、偶有转氨酶上升；注射部位血管痛、发红、瘙痒，皮疹以及过敏。出现过敏症状应立即停药，并适当处理。儿童用药的安全性尚未确定。
三磷酸腺苷 ATP Adenosine Triphosphatase	针剂 20 mg/2 ml	静脉注射每次 0.2～0.4 mg/kg，不稀释，弹丸式注射。从小剂量开始，无效可 3～5 min 后加量；重复应用 1～2 次。	用于终止室上性心动过速发作。	禁用于病态窦房结综合征，支气管哮喘以及心力衰竭患者。	副作用有：窦性停搏、窦性心动过缓、窦房或房室传导阻滞、胸闷、头晕、恶心、气促、颜面潮红等。必须在心电监护、具备抢救措施时才能使用。
腺苷 Adenosine	针剂 3 mg/1 ml	静脉注射 起始 50 μg/kg，快速注射。无效 2 min 后重复，每次增加 50～100 μg/kg，总量<300 μg/kg（成人总量<12 mg）。不能动脉注射。	用于终止室上性心动过速。	同上	副作用：胸闷、头晕、心律失常（包括窦性停搏和室性心动过速）。必须在心电监护、具备抢救措施时才能使用。
普鲁卡因胺 Procainamide Pronestyl	片剂 0.125 g 0.25 g 针剂 100 mg/1 ml, 200 mg/2 ml, 1 g/10 ml	口服 15～50 mg/(kg·d)，分 4～6 次，极量 4 g/d。静脉注射 2～3 mg/kg，缓慢注射>5 min，极量 15 mg/kg。静脉点滴 20～100 μg/(kg·min)。	属 I_A 类抗心律失常药物。用于室性心动过速、室性期前收缩及室上性心动过速。	忌用于高度房室传导阻滞、束支传导阻滞、严重心力衰竭。	副作用：厌食、呕吐、腹泻、皮疹、PR、QRS 及 QT 间期延长。长期服用可产生狼疮样综合征。治疗室上性心动过速前应先毛地黄化，以防心室率明显增快。用药 72 h 无效即停药。
苯妥英钠 Dilantin	片剂 50 mg 100 mg 250 mg 针剂 250 mg/5 ml	口服每次 2～5 mg/kg，每日 3 次；静脉注射每次 2～4 mg/kg，缓慢注射，每次不超过 250 mg，5～10 min 后可重复 1 次。	适用于室上性及室性心律失常，特别对毛地黄中毒所致者效果好。	禁用于严重房室传导阻滞及严重心动过缓。	副作用：恶心、呕吐、头晕、眼球震颤、白细胞减少、牙龈增生。静脉注射过快可致低血压及房室传导阻滞。

续表

药名	剂型规格	用法和用量	适应证	禁忌证	副作用及注意事项
酚妥拉明 苄胺唑啉 瑞支亭 立其丁 Phentolamine Regitine	针剂 10 mg/1 ml	静脉注射 每次 0.1～0.3 mg/kg，缓慢注射，最大量每次 10 mg，每 5 min 重复一次，直到高血压得到控制。之后根据情况，必要时 4～6 h 重复。静脉点滴 1～15 μg/(kg·min)。儿科多为静脉用药。	非选择性 α 受体阻断剂，主要扩张小动脉，能显著扩张血管，降低周围血管阻力。用于嗜铬细胞瘤的诊断和其术前、后高血压危象的预防。	禁用于胃炎、胃溃疡患者，忌与铁剂配伍。低血容量性休克慎用。	副作用：心动过速、低血压、鼻塞、头晕、恶心、口干等。目前已不作为普通抗高血压药物在临床应用。
妥拉唑啉 苄唑啉 Tolazoline Priscoline	片剂 25 mg 针剂 25 mg/1 ml 250 mg/10 ml	口服 每次 1 mg/kg，每日 3 次。静脉注射首剂 1～2 mg/kg，缓慢注射>10min，维持静点 1～2 mg/(kg·h)。	适用于新生儿持续肺动脉高压、肺动脉高压。	禁用于胃溃疡、脑血管意外。	副作用：低血压、心律失常、心绞痛、恶心、呕吐、腹泻、消化道出血、血小板减少。
硫酸镁 Magnesium sulfate	针剂 2.5g/10 ml	肌肉注射 25%溶液每次 0.2～0.4 ml/kg 静脉点滴 1%～2%溶液每次 0.1～0.15g/kg，用 5%葡萄糖稀释为 5%浓度，30 min 滴入。**新生儿持续肺动脉高压：** 首剂：100～200 mg/kg，用 5%葡萄糖稀释为 5%浓度，30 min 滴入。维持静点 30～50 mg/(kg·h)。病情好转后再减量至逐渐停用。	用于高血压以及新生儿肺动脉高压。		副作用：腹胀、低血钙、低血压、心脏和呼吸抑制。必要时用葡萄糖酸钙解除其作用。
波生坦 Bosentan	片剂 62.5 mg 125 mg	<10 kg: 16.7 mg，每日两次 10～20 kg: 31.25 mg，每日两次 20～40 kg: 62.5 mg，每日两次 >40 kg: 125 mg，每日两次	非选择性内皮素受体阻滞剂，可作为肺动脉高压的实验用药。		副作用：肝功能异常、血红蛋白下降、液体潴留、心力衰竭、头痛。
阿托品 Atropine	片剂 0.3 mg 针剂 0.5 mg/1 ml 1mg/ml	口服每次 0.01 mg/kg 皮下注射每次 0.01～0.03 mg/kg 静脉注射每次 0.01 mg/kg，最大量每次 0.03～0.05 mg/kg	用于三度房室传导阻滞，窦性心动过缓；早期感染性休克时改善微循环。	忌用于青光眼患者	副作用有：口干、皮肤潮红、瞳孔散大、心跳加速。
山莨菪碱 654-2	针剂 10 mg/1 ml	静脉注射每次 0.5～3 mg/kg，每15 min 1次，直至面色转红、呼吸、循环好转后方可延长用药时间。	改善微循环，增加冠脉血流。		毒性比阿托品低。

续表

药名	剂型规格	用法和用量	适应证	禁忌证	副作用及注意事项
吗啡 Morphine	针剂 10 mg/1 ml	皮下注射或静脉注射 每次 0.05～0.1 mg/kg	镇静、镇痛、镇咳。用于解除漏斗部痉挛、急性左心衰竭肺水肿。	禁用于婴儿和早产儿。昏迷及重症患者慎用。	副作用：呼吸抑制、低血压。药物过量时可用纳洛酮拮抗，每次 0.005～0.01 mg/kg。
杜冷丁 Dolantin	片剂 25 mg 针剂 50 mg/1 ml 100 mg/2 ml	口服每次 1 mg/kg 肌肉注射每次 0.5～1 mg/kg，必要时每 4 h 1 次。	用于急性肺水肿、缺氧发作、烦躁不安。		副作用：中枢神经抑制、呼吸衰竭、呕吐。
安定 Diazepam Valium	片剂 2.5 mg 针剂 10 mg/2 ml	口服 0.1～0.8 mg/(kg·d)，分 3～4 次。肌肉注射或静脉注射 每次 0.2～0.5 mg/kg。	用于镇静、止痛、抗惊厥。	禁用于新生儿和休克者，慎用于 6 个月以下婴儿。	副作用：低血压、呼吸抑制、心跳骤停。
氢氯噻嗪 双氢氯噻嗪 双氢克尿噻 Hydrochlorothiazide, Dihydrochlorothiazide,	片剂 25 mg	1～2 mg/(kg·d)，分 1～2 次。	排钾利尿剂。用于心源性及肾源性水肿、充血性心力衰竭、轻、中度高血压。	禁用于肝昏迷、肾及肾上腺皮质功能减退者，肝、肾功能减退者慎用。	副作用：低血钾、低血钠、血容量减低，必须定期监测血电解质。
螺内酯 安体舒通 螺旋内酯固醇 Spironolactone, Antisterone,	片剂 20 mg	每次 1～2 mg/kg，每 8～12 h。	保钾利尿剂。有对抗醛固酮的作用。用于醛固酮增多症引起的水肿，肾病综合征，肝硬化腹水等。		副作用：头痛、大剂量时嗜睡、偶见皮疹、低血钠、高血钾症；需定期监测血电解质。利尿作用较弱，用药 5 日后，如效果不满意，可加用其他利尿药。
呋塞米 呋喃苯氨酸 Furosemide Lasix	片剂 20 mg，针剂 20 mg/2 ml	口服 1～3 mg/(kg·d)，分 2～3 次。静脉注射每次 0.5～1 mg/kg，每 8～12 h，也可静脉点滴。	强利尿剂。作用强而迅速。用于充血性心力衰竭早期、肝肾疾病所致水肿、肺水肿、脑水肿等。	禁用于急性肾小球肾炎超量使用洋地黄、低钾血症、肝昏迷患者。	长期用药可导致电解质紊乱、用药期间定期检查血电解质，低钾、二氧化碳结合力及尿素氮、肾小球滤过率下降时仍有效。

续表

药名	剂型规格	用法和用量	适应证	禁忌证	副作用及注意事项
依他尼酸 利尿酸 Ethacrynic acid	片剂 25 mg 针剂 每支 25 mg	口服每次 0.5～1mg/kg，1～3 次/日。静脉注射每次 0.5～1 mg/kg，加入 25% 葡萄糖 25 ml 中，缓慢注射。静脉点滴每次 0.5～1 mg/kg，必要时 8～12 h 可重复。	属袢利尿剂，利尿作用强且快。用于充血性心力衰竭、肺水肿和脑水肿等。	婴儿禁用。不应与氨基糖苷类抗生素合用。	副作用：腹泻、胃肠出血、耳聋（听神经毒性）、低血钠、低血钾、定期监测血电解质。连续服用时宜同时口服氯化钾。静脉给药须随时调整剂量，要更换注射部位。偶需静脉第二次注射时，要更换注射部位。
布美他尼 丁脲胺 Bumetanide	片剂 1 mg 5 mg 针剂 0.5 mg/2 ml	口服 0.05～0.1mg/(kg·d)，每 12 h。静脉每次 0.01～0.02 mg/kg，每 8～12 h 1 次。	属袢利尿剂，利尿作用强且快。用于充血性心力衰竭、轻、中度高血压。		副作用：低血钾、低血钠、氯、高尿酸血症和高血糖等。听神经毒性少见。应定期监测血电解质。
乙酰唑胺 醋氮酰胺 Diamox Acetazolamide	片剂 0.25g	口服 每次 5 mg/kg，每 24～48 h。某些疾病，如癫痫、结核性脑膜炎，可加大剂量至每次 10～30mg/kg。	通过抑制碳酸酐酶，阻止肾小管 Na^+-H^+ 交换起利尿作用。用于心源性水肿。	肝肾功能减退者慎用。	副作用：嗜睡、手足麻木等。久用可致低血钾和酸中毒，需加用氯化钾和碳酸氢钠。
磷酸果糖 Fructose, diphosphate sodium	针剂 5 g/50 ml 口服液 1 g/10 ml	静脉注射每次 100～250 mg/kg，1～2 次/日。注射速度要慢，10 ml/min，75 mg/ml。7～14 天为一疗程。口服：1 岁以内，5 ml 每日两次；1～2 岁，10ml 每日两次；2～7岁，10ml 每日三次；7 岁以上，20ml 每日两次。疗程：心肌炎 12～24 周。	用于缺血性心脏病、心肌炎和休克等辅助治疗。	禁用于高磷酸血症和肾衰竭者。	副作用：注射时局部静脉刺激，偶有头晕、胸闷及皮疹。
磷酸肌酸 里尔统 Creatine phosphate	粉针剂每瓶 1g	静脉点滴 每日 1～2g，婴幼儿剂量酌减（<1岁，0.5 g/d）。加入 10% 葡萄糖 20～50 ml 中静脉点滴 30～60 min，疗程 1～3 周。	用于：心脏手术、心力衰竭、心肌炎时心脏的保护。	禁用于高磷酸血症和肾衰竭者。	是心肌和骨骼肌的化学能量储备，并可用于 ATP 的再合成。
辅酶 A Coenzyme A	50 U/支 100 U/支	肌肉注射或静脉注射 50～100 U/次	为乙酰化反应的辅酶，用于辅助心脏病的治疗。		

续表

药名	剂型规格	用法和用量	适应证	禁忌证	副作用及注意事项
贝科能 注射用复合辅酶	冻干粉针，每瓶含辅酶A 100 U，辅酶I 0.1 mg，ATP2 mg，谷胱甘肽 1 mg	每日 1～2 次或隔日一次，每次 1～2 支，用葡萄糖注射液稀释后静脉滴注。	用于冠状动脉粥样硬化、心肌梗死、心肌炎、慢性动脉缺血性心脏病，脂肪肝、急慢性肝炎等肝脏疾病的辅助治疗。	严禁静脉推注；对本品过敏者禁用，孕妇及脑出血初期、房室传导阻滞患者禁用。	不良反应少见，偶有点滴速度过快引起低血压，眩晕、颜面潮红、胸闷，气促。
辅酶 Q10 能气朗 泛癸利酮 Neuquinon ubidecarenone	片剂 10 mg 针剂 5 mg/2 ml	口服 儿童 1 mg/(kg·d)，分 3 次。 成人 20～30 mg，每日 3 次。 肌肉注射 1～10 mg/d 静脉注射 10～15 mg/d	用于心脏病及心律失常的辅助治疗。		偶有胃肠道不适，建议饭后服用。
细胞色素 C Cytochromic C	15 mg/2 ml	静脉点滴 7.5～15 mg 加入 10% 葡萄糖 100 ml 中缓慢滴注。	为细胞呼吸激活剂，适用于因组织缺氧引起的疾病。		偶可引起过敏性休克，使用前应做过敏试验。
门冬氨酸钾镁 潘南金	片剂 每片含：门冬氨酸钾79mg，门冬氨酸镁70mg 针剂 每支10 ml，含钾盐和镁盐各500 mg。	口服每次 1～2 片，每日 1～3 次。 静脉点滴每日 10～20ml，用 5% 葡萄糖注射液 100～250 ml 稀释后静脉点滴。	能改善心肌收缩功能，降低氧消耗，改善心肌细胞能量代谢。用于心肌缺血、心律失常、心肌炎等。尤其是洋地黄中毒引起的心律失常、恶心、呕吐等中毒症状。	禁用于高血钾、高血镁、肾衰竭、严重房室传导阻滞患者。	偶有恶心、呕吐、面红等。

（张春雨整理）

索　引